Contemporary Skull Base Surgery
A Comprehensive Guide to Functional Preservation

现代颅底外科学
功能保存综合指南

原　著　[美] A. Samy Youssef

主　译　漆松涛

副主译　张喜安　陆云涛　潘军　樊俊　龙浩　刘忆

中国科学技术出版社

·北 京·

图书在版编目（CIP）数据

现代颅底外科学 : 功能保存综合指南 / (美) A.萨米·优素福 (A. Samy Youssef) 原著 ; 漆松涛主译 . 北京 : 中国科学技术出版社 , 2025. 6. ISBN 978-7-5236-1302-3

Ⅰ. R651.1

中国国家版本馆 CIP 数据核字第 20259H4L04 号

著作权合同登记号 : 01-2024-2695

策划编辑	丁亚红　孙　超
责任编辑	丁亚红
文字编辑	张　龙
装帧设计	佳木水轩
责任印制	徐　飞

出　　版	中国科学技术出版社
发　　行	中国科学技术出版社有限公司
地　　址	北京市海淀区中关村南大街 16 号
邮　　编	100081
发行电话	010-62173865
传　　真	010-62179148
网　　址	http://www.cspbooks.com.cn

开　　本	889mm×1194mm　1/16
字　　数	959 千字
印　　张	41
版　　次	2025 年 6 月第 1 版
印　　次	2025 年 6 月第 1 次印刷
印　　刷	北京盛通印刷股份有限公司
书　　号	ISBN 978-7-5236-1302-3/R·3435
定　　价	498.00 元

译者名单

主　译　漆松涛

副主译　张喜安　陆云涛　潘　军　樊　俊　龙　浩　刘　忆

译　者（以姓氏笔画为序）

王　刚　王　海　李耀民　邹石生　汪潮湖　宋　烨　张华荣

林　杰　欧毅超　俞　磊　祝前超　聂　晶　殷延毅　黄传平

康慧斌　彭俊祥　蔡永华

内容提要

本书引进自 Springer 出版社，是一部全面介绍现代颅底外科学相关内容的实用著作。全书共十一篇 55 章，基本涵盖了颅底外科常见和棘手的问题，有关内镜及显微镜合理配合与技术运用的描述非常全面，强调了多学科的配合和以患者为中心梯次制订的治疗策略，以及解剖和神经功能保留为重中之重，提出了可随时启动的血管吻合术是新一代的颅底外科医生必备的技能，充分体现了从患者利益出发的全面显微技术观点。本书图片精美、表格丰富、内容全面、阐释翔实，着重于提高读者的取舍思辨能力，既有利于资深医生借鉴、参考和理解，也可帮助青年医生树立正确的观点、规划学习及努力的方向。

补充说明

本书配有视频，读者可通过扫码关注出版社"焦点医学"官方微信，后台回复"9787523613023"，即可获得视频链接，在线观看。

中文版序

　　颅底外科既是神经外科的难点，也是最能反映神经外科进程的标志性领域。由美国神经外科医生 A. Samy Youssef 牵头撰写的《现代颅底外科学》（*Contemporary Skull Base Surgery*）反映了现代世界先进单位在颅底领域的实际情况和发展趋向，我为此通读了不止一遍，真诚地认为这是一部值得推荐的难得好书。

　　我作为神经外科医生的履历已有 40 年，聚焦于颅底中线区域的外科经验已逾 20 年。颅底外科的巨大创伤，患者经历的生死风险和功能损失，对医生精力的消耗很大，对重装备的要求很高，是世界大神经外科中心努力建设的重点，是神经外科中心技术优良与否的标志。只有颅底外科强大了才能支撑起整个神经外科中心。改革开放后，我国的神经外科发展迅速，技术有了长足进步。一些大的神经外科中心不但技术疗效直逼世界前列，在一些领域还有了自己的原创，取得了影响诊疗指南的成绩，为世界颅底外科的进步做出了自己的贡献。但整体而言，我们的颅底外科还处在看齐追赶的水平。值得注意的是，包括不少有影响的单位和专家还在使用落后的理念、策略和技术从事颅底外科临床工作；让人不解的是，某些人或单位故步自封，犹如井底之蛙，明明落后还自得自满、不分好坏，将落后与过时的技术策略当作先进予以教学、点评、推广。不少专业著作的编者遴选不严，以讹传讹的内容也屡见不鲜。从未有过翻译外文著作经验的我感到正本清源给同道与后来者推介高水平的著作变得十分迫切，故此组织了南方医院神经外科 10 余位在颅底基础、解剖、临床等领域的优秀专家，以张喜安、陆云涛、潘军、樊俊、龙浩、刘忆为主力进行翻译，由我润色、审稿，最终完成本译著。

　　原著主编 A. Samy Youssef 是美国罗拉多奥罗拉医科大学的神经外科及耳鼻咽喉科主任，他邀请了以美国为主的 11 个国家的 96 位世界级颅底外科专家共同编写了这部 *Contemporary Skull Base Surgery: A Comprehensive Guide to Functional Preservation*，共十一篇 55 章。原著者均为颅底外科领域的领先学者，且对涉及的解剖部位有深刻认识，参考的文献很新且公允。全书一再强调解剖和神经功能保留为重中之重，提出可随时启动的血管吻合术是新一代的颅底外科医生必备的技能，内容强化了内镜、放射治疗等微创技术在颅底外科中的应用，全面体现了从患者利益出发的全面显微技术观点。本书的特色之一是结合现有的临床基础研究成果和临床趋势，归纳总结了颅底外科在各个疾病领域中的发展。

　　我国医生与欧美医生之间的明显不同的是欧美医生即使获得专科医生职级，仍可在多家医院间流动，而国内的绝大多数医生都会择一地而终身不变。颅底外科本身就是科学结合在医疗实践中应用的典范，任何个人和单位的经验及水平均无法独立支撑颅底外科的进步与发展。除通过会议学习、交流先进技术和理念以外，阅读由经验丰富的专家们精心编撰的专著是最有效的方法。*Contemporary Skull Base Surgery: A Comprehensive Guide to Functional Preservation* 就是这样一部值得深研掌握且随时翻阅的案头书。

虽然本书涉及所属领域目前的不足和未来的方向，但仍难免出版后即在某些活跃、发展迅速的领域呈现落后的态势。任何方法和技术都会存在疗效的不稳定，患者存在功能和生命的危险，医生存在较长和困难的学习曲线，艰难一定会引发新的思考和研究。这些新方法和新策略的出现、成熟，进而形成共识，有的需要 10 年甚至更长的时间。对于 *Contemporary Skull Base Surgery: A Comprehensive Guide to Functional Preservation*，我平心静气地细读，并没有用过多挑剔的眼光对待，因此没有用"进展"（advances）只是用"现代"（contemporary）来界定。这样的心态反得其味，感觉原著值得翻译且推荐给更多的同行。

　　希望本书可以给成熟医生提供参考，对青年医生建立正确的观点、规划学习和努力方向有所帮助。

原书序

我可以很自豪的把 *Contemporary Skull Base Surgery: A Comprehensive Guide to Functional Preservation* 推荐给神经外科界的同道们。A. Samy Youssef 一路走来，从以前的颅底培训专科医生到我的同事，再到成为我的老师，他从自己的视角诠释了什么是颅底手术，以及在一个更加成熟的多学科、多模态世界应该如何应用。Youssef 博士通过在尸体解剖实验室夜以继日的练习，在世界各地举办大量的解剖学课程，以及他令人印象深刻的临床经验，在这个领域赢得了信誉。

如果你打算推荐或实施一个典型的颅底肿瘤手术，你会去查阅文献，试图为你的病例找到最佳的循证实践方法，但你却发现找不到相关文献。这就是在一个以"孤儿病"为特征的专业进行外科手术的烦恼，要么是病例太少不适合开展"对照研究"，要么是患者病情太复杂、危重无法随机化，抑或是争议太大不能指望外科医生保持客观中立的态度。这种颅底手术的现状很可能会继续存在。

资深的颅底外科医生会通过自己的最佳判断来应对此类问题，这些判断源自其所经历的无数的错误、糟糕的判断和不良的结果。综上所述，我们称之为经验。这是未来所有颅底外科医生及其患者的必经之路吗？答案是否定的。正如上面所说，要从别人的错误中汲取经验。当然，在你成为"经验丰富的颅底外科医生"的过程中，你的患者也不希望成为您众多警示性趣闻中的一员。本书将帮助你在这一过程中快速成长，成为对你的患者来说更安全的外科医生。

Youssef 博士通过召集众多著名的专家，请他们在每一章中介绍个人经验，巧妙地解决了这些复杂的问题。在他的指导下，本书对前颅底肿瘤内镜手术和开颅手术入路之间的矛盾进行了理性思考，试图将争论从劝诱改宗推进为理性的讨论和应用。

建议你将本书常备案头，无论是在家中还是工作单位，当你坐下来审视一个特定病例的影像或端详手中的颅骨，揣摩手术的过程，你就可以在该书中找到专门阐述你所关注病例的相应章节。跟随该领域的专家，学习他们在自己的经验和成败中形成的智慧。通过这些指导，帮助你避开他们犯过的错误，构思通向成功的手术方案。是的，不幸的是，有时你仍然会犯错，但这也是颅底手术的本质。

正如 Rene Leriche 所言："每个外科医生内心都有一个小墓地，他不时地去那里祈祷。一个充满痛苦和遗憾的地方，在那里他必须为自己的失败寻找一个答案。"希望借助这本书的指引，让你的后悔墓地越小越好。

本书展现了 Youssef 博士对我们所处领域皆有可能的愿景和有所作为的热情。

Harry R. van Loveren
Department of Neurosurgery and Brain Repair
University of South Florida Health Morsani College of Medicine
Tampa, FL, USA

译者前言

　　本书确实是一部难得的神经外科专业著作。它彰显出了人性的光辉和科学的力量。因为书的宗旨是运用现代医疗技术多学科协作，主张在保护、保存神经功能的前提下控制和切除颅底肿瘤。

　　在颅底外科工作 30 余年，自己写过两部旨在给全世界同行有点参考意义的小册子，其过程十分困难，无论怎样努力终差强人意。写一部反映目前主流状态的、符合当下最高水平的、立意深远且公允的著作十分不易。何况是这广泛涉及理论和技术的颅底外科！在可能阅读到的类似著作中，我认为这是一部最值得认真阅读并随时可查阅的案头书。

　　书中所述基本涵盖了颅底外科常见且棘手的问题，有关内镜及显微镜合理配合与技术运用的描述全面且不偏颇，强调了多学科的配合和以患者为中心梯次制订的治疗策略，弱化外科英雄主义及狭隘的技术观点，提出了随时启动、多部位搭桥应是新一代颅底外科医生的基本技能等有前瞻性意义的观点。全书 96 位作者除了撰写自己的高深造诣外，尽量选择最新文献中有代表性的不同观点以拓展读者的视野，提高取舍思辨能力，彰显科学的精神，这也是我推荐此书的根本原因。书中的图片精美、表格易懂，解决了不少文字难以简洁描述的问题，为本书增色不少。著者间共同的理念和撰写方法也展现了著者的人性光辉。科学是服务人类的根本，凌驾于科学之上的只有自然，这里的自然具有两重意义，客观的存在与规律的发展趋势。本书很好地诠释了这一精神。

　　如果你发现本书一些观点不够前沿，一是因为科学、技术从不会停下脚步，出版落后于学科进步；二是反映现代主流的工作状态和公允的写法，对一些少且冒尖的未来趋势的观点难以全面概述。如听神经瘤的放射治疗与手术的关系如何？颅咽管瘤外科所能治愈的基础研究成果已经影响了 WHO 的相关定义。这意味着即使详读这本书，也必须带着思辨跟踪相应问题的最新原始文献才能保证有点先进的理念，才能不至于落后太多。只有那些躬身实践并针对问题进行基础 – 临床相结合的科研，才能产生有转化意义的理论体系；操作规范、讲究完美技能的人及单位，才有可能是真正的先进。

　　我与张喜安、陆云涛、潘军、樊俊、龙浩、刘忆等 10 余位长期从事颅底临床及解剖组织学研究的中青年同事深研、细读《现代颅底外科学：功能保存综合指南》后产生了向同行推荐的强烈冲动，并得到了江西麦帝施接触式激光刀公司的黄仁珠先生鼓励，能与同道分享好书着实是一件幸事。我亦一改以前只做原创的初衷，欣然参与了本书的翻译工作。为力求准确保存原意，除了对常规描述、专业发展方向、结论等内容强调查阅原文献对照翻译外，还特意在组织学和影像这两个颅底外科最基础领域加强了针对性复核，避免以讹传讹。

　　在此感谢本书的原著者和为本书出版做出卓越贡献的译者们，以及所有以科学为根本、坚持人性焕发的同道。

原书前言

对于颅底神经外科医生和正在接受培训的神经外科医生来说，本书是一种整合信息的现代资源。我对这本书的概念在 3 年的时间里不断发展，不仅涵盖了手术室和影像学设备的最新技术进步，而且将我们这个领域的过去和现在的成就进行了统一。

在 Springer 出版社的支持下，我提出了创建全面指南的想法，以便于外科医生规范决策过程，并支持年轻外科医生在颅底外科事业上走向成功。本书的编者们和 Springer 的编辑们均支持在章节的总体安排中采取循序渐进的方式，通过创建路线图，为复杂的颅脑疾病制订了最佳的治疗策略。编者们还慷慨地用解剖图和手术视频来对他们所编写的章节进行补充。

本书设法解决了一个存在分歧的根本性问题。随着神经外科领域内知识范围的扩大，处理方法变得更加复杂。然而，神经外科医生之间的分歧争论也越来越大，手术应该采用单纯的内镜入路还是只采用传统的开放式入路？显微外科手术不再是治疗复杂颅脑疾病的唯一选择。内镜经鼻颅底入路的发展和放射治疗的不断进步，增强了外科医生"不要伤害"的能力。然而，如果没有这两种观点的整合，最佳治疗策略的选择仍然是一个令人困惑的步骤。

目前的教科书要么是内镜的，要么是传统的，进一步阻碍了这一学习过程。极少数结合两者的参考书也未能指导读者该选择哪种治疗策略。因此，利用这两种思想流派的优势，为复杂的颅脑疾病制订最佳的治疗策略，成为一项具有挑战性的工作。

书中所述结合了这两种思想流派的优势，保留了颅底外科传统的智慧，展示了手术室和影像学的最新进展。这部全面指南旨在辅助外科医生的决策过程，通过关键神经血管结构的解剖和功能保留来优化患者的治疗。本书的编者们均为业内翘楚，通过设计颅底实验室，对住院医生、专科医生和初级外科医生进行颅底培训，以及在我们这一领域内引领器械、技术和临床方案的设计和改良，一直走在前沿。

如何使用这本书

全书由十一篇组成。诸多章节由颅底外科领军专家撰写，他们利用自己在外科技巧和技术方面的专长对读者进行指导。这部书的一个重要部分是补充了手术和内镜视频。鼓励读者充分利用这些非常有效的训练工具，增强对内容的理解。

第一篇"一般原则"，由 13 个基础章节组成，对于每个颅底外科医生来说都必不可少。编者们向读者介绍了基本知识，如颅底解剖、多学科颅底团队的发展、手术室设备、手术器械和现代影像技术。这些作者巧妙地阐明了在优化功能结果和患者生活质量方面发挥重要作用的关键要素。

有两章为局部解剖内容，为理解每个部位的技术和外科细节奠定了基础。随后的 10 个章节按照颅底的解剖间隙或区域进行编排，以达到一致性和易用性。每个部分都详述了可供选择的治疗方法，由世界一流的神经外科医生和耳鼻咽喉科医生在如何处理每种疾病方面提供了顶级的专业知识。

接下来的手术方法章节，将读者引向特定的解剖区域。辅以术中照片、插图和手术视频，以清晰和分步的方式对手术技术进行了描述。

针对特定疾病的章节，用典型临床病例的影像学图像来描述病理亚型。每种疾病均提供了基于肿瘤形态、术前临床状态和最大功能保留目标的治疗流程图，其中包括了手术入路的简要描述，从而成为读者的路线图，指导制订每位颅底疾病患者的治疗决策（见下文）。

本书旨在成为一部全面、通用的颅底外科手册，以及详细的颅底外科参考和外科图谱。我非常感谢来自神经外科和耳鼻咽喉科领域的特约作者，他们是统一观点和进步理念的典范，用深入的讨论取代了流派偏见。

本书独特地将内镜和开放手术这两种主要手术流派整合为一部参考书，并通过治疗流程图得到强化。多年来，受训者坦率地分享了他们的建议、批评和想法，以便更好地掌握颅底手术的各部分知识。他们作为新一代外科医生加入，进一步推动了本书的发展进步理念。最后，我要感谢 Takanori Fukushima 博士，他的亲切鼓励和洞察力激发了我构思和写作 *Contemporary skull Base Surgery: A Comprehensive Guide to Functional Preserration* 的决心。

如何使用这本书：病例示例

本书的重点是确定目标结构，并规划一种方法，以最大限度地减少医源性损伤。这一策略将引导外科医生选择开放、内镜或两者结合的手术方法。

举例：评估一名前颅底脑膜瘤患者。

首先，翻到"颅前窝"部分，回顾"脑膜瘤"章节，根据肿瘤大小、位置，以及术前周围神经血管结构的功能和解剖状态，找到最佳治疗策略。

其次，按照流程图选择最佳治疗或手术选择的步骤。

最后，阅读"颅前窝"章节内容中关于手术入路选择（内镜、开放、联合或放射外科）及"基本原则"的颅底重建细节。

总结：在接诊患者时，使用这个决策过程。随后在进行手术前，进行更详细的研究。*Contemporary skull Base Surgery：Aomprehensive Guide to Functional Preserration* 可以作为多学科病例讨论和临床查房的有益辅助，有助于确定最终治疗计划。

A. Samy Youssef, MD, PhD

Aurora, CO, USA

目 录

第九篇 颈静脉孔区

第十篇 颞下窝

第十一篇 岩骨

第一篇　基本原则

General Principles

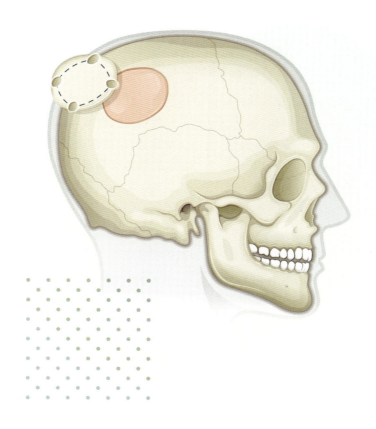

第1章　多学科颅底团队的演变
Evolution of the Multidisciplinary Skull Base Team

Rafael Martinez-Perez　A. Samy Youssef　著

张喜安　译

一、历史回顾

神经外科医生和耳鼻咽喉科医生之间合作的发展，可以追溯到 20 世纪下半叶。William House 与神经外科医生 John Doyle 合作，提出了颅中窝入路，标志着第一个颅底团队的诞生 [1]。House/Doyle 团队激励了几代人跟随他们的步伐，正式建立起耳鼻咽喉科 / 神经外科颅底团队。Schramm[2] 和 Sekhar[3] 树立了神经外科和头颈外科成功协作的又一典范。他们共同引领了用于显露颞下窝、海绵窦、岩骨 / 颈动脉和上颈部的联合入路。在世纪之交，经鼻颅底内镜的发展和快速进步，导致了另一种团队模式的发展，鼻科 / 神经外科团队。Jho 和 Carrau 在法国短暂地首次亮相后，将纯粹内镜下的垂体手术技术带到了美国 [4-6]。从那时起，单纯内镜颅底手术不仅用于垂体或中央颅底病变，而且还用于侧颅底复杂病变，已经发展成为不可缺少的手术入路。

随着颅底外科的不断进步，衡量不同治疗方式成功与否的标准已经从影像学结果转变为功能结果评估 [7]。以牺牲功能结果为代价的全切除，已不再是最佳治疗目标。随着影像技术的显著提高，更精确的三维适形放射治疗变得可行。随着现代放射治疗在颅底肿瘤治疗中的应用，放射肿瘤专家成为颅底肿瘤团队的重要组成部分。

二、建立多学科颅底团队

初级颅底外科医生须建立一个跨学科的工作流程，将多学科专家的专业知识加入到疑难疾病的治疗决策过程中，以期达到最佳治疗效果。在医护质量方面力求完美的医疗机构应该将足够的资源用于开发跨学科项目建设。虽然这种模式在学术型和三级医疗中心很常见，但在社区医疗中心可能难以筹建这样的专家团队。住院医师项目目前致力于参与共享学习和对话实践。在这方面，多学科小组不仅应提供最新的前沿诊疗知识和技术，而且还应支持对话和科学讨论文化，以此作为教育资源。颅底外科毕业生在求职 / 谈判中应该坚持这一模式。

尽管颅底外科手术已建立，但对颅底病变还没有标准的治疗方案。循证医学实践几乎没有，证据仅限于机构的系列病例结果和专家意见。定期的学术交流会议，为在探讨最佳治疗策略中交换专业意见提供了机会。开颅手术不再是唯一的手术选择，不同外科学科之间的讨论将会为选择最佳的手术入路提供依据。然而，当要考虑非手术性治疗选项时，非手术学科的加入是讨论的重中之重。随着神经诊断学技术的进步，神经影像学专家成为颅底团队中非常重要的成员。颅底护理师是不同临床学科与患者之间的桥梁。临床调度人员充当服务协调员，帮助提供患者护理，减少多学科门诊预约的负担。

领导力是协调团队成员不同角色的关键。缺乏领导力可导致团队效率低下、成员满意度差和工作倦怠[8]。颅底团队项目的负责人角色可以在神经外科和耳鼻咽喉科之间共享。在笔者的单位，团队成员在不同部门联合任命，不仅加强了合作，还进一步团结了工作团队。医院管理部门应鼓励多学科临床服务和医务人员参加团队合作研讨会，这些研讨会已被证明有助于促进不同专业间的团队合作[9]。

最后，多学科团队合作的成功不仅取决于患者的满意度或临床结果，还取决于来自不同专业团队成员全身心的投入。

三、手术室内

神经外科医生和耳鼻咽喉科医生之间的合作在手术室，特别是在侧颅底手术中得到了发展，并迅速扩展至其他领域。在耗时长的手术过程中，外科医生的角色交替减轻了疲劳，并确保了手术所有不同阶段的效率。颞骨的精细磨除需要经验，以及对中耳和内耳解剖学透彻的理解（这正是神经耳科医生所具备的）。

最近颅底内镜技术的出现和快速发展为神经外科医生和鼻窦/头颈外科医生之间的合作开辟了一个前沿。通过鼻腔和鼻旁窦结构的手术通道由鼻科医生成功创建，病灶切除则是由神经外科医生和鼻科医生以"双人四手"的方式进行，鼻科医生操作内镜以使手术视野最优化[10]。内镜成功应用于中央颅底后不久，在两个团队的共同努力下，侧颅底内镜手术方法得到了发展和完善。在改善颅底重建和减少脑脊液漏率方面，这种团队合作也是卓有成效的。

颈静脉孔区的病变需要多学科团队的共同努力。耳科医生采用经颞骨入路，头颈外科医生进行细致的颈部层次分离，神经外科医生参与结扎乙状窦（必要时）和切除病变。有时，血管外科医生可能参与副神经节瘤手术，如颈动脉体瘤。

当颅底大型肿瘤的切除需要行脑血管重建时，血管外科医生会参与获取供体移植物（桡动脉或隐静脉）。血管性颅底病变的术前栓塞需要神经介入科或血管神经外科的参与。

经眶入路在治疗位于颅前窝和颅中窝的病变方面已有多种应用，从而促使了眼科医生和颅底外科医生的合作。当颅底手术需要皮瓣重建时，整形外科医生就会参与其中。

团队工作效率也存在学习曲线，并且与神经外科的其他领域不同。最近的证据表明，颅底外科的学习曲线不仅陡峭，而且从来没有真正的平台期[11, 12]。团队的稳定性和长期的合作提高了整体的团队效率。亚专科化需要接受更长时间的培训和接触大量患者，以积累必要的经验和技能来提供最佳的诊疗服务。此外，在团队中充分发挥作用能力，将患者诊疗置于医护的等级制度或职场政治之前，也为已然陡峭的学习曲线增加了更高的标准。

四、多学科诊所

多名专家参与诊疗计划的制订要求患者去不同的门诊就诊。多次门诊预约可能相隔几周甚至几个月，这可能导致等待时间增加、费用增加、失访和治疗延迟。复杂颅底病例通常被转诊至中心城区的三级医疗中心，这又给患者增加了额外的交通成本。最近，包括我们在内的数间医院已推行"一站式"服务，所有的就诊，包括影像和检验，都在同一天完成。这种就诊模式不仅降低了成本，而且确保了患者在接受多学科诊疗时的经济负担相对较小。既往的研究表明，这种就诊模式可为每位患者平均节省 325 英里（约 523km）的交通里程和 8h 的时间[13]。此外，在多学科诊所中对患者的评估，不仅增加了医生的投入和交流，还增加了患者对治疗的依从性[14, 15]。

当前的协作诊疗模式并不局限于医生。虽然传统上有一种趋势，即由医疗专业人士来承担多学科团队的领导，但这一现代模式促进了护士在决策链中协调和沟通的"领航员"作用[16]。患者和所有其他团队成员都高度重视这一点[9]。其他辅助医疗保健服务提供者，包括康复医师、物理治疗师、职业治疗师、语言病理医师和社会工作者，对患者术后的全面护理和正常生活的恢复至关重要[14]。

五、定期多学科颅底组会

定期小组会议的好处已有报道，因为它们可能有助于打破专业壁垒，改善专业间的沟通，并避免个别成员的偏见[9]。既往的一项研究表明，由一组专家提出的建议更有可能得到执行[17]。肿瘤多学科例会也被证明可有效提高头颈部肿瘤的生存率[18]。同理，忽视多学科协作可能会因为肿瘤分期错误、误诊或失访对患者的疗效产生负面影响[18, 19]。近年来，放射外科除了对恶性肿瘤的传统辅助作用外，已有效用于良性肿瘤（如复杂脑膜瘤和前庭神经鞘膜瘤）的治疗。因此，放射肿瘤专家已成为颅底诊疗和圆桌讨论不可或缺的重要成员。

此外，随着近年来肿瘤核型分析的进展及其对长期预后和治疗结果的潜在影响，肿瘤病理学家的加入对多学科团队做出最终治疗选择变得越来越重要。颅底肿瘤常常需要辅助化学治疗，因此必须纳入肿瘤内科。鉴于垂体内和垂体周围原发性良性肿瘤的高发病率，鞍区/鞍旁区病变的联合治疗需要内分泌学家的协调评估、治疗和随访。

六、未来展望

不断进步的科技将继续提高复杂脑外科手术的精度。神经导航、模块化方法、术中成像系统和机器人手术正在成为医疗的标准[20]。这些新技术为日常医疗工作增加了复杂的方法，所以需要有在多学科团队中整合信息的技术人员[21]。因此，生物医学工程师、神经导航专家和神经电生理学专家将很可能加入未来的多学科诊疗团队。

转化医学的最新进展和新的分子靶向治疗将很快对包括良性颅底肿瘤在内的多种疾病的治疗产生革命性的作用[22-24]。基础科学研究人员应该成为未来多学科团队讨论的重要补充。

七、总结

一个成功的颅底诊疗需要一个多学科的专家团队，他们有着相同的愿景和投入，为疑难疾病提供全面的诊疗和护理。最佳团队效率需要在门诊就诊、术前计划、多学科会议、手术室和术后护理等各个层面进行良好的协作。这样的设置才能确保为所有复杂颅底病变患者提供最高级别的诊疗和护理。

声明

资助：本研究未获任何有关其阐述的资金资助。

利益冲突关系：ASY 是 Stryker 公司的顾问，并从 Mizuho 公司获得版税。

伦理批件和知情同意（参与和发表）：鉴于本研究的设计，当地伦理委员会认为无须知情同意和伦理批准，且本研究未获任何资金资助。

数据和材料的可用性（数据透明度）：本稿件的全部或部分内容均未发表，亦未提交于任何杂志审稿。

参考文献

[1] House WF. Surgical exposure of the internal auditory canal and its contents through the middle cranial fossa. Laryngoscope. 1961;71(11):1363-85.

[2] Schramm V. Infratemporal fossa surgery. In: Schramm VL, Sekhar LN, editors. Tumors of the Cranial Base. New York: Futura Publishing; 1987. p. 421-37.

[3] Sekhar L. Operative management of tumors involving the cavernous sinus. In: Schramm VL, Sekhar LN, editors. Tumors of the Cranial Base. New York: Futura Publishing; 1987. p. 393-419.

[4] Jankowski R, Auque J, Simon C, Marchai JC, Hepner H, Wayoff M. Endoscopic pituitary tumor surgery.

Laryngoscope. 1992;102(2):198-202.

[5] Jho HD, Carrau RL, Ko Y, Daly MA. Endoscopic pituitary surgery: an early experience. Surg Neurol. 1997;47(3):213-22. discussion 222-223

[6] Carrau RL, Jho HD, Ko Y. Transnasal-transsphenoidal endoscopic surgery of the pituitary gland. Laryngoscope. 1996;106(7):914-8.

[7] Martínez-Pérez R, Silveira-Bertazzo G, Rangel GG, Albiña P, Hardesty D, Carrau RL, et al. The historical perspective in approaches to the spheno-petro-clival meningiomas. Neurosurg Rev. 2019;44:51.

[8] Borrill C, West M, Shapiro D, Rees A. Team working and effectiveness in health care. Br J Healthc Manag. 2000;6(8):364-71.

[9] Xyrichis A, Lowton K. What fosters or prevents interprofessional teamworking in primary and community care? A literature review. Int J Nurs Stud. 2008;45(1):140-53.

[10] Cappabianca P, Alfieri A, de Divitiis E. Endoscopic endonasal transsphenoidal approach to the sella: towards functional endoscopic pituitary surgery (FEPS). Minim Invasive Neurosurg. 1998;41(2):66-73.

[11] Moffat DA, Hardy DG, Grey PL, Baguley DM. The operative learning curve and its effect on facial nerve outcome in vestibular schwannoma surgery. Am J Otol. 1996;17(4):643-7.

[12] Buchman CA, Chen DA, Flannagan P, Wilberger JE, Maroon JC. The learning curve for acoustic tumor surgery. Laryngoscope. 1996;106(11):1406-11.

[13] Sadiq SA, Usmani HA, Saeed SR. Effectiveness of a multidisciplinary facial function clinic. Eye (Lond). 2011;25(10):1360-4.

[14] McLaughlin N, Carrau RL, Kelly DF, Prevedello DM, Kassam AB. Teamwork in skull base surgery: an avenue for improvement in patient care. Surg Neurol Int. 2013;4:36.

[15] Stephens MR, Lewis WG, Brewster AE, Lord I, Blackshaw GRJC, Hodzovic I, et al. Multidisciplinary team management is associated with improved outcomes after surgery for esophageal cancer. Dis Esophagus. 2006; 19(3):164-71.

[16] Coombs M. Power and conflict in intensive care clinical decision making. Intensive Crit Care Nurs. 2003;19(3):125-35.

[17] Lutterbach J, Pagenstecher A, Spreer J, Hetzel A, van Velthoven V, Nikkhah G, et al. The brain tumor board: lessons to be learned from an interdisciplinary conference. Onkologie. 2005;28(1):22-6.

[18] Friedland PL, Bozic B, Dewar J, Kuan R, Meyer C, Phillips M. Impact of multidisciplinary team management in head and neck cancer patients. Br J Cancer. 2011;104(8):1246-8.

[19] Wheless SA, McKinney KA, Zanation AM. A prospective study of the clinical impact of a multidisciplinary head and neck tumor board. Otolaryngol Head Neck Surg. 2010;143(5):650-4.

[20] Castelnuovo P, Dallan I, Battaglia P, Bignami M. Endoscopic endonasal skull base surgery: past, present and future. Eur Arch Otorhinolaryngol. 2010;267(5):649-63.

[21] Olofsson J. Multidisciplinary team a prerequisite in endoscopic endonasal skull base surgery. Eur Arch Otorhinolaryngol. 2010;267(5):647.

[22] Al-Rashed M, Foshay K, Abedalthagafi M. Recent advances in meningioma immunogenetics. Front Oncol. 2020;8(9):1472.

[23] Jensterle M, Jazbinsek S, Bosnjak R, Popovic M, Zaletel LZ, Vesnaver TV, et al. Advances in the management of craniopharyngioma in children and adults. Radiol Oncol. 2019;25;53(4):388-96.

[24] Yaniv D, Soudry E, Strenov Y, Cohen MA, Mizrachi A. Skull base chordomas review of current treatment paradigms. World J Otorhinolaryngol Head Neck Surg. 2020;6(2):125-31.

第 2 章　脑神经手术解剖
Surgical Anatomy of the Cranial Nerves

Jaafar Basma　Kara Parikh　Jeffrey M. Sorenson　著
俞　磊　译

充分理解脑神经（cranial nerve，CN）的复杂解剖结构对设计和实施颅底手术入路至关重要，通往深部区域的手术通道往往被一条或多条脑神经阻挡，必须识别这些脑神经并进行必要的分离和移位才有可能切除病灶。因此，神经外科医生必须熟悉与特定脑神经解剖相关的每个手术入路所能显露的范围，才有可能为特定病变选择最佳的手术入路。尽管脑神经通常可以通过高分辨率影像辨认，但通过脑神经的被推挤移位的常见模式，我们大致可以判断出病变常见的起源部位及生长特点。除此之外，确定病灶与脑神经之间的关系（粘连、包裹或侵犯）可以帮助医生决定是完全切除病灶，还是在保留脑神经功能的前提下部分切除病灶。在许多病例中，脑神经的功能保留与否是决定临床预后的主要因素，脑神经功能的保护已成为现代颅底外科越来越关键的问题。甚至在一些病例中，脑神经的功能保留与否可能决定疾病的治疗是手术，还是放射治疗或观察。在这一章，我们将回顾每条脑神经的走行，以及和它们有关的颅底病变、颅底手术入路，同时我们引用 Rhoton 解剖学的相关解剖图来做深入的阐述。

一、历史回顾

Galen（129—210 年）很可能是因为受到

Marinos 医生的启发，按照脑神经出颅的顺序来命名脑神经。在他的命名系统中，脑神经有 7 对：①视神经；②动眼神经（他没有区分动眼神经、滑车神经和展神经）；③三叉神经感觉支；④三叉神经运动支；⑤面听神经（面神经和听神经的结合）；⑥咽神经（舌咽神经、迷走神经和副神经的结合）；⑦舌神经（舌下神经）。据说 Alessandro Benedetti（1445—1525 年）是第一个发现嗅神经的人，Niccolo Massa 在 1536 年将其称为"第 Ⅰ 对"脑神经。Alessandro Achillini（1463—1512 年）发现了滑车神经，但他没有很好地描绘出来，直到 Vesalius 和 Fallopio 进行解剖后才对其进行详细的描述。随后出现了几种分类，包括 1664 年 Thomas Willis 的分类，其包括了 9 对脑神经（包含Ⅶ、Ⅷ和Ⅸ～Ⅺ）。Willis 是第一个分离出副神经的人，然而，他把副神经包括在与迷走神经一起的第Ⅷ对脑神经中，因此命名其为"副神经"。德国的 Samuel Sömmerring 是第一个根据脑神经的起源将脑神经分为 12 对，他的分类于 1895 年被《Nomina 解剖学》采用[1-3]。

早期，神经外科医生由于缺乏足够的照明和视野显露，再加上诸多神经外科疾病通常在较晚期才能被诊断出来，脑神经的显露和保留方面经常面临巨大的困难。1957 年，Theodore Kurze 受到神经耳科学家 William House 工作的启发，成为第一位使用手术显微镜的神经外科医生。他切除了一个儿童的面神经鞘瘤，并进行了面神经和舌下神经的吻合[4]。然而，由于众多神经外科医生仍然持怀疑态度，显微镜手术发展缓慢。Al Rhoton Jr. 后来回忆起他的神经外科住院医师培训时说，他从未见过一个患者能在听神经瘤术后保留面神经功能[5]。这激励他开始了长达数十年的努力研究，让神经外科医生能够通过手术显微镜看清详细的解剖结构，以取得更好的手术效果。在 20 世纪 60 年代，通过 Yaşargil[6]、Rhoton 和其他人的开拓性的研究，神经外科医生开始学习显微外科技术和解剖学，使他们能够在术中更成功地保留脑神经。Rhoton 教授将颅后窝脑神经分成 3 对与 3 条主要小脑动脉相关的神经血管复合体[7]。这些动脉的分支与其相关的脑神经有着密切但多变的关系，这有助于理解术中可能看到的各种变异（图 2-1）。上神经血管复合体位于中脑和脑桥上部，由小脑上动脉（superior cerebellar artery，SCA）和动眼神经、滑车神经、三叉神经组成。中神经血管复合体由小脑下前动脉（anterior inferior cerebellar artery，AICA）和展神经、面神经、听神经组成，AICA 主要供应小脑的岩面，这些神经都来自脑桥和延髓的交界处。最后，小脑下后动脉（posterior inferior cerebellar artery，PICA）与舌咽神经、迷走神经、副神经和舌下神经一起组成了位于延髓水平的下神经血管复合体。

二、脑神经分段

通过将脑神经分成不同的节段，有助于在术中和高分辨率成像中识别，也有利于深入学习脑神经的解剖。脑神经的具体分段包括脑实质段、脑池段、静脉窦段、颅骨孔段和颅外软组织段。现代磁共振成像（magnetic resonance imaging，MRI）序列，如稳态进动结构相干序列（constructive interference in steady state，CISS）提供了脑脊液（高信号）和脑神经脑池段（低信号）之间的显著对比[8]。脑池段常进入膜性结构

形成的凹陷，如内听道（internal auditory canal，IAC）、动眼神经池或麦氏囊。走行于静脉窦内如海绵窦的脑神经通过静脉造影可更容易识别，静脉造影使静脉变为高信号，与低信号的脑神经形成鲜明对比，从而便于识别神经。脑神经颅外段的起始部通常可见，因为其周围的脂肪，如眶内的脂肪在 CISS 序列上是明显的高信号。

（一）嗅神经

嗅神经（Ⅰ）常与嗅束混淆。嗅神经实际上很短，从嗅球穿过筛板上的筛孔，然后进入嗅球的腹侧面。由于嗅球是中枢神经系统的一部分，因此"脑池段"嗅神经被称为嗅束更合适（图 2-2）。尽管如此，为了术中统一应用，嗅束仍被认为是脑神经。

1. 神经段 旧皮质被认为是人类皮质中"最古老"的部分，在原始哺乳动物中，它构成了大脑的主要部分。在人类中，它仅限于嗅前皮质（Piriformis 前皮质和杏仁核周围皮质）、嗅束和嗅球。与其他脑神经不同，嗅觉只涉及大脑[9, 10]。

2. 脑池段 嗅束自嗅球发出后，行于视神经上方，位于嗅沟下方，将额叶底面分为内侧直回和外侧眶额回（图 2-2）。有些嗅纤维与沿嗅束分布的细胞发生突触联系，称为前嗅核。嗅束将嗅三角分为外侧嗅纹和内侧嗅纹（偶尔也可能有副嗅纹）。外侧嗅纹和内侧嗅纹围绕着前穿质（anterior perforated substance，APS），前穿质接受来自 Willis 前循环的穿支动脉供血。大部分嗅纤维沿外侧嗅纹到达前嗅皮质，也有部分纤维经内侧嗅纹汇入到对侧嗅球的前部。内侧嗅纹的其他嗅纤维与胼胝体下区和透明隔相连[9-12]。

脑池段嗅神经通常可以通过前方或前外侧方入路显露到前颅底或鞍上区域。在肿瘤切除过程中，它通常是由于牵拉或过度操作而导致损伤。牵拉可直接损伤或撕裂穿过筛板的嗅丝。在某些情况下，嗅觉丧失可能发生在开颅手术中，而并非因直接在嗅神经上操作所致。

3. 孔段 / 颅外段 鼻腔内嗅黏膜位于鼻腔的后上方（上鼻甲周围）面积为 2～5cm² 的区域。

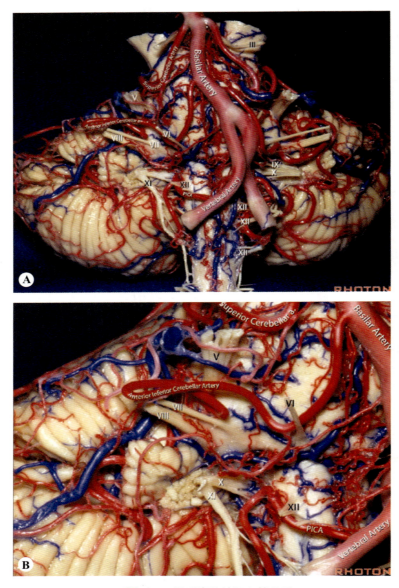

▲ 图 2-1　颅后窝的神经血管关系

A. 脑干、小脑血管和脑神经的前面观，Rhoton 教授将颅后窝脑神经分成与小脑动脉相对应的 3 对。小脑上动脉与动眼神经（Ⅲ）、滑车神经（Ⅳ）和三叉神经（Ⅴ）（上组）；小脑下前动脉与展神经（Ⅵ）、面神经（Ⅶ）、听神经（Ⅷ）（中组）；小脑下后动脉与舌咽神经（Ⅸ）、迷走神经（Ⅹ）、副神经（Ⅺ）和舌下神经（Ⅻ）（下组）。B. 小脑脑桥三角区前方的近距离视角，小脑上动脉沿三叉神经根部向下走行。小脑下前动脉沿着面神经（Ⅶ）和前庭耳蜗（Ⅷ）神经到达内听道。小脑下后动脉（PICA）行于舌下神经根（Ⅻ）的后方、迷走神经（Ⅹ）和副神经（Ⅺ）的前方。PICA 与后组脑神经之间的关系变异较大（经许可转载，图片由 Rhoton 提供）

Basilar artery：基底动脉；Vertebral artery：椎动脉；Superior cerebellar artery（a.）：小脑上动脉；Anterior inferior cerebellar artery：小脑前下动脉

嗅细胞的轴突通过筛板进入颅内，与嗅球中的细胞发生突触连接后再将嗅觉信号沿嗅觉通道传入[11, 12]。尽管很多病例证实可以保留单侧嗅觉，但在经鼻内镜手术中仍会经常发生嗅觉丧失。经鼻蝶入路切除垂体瘤后也有嗅觉缺失的报道。

（二）视神经

与嗅束一样，"视神经"（Ⅱ）实际上是中枢神经系统中由少突胶质细胞形成的神经束。它们

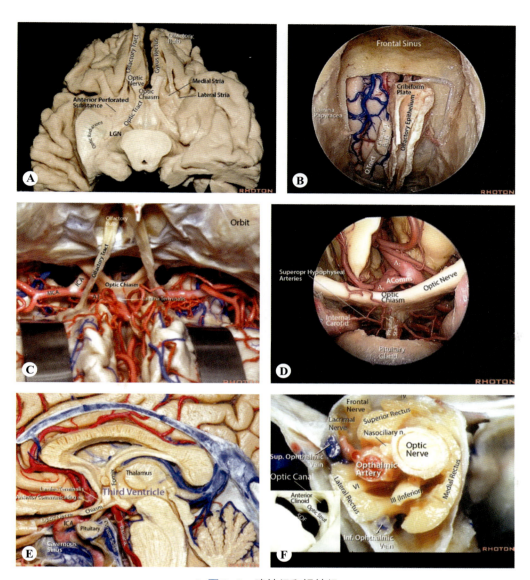

▲ 图 2-2　嗅神经和视神经

A. 大脑下面观：嗅束进入前穿质前部的嗅三角区，将嗅觉冲动传入内侧和外侧两束嗅纹。视束纤维终止于外侧膝状体核（lateral geniculate nucleus，LGN），之后在侧脑室颞角顶部形成视辐射纤维。B. 经鼻内镜观：筛板和筛窦的骨质被切除以显露嗅球和嗅束。嗅球发出嗅神经至嗅上皮。C. 额下前部观：嗅球位于筛板上方筛骨的嗅沟内。嗅束越过视神经和颈内动脉分叉的上方。视交叉位于大脑前动脉 A₁ 段和前交通动脉的下方、颈内动脉的上方。半透明的终板构成三脑室的前 1/3。D. 经鼻内镜视角：视交叉位于垂体上部，由垂体上动脉分支供血。在神经上方可见前纵裂和前交通动脉。这个视角对处理视交叉腹侧病变如颅咽管瘤具有优势。E. 内侧观：可见鞍区与三脑室的关系。视交叉的后部突入到三脑室内，而前部在前交通动脉下方。F. 前面观，冠状位：视神经和眼动脉由视神经管内侧进入眶尖，而海绵窦内脑神经经眶上裂内侧进入眶尖。眼动脉和鼻睫神经在越过视神经上方之前位于其外侧。在总腱环及其肌锥外侧可见泪腺神经、眶上神经，以及滑车神经（经许可转载，图片由 Rhoton 提供）

Olfactory tract：嗅束；Gyrus rectus：直回；Optic nerve：视神经；Optic chiasm：视交叉；Optic tract：视束；Medial stria：内侧嗅纹；Lateral stria：外侧嗅纹；Olfactory bulb：嗅球；Anterior perforated substance：前穿质；optic radiations：视放射；Frontal sinus：额窦；Lamina papyracea：眶纸板；Lamina terminalis：终板；Superior hypophyseal arteries：垂体上动脉；Internal carotid：颈内动脉；Pituitary stalk：垂体柄；Pituitary gland：垂体；Acomm：前交通动脉；Cavernous sinus：海绵窦；Third ventricle：三脑室；Dorsum sellae：鞍背；Basilar a.：基底动脉；Anterior clinoid：前床突；optic strut：视柱；SOF：眶上裂；Sup. ophthalmic vein：眼上静脉；Optic canal：视神经管；Inf. ophthalmic vein：眼下静脉；Lateral rectus：外直肌；Medial rectus：内直肌；Superior rectus：上直肌；Frontal nerve：额神经；Nasociliary nerve：鼻睫神经；Ophthalmic artery：眼动脉；Orbit：眼眶

携带来自视网膜节细胞的轴突，视网膜也是中枢神经系统的一部分，视觉处理在神经网络中深处的光感受器开始，最终产生来自浅层视网膜神经节细胞的输出，这些细胞的轴突聚集在视盘上形成视神经。

1. 神经段 视束终止于丘脑的外侧膝状体，位于环池的前外侧上方，也就是沟回的上后方（图 2-2）。外侧膝状体发出的轴突在颞角顶部呈扇形散开（称为视辐射），最终沿着脑室侧壁走向初级视皮质。外侧膝状体紧邻下脉络点的后方，脉络膜前动脉由此进入侧脑室颞角。这也标志着脉络裂的开始，其表面覆盖有脉络膜，连接丘脑和穹窿并有脉络丛附着。颞下开颅经颞角入路分开脉络裂可以将丘脑外侧膝状体与穹窿伞分开（单纯的颞下入路只能显露环池的下方）[9]。

2. 脑池段 该段视神经的解剖结构比其他脑神经更复杂，因为成对的视神经中部分纤维在视交叉中部交叉，然后分开成为视束。与颞部视野相对应的鼻侧纤维穿过交叉，这解释了鞍上病变压迫视神经所致的双颞侧偏盲。视束于大脑脚的两侧、沟回的上方，向前延续为前穿质（其内有多条穿支血管）内侧的视交叉。视束通常由脉络膜前动脉的小分支从侧方供血，以及位于视束内下方的后交通动脉供血。视交叉既在脑池内，也在脑室内，因为它的后部占据第三脑室的前下方，位于终板下方以及漏斗隐窝和垂体柄的前方。视交叉前部位于前交通动脉下方，同时位于垂体和鞍膈之上，以及颈内动脉的内上方。通常视交叉位于蝶鞍的正上方，而"视交叉后置"指视交叉向后偏移至鞍背上方，"视交叉前置"指视交叉向前偏移至鞍结节处。视交叉池包绕着视神经和视交叉。视交叉池上部（有时称为视交叉上池或终板池）以终板为后界，其内包含大脑前动脉 A_1 段，下部与脚间池、环池和外侧的颈动脉池相邻。垂体上动脉的几个分支通常供应视神经和视交叉下方，而视交叉的上表面由大脑前动脉供血。垂体上动脉的供血冗余更多，这也部分解释了经鼻入路时视路损伤的发生率较低。两侧

视神经间隙和视神经颈内动脉间隙是常用的手术通道，经此可以显露垂体柄、后交通动脉和脚间池（在打开 Liliequist 膜后），尽管视神经对牵拉的耐受是有限的（图 2-5）。虽然经鼻内镜手术入路可以最大限度地减少对视神经及视交叉的骚扰，视神经和视交叉的经典显露还是采用前方或前外侧颅底入路。有些病变可以从对侧显露切除，以减少对视神经的牵拉损伤，如侵犯内侧视神经管的鞍结节脑膜瘤，或者某些凸向内侧的动脉瘤[11, 13]。

3. 硬膜／孔段 镰状韧带是前床突表面硬膜和海绵窦顶壁硬膜的延伸，当视神经进入视神经管时，它在视神经上方弯成新月形（图 2-3 和图 2-5）。它的内外侧长度平均 8mm，视神经上方的前后长度为 2.1mm[14]。当病变如鞍结节脑膜瘤使神经向上推挤时，该韧带可能会挤压视神经，因此在手术早期离断该韧带有助于使神经得到更充分的减压。视神经管位于蝶骨内，上方由蝶骨小翼和蝶骨体的连接处构成，该连接处由前根（视神经管顶部，在蝶骨平台的交界处）和后根（视神经管底壁亦称为视柱，其将视神经管与眶上裂分开）构成（图 2-2 和图 2-3）。视神经管的前后根，连同蝶骨小翼，构成了前床突（anterior clinoid process，ACP）的 3 个骨性结构。ACP 将内侧的视神经和床突段颈内动脉（internal carotid artery，ICA）分开，其表面的硬膜形成颈内动脉的近环和远环[12, 15]（图 2-3）。视神经鞘的硬膜内含有蛛网膜袖套和脑脊液，一直延伸到视神经管和眼眶内。视神经与其下方的眼动脉伴行进入视神经管。经颅视神经管减压术是通过去除 ACP，以及视柱和蝶骨小翼来进行的。也可以通过磨除蝶窦外侧壁进行内镜下视神经管减压。另外，一些两侧视神经之间的病变，如小的鞍结节脑膜瘤，很容易在内镜下切除，而对于侵犯到视神经管外侧的病变，而视神经管段视神经是内镜手术至视神经管外侧的阻碍。内镜下通过切除前筛窦并切除筛板可以直接显露眼眶内侧，然后磨除骨质继续向后进入视神经管内侧。

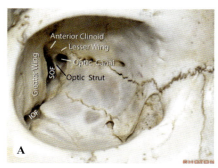
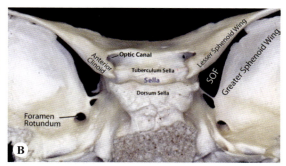
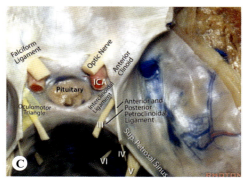
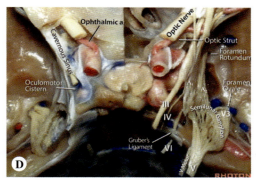

▲ 图 2-3 蝶骨和脑神经

A. 眼眶前面观：眶上裂（superior orbital fissure，SOF）位于蝶骨大翼和蝶骨小翼之间，而眶下裂（inferior orbital fissure，IOF）被蝶骨大翼、颧骨和上颌骨包围。视神经管内侧为蝶骨体，下部为视柱，上部为蝶骨小翼。B. 后面观：视神经管位于前床突内侧。眶上裂（SOF）是蝶骨小翼和蝶骨大翼之间的间隙。圆孔位于 SOF 下方，上颌神经经其进入翼腭窝。C. 后上观：视神经在进入视神经管前由镰状硬膜包裹。动眼神经通过动眼神经三角进入海绵窦顶壁，动眼神经三角由前后岩床韧带和床突间韧带相互连接构成。滑车神经在天幕缘后下方进入海绵窦。三叉神经经岩上窦下方进入位于中窝内侧硬膜下的 Meckel 腔。展神经穿过岩下窦进入海绵窦。D. 后上观，切除硬脑膜：切除前床突，显露海绵窦顶壁（左），切除蝶骨小翼，显露眶尖（右）。海绵窦外侧壁上的神经走行于颈动脉外侧，经眶上裂进入眶尖，滑车神经越过动眼神经的上方。展神经在 Gruber 韧带的下方经过岩下窦[12]（经许可转载，图片由 Rhoton 提供）
Greater wing：蝶骨大翼；Lesser wing：蝶骨小翼；Foramen Rotundum：圆孔；Tuberculum sellae：鞍结节；Greater sphenoid wing：蝶骨大翼；Lesser sphenoid wing：蝶骨小翼；Falciform ligament：镰状韧带；Oculomotor Triangle：动眼神经三角；Interclinoid ligament：床突间韧带；Superior petrosal sinus：岩上窦；Anterior and posterior petroclinoidal ligaments：前后岩床韧带；Oculomotor cistern：动眼神经池；Gruber's ligament：Gruber 韧带；Semilunar ganglion：半月节

4. 颅外段 在视柱前方，眶上裂与视神经管在眶尖处汇合，上直肌、下直肌、内直肌和外直肌的肌腱在此形成总腱环（Zinn 腱环）。视神经通过 Zinn 腱环内侧部进入眼眶。眼动脉最初与眼上静脉和鼻睫神经一起走行于视神经外侧，然后转向神经上方和上直肌下方（图 2-2 和图 2-5）。可通过牵拉眶内肌肉向外侧或上方显露眶内段的视神经[16]。

（三）动眼神经

1. 神经段 动眼神经（Ⅲ）的躯体运动纤维从动眼神经核投射出来，位于中脑导水管的前方和红核的后内侧。副交感纤维起源于动眼神经核内侧的 Edinger-Westphal 副核，支配睫状肌和瞳孔括约肌。动眼神经的纤维穿过中脑被盖（包括红核和黑质）在脚间池出脑。

2. 脑池段 动眼神经起于大脑脚内侧和后穿质外侧（即基底动脉尖端）的动眼神经沟（图 2-1、图 2-4 和图 2-5）。动眼神经行于脚间池外侧壁，在基底动脉尖端的两侧小脑下后动脉 P_1 段和小脑上动脉之间穿出。动眼神经在脑池段有许多蛛网膜附着，特别是 Lilequist 膜的蛛网膜附着，可以通过剪开 Lilequist 膜来显露脚间池[17]。当动眼

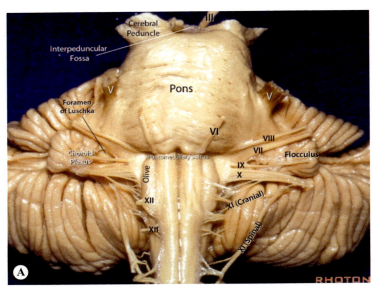

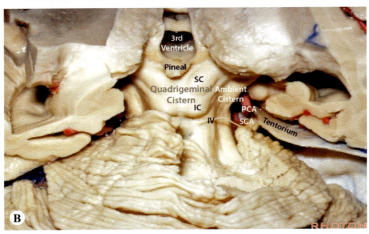

▲ 图 2-4　脑干和脑神经

A. 前面观：动眼神经在脚间窝内大脑脚内侧出颅。三叉神经从脑桥中部小脑中脚的前方出脑，进入小脑脑桥三角区。中组脑神经（Ⅵ、Ⅶ和Ⅷ）从桥延沟出脑。面神经和前庭神经分别从 Luschka 孔的上方和前方出脑。第Ⅸ对、第Ⅹ对和第Ⅺ对脑神经从橄榄后沟出脑，第Ⅸ对脑神经在 Luschka 孔的水平出脑。B. 后面观：滑车神经在中脑导水管后方下丘（inferior colliculus, IC）下方出中脑。滑车神经在小脑中脑裂内走行，向外侧和前方进入环池，然后在天幕下方接近海绵窦。当切开天幕切迹缘时应识别和保护好滑车神经（经许可转载，图片由 Rhoton 提供）

Fovamen of Luschka：四脑室侧孔；Choroid plexus：脉络丛；Cerebral peduncle：大脑脚；Interpeduncular fossa：脚间窝；Flocculus：绒球；Pontomedullary sulcus：桥延沟；Olive：橄榄；Pons：脑桥；Pineal：松果体；Quadrigeminal cistern：四叠体池；Ambient cistern：环池；Tentorium：小脑幕；3rd ventricle：三脑室

神经接近海绵窦时，其在颞叶钩回的内侧至天幕缘，并在颈内动脉的外侧形成了一个解剖间隙，称为颈内动脉 - 动眼神经三角（图 2-5）。这个间隙比视神经 - 颈内动脉间隙更常用于显露脚间池[13]。动眼神经脑池段受压最常见的原因是颞叶钩回疝，以及当后交通动脉瘤位于动眼神经硬脑膜段内侧时。脑池段动眼神经通常可以通过翼点或颞下入路来显露。

3. 硬膜 / 孔段　动眼神经在前床突后方通过一个三角形的袖套口进入海绵窦顶壁，该袖套口由小脑幕内侧缘的附着点形成，即前后岩床韧带和床突间韧带。这些韧带也构成了动眼神经三

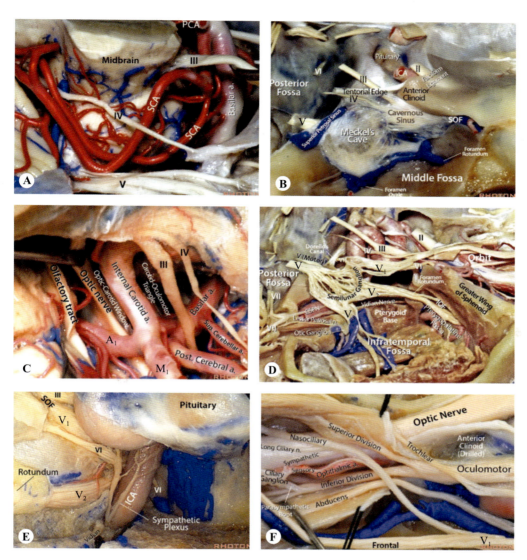

▲ 图 2-5 海绵窦和 Meckel 腔

A. 右前外侧观：小脑幕已被切除，小脑上动脉分为头侧支和尾侧支，其走行可能受三叉神经脑干端推挤移位。滑车神经进入环池后在海绵窦后部与天幕缘交界处侧行至海绵窦。动眼神经在小脑下后动脉（PCA）和小脑上动脉（SCA）之间穿行。B. 右侧观：从海绵窦和 Meckel 腔中剥离出颞部硬膜，可见包含有脑脊液的蛛网膜下腔延续到三叉神经和半月节。大多数脑神经孔也有静脉通过。C. 右前外侧观：前床突、后床突和鞍背已被切除，海绵窦后部被打开以显露基底动脉及其分支。颈动脉和动眼神经之间的通道通常位于视神经颈内动脉间隙之上，此通道可以进入脚间池和显露基底动脉尖端。D. 右外侧观：中窝底和翼突已被切除以显露颞下窝及翼腭窝。在颞下窝可见下颌神经（V₃）分支、岩小神经和耳神经节。翼管神经和上颌神经（V₂）在翼突根部的孔道进入翼腭窝，并有分支进入眶下裂。其他分支向下走行，如腭降神经。E. 右内侧观：蝶窦被打开，翼突已被磨除，显露海绵窦、圆孔和翼管。颈动脉的交感神经丛穿过颞骨岩部，其分支岩深神经与岩浅大神经汇合形成翼管神经。F. 左侧观：眼眶已显露，Zinn 环已打开，显露出进入眶尖的海绵窦内的脑神经，以及视神经、眼动脉和眼静脉。泪腺神经、滑车神经和额神经在 Zinn 环外走行。可见睫状神经节的副交感神经根、感觉根和运动根（许可转载，图片由 Rhoton 提供）

Posterior fossa：颅后窝；Tentorial edge：小脑幕缘；Meckel's cave：麦氏腔；Middle fossa：颅中窝；Foramen ovale：卵圆孔；Optic-carotid window：视神经颈内动脉间隙；Carotid-oculomotor triangle：颈动脉动眼神经三角；Superior cerebellar artery：小脑上动脉；Posterior cerebral artery：大脑后动脉；Pterygopalatine fossa：翼腭窝；Infratemporal fossa：颞下窝；GSPN：岩浅大神经；Lesser petrosal N：岩浅小神经；Vidian nerve：翼管神经；Pterygoid base：翼突基底部；Sympathetic plexus：交感神经丛；Trochlear：滑车；Oculomotor：动眼；Superior division：上分支；Otic ganglion：耳神经节；Superior division：下分支；Abducens：外展；Ciliary ganglion：睫状神经节 Internal carotid a.：颈内动脉

角，动眼神经穿入海绵窦顶壁之前在动眼神经周围形成一个动眼神经池。当动眼神经在前床突下方向前走行时进入海绵窦外侧壁的硬膜内。在此处形成了附着于颈内动脉的硬膜即颈内动脉动眼神经膜，该膜与海绵窦顶壁，以及前床突下方的颈内动脉的近环相延续（图 2-3 和图 2-5）。这段神经，以及海绵窦的其他神经（眼神经 V₁、展神经和滑车神经），可因肿瘤、炎性、感染性或海绵窦内血管性病变，或者垂体瘤卒中等病变受损。通过将颞叶硬脑膜从海绵窦后壁剥离，同时磨除前床突骨质以显露海绵窦顶壁和眶上裂，可获得该段动眼神经的显露。这可以使得神经外科医生能够在动眼神经三角内识别动眼神经，并且追踪其进入海绵窦 [15, 18]。海绵窦内的动眼神经可以通过内镜从蝶窦外侧壁进入海绵窦区显露。展神经位于海绵窦内颈内动脉的外侧，其他脑神经走行于海绵窦外侧壁内。与镰状韧带和视神经一样，打开动眼神经池可以更好地松解动眼神经以增加脚间池的显露或夹闭后交通动脉瘤。当动眼神经和滑车神经靠近后方的骨质时，可以磨除后床突和同侧鞍背以增加前方中线旁的显露 [19]（图 2-5）。

4. 颅外段　动眼神经经眶上裂内侧（动眼神经孔）进入眼眶，在此分为上下两个分支，两个分支均在 Zinn 腱环内（图 2-2 和图 2-5）。上支支配上直肌和上睑提肌，下支向内侧走行支配下直肌、下斜肌和内直肌。下支还向睫状神经节发出副交感神经根或运动根 [16]。

（四）滑车神经

1. 神经段　滑车神经（Ⅳ）核位于中脑导水管的前方，动眼神经核的下方。其发出的纤维随后沿着导水管向后走行，并相互交叉，然后在对侧下丘下方离开。

2. 脑池段　滑车神经从脑干背侧下丘的下方出脑进入四叠体池（图 2-4）。它最开始在小脑中脑裂由内向外走行，最终越过小脑上动脉的头侧干和尾侧干的外上方（图 2-5）。在环池内，滑车神经位于小脑上动脉下方与小脑幕上方之间。采用颞下入路切开小脑幕打开环池时，滑车神经通常由一层蛛网膜保护 [17]。在乙状窦后入路切除小脑脑桥三角区肿瘤和微血管减压术中，脑池段滑车神经常位于小脑幕下方。

3. 硬膜／孔段　滑车神经在动眼神经三角的后下方进入天幕的游离缘 [15, 20]（图 2-3）。在动眼神经下方进入海绵窦外侧壁之前，滑车神经在天幕游离缘前部或岩床韧带内走行一小段距离（图 2-5）。因此，在显露一些后交通动脉瘤或采用经海绵窦入路的过程中，打开天幕游离缘前部时，滑车神经极有可能不小心被切断。

4. 颅外段　为了到达眼眶内上方的上斜肌，滑车神经在接近眶上裂时越过前床突下方的动眼神经，然后向内上方走行。在磨除前床突过程中，有损伤滑车神经的风险。滑车神经在 Zinn 环外进入眼眶，然后进一步向额神经和上睑提肌上方走行，最后到达上斜肌 [16, 20]（图 2-2 至图 2-5）。

（五）三叉神经

三叉神经（Ⅴ）起源于颅后窝，在其 3 个分支进入眼眶、翼腭窝和颞下窝的不同区域之前进入颅中窝，其分支广泛分布于眼眶、翼腭窝和颞下窝。因此，这些神经的分支可能会在各种前颅底和侧颅底入路中遇到 [21]。

1. 神经段　三叉神经在脑桥和小脑中脚的交界处离开脑干（图 2-4）。它可以被看作是一个大的感觉根和一个较小的运动根（支配咀嚼肌、舌骨肌、二腹肌前腹、腭帆张肌和鼓室张肌）。在脑干中，它的感觉核位于脑干的背外侧面，包括一个脑桥核（主核），一个延髓核和相关的纤维束（脊髓束），以及一个小的中脑核。其运动核位于脑桥，在感觉核的前方 [22]。

2. 脑池段　三叉神经在脑桥中部水平的小脑脑桥三角区脑池内向外上方岩尖的方向走行，与颅后窝上神经血管复合体中的小脑上动脉关系密切 [7]（图 2-1 和图 2-5）。滑车神经和动眼神经越过小脑上动脉（SCA）的上方，三叉神经则在其下方通过，常被岩静脉（Dandy 静脉）及其分支所包围。有时为了显露三叉神经而需要牺牲此静脉，当肿瘤较大时该静脉被压闭塞或者有相关的侧支静脉代偿时，离断该静脉并不会有太大的风险。小脑上动脉分为头侧干和尾侧干，这两个干中的任何一个都可能在三叉神经根进入脑干区压迫三叉神经而引起三叉神经痛[22]。小脑脑桥三角区肿瘤常移位或压迫三叉神经并可能引起面部疼痛、麻木、无力。累及三叉神经脑池段的病变最常通过乙状窦后或颅中窝底入路显露。

3. 硬膜 / 孔段　三叉神经在岩上窦下方越过岩尖的三叉神经压迹，离开颅后窝进入 Meckel 腔。后者是位于中窝底的一个充满脑脊液的腔，包围着三叉神经及半月节。其硬膜与内侧的海绵窦外侧壁硬膜相延续，与外侧的天幕相延续[22]。岩骨段颈内动脉和岩浅大神经在三叉神经的深面向岩尖方向走行，在进入海绵窦之前到达破裂孔（图 2-3、图 2-5 和图 2-9）。切开颅中窝底的 Meckel 腔，顺着三叉神经的方向分离岩上窦和天幕后可以很容易地进入到颅后窝。反之，这些结构可以通过乙状窦后入路显露，沿着三叉神经从颅后窝进入 Meckel 腔，甚至可以通过磨除内听道上结节而增加显露，但磨除范围不能超过颈内动脉岩骨段水平[7]。

三叉神经半月节以后的分支在颅中窝的内侧呈扇形分布，然后通过蝶骨相关的孔道出颅。三叉神经眼支（V_1）在滑车神经下方进入海绵窦外侧壁，在展神经外侧到达眶上裂内侧[15]。上颌神经（V_2）经眶上裂下方蝶窦外侧壁上的圆孔出颅中窝，然后进入翼腭窝（图 2-3 和图 2-5）。下颌神经（V_3）在翼突外侧板的后外侧蝶骨大翼上的卵圆孔内穿出至颞下窝[21]。三叉神经眼支（V_1）可经翼点入路从海绵窦外侧壁和眶上裂内解剖出来，上颌支（V_2）和下颌支（V_3）及 Meckel 腔则位于颅中窝底分别向圆孔和卵圆孔方向走行。这些分支可以通过颞下入路很轻易到达，该入路通过磨除岩尖（"Kawase 入路"）进行扩展，在三叉神经和面神经之间形成一个通道进入颅后窝[23]。另外，内镜下经蝶入路可以显露三叉神经和 Meckel 腔的内侧面，以及海绵窦和位于蝶窦

底壁水平的翼管神经，翼管神经向后可以追踪至岩尖[24]（图 2-9）。

4. 颅外段　V_1 在海绵窦远端靠近眶尖时分为泪腺神经、额神经和鼻睫神经（图 2-2 和图 2-5）。

泪腺神经在 Zinn 环外侧的外直肌上方走行，在此接受翼腭神经节颧神经发出副交感神经纤维支配泪腺。额神经也在 Zinn 环外侧走行，并分为滑车上神经和眶上神经。鼻睫神经走行在 Zinn 环内侧，越过视神经和动眼神经，终止于滑车神经、筛前神经和筛后神经的下方。它还向睫状神经节发出一个感觉根，向眼球发出长的睫状分支[15, 16]。

在翼腭窝，V_2 的分支眶下神经和颧神经通过眶下裂到达眼眶（图 2-3 和图 2-5）。翼腭（蝶腭）神经节接受来自 V_2 的交通支，最重要的是，翼管神经（岩浅大神经和岩深神经的汇合）在蝶窦底壁的外侧穿出翼管[24]。在内镜下上颌窦开放或采用经翼突入路时可显露 V_2。

下颌神经在颞下窝翼内肌和翼外肌之间（V_3）分为前干（发出颞深神经、咬肌神经和翼外肌神经）和后干（颊神经、舌神经、下压槽神经和耳颞神经）。鼓索从岩鼓裂离开颅骨，然后与舌神经汇合，传递前舌的味觉纤维。耳神经节接受岩浅小神经（lesser superfcial petrosal nerve，LSPN）的副交感神经纤维，该纤维通过无名小管（棘孔与卵圆之间）穿出（图 2-5）。它的纤维随后通过耳颞神经分布至腮腺。

（六）展神经

1. 神经段　展神经（Ⅵ）核位于脑桥的四脑室底部。面神经环绕展神经形成其第一个膝，这些神经在四脑室底形成一个突起，称为面丘。展神经核发出纤维向前方走行，在锥体上方桥延沟前部出脑[25]（图 2-4）。

2. 脑池段　展神经向外上方走行至海绵窦的下半部分，在桥前池内越过小脑下前动脉和基底动脉主干[17]（图 2-1）。展神经的脑池段是脑神经中最为垂直的一段，因此当颅内压增高时它对

牵拉所致的损伤很敏感（图 2-9）。脑池段展神经通常可以通过乙状窦后入路、颞下岩前入路或经斜坡的内镜手术入路来显露。

3. 硬膜 / 孔段 展神经在岩下窦汇入海绵窦处穿过硬膜进入海绵窦，岩下窦、基底窦和海绵窦在此沟通[26]（图 2-3 和图 2-5）。这定义了海绵窦后壁的最下部分，即展神经穿入点与后床突和滑车神经在小脑幕的汇入点所构成的下内侧斜坡旁三角。然后展神经穿过岩蝶（Gruber 韧带）韧带下方，该韧带从岩尖延伸到鞍背，偶尔展神经也可以出现在该韧带的上方。该韧带与相应的骨性结构所围成的区域被称为 Dorello 管。展神经从此处进入海绵窦，在颈内动脉外侧、三叉神经眼支的内侧走行至眶上裂[15]（图 2-5 和图 2-9）。下外侧干是海绵窦段颈内动脉发出的一个重要分支，供应海绵窦外侧壁内的脑神经，通常走行在展神经和眼神经之间。岩前入路向内侧过度磨除骨质时或者在内镜下经斜坡入路时容易损伤展神经。

4. 颅外段 展神经是海绵窦内最靠内侧走行的脑神经，支配外直肌。与滑车神经越过动眼神经到达内侧一样，展神经从眼神经（V_1）及其鼻睫支后方向外侧走行。它穿过 Zinn 环进入眼眶，支配外直肌的内侧面[16]。

（七）面神经

由于面神经（Ⅶ）在颞骨内有多个节段，且该神经与中耳和内耳结构关系特殊，因此很难了解掌握面神经的走行。

1. 神经段 面神经运动核位于脑桥背外侧被盖区。面神经核团发出的轴突向内侧走行，在面丘环绕展神经核，然后转向外侧，在展神经和耳蜗神经之间的脑桥延髓交界处离开脑干，正好在舌咽神经脑干端的上方（图 2-4）。中间神经的相关神经纤维有节前副交感神经和感觉神经，来自上涎核，为泪腺、鼻咽腺、颌下腺和舌下腺提供副交感神经纤维；来自孤束核的味觉纤维支配舌前 2/3 的味觉[27]。

2. 脑池段 出脑干后的脑池段面神经位于小脑脑桥三角区池内，位于绒球和第四脑室侧孔的上方[7]。面神经根脑干端可以通过牵拉绒球小叶显露（图 2-6）。

面神经和听神经伴行进入内听道（IAC）。作为颅后窝的中位神经血管复合体的一部分，它位于小脑下前动脉（AICA）附近，小脑下前动脉可以压迫面神经根进入区（引起面肌痉挛），形成一个血管襻延伸到内听道（引起膝状神经痛），或者通过面神经和听神经之间。有时，小脑下后动脉（PICA）在靠近面 - 听神经复合体的附近形成一个向上的血管襻（图 2-1 和图 2-6）。中间神经平行于面神经和前庭耳蜗神经的方向进入内听道[7]。面神经脑池段最常见的手术入路是乙状窦后入路、经岩骨入路和颅中窝底入路。在将面神经从肿瘤分离的过程中可能对其造成牵拉，或者在需要穿过神经间隙对深部病变进行操作时，面神经都有可能受损。

3. 硬膜 / 孔段 面神经内听道段与前庭神经和耳蜗神经以特定的排列方式进入内听道，将内听道分成 4 个象限（图 2-6）。内听道底的横嵴将神经分为上下两组。面神经位于前上象限，在前庭神经前上方。这两个结构在内听道的底部被垂直嵴（比尔棒）隔开。中间神经位于面神经与垂直嵴之间的前上象限。在横嵴以下，耳蜗神经位于前下象限，而前庭神经位于后下象限。

4. 骨质段 面神经进入面神经管（Fallopian 管）后，在进入膝状神经节之前，在耳蜗和迷路（迷路段）之间行进。在颅中窝入路磨除内听道的基底时，由于此处的面神经上方仅有薄层骨质，所以容易受到损伤。在膝状神经节处，面神经突然转向后方（第一膝），岩浅大神经（greater superfcial petrosal nerve，GSPN）在颅中窝底向前延伸，在岩骨段颈内动脉上方与之平行走行，其内副交感神经纤维控制泪液分泌。面神经位于鼓室腔内砧骨内侧（Tym-Panic 段）。在锥隆起处，镫骨肌位于锥体隆起下，面神经在外侧半规管（第二膝）下向下转，延续为乳突段（图 2-6）。砧骨的短脚突起指向该第二膝。

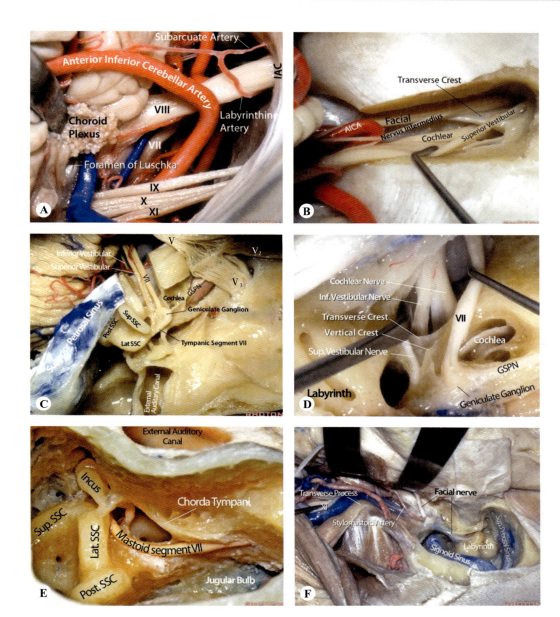

▲ 图 2-6　中组脑神经

A. 右乙状窦后入路视角：舌咽神经（Ⅸ）可通过牵拉绒球在第四脑室侧孔下方观察到。面神经的脑干端在舌咽神经的前上方。迷路动脉与面听神经复合体伴行进入内听道（IAC），弓下动脉进入岩颞骨弓状下窝。B. 右后视角：向后开放内听道，显露横嵴上方的面神经和前庭神经，分别向前和向后进入内听道底。中间神经随面神经进入面神经管。耳蜗神经进入面神经下方的耳蜗区。小脑下前动脉形成的血管襻挤压中间神经，可引起膝状神经痛。C. 右上视角：中窝底的骨质被大部分磨除以显露内听道和外耳道、鼓室腔、耳蜗、迷路、岩骨段颈内动脉和乳突。面神经从小脑脑桥三角区池进入内听道，然后在内听道基底部进入面神经管。鼓室段通过外侧半规管（semicircular canal，SSC）下方向后延伸为乳突段（图中未显示）。D. 右上视角：近距离观察内听道，在面神经和前庭神经上之间显露垂直嵴。迷路段的面神经位于耳蜗后方，与中间神经的纤维一起进入膝状神经节。E. 右后视角：乳突已磨除，鼓室腔已打开。面神经鼓室段的第二膝在水平半规管（SSC）下方延续为面神经乳突段，砧骨的短脚指向面神经第二膝。鼓室索神经在经砧骨和锤骨之间进入鼓室腔，然后进入颞下窝。F. 左后视角，耳后经颞入路：已离断胸锁乳突肌，并磨除乳突。面神经出茎乳孔，行于寰椎横突之上、内听道之下，到达腮腺。在横突下方，副神经脊髓根（Ⅺ）向后跨过颈内静脉支配胸锁乳突肌腹（经许可转载，图片由 Rhoton 提供）

Subarcuate artery：弓状下动脉；Labyrinthine artery：迷路动脉；Transverse crest：横嵴；Nervus intermedius：中间神经；Facial：面神经；Cochlear：蜗神经；Superior vestibular：前庭上神经；Inferior vestibular：前庭下神经；Post/ Lat/ Sup SSC：后 / 外 / 上半规管；Geniculate ganglion：膝状神经节；External auditory canal：外耳道；Vertical crest：纵嵴；Chordae tympani：鼓索；mastoid segment of Ⅶ：面神经乳突段；Incus：砧骨；Jugular bulb：颈静脉球；Sigmoid sinus：乙状窦；Labyrinthine：迷路

面神经乳突段在茎乳孔上方数毫米处发出镫骨肌分支。在这个分支点附近的损伤可能会导致听觉过敏。接下来，鼓索神经从乳突段发出，在砧骨和锤骨之间上升到鼓膜上方及其周围，然后从岩鼓裂穿出进入颞下窝（图2-7）。磨除面神经乳突段与鼓索（面隐窝）之间的骨质后可以进入鼓室腔。在磨除过程中可能会损伤骨质凹陷内的面神经，因此通常在神经上保留一层薄薄的皮质骨。听力下降通常是由于经耳蜗入路时神经牵拉引起的，此入路需要切断岩浅大神经，也可因耳后经颞入路中将神经向前移位导致[28]。

5. 颅外段　面神经在茎突与乳突尖之间的茎乳突孔处出颅，深面至鼓乳缝，后者刚好位于外耳道后方。茎乳动脉作为耳后动脉的一个分支应该尽量保留，因为它供应面神经。面神经出茎乳孔后随即在外耳道的下方向前方弯曲走行，在二腹肌后腹深面向上走行。当接近腮腺时该神经越过茎突表面。通常使用"外耳道软骨点"来定位面神经，其深度为1～2cm，低于此标志点。寰椎横突是该区域的另一个可触及的标志，它始终位于面神经之下（图2-6和图2-8）。面神经出茎乳孔后发出运动纤维，支配耳郭肌、茎突舌骨肌、二腹肌后腹和枕肌。面神经在发出这些早期分支后，剩下的纤维穿过腮腺并形成5个主要的分支，控制面部肌肉运动（从尾侧至头侧），包括颞支、颧支、颊支、下颌缘支和颈支[27]。面神经鼓索支穿过鼓室，在锤骨与砧骨之间的鼓膜表面弯曲，然后出岩鼓裂并进入颞下窝，在此处与V_3的舌支汇合（图2-7）。该神经的突触前副交感神经纤维供应颌下神经节，在此换元后支配颌下腺和舌下腺。鼓索还携带来自舌前2/3的味觉的感觉纤维[27]。

（八）听神经

1. 神经段　听神经（Ⅷ）从面神经脑干端的外侧发出，携带纤维到耳蜗外侧的两个核团和内侧的四个前庭核团（图2-6）。这些核团位于脑桥延髓交界处的外侧。椭圆黄斑在水平面上的感受线性加速度，并受前庭上神经节的支配，该神经节传递至前庭外侧核。球形黄斑感受垂直面的线性加速度，并受前庭下神经节支配，该神经节反过来传递至前庭下核[28]。听觉电极通常通过第四脑室外侧孔植入耳蜗核。

2. 脑池段　听神经在进入内听道前走行于小脑脑桥三角区脑池内，与面神经和中间神经一起进入内听道。在脑池段中，该神经与小脑下前动脉及其两个分支弓状下动脉和迷路动脉密切相关，后者跟随神经进入内听道。迷路动脉偶尔起自基底动脉[7]。耳蜗神经的损伤通常因从肿瘤中剥离耳蜗神经时的操作造成，但也可能发生于乙状窦后入路（如三叉神经微血管减压手术）中对小脑的牵拉，可能与神经牵拉或进入内听道底的神经纤维撕裂有关。

3. 硬膜／孔／骨质段　进入内听道后，听神经束分为蜗神经、前庭上神经和前庭下神经。当它们接近内听道基底时，这些神经穿过内听道的4个象限，蜗神经位于面神经的前下方，而面神经的纤维则进入耳蜗的基底前方（图2-6）。耳蜗神经携带的轴突来自位于耳蜗中央的螺旋神经节。前庭上下神经在内听道底的后部支配前庭器官。前庭上神经从前半规管、外半规管毛细胞和椭圆囊传递感觉纤维，前庭下神经从球囊传递感觉纤维。

（九）舌咽神经

1. 神经段　舌咽神经（Ⅸ）起源于延髓，其根丝在橄榄后沟内呈线状排列，位于橄榄和延髓后外侧表面之间（图2-4）。该神经起自桥延交界处和面神经根入口的下方、第四脑室外侧孔的上方[7]。在乙状窦后入路（图2-6）中，通过牵拉绒球，很容易显露此区域，也可以通过经膜帆入路开放第四脑室外侧隐窝和侧孔来显露[29]。支配咽肌的舌咽神经的运动纤维起源于疑核，支配腮腺的副交感纤维发自下涎核，支配中耳和舌后1/3味觉的感觉纤维发自孤束核。这些核团位于延髓的背外侧和头侧。

2. 脑池段　在小脑延髓池内，舌咽神经于椎动脉后方走行至颈静脉孔，与迷走神经和副神经

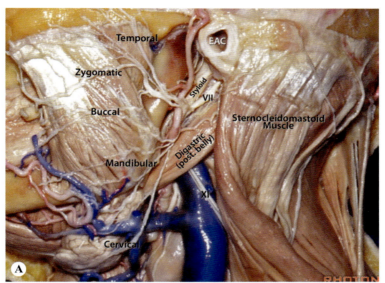

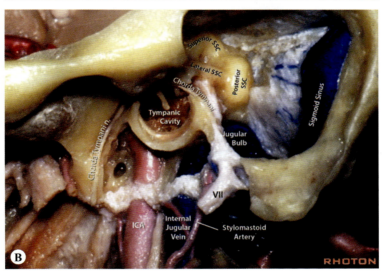

▲ 图 2-7　侧颅底

A. 左侧观：腮腺已被切除，显露面神经的分支。面神经出茎乳孔后在分叉前转向前方越过茎突。面神经位于二腹肌后腹的上部和深面。副神经（XI）在寰椎横突下方向后走行（隐藏在二腹肌下方），在颈内静脉的浅面进入胸锁乳突内侧肌（已掀开）。B. 左侧观：行乳突切除术后，切除茎突并从侧方开放颈静脉孔和颈动脉管。鼓索神经于锤骨内侧在鼓室腔内的鼓膜上方弯曲，然后再次转向下方，通过岩鼓裂进入颞下窝。茎乳动脉在面神经出茎乳孔处进入该区域并滋养面神经（经许可转载，图片由 Rhoton 提供）

Temporal：颞；Zygomatic：颧；Buccal：颊；Mandibular：下颌；Cervical：颈；Digastric（Posterior belly）：二腹肌后腹；Styloid：茎突；Sternocleidomastoid muscle：胸锁乳突肌；Tympanic cavity：鼓室腔；Internal jugular vein：颈内静脉；Stylomastoid artery：茎乳动脉

伴行（图 2-8）。小脑下后动脉的扁桃体 – 延髓段通常与这些神经非常接近，但两者间的关系变异较大，该血管通常在神经或神经根之间走行，有时形成复杂的血管襻造成神经扭曲 [7, 29]。脑池段舌咽神经、迷走神经和副神经一般通过乙状窦后

入路和远外侧入路显露 [7]。当从肿瘤中解剖这些神经根或通过牵拉神经根以处理病变时，这些神经容易受损。

3. 硬膜 / 孔段　舌咽神经、迷走神经和副神经在颞骨颈内突的内侧进入颈静脉孔，然后急转

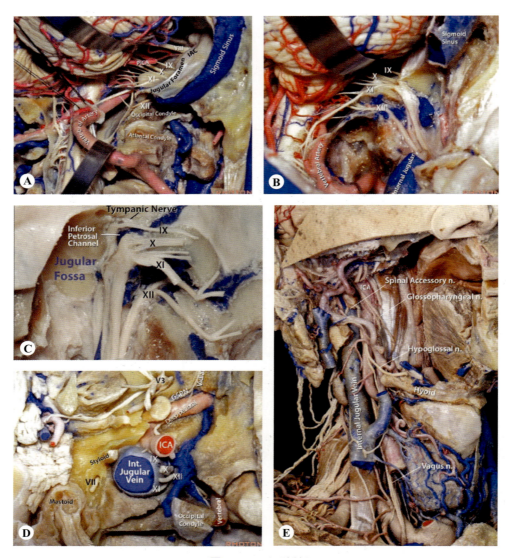

▲ 图 2-8　下组脑神经

A. 右后外侧观：乙状窦后入路，切除上颈椎椎板，并磨除枕髁和髁旁骨质，以达到广泛的远外侧显露。椎动脉穿过寰椎横突孔转向内侧。在寰枕关节的后方穿入硬膜内，在后组脑神经的深面走向椎基底动脉汇合处。副神经的脊髓根向颈静脉孔走行并与副神经和迷走神经汇合。舌咽神经在迷走神经通道的前上方进入一个单独的通道。广泛磨除枕骨髁部后显露舌下神经管。B. 右后外侧观：切除颈静脉球，显露颈静脉孔内穿行的后组脑神经。舌下神经出舌下神经管后，在颈内静脉的内侧汇入到后组脑神经。C. 左后方观：打开颈静脉球后部和舌下神经管，显露位于颈静脉球和颈内静脉内侧的脑神经。舌咽神经和迷走神经最初被引流至颈静脉球的岩下静脉通道分开。迷走神经和副神经的脊髓根在颈静脉孔内相汇合。内侧可见两个舌下管道向外侧会聚成一管。D. 右下方观：从颈静脉孔内穿出的脑神经在静脉孔下方位于颈内静脉的内侧，与舌下神经伴行。面神经在乳突和茎突之间的茎乳孔穿出，位于颈静脉孔的外侧。下颌神经（V₃）出卵圆孔进入颞下窝。交感岩深神经和副交感岩浅大神经平行于岩骨段颈内动脉走行，在破裂孔处汇合成为翼管神经。E. 右前外侧观：后组脑神经在颅底颈静脉内侧开始向下走行并分叉。舌咽神经出颈静脉孔后不久，向前走行越过颈内动脉，舌下神经在舌骨水平处向前走行。副神经主要在寰椎横突水平向胸锁乳突肌走行。迷走神经在颈动脉鞘内形成若干分支（经许可转载，图片由 Rhoton 提供）

Jugular foramen：颈静脉孔；Occipital condyle：枕髁；Atlantal condyle：寰椎髁面；Vertebrobasilar artery：椎基底动脉；Tympanic nerve：鼓室神经；Jugular fossa：颈静脉窝；Inferior petrosal channel：岩下窦通道；Deep petrosal：岩深神经；Vagus nerve：迷走神经；Hypoglossal nerve：舌下神经；Glossopharyngeal nerve：舌咽神经；Accessory nerve：副神经；Hyoid：舌骨

向下走行。舌咽神经进入前上方的舌咽神经通道，通过硬膜间隔与迷走神经通道分开。舌咽神经进入颈静脉孔处正好位于蜗导水管的下方[30]。作为一个复杂多变的区域，将颈静脉孔分为三个部分更便于理解，包括前内侧的岩部、后外侧的乙状部，以及两者之间的神经部，两者在汇入颈静脉球之前由颈静脉分隔开[30]。通常，舌咽神经和迷走神经最初在孔内被一条连接岩下窦和颈静脉球的静脉通道分开。舌咽神经随后与迷走神经和副神经汇合，走行于颈内静脉和颈静脉球内侧[30]。舌咽神经的一个分支鼓室支（Jacobson 神经），在颈动脉管和颈静脉孔之间的鼓室小管内走行，到达鼓室腔形成鼓室丛[28]。Jacobson 神经支配中耳，发出岩浅小神经，通过泪小管出颅，在耳神经节内形成突触（V_3），并通过耳颞神经支配腮腺（图 2-5 和图 2-8）。在耳后经颞入路中，切除颈静脉和球部后，可以看到后组脑神经的颈静脉孔段，应保留静脉内侧壁以避免神经的解剖损伤[28]。

4. 颅外段　舌咽神经、迷走神经和副神经出颅后走行于颈内静脉内侧和颈内动脉后方（图 2-8）。舌下神经从一个单独的舌下神经管出颅，在颈静脉孔外与其他脑神经汇合伴行。舌咽神经出颅后急转向前走行，横向越过茎突下方的颈内动脉，然后在接近咽部时穿过茎咽肌和茎舌骨肌之间[30]。它在走向腭扁桃体、口腔黏膜腺和舌根的过程中支配附近的几块咽部肌肉。

（十）迷走神经

迷走神经（Ⅹ）在拉丁语中是"流浪者"的意思，这是对其全身广泛分布的恰当描述。

1. 神经段　迷走神经起自 4 个核团，包括两个运动核团和两个感觉核团。运动核团为疑核和迷走神经背核，分别发出特殊内脏运动纤维和副交感运动纤维。感觉核团包括孤束旁核和三叉神经脊束核，分别负责内脏感觉功能和传导一般感觉信息。与舌咽神经不同，迷走神经通常有多个不同的根，在橄榄与小脑下脚之间的橄榄后沟中离开延髓，位于舌咽神经根的下方和副神经根的

上方[7]（图 2-4）。

2. 脑池段　迷走神经根在舌咽神经下外侧的小脑延髓池内走行至颈静脉孔。在小脑延髓池内 PICA 可行于迷走神经的前方或后方[7]（图 2-8）。

3. 硬膜 / 骨质段　迷走神经在颞骨颈内突的内侧进入迷走神经硬膜通道，后者由前面提到的硬膜隔与前上方的舌咽神经通道分开。与舌咽神经因岩下窦引流进入颈静脉球而经常向前移位的走行相反，迷走神经和副神经进入颈静脉孔后立即向下走行（图 2-8）。迷走神经根丝在颈静脉孔颅内口汇聚后形成上神经节，终止于颈静脉孔的外口，继续走行形成远端的下神经节。迷走神经耳支（Arnold 神经）起自上神经节，在颈静脉球前壁向外侧走行，在到达颈静脉窝外侧壁时进入乳突小管[30]。

4. 颅外段　从颈静脉孔出颅后，迷走神经在颈动脉鞘内继续向下，行于颈内动脉和颈总动脉的后外侧及颈内静脉的内侧[30]（图 2-8）。迷走神经在颅外有一个很长的行程。在颈部支配咽部和喉部的肌肉并有感觉纤维分布到咽、喉、气管、食管。其副交感神经纤维支配胸腹部的所有器官。

（十一）副神经

1. 神经段　副神经（Ⅺ）起源于上颈髓的副神经核，其延髓根来自延髓的迷走神经背核和疑核，在橄榄后沟中以多根的形式出延髓，行于迷走神经根的下方（图 2-4）；脊髓根起自 $C_1 \sim C_6$ 前角的副神经核。

2. 脑池段　副神经根的脊髓根沿齿状韧带上方延伸，进入枕大孔，然后进入小脑延髓池，与副神经的延髓根汇合（图 2-8）。副神经脊髓根和延髓根相互汇合共同进入迷走神经道，脊髓根也偶尔进入迷走神经道的下缘，由硬膜将其与延髓根隔开[30]。

3. 骨质 / 孔段　副神经的脊髓根和延髓根汇合后在颈静脉孔处融入迷走神经下缘，然后在颈静脉孔内侧的迷走神经的后方下行（图 2-8）。副神经通常在颈静脉孔内与迷走神经或舌下神经紧

密伴行[30]。

4. 颅外段 副神经出颈静脉孔后，向后方走行并越过颈内静脉，支配胸锁乳突肌和斜方肌上部（图 2-6 和图 2-7）。该神经常见于颈内静脉外侧、寰椎横突外侧下缘附近，也可见于静脉内侧[30]。副神经延髓根的部分纤维来自迷走神经，参与喉肌和咽肌的神经支配。显露高颈段侧方时，过度牵拉副神经可能会导致神经的牵拉伤或撕脱伤[30]。

（十二）舌下神经

1. 神经段 舌下神经（Ⅻ）起源于舌下神经核，核团位于第四脑室底的舌下神经三角的深面。该神经从脑干表面椎体和橄榄体之间的延髓前外侧沟出脑，行于副神经脊髓根的下方[31]（图 2-4）。

2. 脑池段 舌下神经根在椎动脉后方的蛛网膜下腔内向舌下神经管走行（图 2-8）。在椎动脉走行迂曲的患者中，舌下神经根可向后延伸超过动脉的背侧，有时出现过度移位，以至于很难与后组脑神经区分。少数情况下，椎动脉甚至可能穿过舌下神经根之间。小脑下后动脉的走行变异较大，但通常发自舌下神经根水平并使之推挤移位[31]。

3. 硬膜 / 孔段 舌下神经根丝在进入舌下神经管之前一般分成上下两组（图 2-8）。舌下神经管位于枕髁（occipital condyle，OC）与颈静脉结节之间。舌下神经管颅内面可能有两个孔，在颈静脉孔内侧一般只有一个单孔容纳舌下神经根出颅，即两束舌下神经根丝在向外侧走行过程中汇合成一束出颅。在远外侧入路中，磨除枕骨髁可以增加延颈交界处的显露，尤其是磨除颈静脉结节后可以更容易地进入延髓腹面。枕髁的磨除应该限制在一半以内，以避免影响寰枕关节的稳定。磨除枕髁的松质骨同时保留舌下神经周围的皮质可能有助于保留神经功能[32]。

4. 颅外段 舌下神经在颈静脉孔下方与其他后组脑神经紧密伴行，然后在高颈段迷走神经下神经节后方向下走行，在颈内动脉和颈内静脉之间走行一小段后穿至二腹肌后腹深面，继续向前走行越过颈内动脉和颈外动脉，其走行类似于舌咽神经但比该神经向前走行的层面要更低[30]（图 2-8 和图 2-9）。最后，舌下神经从内侧到达到舌骨肌和舌肌。该神经常常与来自颈外动脉的枕动脉关系密切[30]。

三、脑神经保留

颅底手术中保留脑神经功能的困难推动了 Al Rhoton Jr. 及其他学者对脑神经的显微解剖研究。这些研究有助于神经外科医生在选择手术入路时能够充分考虑到既要能够处理病变又要保留脑神经功能。由于脑神经功能丧失会严重影响患者的生活质量，因此不同的患者在考虑手术方案时要采取个体化原则。数十年的显微解剖研究为我们提供了以下经验。

• 复杂的感觉神经，如嗅神经、视神经和听神经在损伤后通常很难恢复，因此这些神经的保留需要极为精细的解剖。在某些情况下如果损伤的可能性很大，则需要停止分离操作以保留神经功能。

• 肿瘤病理或手术入路对手术分离过程中神经所承受的张力均有影响。这可以通过松解神经的膜性袖套（如切断镰状韧带或打开动眼神经神经池的膜性结构）[19]、早期肿瘤内减压和尽量减少分离肿瘤时对神经的骚扰。

• 在采用经耳蜗和耳前经颞入路时，面神经移位通常导致术后不同程度的面瘫。经耳入路通过使面神经管轮廓化而不是面神经移位，可显著降低这种风险。

• 脑神经的血供应尽最大可能地保留。滋养视神经和视交叉的垂体上动脉分支如果损伤的话可能会导致视力丧失，茎乳动脉的损伤亦有可能导致面瘫。

• 后外侧入路（乙状窦后、远外侧和经岩骨入路）的具体方式需要行个体化选择，因为颅后窝所有的脑神经均可以通过这些入路来显露，甚至可以通过打开内听道来显露内听道内走行的神经[7, 28]。尽管如此，手术医生通过狭窄的神经间

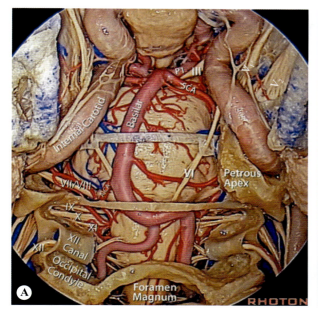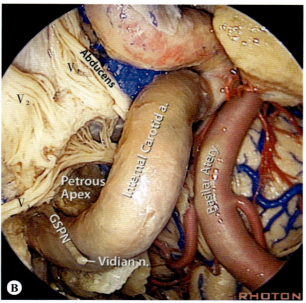

▲ 图 2-9 内镜前下方观

A. 内镜前下方：斜坡、翼突、岩尖已磨除，咽鼓管已挪开。磨除颈静脉结节以显露颈静脉孔内神经，同时磨除岩颞骨以开放内听道。内镜下显露海绵窦可以在不解剖神经的情况下进入内侧病变，也可到达斜坡和脑干前方的病变而无须在脑神经间隙进行操作。注意展神经的垂直方向（Ⅵ）。B. 右前方内镜观察：磨除翼突基底磨除以显露海绵窦下方、颈动脉外侧的 Meckel 腔。展神经在内侧行至眼神经（V₁）。翼管神经在岩浅大神经（GSPN）和岩深神经形成的破裂孔处已被离断（经许可转载，图片由 Rhoton 提供）

Foramen magnum：枕大孔；Petrous apex：岩尖；Ⅻ canal：舌下神经管；Internal Carotid a.：颈内动脉；Basilar：基底动脉；Occipital condyle：枕骨凸突；Vidian n：翼管神经；Abducens：外展神经枕骨凸突

隙去操作一个靠前方的病变如岩斜脑膜瘤或斜坡脊索瘤还是很困难的。器械在不同的神经间隙里操作时特别容易损伤中组和后组脑神经。岩前入路和内镜入路可为颅后窝前方的病变提供更直接的入路，对脑神经的损伤的风险更小一些，但这些入路也有其固有的局限性。

• 内镜下经鼻入路能够显著改善视交叉腹侧的中线视野，如颅咽管瘤和较小的鞍结节脑膜瘤。更好地显露就意味着对视神经和视交叉更小的骚扰。经颅入路依赖于视神经之间、颈内动脉与视神经之间，以及颈内动脉与动眼神经之间的这些间隙。要通过这些有限的间隙去进行手术操作就必然需要牵拉相关的神经血管结构。

• 外科医生必须在术后早期认识到后组脑神经功能障碍，以防止误吸或气道问题。如果这些神经根被损伤离断，在拔管和早期吞咽评估时应考虑在可视化喉镜下进行。颈静脉球瘤的术前栓塞降低了术中电凝止血对后组脑神经的损伤风险，同时保留颈静脉球内侧壁可以更好地保护这些神经根丝。

• 嗅觉检查可在术前或术后发现单侧嗅觉功能障碍。通常嗅沟脑膜瘤只破坏了单根神经，可以通过术前检查或术前影像来鉴别。通过选择合适的手术入路和精细的术中解剖有可能保留嗅觉功能。

四、总结

脑神经解剖知识对颅底手术的成功至关重要，因为这些神经的损伤往往会严重影响生活质量，在某些情况下甚至会缩短患者的生存期。对于每一个病灶，手术医生必须充分考虑和预见手术中对脑神经牵拉移位所带来的影响，以及哪些操作可能会导致神经的极度损伤。如何平衡脑神经损伤风险和手术显露范围的问题，可能是决定手术治疗能否成功的关键。

参考文献

[1] Ng ALC, Rosenfeld JV, Di Ieva A. Cranial nerve nomenclature: historical vignette. World Neurosurg. 2019;128:299-307.

[2] Davis MC, Griessenauer CJ, Bosmia AN, Tubbs RS, Shoja MM. The naming of the cranial nerves: a historical review. Clin Anat. 2014;27(1):14-9.

[3] Simon F, Marečková-Štolcová E, Páč L. On the terminology of cranial nerves. Ann Anat. 2011;193(5):447-52.

[4] Kurze T. Microtechniques in neurological surgery. Clin Neurosurg. 1964;11:128-37.

[5] Matsushima T, Matsushima K, Kobayashi S, Lister JR, Morcos JJ. The microneurosurgical anatomy legacy of Albert L. Rhoton Jr., MD: an analysis of transition and evolution over 50 years. J Neurosurg. 2018;129(5):1331-41.

[6] Yasagil GM, Krayenbuhl HA, Donaghy RMP. Microsurgery: applied to neurosurgery. Stuttgart: Georg Thieme Verlag/Academic Press; 1969.

[7] Rhoton AL Jr. The cerebellopontine angle and posterior fossa cranial nerves by the retrosigmoid approach. Neurosurgery. 2000;47:S93-S129.

[8] Blitz AM, Macedo LL, Chonka ZD, Ilica AT, Choudhri AF, Gallia GL, Aygun N. High-resolution CISS MR imaging with and without contrast for evaluation of the upper cranial nerves: segmental anatomy and selected pathologic conditions of the cisternal through extraforaminal segments. Neuroimaging Clin N Am. 2014;24(1):17-34.

[9] Rhoton AL Jr. The cerebrum. Anatomy. Neurosurgery. 2007;61(1 Suppl):37-118; discussion 118-9.

[10] Ribas EC, Yağmurlu K, de Oliveira E, Ribas GC, Rhoton A. Microsurgical anatomy of the central core of the brain. J Neurosurg. 2018;129(3):752-69.

[11] Inoue K, Seker A, Osawa S, Alencastro LF, Matsushima T, Rhoton AL Jr. Microsurgical and endoscopic anatomy of the supratentorial arachnoidal membranes and cisterns. Neurosurgery. 2009;65(4):644-64.

[12] Rhoton AL Jr. The sellar region. Neurosurgery. 2002;51(4 Suppl):S335-74.

[13] Rhoton AL Jr. The supratentorial arteries. Neurosurgery. 2002;51(4 Suppl):S53-120.

[14] Altafulla JJ, Iwanaga J, Kikuta S, Prickett J, Ishak B, Uz A, Dumont AS, Tubbs RS. The falciform ligament: anatomical study with microsurgical implications. Clin Neurol Neurosurg. 2020;195:106049.

[15] Rhoton AL Jr. The cavernous sinus, the cavernous venous plexus, and the carotid collar. Neurosurgery. 2002;51(4 Suppl):S375-410.

[16] Rhoton AL Jr. The orbit. Neurosurgery. 2002;51(4 Suppl):S303-34.

[17] Rhoton AL Jr. The posterior fossa cisterns.Neurosurgery. 2000;47(3 Suppl):S287-97.

[18] Martins C, Yasuda A, Campero A, Rhoton AL Jr. Microsurgical anatomy of the oculomotor cistern. Neurosurgery. 2006;58(4 Suppl 2):ONS-220-7.

[19] Basma J, Ryttlefors M, Latini F, Pravdenkova S, Krisht A. Mobilization of the transcavernous oculomotor nerve during basilar aneurysm surgery: biomechanical bases for better outcome. Neurosurgery. 2014;10(Suppl 1):106-14.

[20] Joo W, Rhoton AL Jr. Microsurgical anatomy of the trochlear nerve. Clin Anat. 2015;28(7):857-64.

[21] Tanriover N, Sanus GZ, Ulu MO, Tanriverdi T, Akar Z, Rubino PA, Rhoton AL Jr. Middle fossa approach: microsurgical anatomy and surgical technique from the neurosurgical perspective. Surg Neurol. 2009;71(5):586-96.

[22] Joo W, Yoshioka F, Funaki T, Mizokami K, Rhoton AL Jr. Microsurgical anatomy of the trigeminal nerve. Clin Anat. 2014;27(1):61-88.

[23] Kawase T, Shiobara R, Toya S. Anterior transpetrosal-transtentorial approach for sphenopetro-clival meningiomas: surgical method and results in 10 patients. Neurosurgery. 1991;28:869-76.

[24] Osawa S, Rhoton AL Jr, Seker A, Shimizu S, Fujii K, Kassam AB. Microsurgical and endoscopic anatomy of the vidian canal. Neurosurgery. 2009;64(5 Suppl 2):385-411.

[25] Joo W, Yoshioka F, Funaki T, Rhoton AL Jr. Microsurgical anatomy of the abducens nerve. Clin Anat. 2012;25(8):1030-42.

[26] Destrieux C, Velut S, Kakou MK, Lefrancq T, Arbeille B, Santini JJ. A new concept in Dorello's canal microanatomy: the petroclival venous confluence. J Neurosurg. 1997; 87(1):67-72.

[27] Yang SH, Park H, Yoo DS, Joo W, Rhoton A. Microsurgical anatomy of the facial nerve. Clin Anat. 2021;34(1):90-102.

[28] Rhoton AL Jr. The temporal bone and transtemporal approaches. Neurosurgery. 2000;47(3 Suppl):S211-65.

[29] Mussi ACM, Rhoton AL Jr. Telovelar approach to the fourth ventricle: microsurgical anatomy. J Neurosurg. 2000;92:812-23.

[30] Rhoton AL Jr. Jugular foramen. Neurosurgery. 2000;47(3 Suppl):S267-85.

[31] Wen HT, Rhoton AL Jr, Katsuta T, de Oliveira E. Microsurgical anatomy of the transcondylar, supracondylar, and paracondylar extensions of the far-lateral approach. J Neurosurg. 1997;87(4):555-85.

[32] Rhoton AL Jr. The far-lateral approach and its transcondylar, supracondylar, and paracondylar extensions. Neurosurgery. 2000;47(3 Suppl):S195-209.

第3章 显微镜与内镜下颅底腔隙解剖

Skull Base Compartmental Anatomy: Microsurgical and Endoscopic

Jaafar Basma Kara Parikh Jeffrey M. Sorenson 著

俞 磊 译

人类颅底为脑和身体之间所有的神经和血管连接处，其解剖和外科手术的复杂性对现代外科医生提出了挑战。该部位的入路必须设计成有利于良好的显露，同时减少对神经血管的损伤。从发育的角度看，颅底与邻近的颈椎、颅骨和面部的解剖特征存在差异，导致其局部解剖结构的变异较大。尽管如此，颅底可被视为相互连接区域的有序排列，必须安全地穿越相关的解剖区域才能达到病灶（图3-1）。在过去的半个世纪里，通过这些区域的开放手术入路和内镜手术入路已经被发展和广泛改进，创造了各种各样的手术入路，最大限度地减少了脑实质的损伤。因此，对颅底腔隙解剖的理解有助于手术医生制订可靠的外科手术计划。

颅底可简单地分为颅内和颅外两个腔隙。在颅内，颅前窝底位于额叶下方，颅中窝位于颞叶下方，颅后窝位于小脑幕下方，包含小脑和脑干。颅底的中心是蝶鞍。颞骨内有几个重要的腔室，包括内、外耳道、鼓室、耳蜗和颈动脉管。与颅底相关的颅外腔隙包括眼眶、鼻腔和相关的鼻窦、咽、颞窝、颞下窝和翼腭窝。蝶骨面向所有主要颅底腔隙和许多颅外腔隙（图3-2）。通过拓宽自然通道如鼻窦开口或蝶腭孔可到达邻近的腔隙，或者须通过斜坡或小脑幕造口到达。一般通过一个或多个颅外腔隙到达包含目标病变的颅

内腔隙。在某些情况下可能会相反，因为需要开放某些颅内腔隙去显露颅外病变。例如，通常行眶上切开以增加对颅前窝病变的显露；相反，额部开颅也可以用于通过颅前窝底显露眼眶病变。大的病灶往往需要通过多个解剖腔隙进行扩大入路，甚至联合多个入路。在本章中，我们用出自Rhoton Collection的图像，从多个角度阐述颅底的多个解剖腔隙及其相互关系。

一、颅前窝

（一）边界和内容物

颅前窝底由额骨、筛骨和蝶骨组成，支撑额叶、嗅束和嗅球（图3-3、图3-5和图3-8）。其前部呈半圆形，后部沿蝶骨小翼的蝶骨嵴逐渐变细，形成前床突，靠近居中的视交叉沟。这些结构形成颅前窝的后界。颅前窝底内侧部分由覆盖额窦和筛窦的额骨骨质、筛骨的筛板和鸡冠，以及蝶骨平台组成。筛板是筛骨的一个有很多孔洞的部分，支撑着嗅球，非常短的嗅丝通过筛板离开颅底到达鼻腔上部的嗅上皮。筛板的前部在中线被与大脑镰相连的鸡冠分开。盲孔位于鸡冠前方与额骨交界处，可使鼻腔的静脉与上矢状窦交通。在筛板外侧和眶内侧有一狭窄的额骨骨质覆盖筛骨气房。在筛板后方，蝶骨平台构成蝶窦的顶。额骨的剩余部分和蝶骨小翼的上表面构成颅

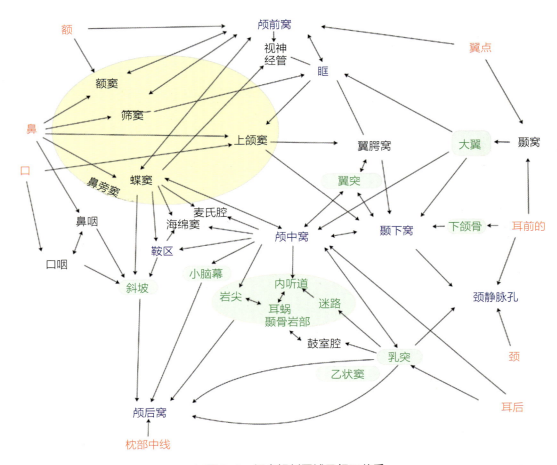

▲ 图 3-1　颅底解剖区域及相互关系

通过不同的手术切口（红色）接近主要的颅内区域（蓝色）。前路通常包括经鼻窦入路（黄色），而外侧入路和
后入路存在诸如颅底骨质、静脉窦或小脑幕（绿色）的遮挡

前窝的后外侧部分，覆盖眼眶、视神经管、海绵窦和颈内动脉[1]。

（二）手术注意事项

颅前窝通常通过双侧或单侧额下入路从前方显露，通过翼点入路从前外侧显露或通过内镜下经鼻窦显露[2]。双额开颅术通常开放额窦，使得视野开阔，尤其适用于需要前颅底重建的情况；缺点包括结扎上矢状窦起始部，以及由于双额叶牵拉而增加嗅觉丧失和术后水肿的风险。单侧入路，如眶上入路、眶上外侧入路和翼点入路可以减少这些风险，同时为病变和相关神经血管结构提供更外侧的视角。然而，这些入路在处理大的双侧病变时会更加困难。在双额或单额开颅术中，去除眶缘可以获得更好的显露和更少的脑牵拉，后者还可通过使用内镜进一步减少。除了脑组织牵拉和嗅觉丧失，这些入路还有面神经额支的损伤风险，该神经在颧弓上方过渡到颞肌筋膜浅层，然后在靠近额肌时浅出到颅周表面；这些入路还可能在眶上神经离开眶上孔处损伤该神经。

扩大的经鼻蝶入路可通过额窦、筛板、蝶骨平台和鞍结节显露颅前窝，可进入没有超过床突上段颈内动脉或眶上中点的中线病灶[3]（图 3-3、图 3-4 和图 3-7）。该入路的优点是不需要牵拉脑组织，早期识别和切除筛前动脉和筛后动脉供应的肿瘤基底，可以轻松处理视交叉和视神经下方的病变而无须过度牵拉。缺点包括嗅觉丧失，术后脑脊液（cerebrospinal fluid，CSF）漏的风险增

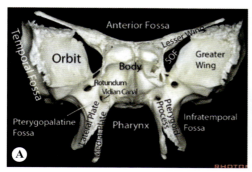
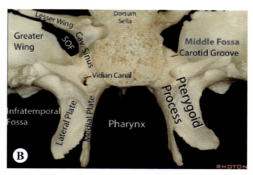
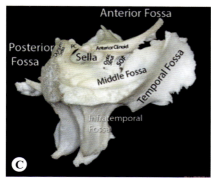
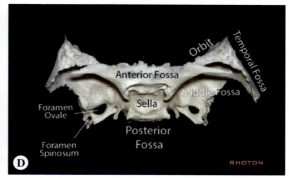
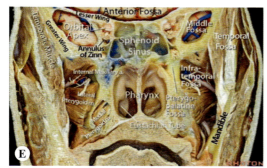
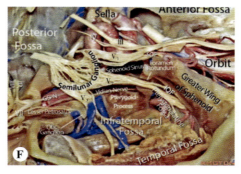

▲ 图 3-2　蝶骨及其与颅底腔隙的关系

A. 前视图：蝶骨与多个颅底腔隙相连，包括眼眶、颅前窝、颞窝、颞下窝、翼腭窝、颅后窝和咽部。翼突底部有上颌神经和翼管神经两条神经通过，均进入翼腭窝。海绵窦神经通过眶上裂（SOF）进入眶尖。B. 后视图：翼管从蝶骨体基底部外侧开始，靠近斜坡旁颈段颈内动脉沟。沿着这条通道可以到达破裂孔段颈内动脉。C. 右视图：蝶骨大翼除构成眼眶外，还构成中窝前底、颞窝内侧壁和颞下窝顶。可见视柱从蝶骨体延伸至前床突，将外侧的视神经管与内侧的眶上裂分开。海绵窦从前方的眶上裂向后延伸至鞍背，前部为前床突所覆盖。D. 俯视：可见蝶骨大翼周围的腔隙。切开颞窝可以进入眼眶和颅中窝。E. 蝶骨及周围结构的冠状切面前视图：眶尖占据蝶骨体、小翼和大翼之间的空间。颞窝包含颞肌，位于颞下窝的外侧和上方。翼突以颞下窝为内侧界，以鼻咽为外侧界。F. 蝶骨与颅中窝、颞下窝、翼腭窝和眼眶相关结构的侧视图：海绵窦为内侧界，蝶窦为前界，蝶鞍和鞍背为后界。海绵窦神经在眶上裂汇合，在眶上裂（SOF）处进入眼眶，滑车神经（Ⅳ）在此与动眼神经（Ⅲ）交叉。三叉神经的 3 个分支出颅中窝后分别进入眼眶，翼腭窝和颞下窝。切除颅中窝底和蝶窦，显露颞下窝、翼腭窝、翼管和圆孔。翼管神经和上颌神经（V₂）进入翼腭窝，一些分支穿过眶下裂（IOF），其他分支转向下腭。下颌神经（V₃）和岩浅小神经见于颞下窝。

Anterior fossa：颅前窝；Temporal fossa：颞窝；Lesser wing：小翼；Orbit：眼眶；Greater wing：大翼；Body：蝶骨体；Rotundum：圆孔；Vidian canal：翼管；Pterygoid process：翼突；Lateral plate：翼突外侧板；Medial plate：翼突内侧板；Infratemporal fossa：颞下窝；Pterygopalatine fossa：翼腭窝；Pharynx：咽；Cav. sinus：海绵窦；Carotid Groove：颈动脉沟；Dorsum sella：鞍背；Anterior cinoid：前床突；Sella：蝶鞍；Posterior fossa：颅后窝；Orbit strut：视柱；Foramen ovale：卵圆孔；Foramen spinosum：棘孔；Temporal muscle：颞肌；Orbital apex：眶尖；Eustachian tube：咽鼓管；Lateral pterygoid muscle：翼外肌；Internal maxillary artery：颌内动脉；Medial pterygoid muscle：翼内肌；Mandible：下颌骨；Sphenoid sinus：蝶窦；Semilunar ganglion：半月节；Vidian nerve：翼管神经；GSPN：岩浅大神经；Lesser petrosal n.：岩浅小神经

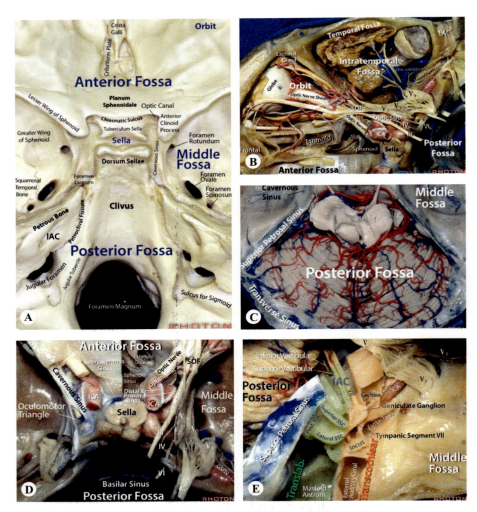

▲ 图 3-3　上面观

A. 颅底颅内面的骨性特征。颅前窝底由覆盖鼻腔中线的筛骨鸡冠和筛板，以及覆盖筛窦气房和眼眶的额骨骨质组成。后方由覆盖蝶窦的蝶骨平台和覆盖海绵窦和眶上部的蝶骨小翼构成颅前窝底。颅中窝底由前方的蝶骨大翼和后方的颞骨组成。内侧为海绵窦，外侧为鞍背。颅后窝的前部分呈三角形，两侧为颞骨岩部，向前逐渐变细，朝向斜坡。B. 切除前窝底，显露鼻窦、眼眶和视神经管；去除颅中窝底后可见颞下窝。海绵窦神经在眶上裂（SOF）汇合，然后在眶内再次散开。眼动脉的分支供应眼眶、筛窦和相关的颅底。颞下窝可见下颌神经（Ⅴ₃）和岩浅小神经。C. 切除小脑，显露颅后窝内的小脑和脑干。在小脑幕边缘形成横窦、岩上窦和基底窦组成的静脉环。D. 鞍区与颅中窝前部由海绵窦隔开，海绵窦包含颈内动脉和经眶上裂进入眼眶的神经。鞍内和鞍背被海绵窦、海绵间窦和基底窦组成的静脉窦环包围。切除位于海绵窦前方的前床突，床突上方的硬脑膜与颈内动脉远环和镰状韧带相连，而床突下方覆盖海绵窦的硬脑膜形成颈动脉近环。E. 显露颅中窝后部，显示颞骨岩部隐藏的结构，这些结构对经侧方入路进入颅后窝造成阻挡。外耳道、内听道、岩浅大神经（GSPN）以鼓室为中心，呈 Y 形。经迷路经乳突入路可进入颅后窝和 IAC，而无须牵拉小脑。经耳蜗入路视角更偏向外侧，需要牺牲外耳道、鼓室和耳蜗，以及需行面神经移位或轮廓化

Crista galli：鸡冠；Cribriform plate：筛板；Planum sphenoidale：蝶骨平台；Chiasmatic sulcus：视交叉沟；Tuberculum sella：鞍结节；Clivus：斜坡；Foramen magnum：枕大孔；Petrous bone：岩骨；Lacerum foramen：破裂孔；Jugular foramen：颈静脉孔；Sulcus for sigmoid：乙状窦沟；Foramen spinosun：棘孔；Ovale foramen：卵圆孔；Foramen rotundum：圆孔；Petroclival fissure：岩斜裂；Squamous temporal bone：颞骨鳞部；Jugular tubercle：颈静脉结节；Optic nerve sheath：视神经鞘；Optic strut：视柱；Lacrimal gland：泪腺；Otic ganglion：耳神经节；Globe：眼球；Superior petrosal sinus：岩上窦；Transverse sinus：横窦；Intercavernous sinus：海绵间窦；Ophthaimic a.：眼动脉；Distal & Proximal ICA：颈内动脉近或远环；Basilar sinus：基底窦；Oculomotor triangle：动眼神经三角；Ethmoid sinus：筛窦；Inferior vestibular：前庭下；Superior vestibular：前庭上；Cochlea：耳蜗；Superior SSC：上半规管；Post. SSC：后半规管；Lateral. SSC：外侧半规管；Tympanic segment Ⅶ：面神经鼓室段；Geniculate ganglion：膝状神经节；Eustachian：咽鼓管；External auditory canal：外耳道；Incus：砧骨；Mastaid antrum：鼓窦；Translab：经迷路；Transcochlear：经耳蜗

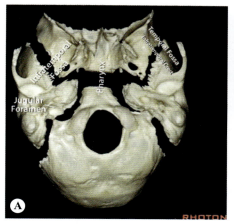
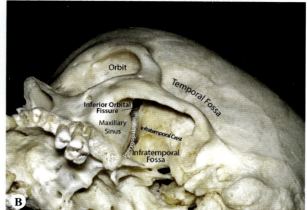
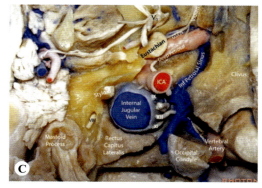
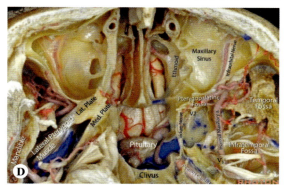

▲ 图 3-4 下面观

A. 颞下窝的顶壁由前面的蝶骨大翼和后面的颞骨构成。颞下嵴将其与外上方的颞窝分开。口咽和鼻咽位于下斜坡前，后者也在翼突之间。颈静脉孔由颞、枕骨构成，位于前方的岩斜裂与后方枕乳缝之间。从这个角度可以看到由颞骨形成的颈静脉窝的顶部，但不能看到颈静脉窝的内侧转向颅后窝。B. 在颞下窝的前界，翼上颌裂通向翼腭窝，翼腭窝是翼突与上颌窦后壁之间的一个狭长区域，其上方与眶下裂相延续。C. 右侧颞下窝和颈静脉孔下方视角。颈静脉孔内侧为枕髁，后方为颈静脉突和头后外侧直肌，外侧为茎突和面神经，前方为颈内动脉。颈静脉孔的神经从颈内静脉内侧出来并与舌下神经管出来的舌下神经相伴下行。岩下窦沿岩斜裂走行，通过舌咽神经（Ⅸ）和迷走神经（Ⅹ）之间的通道汇入颈静脉球。岩浅大神经和岩深神经在岩骨颈动脉管中与颈内动脉伴行，在破裂孔处汇合成为翼管神经。咽鼓管在岩骨段颈内动脉的外侧。D. 鼻腔、颞下窝、翼腭窝和上颌窦的下方视图。通过磨除翼突获得右侧更上方的显露，显示翼腭窝的神经——翼管神经在翼突根部穿过翼管，且上颌神经（V_2）经圆孔出颅中窝。V_2 的一支经眶下裂进入眶底（上颌窦顶），为眶下神经

Pharynx：咽；Inferior orbital Fissure：眶下裂；Maxillary sinus：上颌窦；Infratemporal crest：颞下嵴；Infpetrosal sinus：岩下窦；Mastoid process：乳突；Rectus capitus lateralis：头后外侧直肌；Styloid：茎突；Eustachian：咽鼓管；Internal jugular vein：颈内静脉；Occipital condyle：枕髁；Pituitary：垂体；Lat. plate：外侧板；Med. plate：内侧板；Maxillary sinus：上颌窦；Petrous carotid：岩骨段颈内动脉

加，难以进入视神经管的上外侧，以及难以处理明显包裹神经血管的病变。经基底入路实质上是鼻内入路的反面，但其显露范围更广，从上方打开颅前窝底进入眼眶、鼻腔及所有鼻窦，然后进入蝶鞍，最后通过斜坡进入颅后窝。视神经管可以经过颅前窝底在上方打开，也可以通过去除前床突从外侧打开（图 3-3 和图 3-8）。

二、颅中窝和鞍内

（一）边界和内容物

Albert Rhoton 教授将颅中窝定义为蝶骨嵴和视交叉沟后，岩骨嵴、鞍背和后床突的前方区域。Rhoton 将其分为两个不同的解剖区域，内侧的鞍区和外侧的颅中窝[1, 4]（图 3-3）。然而，有

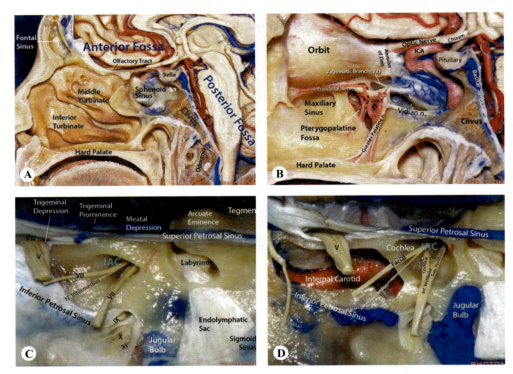

▲ 图 3-5　内侧观

A. 鼻内镜检查可以在矢状面上显示一条宽的颅底，从额窦、颅前窝、蝶鞍、颅后窝，最后是枕骨大孔和上颈椎。中鼻甲覆盖上颌窦，并指向蝶窦，蝶窦提供了通往蝶鞍和上斜坡的通道。下斜坡可通过鼻咽部进入。B. 将鼻甲、筛泡、眶纸板和蝶窦外侧壁切除，显露眼眶内侧和海绵窦。眼眶下方可见上颌窦和翼腭窝，腭骨、翼突已切除。上颌神经（V_2）和翼管神经进入翼腭窝，眶下神经和腭大神经被离断。C. 在颞骨岩部上表面可见较多隆起和凹陷。三叉神经压迹形成 Meckel 腔的底部，由岩上窦构成其顶部。三叉神经隆起位于内听道（IAC）的前面，对应岩前切除所需要磨除的骨质。内听道压迹与 IAC 大致相对应，而弓状隆起对应上半规管的位置。这些并不总都是可靠参照。乳突鼓窦的顶盖是自发性脑脊液漏的常见部位。岩下窦和乙状窦汇合于颈静脉孔处。在这个标本中颈静脉球上升到迷路的水平。乙状窦前入路常见内淋巴囊。D. 磨除颞骨岩部显露颈内动脉，颈内动脉从垂直段转向水平，位于耳蜗（未显露）和内听道的前下方

Fontal sinus：额窦；Olfactory tract：嗅束；Inferior turbinate：下鼻甲；Middle turbinate：中鼻甲；Hard palate：硬腭；Odontoid：齿状突；Greater palatal nerve：腭大神经；Zygomatic branch（V_2）：上颌神经颧支；Infraorbital nerves：眶下神经；Annulus of zinn：总腱环；Trigeminal depression：三叉神经压迹；Trigeminal prominence：三叉神经凸起；Arcuate eminence：弓状隆起；Tegmen：鼓室盖；Superior petrosal sinus：岩上窦；Inferior petrosal sinus：岩下窦；N. Intermedius：中间神经；Endolymphatic sac：内淋巴囊；Jugular bulb：颈静脉球；Sigmoid sinus：乙状窦；Labyrinth：迷路；Facial：面；Internal carotid：颈内动脉；Cochlea：蜗；Inferior vestibular：前庭下；Superior vestibular：前庭上

些作者把这两个区域都称为颅中窝。仅出于手术目的，本书将鞍区归为颅前窝部分。颅中窝支撑颞叶的内侧面和底面，颅中窝底由颞骨和蝶骨共同构成。蝶骨大翼占据颅中窝的很大面积，而蝶骨小翼在眶上裂上方的前缘只占很小的面积。颞骨的岩部和鳞部构成颅中窝底的其余部分[1]。

　　颅中窝的解剖结构复杂，前半部分的脑神经丛位于硬脑膜袖套内，分别通向 3 个不同的颅外区域；颅中窝底后部覆盖面神经、乳突窦、中耳和内耳及其相关的孔道（图 3-3 和图 3-9）。海绵窦在前方形成颅中窝的内侧壁，与蝶窦、蝶鞍和蝶鞍背分开[4]（图 3-2 和图 3-11）。这个狭小腔隙由面向颞叶的脑膜层和内层的骨膜层构成，其顶部是前床突、前岩床韧带和床突间韧带形成的动眼神经三角。海绵窦作为静脉连接，与眼静脉、蝶顶窦、基底窦、岩上、岩下窦、海绵间窦

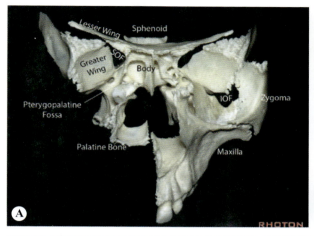
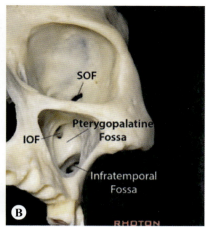
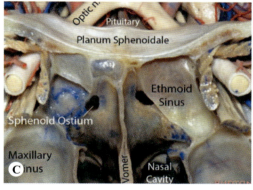
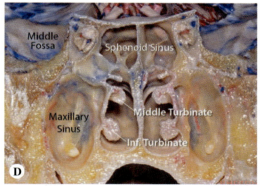
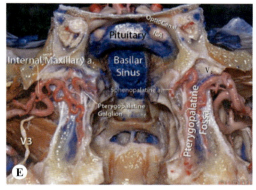
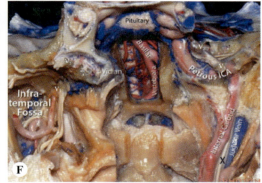

▲ 图 3-6　前面观

A. 蝶骨翼突向前与腭骨连接，腭骨又与上颌骨连接。这两块骨头形成硬腭，将口腔和鼻腔分开，它们共同构成眼眶的底部。颧骨和蝶骨大翼构成眶外侧壁，眶下裂占据外侧壁与底面之间的间隙。眶上裂位于蝶骨小翼和大翼之间。B. 翼腭窝和颞下窝可以通过上颌骨看到，上颌骨前后均开放。C. 蝶窦和筛窦后壁位于眶尖内侧，形成鼻中隔下部并附着在蝶骨上的犁骨，是经中线入路的最佳解剖学标志。D. 中、下鼻甲，以及上颌窦周边 经鼻内镜入路显露时都已被切除。E. 切除上颌窦后壁，显露翼腭窝。颌内动脉从颞下窝经翼上颌裂从外侧进入，向内侧继续进入鼻腔，延续为蝶腭动脉。蝶窦已经打开，视神经管的走行可见于眶尖后的上外侧。斜坡已经磨除显露基底窦。F. 翼板被切除以增加颞下窝的显露（左），翼突根部和岩骨已被磨除以显露颅中窝和岩骨段颈内动脉（右）。Meckel 腔和三叉神经分支位于岩骨段和破裂孔颈内动脉的外侧。颅后窝已通过经斜坡入路显露，尽管蝶鞍仍然阻碍了基底动脉尖和脚间窝的显露

Lesser wing：小翼；Zygoma：颧骨；Maxilla：上颌骨；Planum sphenoidale：蝶骨平台；Sphenoid ostium：蝶窦开口；Nasal cavity：鼻腔；Vomer：鼻中隔；Pituitary：垂体；Inf. turbinate：下鼻甲；Middle turbinate：中鼻甲；Internal maxillary a.：颌内动脉；Pterygopalatine galglion：翼腭神经节；Sphenopalatine a.：蝶腭动脉；Optic canal：视神经管；Basilar a.：基底动脉

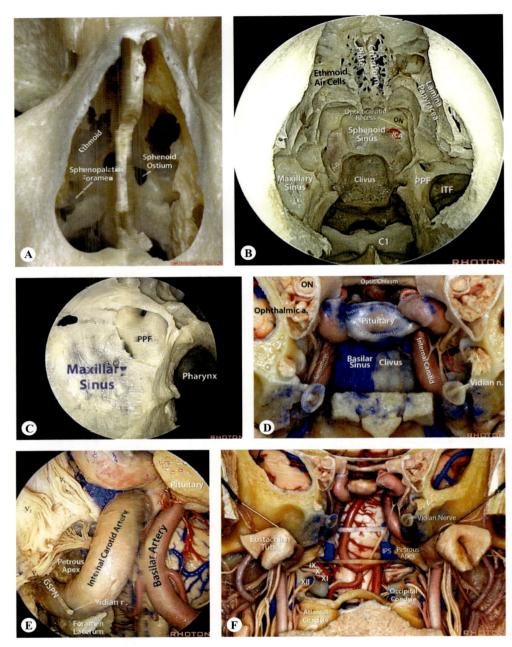

▲ 图 3-7　内镜下前面观

A. 鼻腔前面观：指向蝶窦开口的中鼻甲已切除，以打开上方的筛窦气房。下鼻甲亦被切除，蝶腭动脉从蝶腭孔发出离开翼腭窝。B. 扩大经鼻显露：打开额窦、筛窦和蝶窦，以便向上方进入颅前窝，及向外侧进入眼眶。视神经（optic nerve，ON）隆起和颈内动脉（ICA）隆起之间为视神经颈内动脉隐窝，相当于气化的视柱。切除上颌窦后壁（右侧），显露翼腭窝（pterygopalatine fossa，PPF）和颞下窝（infratemporal fossa，ITF）。C. 经鼻内镜视角下的上颌窦：通过上颌窦后壁形成一个进入翼腭窝（PPF）的骨窗。D. 扩大经鼻显露：磨除鞍结节以显露交叉池，在蝶窦腔外侧显露颈内动脉和海绵窦。视神经在视神经管内沿蝶窦上外侧进入眶尖，而穿经海绵窦的脑神经则从眶上裂进入眶尖。翼管神经一直行于翼管内，指向破裂孔和岩骨段颈内动脉。E. 移除翼突根部，以显露位于颅中窝、海绵窦下方、岩骨段颈内动脉和破裂孔段颈内动脉外侧的 Meckel 腔。F. 经翼突显露岩尖和颈静脉孔。切除咽鼓管，显露颈静脉孔和舌下神经管开口。磨除枕髁至舌下神经管，在舌下神经管上方磨除颈静脉结节，显露颈静脉孔附近的脑神经

Ethmoid：筛窦；Sphenopalatine foramen：蝶腭孔；Cribriform plate：筛板；Ethmoid air cells：筛窦气房；Opticocarotid recess：视神经颈内动脉隐窝；Clivus：斜坡；Lamina papyracea：眶纸板；Petrous apex：岩尖；Eustachian tube：咽鼓管；Atlantal condyle：寰椎髁突；Occipital condyle：枕髁；Vidian n.：翼管神经

和翼静脉丛相连。在海绵窦外侧壁硬膜内，脑神经（动眼神经、滑车神经、外展神经和眼神经）经眶上裂的内侧部行至眼眶，眶上裂是一条蝶骨大翼和蝶骨小翼之间的裂隙，该裂隙在视神经管外侧向前通向眶后（图 3-2、图 3-3 和图 3-11）。颈内动脉岩骨段沿着颅中窝底下方走行，离开颈动脉管后位于海绵窦内侧部，形成特征性的颈内动脉前曲和后曲，并向垂体、硬脑膜和海绵窦本身发出小分支（图 3-3 至图 3-7）。海绵窦的显微外科解剖和内镜解剖详见第 22 章。

在海绵窦下缘附近，另一个硬脑膜间隙 Meckel 腔位于颅中窝前部。这个充满脑脊液的硬膜腔内容纳从颅后窝进入颅中窝的三叉神经，包含三叉神经节（半月节），该神经节形成 3 个分支，分别是眼支，进入海绵窦，然后通过眶上裂进入眼眶；上颌支，由颅中窝向前方经圆孔进入翼腭窝；下颌支，通过卵圆孔出中窝底进入颞下窝。颞骨岩尖和破裂孔位于 Meckel 腔下方，颈内动脉在其上方出颈动脉管并进入海绵窦（图 3-2 和图 3-3）。

颅中窝底的岩骨表面有一系列的隆起和压迹，首先是三叉神经压迹，三叉神经在此处越过岩尖；其次是三叉神经隆起，位于 Meckel 腔的后方，在颞下岩前入路中通常需要磨除该处的骨质；内听道压迹，大致接近内听道（IAC）；弓状隆起，靠近上半规管；以及鼓室盖，构成乳突鼓窦的顶[5]（图 3-5 和图 3-11）。可以通过中窝底打开内听道，从宽阔的内侧开口（耳门）处磨除更加安全。狭窄的内听道底由一层薄薄的骨质覆盖，前有耳蜗，后有迷路，外侧有膝状神经节（图 3-3 和图 3-5）。此外，鼓室腔位于内听道和迷路的外侧，通过椭圆形窗口将声音从外耳道传递至听骨链和耳蜗内淋巴。岩浅大神经（GSPN）是颅中窝底的重要标志，它沿着蝶岩沟走行，与颈动脉管的位置接近（图 3-3）。该神经通常出现在骨膜层的正下方，但有时在一层薄薄的骨质下，可以用面神经刺激器来定位[6]。

（二）手术注意事项

翼点入路通过侧裂直接到达视路、颈内动脉

和鞍旁区域。主要解剖屏障是颞叶和蝶骨小翼。蝶骨小翼和前床突通常可以用磨钻磨除，以增加侧裂前方、颈内动脉、视神经管和海绵窦的显露。还有一些骨质也可以磨除，包括眶上缘和外侧缘、颧骨和颧弓（额颞眶颧入路），可为颅中窝底[7]、颞前区、眶上裂和眼眶提供额外显露，而减少对颞叶的牵拉。通过切开小脑幕前部和海绵窦后部硬膜并切除后床突可到达颅后窝，显露脚间池和基底动脉顶端（图 3-8）。向内可通过眼神经和上颌神经之间的间隙（前内侧三角）打开蝶窦，翼突根部位于上颌神经和下颌神经之间（前外侧三角），将其磨除后可进入翼腭窝（图 3-2）。内镜下经蝶 - 经翼腭窝磨除翼突根部可从相反的方向到达颅中窝。通常采用内镜下经鼻或经唇下入路（Caldwell-Luc）穿过上颌窦到达翼腭窝[8]（图 3-6 和图 3-7）。

通常采用颞下硬膜外入路显露颅中窝底的后方，尽管该入路通往小脑脑桥三角区的空间相当有限，但可以获得整个内听道的显露而不损伤迷路[7]。此入路的关键是确定内听道的方位（第 30 章）。从颅中窝底解剖硬脑膜或磨除骨质时，可能会损伤岩浅神经处，面神经在面神经管的底部特别脆弱，只有一层薄薄的骨质覆盖，膝状神经节外侧也是如此。高度变异的 Labbé 静脉引流至岩上窦和横窦的交界处；因此，颞叶牵拉可能造成其损伤而导致静脉梗死（图 3-9）。

颞下入路通过磨除颅中窝底可以很好地显露颞下窝。颅中窝底入路可通过打开天幕延伸至颅后窝，从而显露小脑上部、小脑上动脉、滑车神经和动眼神经[7]。Kawase 进一步向下描述了岩前入路磨除岩尖以显露三叉神经和脑桥（图 3-9），然后在内听道前方、岩浅大神经和耳蜗内侧及斜坡和岩下窦外侧继续磨除骨质[9]。在靠近岩下窦处磨除骨质时可能损伤展神经。该入路虽然很难用于处理到达中线的病变，但可更加直接地显露，如从天幕至内听道水平的前方病变，还可使用角度镜增加向下方的显露。在如三叉神经鞘瘤等累及多个腔隙的肿瘤中，岩骨经常被侵蚀，因

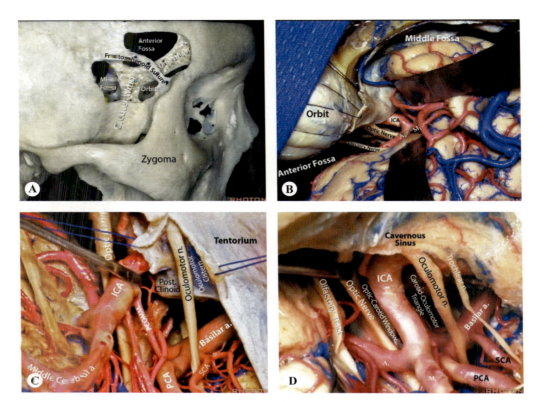

▲ 图 3-8 前外侧观

A. 在颞窝磨除蝶骨大翼向后可显露颅中窝，向前可显露眼眶。在额蝶缝处钻孔，可以同时行眼眶切开和颅前窝开颅。B. 右侧眶颧入路可显露颞下、颞前、侧裂和颅前窝。磨除前床突可以显露颈内动脉、视神经和海绵窦。C. 打开动眼神经池以使动眼神经移位，增加对后床突的显露。D. 磨除后床突和鞍背，并切除每帆窦后部，以增加颅后窝中线上方的显露。颈动脉-动眼神经三角是到达基底动脉尖端常用的手术通道

Fronto-sphenoid suture：额蝶缝；Orbit roof：眶顶；Middle Cerebral a.：大脑中动脉；Oculomotor n.：动眼神经；Olfactory tract：嗅束；Trochlear n.：滑车神经；Carotid-oculomotor triangle：颈内动脉动眼神经三角 Optic-carotid window：视神经颈内动脉间隙；Basilar a.：基底动脉

此可减少岩骨的磨除。

三、眼眶

(一)边界和内容物

眼眶由 7 块骨头围成。额骨的眶板连同蝶骨小翼形成眶顶，而眶底的则由颧骨、上颌骨和腭骨构成。眼眶内侧由上颌骨、泪骨和筛骨构成，外侧由颧骨和蝶骨大翼构成[4]。眼眶被邻近的腔隙包围，并可从这些腔隙到达眼眶，如通过蝶骨大翼和颞骨进入颞窝（图 3-2、图 3-6 和图 3-8），通过颅骨进入颅前窝（图 3-3），以及通过眶纸板进入筛窦（图 3-5 和图 3-7）。通过上颌窦可到达眼眶下壁，上颌窦构成眼眶底壁（图 3-4 和图 3-7）。

眼眶前部容纳眼球，后部容纳位于眶后间隙的肌肉、神经和血管结构（图 3-3）。泪腺位于眼眶的上外侧。神经血管结构通过视神经管、眶上裂和眶下裂进入眼眶。眼眶顶端的一个关键的解剖标志为包裹着眶上裂内侧和视神经管的 Zinn 环（图 2-2 和图 2-5）。该环由纤维肌腱构成，后者是上、下、内、外直肌起源的附着点[4]。如第 2 章所述，除滑车神经外，支配眼球及其肌肉的神经在环内穿行。泪腺神经和最终离开眼眶（V_1 额支）的神经在环外穿行。泪腺分别受岩浅大神经副交感纤维和岩小神经交感纤维支配。这些纤维由翼管神经携带至翼腭神经节，然后向颧神经发出分支，后者穿过眼眶外侧，在外直肌上方加入

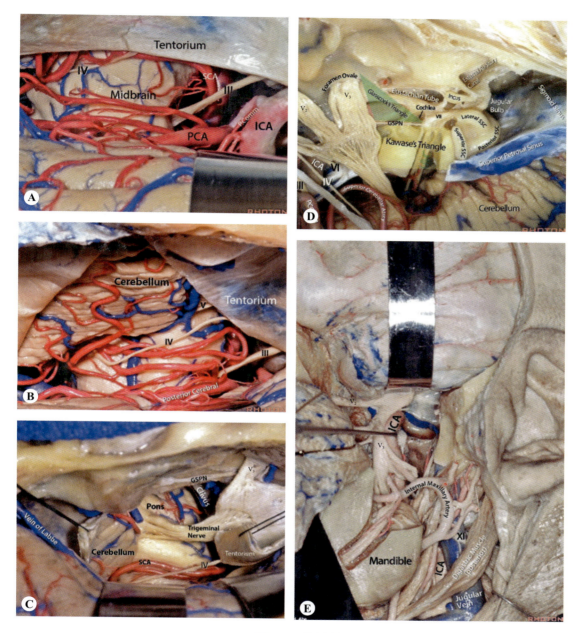

▲ 图 3-9　外侧观

A. 左颞下视图：抬起颞叶，显露颞叶、环池和脚间池。可见动眼神经（Ⅲ）在小脑上动脉（SCA）与小脑下后动脉（PCA）之间出脚间池，从基底动脉尖端向外侧走行。滑车神经（Ⅳ）在潜入天幕下方之前行于环池内。B. 切开天幕以显露小脑上部和小脑中脑裂。滑车神经和动眼神经显示良好，但三叉神经（Ⅴ）无法看到。C. 行岩骨前部切除并离断天幕，以沟通中、颅后窝，显露中脑和脑桥上部。骨质的磨除在外侧受岩浅大神经（GSPN）和颈内动脉的限制，在内侧则受斜坡的限制。Labbé 静脉被拉紧，可导致撕裂或血栓形成。D. 颅中窝底，右：岩浅大神经（GSPN）被一层薄薄的骨质所覆盖，大致对应于岩骨段颈内动脉的位置。Kawase（后内侧）三角外侧为岩浅大神经，前方为三叉神经，后方为弓状隆起，内侧为岩上窦。Glasscock 三角由岩浅大神经与下颌神经之间的夹角构成，此三角可显露岩骨段颈内动脉、岩浅小神经和颞下窝。E. 颞下窝的耳前显露：颧弓移除后，向前方牵开颞肌。行额颞开颅，剥离硬脑膜，在眶上裂和卵圆孔外侧磨除颅中窝底，显露颞下窝内的三叉神经。从颞骨岩部的颈动脉管内将颈内动脉牵拉出来。下颌骨已部分切除以增加显露

Tentorium：小脑幕；Midbrain：中脑；P. comm：后交通动脉；Sigmoid sinus：乙状窦；Kawase's triangle：Kawase 三角；Cerebellum：小脑；Posterior cerebral artery：大脑后动脉；Vein of labbe：Labbe 静脉；Trigeminal nerve：三叉神经；Digastric muscle（posterior）：二腹肌后腹；Mandible：下颌骨

泪腺神经。眶上裂的神经从内侧穿过动眼神经孔。

动眼神经孔是总腱环开口的一部分，动眼神经的上下分支、鼻睫神经和展神经通过此开口。展神经进入外直肌的内侧。其余 3 块眼外肌（提上睑肌、上斜肌和下斜肌）位于总腱环外。上斜肌和下斜肌分别位于眶内上壁和眶内下壁[4]。

眶上裂通过视柱与视神经管分开，视柱连接蝶骨体和前床突的基底部（图 3-2 和图 3-3）。气化后的视柱在蝶窦内表现为颈内动脉视神经隐窝。视神经和眼动脉经视神经管进入眼眶。视神经从视神经管内上方离开眶尖，被视神经鞘硬膜包裹，眼动脉最初在视神经下方和外侧走行（图 3-6 和图 3-7）。再往前，眼动脉在视神经和上直肌中间向眼眶内侧走行，并在眼眶内侧转到视神经和上直肌之间，然后分为筛前动脉和筛后动脉（图 3-3）。眼上静脉和眼下静脉是眼眶的主要引流静脉，并通过眶上裂离开眼眶。眶下裂由蝶骨大翼后上部、上颌骨、腭骨下部及前部构成，包含纤维组织和眶肌，与翼腭窝相连续，其内走行的神经包括 V_2 的颧支和眶下支以及来自翼腭神经节的分支[4]（图 3-2、图 3-4 和图 3-5）。

（二）手术注意事项

可通过邻近的解剖空隙进入眼眶，如通过蝶骨大翼和颧骨进入颞窝，通过额骨进入颅前窝，以及通过眶纸板进入筛窦。也可通过上颌窦进入眼眶下部，上颌窦构成眶底。眼眶外侧可通过外侧眼眶切开术进入（见第 21 章）。对于内侧病变，可通过内侧经眶入路进入眶尖，也可通过眶上入路经颅进入眶尖。眶内含有大量脂肪，这在颅眶入路中经常遇到。在各种扩大的内镜颅底手术中，可切断筛动脉以阻断肿瘤血供，此时必须在筛窦中充分显露筛动脉，并在其缩回眼眶内导致眶内血肿之前予以电凝。此外，在内侧经眶入路中也可以同样的目的对筛动脉进行电凝（见第 17 章）。

四、蝶鞍

（一）边界和内容物

蝶鞍位于海绵窦之间，在鞍膈下容纳垂体。蝶鞍在后方的鞍背与前方的鞍结节之间形成凹陷，呈马鞍状（图 3-2 和图 3-3）。垂体位于硬膜内，后者可同时包含下、上海绵窦间窦[4]（图 3-3、图 3-7 和图 3-11）。

（二）手术注意事项

蝶鞍最常采用经鼻蝶入路来显露（图 3-5）。通常在骨性鼻中隔后方折断，然后充分磨除蝶窦前壁。有时可通过中鼻甲移位或切除，以及后筛气房切除来扩大手术通道。颈内动脉在蝶鞍的外侧形成前曲，在骨质磨除时存在损伤的风险。在蝶窦内可以辨认出若干骨性隆起和隐窝，如视神经管、颈内动脉、鞍结节和视柱（图 3-7）。少数情况下，颈内动脉表面无骨质覆盖。也可采用经颅入路进入蝶鞍，但由于外侧神经血管如海绵窦、视神经和颈内动脉的阻挡，鞍区结构往往难以分辨。视神经之间的间隙足以解决某些累及鞍区的病变，如鞍结节脑膜瘤和颅咽管瘤（图 3-6）。采用内镜使术者能够顺着鞍区病变进入鞍上间隙，对动眼神经内侧有很好的手术视野，但与经颅入路相比，经蝶入路更难处理动眼神经外侧病变。

五、颞下窝

（一）边界和内容物

颞下窝是颅底外侧面的一个不规则的解剖腔隙，位于蝶骨大翼和颧弓下方（图 3-2 和图 3-4）。它包含翼肌、翼静脉丛、上颌动脉及其分支、下颌神经及其分支[10]（图 3-2、图 3-3、图 3-4、图 3-6 和图 3-9）。耳神经节位于下颌神经内侧的卵圆孔下方，在此接受岩浅小神经分布至腮腺的副交感纤维（图 3-2）。鼓索是面神经的一个分支，将舌前的味觉纤维和副交感纤维运送至颌下神经节，从岩鼓裂进入颞下窝，与下颌神经的舌支汇合。

颞下窝内侧以翼外板为界，外侧以下颌骨为界（图 3-2 和图 3-4）。翼外肌位于下颌骨髁突处，翼内肌更靠近下颌骨升支，构成颞下窝的下缘。翼外板后缘由咽旁间隙、咽鼓管、腭提肌和腭帆张肌构成。咽旁间隙分为茎突前区间隙和茎突后间隙，由茎突肌和二腹肌（茎突隔膜）隔开。较浅的茎突前间隙包含进入腮腺的面神经，而较深的茎突后间隙包含颈内动脉、颈内静脉和后组脑神经的高颈段[10, 11]。颞下窝的顶壁主要由蝶骨大翼的外表面构成，棘孔和卵圆孔从颅中窝开口（图3-6）。在外上方，颞下嵴构成颞下窝与颞窝之间的分界线，颞窝向上延伸包含颞肌。颞下窝的后界由颞骨茎突和颞骨鼓部构成（图3-4）。

颞下窝在前内侧通过翼上颌裂与翼腭窝沟通，翼腭窝为一个狭长的腔隙，位于前方的上颌窦后壁和后方的翼突之间，向下逐渐变窄。翼腭窝在上方通过眶下裂与眼眶沟通，内侧受限于腭骨垂直板，外侧受限于翼上颌裂，颌内动脉从颞下窝进入翼上颌裂[10]（图3-4至图3-6）。该动脉行经翼腭窝后，与蝶腭神经一起穿过蝶腭孔，终止为蝶腭动脉，供应鼻腔（图3-6）。翼管神经从翼管进入翼腭窝，在此处支配翼腭神经节的副交感纤维，分布至鼻腔、鼻咽、上颌骨的口腔黏膜及泪腺（图3-2、图3-4、图3-5和图3-7）。翼管神经还同时携带交感神经纤维进入神经节。翼腭神经节的许多植物纤维由上颌神经发出，该神经通过圆孔进入翼腭窝。上颌神经在分成几个分支之前向神经节发出两个感觉根，其中最大的是眶下神经，通过眶下裂向前延伸（图3-4和图3-5）。翼腭窝在下方逐渐变窄进入腭大管，该管携带腭降动脉和腭大、小神经相对应的孔道进入口腔。

（二）手术注意事项

通过耳前切口磨除卵圆孔外侧的颅中窝底可到达颞下窝，以显露下颌神经[12, 13]。还可磨除下颌骨来进一步显露[14]。咽鼓管位于卵圆孔和翼突外侧板的后方、岩骨段颈内动脉的外侧，后者可通过磨除Glasscock三角的骨质将其从颈动脉管内移位（图3-4和图3-9）。进一步向后方扩展的入路可以通过去除茎突和茎突肌群来完成[12]。颞下窝的经面上颌切开入路已被扩大的内镜下经鼻入路（endoscopic endonasal approaches，EEA）

所取代[15, 16]（见第51章）。经鼻入路通常需要进行上颌窦广泛开放，确定并牺牲蝶腭动脉（图3-7），然后在动脉后方识别翼腭神经节及通向内侧的翼管神经。磨除翼外板后，显露卵圆孔。通过唇下切口经上颌窦外侧（Caldwell-Luc）入路，可以扩大和更直接地显露卵圆孔外侧的颞下窝[8]（图3-6）。

六、颅后窝

（一）边界和内容物

颅后窝是由枕骨、蝶骨和颞骨组成的碗状凹陷，并由帐篷样硬脑膜覆盖（小脑幕）。颅后窝包含小脑和脑干。由枕骨鳞部和乳突形成的较大的半圆形过渡到颞骨岩部和斜坡形成的较小的三角形[17]。在最上方，小脑幕切迹将中脑和其他神经血管结构与幕上间隙隔开，而在下缘，枕骨大孔延续为椎管。颅后窝包含静脉窦网络，它们既是重要的标志，也是进入颅后窝的障碍。小脑幕和岩骨内侧面都被静脉窦所包围。横窦和岩上窦在天幕外侧相汇合，与斜坡处的基底窦相通，沿颅后窝上方形成一个完整的静脉环（图3-3）。乙状窦延续为颈静脉球之前占据颞骨的一个突出凹槽。岩下窦沿岩斜裂从基底窦向颈静脉孔走行。岩上窦参与岩尖周围的静脉环形成。基底窦、岩上窦、岩下窦也引流至海绵窦后部。颅后窝神经孔、中耳和内耳、颈内动脉和椎动脉以及颈静脉球均位于外侧，这使得从侧方入路变得复杂（图3-3、图3-4和图3-11）。其他脑神经更靠前方离开颅后窝并进入相应的解剖腔隙，三叉神经在岩尖骨凹陷处进入Meckel腔；展神经通过Dorello管进入海绵窦后部；动眼神经和滑车神经分别进入海绵窦上、侧壁（图3-11）。Albert Rhoton提出了3组原则，将颅后窝内容物及与每条小脑动脉相关的神经血管系统化为3组神经血管复合体，我们在脑神经章节（见第2章）中描述了这些复合体及其相关脑池[17]。

（二）手术注意事项

颅后窝的入路由于须避开许多重要结构，往

往往要在手术视角、入路相关并发症之间做出妥协。最常用的手术方法是乙状窦后入路，该入路沿岩部内侧面从小脑幕至枕骨大孔，可充分显露小脑脑桥三角区[17]。通过磨除内听道上结节可以将手术通道延伸到颈中窝[18]。乙状窦后显露可通过磨除枕骨鳞部和乳突后部骨质实现，从而打开乙状窦的颅内沟（图 3-3 和图 3-10）。乙状窦 - 横窦交界处位于星点的前下方[19]。该入路的缺点为小脑牵拉，乙状窦损伤或血栓形成，以及难以显露前方的病变，因而需要术者在脑神经之间进行操作。远外侧入路将乙状窦后入路向下延伸，

显露上颈部，行寰椎和枢椎的半椎板切除，从而增加延颈髓交界区的显露[20]（图 3-10）。还可磨开枕髁和颈静脉结节，以增加下斜坡和延髓腹侧的显露（极外侧颈静脉下、经髁 - 经结节显露）。枕髁的磨除在前方受限于枕髁上部的舌下神经管，该神经管刚好位于颈静脉孔的下方[20]。

乙状窦前入路可提供更直接的前方视角。迷路后"小范围乳突切除术"比乙状窦后显露需要更少的小脑牵拉而且依然能保留听力[6]。更广泛的岩骨后入路要求术者考虑颞骨岩部内诸如迷路、面神经、鼓室、内耳道、外耳道、耳蜗和颈

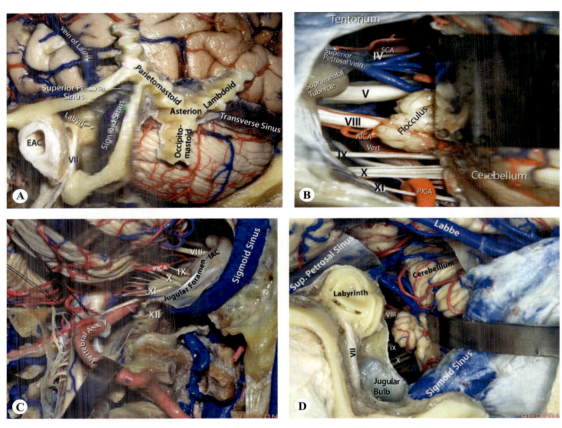

▲ 图 3-10 后外侧观

A. 后外侧颅底左侧观：乙状窦将后外侧入路分为乙状窦前（经岩）或乙状窦后入路。磨开乳突，显露迷路和面神经乳突段。注意乙状窦前后入路之间的通道很窄。星点是枕乳缝、人字缝和顶乳缝的汇合处，通常位于乙状窦和横窦交界处的后方 Labbé 静脉向岩上窦走行。B. 左侧乙状窦后入路显露颅后窝的脑神经：小脑下后动脉（PICA）与后组脑神经存在不同的关系。在此处，动脉出现在迷走神经和副神经脊髓根之间。面神经和听神经的脑干端被绒球遮盖。巨大的内听道上结节遮盖了远端三叉神经。岩上静脉通常引流小脑和脑桥的静脉。各个脑神经根之间仿佛形成一个幕帘阻碍了显露前方及斜坡或岩斜裂的病变。C. 右侧远外侧入路视图显示周围结构的解剖：通过磨除部分枕髁获得中线前方结构更内侧的显露。椎动脉已出寰椎横突孔。在该标本中，PICA 走行于所有的后组脑神经后方。D. 颞下开颅手术增加了岩骨显露。岩上窦和天幕切开后，可牵拉乙状窦以扩大乙状窦前通道，尽管在这种情况下 Labbé 静脉处于紧绷状态。这种联合入路得以从多个手术通道处理同时累及中、颅后窝的病变

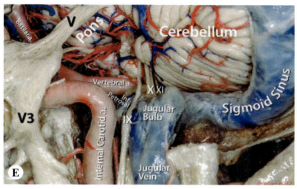
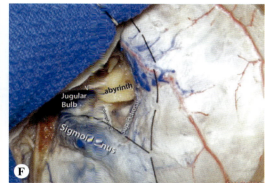
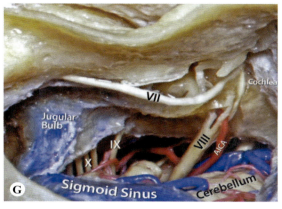
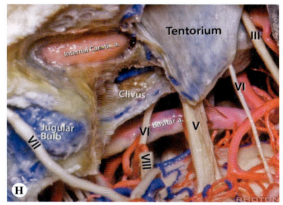

▲ 图 3-10（续）　后外侧观

E. 左侧岩骨已被完全切除。后组脑神经位于颈静脉孔内侧，但舌咽神经（Ⅸ）与迷走神经（Ⅹ）被一条连接岩下窦和颈静脉球的静脉通道隔开。F. 左侧中、颅后窝开颅联合岩骨入路：打开颅后窝的硬膜，在离断岩上窦和小脑幕之前检查静脉引流情况。G. 左侧经迷路入路，显露内听道和面神经乳突段：当不考虑保留听力时，这是前庭神经鞘膜瘤的最佳入路，因为是从更外侧的通道显露肿瘤，不需要牵拉小脑。H. 左侧联合经耳蜗入路：已行面神经移位，可导致面瘫。此入路可显露耳蜗前、下方的岩骨段颈内动脉，由于通道更偏外侧，也可显露基底动脉
Parietomastoid：顶乳；Occipito-mastoid：枕乳；Asterion：星点；Lambdoid：人字缝；Transverse sinus：横窦；Suprameatal tubercle：内听道上结节；Flocculus：绒球；Superior petrosa vein：岩静脉；Cerebellum：小脑；Jugular foramen：颈静脉孔；Jugular bulb.：颈静脉球；Sigmoid sinus：乙状窦

内动脉等结构的阻挡（图 3-3 和图 3-10）。面神经在半规管外下方转入乳突段，在经迷路入路中通常需辨认和保留该段神经。如果要磨除耳蜗更前方的骨质，术者需切断岩浅大神经并行面神经移位，但容易导致面瘫，也可在轮廓化的面神经周围操作（经耳入路）。颈静脉球限制了乙状窦前入路的下方显露，其高度变异很大，有时可至迷路水平（图 3-5 和图 3-10）。乙状窦前入路的上方则受限于岩上窦和小脑幕，但可予以切开，从而将乙状窦和横窦牵拉至后方[21]。这样既拓宽了乙状窦前通道，同时也开放了幕上的显露，以便能更好地处理通过小脑幕切迹延伸的病变。在

操作过程中如损伤引流至岩上窦的 Labbé 静脉，后果十分严重；因此，在切开天幕前，应对该区域的所有静脉进行影像学分析。滑车神经通常通过蛛网膜与小脑幕隔开，在切开小脑幕前应注意识别与保护。当从上方显露颅后窝时，天幕的切开有助于通过枕部开颅进入四叠体池和通过颅中窝入路显露前方结构（见上文）。颅中窝底岩前入路联合岩后入路可形成多个手术通道处理复杂病变（包括匀迹以上病变）[21]。

通过岩前入路可以获得到达颅后窝的前外侧手术通道[2]。岩前入路比颞下入路的开颅更复杂，因为切口到达前、后床突，在此处幕缘分为

前岩床韧带及后岩床韧带，两者也构成了后海绵窦的顶壁。因此，为了最大限度地显露，术者必须首先磨除前床突，然后在动眼神经和滑车神经进入海绵窦的后上方磨除后床突[23, 24]（图3-8）。如此通过颈动脉-动眼神经间隙可进入脚间窝和脑桥上方。如果骨质的移除有限，可以通过视神经-颈动脉间隙到达脚间窝。

内镜经鼻蝶入路进入颅后窝需要磨除斜坡骨质[25]。当开放颅后窝硬脑膜时，基底窦可能出血汹涌（图3-5、图3-6、图3-7和图3-11）。同时，扩大内镜经鼻蝶入路可以延伸到枕骨大孔以下至齿状突，可以显露脑桥、延髓、椎-基底动脉交界、基底动脉主干和展神经，但脚间窝的显露需要经过蝶窦并行垂直移位以去除鞍背的骨质（图3-6和图3-7）。通过经上颌窦和翼腭窝的侧颅底方向的扩展，可以磨除翼突到达岩尖（图3-7）。

七、颈静脉窝

（一）边界和其内容物

该区域不是单纯某块颅骨的二维开口，而是颞骨和枕骨之间曲折的三维管道或缝隙。因此，虽然通常被称为颈静脉"孔"，但该区域形成了一个真正的解剖学上的"窝"。它是由前外侧的颞骨岩部和后内侧的枕骨构成[1]。颈静脉孔上方为耳囊，前方为颈动脉管，后方为枕骨乙状窦沟，内侧为颈静脉结节和枕髁，外侧为乳突气房（图3-3至图3-5）。颈静脉结节位于舌下神经管和颈静脉孔之间（图3-3和图3-11）。从颅外的视角来看，颈静脉孔的后缘由枕骨颈静脉突构成，头后外侧直肌附着于枕骨颈静脉突。该肌肉附着于寰椎横突，将前方的颈静脉孔和后方的椎动脉和"星窝"隔开。颈静脉孔区的外侧为乳突尖、茎突根部和面神经，以及更表浅的枕动脉和二腹肌（图3-12）。其前界是颈内动脉进入颈动脉管处，内侧界为枕髁、舌下神经管和头前直肌[11]（图3-4）。

颈内突分别从枕骨和颞骨突出到颈静脉窝内，并将其分为前内侧的岩部和后外侧的乙状窦部。此外，颈内突上的硬膜为后组脑神经Ⅸ～Ⅺ及舌咽神经和迷走神经的神经节形成了一个神经通道。颈静脉孔由3个部分组成，包括外侧乙状窦部、内侧的岩部和位于两者之间的神经部（图3-5和图3-12）。静脉通道虽然存在变异，但通常在第Ⅸ对脑神经和第Ⅹ对脑神经之间穿过，连接岩部和乙状窦部，最终汇入到颈静脉球（图3-10）。髁后导静脉也引流至颈静脉球部。颈静脉窝的其他结构包括咽升动脉和枕动脉的脑膜支、Jacobson神经（脑神经Ⅸ的鼓室支）、Arnold神经（脑神经Ⅹ的耳支）和耳蜗导水管[11]。

（二）手术注意事项

根据颈静脉孔的边界，Albert Rhoton教授将颈静脉孔的入路分为前路、外侧入路和后路[11]，并将其分为前外侧入路和后外侧入路两组。前入路穿过颞下窝（颞下-颞下窝前入路）[13]，需要途经多个屏障，如下颌骨髁突、颞下颌关节、茎突和咽鼓管；当需要获取最大的显露时，通常需要磨除这些骨质。颞骨的鼓部和岩部可磨除至颅中窝底，以打开颞下窝，必要时可显露颈动脉管内的颈内动脉（图3-9）。目前这种方法已经很少使用。

外侧入路更为常用，尤其是耳后经颞迷路下入路[11, 26, 27]。与乙状窦后入路非常相似，该入路也可以通过切除上颈椎及向下延伸至颈静脉球上下和颈静脉孔外侧区域[21]。对于颈静脉球瘤，该入路可以很好地显露颈静脉孔周围的所有静脉。在迷路下方磨除乳突骨质可显露颈静脉窝的上部，分离并牵拉胸锁乳突肌（sternocleidomastoid muscle，SCM）和二腹肌以向下显露颈内静脉外侧壁。进一步磨除枕骨的颈静脉突和切除头后外侧直肌可以显露孔的后外侧。必要时，也可以切除茎突和茎突肌群，以进一步获得颈内动脉前外侧的视野[11]（图3-12）。在乳突骨质磨除过程中，面神经出茎乳孔向前在二腹肌后腹深面向腮腺走行时容易受到损伤。副神经在寰椎横突下方，向后延伸至颈内静脉的深处或浅部，在牵拉胸锁乳突肌或切除颈内静脉时容易损伤。

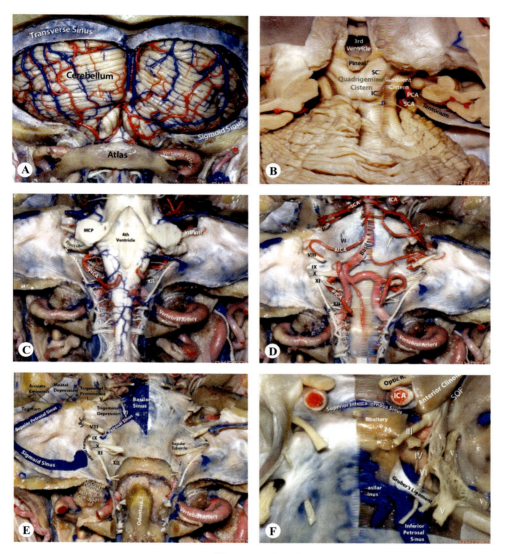

▲ 图 3-11　后面观

A. 已行扩大枕下入路显露小脑、横窦和乙状窦。后方入路能很好地显露延髓后侧、第四脑室和小脑下后动脉远侧病灶，但不能显露小脑脑桥三角区。B. 从颅后窝上方观察，可见小脑上方、四叠体池、松果体和第三脑室后部。这些结构可以通过幕下小脑上入路或经枕下小脑上入路到达。C. 小脑已切除，可见脑干和第四脑室。绒球位于小脑中脚（middle cerebellar peduncle，MCP）下方。牵拉绒球，以显露第四脑室外侧孔和舌咽神经、前庭耳蜗和面神经根脑干端。小脑下后动脉出现在迷走神经和副神经之间，在延髓和小脑扁桃体之间形成尾侧襻（已切除）。D. 切除脑干，显露颅后窝的神经血管结构。如图所示，椎基底动脉交界处和基底动脉通常不在中间。在有些情况下，可引起神经血管压迫症状。小脑下后动脉的起源是可变的，可以在椎动脉的任何地方，有时甚至在颅外。E. 可见颅后窝的静脉窦和脑神经出颅的孔道。颞骨岩部被静脉窦环状包围，静脉窦包括岩上窦、基底窦和岩下窦。颈静脉孔的主要静脉属支来自前方的岩下窦和后方的乙状窦。颅后窝孔道包括内听道、颈静脉孔和舌下神经管开口，均垂直于颅后窝的外侧面。其他离开颅后窝的神经并不立即成为颅外结构，而是过渡到颅中窝进入海绵窦或 Meckel 腔。当舌咽神经与迷走神经和副神经进入颈静脉孔时，硬膜隔将其分开。可见两层硬膜进入舌下神经管。F. 后方视角观察鞍区和海绵窦。海绵窦的神经在眶上裂（SOF）汇聚。展神经（Ⅵ）在海绵窦后下角穿过蝶岩韧带下方岩下窦与海绵窦汇合处，然后紧贴颈内动脉行至眼神经（V₁）的内侧。动眼神经于动眼神经三角进入动眼神经池，然后在前床突下方进入海绵窦。滑车神经在海绵窦的后上角、正好位于天幕缘内侧处进入海绵窦。该神经在动眼神经下方走行，然后在眶上裂（SOF）处穿过动眼神经上方

Atlas：寰椎；Vertebral artery：椎动脉；Quadrigeminal cistern：四叠体池；Ambient cistern：环池；Tentorium：小脑幕；3rd ventricle：三脑室；4th ventricle：四脑室；Basilar artery：基底动脉；Superior petrosal sinus：岩上窦；Inferior petrosal sinus：岩下窦；Basilar sinus：基底窦

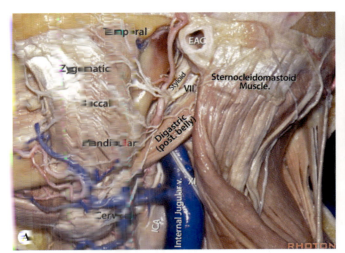
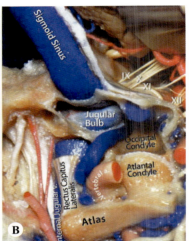
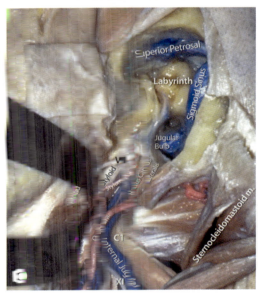
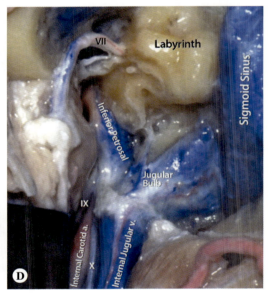

▲ 图 3-12 颈静脉孔：外侧和后外侧观

A 颈静脉孔区侧方图：腮腺已被切除。面神经从外耳道后方茎乳孔出颅，在二腹肌上方、分叉前进入腮腺浅部。将胸锁乳突肌拉向后方。副神经在寰椎横突下方向后（隐藏）走行至二腹肌深面，向外侧越过颈内静脉进入胸锁乳突肌。副神经也可行于颈内静脉的深面。B. 颈静脉孔后外侧视图：切除髁旁的枕骨基底部和枕髁，显露颈静脉球后部和颈内静脉，颈内静脉位于头后外侧直肌的前面。神经可以从内侧进入颈静脉孔。寰椎已被磨除，环绕枕髁的椎动脉段已被切除。C. 耳后经颞入路进入颈静脉孔包括磨除乳突，显露颈静脉球、走路后组神经，面神经在进入腮腺前越过茎突时也被显露。C₁横突和头后外侧直肌构成颈静脉孔区外侧后界。 D. 颈静脉孔已显露，可见第Ⅸ对脑神经、第Ⅹ对脑神经。切除茎突，将面神经向前移位，以更多显露颞骨岩部和颈动脉管

Temporal：颞；Zygomatic：颧；Buccal：颊；Mandibular：下颌；Cervical：颈；digastric（Posterior belly）：二腹肌后腹；Stylod：茎突；Sternocleidomastoid muscle：胸锁乳突肌；Tympanic cavity：鼓室腔；Internal jugular vein：颈内静脉；Stylomastoid artery：茎乳动脉；Rectus capitis lateralis：头后外侧肌；Atlas condyle：寰椎横突；Occipital condyle：枕髁；Parotid：腮腺

后入路包括乙状窦后入路，适用于累及颈静脉孔颅内部分和颅后窝的病变，因为在这种情况下，后组脑神经成为侧方入路的障碍。在内听道下磨除岩骨可以扩大这种显露[28]，但更常见的是采用远外侧入路（图 3-10）。磨除枕髁可以显露舌下神经管[29]，而磨除颈静脉结节可以打开

舌下神经管的上方和颈内静脉前下方和内侧的间隙[30]。也可部分被磨除枕髁旁的骨质，以更好地显露后缘[20]（图3-12）。椎动脉在这种显露中容易受损，特别是当磨除枕髁或沿 C_1 侧块电凝时，椎动脉在此处正好行于椎动脉沟的上方。小脑下后动脉可能在硬膜外起源于椎动脉，容易被误认为是脑膜后动脉而误伤。

内镜下经鼻入路（EEA）治疗颈静脉孔腹侧病变已取得进展[31-33]。在被称为岩下"极内侧"内镜下经鼻入路的手术中，通过经上颌入路显露翼腭窝后，进一步磨除内侧的腭骨垂直板（见第45章）。在翼管神经下方磨除骨质可显露岩骨段颈内动脉出动脉管下方的破裂孔（图3-4和图3-7）。切除头前直肌和头长肌后，磨除斜坡，用髁上沟识别枕骨髁。然后磨除枕髁和颈静脉结节

以显露舌下神经管。可以通过切除或牵拉咽鼓管（极内侧EEA）来进一步扩大入路，从而为岩骨下面的岩斜区提供了更宽的显露[33]（图3-7）。

八、总结

术者应了解每个颅底腔隙的解剖结构及其之间的关系，以便于理解和实施颅底多腔隙联合手术入路。对于每一个手术入路，术者必须知道潜在的障碍和容易损伤的结构。每台颅底手术的基本策略都应该是尽可能增加骨质磨除以扩大显露，同时最大限度地减少神经血管损伤。为了选择每例患者最佳的手术入路，须同时考虑经颅入路和内镜入路。现代内镜技术极大地扩展了颅底外科医生可利用的颅底入路，但也需要掌握更为复杂的颅底解剖知识。

参考文献

[1] Rhoton AL Jr. The anterior and middle cranial base. Neurosurgery. 2002;51(Suppl 4):273-302.

[2] Morales-Valero SF, Van Gompel JJ, Loumiotis I, Lanzino G. Craniotomy for anterior cranial fossa meningiomas: historical overview. Neurosurg Focus. 2014;36(4):E14.

[3] Dehdashti AR, Ganna A, Witterick I, Gentili F. Expanded endoscopic endonasal approach for anterior cranial base and suprasellar lesions: indications and limitations. Neurosurgery. 2009;64(4):677-87.

[4] Rhoton AL Jr, Natori Y. The orbit and sellar region: microsurgical anatomy and operative approaches. New York: Thieme Medical Publishers, Inc.; 1996.p. 3-25.

[5] Peris-Celda M, Perry A, Carlstrom LP, Graffeo CS, Driscoll CLW, Link MJ. Key anatomical landmarks for middle fossa surgery: a surgical anatomy study. J Neurosurg. 2019;131(5):1561-70.

[6] Pait TG, Zeal AA, Harris FS, Paullus WS, Rhoton AL Jr. Microsurgical anatomy and dissection of the temporal bone. Surg Neurol. 1977;8:363-91.

[7] Diaz Day J. The middle fossa approach and extended middle fossa approach: technique and operative nuances. Oper Neurosurg. 2012;70(Suppl_2):192-201.

[8] Macbeth R. Caldwell, Luc, and their operation. Laryngoscope. 1971;81(10):1652-7.

[9] Kawase T, Shiobara R, Toya S. Anterior transpetrosal-transtentorial approach for sphenopetro-clival meningiomas: surgical method and results in 10 patients. Neurosurgery.

1991;28:869-76.

[10] Joo W, Funaki T, Yoshioka F, Rhoton AL Jr. Microsurgical anatomy of the infratemporal fossa. Clin Anat. 2013; 26(4): 455-69.

[11] Rhoton AL Jr. Jugular foramen. Neurosurgery. 2000;47(3 Suppl):S267-85.

[12] Fisch U. Infratemporal fossa approach to tumours of the temporal bone and base of the skull. J Laryngol Otol. 1978;92(11):949-67

[13] Sekhar LN, Schramm VL Jr, Jones NF. Subtemporal-preauricular infratemporal fossa approach to large lateral and posterior cranial base neoplasms. J Neurosurg. 1987;67(04):488-99

[14] Fortes FS, da Silva E, Sennes LU. Mandibular subluxation for distal cervical exposure of the internal carotid artery. Laryngoscope. 2007;117(05):890-3.

[15] Theodosopoulos P, Guthikonda B, Brescia A, Keller JT, Zimmer LA. Endoscopic approach to the infratemporal fossa: anatomic study. Neurosurgery. 2010;66(1):196-202.

[16] Cavallo LM, Messina A, Gardner P, Esposito F, Kassam AB, Cappabianca P, de Divitiis E, Tschabitscher M. Extended endoscopic endonasal approach to the pterygopalatine fossa: anatomical study and clinical considerations. Neurosurg Focus. 2005;19(1):E5.

[17] Rhoton AL Jr. The cerebellopontine angle and posterior fossa cranial nerves by the retrosigmoid approach. Neurosurgery. 2007;47:93-129.

[18] Seoane E, Rhoton AL Jr. Suprameatal extension of the retrosigmoid approach: microsurgical anatomy. Neurosurgery. 1999;44(3):553-60.

[19] Ribas GC, Rhoton AL Jr, Cruz OR, Peace D. Suboccipital burr holes and craniectomies. Neurosurg Focus. 2005;19(2):E1.

[20] Wen HT, Rhoton AL Jr, Katsuta T, de Oliveira E. Microsurgical anatomy of the transcondylar, supracondylar, and paracondylar extensions of the far-lateral approach. J Neurosurg. 1997;87(4):555-85.

[21] Al-Mefty O, Fox JL, Smith RR. Petrosal approach for petroclival meningiomas. Neurosurgery. 1988;22:510-7.

[22] Yasargil MG. Microneurosurgery, vol. 2. Stuttgart: Georg Thieme Verlag 1984.

[23] Dolenc VV, Skrap M, Sustersic J, Skrbec M, Morina A. A transcavernous transsellar approach to the basilar tip aneurysms. Br J Neurosurg. 1987;1:251-9.

[24] Crisht AF. Transcavernous approach to diseases of the anterior upper third of the posterior fossa. Neurosurg Focus. 2005;19:E2.

[25] Stippler M, Gardner PA, Snyderman CH, Carrau RL, Prevedello DM, Kassam AB. Endoscopic endonasal approach for clival chordomas. Neurosurgery. 2009; 64(2): 268-77.

[26] Gardner G, Cocke EW Jr, Robertson JT, Trumbull ML, Palmer RE. Combined approach surgery for removal of glomus jugulare tumors. Laryngoscope. 1977;87(5 Pt

1):665-88.

[27] Michael LM, Hamm W, Robertson JH. Surgical management of intracranial glomus tumors. In: Badie B, editor. Neurosurgical operative atlas: neuro-oncology. 2nd ed. New York: Thieme; 2006. p. 251-9.

[28] Samii M, Metwali H, Samii A, Gerganov V. Retrosigmoid intradural inframeatal approach: indications and technique. Neurosurgery. 2013;73(1 Suppl Operative):ons53-60.

[29] Heros RC. Lateral suboccipital approach for vertebral and vertebrobasilar artery lesions. J Neurosurg. 1986; 64(04):559-62.

[30] George B, Lot G, Tran Ba Huy P. The juxtacondylar approach to the jugular foramen (without petrous bone drilling). Surg Neurol. 1995;44(03):279-84.

[31] Vaz-Guimaraes F, Nakassa ACI, Gardner PA, Wang EW, Snyderman CH, Fernandez-Miranda JC. Endoscopic endonasal approach to the ventral jugular foramen: anatomical basis, technical considerations, and clinical series. Oper Neurosurg (Hagerstown). 2017;13(4):482-91.

[32] Zimmer LA, Hirsch BA, Kassam A, Horowitz M, Snyderman CH. Resection of a recurrent paraganglioma via an endoscopic transnasal approach to the jugular fossa. Otol Neurotol. 2006;27(3): 398-402.

[33] Simal-Julián J, Mirnda-Lloret P, Beltrán-Giner A, Plaza-Ramirez E, Botella-Asunción C. Full endoscopic endonasal extreme far-medial approach: eustachian tube transposition. J Neurosurg Pediatr. 2013;11:584-90.

第 4 章　手术间

The Operating Room

Rafael Martinez-Perez　A. Samy Youssef　著
陆云涛　译

一、手术核查表

手术核查表作为一种避免手术并发症的方法，在西方国家得到了广泛应用[1, 2]。正如 Laws 等所描述的那样[3]，手术核查表有 3 个主要目的：①促进团队合作和有效沟通；②确保进行了基本的安全核查；③确定所有手术设备都在位并正常工作。在手术前，需要对手术小组所有成员的名字和在手术室的角色进行确认。最近的一项综述表明，神经外科手术的大部分不良后果是由于沟通困难或设备变化[4]。因此，团队成员之间应该就手术计划、设备和手术目标进行明确的沟通。同样，作为术前计划的一部分，应该提供一份不同小组所需手术设备的清单，以避免延误或出现设备故障。

在麻醉诱导前，外科医生和麻醉小组必须就患者的医疗情况和任何额外的特殊注意事项进行公开的沟通。例如，与某些颅底病变相关的并发症，如 Cushing 病或肢端肥大症，可能会影响患者插管或经蝶窦入路显露蝶鞍。同样地，颅颈交界区病变（如脊索瘤）可能在体位摆放或插管时需要额外注意，以避免脊髓损伤或脑干压迫。在理想情况下，可以进行清醒或纤支镜下插管。

切开皮肤前，应大声宣读手术类型、手术部位和手术侧别、预计手术时间、总结手术关键步骤，以及手术过程中可能出现的并发症。预期的输血需求和潜在的自体移植物的使用也应该在这时候一并陈述。

二、颅底手术团队

（一）外科医

颅底手术通常是在神经外科医生、耳鼻咽喉科医生、头颈外科医生和其他外科专家的密切合作下进行的（见第 1 章）。手术团队之间的协调对于消除手术错误、提高效率和改善手术结果至关重要[5]。

（二）手术台上护士和巡回护士

外科医生与专业的护理团队一起，为每一个手术过程对手术室的相关设置进行协调，以优化空间和手术设备的使用，并减少这种设置所需的时间。一个有经验的护理团队和擦洗技师 / 护士，应该基于外科医生的风格和偏好，来熟悉各种程序的标准设置。颅底手术包括如此多的重要细节，随着时间的推移和重复，一个专业团队将会熟悉其中的所有要点。理想情况下，巡回护士和台上护士应该熟悉颅底手术中经常使用的设备[3]。显微镜和内镜的使用在颅底手术中非常重要，恰当和及时地准备这些设备是手术顺利进行的关键。同样，在颅底手术中对神经导航系统和其他仪器设备的设置，需要大量的知识和详细的培训，以确保其在手术过程中发挥正确的功能。

（三）麻醉团队

一个专业的神经麻醉小组通常包括主治医师、一名住院医生和（或）一名麻醉科医师助理。从手术开始到结束，麻醉和手术团队之间应保持开放的沟通，并且确认基本的诱导要求，如皮质类固醇、高渗药物、抗癫痫药物和抗生素等。任何预期的术中问题都应该提前陈述。例如，在脑干、三叉神经及其分支和海绵窦段或床突上段颈动脉开口的外科手术可能会导致自主神经的变化[6]。其他情况下，如果需要降低颅内压，可以采用过度通气、使用高渗药物（如甘露醇或高渗盐水），或者抬高头部等措施。诱导 Valsalva 法有力确认硬脑膜的水密闭合。此外，麻醉小组也直接负责管理那些需要通过静脉使用的对比剂，如吲哚菁绿（indocyanine green，ICG）或荧光素，以及为了改变体位而控制手术台的位置。

（四）手术助手

多种因素决定了颅底外科手术建立于团队合作的基础上。除了不同外科手术小组之间的协作外，有一个专门的手术助手也是至关重要的。发展外科手术技能对年轻外科医生来说，也是最重要的里程碑之一。培训住院医师和专科医师完成独立的手术步骤，以节省高年资术者的精力，使其精力聚焦于手术的关键部分。辅助吸引、递送植片和止血材料、协助脑组织牵开和冲洗是手术助手的任务。一个有良好精力的手术助手，在手术最后阶段，还需要做好创面止血和细致的关闭。良好的解剖结构闭合可减少术后并发症，如脑脊液（CSF）漏、出血和感染。

（五）神经电生理监测医生

术中神经电生理监测已成为涉及脑神经和脑干的颅底手术的常规配置[7]。神经生理监测技术在目前许多手术中的"功能保护"中十分有效，因此对最大限度地减少并发症和提高生活质量有积极影响[8]。在经鼻和经颅入路中，它们也被证明是安全与有效的。例如，术中神经监测在确定颅内直窦、脑神经功能和脑干长束纤维完整性等方面已被证明是行之有效的[9]。对术中神经监测现有技术的描述详见第 7 章。

三、手术室布局

虽然经颅入路（图 4-1）和内镜入路（图 4-2）在手术室的最终安排方面，以及每种手术入路所使用的设备方面有所不同，但在每种设置中都可以遵循一些原则[10]。

• 房间的设置必须保证术者相对于术区能处于最佳的手术位置（见"术者的位置"一节）。术者需要有一个舒适的位置，可以直接到达器械、术野、显微镜或内镜，以保证最少的移动或重新布局。

• 麻醉科医师必须保证能从容地对患者进行气道管理，静脉、动脉通道的维护，以及手术台的控制。在我们的实践当中，为了避免头部拥挤，麻醉在每一个病例中都被设置在手术台的脚边上。

• 应给术者在手术区周围移动提供预期所需的足够空间，以确保良好的视野和手术可操作性。

• 台上护士的位置应该保证其与术者能畅通无阻地快速交换器械，如果手术助手在术者的右侧，最好与术者隔着器械台。

• 设备的摆放也应保证助手可以舒适地使用内镜或显微镜。

• 实时显示手术的视频监视器对促进颅底手术成员的协调和参与也是至关重要的。设置一台视频监视器供台上护士使用，必须放在他/她的前方，以便能够随时掌握手术的进展并预知术者的需要。麻醉的视频显示将使麻醉科医师能随时了解手术进展和任何术中并发症，如难以控制的出血。

四、外科医生的位置

在长时间的颅底手术中，人体工程学上保持放松和舒服的体位，对于减少压力、疲劳和细微震颤十分重要（见第 5 章）。手术工程学概念经常会被缺乏经验的手术医生所忽视。

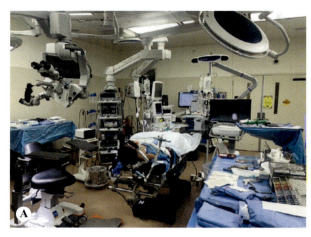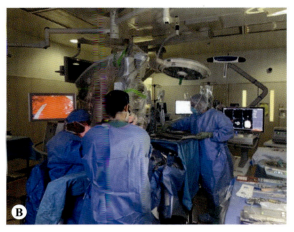

▲ 图 4-1　经颅入路的手术间布局

A. 在患者进入房间前便开始进行设置。麻醉小组应能直接触及动脉和静脉（Ⅳ）管道及气道，以便快速有效地进行诱导麻醉和插管。在术前对麻醉监护仪进行检查，以避免因故障而造成手术的延误。与此同时，台上护士需要准备术中所需的手术器械。一旦患者插管完毕，床的方向要旋转 180°，以摆放和固定患者的头部，同时麻醉小组需检查动脉和静脉管道的使用。神经导航的设置需在所有动静脉管道和气道确保安全后方可进行。导航监视器的屏幕放置在开颅手术的对侧，便于从术者的角度进行观察。B. 左侧翼点（幕上）入路：术者坐在患者头部的左侧，助手位于术者的右侧，台上护士位于手术小组的前方和患者的右侧，便于术者和台上护士之间的工具交接和直接的目光交流。显微镜底座位于患者的左侧、术者的后方。麻醉科医师站于患者脚边，可以直接观察患者左侧的静脉管道和气道。神经导航系统置于患者右侧，屏幕正对术者。外放显示器位于房间左侧，朝向台上护士，以方便台上护士和手术团队之间的协调，而监视器也应保证麻醉小组能实时观察。如果是右侧开颅，上述位置应予以颠倒

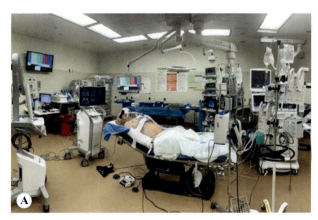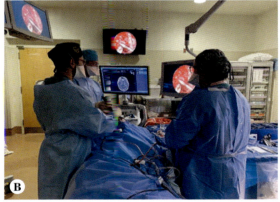

▲ 图 4-2　内镜下经鼻蝶入路的手术间布局

A. 患者头部略微过伸并向左侧倾斜，这样两个鼻孔都朝向位于患者右侧的手术团队。B. 持镜的外科医生站在术者的左侧。台上护士站在患者的左侧，面向手术团队，而麻醉科医师位于患者的脚边。内镜台车置于患者头部的对面，这样手术医生和台上护士都可以看到。神经导航系统及其外设置于患者的头后方，靠近内镜台车

（一）显微外科手术（图 4-3）

虽然许多经验丰富的神经外科医生喜欢站着手术，但大多数颅底外科医生更喜欢坐着手术。我们推荐带底座的操作椅，以提供理想的人体工程学。术者的理想体位应遵循以下原则。

• 术者的背部应该笔直地靠在靠背上。

• 椅子和扶手的高度应可调，以从不同角度提供宽广的手术视野。

• 臂应放松休息，肘部微屈 45°～90°。

• 整个前臂，从肘部到手腕，应该支撑在扶手上，只允许手腕和手指自由运动，从而减少任何肌肉疲劳。

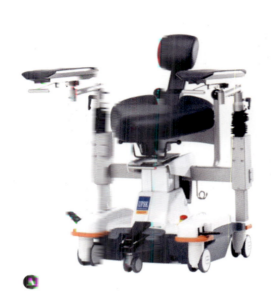
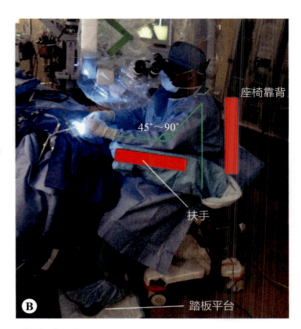

▲ 图 4-3 显微外科手术

A 外科医生手术椅：坐椅和扶手高度可通过脚部操作调节。扶手在轴向平面上的方向和倾斜角度可以调节，以适应医生的人体工程学。B 术者的体位：肘关节屈曲 45°～90°。前臂从肘部到手腕的整个伸展部分都靠在扶手上，便于手在术野上方精细的自由运动。外科医生的背部要舒适地靠在靠背上，以减少疲劳。脚踏板控制手术台。双板或超声吸引器放置在椅子平台上方

• 手术高度和焦点位置应以微垂的方式位于术野正上方，以优化显微操作。

• 显微镜目镜主要放位置需让术者仅以轻微的颈椎屈曲就可以建立显微镜下的姿势和观察。

• 可用嘴控或脚踏板来调整显微镜的焦距和放大倍数，而无须用手移离术野。

• 双极凝血器、磨钻和超声吸引器的脚踏板应根据术者的喜好放置在椅子底座上，以便于使用。

（二）内镜经鼻手术（图 4-2）

内镜下经鼻入路为四手双通道技术，其手术操作由耳鼻咽喉科医生和神经外科医生之间同步进行。在我们自己的手术中，耳鼻咽喉科医生和神经外科医生都坐在患者的右侧，而台上护士站在对侧。视频显示器位于患者头部的对侧，导航监视器位于台面的头端[11]。

五、外科装备

神经外科装备经过几十年的发展和完善。现

如今一些基本的工具已成为每个颅底外科医生所不可或缺的。

（一）手术显微镜

通过对手术视野的聚焦照明和放大，手术显微镜可更好地进行观察。现代显微镜可以配备增强现实技术。例如，导航、气管造影、肿瘤标测、吲哚菁绿（ICG）血管造影，以用于肿瘤观察和内镜辅助。显微镜是颅底手术团队最大的资产。在每次手术前应进行显微镜的设置和平衡。显微镜的位置应该保证主刀医生和助手能在头部周围自由运动。显微镜架应该放在术者后面的座椅脚附近。在内镜辅助显微手术中，该位置还有助于将内镜置入术野中。进行幕上手术时，助手镜应置于术者的右侧；而在幕下手术中，助手镜要置于病变的对侧。此设置允许助手不会干扰到台上护士的器械的递送。主镜应根据术者的喜好进行调整。之后，显微镜应固定于其最终操作位置。

（二）手术台（图 4-4）

患者的体位摆放是颅底外科最重要的步骤之

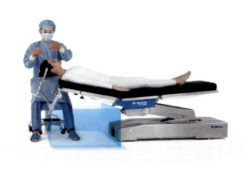

▲ 图4-4 手术台

现代手术台的每一个部分都可以调节，并可在三维坐标中改变位置和旋转。手术台在轴向平面上的良好滑动使术者能够将他／她的双腿放在台面下，并且使其位置更靠近头部，同时也允许术者可以围绕手术场地自由移动，以改善手术视野，减少盲点

一（见第5章）。在各种颅底手术过程中，合适的体位能保证患者的手术安全性和手术显露的最佳观察。除了 Trendelenburg 位／反 Trendelenburg 位外，颅底手术还需要更大范围的侧向倾斜（右／左 25°）、高度改变（450~1100mm）（译者注：原书疑有误）、水平滑动和后倾。现代手术台允许调整床的每一个部分，并在三维坐标中以可变的速度改变体位和旋转的角度。通常，这些调整由麻醉科医师远程调节，而一些新型手术台（如 Mizuho Mobile Microsurgery Table MST-7300 系列，Mizuho America Inc.,Union City,CA, United States）可使用脚踏板来进行调节。一旦术者选择了他／她所喜欢的具有特色的手术台，那么就应该在所有颅底手术中予以标准化。

（三）头架和牵开器

头部应固定于连接手术台的三点式头架内。除了神经导航需要严格固定头位外，头架还可防止术中出现任何不适当的移动。Mayfield® 头架（Integra Lifesciences Corp,Plainsboro,NJ,United States）可连接脑组织牵开器系统。在显露颅底深部时，通常需要使用脑牵开器，以确保足够的操作空间，以便在关键的神经血管结构附近使用磨钻[12]。在打开硬脑膜之前，先将 Budde® halo 牵开器系统（Integra Lifesciences Corp, Plainsboro, NJ, United States）连接到头架上，以避免在显露的脑组织附近进行粗暴的操作。我们推荐使用 Budde® halo 牵开器系统，因为除了可利用牵开环将手置于术野中心外，该系统的操作也非常简便。

（四）神经导航

现已证明术前使用神经导航来制订手术计划十分有用，可指导精确的手术切除，并达到解剖和功能上的结构保留。目前，神经导航几乎是所有神经外科手术标准配置中不可缺少的组成部分。新导航系统的开发和三维（3D）应用技术已可将导航整合进显微镜或内镜视野中。新导航系统原型和虚拟现实 3D 模型能以无限制的方式进行操作，以比较各种手术入路及联合入路。神经导航架在显微外科手术中置于手术台脚边，在内镜经鼻手术中置于手术台头侧，屏幕监视器置于术者对面。

（五）高速磨钻

在所有颅底手术中，用高速磨钻磨除骨质是一个必不可少的手术操作。高速磨钻已从气动钻过渡到了电钻。电钻因其重量轻、安全、易于使用和维护而成为首选。切割钻用于钻孔，减少骨厚度及制作骨瓣。对于神经血管结构（如视神经、面神经和前庭耳蜗神经）周围的精细骨质操作，则首选细金刚砂磨钻。有几家制造商已将冲洗冷却系统纳入磨钻机头中，以试图减少磨钻靠近神经血管结构时的热量传导。例如，在视神经管或内听道附近的操作[13]。使用集成在吸引系统中的冲洗系统，也可以保持术野的清洁[14]。在日常实践中，外科医生须将其喜好的特定钻头及其附件固定下来，以方便台上护士的配合。

（六）显微剥离子

组织剥离应建立在保留神经血管结构解剖和功能的基础上，且应尽量减少出血或不出血。每个术者对特定的显微剥离子套件都有个人偏好。为了在操作中能更好地使用，该套器械应全面且根据合适的操作任务来进行排序（见第 8 章）。

（七）吸引

吸引器用于神经外科手术中清除术区的液

体，并帮助于关键神经血管结构周围进行双手精细剥离。流行的吸引器包括 Fujita®、Fukushima®、Rhoton™、Frazer® 及其他品牌，我们将着重描述与颅底手术表相关的一些吸引器的特点。推荐采用 Fukushima-Design® 吸引管（Aesculap Inc., Hazelwood, MO, United States），由于具有泪滴形孔，保证了更好的吸引控制，而且采用可弯曲的材料，使得吸引器可以个体化调整。锥形吸管设计与远离无创尖端防止了吸引管的堵塞。吸引器管套装应该具备多种型号，至少要有 4 种不同长度和 3 种直径（3～12 French）。

（八）双极电凝

双极电凝的用途是钳夹、操作、分离和电凝所选定的组织。电流在两个尖端之间交替，从而缩短回流路径的长度，并产生了精确可控的热凝效应[5]。我们推荐 Spetzler-Malis® 一次性枪式不粘双极电凝（Stryker, Kalamazoo, MI, United States）。主要使用的是 3 种不同的长度（7 英寸、8 英寸和 9 英寸）和尖端直径（0.5mm、1mm、1.5mm）。纤细的人体工程学枪式设计适用于深部的手术入路。对于脑膜瘤等血供丰富的肿瘤，使用射频能量和盐水冲洗的新型双极设备（Aquamantys™ Medtronic, Minneapolis, MN, United States）可以对软组织和骨性结构提供较为有效的止血控制，而不会产生烟雾或碳痂。而其他止血设备在高温下工作，往往会造成烟雾或焦痂。按照我们的经验，在大型颅底脑膜瘤手术中，Aquamantys 装置可减少手术时间和出血量。内镜经鼻和锁孔手术将需要不同的双极电凝套装，需要有更长细长的枪式设计，以最大限度地提高全程可见度，并防止尖端被破坏。根据我们的经验，推荐使用 SILVERglide® 双极电凝套装（Stryker, Kalamazoo, MI, United States），其具有不同长度和尖端的大小可供选择，可用于各种鼻内和锁孔手术。

（九）显微吸切器

显微吸切器系统是一种旋转式真空分离装置，用于在狭窄术区内可控地切除软组织[16]。其优点是可以同步地去除鼻腔黏膜和吸引术区的液体，也能够缩短手术时间，改善经鼻手术中的鼻腔视野[16]。由于动力系统的高吸力和速度，吸切器的使用必须仅限于鼻窦阶段，以避免损伤眼眶、硬脑膜、脑组织或神经血管结构。

（十）超声吸引器

超声吸引器利用压电元件产生的超声频率振动来破碎组织，同时连续冲洗乳化被切割的组织，并抽吸将其从术野中移除。同时使用选择性分离、冲洗和抽吸，这样可以快速切除肿瘤，同时在干净的术区中保留肿瘤周围组织[17]。特殊的附件可适用于坚硬和纤维性肿瘤，如脑膜瘤。最近，新型超声波吸引器将纵向振动与扭振耦合起来[18]。这些特性可以高精度乳化骨性结构，同时避免高速钻头产生的温度升高和继发的神经热损伤[19]。因此，超声吸引器已被用于安全地进行复杂入路，包括经海绵窦入路、前床突切除术或内听道减压术[20-24]。超声吸引器长而细的尖端便于经鼻入路中通过狭窄的手术通道进入。最近的报道已阐述了扩大内镜下经鼻入路治疗前、颅中窝病变的可行性。

（十一）超声多普勒

超声多普勒探头有助于确定脑血管内的血流，其在脑血管外科中的作用已得到证实。在颅底外科手术中，该技术也可用于确定显微手术和内镜经鼻术中与关键血管结构如颈内动脉的接近程度。例如，在扩大经鼻蝶窦入路或通过颞下入路磨除岩尖时，使用超声多普勒评估与颈内动脉的距离，并防止出现任何无意中的伤害[12, 25]。此外，手术过程本身引起的"大脑移位"和解剖结构变化，也会影响导航的准确性，需要额外的精密工具来确认相关血管结构的位置。

（十二）吲哚菁绿血管造影

吲哚菁绿（ICG）是一种在近红外光下可显影的氰化物荧光染料，已被用于多种医学诊断手段。众所周知，ICG 可以实时提供脑血管系统的动脉、毛细血管和静脉流动的高分辨率图像。在脑血管外科手术中，除了在显微观察下确定放置动脉瘤夹的最佳位置以外，它还可用于术中评估动脉腔的通畅性和血流量。其应用可以扩展到颅底手术中，对于可能涉及大动脉的肿瘤，在开放和内镜手术中，ICG 造影有助于血管结构显影。此外，ICG 在经鼻内镜入路中被证明可用于确定重要血管结构的位置（如颈内动脉或海绵窦）评估鼻中隔皮瓣的可用性，使垂体上、下动脉显影或区分正常组织和肿瘤组织 [26-28]。

六、总结

颅底手术室应该拥有高度专业化的工作人员、先进的技术设备和非常充足的专用手术器械。手术室工作人员和不同手术团队之间的协调可确保手术的顺利进行，减少并发症的风险，从而提高手术的整体成功率。

声明

资助：本研究未获任何有关其阐述的资金资助。

利益冲突关系：ASY 是 Stryker 公司的顾问，并从 Mizuho 公司获得版税。

伦理批件和知情同意（参与和发表）：鉴于本研究的设计，当地伦理委员会认为无须知情同意和伦理批准，且本研究未获任何资金资助。

数据和材料的可用性（数据透明度）：本稿件的全部或部分内容均未发表，亦未提交于任何杂志审稿。

参考文献

[1] Semel ME, Resch S, Haynes AB, Funk LM, Bader A, Berry WR, et al. Adopting a surgical safety checklist could save money and improve the quality of care in U.S. hospitals. Health Aff (Millwood). 2010;29(9):1593-9.

[2] de Vries EN, Eikens-Jansen MP, Hamersma AM, Smorenburg SM, Gouma DJ, Boermeester MA. Prevention of surgical malpractice claims by use of a surgical safety checklist. Ann Surg. 2011;253(3):624-8.

[3] Laws ER, Wong JM, Smith TR, de los Reyes K, Aglio LS, Thorne AJ, et al. A checklist for endonasal transsphenoidal anterior skull base surgery. JNS. 2016;124(6):1634-9.

[4] Wong JM, Bader AM, Laws ER, Popp AJ, Gawande AA. Patterns in neurosurgical adverse events and proposed strategies for reduction. Neurosurg Focus. 2012;33(5):E1.

[5] McLaughlin N, Carrau RL, Kelly DF, Prevedello DM, Kassam AB. Teamwork in skull base surgery: an avenue for improvement in patient care. Surg Neurol Int. 2013;4:36.

[6] Chowdhury T, Mendelowith D, Golanov E, Spiriev T, Arasho B, Sandu N, et al. Trigeminocardiac reflex: the current clinical and physiological knowledge. J Neurosurg Anesthesiol. 2015;27(2):136-47.

[7] Starnoni D, Giammattei L, Cossu G, Link MJ, Roche P-H, Chacko AG, et al. Surgical management for large vestibular schwannomas: a systematic review, meta-analysis, and consensus statement on behalf of the EANS skull base section. Acta Neurochir [Internet]. 2020 [cited 2020 Sep 27]. Available from: http://link.springer.com/10.1007/s00701-020-04491-7.

[8] Wang EW, Zanation AM, Gardner PA, Schwarz TH, Eloy JA, Adappa ND, et al. ICAR: endoscopic skull-base surgery. Int Forum Allergy Rhinol. 2019;9(S3):S145-365.

[9] Singh H, Vogel RW, Lober RM, Doan AT, Matsumoto CI, Kenning T., et al. Intraoperative neurophysiological monitoring for endoscopic endonasal approaches to the skull base: a technical guide. Scientifica (Cairo). 2016;2016:175-245.

[10] Lehecka M, Laakso A, Hernesniemi J, Çelik Ö. Helsinki microneurosurgery basics and tricks. M. Lehecka, A. Laakso and J. Hernesniemi Helsinki; 2011.

[11] Castelnuovo P, Pistochini A, Locatelli D. Different surgical approaches to the sellar region: focusing on the "two nostrils four hands technique". Rhinology. 2006;44(1):2-7.

[12] Martinez-Perez R, Silveira-Bertazzo G, Carrau RL, Prevedello DM. The importance of landmarks in endoscopic endonasal reinterventions: the transpterygoid transcavernous approach. Acta Neurochir. 2020;162(4):875-80.

[13] Tsuzuki T, Yanai H, Kukita C, Samejima H, Shinyama Y. Irrigation system equipped on a high-speed air drill--technical note. Neurol Med Chir (Tokyo). 1998;38(3):173-4.

[14] Abe T, Satoh K, Wada A. Optic nerve decompression for orbitofrontal fibrous dysplasia: recent development of surgical technique and equipment. Skull Base. 2006;16(3):145-55.

[15] Greenwood J Jr. Two point coagulation: a follow-up report of a new technic and instrument for electrocoagulation in neurosurgery. Arch Phys Ther. 1942;23(9):552-4.

[16] Tang D, Lobo BC, D'Anza B, Woodard TD, Sindwani R. Advances in microdebrider technology. Otolaryngol Clin N Am. 2017;50(3):589-98.

[17] Lederose G, Thon N, Rachinger W, Betz CS. Use of an ultrasonic aspirator in transnasal surgery of tumorous lesions of the anterior skull base. Interdiscip Neurosurg. 2019;18:100545.

[18] Vernon D, Lobo BC, Ting JY. Application of ultrasonic aspirators in rhinology and skull base surgery. Otolaryngol

Clin N Am. 2017;50(3):607-16.

[19] Tarai N, Munigangaiah S, Jadaan M, McCabe JP. Comparison of thermal spread with the use of an ultrasonic osteotomy device: Sonopet ultrasonic aspirator versus sonic bonescalpel in spinal surgery. J Craniovertebr Junction Spine 2018 Mar; 9(1):68-72.

[20] Campero Á, Tovar L, Ajler P. Resection of a dumbbell skull base meningioma by a combined two-staged retrosigmoid and transzygomatic transcavernous approach. J Neurol Surg B Skull Base. 2019;80(Suppl 3):S298-9.

[21] Glauser G, Choudhri OA. Microsurgical clipping of ophthalmic aneurysms in an endovascular era: Sonopet-assisted intradural clinoidectomy and other tenets. World Neurosurg. 2019;126:398.

[22] Henzi S, Krayenbühl N, Bozinov O, Regli L, Stienen MN. Ultrasonic aspiration in neurosurgery: comparative analysis of complications and outcome for three commonly used models Acta Neurochir. 2019;161(10):2073-82.

[23] Kohlberg GD, Lipschitz N, Tawfik KO, Walters Z, Breen JT, Zuccarello M, et al. Application of ultrasonic bone aspirator for decompression of the internal auditory canal via the middle cranial fossa approach. Otol Neurotol. 2019;40(1):114-20.

[24] Modest MC, Carlson ML, Link MJ, Driscoll CLW. Ultrasonic bone aspirator (Sonopet) for meatal bone removal during retrosigmoid craniotomy for vestibular schwannoma. Laryngoscope. 2017;127(4):805-8.

[25] Martínez-Pérez R, Hernández-Álvarez V, Maturana R, Mura JM. The extradural minipterional pretemporal approach for the treatment of spheno-petro- clival meningiomas. Acta Neurochir. 2019;161(12):2577-82.

[26] Hide T, Yano S, Shinojima N, Kuratsu J. Usefulness of the indocyanine green fluorescence endoscope in endonasal transsphenoidal surgery. J Neurosurg. 2015;122(5):1185-92.

[27] Inoue A, Kohno S, Ohnishi T, Nishida N, Suehiro S, Nakamura Y, et al. Tricks and traps of ICG endoscopy for effectively applying endoscopic transsphenoidal surgery to pituitary adenoma. Neurosurg Rev. 2021;44(4):2133-43.

[28] Jeon C, Hong C-K, Woo KI, Hong SD, Nam D-H, Lee J-I, et al. Endoscopic transorbital surgery for Meckel's cave and middle cranial fossa tumors: surgical technique and early results. J Neurosurg. 2018;1:1-10.

第5章 手术体位

Surgical Positioning

Robert S. Heller Siviero Agazzi Harry R. Van Loveren 著
三 海 译

1987 年，在美国神经外科医师学会（Congress of Neurological Surgeon，CNS）的召集下，我们在马里兰州巴尔的摩的全国会议上创建了第一个周日实践课程。在现任主席和前 CNS 主席 John Tew 博士的要求下，我们聚焦于当时的"热门话题"之一，并设计了如何成功摆放体位的相关课程，"神经外科手术体位实用课程"（图 5-1）。我们的观点是，在任何手术开始之前，体位摆放不当均可能会对手术效果产生不良影响。我们相信，随着越来越复杂的体位被设计出来用于脑肿瘤和脑血管病变手术，这种不良影响需要引起格外重视。外科医生需要灵活选择体位，除了仰卧位，还有俯卧位、公园长椅位、坐位、功和飞机式体位和侧卧位等。我们的首个"成功摆放体位课程"为我们系统提出体位摆放的理论奠定了基础，这一理论后来演变成"体位五法则"。在这一章节里，我们用积木块的概念提出这些经过时间检验的策略，以创建一种对当今手术仍然高度适用的患者体位摆放方法。

经历了 30 年的快速发展，手术体位变得比以往任何时候都复杂和微妙。新的手术入路和技术涉及颅底手术的方方面面。内镜、通道手术、无框架导航和术中成像等技术的使用使得手术体位变得更加复杂和关键。与此同时，人们对手术并发症和不良结果的容忍度急剧下降。"体位五法则"有 5 个组成部分，包括患者的头和身体在手术床上的位置，手术医生、手术室内的全体人员和手术相关设备在手术室内的布局。

一、手术体位摆放的概念

外科医生经常错误地把注意力集中于"一种"体位上，即到达手术目标部位的头部位置和路径。然而，我们的策略是在铺单之前对最终体位进行评估，确保患者和外科医生都处于舒适的位置。在讨论何为最佳体位之前，我们不禁要问，手术体位会如何影响手术结果？答案是，不当的体位会明确增加患者受损、难以到达手术目标，以及手术医生疲劳的风险。

首先，不当的体位会导致患者身体受损。过度扭转和压迫颈静脉会增加静脉压并导致灾难性的脑肿胀。过度的颈部屈曲和头部旋转可能导致急性涎腺炎[1]。如果术前未能发现患者患有颈椎病，颈部位置摆放不当可能导致脊髓压迫和损伤。身体上的受力点应使用软垫保护，如保护不足可能导致神经麻痹或压疮。关节紧张可能导致韧带损伤。眼部应妥善覆盖保护，如保护不足可能导致擦伤或消毒液灼伤。虽然这样伤害大多被认为是轻伤，但由于这类损伤少见、出乎意料，并容易避免，因此构成了医疗事故索赔的主要来源。

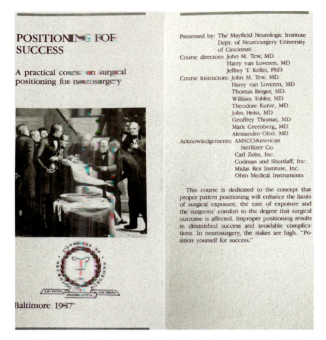

▲ 图 5-1 成功摆放体位：神经外科手术体位实践课程
美国神经外科医师年会首个实践课程的小册子（巴尔的摩，马里兰州，1987）

其次，当手术体位影响手术目标的显露时，将对结果产生更直接的影响。例如，当在颈部屈曲不充分时，枕骨大孔的病变不可能良好显露。当头部旋转过度（超过 45° 时）斜坡病变的切除难度将显著增加。头部和胸部的相对位置是至关重要的，头部低于心脏会增加静脉出血，而胸部过高也会增加空气栓塞的风险。

最后，手术体位不当所导致的最大风险是外科医生的疲劳。手术路径不佳和手术目标显露不足将迫使外科医生不得不采用难受的姿势进行手术，从而可能导致颈部劳损、因俯身于术区上引起的背部劳损以及因手臂过伸或双手高举过肘部所引起的肌肉疲劳。在一项神经外科医生的调查中，73% 的参与者表示由于长时间的手术和采用不符合人体工程学的手术姿势导致患有工作相关的肌肉骨骼疾病[2]。采用符合优良人机工程学的姿势进行手术是提高显微外科手术效果的关键[3]。在长时间手术过程中，这些不适感将潜移默化地影响术者的判断和决策。疲惫的术者更有可能在手术中偷工减料、激进冒险或过早地终止肿瘤切除。在铺单前确定最终体位时，我们要在心中默念：手术开始前要确保患者和术者都处于舒适的位置。

对于年轻神经外科医生来说，不同手术所要求的头位摆放的细微差别可以在教科书、神经外科手册和网上的专家视频中找到。由于在解剖实验室和手术室都积累了一定经验，术者闭上眼睛就可以想象如何进行头位摆放和采用何种手术入路，并相对准确地预测患者体位能否成功。虽然并不是每一种入路的掌握都需要花时间在解剖实验室训练，但这种训练却是经验积累的助推剂，因此对医生和患者来说都是十分有价值的。

二、五法则

为了成功摆放体位，我们提出了 5 个体位摆放要点：①患者头位；②手术床上身体位置；③外科医生位置；④其他手术相关人员在手术间的位置；⑤设备的位置。

（一）要点 1：患者头部

头部应旋转至病变显露所需一侧。调整头部在 X 轴、Y 轴和 Z 轴的位置。确保保持头部抬高以利于静脉引流。术者通过显微镜到达手术目标区域的视线应呈直线，同时应保持外科医生的头部处在舒适的位置。

应用三钉支架时，始终先将有成对头钉的固定臂固定在患者头部。如果首先固定装有单钉的延伸臂，可能在高扭矩压力下，使装有成对头钉的固定臂仅有一枚头钉稳妥固定，另外一枚则悬空，从而使摇臂上出现"浮针"效应而导致术中头部位置改变或头皮严重撕裂。此外，在头部的中位水平线下方至少固定一枚头钉，而不是使头部悬挂在头架上方，以使头架能可靠地支撑头部的重量。

为了优化头钉的固定位点，我们使用"汗带"技术（图 5-2）。外科医生可以想象在患者头上戴一个汗带，每颗头钉应置于汗带区的哪个

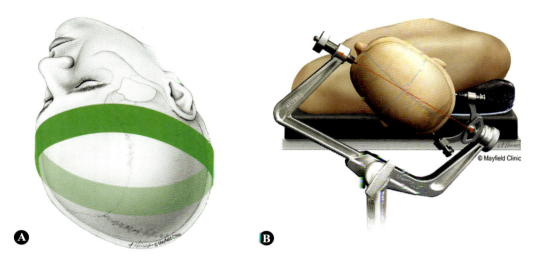

▲ 图 5-2 用 Mayfield 头架摆放头立

A. 标出患者头部的吸汗带区域。B. 将头部的承重侧固定在头架的双钉固定臂上。将单钉对准头部矢状轴和冠状轴的交点。3 枚头针都应该位于吸汗带区域。顺时针转动单钉侧的加压旋钮，直到压力刻度显示 3 个压力环（每平方英寸 60 磅）。避免在额头中部放置单钉，以减少穿透眶窦的风险。注意观察薄弱的颞骨鳞部有无穿透的征象（经许可转载，引自 Mayfield Clinic.）

位置。如果将头钉固定于汗带上方靠近头顶部的位置，可能会出现头钉固定的角度不佳，并可能会出现滑脱或移位，而放置在汗带下方的头钉则可能会因为穿过太多软组织，而无法充分钉入颅骨。

（二）要点 2：患者身体

检查患者颈部的张力，如果颈部松弛，不需要调整。如果颈部有点绷紧，则可能需要旋转调整患者的肩部。如果颈部旋转受限，则需要调整患者的体位使患者颈部能更大程度的旋转（如侧卧位等）。收拢双臂和双手时，需确保患者的拇指朝向前方。保持肘关节和膝关节轻度屈曲以避免关节的长时间拉伸。患者的身体应处于轻度头高脚低位，以利于静脉回流，但头部不应高于心脏超过 20cm。

（三）要点 3：外科医生

放置一个合适的可调节椅，舒适地坐于上面，手术开始前先调试一下椅子。将手术床调整到令术者舒适的高度，而不是让术者屈就手术床的高度。手术操作平面应与肘关节或腕关节持平，以避免手臂疲劳。

调整显微镜，使目镜处于术者的眼睛可舒适前视的高度。勿使显微镜限制术者的头部位置，术者的眼睛和头部必须在舒适的位置长时间工作。如果使用嘴套，当术者透过目镜观察时，嘴套应该舒适地置于术者的嘴里。术者应该能够在不从目镜上移开眼睛的同时按压嘴套。调整显微镜的手柄，使它们容易抓握且不易导致疲劳，同时无须伸长手臂去抓握，以避免显微镜出现失衡 [4]。

确定手术过程中手的休息位置。我们更常用 Budde Halo 牵开器作为手休息的地方，而不是用来牵拉。现已证实，将手和手腕置于患者或牵开器系统上可减少术者的震颤 [5]。

（四）要点 4：手术间的其他人员

助手应位于术者的右侧。术者左手通常需持吸引器并置于患者头部一个相对固定的位置，如果助手位于右侧，会阻碍其伸手进入术区。因此，助手位于术者左侧可避免这种情况。如果术者是左利手，那就需要相应调整术者和助手的位置。

通常，器械护士应位于术者右侧、患者的胸部位置，这样可以直接将器械放入术者伸出的手上，而术者的眼睛无须离开显微镜，术者也不会因为交叉手臂接纳器械而遮挡视野。麻醉科医师应位于远离术区的手术床尾。神经电生理监测人员应位于手术间的角落里。

（五）要点5：设备

手术相关设备的放置应远离术区，且可以在需要时方便采用。显微镜的底座应与垂臂保持90°或接近90°，以保持显微镜的最大机动性。电刀主机、吸引器瓶及超声吸引器主机应置于患者与器械护士的对侧。导航设备的显示器应置于医生只需轻微转身就能看到的位置。

脚踏板应置于术者可以轻松舒适触及的位置，使术者在手术过程中无须改变坐姿便可触及脚踏板。与手术室的工作人员沟通，这样术者就可以触及所需踏板，并移走不需要的踏板。

三、通过病例示例来建立"体位五法则"模型

颅底外科手术体位摆放的一般要点最好通过具体的病例模型来阐释。鉴于颅底外科手术的固有特点，对某个具体的患者或手术来说，体位摆放诸多要点中往往一个或多个相较于其他要点显得更为重要。我们选择以下病例是因为每例都比较复杂，可以在体位摆放的诸多细微差别之中引发讨论。

（一）乙状窦前入路

以"积木块"的形式而言，乙状窦前入路包括颞部开颅和岩骨前部、后部切除，还可包括牺牲半规管。

患者的头部（要点1）应向肿瘤对侧旋转，直至矢状窦与地面平行。头顶部向地面倾斜以使颧弓根位于最高点（图5-3）。该体位可为通过颞下窝到达 Kawase 三角并进一步显露颅后窝提供舒适的视线。如果头部没有旋转至矢状窦与地面平行的程度，术者需伸长脖子去越过乳突磨除后的空间向上看，而头部向地面倾斜不足将会影响对颞叶内侧的观察视野。

当评估患者的身体摆放（要点2）时，应从检查患者颈部张力开始，如果颈部松弛，不需要调整；如果颈部绷紧，就需要垫高患者一侧的肩部；如果颈部旋转完全受限，则必须采用公园长椅位。收拢患者的手臂，确保拇指在上，这是使手臂舒适的位置。在膝关节下方垫一个枕头，以避免长达数小时的过伸。抬高患者胸部以促进静脉回流，但不能超过心脏上方20cm的高度，因其有导致空气栓塞的风险。

确保术者（要点3）在手术过程中舒适，调整椅子的高度和扶手的位置，调整手术床至合适的高度。

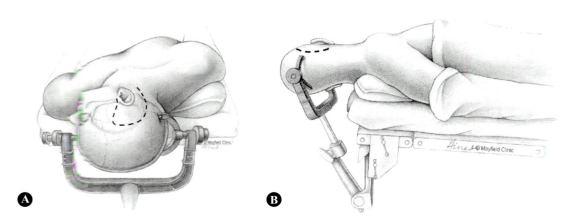

▲ 图5-3 取仰卧位的乙状窦前入路患者

A. 头部转向肿瘤对侧，直至矢状窦与地面平行。在同侧肩下放置一个肩垫，以减少颈部张力。如果颈部张力乃无法缓解，患者应采用"公园长椅"位。B. 头部向地面倾斜，使颧骨根部位于术野的最高点。注意，三钉头架上最下方头钉应在头部的水平中线以发挥承重作用。将手臂收拢在患者两侧，双手保持自然的"竖起大拇指"的姿势（经许可转载，引自 Tew）

接下来，规划房间内其他人员的位置（要点4），此处针对右利手术者。将助手置于术者右侧（图5-4），可提供良好帮助；而术者二侧的医生则是观察学习者。一般来说，器械护士在术者右侧、患者胸部的位置。麻醉科医师位于远离术区的手术床尾。

最后，规划设备在房间中的位置（要点5）。显微镜应置于术者左边，以便术者及助手舒适操作。电刀主机和吸引器应该放在手术床尾或器械护士的对面。

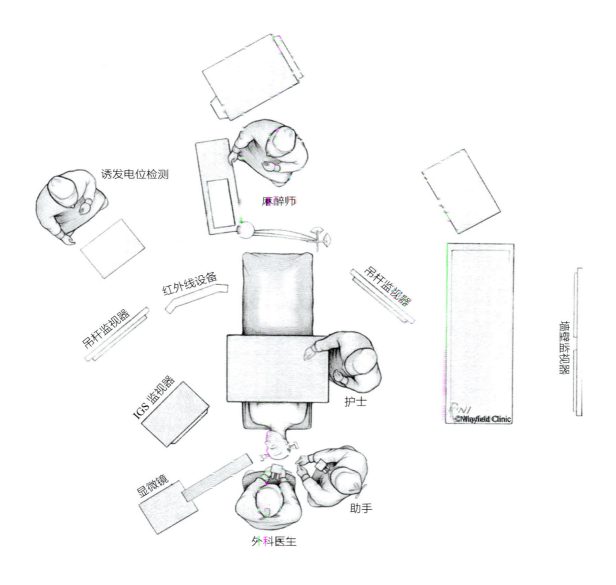

诱发电位检测

麻醉师

红外线设备

吊杆监视器

吊杆监视器

墙壁监视器

IGS 监视器

护士

显微镜

助手

外科医生

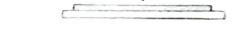

门

▲ 图 5-4 使用手术显微镜和神经导航进行颅底手术的手术间布局

规划人员位置，以确保术者、助手和器械护士处于最有利和高效的位置。在影像导航手术中，将显示器和红外线设备排列在床边以形成一条无遮挡的视线，使外科医生可以清楚地观看。麻醉科医师和神经监测人员位于床尾（经许可转载，引自 Tew）

（二）内镜下经鼻入路

颅底手术的另一种常见入路是经鼻内镜入路。以"积木块"的形式而言，该入路可以包括经鼻、扩大经蝶、经口、经上颌和经翼腭窝入路等。在此入路中，我们更喜欢将患者的头部置于马蹄形头枕或柔软的甜甜圈形头托上，而非使用刚性的头钉固定系统（图5-5）。患者头部（要点1）向术者略微抬起和旋转，以使术者获得更好的视线。患者身体（要点2）仰卧，垫好所有的受力点，双臂收拢于身体两侧，双手处于大拇指位于上方的姿势。

右利手的术者（要点3）站于患者右肩处（图5-6），升高手术床，使术者可以在肘关节及其以下平面灵活使用前臂和双手，并避免手臂疲劳。术者不应俯趴于患者身上，这不利于舒适地进行手术。助手（要点4）站在患者的左肩处或左侧头部位置，在术者双手操作时握持内镜。器械护士位于患者左侧、助手旁边，这样术者手臂只需简单地从视野向侧方旋转即可接纳器械护士递送的器械。麻醉科医师位于床尾，监测人员位于手术间的角落。

术者和助手均应能够直视内镜显示器（要点5）。立体定向导航设备可以置于两台内镜显示器之间。所有其他设备的连接线从床尾引至术区。

四、总结

正确摆放患者体位是颅底手术成功的前提。本章的目的是让读者了解我们提出手术体位五要点的思维过程。我们描述了如何在具体的患者中应用"手术体位五法则"，而不是为每一个可能的颅底手术病例提供方案。这种手术体位摆放策略为治疗团队中的每个成员提供了舒适便利，保护了患者，同时还避免了因术者疲劳而对患者造成的直接或间接损伤并发症。

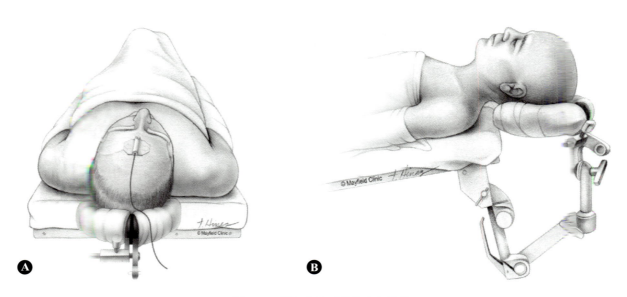

▲ 图 5-5　颅底内镜手术的患者体位

A. 头部舒适地置于一个有衬垫的马蹄形头枕上，前额上放置无框架立体定向参考标记。B. 头部向术者略微抬高并旋转，以便获得更好的视线（经许可转载，引自 Tew）

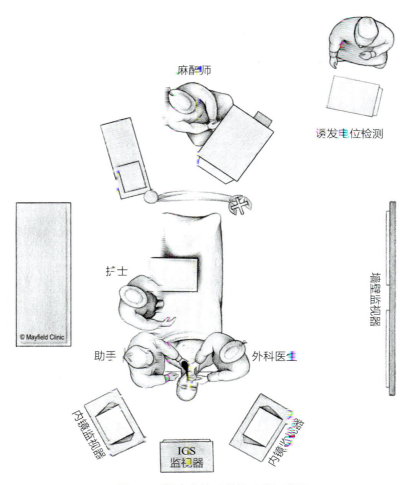

▲ 图 5-6　颅底内镜手术的手术间布局

术者站在患者的右肩，助手站在左肩。器械护士站在患者左侧和助手的一方，以便于将器械递送到术者的右手。术者和助手都可以直视各自的内镜显示器。铁磁信号发射器置于手术床边（经许可转载，引自 Tew）

参考文献

[1] Naylor RM, Graffeo CS, Ransom RC, Carlstrom LP, May MM, Carlson ML, et al. Acute sialadenitis after skull base surgery: systematic review and summative practice recommendations. World Neurosurg. 2021. https://doi.org/10.1016/j.wneu.2021.02.124.

[2] Gadjradj PS, Ogenio K, Voigt I, Harhangi BS. Ergonomics and related physical symptoms among neurosurgeons. World Neurosurg. 2020;134:e432-e41. https://doi.org/10.1016/j.wneu.2019.10.093.

[3] Belykh E, Onaka NR, Abramov IT, Yagmurlu K, Byvaltsev VA, Spetzler RF, et al. Systematic review of factors influencing surgical performance: practical recommendations for microsurgical procedures in neurosurgery. World Neurosurg. 2018;112:e182-207. https://doi.org/10.1016/j.wneu.2018.01.005.

[4] Shimizu S, Kuroda H, Mochizuki T, Kumabe T. Ergonomics-based positioning of the operating handle of surgical microscopes. Neurol Med Chir (Tokyo). 2020;60(6):313-6. https://doi.org/10.2176/nmc.rc.2020-0018.

[5] Fargen KM, Turner RD, Spiotta AM. Factors that affect physiologic tremor and dexterity during surgery: a primer for neurosurgeons. World Neurosurg. 2016;86:384-9. https://doi.org/10.1016/j.wneu.2015.10.098.

[6] Tew JM, van Loveren HR, Keller JT. Atlas of operative microneurosurgery, vol. 2. London: W.B. Saunders; 2001.

第 6 章　脑神经功能保留技巧

Cranial Nerve Functional Preservation: Tricks of the Trade

Rafael Martinez-Perez　A. Samy Youssef　著

漆松涛　译

当面对□□病变时，最佳手术入路的选择取决于几个因□，包括病理、治疗目标、患者解剖和外科医生□技能 / 经验，以及术前的临床和功能状态[1]。□□的手术入路应该既能最大限度地提高手术效□，又能最大限度地减少对重要神经血管结构□□扰，从而减少术后并发症[2]。我们喜欢强调□□能保留颅底手术中，选择入路的概念为"3□"原则，包括安全（safe）、简单（simple）、直□（straightforward）。

• 安全：避□狭窄的操作通道和跨过相关的神经血管结构。

• 简单：简单优于复杂：联合和（或）分期采用两个简□的入路有时优于单个复杂的主要入路。

• 直接：选□□直接的入路，增强手术显露的可操作性[3]。

一、功能保留的显微外科基本原则

颅底外科□生应学习和掌握精细的显微外科技术，以便能□□车熟路地在复杂而重要的神经血管结构周围□□分离具有挑战性的病变。一个重要的基本原□□保持术区干净无血[4]，以便能够很好地辨认重□的解剖结构。但是，在脑神经附近应尽量减□□热电凝，以避免热传导对邻近神经的热损伤。在这种情况下，可采用带冲水的双极电凝。此外，在海绵窦手术中，可以使用包括氧化纤维素、流体明胶（Baxter, De□field, IL, USA）或纤维蛋白胶（Beriplast® ZL□ Behring, King of Prussia, PA, USA）在内的止血材料来实现止血。我们发现 Delicot 超薄棉片（American Surgical Company, Salem, USA）在剥离和双极电凝热凝时，对脑神经的遮盖和保护非常有用。应采用温热乳酸林格液将术区的血凝块□洗干净，以利于术区结构的辨认。乳酸林格液在 pH、渗透压和无机离子含量方面与正常脑脊□十分接近。许多作者报道，它是一种比生理盐□更安全的脑冲洗替代方法，对神经组织更安全，特别是在长时间的手术中[5]。

遵循自然屏障、解剖层面和蛛网膜□面操作都是有益的方法。在被肿瘤压迫扭曲□□解剖部位，从正常解剖结构入手，一直是辨认□经血管结构和引导显微解剖走向的安全策略。□尽量减少脑神经的手术操作，并避免牵拉。在□神经周围的蛛网膜界面上使用显微剪刀或锐性□微剥离子进行锐性分离，是减少此类操作和保□神经微血管的关键。早期对脑神经周围如内听□或视神经管进行骨性减压，可减少对已经受损□脑神经的手术操作。同样，硬脑膜皱襞的切开（如硬脑膜远环、动眼神经三角、小脑幕切迹、镰状韧带）可扩大肿瘤 / 神经界面周边的操作□围，有助于解剖完整的脑神经的功能保护。

二、解剖区域划分的脑神经

神经电生理监测已经成为每个颅底手术的基本要求（见第 7 章）。在条件允许的情况下，应在每个解剖区域的手术中均进行脑神经监测，作为功能完整性的实时测量和预测术后结果。

三、颅前窝

（一）嗅器

嗅觉的评估和保存应是治疗前颅底中线病变的主要目标之一（见第 17 章）。全面的评估，包括嗅觉测试 [宾夕法尼亚大学嗅觉识别测试（University of Pennsylvania Smell Identification test，UPSIT）]，以及基于嗅觉功能和肿瘤大小选择的个体化手术入路，可改善嗅觉结果[6]。一般来说，如果嗅觉完整，由于手术显露时有损伤嗅神经的风险，经鼻入路不适用于额下病变。

1. 入路选择　作为我们功能保护理念的一部分，我们选择最直接的手术路径，不跨过嗅束。对于中等大小（2～4cm）[6, 7]的病变，通常采用额外侧入路，而非双侧额部开颅，以保留嗅觉，因为同侧嗅束在分离阶段的早期即可辨认并保留，而对侧嗅束在肿瘤减压后可自肿瘤中分离出来。双额入路提供了一个宽阔的手术通道，并有助于在手术早期离断肿瘤血供，但很可能导致更低的嗅觉保留率[8]。大的和双侧病变（>4cm）[7]可更好地通过个体化的双额入路联合眶板开放来充分显露，这不仅可以最大限度地减少眶顶支质和嗅束的牵拉，还有利于双侧筛板的显露。一侧颅前窝起源的中线轴外小病变，可以通过内镜下经鼻入路显露。为了保留嗅觉功能，我们最近提出并描述了鼻中隔移位的单侧经筛板入路，通过此方法可保留对侧嗅器[6, 9]。

2. 解剖分离技术　强烈建议采用锐性蛛网膜外解剖分离，以保留神经血供，同时将嗅束自肿瘤包膜松解开。应避免直接牵拉嗅束，代之以用湿棉片进行牵拉和保护。如果肿瘤累及双侧筛板，应考虑近全切除，同时保留优势侧嗅球（右侧），以保留嗅觉。

（二）视神经

所有鞍旁病变都需要进行全面的眼科检查，包括视力、视野和光学相干断层扫描（optical coherence tomography，OCT）。视神经管内的视神经可从下方、内侧受压，如垂体腺瘤、鞍结节脑膜瘤及大部分颅咽管瘤；从下方和外侧受压，如颈动脉 - 眼动脉瘤；从外侧受压，如一些蝶骨嵴脑膜瘤或沿四周均受压、C 型床旁脑膜瘤[10]、视神经鞘脑膜瘤或累及视神经管的骨纤维异常增殖症[10-13]。

1. 入路选择　通常通过经颅入路切除前床突以对视神经管减压[13]。然而，近年来内镜技术的发展促进了采用其他入路来进行视神经管减压，如经眶或经鼻入路[14-17]。虽然经颅入路可提供最宽的手术操作空间，能对 3/4 周长的视神经管进行减压（相比之下，其他入路仅能进行 180° 的减压）[18]，且当视神经压迫主要来自神经内侧时，如小的鞍结节脑膜瘤，内镜下经鼻视神经减压被证实有效。主要位于视路结构下方的病变，如垂体腺瘤和颅咽管瘤，应通过经鼻入路显露。当视神经因前颅底中线病变而从上方被压迫时，首选在视力较差的一侧单侧经颅入路，以避免骚扰功能较好的视神经。在这种情况下，使用磨钻先通过磨除视神经管上壁进行同侧视神经减压，然后再切除肿瘤。视神经内下方的中线病变可取经鼻入路，通过磨除其内侧壁进行双侧视神经管减压。

2. 剥离技术　手术操作中对视路结构的骚扰应最小化。前交通复合体至视交叉背侧和垂体上动脉至腹侧的血供，应分别在经颅和经鼻手术中予以保留。视神经管和前床突的磨除应在持续冲水的条件下用金刚砂钻头进行，以避免热损伤。应在视神经内侧和外侧锐性切开镰状韧带，以达到减压的目的。在视路结构周围剥离时应尽可能保留蛛网膜层。

四、颅中窝

动眼神经、滑车神经、三叉神经和展神经

从脑干到颅中窝和眶上裂，动眼神经、滑车神经、展神经和三叉神经可以通过颅中窝入路[19-23]或颅后窝入路显露[24, 25]。最近，Kassam 等描述了通过内镜扩大经鼻入路显露 Meckel 腔的前方入路[26]。此外，经鼻入路可以很好地显露海绵窦的内侧部和前部[27-29]。

1. 入路选择 海绵窦病变可直接影响位于海绵窦外侧的动眼神经、滑车神经、展神经，以及三叉神经第一支（V_1）。累及海绵窦的病变可以是完全位于海绵窦内的海绵窦外侧壁，也可以是海绵窦外起源继发侵犯海绵窦，如垂体腺瘤或脑膜瘤。完全位于海绵窦内的脑膜瘤浸润脑神经和颈内动脉外膜，除海绵窦减压外，手术并不起主要作用。如果病变扩展到岩骨嵴以上并侵犯 Meckel 腔的上表面，通常采用颅中窝入路。对于累及 Meckel 腔的颅中窝病变，如三叉神经鞘瘤，我们通过颞下硬膜外入路行岩骨前部切除，并结扎和离断岩上窦，从而早期对三叉神经进行减压[30, 31]（见第 27 章）。对于扩展至海绵窦的病变，如岩斜 – 蝶海绵窦脑膜瘤，当视神经受压而出现视觉症状，可采用颞前入路[20, 32]。岩斜坡区和小脑脑桥三角区脑膜瘤或神经鞘瘤常与三叉神经关系密切，并可压迫展神经、滑车神经甚至动眼神经。经前侧颅底入路为早期脑神经减压提供了最直接的路径，手术通道够大且较浅，手术操作更加简便[33, 34]，位于上颌窦后或颞下窝区域的 V_2 和 V_3 远端病变可通过内镜下经鼻入路直接显露（见第 54 章）。

2. 剥离技术 切开颞眶周围韧带后，钝性游离海绵窦外侧壁的外层，但 4 个部位除外，包括动眼神经三角、滑车神经、V_2、V_3，这 4 个部位需采用锐性分离。该步骤对脑神经Ⅲ～Ⅵ进行了减压。不要分离眶上裂以避免神经损伤。脑神经的血供来自其内侧的海绵窦段颈内动脉，应避免任何可能破坏神经血供的操作，尤其是采用内侧入路时。与海绵窦外侧壁相似，三叉神经半月节和神经根的背外侧面有两层硬膜，自颅后窝固有硬膜延续而来的内层或脏层，构成海绵窦和 Meckel 腔的背外侧壁，以及来自颅中窝固有硬膜的外层或壁层。这两层之间的界面向远端延续为三叉神经神经外膜鞘和颅中窝固有硬膜之间的界面[21]。在切开卵圆孔和圆孔处的硬膜外层后即可进入这个界面。接下来，沿着 V_2 神经和 V_3 神经向上和向后朝 Meckel 腔钝性分离。在颅中窝入路中，硬脑膜从后向前抬起，以避免岩浅大神经（GSPN）撕脱。在切开小脑幕时，结扎岩上窦（superior petrosal sinus，SPS），并在两个血管夹之间锐性切断。千万注意不要切到三叉神经根，因其就在岩上窦的正下方。当切口延伸至天幕裂孔时，应在最后切开前确定滑车神经的位置并予以保留。保留中切迹间隙的蛛网膜是解剖保留滑车神经的关键。

五、颅后窝

（一）面神经和前庭耳蜗神经

面神经和前庭耳蜗神经最易受 CPA 肿瘤的影响。最常见的 CPA 肿瘤为前庭神经鞘膜瘤[30]和脑膜瘤[31]。术中分离脑神经的难易程度取决于肿瘤的质地、血供与神经血管结构的粘连程度等因素。肿瘤的质地差异很大，尽管一些研究表明这种特性可以在术前预判[32]，但肿瘤特性通常在术中才能判定。

1. 入路选择 小的前庭神经鞘膜瘤（Koos Ⅰ）[33]伴听力功能正常或轻度受损，可采用颅中窝入路（见第 30 章）。如肿瘤延伸至 CPA 池（Koos Ⅱ～Ⅳ）[33]，可采用经迷路或乙状窦后入路（见第 38 章）。在听力正常的患者中，保留蜗神经功能仍较为困难。乙状窦后入路用途广泛，可用于各种大小肿瘤的听力 / 蜗神经保留手术。

在不以保留听力为目的时，对于颈静脉球以上、伴有显著向脑桥前方扩展部分的肿瘤，经迷路入路具有早期显露和保留面神经的优点。蜗神经可解剖保留，以利于日后可能通过人工耳

蜗植入进行听力重建[34]。CPA 的脑膜瘤可通过乙状窦后入路直接显露。对于岩斜脑膜瘤，见第 37 章。

2. 剥离技术　术中脑神经监测包括用神经完整性监测（NIM）神经监测系统（Medtronic, Minneapolis, MN, USA）直接电刺激面神经和连续监测听觉脑干听觉诱发电位。我们使用前庭神经保留技术，最大限度地减少对面部和蜗神经的直接操作。从肿瘤的下内侧开始识别蜗神经，用显微剪和尖角显微剥离子在肿瘤和前庭神经之间锐性分离出界面。在肿瘤和前庭神经束之间已经建立的界面上进行由内向外的解剖分离。前庭神经作为隔层保护下方的蜗和面神经。随着前庭神经在远端分离成上、下两个分支，肿瘤起源的神经开始变细变薄。相比之下，未受累及的神经可相对保留。面神经总是在脑干端可见，并在肿瘤减压后通过电刺激辨认和定位内听道口前段的远端部分[35]。在中小型前庭神经鞘膜瘤中，我们采用这种方法获得了较高的听力保留率（70%）和正常面神经功能率（100%）[36]。中间神经可在位于前庭上神经和面神经之间的脑干处辨认。此神经应尽可能保留，因为在文献报道中术后出现干眼症、过度流泪或味觉丧失的发生率可高达70%[37-40]。我们认为，上述前庭神经保留技术有助于解剖保留中间神经，从而在实践中获得更好的功能保留[37]。如果最后的肿瘤部分与面神经极度粘连而无法剥离，则应在失去神经传导信号之前决定实施近全切除，在神经上留下少许残余肿瘤[38]。在颅中窝入路中，应从内向外分离前庭下神经。明确肿瘤与神经粘连最紧的部分后，应将其留待至有足够的操作空间时，再在直视下切除[39]。在面神经被切断的罕见情况下，应同期尝试神经移植修复[39, 40]。

（二）后组脑神经：舌咽神经、迷走神经、副神经和舌下神经

颈静脉孔区肿瘤，如副神经节瘤、脑膜瘤、神经鞘瘤、软骨瘤和脊索瘤，可累及后组脑神经[1, 41]。后组脑神经功能障碍可导致声带和吞咽功能的严重障碍，从而可能需长期住重症监护室、急症处理和康复治疗[42, 43]。因此，务必对后组脑神经进行彻底的术前检查。应进行正式的吞咽评估和喉镜声带评估，以确定治疗前的功能状态[42, 44]。

1. 入路选择　手术入路的选择不仅要根据后组脑神经的功能状况，还要根据肿瘤相对于神经结构的位置来决定[37]。肿瘤的指向决定了入路。因此，对于位于后组脑神经前内侧和指向鼻咽部的肿瘤，经鼻远内侧入路是更优的选择；而对于指向外侧的颞骨和（或）颅后窝的肿瘤，则更适合采用后外侧入路[2]。对于围绕后组脑神经广泛生长的肿瘤，宜采用分期入路并联合前述技术，以避免累及后组脑神经而导致术后神经功能障碍[2]。对于伴有后组脑神经功能完好的哑铃型颈静脉孔区神经鞘瘤，理想的治疗方法为切除颅内部分后动态监测，视情况对颅外部分进行放射治疗。副神经节瘤在后组脑神经功能完好的情况下，可通过放射治疗达到满意控制[38, 39]。较大的病变则可能需要最大限度地安全切除肿瘤并保留脑神经，术后对残留肿瘤进行辅助放射治疗[40]（见第 48 章）。

2. 剥离技术　在颅后窝手术中尽可能保留蛛网膜界面是非常重要的。为了避免牵拉损伤后组脑神经，需要进行锐性分离。尽量减少双极电凝的使用和温和冲水是避免热损伤的关键。

六、总结

脑神经功能是颅底肿瘤患者治疗后生活质量的主要决定因素。术前应进行脑神经评估，术中应进行神经电生理监测。在选择治疗方式、手术入路和术中技术操作时应以功能保留为目标。

声明

资助： 本研究未获任何有关其阐述的资金资助。

利益冲突关系： ASY 是 Stryker 公司的顾问，并从 Mizuho 公司获得版税。

伦理批准和知情同意（参与和发表）：鉴于本研究的设计，当地伦理委员会认为无须知情同意和伦理批准，且本研究未获任何资金资助。

数据和材料的可用性（数据透明度）：本稿件的全部或部分内容均未发表，亦未提交于任何杂志审稿。

参考文献

[1] Martínez-Pérez E, Silveira-Bertazzo G, Rangel GG, Albiña P, Hardesty D, Carrau RL, et al. The historical perspective in approaches to the spheno-petro-clival meningiomas. Neurosurg Rev. 2021;44(1):51-60.

[2] Youssef AS, Arnone GD, Farell NF, Thompson JA, Ramakrishnan VR, Gubbels S, et al. The combined endoscopic endonasal far medial and open postauricular transtemporal approaches as a lesser invasive approach to the jugular foramen: anatomic morphometric study with case illustration. Oper Neurosurg. 2020;19(4):471-9.

[3] Martinez-Perez R, Albonette-Felicio T, Hardesty DA, Carrau RL, Prevedello DM. Same viewing angle, minimal craniotomy enlargement, extreme exposure increase: the extended supraorbital eyebrow approach. Neurosurg Rev. 2021;44(2):1141-50.

[4] Lehecka M, Laakso A, Hernesniemi J, Çelik Ö. Helsinki microneurosurgery basics and tricks. Helsinki: M. Lehecka, A. Laakso and J. Hernesniemi; 2011.

[5] Kazim SF, Enam SA, Shamim MS. Possible detrimental effects of neurosurgical irrigation fluids on neural tissue: an evidence based analysis of various irrigants used in contemporary neurosurgical practice. Int J Surg. 2010; 8(8): 586-90.

[6] Ung TH, Yang A, Aref M, Folzenlogen Z, Ramakrishnan V, Youssef AS. Preservation of olfaction in anterior midline skull base meningiomas: a comprehensive approach. Acta Neurochir. 2019;161(4):729-35.

[7] Li MS, Portman SM, Rahal A, Mohr G, Balasingam V. The lion's mane sign: surgical results using the bilateral fronto-orbito-nasal approach in large and giant anterior skull base meningiomas: clinical article. J Neurosurg. 2014;120(2):315-20.

[8] Jang W-Y, Jung S, Jung T-Y, Moon K-S, Kim I-Y. Preservation of olfaction in surgery of olfactory groove meningiomas. Clin Neurol Neurosurg. 2013;115(8):1288-92.

[9] Youssef AS, Sampath R, Freeman JL, Mattingly JK, Ramakrishnan VR. Unilateral endonasal transcribriform approach with septal transposition for olfactory groove meningioma: can olfaction be preserved? Acta Neurochir. 2016;158(10):1965-72.

[10] Al-Mefty O. Clinoidal meningiomas. J Neurosurg. 1990;73(6):840-9.

[11] Martinez-Perez R, Joswig H, Tsimpas A, Poblete T, Albiña P, Perales I, et al. The extradural minipterional approach for the treatment of paraclinoid aneurysms: a cadaver stepwise dissection and clinical case series. Neurosurg Rev. 2020;43(1):361-70.

[12] Ho R-W, Huang H-M, Ho J-T. The influence of pituitary adenoma size on vision and visual outcomes after trans-sphenoidal adenectomy: a report of 78 cases. J Korean Neurosurg Soc. 2015;57(1):23.

[13] Drake CG, Vanderlinden RG, Amacher AL. Carotid-ophthalmic aneurysms. J Neurosurg. 1968;29(1):24-31.

[14] Martinez-Perez R, Albonette-Felicio T, Hardesty DA, Carrau RL, Prevedello DM. Outcome of the surgical decompression for traumatic optic neuropathy: a systematic review and meta-analysis. Neurosurg Rev. 2021;44(2):633-41.

[15] Horiguchi K, Murai H, Hasegawa Y, Mine S, Yamakami I, Saeki N. Endoscopic endonasal trans-sphenoidal optic nerve decompression for traumatic optic neuropathy—technical note. Neurol Med Chir (Tokyo). 2010;50(6):518-22.

[16] Goldberg RA, Steinsapir KD. Extracranial optic canal decompression: indications and technique. Ophthalmic Plast Reconstr Surg. 1996;12(3):163-70.

[17] Di Somma A, Andaluz N, Gogela SL, Cavallo LM, Keller JT, Prats-Galino A, et al. Surgical freedom evaluation during optic nerve decompression: laboratory investigation. World Neurosurg. 2017;101:227-35.

[18] Gogela SL, Zimmer LA, Keller JT, Andaluz N. Refining operative strategies for optic nerve decompression: a morphometric analysis of transcranial and endoscopic endonasal techniques using clinical parameters. Oper Neurosurg (Hagerstown). 2018;14(3):295-302.

[19] Sun DQ, Menezes AH, Howard MA, Gantz BJ, Hasan DM, Hansen MR. Surgical management of tumors involving Meckel's cave and cavernous sinus: role of an extended middle fossa and lateral sphenoidectomy approach. Otol Neurotol. 2018;39(1):82-91.

[20] Martínez-Pérez R, Hernández-Álvarez V, Maturana R, Mura JM. The extradural minipterional pretempora approach for the treatment of spheno- petro-clival meningiomas. Acta Neurochir. 2019;161(12):2577-82.

[21] Youssef S, Kim E-Y, Aziz KMA, Hemida S, Keller JT, van Loveren HR. The subtemporal interdural approach to dumbbell-shaped trigeminal schwannomas: cadaveric prosection. Neurosurgery. 2006;59(4 Suppl 2):ONS270-277; discussion ONS277-278.

[22] Tripathi M, Deo RC, Suri A, Srivastav V, Baby B, Kumar S, et al. Quantitative analysis of the Kawase versus the modified Dolenc-Kawase approach for middle cranial fossa lesions with variable anteroposterior extension. J Neurosurg. 2015;123(1):14-22.

[23] Peris-Celda M, Perry A, Carlstrom LP, Graffeo CS, Driscoll CLW, Link MJ. Key anatomical landmarks for middle fossa surgery: a surgical anatomy study. J Neurosurg. 2013:1-10.

[24] Yang A, Kunigelis K, Youssef AS. Retrosigmoid approach

to the posterior fossa trigeminal schwannoma. J Neurol Surg B Skull Base. 2018;79(Suppl 5):S393-4.

[25] Kunigelis KE, Craig D, Yang A, Gubbels S, Youssef AS. Presigmoid approach to dumbbell trigeminal schwannoma. J Neurol Surg B Skull Base. 2018;79(Suppl 5):S391-2

[26] Kassam AB, Prevedello DM, Carrau RL, Snyderman CH, Gardner P, Osawa S, et al. The front door to Meckel's cave: an anteromedial corridor via expanded endoscopic endonasal approach- technical considerations nd clinical series. Neurosurgery. 2009;64(3 Suppl):ons71-82; discussion ons82-83.

[27] Cohen-Cohen S, Gardner PA, Alves-Belo JT, Truong HQ, Snyderman CH, Wang EW, et al. The medial wall of the cavernous sinus. Part 2: selective medial wall resection in 50 pituitary adenoma patients. J Neurosurg. 2018;131(1):131-40.

[28] Ferrareze Nunes C, Lieber S, Truong HQ, Zenonos G, Wang EW, Snyderman CH, et al. Endoscopic endonasal transoculomotor triangle approach for adenomas invading the parapeduncular space: surgical anatomy, technical nuances, and case series. J Neurosurg. 2018:1-11.

[29] Martinez-Perez R, Hardesty DA, Silveira-Bertazzo G, Carrau RL, Prevedello DM. Bony landmarks in the endoscopic endonasal transoculomotor approach. Neurosurg Rev. 2021; 44(5):2717-25.

[30] Starnoni D, Giammattei L, Cossu G, Link MJ, Roche P-H, Chacko AG, et al. Surgical management for large vestibular schwannomas: a systematic review, meta-analysis, and consensus statement on behalf of the EANS skull base section. Acta Neurochir [Internet]. 2020 [cited 2020 Sep 27]. Available from: http://link.springer.com/10.1007/s00701- 020-04491-7.

[31] Harvey SA, Haberkamp TJ. Pitfalls in the diagnosis of CPA tumors. Ear Nose Throat J. 1991;70(5):290-8, 303-4.

[32] Rizk AR, Adam A, Gugel I, Schittenhelm J, Tatagiba M, Ebner FH. Implications of vestibular schwannoma consistency: analysis of 140 cases regarding radiologic and clinical features. World Neurosurg. 2017;99:159-63.

[33] Koos WT, Day JD, Matula C, Levy DI. Neurotopographic considerations in the microsurgical treatment of small acoustic neurinomas. J Neurosurg. 1998;88(3):506-12.

[34] Dahm V, Auinger AB, Honeder C, Riss D, Landegger LD, Moser G, et al. Simultaneous vestibular schwannoma resection and cochlear implantation using electrically evoked auditory brainstem response audiometry for

decision-making. Oto Neurotol. 2020;41(9):1266-73.

[35] Aref M, Kunigelis K, Cass SP, Youssef AS. Retrosigmoid approach for vestibular schwannoma. J Neurol Surg B Skull Base. 2019;80(Suppl 5):S271.

[36] Labib MA, Inoue M, Banakis Hartl RM, Cass S, Gubbels S, Lawton MT, et al. Impact of vestibular nerve preservation on facial and hearing outcomes in small vestibular schwannoma surgery: a technical feasibility study. Acta Neurochir [Internet]. 2021 [cited 2021 Jan 7]. Available from: http://link.springer.com/10.1007/s00701- 020-04678-y.

[37] Ditzel Filho LFS, Prevedello DM, Dolci RL, Jamshidi AO, Kerr EE, Campbell R, et al. The endoscopic endonasal approach for removal of petroclival chondrosarcomas. Neurosurg Clin N Am. 2015;26(3):453-62.

[38] Patel AK, Rodríguez-López JL, Hirsch BE, Burton SA, Flickinger JC, Clump DA. Long term outcomes with linear accelerator stereotactic radiosurgery for treatment of jugulotympanic paragangliomas. Head Neck. 2021;43(2):449-55.

[39] Fatima N, Pollom E, Soltys S, Chang SD, Meola A. Stereotactic radiosurgery for head and neck paragangliomas: a systematic review and meta-analysis. Neurosurg Rev. 2021; 44(2): 741-52.

[40] Borba LAB, Araújo JC, de Oliveira JG, Filho MG, Moro MS, Tirapelli LF, et al. Surgical management of glomus jugulare tumors: a proposal for approach selection based on tumor relationship with the facial nerve. J Neurosurg. 2010;112(1):88-98.

[41] Ramina R, Maniglia JJ, Fernandes YB, Paschoal JR, Pfeilsticker LN, Neto MC, et al. Jugular foramen tumors: diagnosis and treatment. Neurosurg Focus. 2004;17(2):E5.

[42] Mesquita Filho PM, Ditzel Filho LFS, Prevedello DM, Martinez CAN, Fiore ME, et al. Endoscopic endonasal surgical management of chondrosarcomas with cerebellopontine angle extension. Neurosurg Focus. 2014;37(4):E13.

[43] Mohyeldin A, Prevedello DM, Jamshidi AO, Ditzel Filho LFS, Carrau RL. Nuances in the treatment of malignant tumors of the clival and petroclival region. Int Arch Otorhinolaryngol. 2014;18(Suppl 2):S157-72.

[44] Raza SM, Gidley PW, Kupferman ME, Hanna EY, Su SY, DeMonte F. Site-specific considerations in the surgical management of skull base chondrosarcomas. Oper Neurosurg (Hagerstown MD). 2018;14(6):611-9.

第 7 章　神经生理监测

Neurophysiologic Monitoring

Rafael Martinez-Perez　Angela Downes　A. Samy Youssef　著

殷延毅　译

术中神经生理监测在现代颅底外科中起着重要作用。例如，面神经肌电图（electromyogram，EMG）不仅有助于从解剖学上识别神经，而且可以保持神经功能的完整性，并有助于预测术后的神经功能结果[1]。术中常规面神经监测的应用显著减少了解剖完整神经术后面神经麻痹的发生[1-3]。脑干听觉诱发电位（brain stem auditory evoked potential，BAEP）广泛用于术中监测耳蜗神经和脑干功能，并作为小脑脑桥三角区区手术中保留听力的手段。同样，BAEP 的不同模式已被确定，并与术后听力结果相关[4]。躯体感觉诱发电位（somatosensory evoked potential，SSEP）和运动诱发电位（motor evoked potential，MEP）有助于对颅颈交界区手术患者的不良功能结果进行预测，如枕骨大孔脑膜瘤[5]。

随着显微外科技术的不断完善和外科医生颅底外科手术经验的不断积累，对颅底外科手术的目标提出了更高的要求。颅底手术中脑神经的解剖和功能完整是术中神经监测的最终目标。神经生理学家、神经耳科医生和神经外科医生在颅底手术中的早期合作促进了术中神经生理学监测的广泛应用，从而大大增加了成功保留脑神经功能的可能性。本章旨在回顾颅底手术中神经生理监测的不同手术，并确定某些特殊病理形态对术后结果的临床影响。我们将在不同的系列报道中重点阐述术后药物在改善迟发性脑神经功能障碍中的作用。

一、术中监测的基本要求

麻醉引起的生理变化可能影响术中监测的可靠性。肌电监测和所有不同亚型的诱发电位都容易受到生理变化的影响，因为基线记录模式（动作电位的振幅和潜伏期）可能会受到影响或发生改变。应尽量减少使用长效肌肉松弛药和某些神经活性吸入麻醉药，因其可能抑制肌电和蜗神经动作电位（cochlear nerve action potential，CNAP）的记录。小剂量的氧化亚氮和异氟醚可与麻醉药同时使用，以维持麻醉状态[5]。诱导应采用快速神经肌肉阻滞药。肌电图监测中的肌颤监测可用于术中脑神经监测前确定肌肉麻痹的逆转。尽管麻痹患者可以通过减少肌肉伪影来改善 SSEP 记录，但 4 次肌颤中至少应该有 2 次达到神经肌肉阻滞，以便于在 MEP 或其他脑神经监测期间提供可靠的肌电图读数。

二、脑神经监测

（一）嗅神经（Ⅰ）

作为颅前窝病变和颅底恶性肿瘤手术设备的一部分，术中对化学感觉（嗅觉和味觉）的监测最近已得到应用[7]。虽然术中嗅觉诱发电位对保留嗅觉功能的作用尚未得到证实，但在神经外科手术中嗅觉诱发电位监测嗅觉功能的可行性方面已显示出良好的效果。嗅觉监测非常有用，尤其在颅前窝入路操作嗅束时有利于对嗅觉功能的保护。

嗅觉诱发电位（olfactory evoked potential，OEP）是通过对人的嗅觉和呼吸道鼻黏膜的化学刺激而产生的，对嗅觉兴奋剂敏感[8, 9]。嗅觉兴奋剂（H_2S 或 CO_2）通过计算机控制的空气稀释嗅觉计以恒定的浓度输送[7, 10]。刺激器的输出端置于鼻孔内，同时废气通过医用负压吸引管排出，然后使用头皮脑电图（electroencephalogram，EEG）电极记录 OEP。参考电极和接地电极放置在头顶处。最终，原始记录经过滤和处理后转换为实际可读数据。尽管仍处于实验阶段，潜伏期的延迟和信号幅度的降低被认为是睡眠减退的潜在预测因素[11]。OEP 的检测是可以监测的，但技术上具有很大难度，复杂的设置和获得有意义的刺激所需的长时长限制了其在颅底手术中的常规使用。

（二）视神经（Ⅱ）

前颅底的开颅或内镜手术一般都会在视交叉前部附近进行，采取明确的策略对视路损伤进行检测和处理至关重要。为了克服颅底手术中临床检测漏诊的局限性，一些人建议采用闪光视觉诱发电位作为一种术中评估视路完整性的技术[12-14]。

视觉诱发电位（visual evoked potential，VEP）是由视觉刺激引发的电位，通过头皮上的电极对视觉皮质进行记录[15]。VEP 的记录需要 3 个电极，包括枕中电极置于枕外粗隆（隆突）正上方，枕外侧电极分别置于枕中电极两侧各 4cm 处[16]。通过计算脑电图（EEG）信号的平均数来提取 VEP 波形。VEP 主要用于脱髓鞘疾病的诊断[12]。现已证实，在颅前窝和鞍旁区肿瘤的切除过程中，VEP 对视路保护有一定的好处[17-19]。

诱发电位振幅的降低和潜伏期的增加均被认为是视觉功能降低的表现[13, 14, 20]。然而，对于其有效性和可靠性是否与术中所见和术后视觉结果相

关，仍有一些作者表示怀疑[12, 15, 21-23]。在术中使用 VEP 的诸多局限性中，因 VEP 波形对麻醉药物的敏感性而导致 VEP 反应的极端变异性、个体差异和刺激的低效传递是最大的问题[15, 17, 24]。到目前为止，在颅底手术中进行 VEP 的常规应用仍需要开发新的技术来传递视觉刺激。

（三）动眼神经、滑车神经、三叉神经和展神经（Ⅲ、Ⅳ、Ⅴ、Ⅵ）

在海绵窦、眶上裂或岩斜区的颅底手术中，三叉神经和眼外脑神经的功能和结构完整性存在损伤的风险[25, 26]。同样，在小脑脑桥三角区手术中，如某些向前、后生长的大型前庭神经鞘膜瘤，可以监测三叉神经和展神经[27]。术中监测三叉神经和眼外脑神经已广泛用于治疗生长至海绵窦大的病变[27-29]。眼外脑神经术中损伤导致的复视除了美容方面的问题外，还会严重影响患者的生活质量，因为复视往往会导致单眼视力和立体视力的丧失。同样，三叉神经的功能保护是预防并发症（如感觉障碍等）的关键，最严重的是角膜溃疡、感觉障碍、三叉神经痛或咀嚼功能障碍[30, 31]。

1. 肌电图　术中对眼外脑神经支配的肌肉［提上睑肌和（或）内直肌用于动眼神经监测，上斜肌用于滑车神经监测，外直肌用于展神经监测］进行肌电监测是避免术后脑神经损伤导致一过性或永久性复视非常有效的措施[32]。对三叉神经的监测是通过对咬肌的肌电监测来进行的，该肌肉由下颌神经（V_3）支配[27]。动眼神经、展神经和三叉神经的电生理监测相对容易实施。然而，由于在上斜肌上应用记录电极的解剖学差异，滑车神经的监测在技术上很麻烦[27]。在肿瘤切除后，通常采用连续肌电图监测自发肌电活动和术中用单/双极探针直接刺激脑神经，以确定神经和评估功能状态。

虽然神经放电在预测术后眼外脑神经功能方面的价值有限，但如果肿瘤切除后肌肉动作电位的起效潜伏期超过 2.5ms，则很可能可以确定术后动眼神经、滑车神经或展神经有出现功能障碍

的风险[33, 34]。然而，肌肉动作电位振幅与眼外脑神经术后功能的定量关系尚未得到证实。

2. 眼电图 眼电图（electrooculogram，EOG）是当眼睛在两个固定点之间移动时，角膜和视网膜之间电位变化的记录[35]。EOG 被用于评估眼球震颤、斜视和核上动眼神经功能异常[36, 37]。最近有文献表明，EOG 是一种有价值的监测工具，可预防术后的眼外运动神经功能障碍[32]。

EOG 采用放置在双眼周围的表面电极进行记录，通过测量两个电极之间的电位差异来记录眼睛的运动。其应用原理是，人眼是一个电偶极子，由带正电荷的角膜和带负电荷的视网膜组成[38]。在手术过程中，当眼外运动神经受到直接或间接的机械性刺激时，EOG 的监视器上可出现异常的眼外肌反应[32]。

（四）面神经（Ⅶ）

在小脑脑桥三角区（cerebellopontine angle，CPA）肿瘤（即前庭神经鞘膜瘤和脑膜瘤）或颅后窝脑神经显微血管减压的手术入路中，面神经（Ⅶ）特别脆弱。面神经在解剖学上多数能得到保留；然而，20%~70% 的患者术后存在面神经功能障碍[1]。CPA 病变，特别是前庭神经鞘膜瘤的切除，受益于面神经监测最多。面神经轻瘫明显损害患者的生活质量，可能需要采取一些美容和姑息治疗（见第 13 章）。

肌电图（EMG） 经皮在外侧眼眶、鼻肌和口轮匝肌内平行放置成对的非绝缘针式电极，从而提供连续的肌电监测。肌电图可以检测到两种不同的肌电信号模式，一是自发的肌肉活动；二是面神经刺激过程中获得的复合肌肉动作电位（compound muscle action potential，CMAP）。面神经刺激探针用于直接电刺激以更在肿瘤切除前定位神经，以及在将肿瘤从神经剥离的过程中间歇性地定位神经。产生的反应通过数字示波器和扬声器穿过手术室传达给术者[2]。在切除前庭神经鞘膜瘤后，用探针在脑干和肿瘤剥离面内侧引出刺激阈值。先施加 0.05mA 刺激阈值，然后以 0.05mA 递增，直至获得响应幅度。记录最低刺

激阈值下可达到的反应幅度，可作为术后面神经功能的预测指标[40-42]。文献报道的术中肌电监测方案之间存在很大差异。刺激装置的类型（单极性与双极性、绝缘性与非绝缘性）将产生不同的 CMAP 波形，其幅度和形态特征各不相同[43]。因此，在各种文献中报道的用于预测功能结果的反应幅度值并不一致[43-45]。然而，已有文献证实，脑干和内听道之间的反应下降幅度 <70% 是面部功能恢复的良好预测指标（House Brackman<3）[39]。

除了间歇性直接电刺激外，连续扬声器监测也被用于面神经功能完整性的实时评估。在扬声器监测中，以可听见的长时间活动形式出现的神经传导放电反映了神经功能损伤。这种模式被称为 A-train 活动。它从扬声器中产生高达 210Hz 的高频声音，最大振幅为 100~200μV，从不超过 500μV，而持续时间在毫秒到几秒之间变化[2]。可以记录几个关于波的特性、频率和振幅的模式。A-train 为高频和均匀的正弦模式，是最敏感和特异的模式，可以预测术后轻瘫[3]。Prell 等[2] 发现 train 时间的长短与术后面神经功能的恶化有很强的相关性。术前无轻度面瘫的患者 train 时间最多可延长至 0.5s。在至多 10s 的 train 时间内，术后损害仅限于下降 1 个 House-Brackmann 分级[46]。此外，该作者还对刺激阈值和肿瘤大小预测术后面神经功能的作用进行了评估。Fenton 等[40] 发现，在 88% 的术后患者（59/67）中，刺激阈值 <0.05mA 和较小的肿瘤体积与 House-Brackmann Ⅲ级或以下相关。Neff 等[47] 发现，腔内肌电刺激阈值 ≤0.05mA 和反应幅度 ≥240μV 有助于预测 House-Brackmann Ⅰ级或Ⅱ级面神经功能，其概率为 98%。Mandpe 等[48] 发现，在 88% 的 44 例患者中，刺激时间 ≤0.1mA 和反应幅度 ≥200μV 可预测 House-Brackmann Ⅰ~Ⅱ级面神经功能。Goldbrunner 等[49] 证实，在 75% 的患者中，通过刺激肿瘤分离界面近端和远端的神经，所录得的反应放大率 ≤0.1 与 6 个月时的面部功能不良相关。

最近开发的面部运动诱发电位（facial motor

evoked potential，FMEP）被推荐为面神经监测的辅助手段[50, 51]。FMEP 使用经颅电刺激产生电脉冲。放大器增益最初设置为每次 200mV，并根据运动诱发电位反应的大小进行调整。负极置于顶部，以避免刺激伪迹，而正极置于面部运动皮质上方（侧裂交界处）。用 3～4 个矩形脉冲对手术对侧施加刺激，刺激时间间隔为 1 或 2ms。FMEP 将电极插入额肌进行记录，与用于肌电监测的电极相同。然而，复杂的设置和诱发电位振幅的个体差异可被视为 FMEP 监测的局限性[52]。现已证实，前庭神经鞘膜瘤的 FMEP 波幅的前后对比是短期良好面神经预后的重要预测因素[53]。与面神经肌电图相比，FMEP 有两个优点，一是可以在整个手术过程中持续评估面神经的功能状态；二是可以在非直视下对面神经的完整性进行监测[51]。

（五）前庭耳蜗神经（Ⅷ）

耳蜗神经（Ⅷ）是前庭神经鞘膜瘤手术中最常受累的脑神经。对于听力正常或轻度听力损失的患者，一般选择保留听力的入路（颅中窝入路或乙状窦后入路）。耳蜗神经功能监测可通过记录耳道和头皮电极的听觉诱发反应或术中直接进行耳蜗神经监测来达到保护听力的目的。

1. 脑干听觉诱发电位（BAEP） 又称听脑干反应（auditory brainstem response，ABR），用于记录传递至同侧耳的听觉刺激反应。对于压迫脑干且同侧听力不佳的大型肿瘤，可从对侧耳记录 BAEP 作为脑干功能的一种监测。BAEP 模式一般可耐受镇静和全身麻醉。全身麻醉诱导后，在耳道内放置附有 12 英寸塑料软管的耳机并密封。为了检测快速听觉脑干反应，在头顶经皮插入一根连接到差分放大器正极的针式电极，在头顶前 3cm 处放置一个接地电极。将连接到差分放大器负极的针式电极置于耳屏前区或乳突尖区。以 90～100 分贝的强度水平和每秒 31～51 个脉冲的速率传递一个简短重复的咔嗒声。在手术开始前记录每只耳朵的基线反应，并将其作为整个病例的基线。BAEP 由 5～6 个头顶正峰组成，间

距为 0.8ms，对影响脑干听觉通路传导速度和波潜伏期的因素非常敏感[54]。前 5 个峰（波Ⅰ～Ⅴ波）是临床应用的主峰[55]。Ⅳ、Ⅴ波于脑桥上部和中脑下部生成，而Ⅰ～Ⅲ波在远端生成（Ⅰ位于耳蜗神经远端，Ⅱ波位于耳蜗神经近端，Ⅲ波位于脑桥下部）[56]。Ⅴ波的波幅往往最高，是术中监测最密切关注的一个波。当Ⅴ波潜伏期的变化超过 0.5ms，或任何波出现变化或消失时，术者会接收到警报[55]。术中低温可引起Ⅰ、Ⅲ、Ⅴ波潜伏期增加；在这种情况下，用乳酸林格液温热冲洗，并用棉片覆盖神经，可以逆转这种变化。

2. 蜗神经动作电位（CNAP） CNAP 用于实时评估耳蜗神经功能。在一些中心，除了 BAEP 外，CNAP 也被用于前庭神经鞘膜瘤手术中以保护听力。在听力保护上 CNAP 似乎比 BAEP 更可靠，但存在一个缺陷，即电极需放置在电场内部[1]。CN Ⅷ的耳蜗部分位于神经尾侧脑干附近和内听道前腹侧，将其显露后可以开始进行记录。将一个带棉球的 Teflon 涂层的多股银丝电极与导线连接，然后直接置于耳蜗神经近肿瘤端。用吸收性明胶海绵帮助固定棉球，以保持电极与神经的接触。负电极置于对侧乳突尖区，接地电极置于顶部。所用刺激与 BAEP 相似，但叠加次数较少。CNAP 波手出现任何变化时，术者都会收到警报。

3. 耳蜗电描记术（ECOG） 术中耳蜗电描记术（electrocochleography，ECOG）是另一种近场技术，部分神经耳科医生提倡用于直接监测耳蜗神经[4, 58]。由于电极放置在外耳道内不能产生足够大的波幅，耳蜗电描记术监测通常需要经耳蜗放置电极[58]。在鼓膜上进行穿刺，用于放置棉芯或针式电极。与 CNAP 相比，ECOG 的一个主要优势为电极置于术野外[1]。

CNAP 和 ECOG 都具有近场技术的优势，电极置于 CN Ⅷ或耳蜗附近，可产生更大幅度的信号，采集只需 2～3s（与 BAEP 的以分钟为单位相比），因此能为术者提供实时反馈。

（六）后组脑神经（IX～XI）

对于小脑脑桥三角区、岩斜区、颈静脉孔区、脑干和枕骨大孔区的大型肿瘤，在颅后窝手术中有损伤后组脑神经的风险。应根据术中面神经生理监测的经验，采用肌电图监测后组脑神经，以保留其功能和解剖的完整性。

肌电图（EMG） 肌电图采用恒定电流刺激，即频率为 30Hz，持续时间为 100ms，强度为 0.5mA（直接神经刺激）或 0.05mA（刺激脑干核团）的方波脉冲刺激。术中可同时通过针式电极和咽肌表面电极的记录对舌咽神经运动纤维束进行 EMG 监测。将针式 EMG 电极置于悬雍垂和扁桃体后柱之间的软腭中段（2～3mm 深），对柱咽肌直接进行记录[59]，也可通过喉罩气道上的表面电极[60]进行记录。术中监测舌咽神经可能有一定难度，因为肌电反应波幅较低，因此，许多作者建议与迷走神经一起进行监测[61, 62]。可以在假声带水平通过表面电极和针电极记录进行迷走神经监测。不过，经喉镜放置针式电极是最可靠和最敏感的方式[59]。同样，可通过经皮针电极插入斜方肌和舌面外侧来分别监测副神经和舌下神经[59]。监测后组脑神经尽管能提供有价值的信息，但并非没有风险。副神经电刺激会引起颈部和肩部的大幅度运动，从而影响显微外科手术，甚至导致重建撕裂[63]。一些作者还强调了反射性心动过缓或心脏性停搏的较高风险，同时在迷走神经电刺激或在其附近进行手术操作后，还可能出现其他严重的心血管不良反应[64, 65]。

（七）长传导束

颅颈交界处由于毗邻重要神经血管结构，手术显露较为复杂，对技术要求较高。经口入路、经鼻入路和远外侧入路可 360° 显露颅颈交界处，因此，对上段脊髓和脑干的运动和长传导束有损伤风险。对这些区域进行电生理监测是避免相关并发症和不良功能结果的关键。术中可通过连续的躯体感觉诱发电位（SSEP）和运动诱发电位（MEP）来评估运动和感觉束的功能。术中如有信号丢失，或者与基线 SSEP 或 MEP 对比有任何

变化，则表明存在神经损伤，预示着术后会出现神经功能障碍[66]。此外，SSEP 和 MEP 可用于检测颅颈交界区手术中的早期神经功能障碍（当其仍处于可逆期时）[67]。例如，对颅颈交界处大小血管的操作可引起脑干和脊髓的可逆性缺血、低血压、血管闭塞或血管痉挛。在全身麻醉下进行上述手术治疗时，只有神经生理学监测才能直接评估感觉和运动通路的功能完整性[68]。现已证实，MEP 和 SSEP 均为检测脑干和脊髓缺血最敏感的工具[69, 70]。在这些情况下，建议使用血管升压药增加平均动脉压，使用罂粟碱、尼莫地平或其他血管扩张药治疗血管痉挛，甚至建议行脑脊液引流以防止神经组织出现不可逆损害[68, 71]。

1. 躯体感觉诱发电位（SSEP） SSEP 是周围神经（如手腕处的正中神经或脚踝处的胫后神经）受刺激后在神经轴内产生的电位[72]。SSEP 可监测背索 – 内侧丘系通路，该通路介导触觉辨别、振动和本体感觉[73]。这些电位从周围传至大脑，通过置于头皮上的电极沿着传导通路记录下来。在颅颈交界区的手术中，SSEP 通过将针式电极置于感觉运动皮质上方的双顶部头皮上进行记录[74]。SSEP 监测应贯穿整个手术过程，这样才能对感觉通路进行接近于实时的监测[66]。异常SSEP 的标准是与基线相比，峰间振幅下降＞50%或延迟增加＞10%[74]。

2. 运动诱发电位（MEP） MEP 通过头皮表面或皮下针式电极的经颅电刺激或对大脑皮质的直接电刺激而产生[66]。当经颅电刺激在多个水平激发皮质脊髓投射时，MEP 可监测运动通路[66]。电极分别置于中线和运动皮质上方的双侧顶部。测量术区以下的脊髓上方或兴趣肌肉内的诱发电位。在远端则测量下肢踇短展肌和上肢双侧大鱼际肌的诱发电位[75]。复合肌肉动作电位因其敏感性、特异性和微侵袭性而被作为常规监测项目[66]。异常 MEP 被定义为波幅完全消失[73-75]。

三、加强功能保存的医学管理

如果想要改善颅底手术的术后功能结果，不

能仅仅只是对其进行预测[1]。除了手术技巧和技术上的细微差别，一些药物被认为对脑神经的长期功能状态有积极的作用。动物研究已经证实了钙通道阻滞药尼莫地平的神经保护作用，可促进神经再生、轴突生长和髓鞘再生，并减少目标肌肉的多重神经支配[76-78]。临床试验表明，通过静脉联用羟乙基淀粉（hydroxyethyl starch，HES）血管活性药和尼莫地平对患者进行药物治疗，术中会出现可逆的病理性BAEP或A-train肌电活动，从而使得患者的长期功能结果得到改善[79-82]。术后延迟性面神经功能减退通常发生于术中记录显示神经完整保留。一些作者认为这种并发症源自病毒的重新激活，建议用抗病毒药物治疗，如阿昔洛韦或伐昔洛韦[45]。在我们的实践中，所有前庭神经鞘膜瘤病例在围术期7天使用Valtrex（口服伐昔洛韦）。此外，水肿和微血管收缩也被认为是迟发性功能障碍的原因之一。部分研究表明，围术期使用类固醇和钙通道阻滞药（如尼莫地平）可以改善预后。Schelleret团队[81, 83]认为，预防性联合应用保护神经血管活性药物（尼莫地平+HES）优于术中给药。然而，最近的临床试验并没有显示出明显的优势，术后短期服用类固醇是大多数外科医生的标准做法[84, 85]。

四、总结

在最大限度地切除肿瘤的同时保留神经功能已成为颅底外科手术的主要目标。术中神经电生理监测可加强功能保护，改善术后效果。术后功能的保留程度取决于能否在肌电图、脑电图或诱发电位中识别不同的病理特征模式。随着术中监测、围术期尼莫地平、类固醇或HES的应用，颅底手术的神经功能预后有望得到改善，但仍需进一步的临床试验来规范其使用。

声明

资助：本研究未获任何有关其阐述的资金资助。

利益冲突关系：ASY是Stryker公司的顾问，并从Mizuho公司获得版税。

伦理批件和知情同意（参与和发表）：鉴于本研究的设计，当地伦理委员会认为无须知情同意和伦理批准，且本研究未获任何资金资助。

数据和材料的可用性（数据透明度）：本稿件的全部或部分内容均未发表，亦未提交于任何杂志审稿。

参考文献

[1] Youssef AS, Keller JT, van Loveren HR. Novel application of computer-assisted cisternal endoscopy for the biopsy of pineal region tumors: cadaveric study. Acta Neurochir. 2007;149(4):399-406.

[2] Prell J, Rampp S, Romstöck J, Fahlbusch R, Strauss C. Train time as a quantitative electromyographic parameter for facial nerve function in patients undergoing surgery for vestibular schwannoma. J Neurosurg. 2007 May;106(5):826-32.

[3] Romstöck J, Strauss C, Fahlbusch R. Continuous electromyography monitoring of motor cranial nerves during cerebellopontine angle surgery. J Neurosurg. 2000;93(4):586-93.

[4] Jackson LE, Roberson JB. Acoustic neuroma surgery: use of cochlear nerve action potential monitoring for hearing preservation. Am J Otol. 2000;21(2):249-59.

[5] Deipolyi AR, Han SJ, Sughrue ME, Litt L, Parsa AT. Awake far lateral craniotomy for resection of foramen magnum meningioma in a patient with tenuous motor and somatosensory evoked potentials. J Clin Neurosci. 2011;18(9):1254-6.

[6] Grabo PA, Albright AL, Sclabassi RJ, Pollack IF. Continuous intraoperative electromyographic monitoring of cranial nerves during resection of fourth ventricular tumors in children. J Neurosurg. 1997;86(1):1-4.

[7] Marigan S, Tyrand R, Landis BN, Boëx C. Intraoperative monitoring of olfactory function: a feasibility study. J Neurosurg. 2020;132(5):1659-64.

[8] Kobal G, Van Toller S, Hummel T. Is there directional smelling? Experientia. 1989;45(2):130-2.

[9] Hummel T, Pietsch H, Kobal G. Kallmann's syndrome and chemosensory evoked potentials. Eur Arch Otorhinolaryngol. 1991;248(5):311-2.

[10] Kobal G, Hummel C. Cerebral chemosensory evoked potentials elicited by chemical stimulation of the human olfactory and respiratory nasal mucosa. Electroencephalogr Clin Neurophysiol. 1988;71(4):241-50.

[11] Terasaka S, Asaoka K, Kobayashi H, Yamaguchi S. Anterior interhemispheric approach for tuberculum sellae meningioma. Neurosurg. 2011;68(1 Suppl Operative):84-8; discussion 88-89.

[12] Jones NS. Visual evoked potentials in endoscopic and anterior skull base surgery: a review. J Laryngol Otol. 1997; 111(6):513-6.

[13] Akabane A, Saito K, Suzuki Y, Shibuya M, Sugita K. Monitoring visual evoked potentials during retraction of the canine optic nerve: protective effect of unroofing the optic canal. J Neurosurg. 1995;82(2):284-7.

[14] Zaaroor M, Pratt H, Feinsod M, Schacham SE. Real-time monitoring of visual evoked potentials. Isr J Med Sci. 1993;29(1):17-22.

[15] Hariharan P, Balzer JR, Anetakis K, Crammond DJ, Thirumala PD. Electrophysiology of olfactory and optic nerve in outpatient and intraoperative settings. J Clin Neurophysiol. 2018;35(1):3-10.

[16] Hayashi H, Kawaguchi M. Intraoperative monitoring of flash visual evoked potential under general anesthesia. Korean J Anesthesiol. 2017;70(2):127-35.

[17] Cedzich C, Schramm J, Fahlbusch R. Are flash-evoked visual potentials useful for intraoperative monitoring of visual pathway function? Neurosurgery. 1987;21(5):709-15.

[18] Erdem MB, Kara E, Yaman ME, Aykol Ş. Two-dimensional video of surgery on trochlear schwannoma. World Neurosurg. 2020;135:112.

[19] Lopez-Gonzalez MA, Zhao X, Ramanathan D, Eastin TM, Minwoo S. High flow bypass for right giant cavernous internal carotid artery aneurysm with fibromuscular dysplasia of cervical internal carotid artery: microsurgical 2-D video. Surg Neurol Int. 2020;11:177.

[20] Hussain SS, Laljee HC, Horrocks JM, Tec H, Grace AR. Monitoring of intra-operative visual evoked potentials during functional endoscopic sinus surgery (FESS) under general anaesthesia. J Laryngol Otol. 1996;110(1):31-6.

[21] Chacko AG, Babu KS, Chandy MJ. Value of visual evoked potential monitoring during trans-sphenoidal pituitary surgery. Br J Neurosurg. 1996;10(3):275-8.

[22] Lorenz M, Renella RR. Intraoperative monitoring: visual evoked potentials in surgery of the sellar region. Zentralbl Neurochir. 1989;50(1):12-5.

[23] Greve T, Stoecklein VM, Dorn F, Laskowski S, Thon N, Tonn J-C, et al. Introduction of intraoperative neuromonitoring does not necessarily improve overall long-term outcome in elective aneurysm clipping. J Neurosurg. 2019:1-9.

[24] Cedzich C, Schramm J, Mengedoht CF, Fahlbusch R. Factors that limit the use of flash visual evoked potentials for surgical monitoring. Electroencephalogr Clin Neurophysiol. 1988;71(2):142-5.

[25] Gao D, Fei Z, Jiang X, Zhang X, Liu W, Fu L, et al. The microsurgical treatment of cranio-orbital tumors assisted by intraoperative electrophysiologic monitoring and neuronavigation. Clin Neurol Neurosurg. 2012;114(7):891-6.

[26] López JR. Neurophysiologic intraoperative monitoring of the oculomotor, trochlear, and abducens nerves. J Clin Neurophysiol. 2011;28(6):543-50.

[27] Kawaguchi M, Ohnishi H, Sakamoto T, Shimizu K, Touho H, Monobe T, et al. Intraoperative electrophysiologic monitoring of cranial motor nerves in skull base surgery. Surg Neurol. 1995;43(2):177-81.

[28] Kaspera W, Adamczyk P, Ślaska-Kaspera A, Ładziński P. Usefulness of intraoperative monitoring of oculomotor and abducens nerves during surgical treatment of the cavernous sinus meningiomas. Adv Med Sci. 2015;60(1): 25-30.

[29] Martínez-Pérez R, Tsimpas A, Ganau M, Mura JM. Impact of the extent of microsurgical resection in sphenopetro-clival meningiomas trough a multistaged approach: a volumetric analysis. J Neurol Surg B Skull Base. 2020:s-0040-1714112.

[30] Zoli M, Ratti S, Guaraldi F, Milanese L, Pasquini E, Frank G, et al. Endoscopic endonasal approach to primitive Meckel's cave tumors: a clinical series. Acta Neurochir. 2018; 160(12):2349-61.

[31] Galloway L, Palaniappan N, Shone G, Hayhurst C. Trigeminal neuropathy in vestibular schwannoma: a treatment algorithm to avoid long-term morbidity. Acta Neurochir. 2018;160(4):681-8.

[32] Kawamata T, Ishii N, Amano K, Namioka T, Hori T, Okada Y. A novel simple real-time electrooculographic monitoring system during transsphenoidal surgeries to prevent postoperative extraocular motor nerve dysfunction. Neurosurg Rev. 2013;36(3):371-6.

[33] Hariharan P, Balzer JR, Anetakis K, Crammond DJ, Thirumala PD. Electrophysiology of extraocular cranial nerves: oculomotor, trochlear, and abducens nerve. J Clin Neurophysiol. 2018;35(1):11-5.

[34] Li Z-Y, Li M-C, Liang J-T, Bao Y-H, Chen G, Guo H-C, et al. Usefulness of intraoperative electromyographic monitoring of oculomotor and abducens nerves during skull base surgery. Acta Neurochir. 2017;159(10):1925-37.

[35] Müller JA, Wendt D, Kollmeier B, Brand T. Comparing eye tracking with electrooculography for measuring individual sentence comprehension duration. PLoS One. 2016;11(10):e0164627.

[36] Ingster-Moati I, Bui Quoc E, Pless M, Djomby R, Orssaud C, Guichard JP, et al. Ocular motility and Wilson's disease: a study on 34 patients. J Neurol Neurosurg Psychiatry. 2007;78(11):1199-201.

[37] Melek NB, Blanco S, Garcia H. Electro-oculography of smooth pursuit and optokinetic nystagmus eye movements in type I Duane's retraction syndrome. Binocul Vis Strabismus Q. 2006;21(1):37-44.

[38] Wendt D, Kollmeier B, Brand T. How hearing impairment affects sentence comprehension: using eye fixations to investigate the duration of speech processing. Trends Hear 2015;19:2331216515584149.

[39] Schmitt WR, Daube JR, Carlson ML, Mandrekar JN, Beatty CW, Neff BA, et al. Use of supramaximal stimulation to predict facial nerve outcomes following vestibular schwannoma microsurgery: results from a decade of experience. J Neurosurg. 2013;118(1):206-12.

[40] Fenton JE, Chin RY, Fagan PA, Sterkers O, Sterkers JM. Predictive factors of long-term facial nerve function after vestibular schwannoma surgery. Otol Neurotol. 2002;23(3):388-92.

[41] Troude L, Boucekine M, Montava M, Lavieille J-P, Régis J-M, Roche P-H. Predictive factors of early postoperative

and long-term facial nerve function after large vestibular schwannoma surgery. World Neurosurg. 2019;127:e599-608.

[42] Ren Y, MacDonald BV, Tawfik KO, Schwartz MS, Friedman RA. Clinical predictors of facial nerve outcomes after surgical resection of vestibular schwannoma. Otolaryngol Head Neck Surg. 2020;164:194599820961389.

[43] Kartush JM, Niparko JK, Bledsoe SC, Graham MD, Kemink JL. Intraoperative facial nerve monitoring: a comparison of stimulating electrodes. Laryngoscope. 1985;95(12):1536-40.

[44] Nissen AJ, Sikand A, Curto FS, Welsh JE, Gardi J. Value of intraoperative threshold stimulus in predicting postoperative facial nerve function after acoustic tumor resection. Am J Otol. 1997;18(2):249-51.

[45] Magliulo G, Zardo F. Facial nerve function after cerebellopontine angle surgery and prognostic value of intraoperative facial nerve monitoring: a critical evaluation. Am J Otolaryngol. 1998;19(2):102-6.

[46] House JW, Brackmann DE. Facial nerve grading system. Otolaryngol Head Neck Surg. 1985;93(2):146-7.

[47] Neff BA, Ting J, Dickinson SL, Welling DB. Facial nerve monitoring parameters as a predictor of postoperative facial nerve outcomes after vestibular schwannoma resection. Otol Neurotol. 2005;26(4):728-32.

[48] Mandpe AH, Mikulec A, Jackler RK, Pitts LH, Yingling CD. Comparison of response amplitude versus stimulation threshold in predicting early postoperative facial nerve function after acoustic neuroma resection. Am J Otol. 1998;19(1):112-7.

[49] Goldbrunner RH, Schlake HP, Milewski C, Tonn JC, Helms J, Roosen K. Quantitative parameters of intraoperative electromyography predict facial nerve outcomes for vestibular schwannoma surgery. Neurosurgery. 2000;46(5):1140-6; discussion 1146-1148.

[50] Acioly MA, Liebsch M, Carvalho CH, Gharabaghi A, Tatagiba M. Transcranial electrocortical stimulation to monitor the facial nerve motor function during cerebellopontine angle surgery. Oper Neurosurg. 2010; 66(suppl_2): ons354-62.

[51] Matthies C, Raslan F, Schweitzer T, Hagen R, Roosen K, Reiners K. Facial motor evoked potentials in cerebellopontine angle surgery: technique, pitfalls and predictive value. Clin Neurol Neurosurg. 2011;113(10):872-9.

[52] Dong CCJ, MacDonald DB, Akagami R, Westerberg B, AlKhani A, Kanaan I, et al. Intraoperative facial motor evoked potential monitoring with transcranial electrical stimulation during skull base surgery. Clin Neurophysiol. 2005;116(3):588-96.

[53] Ling M, Tao X, Ma S, Yang X, Liu L, Fan X, et al. Predictive value of intraoperative facial motor evoked potentials in vestibular schwannoma surgery under 2 anesthesia protocols. World Neurosurg. 2018;111:e267-76.

[54] Eggermont JJ. Auditory brainstem response. Handb Clin Neurol. 2019;160:451-64.

[55] Legatt AD. Mechanisms of intraoperative brainstem auditory evoked potential changes. J Clin Neurophysiol. 2002;19(5):396-408.

[56] Colletti V, Bricolo A, Fiorino FG, Bruni L. Changes in directly recorded cochlear nerve compound action potentials during acoustic tumor surgery. Skull Base Surg. 1994;4(1):1-9.

[57] Moller AR, Jannetta PJ. Preservation of facial function during removal of acoustic neuromas. Use of monopolar constant-voltage stimulation and EMG. J Neurosurg. 1984;61(4):757-60.

[58] Wazenburg SM, Margolis RH, Levine SC, Haines SJ, Fournier EM. Tympanic and transtympanic electrocochleography in acoustic neuroma and vestibular nerve section surgery. Am J Otol. 1993;14(1):63-9.

[59] Schlake HP, Goldbrunner RH, Milewski C, Krauss J, Trautner H, Behr R, et al. Intra-operative electromyographic monitoring of the lower cranial motor nerves (LCN IX-XII) in skull base surgery. Clin Neurol Neurosurg. 2001;103(2):72-82.

[60] Husain AM, Wright DR, Stolp BW, Friedman AH, Keifer JC. Neurophysiological intraoperative monitoring of the glossopharyngeal nerve: technical case report. Neurosurgery. 2008;63(4 Suppl 2):277-8; discussion 278.

[61] Loftus CM, Traynelis VC. Intraoperative monitoring techniques in neurosurgery. New York: McGraw-Hill; 1994.

[62] Topsakal C, Al-Mefty O, Bulsara KR, Williford VS. Intraoperative monitoring of lower cranial nerves in skull base surgery: technical report and review of 123 monitored cases. Neurosurg Rev. 2008;31(1):45-53.

[63] Moller AR. Intra-operative neurophysiologic monitoring. Harwood Academic: Luxembourg; 1995.

[64] Doyle DJ. Mark PW. Reflex bradycardia during surgery. Can J Anaesth. 1990;37(2):219-22.

[65] Drane DT, Howard SJ, Kraayenbrink M. Incidence and predictors of bulbar palsy after surgery for acoustic neuroma. J Neurosurg Anesthesiol. 1997;9(3):263-8.

[66] Ghatol D, Widrich J. Intraoperative neurophysiological monitoring. In: StatPearls [Internet]. StatPearls Publishing: Treasure Island; 2020 [cited 2021 Jan 26]. Available from: http://www.ncbi.nlm.nih.gov/books/NBK563203/.

[67] Biscevic M, Biscevic S, Ljuca F, Smrke BU, Ozturk C, Tiric-Campara M. Motor evoked potentials in 43 high risk spine deformities. Med Arch. 2014;68(5):345-9.

[68] Deletis V, Sala F. Intraoperative neurophysiology: a tool to prevent and/or document intraoperative injury to the nervous system. In: Quinones-Hinojosa A, editor. Schmidek and Sweet operative neurosurgical techniques e-book: indications, methods and results. 6th ed. Elsevier; 2014. p. 30-45.

[69] Legatt AD, Laarakker AS, Nakhla JP, Nasser R, Altschul DJ. Somatosensory evoked potential monitoring detection of carotid compression during ACDF surgery in a patient with a vascularly isolated hemisphere. J Neurosurg Spine. 2016;25(5):566-71.

[70] Kerkhof F, van Schaik J, Massaad RA, van Rijswijk CSP, Tannemaat MR. Measuring CMAPs in addition to MEPs can distinguish peripheral ischemia from spinal cord ischemia during endovascular aortic repair. Clin Neurophysiol Pract. 2021;6:16-21.

[71] Banga PV, Oderich GS, Reis de Souza L, Hofer J, Cazares Gonzalez ML, Pulido JN, et al. Neuromonitoring, cerebrospinal fluid drainage, and selective use of iliofemoral conduits to minimize risk of spinal cord injury during complex endovascular aortic repair. J Endovasc Ther.

2016;23(1):139-49.

[72] Koht A, Sloan TB. Intraoperative monitoring: recent advances in motor evoked potentials. Anesthesiol Clin. 2016;34(3):525-35.

[73] Gonzalez AA, Jeyanandarajen D, Hansen C, Zada G, Hsieh PC. Intraoperative neurophysiological monitoring during spine surgery: a review. Neurosurg Focus. 2009;27(4):E6.

[74] Lee JJ, Hong JT, Kim IS, Kwon JY, Lee JB, Park JH. Significance of multimodal intraoperative monitoring during surgery in patients with craniovertebral junction pathology. World Neurosurg. 2018;118 e587-94.

[75] Deletis V, Sala F. Intraoperative neurophysiological monitoring of the spinal cord during spinal cord and spine surgery: a review focus on the corticospinal tracts. Clin Neurophysiol. 2008;119(2):248-64.

[76] Axon PR, Ramsden RT. Assessment of real-time clinical facial function during vestibular schwannoma resection. Laryngoscope. 2000;110(11):1911-5.

[77] Guntinas-Lichius O, Martirez-Portillo F, Lebek J, Angelov DN, Stennert E, Neiss WF. Nimodipine maintains in vivo the increase in CFAP and enhances the astroglial ensheathment of surviving motoneurons in the rat following permanent target deprivation. J Neurocytol. 1997;26(4): 241-8.

[78] Mattsson P, Aldskogius H, Svensson M. Nimodipine-induced improved survival rate of facial motor neurons following intracranial transection of the facial nerve in the adult rat. J Neurosurg. 1999;90(4):760-5.

[79] Sekiya T, Yagihashi A, Asano K, Suzuki S. Nimodipine ameliorates trauma-induced cochlear neuronal death. Neurol Res. 2002;24(8):775-80.

[80] Strauss C. The facial nerve in medial acoustic neuromas. J Neurosurg. 2002;97(5):1083-90.

[81] Scheller C, Strauss C, Fahlbusch R, Romstöck J. Delayed facial nerve paresis following acoustic neuroma resection and postoperative vasoactive treatment. Zentralbl Neurochir. 2004;65(3):103-7.

[82] Coleman JK, Dengerink HA, Wright JW. Effects of hydroxyethyl starch, nimodipine, and propylene glycol on cochlear blood flow. Otolaryngol Head Neck Surg. 1991; 105(6): 840-4.

[83] Scheller C, Rampp S, Leisz S, Tatagiba M, Gharabaghi A, Ramina KF, et al. Prophylactic nimodipine treatment improves hearing outcome after vestibular schwannoma surgery in men: a subgroup analysis of a randomized multicenter phase III trial. Neurosurg Rev. 2021;44(3):1729-35.

[84] Aronzon A, Ruckenstein MJ, Bigelow DC. The efficacy of corticosteroids in restoring hearing in patients undergoing conservative management of acoustic neuromas. Otol Neurotol. 2003;24(3):465-8.

[85] Bozorg Grayeli A, Ferrary E, Tubach F, Bernat I, Deguine O, Darrouzet V, et al. Effect of corticosteroids on facial function after cerebellopontine angle tumor removal: a double-blind study versus placebo. Audiol Neurootol. 2015;20(4):213-21.

第8章　显微解剖器械

Microdissection Tools

A. Samy Youssef 著

王　海 译

手术显微镜的恒用为神经外科的发展带来了革命性的变化。随着显微外科的进步，对组织分离技术提出了更高的要求，因此也需要研制更加精巧灵活的器械。神经外科先驱们不仅手术技术娴熟，而且极具发明创造天赋[1-4]，研制了许多新型显微器械，极大地丰富了我们的手术工具箱。在颅底手术中，要在脑神经、血管和脑干等重要神经血管结构周围间隙安全地进行组织分离，组织分离应轻柔、精确。为避免牵拉损伤，尤其是脑神经的损伤或小血管的撕脱，应尽量锐性分离。此外，分离应由浅入深，这就需要不同长度和尖端设计的器械组合。精心设计与选用显微解剖器械，以使在显微镜或内镜下的操作更加方便。尖端成角的解剖器械其尖端的形状、大小、锋利程度和弯曲角度各不相同。在外科手术中应依次使用不同的解剖器械，分别发挥各自的作用。

显微解剖器械的组合套装可以有多种选择[1, 5-9]。然而，外科医生应该配置符合个人需求的个性化组合，而不需要拥有多种不同组合。一个标准的综合套装配置应使外科医生熟悉其中的器械及其特殊作用，并便于手术室准备和护士团队清洗。

一、综合性显微解剖器械套装

联合性颅底手术过程需要使用涉及神经外科和耳鼻咽喉科的多种不同的器械套装，这需要打开多个手术盘，并花更多的时间来配置这些手术盘。通常，每个盘中只有少数器械是需要使用的，然而整盘都需要消毒，形成一种浪费。

我们开发了一套综合性的颅脑神经显微解剖器械套装，Youssef 脑神经解剖器械套装（Mizuho America Inc.,Union City,CA,U.S.），它应该足以满足绝大多数颅底手术需求，具有以下主要特征（图 8-1）。

- 器械剖面细小，以适应微创手术步骤。
- 尖端设计独特，以减轻脑神经损伤。
- 手柄色彩鲜艳，以便于识别器械。
- 器械工作长度加长，以达到颅底的各个区域。
- 总长度 20cm（±5mm），工作长度 10cm（±3mm）。
- 直线型设计，以便于在显微镜下可进行 360° 旋转，且也可以在内镜手术中使用。

这些器械按手术过程中的使用顺序依次排列，如下所示。

- 弯式剥离子（图 8-2）：用于初期半锐性分离，以无血形式在颅底肿瘤周围建立蛛网膜/脑池平面。
- 圆形剥离子（图 8-3）：用于将分离平面延伸至深部角落或神经血管结构周围。

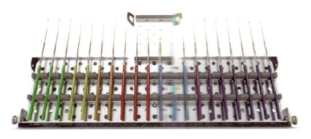

▲ 图 8-1　显微解剖器械综合套装

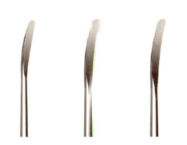

▲ 图 8-2　铲式剥离子，尖端宽度分别为 2.4mm、2.2mm、1.8mm（左至右）

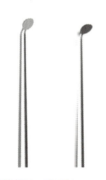

▲ 图 8-3　圆盘形剥离子，直径 2mm，尖端成角 30° 和 45°（左至右）

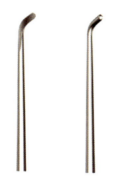

▲ 图 8-4　推杆式剥离子：左、右成角 60°

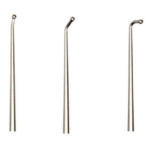

▲ 图 8-5　泪滴形探针：尖端成角 15°、45° 和 90°（左至右）

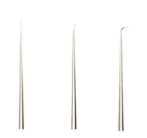

▲ 图 8-6　针式剥离子：直型，尖端成角 45° 和 90°（左至右）

- 推杆式剥离子（图 8-4）：向左或向右成角 60°，用于沿着肿瘤表面分离脑神经和肿瘤，例如在前庭神经鞘膜瘤手术中将肿瘤自面神经和听神经复合体上分离。

- 泪滴形探针（图 8-5）：圆钝的球形尖端可以安全地在已经建立分离平面的血管和脑神经周围进行分离。

- 针式剥离子（图 8-6）：我们专门研制了这类剥离子，用于从神经血管结构上锐性分离肿瘤组织。例如，这类剥离子可以用于从面神经内听道口段分离粘连最紧密的最后一块肿瘤。我们先用

直剥离子建立分离平面，然后用尖端弯曲的剥离子在肿瘤和神经之间进行分离。此外，将剥离子锋利的尖端插入肿瘤组织，可以允许通过轻巧的牵拉或操作使肿瘤在神经上细微移动。

- 泪滴形返切刀（图 8-7）：由于设计成球形尖端和钝性边缘，该器械可用于锐性分离脑神经周围的硬膜鞘，同时保护其下方的神经。例如，可以用于切开视神经上方的镰状韧带，也可在海绵窦手术中用于切开动眼神经三角周围的硬膜袖套，或者在前庭神经鞘膜瘤手术中用来切开内听道内的硬膜。

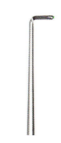

▲ 图 8-7　泪滴形返切刀，球形尖端，成角90°

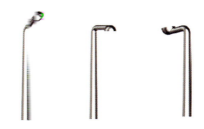

▲ 图 8-8　杯形刮匙，尖端成角45°、90°，以及反向成角100°（左至右）

• 杯形刮匙（图 8-8）：不同大小和角度的杯形刮匙用于在狭窄通道中进行最后阶段的肿瘤切除，如脑神经周围的骨管。例如，可以用于延伸到视神经管内的脑膜瘤；也可在经乙状窦后或颅中窝入路的前庭神经鞘膜瘤手术中用于分离内听道底的肿瘤组织。

二、显微剪刀

显微剪刀是显微外科手术和内镜手术器械套装的重要组成部分。对于内镜手术，我们更喜欢卡口单轴剪刀，它们被设计得很细长、不阻挡视野，因此适用于锁孔手术和经鼻内镜手术。这类剪刀有直型和弯型两种刀头，弯型刀头还设计了水平和垂直两种平面。对于显微外科手术，同一手术的不同阶段可能用到不同类型的显微剪刀：随着肿瘤的逐步切除，操作也越来越接近神经血管结构，所使用的剪刀也从粗大到精细（超精细）；随着术野深度的增加，剪刀也由短至长（18～24cm）。为了尽量减少要打开的器械托盘的数量，我们在一个手术盘中配置了不同的显微剪刀组合，按照手术过程中的使用顺序排列（图8-9）。

三、总结

外科医生应尽量限制使用器械的数量，并熟悉每种器械的特殊作用，以便在手术中合理使用。选择器械并建立标准化的综合性器械组合套

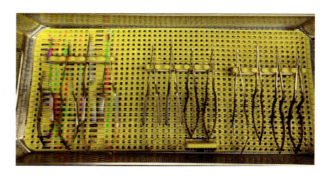

▲ 图 8-9　按使用顺序排列的剪刀托盘

脑膜剪和粗壮的曲柄显微剪用于剪开硬脑膜和切除坚固肿瘤（Mizuho America Inc., Union City, CA, U.S.）。超精细显微剪（Charmant Inc., Sabae-City, Fukui, Japan）用于手术后期沿脑神经和血管进行精细分离

装，使器械的配置更为便利，从而可提高效率，并缩短手术时间。安全地分离神经是保护神经功能的关键，对术后病程、预后和住院时间有显著的积极影响。

声明

资助　本研究未获任何有关其阐述的资金资助。

利益冲突关系：ASY 是 Stryker 公司的顾问，并从 Mizuho 公司获得版税。

伦理批件和知情同意（参与和发表）：鉴于本研究的设计，当地伦理委员会认为无须知情同意和伦理批准。且本研究未获任何资金资助。

数据和材料的可用性（数据透明度）：本稿件的全部或部分内容均未发表，亦未提交于任何杂志审稿。

参考文献

[1] Sugita K, Kobayashi S. Microneurosurgical atlas [Internet]. Springer Berlin Heidelberg: Berlin, Heidelberg; 1985 [cited 2020 Nov 28]. Available from: https://doi.org/10.1007/978-3-642-61669-3.

[2] Freer OT. The window resection operation for the correction of deflections of the nasal septum. JAMA. 1903;XLI(23):1391.

[3] Penfield W. No man alone: a neurosurgeon's life. 1st ed. Boston: Little, Brown; 1977. 398 p.

[4] Hernesniemi J, Niemelä M, Dashti R, Karatas A, Kivipelto L, Ishii K, et al. Principles of microneurosurgery for safe and fast surgery. Surg Technol Int. 2006;15:305-10.

[5] Rhoton AL. Operative techniques and instrumentation. In: Cranial anatomy and surgical approaches. 1st ed. Neurosurgery. The Congress of Neurological Surgeons: Schaumburg; 2003. p. 1-28.

[6] Lehecka M, Laakso A, Hernesniemi J, Çelik Ö. Helsinki microneurosurgery basics and tricks. Helsinki: M. Lehecka, A. Laakso and J. Hernesniemi; 2011.

[7] Fukushima T. Manual of skull base dissection. Pittsburgh: AF Neuro Video; 1996.

[8] Todeschini AB, Otto BA, Carrau RL, Prevedello DM. The Angelina dissectors: a novel design of dissectors for endoscopic endonasal approaches. J Neurol Surg B Skull Base. 2020;81(3):295-300.

[9] Jha DK. Frugal malleable microdissectors and arachnoid knives for microneurosurgery. World Neurosurg. 2018;112:148-52.

第 9 章　神经影像精密设备与增强现实技术

Neuroimaging Precision Tools and Augmented Reality

Torstein R. Meling　Maria Kate Vargas　著

王　海　译

近几十年来，中枢神经系统的成像有了显著的发展，现在有各式各样的设备可供使用。此外，现代神经影像具有亚毫米级别的空间分辨率及各向同质性，允许在所有 3 个平面（矢状面、冠状面、水平面）进行多层面重建。在本章中，我们描述和阐释应用于颅底肿瘤手术中的各种精准神经影像设备。

影像分为术前影像、术中影像、术后影像 3个阶段。术前和术中影像可视化的主要目的是在保留功能的前提下有利于病变的最大限度切除。而术后影像可视化的目的是记录切除程度和有无"副损伤"。术前影像用于诊断、提供病例信息和病情分期（如恶性肿瘤的 TNM 分期）的相关内容则不在本章讨论。

神经影像主要基于 3 种检查方式，即计算机体层成像（computed tomograph，CT）、MRI 和数字减影血管造影术（digital subtraction angiography，DSA）。然而，基于这些检查方式的各种技术众多，其所提供的信息可能存在重叠（如 CT 和 MRI），而且在术前、术中和术后 3 个不同阶段的实用性和价值存在明显差别。在本章，我们不详细讨论每一项技术的细节，而是强调一些我们认为特别有价值的技术。

最后，影像可以在 3 种现实中体验，即标准现实（现实世界）、虚拟现实（virtual reality，

VR）和增强现实（augmented reality，AR）。标准现实（standard reality，SR）无须过多解释，虚拟现实是一种模拟体验，可以定义为通过计算机提供感官刺激（如视觉）体验的人工环境。然而，初始阶段的虚拟现实无疑将在手术前期日益发挥重要作用，包括患者信息、医生培训、手术计划制订和虚拟预演等[1-3]。但是，本章不对 VR 进行展开讨论。相反，我们将讨论 AR 的使用，AR 定义为现实的增强版本，即手术过程中，使用技术将数字信息覆盖于正在通过某个装置（如显微镜）观察的目标图像上[4-6]。

一、术前可视化

术前影像可视化的目标，是获得病变本身及其周围环境的详细信息，以及到达那里的路径，以便制订手术计划，进而避免或减少任何术中意外损伤。我们系统地寻找关于病变的特征信息，如位置、大小、轮廓（有无包膜）、质地（如软硬度、含水量、有无钙化等）、均一性、血管情况、对比增强情况、灌注和弥散特点、与周围结构的关系（如粘连、包裹、压迫、移位、水肿等），还有关于病变周围结构本身的信息，即中枢神经系统、动脉和静脉 / 窦、脑或脑干、脑脊液腔隙（手术通道、脑积水及术后脑脊液漏的风险），硬脑膜和颅骨骨质，以及邻近的软组织（如

肌肉、皮肤）和含气组织的界面（如鼻黏膜、乳突气房等）（表 9-1）。

表 9-1 颅底病变术前影像学分析要点	
病变特征	病变周围结构
• 定位 • 大小 • 轮廓 • 质地（囊性，实性，钙化） • 均一性 • 血管情况 • 强化情况 • 灌注 / 弥散情况 • 与周边结构的关系	• 脑神经 • 动脉 / 穿支 • 静脉 / 静脉窦 • 脑和（或）脑干 • 脑脊液间隙 • 硬脑膜 • 颅底骨质 • 软组织（肌肉 / 皮肤） • 空气 – 组织界面

因病变的位置及其延伸程度不同，病变周围结构的复杂程度也相应变化。一般来说，从眶尖 / 眶上裂经海绵窦 /Meckel 腔向下经内听道延伸到颈静脉孔为止的这条路径是最复杂的区域，我们称之为"魔鬼之路"（图 9-1）。在这一区域，大多数病变会与多个脑神经、脑动脉及其穿支、引流静脉或静脉窦有复杂的相互接触关系。此外，大多数病变会与周围的脑组织或脑干组织、硬脑膜和颅底骨质相接触。

二、CT 检查

在颅底手术中，CT 主要采用骨窗进行鉴别诊断，并用于描述不同部位如筛板、前床突、岩尖、内耳和颈静脉结节等有无骨质破坏、增生、硬化或肿瘤侵犯。此外，CT 还可用于寻找脊椎不稳定的任何迹象，如在存在脊索瘤或溶骨性转移瘤的情况下。颅底骨质增生常常提示肿瘤的起源点和中心点（图 9-2）。CT 还可以详细显示鼻旁窦的解剖结构，以及是否存在颅底侵蚀，或显示眶上裂、蝶窦、Meckel 腔、内听道（IAC）或颈静脉孔的增大。最后，瘤内钙化还可以提供有关肿瘤类型、肿瘤生长动态和切除困难程度的信息。

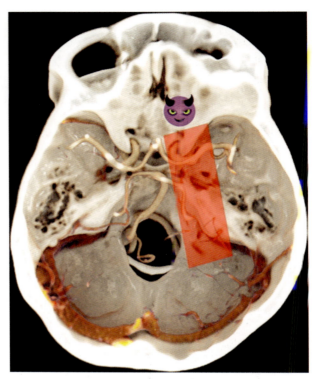

▲ 图 9-1 肿瘤原发或扩展部位的"魔鬼之路"，即从眶尖 / 眶上裂经海绵窦 /Meckel 腔向下经岩斜区至颈静脉孔的路径

CT 仍然是颅底手术规划阶段和执行阶段的重要技术手段。进行经鼻内镜手术，术前需行高分辨率 CT 检查，以识别潜在的蝶窦高危解剖变异，如前床突气化或视神经或颈内动脉（ICA）上方的骨裂[7]。此外，由于 CT 成像可比 MRI 提供更精确的几何定位，基于 CT 的神经导航比基于 MRI 的导航更准确[8]。此外，三维 CT/MRI 联合注册（见下文）可以在保持 MRI 高分辨率的同时，提高立体定向图像的精准度。

再以经岩骨入路的规划为例，务必进行 CT，以正确评估乳突和岩尖的气化情况、岩尖的骨质增生情况、耳蜗和半规管相对于岩骨上、后表面的位置和深度，膝状神经节是否缺少骨质覆盖，面神经的走行，ICA 的走行，以及岩骨颈动脉管和上半规管是否缺少骨质覆盖。

（一）计算机体层血管成像

计算机体层血管成像（computed tomography

angiography，CTA），又称 CT 血管造影，是一种亚毫米级分辨率的三维碘造影技术，可以提供头颅或颈部血管的信息。CTA 在颅底手术中主要用于描述肿瘤、血管和骨结构之间的关系，以指导颅底肿瘤的术前计划。动态 CTA 或 4D CTA 对于评估血管病变具有良好的空间和时间分辨率[9, 10]。

（二）CT 静脉造影

CT 静脉造影（computed tomography venography，CTV）与颅底手术有关，用于分析静脉和静脉窦自状况，如 Labbé 静脉、岩上窦和乙状窦[11, 12]。双源 CT 技术可对邻近的骨结构进行数字化减影，以提高可视化程度。该技术可用于 CTA 和 CTV，

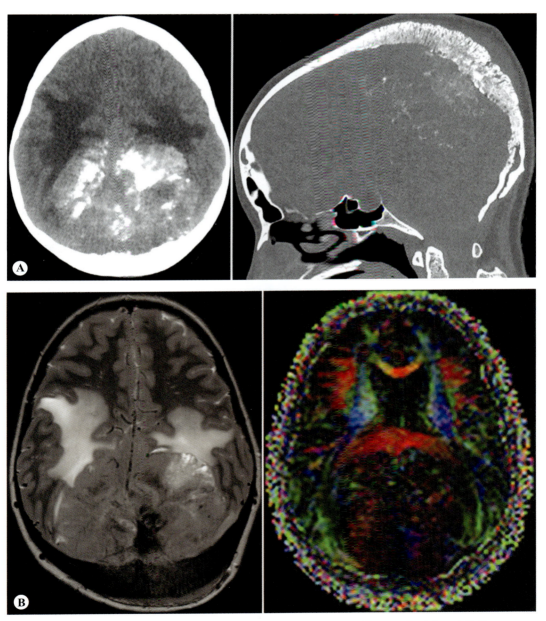

▲ 图 9-2 巨大矢状窦旁脑膜瘤，累及上矢状窦及窦汇，并延伸至顶后窝及小脑幕

A. 轴位 CT 显示幕上巨大肿块，局部钙化，伴周边脑组织水肿，并侵及颅骨。注意颅骨的增厚和毛刺样表现。B. 轴位 MRI T₂ 加权像显示额顶叶不均匀侵袭性肿块，周围有水肿　肿块推挤胼胝体压部（图中显示为红色）前方和下方的空间

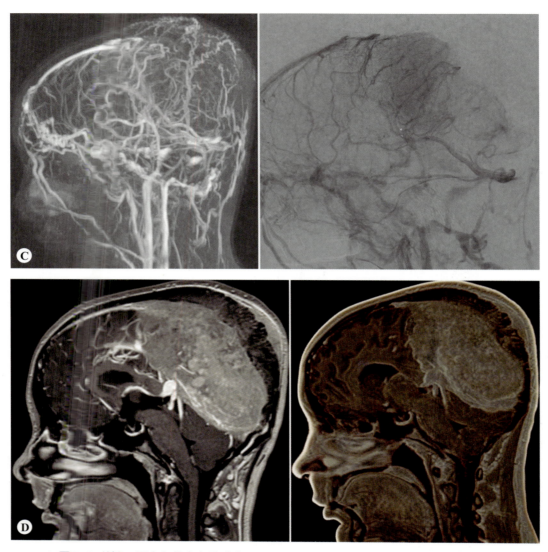

▲ 图 9-2（续） 巨大矢状窦旁脑膜瘤，累及上矢状窦及窦汇，并延伸至颅后窝及小脑幕

C. MRV 血管容积再现显示矢状窦和窦汇后部闭塞，伴皮下组织异常血管网形成。静脉期 DSA 同样显示矢状窦闭塞，且因其具有高选择性（只显示颅内静脉），更容易分析，同时与 MRV 相比，能更好地了解血流动力学、血流速度和方向。D. 矢状面 MRI T_1 增强像显示不均匀强化的大型肿块，侵袭骨质、上矢状窦、窦汇、直窦和皮肤软组织。肿块推挤小脑、胼胝体、脑干、直窦和大脑内静脉。同一水平的后期处理成像

特别是有助于颅底肿瘤的术前计划。

三、MRI 检查

MRI 在颅底检查中的作用是检测和显示病变特征，以及评估邻近的神经血管结构及骨质的受累情况。虽然 CT 在评估瘤内钙化和颅底骨质方面有优势，但 MRI 扫描对颅底病变是不可缺少的，因为颅底病变类型范围广泛，从非肿瘤性病变到肿瘤，这意味着疾病和病变的表现多种多样，可能会使放射诊断复杂化。幸运的是，有很多不同的 MRI 技术，无论是场强、序列还是后处理技术，都可以用于获取正确的诊断 [13-15]。此外，MRI 还可对复杂的颅底解剖和病变进行精细和精确的分析，有助于为术者创建术前神经导航路线图 [16-19]。对于复杂病例，术中 MRI 还可用于导航和探查术后肿瘤残留情况 [20, 21]。最后，

MRI 在术后可用于明确切除程度分级 [22-25]，有无并发症 [26, 27]，以及患者的随访 [28, 29]。

（一）MRI 场强

就场强而言，1.5T 的标准场强是所有上述 3 个手术阶段的"老黄牛"。首先，该场强可以广泛使用。其次，为该场强开发的大量序列和后处理技术使其普遍适用。最后，1.5T 扫描因为其产生的金属伪影比 3T 小，更适用于对有金属植入物的患者进行扫描。当 ICU 的患者使用一些设备、输液泵、气管插管时，1.5T 扫描也更有优势。

3T 高场强 MRI 具有较高的时间和空间分辨率，可提供高的信噪比和亚毫米级别分辨率的三维序列及血管序列，这使得 3T 扫描对颅底肿瘤和血管病变具有较高的诊断价值。最后，7T 超高场强 MRI 可能被证实是一个很好的工具，但目前尚未在日常实践中使用。

（二）MRI 序列

关于 MRI 序列，我们可以将其分为 3 类，即常规或形态序列、血管序列和高级序列。

1. 常规或形态序列　T_1 加权序列单独或联合增强用于定位、定性病变，以及分析病变与周围结构的关系（表 9-2）。T_1 序列在没有增强的情况下检测病变的特异性较低，因为大多数病变都具有类似水肿的低信号。然而，Fat-sat（脂肪抑制）T_1 增强序列在识别眼眶和海绵窦区域病变特别有用，因为这些区域富含脂肪（例如，在脂肪重建之后），通过对脂肪信号的抑制增强了对病变增强信号的检测灵敏度（图 9-3 至图 9-5）。

T_2 加权序列通常对肿瘤的检测、边界确定、定性和常见颅底病变之间的鉴别诊断有价值（表 9-2）。例如，海绵窦脑膜瘤会有 T_2 低信号（图 9-6），而海绵窦血管瘤会有 T_2 高信号（图 9-7）。此外，T_2 加权序列还可提示肿瘤的预期切除程度。例如，T_2 序列上存在脑干水肿标志着肿瘤与脑干之间蛛网膜界面中断或不存在，如果试图分离肿瘤与脑干，将使术后病情变得复杂 [30]。而蛛网膜界面的存在，定义为 T_1 低信号和 T_2 高信号的界

面，已被证明与肿瘤可切除程度密切相关 [31]。

重 T_2 加权高分辨率序列，如 CISS、稳态进动快速回波序列（fast imaging with stead-state precession，FISP）、快速平衡稳态采集（fast imaging employing steady state acquisition，FIESTA）和 T_2 空间三维、各向同性亚毫米波序列，可为脑神经、血管、肿瘤和脑脊液（CSF）之间提供良好的对比，并可能为脑神经位置提供重要信息（表 9-2）。该类序列通常用于描述神经血管相互接触关系，尤其是与 3D TOF 联合使用时。此外，该类序列还有助于提示脑神经与邻近结构之间的关系，以及神经或神经鞘瘤的移位（图 9-8 和图 9-9）。

磁敏感加权成像（susceptibility weighted imaging，SWI）是一种三维序列，用于检测出血，甚至可以检测毫米级别的小出血，以及可以从出血和含铁物质中区分钙化，这要归功于其对区分组织非常敏感。SWI 还可以检测正常和病理的动静脉结构，包括静脉窦血栓（表 9-2）。

2. 血管序列　MR 血管成像（MRA）是显示颅底血管和富含血管的颅底肿瘤的最重要的非增强方式之一，具有三维、毫米波、各向同性的 TOF。使用诸如最大强度投影（MIP）或体绘制（VR）这种重建技术来生成类似于传统 3D 血管造影的 3D 血管图像。

磁共振静脉成像（magnetic resonance venography，MRV）在时间飞跃法（time of flight，TOF）或对比增强序列可使静脉可视化（图 9-2）。非增强（相位对比）序列可用于有对比剂禁忌的患者或孕妇，但其成分非三低于对比增强序列，相位对比序列最常见的缺点之一在于，当静脉血流动缓慢时，它可以显示出假性狭窄或闭塞。

动态血管造影序列，如 TWIST（时间分辨血管造影，具有交错轨迹）、4D TRICK（对比动力学的时间分辨成像）、4D TRAK（使用锁孔的 4D 时间分辨血管造影）和 TRAQ（时间分辨成像技术）是一种 MRA 技术，具有很高的时间和空间分辨率（亚毫米级），允许在对比剂通过血管时捕捉多个动脉、混合和静脉相位图像。这些序列

表 9-2 用于颅底手术的 MR 序列

序 列	临床应用	提示与技巧
T_1 和 T_2 加权 2D 和 3D 形态学序列	• 显示病变边界及特征和进行术前规划 • 用于神经导航的 3D 技术	识别伪影和正常的解剖结构，以避免误判为病变
T_1 加权增强序列	• 病变的边界勾画和高级别区域的显示 • 有助于神经导航和动静脉结构的识别	必须进行非增强的 T_1 序列扫描，以免将病变本身的高信号误认为增强
Fat-sat 序列（T_1、T_2）	• Fat-sat T_2 序列（STIR）用于显示视神经的高信号或显示海绵窦侵犯情况 • 注射对比剂后，Fat-sat T_1 序列用于在富含脂肪的区域显示增强信号	对金属物质高度敏感，可导致信号丢失和敏感性伪影
T_2 高分辨率序列（CISS、FISP、FIESTA、T_2 SPACE）	• 显示囊壁的边界 • 可用于显示被血管压迫的神经结构或确定肿瘤的起源点、侵袭情况和边界	由于可视范围较小，需要合理设置扫描层厚，以确保包含全部病变
FLAIR 序列	病灶检测	特异性低
磁敏感加权成像（SWI、GET2）	识别血液、钙化、正常及病理性动静脉结构	因弥散效应而导致对出血量的过高估计气体也可导致弥散伪影
3D TOF 序列	显示动脉的移位、狭窄、包裹及其与肿瘤的关系	分析原始扫描层面及重建结果 警告：VR 会增加假性狭窄率
MRV	显示静脉的移位、狭窄、扩张、包裹及其与病变的关系	分析原始扫描层面及重建结果 警告：VR 会增加假性狭窄率
DTI / DWI	• DTI：术前规划和 IA 情况下检测白质纤维束 • DWI：鉴别肿瘤和脓肿，以及显示表皮样囊肿的重要手段	技术上不可缺少的参数 30 个方向，3T 和 Bb1000 因空气 / 组织界面和出血可产生敏感性伪影
DCE/DSC（MR 灌注）	定性、显示高级别肿瘤区域并有助于鉴别诊断放射治疗的相关并发症	术后（出血、积气等）和靠近空气 / 组织界面处可出现信号丢失和敏感性伪影
MRS	病灶的定性，并有助于与放射治疗并发症进行鉴别诊断	出血和靠近空气 / 组织界面时可出现敏感性伪影

T. 特斯拉；2D. 二维；3D. 三维；Fat-sat. 脂肪抑制成像；CISS. 稳态进动结构相干序列；FISP. 稳态进动梯度回波序列；FIESTA. 快速平衡稳态采集；SPACE. 利用不同翻转角度演化，优化对比度的完美采样成像；FLAIR. 液体抑制反转恢复序列；SWI. 磁敏感加权成像；TOF. 时间飞跃法；MRV. 磁共振静脉成像；VR. 容积再现；DWI. 弥散加权成像；DTI. 弥散张量成像；DCE. 动态增强成像；DSC. 动态磁敏感增强成像；MRS. 磁共振波谱成像

提供了血管结构变窄或移位的信息，如肿瘤、肿瘤血管情况、血管畸形病灶和动静脉瘘所致的血管改变。动态血管造影序列也可用于 MRV。

3. 高级序列　弥散张量成像（diffusion tensor imaging，DTI）是一种非侵入性的、活体显示白质和神经结构的方法（图 9-10）。在颅底病变方面，DTI 和纤维束成像可用于脑神经的示踪，目前主要用于前庭神经鞘膜瘤的面神经示踪，或者

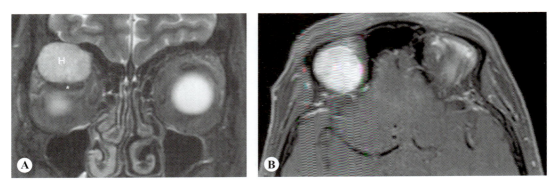

▲ 图 9-3 右侧眼眶海绵状血管瘤在 STIR 序列上显示为圆形、边界清晰的高信号病变（A 中的 H），该病变占据上直肌的位置（A，星号），并且在 T_1 增强序列上显示为均匀强化（B 中的 H）

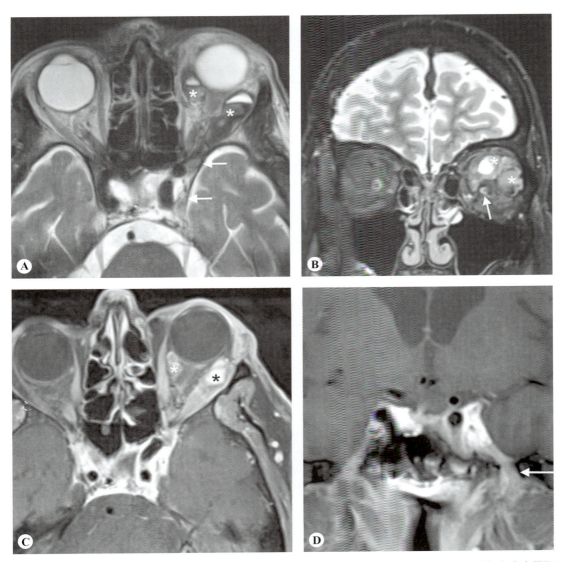

▲ 图 9-4 轴位 T_2、冠状位 STIR 及轴位和冠状位脂肪抑制 T_1 增强序列（A 至 D）显示垂体大腺瘤侵犯左侧海绵窦、眼肌和眶内静脉。注意静脉扩张（A 至 C，星号）和动眼神经移位（B，白箭）。脂肪抑制 T_1 增强序列突出显示对比强化信号，以及左侧三叉神经受侵犯、增厚和强化信号（C 和 D，星号和白箭）

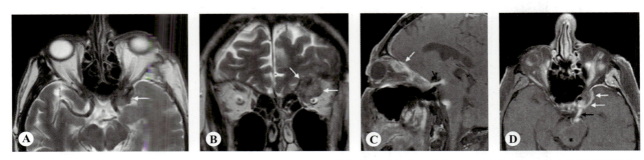

▲ 图 9-5　轴位 T₂ 序列显示一例黑色素瘤转移灶，可见左侧前床突周围低信号病变（A，白箭）。注意病变附近的硬膜及上直肌受肿瘤侵犯（B 和 C，白箭）。可见左侧动眼神经显著的线样强化，符合神经侵犯的特征（D，黑箭）

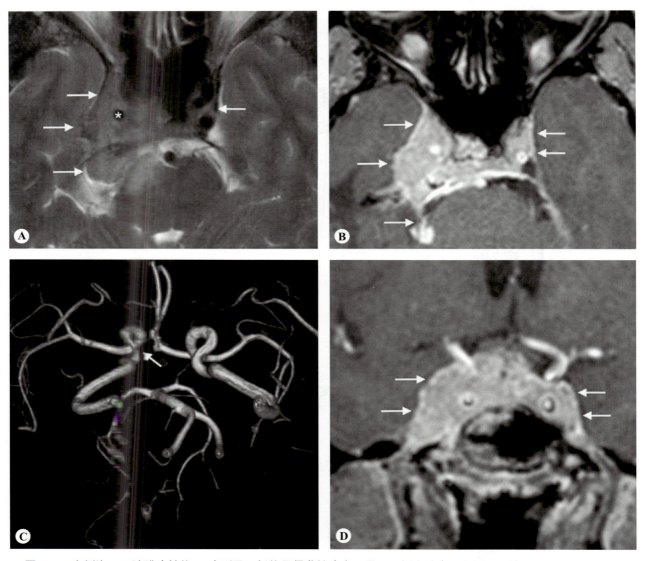

▲ 图 9-6　右侧海绵窦脑膜瘤轴位 T₂ 序列显示低信号侵袭性病变，累及双侧海绵窦、右侧三叉神经半月节及脑池段（A，B，D 白箭）。注意颈内动脉的狭窄（A，星号；C，白箭）

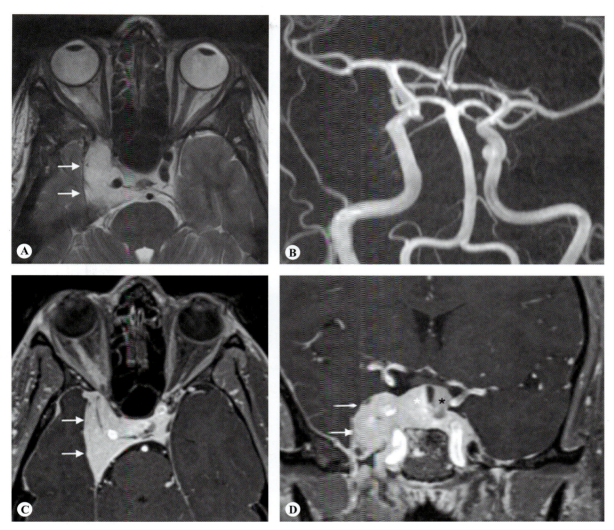

▲ 图 9-7　左侧海绵窦内血管瘤在轴位 T_2 序列上显示为高信号（白箭）。肿瘤越过中线包绕右侧颈内动脉并使之移位（A 和 B）。脂肪抑制 T_1 序列可清晰显示血管瘤（D，白星）与正常垂体（D，黑星）的边界

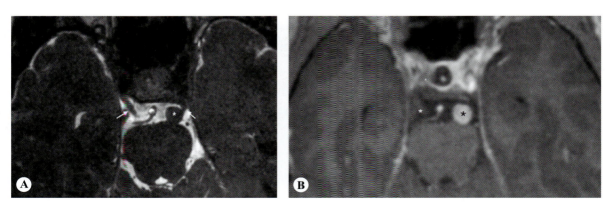

▲ 图 9-8　一例圆形、边界清晰的右侧动眼神经鞘瘤（白星）
A. 用 CISS 序列可以得到良好显示（白箭），还需注意右侧动眼神经显示为低信号线状结构（白箭）；B. 在轴位 T_1 增强序列上，病灶呈均匀强化（黑星）

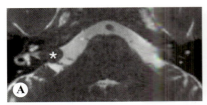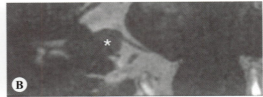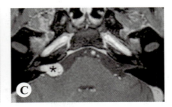

▲ 图 9-9　轴位 CISS

A. 显示右侧前庭神经鞘膜瘤（白星），蜗神经位于肿瘤后方，面神经位于肿瘤前方；B. 在冠状位上，注意面神经前方的肿块；C. 轴位 T₁ 增强序列显示病变边界清晰且均匀强化，符合神经鞘瘤的特征（黑星）

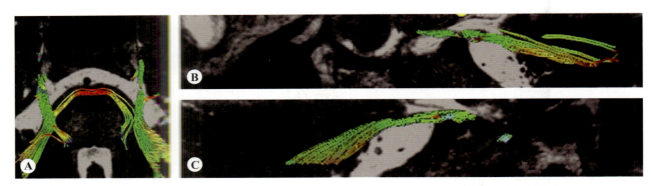

▲ 图 9-10　轴位纤维束成像显示正常的三叉神经脑池段（A）和左、右三叉神经矢状位图像（B，C）

小脑脑桥三角区脑膜瘤的三叉神经和面神经示踪 [18, 32, 33]。然而，对于大型的或巨大型病变，DTI 的有效性值得进一步临床研究，因为 DTI 在复杂病变或单个体素内出现交叉纤维的情况下可能不可靠。弥散谱成像（diffusion spectrum imaging，DSI）是一种视交叉和若干纤维交叉的可视化技术 [34]。最近，有人认为概率算法能更准确地描述脑神经走行轨迹 [32]，且常规进行全面的纤维束成像可以使颅底肿瘤的手术计划更准确有效 [35]。

弥散加权成像（diffusion weighted imaging，DWI）将 MR 从神经解剖学显示扩展至功能和生理学描述。该序列基于测量组织体素内水分子的随机布朗运动，当组织高度细胞化或有细胞肿胀时，表观弥散系数（apparent diffusion coefficient，ADC）减小。DWI 可以在常规 MRI 检测不明显的情况下显示病变，在肿瘤定性和脑缺血方面特别有用。具有高扩散的区域将具有高 ADC 值，并因此在 ADC 图上出现高强度（如脑脊液），而具有限制扩散的区域（如急性缺血）将出现低强

度。例如，小脑脑桥三角区的表皮样囊肿在 CT 和 MRI 上往往表现为类似脑脊液填充的蛛网膜囊肿，但平均 ADC 值将明显低于脑脊液。此外，颅底区域复查时往往容易遗漏转移灶，DWI 在这方面可能有用。

各向异性分数（fraction anisotropy，FA）常用于 DWI 中，被认为反映了纤维密度、轴突直径和白质髓鞘化。根据各向异性和扩散方向的组合，体素可以着色以生成纤维方向图，以便显示纤维束的压缩、侵袭或移位（图 9-2）。

灌注加权成像（perfusion weighted imaging，PWI）是一种非侵入性 MRI 技术，通过评估各种血流动力学参数，如脑血容量（cerebral blood volume，CBV）、脑血流量（cerebral blood flow，CBF）、平均通过时间（mean transit time，MTT）和达峰时间（time to peak，TTP）来检查脑组织的灌注情况。虽然主要用于脑卒中神经病学和血管神经外科，但它可以用于原发性或继发性血管狭窄，显示颅底肿瘤中有低灌注风险的区域（图

9-11）。对于 PWI，我们使用基于 T_1 的动态增强（dynamic contrast enhanced，DCE）或 T_2 动态敏感性增强（dynamic susceptibility contrast，DSC）序列。

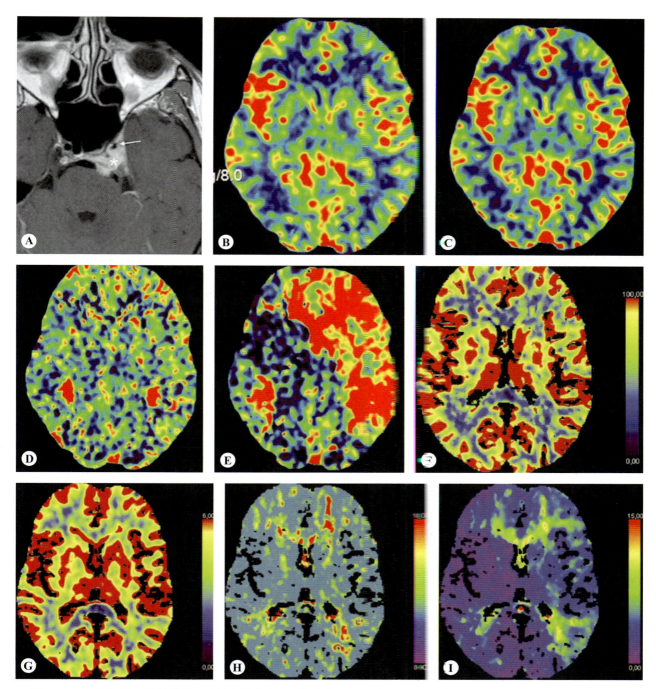

▲ 图 9-11　已行伽马刀放射外科治疗的女性患者，3 年后出现运动时失语发作，轴位 T_1 增强像显示左侧海绵窦脑膜瘤（A，星号）。MRI（A，箭头）和血管造影显示海绵窦段颈内动脉明显狭窄，术前 CT 灌注成像显示左侧大脑中动脉供血区显著灌注缺损（B，CBF；C，CBV；D，MTT；E，TTP）。患者行 STA-MCA 搭桥术后症状消失。术后 CT 灌注成像显示左侧大脑中动脉区基本恢复正常（F，CBF；G，CBV；H，MTT；I，TTP）

四、多平面重建与后处理

上述诸多序列需要大量和高级的多平面重建或后期处理方可使用，层面数可以达到 5000 甚至更多。这些包括 3D 序列（标准 3D T_1、FAT-SAT T_1、高分辨率 T_2），以及血管序列（3D TOF MRA/MRV 和动态 MRA/MRV）和所有高级序列（DTI、DSI、DWI、ADC、FA 和 PWI）（表 9-2）。

不同 MRI 序列甚至与 CT 图像的联合注册有助于分析病变特征和病变环境（表 9-1），以便在术前阶段做出诊断和制订手术计划，在术中使用神经导航和 AR 等辅助手段，并在术后对手术结果进行短期和长期评估。

MIP 或多平面重建（MPR）技术可用于三维形态序列，而 VR 技术可用于血管序列。叠加动静脉相的 MIP、MPR 和 VR 重建特别有助于了解颅底病变。最后，DTI 和 DCS 通常需要大量的工作投入和专门的软件来处理此类成像。

在多平面重建或后期处理中，对各种假象的深入了解必不可少，以便于良好的临床解释和避免产生虚假图像。因此，在理想情况下该处理过程应该由有经验的神经影像学专家来实施，如工作量太大，则可由专门的后期处理实验室进行，以确保质量[36]。

五、DSA 检查

基于导管的数字减影血管造影（DSA）在现代颅底外科中的应用较少，通常被 CT 或 MR 血管造影（分别为 CTA 或 MRA）取代，它们可以通过侵袭性较小的方式产生三维图像。然而，DSA 仍具有 2 个主要优势，即优越的血流动力学显影和高选择性。在血流动力学方面，现代 DSA 设备以每秒 30 帧的脉冲为透视和显影提供 X 线能量，从而能够直观地显示供血动脉和静脉引流模式的特征，捕捉血流速度和流向。在选择性方面，超选择性血管造影可在分析中"删除"不重要的血管，对各种供血动脉进行详细的血管内探查。最后，DSA 在某些情况下是必不可少的（见下文）。

（一）DSA 与诊断——动脉

我们并不常规地对脑膜瘤进行 DSA 检查，因为 CTA 或 MRA 扫描通常足以提供安全手术规划所需的信息，尽管这些技术在显示小动脉方面的能力有限。一方面，DSA 提供了很好的可视化图像，以显示来自侧后循环动脉的供血动脉和分支。例如，在大型或巨大型岩斜脑膜瘤中，疑似有基底动脉及其终末分支被包裹代表着主要的手术风险。在这种情况下，DSA 有助于更好地确定硬膜基底，识别供血动脉并相应地调整手术入路[37]，同时还可评估术前栓塞的价值和可行性[38, 39]。

另一方面，诊断性 DSA 可能发挥作用的情况是检测由肿瘤引起的动脉狭窄，如颅底脑膜瘤。例如，海绵窦脑膜瘤经伽马刀治疗后出现医源性颈内动脉狭窄[40]。DSA 结合球囊闭塞试验（balloon test occlusion，BTO）对评价侧支循环情况，以及颈内动脉严重狭窄（见第 12 章）时是否需要颅外 – 颅内（EC-IC）搭桥是有价值的[41, 42]。

（二）DSA 与诊断——静脉

在做颅底治疗计划时，在术前仔细地评估静脉是必不可少的（图 9-2）。例如，Labbé 静脉是引起术中脑肿胀和经岩骨入路术后静脉梗死的常见原因，但也应注意岩上静脉和岩上下窦[43]。静脉解剖可能非常复杂[44]，但通常 MR 或 CT 静脉造影（分别为 MRV 和 CTV）便已足够。然而，对于靠近 Galen 静脉的肿瘤。例如，松果体区、幕缘区或岩尖区，岩静脉和 Galen 静脉系统之间可能有侧支吻合，这在手术中十分重要，以避免发生累及脑干和小脑的静脉并发症。DSA 仍然是评估这些情况的最好手段。其他的应用实例还包括，在一些大型蝶骨嵴脑膜瘤术中需离断额顶窦或 Sylvian 静脉时对静脉引流的血流动力学进行评估，或在颈静脉孔水平大型血管球瘤中对静脉血流动力学进行评估。

（三）DSA 与治疗——栓塞

在术前行 DSA 肿瘤栓塞的目的，是选择性地阻断瘤内异常血管，同时保留周围组织的正常血供。它可以减少术中失血，提高手术的术野清晰度，缩短手术时间和（或）阻断手术不能处理的肿瘤供血动脉。然而，如果肿瘤很小，主要血供表浅或在手术早期容易处理和（或）即使不栓塞预期的额外失血也不是太多，并且患者在生理上可以很好地耐受，那么肿瘤血管过于丰富本身并不能证明术前栓塞是合理的，因其本身也会增加相关风险[45]。

在颅底脑膜瘤中，术前栓塞可提供一个相对无血管的术野，从而减少在重要神经血管结构附近进行双极电凝操作的必要性，这是不应忽视的。然而，主要供血动脉通常较为浅表，或者在开颅手术阶段容易显露，且术前栓塞的并发症率不容忽视，因此其风险/效益比尚存疑问[39]。对于大型或巨大型岩斜区脑膜瘤，如果拥有经验丰富的介入团队，则应考虑行术前栓塞。

在某些血管丰富的肿瘤中，术前栓塞可降低手术风险和出血量[45]。对于发生在蝶腭孔的青少年纤维血管瘤，DSA 可以清楚地显示其血供通常为颌内动脉的远端分支，此处可以作为栓塞肿瘤的"入口"并随后予以闭塞[46]。同样，在颈鼓室副神经节瘤中，DSA 除了术前栓塞外，还可以更好地了解肿瘤的血供情况及其与周围血管的关系[45]。

（四）DSA 与治疗——颈内动脉支架置入术

最后，DSA 可在包裹颈内动脉并侵袭其管壁的大型颈静脉副神经节瘤的诊治中发挥作用。Sanna 等[47]学者在治疗累及岩段和颈段颈内动脉的肿瘤时，在术前进行颈内动脉支架置入术作为预防措施，以获得安全的解剖平面，进而降低颈内动脉损伤的风险。

六、术中可视化

术中可视化的目的，是在进行手术干预时，获得关于手术路径、周围结构及病变本身的详细信息，以避免或减少任何术中并发症的发生风险。

可视化工具通常被用于改善术中标准现实的

可见性（如天、显微镜、神经内镜和外视镜），后3 种工具可用于呈现增强现实效果，以进一步提高可视性[5, 4, 49]。其他术中可视化工具包括神经导航[50, 51] 和 AR[2, 4, 6, 52-56]，肿瘤可视化荧光[57-59]，血管可视化荧光[60-62]，术中超声检查[63-65]。最后，可以通过术中 CT[66]，术中 MRI[67-69] 或术中 DSA[70] 来实现可视化。在这一节中，我们重点介绍神经导航、AR 和荧光在颅底手术中的应用。

（一）神经导航

神经导航基于三维成像数据集，再现正常和病理组织的精确几何位置和结构。在神经导航中，通过患者注册使术前 CT 和（或）MRI 图像序列与解剖参考空间进行空间对齐，并且可以对齐两个或多个图像序列，从而可以通过图像共注册，对表示相同对象的相应体素进行整合或融合。

神经导航通过无框架立体定向装置追踪手术器械与患者影像所示解剖结构的相对关系。因此，术者可使用该系统来"导航"定位仪器的位置，并有助于增加手术的准确度和安全性[51]。可追踪的手术器械不仅包括探针、解剖器械、双极电凝，还包括显微镜、内镜以及磨钻。

显微镜上附带的反射标记可实现光轴和焦点的视觉跟踪，同时显微镜与神经导航控制的机器人运动相结合，还可自动配准任何导航的仪器、规划的入路或解剖标志。现代高端显微镜允许显微镜在 3 个自由度（Leica Arveo）甚至 6 个自由度（Zeiss Kinevo 900）内进行完全的机器人配准，并根据术前规划自动定位到预设的解剖标志，或用于跟踪和聚焦导航的器械尖端。这在通过深入狭长的手术路径进行脑干或颅底手术时特别有用，因为术者不再需要用手重新定位显微镜（图9-12）。

神经导航的主要缺点是不能直接看到术野[71]。术者必须分析外部屏幕上的 2D 图像，并将导航指针的尖端位置与现实中的 3D 图像相关联[72]。

（二）增强现实（AR）

AR 是指虚拟物体在现实世界结构上的投影，是基于上述神经导航的技术。在基于 AR 的手术

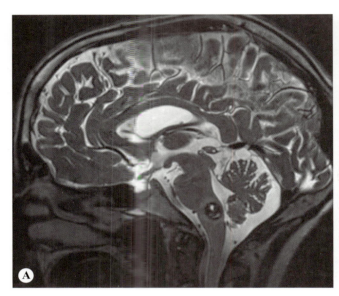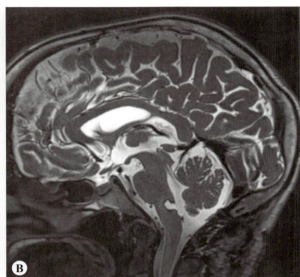

▲ 图 9-12　矢状位 T$_2$ MRI 显示术前（A）和术后（B）脑干大型海绵状血管瘤

中，预先注册的叠加影像和虚拟对象被投射至现实世界的解剖结构上，并可以使用手术显微镜、内镜、外视镜、头戴式双目显示器、眼镜、iPad 和 iPhone 等来实现可视化 [2, 4, 6, 52, 54, 56, 71, 73-78]。虽然有些技术仅用于手术计划和训练，但显微镜、内镜和外视镜的 AR 导航可将手术目标和周围结构显示为半透明，并与真实解剖结构融合。

在显微镜 AR 导航中，将数据直接导入显微镜目镜，在整个手术过程中为术者提供有意义的周边结构和空间定位，而不会丢失对手术区域的聚焦。除了病变本身，预先登记的对象包括皮肤（用于微调基于标准神经导航的共同注册）、颅骨、骨内结构如耳蜗、动脉和静脉或静脉窦（图 9-13），以及更细致的细节（如脑神经）。

AR 和现代的再校准工具可用于保持术中神经导航的准确性[5]。通过将皮质血管与相应的 MIP 进行对比，或将脑沟与相应的 T$_2$ 对比，可以显示开颅或肿瘤切除后的解剖移位。然后，术者可以通过匹配导航屏幕上的实际血管和 MIP 来更新患者注册信息。只要有需要，可随时根据颅内参考结构进行重复更新。这些重新校准代表了神经导航系统的一个重要进化，因为它们减少了配准误差和术中固有误差 [5]。

AR（增强现实）在颅底手术中的应用　AR 技术对颅底肿瘤特别有用 [2, 4, 6, 56, 72, 79]，可与内镜技术结合用于鼻内镜颅底手术 [48, 61, 75]，也可用于显微手术 [4, 6, 49, 79]。假设有一例年轻女性斜坡脊索瘤患者，扩大内镜下经鼻入路（EEA）为首选入路 [80-82]。在 EEA 中，必须确认几个重要的解剖标志，包括视神经 - 颈动脉内侧和外侧隐窝以及颈动脉隆起 [83]。如果蝶窦气化不良，则需要磨除松质骨，以显露颅底的密质骨。同样，颈内动脉和海绵窦前的骨质也可以用高速微型磨钻进行轮廓化。这些操作可以通过使用 AR 更方便地进行（图 9-14）。

AR 对于提高前岩骨切除的安全性也是一个特别有价值的工具 [49]。在岩斜脑膜瘤 [84-87] 及 B 型和 C 型三叉神经鞘瘤 [88, 89] 的病例中，硬膜外前岩骨切除可提供到达上岩斜区的通道，但颅中窝底几乎没有什么解剖标志来为术者提供指引。为了避免耳蜗、颈内动脉和内听道内容物等重要神经血管结构的医源性损伤，必须小心进行 Kawase 三角的磨除（图 9-13）。

在乙状窦后硬膜下内听道上入路（retrosigmoid intradural suprameatal approach，RISA）[90-93] 和新的乙状窦后硬膜下内听道下岩骨切除术

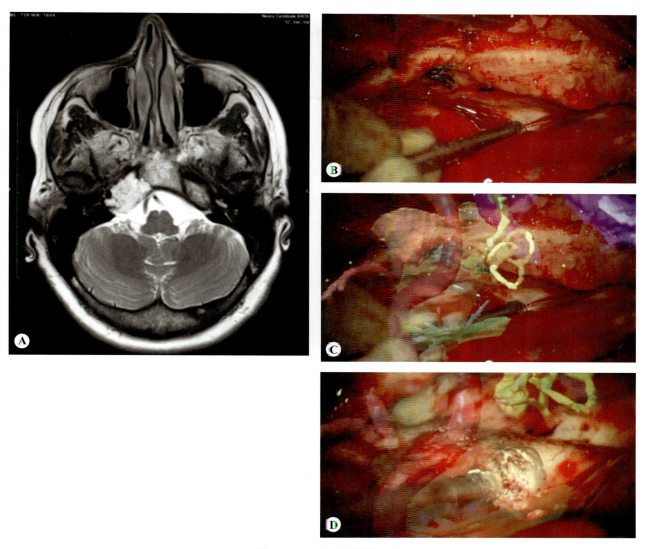

▲ 图 9-13　右侧岩骨软骨肉瘤

A. 轴位 T₂ MRI 显示病变；B. 显微镜下采用颞下入路显露岩骨；C. 利用 AR 技术显示关键结构，即岩骨段颈内动脉（红色）、耳蜗（黄色）和三叉神经（绿色）被投射到术者的目镜中；D. 以便在去除骨质时予以避开

（retrosigmoid intradural inframeatal petrosectomy，RESIP）[79, 94] 中，AR 同样可提高手术安全性。举例来说，假设有一例年轻女性颞骨岩部 II 级软骨肉瘤患者（图 9-15），RESIP 可提供有限磨除并对周围解剖结构破坏最小 [79]。在进行 RESIP 时，可使用 AR 辅助显示横窦（transverse sinus，TS）和乙状窦（sigmoid sinus，SS）的轮廓。如根据术前规划进行硬膜与骨质磨除和肿瘤切除，必须对乳突骨质、后组脑神经、颈静脉球、岩上窦、岩下窦、面神经和听神经束（面听神经复合

体）、内听道、岩尖、颈动脉管和咽鼓管进行轮廓显示。最后，肿瘤轮廓也一并显示（图 9-15）。

（三）荧光

荧光是指某种物质通过吸收光或其他电磁辐射而发生特定光的一种发光形式。它可以用于显示在常规光下无法显示的结构，荧光导航手术是实时显示某些肿瘤组织的一种经济有效的方法 [95, 96]。

5- 氨基乙酰丙酸（5-aminolevulinic acid，5-ALA）是美国食品药品管理局（Food and Drug Administration，FDA）批准的前体药，可引起恶

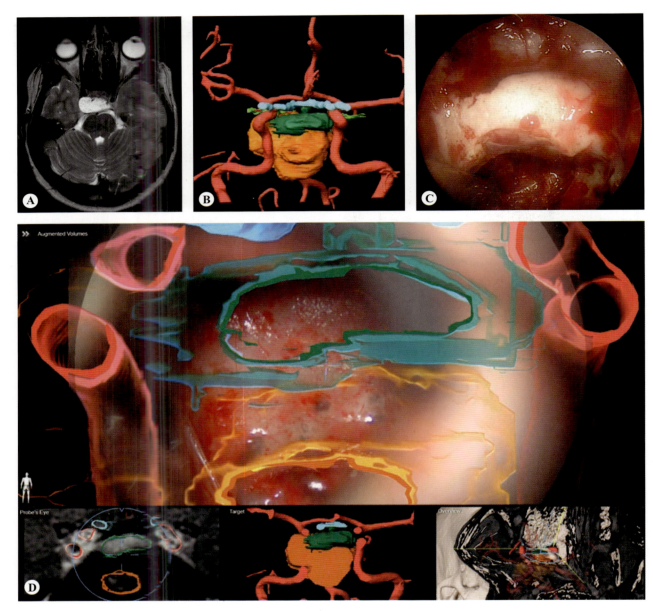

▲ 图 9-14　斜坡和后床突脊索瘤

A. 轴位 T₂ MRI 显示病变；B. 在术前规划（B）中标记颈动脉（红色）、垂体和垂体柄（绿色）、视神经（蓝色）、动眼神经（浅绿色）和肿瘤（橙色）；C 和 D. 主显露充分开放后，可见无 AR 和有 AR 的术区

性肿瘤细胞中荧光物质的选择性积聚，然后在术中通过蓝光（波长 400~410nm）激发，可使肿瘤显示为粉红色[97]。Stummer 等于 1998 年首次将此技术应用于神经外科[97]，随后的研究表明，5-ALA 的应用提高了高级别胶质瘤的切除率，延长了无进展生存期[]。后来，5-ALA 被证实对其他颅内肿瘤（如脑膜瘤和垂体腺瘤）也有潜在

的益处[98, 99]。然而，在肿瘤细胞中积累的 5-ALA 的代谢产物原卟啉 – Ⅸ，在可见光波长范围内也会发射荧光，且会受到组织穿透有限和明显的自体荧光的影响[95]。

荧光染料吲哚菁绿（ICG）是美国食品药品管理局批准的近红外线波长范围（700~900nm）荧光剂。最早由 Raabe 等于 2003 年用于神经外

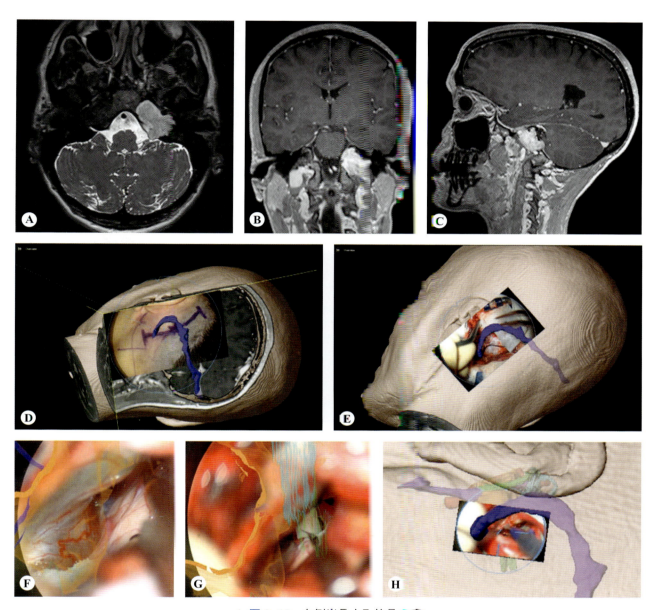

▲ 图 9-15 左侧岩骨大至软骨肉瘤

A 至 C. MRI 轴位 T_2 像、冠状位 T_1 增强像和矢状位 T_1 增强像分别显示病变；D 和 E. 在切开头皮前应用 AR 技术将横窦和乙状窦投射到皮肤上，在开颅后投射到硬脑膜上；F. 打开硬膜后，可见右侧脑干和岩尖神经瘤（橙色）；G. 进一步解剖发现面听神经束（绿色）和肿瘤（橙色）；H. 通过切除硬膜和磨除面听神经束下的岩质（红色）可以显露肿瘤（橙色）。注意避免损伤耳蜗（蓝色）、面神经（绿色）和颈内动脉（红色）

RESIP. 乙状窦后硬膜下内听道下岩骨切除术

科[100]，他们发明了吲哚菁绿（ICG）视频血管造影，作为动脉瘤术中血流评估的一种简单方法（图 9-16）。ICG 视频血管造影用于显示动脉和静脉的通畅性，包括小动脉和穿支动脉（＜0.5mm），在临床上有多种应用，包括浅表血管成像和组织灌注评估[101]。最近的一个发展是荧光与 AR（Leica GLOW800）相结合，其中，通过视频血管造影荧光可视化，将血管流动的实时视图导入目镜（图 9-16）。"经典" ICG 视频血管造影图像为黑白图像，解剖学背景为暗色，且术者无法同

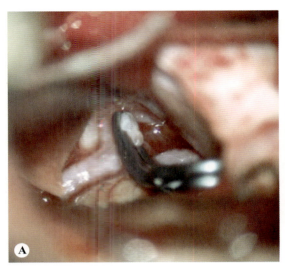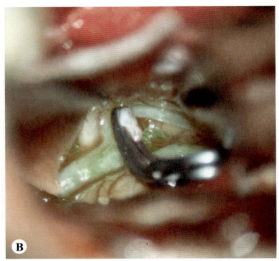

▲ 图 9-16　大脑中动脉动脉瘤夹闭术

A. 动脉瘤夹闭，可以用 AR 荧光；B. GLOW800 评估远端血流。应用 AR 荧光可以通过增强的实时图像显示血管通畅性，从而允许术者继续操作。而"经典的" ICG 视频血管造影则与之不同，其图像是黑白的，解剖背景是灰暗的，术者无法同时获得血流动力学信息和解剖细节

时可视化血流和解剖学细节，与此相反，AR 将 ICG 视频血管造影信号叠加在白光下，使术者既能看到正常解剖结构，又能看到分布于解剖结构表面的荧光信号。

ICG 荧光还可用于肿瘤成像。所谓的"第二窗口 ICG 技术"原理为血管腔内注射 ICG 24h 后，ICG 可在术中显影，其有效性已在胶质瘤、脑膜瘤、转移瘤、垂体腺瘤、脊索瘤和颅咽管瘤中得以证实。该技术利用了瘤周组织内皮通透性增加，可使 ICG 在肿瘤区域蓄积和保留较长时间，而在正常脑区，屏障完整，ICG 保留在血管内并很快被冲走[95]。

荧光素是美国食品药品管理局批准的第三种用于肿瘤神经外科的荧光素，用于配备黄色 -560nm 滤光片的手术显微镜[102]。术中注射荧光素会导致其在瘤周组织血脑屏障破坏的区域积聚。然而，荧光素透过组织的显影有限，肿瘤与正常脑实质的信号背景比较弱，与 5-ALA 相比，荧光素的特异性较差[103]。

1. 手术解剖可视化的荧光技术　对于前颅底手术，术中近红外 ICG 荧光内镜可用于在 EEA 中识别颈内动脉[58, 104]和垂体柄[58, 104]。此外，

ICG 荧光内镜可用于评估灌注和预测内镜颅底手术中常用的带蒂鼻中隔瓣的存活能力[60]。

对于侧颅底手术，Chen 等[105]对 16 例不同小脑脑桥三角区或岩斜区病变的患者，在乙状窦前入路、经岩骨入路或经迷路入路时，采用 ICG 视频血管造影识别面神经。将面神经管磨成纸样菲薄后，将 ICG 注入血管并与暗色骨质部分对比，神经滋养管内的血管可显影，从而引导术者识别面神经的走行。

最后，ICG 视频血管造影是监测肿瘤显微手术中所显露的血管中血流情况的有用工具[62]。病变切除前的 ICG 视频血管造影可以提供肿瘤内的血流信息和肿瘤周围脑组织的血流信息，而术后视频血管造影允许术后立即检查瘤周血管的通畅性。

2. 肿瘤荧光显像　已有几个研究团队将荧光用于垂体腺瘤手术[104, 106-111]。在 Inoue 等的一项研究中[110]，24 例垂体腺瘤患者行 ICG 荧光内镜手术切除，发现肿瘤与正常垂体之间有清晰的界限。此外，ICG 内镜通过评估每个结构从注射到产生荧光的所需时间，为鉴别肿瘤和正常垂体提供了一个有用的工具。相反，5-ALA 在辅助切除

垂体腺瘤方面无效[109]。最后，根据 Jeon 等的一项研究[111]，脊索瘤在荧光内镜下显示第二窗口微弱 ICG 信号，提示其在这种病变中的应用有限。Lee 等[112] 使用荧光显微镜和第二窗口 ICG 技术对 18 例脑膜瘤患者在 ICG 输注后 23h（平均）进行了手术，其敏感性为 96%，但特异性仅为 39%。此外，5-ALA 荧光在识别脑膜瘤的骨质浸润方面很有应用前景[57]，并可能在显微镜或内镜下均可用于辅助切除颅底脑膜瘤[59, 113]。然而，根据最近的一项综述，该项技术用来检测硬脑膜尾部存在很大问题[103]，应该指出的是，目前没有证据表明，在脑膜瘤手术中使用荧光染料可以提高根治性切除率或改善长期无复发预后[103]。

七、总结

现代神经影像学对于颅底手术的诊断、手术规划、评估切除等级和"附带损伤"等方面均至关重要。

术前可视化可提供详细的信息，以便规划手术，从而减少术中的意外风险，并最大限度地保留解剖完整性和功能。术中可视化可提供实时和详细的信息，有助于降低术中并发症的风险。增强现实（AR）用于将预期手术目标和周围结构等虚拟对象投射到现实世界的解剖结构上。神经导航 AR 有助于颅底手术，因其经常涉及磨除重要神经血管结构附近的骨质，正常的解剖标志通常移位或破坏，且脑神经和脑血管可能被肿瘤包裹而难以辨认。

参考文献

[1] Perin A, Galbiati TF, Gambatesa E, Ayadi R, Orena EF, Cuomo V, et al. Filling the gap between the OR and virtual simulation: a European study on a basic neurosurgical procedure. Acta Neurochir. 2018;160(11):2087-97.

[2] Lee C, Wong GKC. Virtual reality and augmented reality in the management of intracranial tumors: a review. J Clin Neurosci. 2019;62:14-20.

[3] Perin A, Galbiati TF, Ayadi R, Gambatesa E, Orena EF, Riker NI, et al. Informed consent through 3D virtual reality: a randomized clinical trial. Acta Neurochir. 2020.

[4] Cabrilo I, Sarrafzadeh A, Bijlenga P, Landis BN, Schaller K. Augmented reality-assisted skull base surgery. Neurochirurgie. 2014;60(6):304-6.

[5] Haemmerli J, Davidovic A, Meling TR, Chavaz L, Schaller K, Bijlenga P. Evaluation of the precision of operative augmented reality compared to standard neuronavigation using a 3D-printed skull. Neurosurg Focus. 2021;50(1):E17.

[6] Lave A, Meling TR, Schaller K, Corniola MV. Augmented reality in intracranial meningioma surgery: report of a case and systematic review. J Neurosurg Sci. 2020;64(4):369-76.

[7] Raseman J, Guryildirim M, Beer-Furlan A, Jhaveri M, Tajudeen BA, Byrne RW, et al. Preoperative computed tomography imaging of the sphenoid sinus: striving towards safe transsphenoidal surgery. J Neurol Surg B Skull Base. 2020;81(3):251-62.

[8] Poggi S, Pallotta S, Russo S, Gallina P, Torresin A, Bucciolini M. Neuronavigation accuracy dependence on CT and MR imaging parameters: a phantom-based study. Phys Med Biol.

2003;48(14):2199-216.

[9] Gupta S, Bi WL, Mukundan S, Al-Mefty O, Dunn IF. Clinical applications of dynamic CT angiography for intracranial lesions. Acta Neurochir. 2018;160(4):675-80.

[10] Suzuki K, Abe K, Maruyama T, Nitta M, Amano K, Yamaguchi K, et al. The role of 4D CT angiography for preoperative screening in patients with intracranial tumors. Neuroradiol J. 2016;29(3):168-73.

[11] Kaku S, Miyahara K, Fujitsu K, Hataoka S, Tanino S, Okada T, et al. Drainage pathway of the superior petrosal vein evaluated by CT venography in petroclival meningioma surgery. J Neurol Surg B Skull Base. 2012;73(5):316-20.

[12] Fang Q, Jiang A, Tao W, Xin L. Anatomic comparison of veins of Labbe between autopsy, digital subtraction angiography and computed tomographic venography. Biomed Eng Online. 2017;16(1):84.

[13] Welzel T, Meyerhof E, Uhl M, Huang K, von Deimling A, Herfarth K, et al. Diagnostic accuracy of DW MR imaging in the differentiation of chordomas and chondrosarcomas of the skull base a 3.0-T MRI study of 105 cases. Eur J Radiol. 2018;105:119-24.

[14] Gao A, Bai J, Cheng J, Cheng X, Li S, Zhang Z, et al. Differentiating skull base chordomas and invasive pituitary adenomas with conventional MRI. Acta Radiol. 2018;59(11):1358-64.

[15] Freeze BS, Glastonbury CM. Differentiation of skull base chordomas from chondrosarcomas by diffusion-weighted MRI. AJNR Am J Neuroradiol. 2013;34(10):E113.

[16] Casselman J, Mermuys K, Delanote J, Ghekiere J, Coenegrachts K. MRI of the cranial nerves-more than meets the eye: technical considerations and advanced anatomy. Neuroimaging Clin N Am. 2008;18(2):197-231, preceding x.

[17] Friconnet G, Espindola Ala VH, Janot K, Brinjikji W, Bogey C, Lemnos L, et al. MRI predictive score of pial vascularization of supratentorial intracranial meningioma. Eur Radiol. 2019;29(7):3516-22.

[18] Jacquesson T, Cotton F, Frindel C. MRI tractography detecting cranial nerve displacement in a cystic skull base tumor. World Neurosurg. 2018;117:363-5.

[19] Meling TR, Fridrich K, Evensen JF, Nedregaard B. Malignant granular cell tumor of the skull base. Skull Base. 2008;18(1):59-66.

[20] Vargas MI, Delattre EMA, Vayssiere P, Corniola M, Meling T. Intraoperative MR and synthetic imaging. AJNR Am J Neuroradiol. 2020;41(2):E4-6.

[21] Zaidi HA, De Los RK, Earkhoudarian G, Litvack ZN, Bi WL, Rincon-Torroella J, et al. The utility of high-resolution intraoperative MRI in endoscopic transsphenoidal surgery for pituitary macroadenomas: early experience in the Advanced Multimodality Image Guided Operating suite. Neurosurg Focus. 2016;40(3):E18.

[22] Konig M, Osnes T, Jebsen P, Meling TR. Craniofacial resection of malignant tumors of the anterior skull base: a case series and a systematic review. Acta Neurochir. 2018;160(12):2339-8.

[23] Meling TR, Da Broi M, Scheie D, Helseth E. Meningiomas: skull base versus non-skull base. Neurosurg Rev. 2019;42(1):163-73.

[24] Lemee JM, Corniola MV, Da Broi M, Joswig H, Scheie D, Schaller K, et al. Extent of resection in meningioma: predictive factors and clinical implications. Sci Rep. 2019;9(1):5944.

[25] Meling TR, Da Broi M, Scheie D, Helseth E, Smoll NR. Meningioma surgery-are we making progress? World Neurosurg. 2019;125:e205-e13.

[26] Lassen B, Helseth E, Ronning P, Scheie D, Johannesen TB, Maehlen J, et al. Surgical mortality at 30 days and complications leading to recraniotomy in 2630 consecutive craniotomies for intracranial tumors. Neurosurgery. 2011;68(5):1259-68; discussion 68-9.

[27] Lemee JM, Corniola MV, Da Broi M, Schaller K, Meling TR. Early postoperative complications in meningioma: predictive factors and impact on outcome. World Neurosurg. 2019;128:e851-e8.

[28] Lemee JM, Corniola MV, Meling TR. Benefits of re-do surgery for recurrent intracranial meningiomas. Sci Rep. 2020;10(1):303.

[29] Lemee JM, Joswig H, Da Broi M, Corniola MV, Scheie D, Schaller K, et al. WHO grade I meningiomas: classification-tree for prognostic factors of survival. Neurosurg Rev. 2020;43(2):749-58.

[30] Seifert V. Clinical management of petroclival meningiomas and the eternal quest for preservation of quality of life: personal experiences over a period of 20 years. Acta Neurochir. 2010;152(7):1099-116.

[31] Almefty R, Dunn IF, Pravdenkova S, Abolfotoh M, Al-Mefty O. True petroclival meningiomas: results of surgical management. J Neurosurg. 2014;120(1):40-51.

[32] Jacquesson T, Cotton F, Attye A, Zaouche S, Tringali S, Bosc J, et al. Probabilistic tractography to predict the position of cranial nerves displaced by skull base tumors: value for surgical strategy through a case series of 62 patients. Neurosurgery. 2019;85(1):E125-E36.

[33] Gerganov VM, Giordano M, Samii M, Samii A. Diffusion tensor imaging-based fiber tracking for prediction of the position of the facial nerve in relation to large vestibular schwannomas. J Neurosurg. 2011;115(6):1087-93.

[34] Wedeen VJ, Wang RP, Schmahmann JD, Benner T, Tseng WY, Dai G, et al. Diffusion spectrum magnetic resonance imaging (DSI) tractography of crossing fibers. NeuroImage. 2008;41(4):1267-77.

[35] Jacquesson T, Yeh FC, Panesar S, Barrios J, Attye A, Frindel C, et al. Full tractography for detecting the position of cranial nerves in preoperative planning for skull base surgery: technical note. J Neurosurg. 2019:1-11.

[36] Mezrich R, Juluru K, Nagy P. Should post-processing be performed by the radiologist? J Digit Imaging. 2011;24(3):378-81.

[37] Adachi K, Hasegawa M, Tateyama S, Kawazoe Y, Hirose Y. Surgical strategy for and anatomic locations of petroapex and petroclival meningiomas based on evaluation of the feeding artery. World Neurosurg. 2018;116:e611-e23.

[38] Suzuki K, Nagaishi M, Matsumoto Y, Fujii Y, Inoue Y, Sugiura Y, et al. Preoperative embolization for skull base meningiomas. J Neurol Surg B Skull Base. 2017;78(4):308-14.

[39] Ilyas A, Przybylowski C, Chen CJ, Ding D, Foreman PM, Buell TJ, et al. Preoperative embolization of skull base meningiomas: a systematic review. J Clin Neurosci. 2019;59:259-64.

[40] Abeloos L, Levivier M, Devriendt D, Massager N. Internal carotid occlusion following gamma knife radiosurgery for cavernous sinus meningioma. Stereotact Funct Neurosurg. 2007;85(6):303-6.

[41] Sorteberg A. Balloon occlusion tests and therapeutic vessel occlusions revisited: when, when not, and how. AJNR Am J Neuroradiol. 2014;35(5):862-5.

[42] Sorteberg A, Bakke SJ, Boysen M, Sorteberg W. Angiographic balloon test occlusion and therapeutic sacrifice of major arteries to the brain. Neurosurgery. 2008;63(4):651-60; discussion 60-1.

[43] Krogager ME, Jakola AS, Poulsgaard L, Couldwell W, Mathiesen T. Safe handling of veins in the pineal region-a mixed method study. Neurosurg Rev. 2021;44:317-25.

[44] Sakata K, Al-Mefty O, Yamamoto I. Venous consideration in petrosal approach: microsurgical anatomy of the temporal bridging vein. Neurosurgery. 2000;47(1):153-60; discussion 60-1.

[45] Ashour R, Aziz-Sultan A. Preoperative tumor embolization. Neurosurg Clin N Am. 2014;25(3):607-17.

[46] Gargula S, Saint-Maurice JP, Labeyrie MA, Eliezer M, Jourdaine C, Kania R, et al. Embolization of internal carotid artery branches in juvenile nasopharyngeal angiofibroma. Laryngoscope. 2021;131:E775-80.

[47] Sanna M, Khrais T, Menozi R, Piaza P. Surgical removal of jugular paragangliomas after stenting of the intratemporal

internal carotid artery: a preliminary report. Laryngoscope. 2006;116(5):742-6.

[48] Lai M, Skyrman S, Shan C, Babic D, Homan R, Edstrom E, et al. Fusion of augmented reality imaging with the endoscopic view for endonasal skull base surgery; a novel application for surgical navigation based on intraoperative cone beam computed tomography and optical tracking. PLoS One. 2020;15(1):e0227312.

[49] Jean WC, Felbaum DR. The use of augmented reality to improve safety of anterior petrosectomy: two-dimensional operative video. World Neurosurg. 2020;146:162.

[50] Rohde V, Spangenberg P, Mayfrank L, Reinges M, Gilsbach JM, Coenen VA. Advanced neuronavigation in skull base tumors and vascular lesions. Minim Invasive Neurosurg. 2005;48(1):13-8.

[51] Bir SC, Konar SK, Maiti TK, Thakur JD, Guthikonda B, Nanda A. Utility of neuronavigation in intracranial meningioma resection: a single-center retrospective study. World Neurosurg. 2016;90:546-55. e1.

[52] Besharati Tabrizi L, Mahvash M. Augmented reality- guided neurosurgery: accuracy and intraoperative application of an image projection technique. J Neurosurg. 2015;123(1):206-11.

[53] Carl B, Bopp M, Voellger B, Sass B, Nimsky C. Augmented reality in transsphenoidal surgery. World Neurosurg. 2019;125:e873-e83.

[54] Contreras Lopez WO, Navarro PA, Crispin S. Intraoperative clinical application of augmented reality in neurosurgery: a systematic review. Clin Neurol Neurosurg. 2019;177:6-11.

[55] Guha D, Alotaibi NM, Nguyen N, Gupta S, McFaul C, Yang VXD. Augmented reality in neurosurgery: a review of current concepts and emerging applications. Can J Neurol Sci. 2017;44(3):235-45.

[56] Tagaytayan R, Kelemen A, Sik-Lanyi C. Augmented reality in neurosurgery. Arch Med Sci. 2018;14(3):572-8.

[57] Della Puppa A, Rustemi O, Gioffre G, Troncon I,Lombardi G, Rolma G, et al. Predictive value of intraoperative 5-aminolevulinic acid-induced fluorescence for detecting bone invasion in meningioma surgery. J Neurosurg. 2014;120(4):840-5.

[58] Hide T, Yano S, Shinojima N, Kuratsu J. Usefulness of the indocyanine green fluorescence endoscope in endonasal transsphenoidal surgery. J Neurosurg. 2015;122(5):1185-92.

[59] Cornelius JF, Kamp MA, Tortora A, Knipps J, Krause-Molle Z, Beez T, et al. Surgery of small anterior skull base meningiomas by endoscopic 5- aminolevulinic acid fluorescence guidance: first clinical experience. World Neurosurg. 2019;122:e890-e5.

[60] Geltzeiler M, Nakassa ACI, Turner M, Setty P, Zenonos G, Hebert A, et al. Evaluation of intranasal flap perfusion by intraoperative indocyanine green fluorescence angiography. Oper Neurosurg (Hagerstown). 2018;15(6):672-6.

[61] Simal Julian JA, Sanroman Alvarez P, Miranda Lloret P, Botella AC. Endo ICG videoangiography: localizing the carotid artery in skull-base endonasal approaches. Acta Neurochir. 2016;158(7):1351-3.

[62] Ferroli P, Acerbi F, Albanese E, Tringali G, Broggi M, Franzini A, et al. Application of intraoperative indocyanine green angiography for CNS tumors: results on the first 100

case. Acta Neurochir Suppl. 2011;109:251-7.

[63] Atkinson JL, Kasperbauer JL, James EM, Lane JI, Nippoldt TB. Transcranial-transdural real-time ultrasonography during transsphenoidal resection of a large pituitary tumor. Case report. J Neurosurg. 2000;93(1):129-31.

[64] Ishikawa M, Ota Y, Yoshida N, Iino Y, Tanaka Y, Watanabe E. Endonasal ultrasonography-assisted neuroendoscopic transsphenoidal surgery. Acta Neurochir. 2015;157(5):863-8. discussion 8.

[65] Alshareef M, Lowe S, Park Y, Frankel B. Utility of intra-operative ultrasonography for resection of pituitary adenomas: a comparative retrospective study. Acta Neurochir. 2021.

[66] Feichtinger M, Pau M, Zemann W, Aigner RM, Karcher H. Intraoperative control of resection margins in advanced head and neck cancer using a 3D-navigation system based on PET/CT image fusion. J Craniomaxillofac Surg. 2010;38(8):589-94.

[67] Copeland WR, Hoover JM, Morris JM, Driscoll CL, Link MJ. Use of preoperative MRI to predict vestibular schwannoma intraoperative consistency and facial nerve outcome. J Neurol Surg B Skull Base. 2013;74(6):347-50.

[68] Chakraborty S, Zavarella S, Salas S, Schulder M. Intraoperative MRI for resection of intracranial meningioma. J Exp Ther Oncol. 2017;12(2):157-62.

[69] Ramm-Pettersen J, Berg-Johnsen J, Hol PK, Roy S, Bollerslev J, Schreiner T, et al. Intra-operative MRI facilitates tumour resection during trans-sphenoidal surgery for pituitary adenomas. Acta Neurochir. 2011;153(7):1367-73.

[70] Schaller B, Kotowski M, Pereira V, Rufenacht D, Bijlenga P. From intraoperative angiography to advanced intraoperative imaging: the Geneva experience. Acta Neurochir Suppl. 2011;109:111-5.

[71] Cutolo F, Meola A, Carbone M, Sinceri S, Cagnazzo F, Denaro E, et al. A new head-mounted display-based augmented reality system in neurosurgical oncology: a study on phantom. Comput Assist Surg (Abingdon). 2017;22(1):39-53.

[72] Meola A, Cutolo F, Carbone M, Cagnazzo F, Ferrari M, Ferrari V. Augmented reality in neurosurgery: a systematic review. Neurosurg Rev. 2017;40(4):537-48.

[73] Deng W, Li F, Wang M, Song Z. Easy-to-use augmented reality neuronavigation using a wireless tablet PC. Stereotact Funct Neurosurg. 2014;92(1):17-24.

[74] Hou Y, Ma L, Zhu R, Chen X. iPhone-assisted augmented reality localization of basal ganglia hypertensive hematoma. World Neurosurg. 2016;94:480-92.

[75] Kawamata T, Iseki H, Shibasaki T, Hori T. Endoscopic augmented reality navigation system for endonasal transsphenoidal surgery to treat pituitary tumors: technical note. Neurosurgery. 2002;50(6):1393-7.

[76] Kubben PL, Sinlae RSN. Feasibility of using a low-cost head-mounted augmented reality device in the operating room. Surg Neurol Int. 2019;10:26.

[77] Maruyama K, Watanabe E, Kin T, Saito K, Kumakiri A, Noguchi A, et al. Smart glasses for neurosurgical navigation by augmented reality. Oper Neurosurg (Hagerstown). 2018;15(5):551-6.

[78] Watanabe E, Satoh M, Kono T, Hirai M, Yamaguchi T. The trans-visible navigator: a see-through neuronavigation system using augmented reality. World Neurosurg. 2016;87:399-405.

[79] Meling TR, Zegarek G, Schaller K. How I do it: retrosigmoid intradural inframeatal petrosectomy. Acta Neurochir. 2020.

[80] Saito K, Toda M, Tomita T, Ogawa K, Yoshida K. Surgical results of an endoscopic endonasal approach for clival chordomas. Acta Neurochir. 2012;154(5):879-86.

[81] Fraser JF, Nyquist GG, Moore N, Anand VK, Schwartz TH. Endoscopic endonasal transclival resection of chordomas: operative technique, clinical outcome, and review of the literature. J Neurosurg. 2010;112(5):1061-9.

[82] Cappabianca P, Cavallo LM, Esposito F, De Divitiis O, Messina A, De Divitiis E. Extended endoscopic endonasal approach to the midline skull base: the evolving role of transsphenoidal surgery. Adv Tech Stand Neurosurg. 2008;33:151-99.

[83] Oyama K, Tahara S, Eguchi T, Ishii Y, Prevedello DM, Carrau RL, et al. Surgical anatomy for the endoscopic endonasal approach to the ventrolateral skull base. Neurol Med Chir (Tokyo). 2017;57(10):534-41.

[84] Roche PH, Lubrano VF, Noudel R. How I do it: epidural anterior petrosectomy. Acta Neurochir. 2011;153(6):1161-7.

[85] Volovici V, Dammers R, Dirven CMF, Delwel EJ. Conquering the rock-a retrospective single-center experience of the transapical petrosal transtentorial (Kawase) approach: operative technique and impact on cranial nerve function. J Neurol Surg B Skull Base. 2020;81(5):526-35.

[86] Kawase T, Shiobara R, Toya S. Anterior transpetrosal-transtentorial approach for sphenopetroclival meningiomas: surgical method and results in 10 patients. Neurosurgery. 1991;28(6):869-75; discussion 75-6.

[87] Kawase T, Shiobara R, Toya S. Middle fossa transpetrosal-approaches for petroclival meningiomas. Selective pyramid resection and radicality. Acta Neurochir. 1994;129(3-4):113-20.

[88] Samii M, Migliori MM, Tatagiba M, Babu R. Surgical treatment of trigeminal schwannomas. J Neurosurg. 1995;82(5):711-8.

[89] Yoshida K, Kawase T. Trigeminal neurinomas extending into multiple fossae: surgical methods and review of the literature. J Neurosurg. 1999;91(2):202-11.

[90] Ishi Y, Terasaka S, Motegi H. Retrosigmoid intradural suprameatal approach for petroclival meningioma. J Neurol Surg B Skull Base. 2019;80(Suppl 3):S296-S7.

[91] Samii M, Tatagiba M, Carvalho GA. Retrosigmoid intradural suprameatal approach to Meckel's cave and the middle fossa: surgical technique and outcome. J Neurosurg. 2000;92(2):235-41.

[92] Chanda A, Nanda A. Retrosigmoid intradural suprameatal approach: advantages and disadvantages from an anatomical perspective. Neurosurgery. 2006;59(1 Suppl 1):ONS1-6; discussion ONS1-6.

[93] Munich SA, Morcos JJ. Petrous apex meningioma with extension into Meckel's cave: resection using a retrosigmoid intradural suprameatal approach. J Neurol Surg B Skull Base. 2019;80(Suppl 3):S300-S1.

[94] Samii M, Metwali H, Samii A, Gerganov V. Retrosigmoid intradural inframeatal approach: indications and technique. Neurosurgery. 2013;73(1 Suppl Operative):ons53-9; discussion ons60.

[95] Cho SS, Salinas R, Lee JYK. Indocyanine-green for fluorescence-guided surgery of brain tumors: evidence, techniques, and practical experience. Front Surg. 2019;6:11.

[96] Stummer W, Pichlmeier U, Meinel T, Wiestler OD, Zanella F, Reulen HJ, et al. Fluorescence-guided surgery with 5-aminolevulinic acid for resection of malignant glioma: a randomised controlled multicentre phase III trial. Lancet Oncol. 2006;7(5):392-401.

[97] Stummer W, Stocker S, Wagner S, Stepp H, Fritsch C, Goetz C, et al. Intraoperative detection of malignant gliomas by 5-aminolevulinic acid-induced porphyrin fluorescence. Neurosurgery. 1998;42(3):518-25; discussion 25-6.

[98] Eljamel MS, Leese G, Moseley H. Intraoperative optical identification of pituitary adenomas. J Neuro-Oncol. 2009;92(3):417-21.

[99] Coluccia D, Fandino J, Fujioka M, Cordovi S, Muroi C, Landolt H. Intraoperative 5-aminolevulinic-acid-induced fluorescence in meningiomas. Acta Neurochir. 2010;152(10):1711-9.

[100] Raabe A, Beck J, Gerlach R, Zimmermann M, Seifert V. Near-infrared indocyanine green video angiography: a new method for intraoperative assessment of vascular flow. Neurosurgery. 2003;52(1):132-9; discussion 9.

[101] Acerbi F, Vetrano IG, Sattin T, Falco J, de Laurentis C, Zattra CM, et al. Use of ICG videoangiography and FLOW 800 analysis to identify the patient-specific venous circulation and predict the effect of venous sacrifice: a retrospective study of 172 patients. Neurosurg Focus. 2018;45(1):E7.

[102] Akcakaya MO, Goker B, Kasimcan MO, Hamamcioglu MK, Kiris T. Use of sodium fluorescein in meningioma surgery performed under the YELLOW-560 nm surgical microscope filter: feasibility and preliminary results. World Neurosurg. 2017;107:966-73.

[103] Dijkstra BM, Jeltema HJR, Kruijff S, Groen RJM. The application of fluorescence techniques in meningioma surgery-a review. Neurosurg Rev. 2019;42(4):799-809.

[104] Cho SS, Buch VP, Teng CW, De Ravin E, Lee JYK. Near-infrared fluorescence with second-window indocyanine green as an adjunct to localize the pituitary stalk during skull base surgery. World Neurosurg. 2020;136:326.

[105] Chen SC, Wang MC, Wang WH, Lee CC, Yang TF, Lin CF, et al. Fluorescence-assisted visualization of facial nerve during mastoidectomy: a novel technique for preventing iatrogenic facial paralysis. Auris Nasus Larynx. 2015;42(2):113-8.

[106] Litvack ZN, Zada G, Laws ER Jr. Indocyanine green fluorescence endoscopy for visual differentiation of pituitary tumor from surrounding structures. J Neurosurg. 2012;116(5):935-41.

[107] Verstegen MJT, Tummers Q, Schutte PJ, Pereira AM, van Furth WR, van de Velde CJH, et al. Intraoperative identification of a normal pituitary gland and an adenoma using near-infrared fluorescence imaging and low-dose indocyanine green. Oper Neurosurg (Hagerstown).

2016;12(3):260-8.

[108] Amano K, Aihara Y, Tsuzuki S, Okada Y, Kawamata T. Application of indocyanine green fluorescence endoscopic system in transsphenoidal surgery for pituitary tumors. Acta Neurochir. 2019;161(4):695-706.

[109] Chang SW, Donoho DA, Zada G. Use of optical fluorescence agents during surgery for pituitary adenomas: current state of the field. J Neuro-Oncol. 2019;141(3): 585-93.

[110] Inoue A, Kohno S, Ohnishi T, Nishida N, Suehiro S, Nakamura Y, et al. Tricks and traps of ICG endoscopy for effectively applying endoscopic transsphenoidal surgery to pituitary adenoma. Neurosurg Rev. 2020;44(4):2133-43.

[111] Jeon JW, Cho SS, Nag S, Buch L, Pierce J, Su YS, et al. Near-infrared optical contrast of skull base tumors during endoscopic endonasal surgery. Oper Neurosurg (Hagerstown). 2019;17(1):32-42.

[112] Lee JYK, Pierce JT, Thawani JP, Zeh R, Nie S, Martinez-Lage M, et al. Near-infrared fluorescent image-guided surgery for intracranial meningioma. J Neurosurg. 2018;128(2):380-90.

[113] Bekelis K, Valdes PA, Erkmen K, Leblond F, Kim A, Wilson BC, et al. Quantitative and qualitative 5-aminolevulinic acid-induced protoporphyrin IX fluorescence in skull base meningiomas. Neurosurg Focus. 2011;30(5):E8.

第 10 章　颅底重建
Skull Base Reconstruction

Garni Barkhoudarian　Michael B. Avery　Daniel F. Kelly　著
王　海　译

选择颅底手术入路时需要考虑的一个决定性因素是可否进行适当的颅底重建。注意事项包括局部自体组织的可用性、自体移植物和异体移植物的可用性，以及颅骨缺损和后续辅助治疗策略。颅底重建的主要目的是防止脑脊液漏，其他还包括功能保留、后续再次重建和对容貌的影响。大部分重建技术在手术开始时就已经进行（如额下入路的骨膜瓣），而其他一些重建技术则需要进一步的组织解剖（如扩大的经鼻内镜入路时带蒂鼻中隔瓣）。

了解各种重建方法使外科医生能够更好地处理颅底病变，尤其当传统的重建方法失效时。一个多学科的团队（包括鼻科医生、耳科医生和整形外科医生）是获得更多重建方式的关键（见第1章）。术后的管理，包括急性期和亚急性期，是获得理想结果的关键。同时，我们的专家团队对于鼻窦功能及切口的管理也是不可或缺的。

一、重建原则

颅底重建的主要目标是实现水密性闭合，以及保护因肿瘤或手术操作而显露的重要神经血管结构。伤口愈合的经典原则同样适用于颅底重建，包括合适的个人体质、良好的血供、成纤维细胞长入、恰当的颅骨封闭，以及脑脊液压力梯度。多种重建材料可以合理地加以利用。基于这

些因素，许多手术团队已经设计出颅底重建流程，从而降低了术后并发症的发生率。

术后脑脊液漏（经皮肤、鼻漏或耳漏）可能是一台完美手术的致命弱点。脑脊液漏可导致局部伤口破裂、蜂窝织炎、脑膜炎和持续窦道的形成。此外，脑脊液漏导致的低颅压可导致头痛，甚至硬膜下血肿的发生。因此，脑脊液漏应被视为"绝不应该发生的事件"，需要采取一切措施尽量减少其发生的可能性。

一些基本原则在颅底的任何位置都是适用的，这些在手术开始前就需要考虑到。患者的"个人体质"必须在选择重建方案之前进行评估。如果患者营养不良、肥胖、重度吸烟或免疫抑制，这些因素可能导致无法形成良好的瘢痕组织来实现水密闭合。如果患者术前有时间进行医疗准备（无明显神经功能损害时），应尝试术前调整患者的状态，包括营养优化、戒烟、减肥和暂停类固醇药物的使用（若可能时）[1, 2]。这是加强加速康复外科（enhanced recovery after surgery，ERAS）计划的第一步，其中许多措施已被证实可降低总体手术并发症 [3, 4]。

另外，针对患者围术期的术前教育（如行走、疼痛管理、饮食、伤口护理/鼻腔护理）非常必要。这些措施在脊柱手术中被证明是有效的，并被推广到颅脑手术中 [5, 6]。我们提倡术前与患者

进行详细的沟通、讨论，涉及术后需要的伤口护理/鼻腔护理指导以及术前必要的药物准备[7, 8]。

在不同的颅底部位，肿瘤复发并不少见。通常，这些患者术后需接受立体定向放射治疗。因此，某些特定手术入路可能产生大量瘢痕组织，甚至可能因血管萎缩或离断导致无法获取带血供的重建组织。术前应仔细研究影像学，评估血管情况，以及皮瓣的可获得性。在这种情况下，外科团队应考虑其他可行的手术入路（例如，鞍旁病变选择经鼻还是经颅入路或小脑幕肿瘤选择幕上还是幕下入路）。另外，也可以考虑采用不同的重建方法，如以骨膜瓣代替带蒂鼻中隔瓣修复前颅底缺损。

一旦确定了手术及关闭切口的方式，在肿瘤切除后，适用于颅底重建的共同原则包括硬膜大致或完全缝合，硬膜覆盖（自体移植或同种移植物），血管化移植物（如果可用），轻至中度的压力支撑和脑脊液压力的控制（机械或药物方式）。遵循 ERAS 原则的术后措施也有助于减少脑脊液漏和其他术后并发症的发生[9]。Cavallo 等提出了颅底修复的 3 个 "F" 原则，包括 "脂肪（fat）、皮瓣（flap）和快闪（flash）"。"flash" 指手术后立即下床活动，是上述原则的关键组成部分，已被证实可降低术后脑脊液漏率的发生[10]。

二、生理参数

患者的营养状况和多系统功能可能是避免手术并发症的最主要决定因素，且同样适用于颅底手术[11, 12]。尽管一些患者由于颅底病变累及神经功能而需要紧急手术干预，但许多患者有条件对其基本状态进行调整，可提高手术效果。不良因素包括肥胖、控制不佳的糖尿病、肝功能障碍、慢性阻塞性肺疾病（chronic obstructive pulmonary disease，COPD）、阻塞性睡眠呼吸暂停、心力衰竭和吸烟等[13]。有证据表明，优化其中部分或全部因素可以减少伤口感染、伤口开裂、脑脊液漏、深静脉血栓形成、肺栓塞、肺炎，甚至死亡等并发症。

一些被纳入 ERAS 方案的可调整因素包括戒烟、减肥和严格控制血糖。吸烟可导致更高的术后并发症发生率，如普通外科患者伤口感染的增加（OR1 : 1 30）[14]。吸烟也与颅底重建失败相关，包括带蒂皮瓣和游离皮瓣的重建[15, 16]。术前戒烟可降低 50% 以上的并发症，对伤口愈合和脑脊液漏的预防同样有效[17]。同样，肥胖［体重指数（body mass index，BMI）阈值］也可导致术后脑脊液漏发生率增加，这一点已在鼻内镜手术和开颅入路中得到证实[9, 18, 19]。Fraser 等发现 BMI>25g/m^2 组脑脊液漏发生率为 18.7%，而对照组为 11.5%[18]。Copeland 等发现 BMI>25kg/m^2 和 BMI>40kg/m^2 患者的脑脊液漏发生率分别增加 2.5～6 倍[19]。

三、"水密"闭合

颅底重建术的一个重要原则是在加固之前尝试进行水密性硬膜闭合[20, 21]。虽然应尽可能做到这一点，但往往不容易实现，有时会导致假性脑膜膨出的发生。从理论上讲，接近完全闭合的硬膜容易产生球阀效应，使脑脊液聚集在硬膜外腔[22, 23]。因此，一些作者倾向于仅大致缝合脑膜，术后用其他材料或试剂覆盖封闭硬膜。这种方法常用于经鼻内镜和经迷路入路[9, 24-26]。

另外，需要封闭任何显露的骨气房以避免脑脊液鼻漏，通常是用骨蜡进行封闭[24, 27]。一些跟周围有分隔的空隙，需要用磨钻去除分隔，使得腔隙相互贯通，形成体积较大、相互连通的腔隙，这样以后骨蜡容易被压合紧密，最大限度地减少了气房封堵不全的可能性。在磨除骨质时，助手应紧紧地揉捏骨蜡并在温水中浸泡，可使骨蜡保持柔软和易于使用。谨记，"反复多次涂抹骨蜡"。

四、重建嵌体

有很多重建嵌体可供外科医生选择。自体组织包括阔筋膜、游离骨膜、颞肌筋膜或大网膜[9, 2 -32]。在某些部位很容易获得骨膜，可作为带血供的组织与硬膜嵌体联合使用或完全代替硬膜嵌体[33]，额下入路中经常使用这种方法。即使在术区不容易获取带血供的骨膜时（如颅－颈交界处），游离骨膜仍是很好的重建材料，其组织柔韧，可用于填充，并在缝合后可实现水密性封闭（如有需要）。

或者，可选用肌肉筋膜，该组织更难获取，但具有更高的抗拉强度，从而更适用于修补位置偏下的颅骨缺损（如颅前窝）。经典的筋膜为阔筋膜，但需要一个单独的大腿外侧切口，这对患者来说可能导致活动疼痛，尤其当剩余的筋膜缝合后张力太高时更加明显[28]；该方法还会产生患者不太愿意看到的明显瘢痕[34, 35]。

在鼻内镜入路中，如有需要，可以获取游离的黏膜移植物（不必采用带蒂黏膜瓣的情况下）。自体鼻中隔黏膜及中、下鼻甲黏膜是游离黏膜的常见来源[36, 37]。鉴于带蒂鼻中隔瓣是经鼻内镜颅底重建的主要来源，只有在已经失去血供的情况下，才应考虑使用这些组织作为游离黏膜瓣。相反，中鼻甲经常被切除以获得外侧蝶窦隐窝、翼腭窝和颞下窝的空间。因此，中鼻甲是一个理想的获取游离黏膜瓣的来源。重要的是记住，如果血供正常，中、下鼻甲也可以用于制作带蒂黏膜瓣[38-40]。因此，如果有其他选择，尽可能避免使用这些部位获取游离黏膜瓣。

游离脂肪（腹壁、腹腔或局部）也是一种很好的自体移植物，可以与硬膜嵌体结合使用或完全代替硬膜嵌体[41]。脂肪可在闭合中加入组织块，有助于填补肿瘤切除或骨显露后遗留的"死腔"[42]。一些术者认为，脂肪干细胞在伤口愈合过程中可促进成纤维细胞迁移和瘢痕形成[43]。腹部脂肪移植可以通过2～3cm的切口进行。切口可以很容易地被内衣或其他衣服隐藏，愈合良好，感染和血肿发生率低（<1%）[43]。消瘦或营养不良的患者体脂成分较低，可能没有足够的脂肪可用，需要采取更长的切口来获取足够的脂肪。在我们的中心，大多数经鼻内镜手术中，我们常规地使用自体脂肪来进行重建。在眶上入路

中额窦开放时，以及在乙状窦后入路中乳突主要气房开放时，我们使用脂肪组织来进行封闭（以增强骨蜡的封闭效果）。这3种方法的脑脊液漏发生率都很低（鼻内镜1%；眶上入路<1%，乙状窦后入路0%），这在一定程度上归功于重建过程中游离脂肪的常规使用。

在没有自体移植物可选择的情况下，可以利用同种异体移植物。有许多大量生产的异体移植物，它们来源不同，包括牛心包、牛屈肌腱或人工胶原。这些材料已被证实可有效增加硬膜厚度和防止脑脊液漏。但应注意的是，在污染或感染伤口环境中，这些异体移植物可能成为感染源，使用时应慎重考虑[30, 44]。

五、带蒂移植物

理想的硬膜嵌体或复合嵌体（覆盖于硬膜嵌体和脂肪表面）应为带蒂组织瓣。伤口愈合有4个阶段，包括止血、炎症、增殖和成熟（重塑）[45]。止血包括激活凝血及级联联应和血小板聚集，这在伤口形成时立即发生。炎症期募集白细胞，包括中性粒细胞和巨噬细胞，激活血小板并诱导细胞因子形成。这个阶段发生在伤口愈合的最初24～48h。随后，增殖期导致成纤维细胞迁移、血管生成和上皮化。血管生成在伤口愈合过程的4天开始。增殖期可持续2周，随后进入成熟期（可持续18个月），强化创面形成。

在成纤维细胞增殖产生足够的胶原沉积前也就是术后的4～6天是伤口最脆弱的时期[46]。因此，任何改善血管供应和细胞进入的方法都可以加速伤口愈合过程，导致水密闭合。这是带蒂组织移植的主要优点。强大的血液供应可以使伤口愈合提前4～8天，跳过薄弱的炎症期。

传统的带蒂血管组织瓣包括带蒂鼻中隔瓣（鼻内镜入路）、鼻甲瓣（鼻内镜入路）、骨膜瓣（鼻内镜或额下）和颞肌瓣[47-49]。游离组织瓣也是不错的选择，一些经典整形外科手术使用的皮瓣，常见的包括腹壁下动脉穿支皮瓣（deep inferior epigastric perforator，DIEP）、带蒂横向腹

直肌肌皮瓣（transverse rectus abdominis muscle，TRAM），大网膜瓣和肢体组织瓣（腓骨区或桡骨区）。理想情况下，如果有带蒂组织瓣的话应首选使用，可减少复杂的手术操作（无须吻合）和术后监测，并降低移植失败的概率。

带蒂鼻中隔瓣（Hadad Bassagasteguy）是在20世纪90年代早期发展起来的，当时内镜下经鼻入路和扩大经鼻入路正在开展[48]。该组织瓣基于蝶腭动脉鼻中隔支（在鼻内手术中可以看到），其应用范围很广（中线前颅底缺损），而且可以通过改变其长度和宽度来满足不同个体情况下的缺损[49]。该黏膜瓣的应用在过去30年中得以完善，术后脑脊液鼻漏明显减少，从而扩大了经鼻入路的适应证[50]。鉴于带蒂鼻中隔瓣通过鼻中隔切口获得，可实现嗅神经的功能性保留。剥离的（骨性和软骨性）鼻中隔如果在术中不加以保护，通常容易受压变形。因此，游离组织瓣（如中鼻甲黏膜或阔筋膜）或"反向瓣"（沿筛动脉蒂的对侧鼻中隔黏膜）可用于保护该结构，减少鼻腔损伤[51]。值得注意的是，'拯救性黏膜瓣"是指在经鼻入路中并不需要带蒂鼻中隔瓣时保留鼻中隔动脉，以确保将来（同次手术或复发时）仍可获取健康的黏膜瓣[7, 8]。在重建过程中有一个十分重要但经常被忽视的细节，即确保稳定性和防止重建材料的移动。如果在鞍/颅底缺损处无法嵌入骨质或其他半刚性支撑物，务必考虑在内镜下精确放置鼻腔填塞物，留置5～7天，让重建材料成熟及瘢痕形成到位。

在带蒂鼻中隔瓣无法使用的情况下（因蝶腭动脉损伤或鼻中隔受侵犯），可选择带蒂中鼻甲、下鼻甲黏膜瓣或骨膜瓣。中鼻甲黏膜瓣为理想的重建材料，因为术者通常会为了手术的灵活性而予以切除，且该结构有充裕的血管供应[40]。从中鼻甲的骨面剥离黏膜可能有些困难，而且黏膜瓣面积明显小于带蒂鼻中隔瓣，但它是一个合理的替代方案。在某些情况下，中鼻甲瓣优于鼻中隔瓣，特别是对于冠状面的鼻内手术，如蝶骨外侧隐窝缺损或颞下缺损。此瓣可提供理想的对外侧

的覆盖，并有助于保存鼻中隔黏膜功能或未来的黏膜瓣使用。

下鼻甲黏膜瓣也有充分的动脉供应，并且比中鼻甲黏膜瓣有更多的黏膜覆盖面积[52]。然而，由于其位置偏下，黏膜瓣的长度可能与中鼻甲黏膜瓣不同，需要展开更多或与带蒂游离移植物结合以用于重建。在一些挽救性手术中，有必要采用骨膜瓣，使用传统的双冠状切口或小冠状切口，内镜下获取骨膜瓣[53]。分离骨膜瓣后，将其帽状腱膜分开，在颅骨上钻孔，然后拉入鼻腔。骨膜瓣的血供主要来自额底的血管，包括眶上孔内的动脉，这些血管通常可以保留[53]。这种骨膜瓣的优点是可提供相当长的长度，因为可以在更靠后的区域手取。然而，前次颅脑手术可能会限制骨膜瓣的可用长度及宽度（如果有的话）。

颅前窝入路（双额入路、额眶入路）主要依赖于两个血管化组织来源，包括骨膜和颞肌筋膜。颅骨膜是一个非常坚固的组织，覆盖大部分头盖骨。虽然骨膜没有大的血管蒂，但有足够宽的基底，其主要血供来自眶上动脉[54]。

虽然颅骨膜是重建颅前窝的首选材料，但在缺乏此选项的情况下，颞肌筋膜是一个合理的替代方案[55]。如果旋转得当，并保留颞深动脉和颞中动脉为基础的血管供应，该筋膜可以覆盖颅前窝缺损，但可能无法覆盖多个间隙，如额窦和筛窦缺损。此外，颞肌皮瓣还可用于覆盖颅中窝，如鼓室盖缺损[56, 57]。

颅后窝重建往往依赖于自体移植或异体移植物，并通过头部多层闭合予以加强[58]。乙状窦后和远外侧入路重建通常利用局部的胸锁乳突肌[59]。颅后窝中线缺损主要用斜方肌、夹肌和其他脊旁肌覆盖。在挽救性手术中，局部肌肉萎缩或缺失，可采用局部和远处的旋转肌瓣，包括斜方肌瓣、背阔肌瓣或前锯齿肌瓣。

六、重建的辅助方法

还有一些方法作为辅助手段来支持或加强颅底重建的效果。这些手段可分为固定、压迫、脑

脊液分流 / 降低颅内压。固定方法包括通过缝合、生物胶和钛网固定。当移植物可以通过缝合来固定时（例如，用骨膜瓣覆盖额底缺损），首选缝合固定。然而，大多数重建结构没有可缝合的组织，因此，有必要采用其他固定方法。生物胶是封闭技术的代表[60, 61]。应该注意的是，这些胶水并不防水，而是用于保持重建位置，直至伤口愈合。

硬性支撑物固定同样有助于伤口闭合。当开颅进行显露时，硬性支撑物可以作为固定辅助物来保持硬膜重建复位。在较小的颅骨切除术中，钛网应已足够[62]。如果组织瓣通过小的间隙进入颅骨下方时，骨瓣应该在组织通过处留下一个间隙，以防止压迫阻断皮瓣血供。在某些情况下（尤其是经鼻内镜入路），无法使用缝合或钛网。因此，临时或永久的刚性支撑可能是有帮助的[9]，可通过嵌入以支撑异体移植物（如鼻中隔骨）。Merocel 纱布等可移除的支撑物可提供 5～6 天的刚性支撑，同时给予带蒂黏膜瓣足够的时间以使胶原沉积。

七、术后处理

颅底手术的成功在一定程度上取决于患者的术后处理。越来越多的数据表明，长时间的卧床可以增加深静脉血栓形成、肺栓塞和肺炎的风险[63]，可通过序贯压迫装置（sequential compression device，SCD）和小剂量肝素（肝素 5000 单位，SQ 或依诺肝素 40mg SQ）来预防深静脉血栓形成和肺栓塞[64]。通常，药物预防会增加术后出血的风险，在术后最初的 24～48h 内应避免使用[65]。另外，早期活动和行走也可以减少深静脉血栓形成的发生。同时，早期运动降低了颅内压，一些外科团队使用这种方法来降低术后脑脊液漏率[10]。应用这一理念，许多医生已经放弃了常规使用脑脊液引流（腰大池引流）的方式。Conger 等已证实，从他们的原方案中取消腰大池引流后，脑脊液漏发生率并未增加[9]。这也获得了减少重症监护室利用率和缩短住院时间的额外好处。

阻塞性睡眠呼吸暂停、COPD 和其他肺部疾病与术后脑脊液漏相关[66]。咳嗽或呼吸紧张诱发的 Valsalva 动作可增高颅内压。因此，术后通过使用抗炎药、抗胆碱能药来减少黏液生成、使用药物来减少睡眠呼吸暂停等方法优化肺功能，可以降低 Valsalva 发作的风险，并潜在地降低脑脊液漏的风险。然而，正压通气辅助设备（CPAP 或 BIPAP）在颅前窝重建术后的使用一直存在争议，因为压力差可能导致脑脊液漏。在最近的颅底外科医生调查中，Choi 等证实长时间的 CPAP 可避免颅底术后大大小小的脑脊液漏的发生[67]。

其他一些 ERAS 方案的措施，如减少镇静药的使用，预防术后恶心呕吐，严格控制血糖和饮食改变，有助于积极降低术后并发症。如果患者的营养状况无法在术前得到改善（时间不足或不可行），在术后早期就要进行营养补充[68]。根据患者的意识水平和吞咽能力，可以采用肠内或肠外营养[4]。

众所周知，术后恶心呕吐（postoperative nausea and vomiting，PONV）是导致患者术后不适的重要因素，但在颅底手术中，严重的干呕或呕吐可能导致颅底重建失败，并可能导致术后脑脊液漏。因此，针对术后 PONV 的干预措施有利于保证手术效果。避免吸入麻醉药而依赖于全静脉麻醉（total intravenous anesthesia，TIVA）已被证明可降低 PONV 的发生率（在一项大型前瞻性研究中从 37% 降至 20%）[69]。术后积极的药物治疗同样有益，可使用地塞米松、5-HT3 受体拮抗药（如昂丹司琼）和甲氧氯普胺（多巴胺 –2 拮抗药）的多药治疗。尽管 QT 间期延长可能会引起心脏反应，但丙草胺 – 哌嗪等神经镇静药也可能有帮助。这种多管齐下的方法在预防阶段即可使用，而非等到不断恶化的 PONV 时才做出反应。

八、颅底重建范例

（一）颅前窝

颅前窝重建有几个重要目标：防止脑脊液鼻

漏，保持嗅觉，保持头支感觉，考虑运动和美容因素。入路的选择部分取决于上述因素以及患者的偏好。患者生活质量的一个主要因素是嗅觉的保存[70, 71]。应该与每个患者进行详细彻底的谈话，了解术后预期嗅觉，并特别关注嗅觉结果。

1. 鼻内镜入路　从重建的角度来看，该入路在面部容貌方面有明显的优势。相反，重点需要关注的是术后脑脊液鼻漏。脑脊液漏发生率与病理类型和肿瘤部位有关，比例为 0.6%～12.1%，扩大经鼻内镜入路有较高的发生率（5%～16.7%）[9, 72, 73]。

经蝶入路的挽救性黏膜瓣技术可保留鼻窦功能，减少术后鼻出血的发生率，并可保留嗅觉。Rivera-Serrano 和 Griffiths 等对该技术进行了描述，在其报道的大宗病例中，术后无鼻腔后部动脉性出血，且嗅觉保留良好（图 10-1），仅 5.5% 的患者出现嗅觉减退，无嗅觉丧失；术前嗅觉受损的患者中，有 43% 的患者嗅觉改善[7, 8, 74]。一

项大型多中心研究对内镜和显微镜入路进行了比较，无患者出现永久性嗅觉丧失，尽管在 6 周时有一过性功能障碍，但在 3 个月时恢复[75]。

Hadad-Bassagasteguy 式带蒂鼻中隔瓣的发展，以及其他带蒂黏膜瓣（中鼻甲、下鼻甲、局部黏膜瓣）的发展，已经将 3 级脑脊液漏的发生率降低至个位数（4.8%），在过去 20 年中该技术的发展也推动了内窥下经鼻入路的应用[9, 72]。有趣的是，带蒂鼻中隔瓣的使用（除经筛板入路外）具有很高的嗅觉保留率。这可能是由于黏膜瓣切口保留了沿上鼻带的嗅神经纤维，以及上鼻甲[9]。

经鼻手术中脑脊液漏的分级方法在 15 年前被首次报道，在过去 5 年中又为内镜下经鼻入路进行了更新，对于合理使用颅底闭合技术具有重要意义[9, 5]。如 Conger 等报道，颅底闭合首选多层重建方式。在经过适当的学习曲线后，脑脊液漏总的发生率可降至 1%，3 级脑脊液漏发生率则

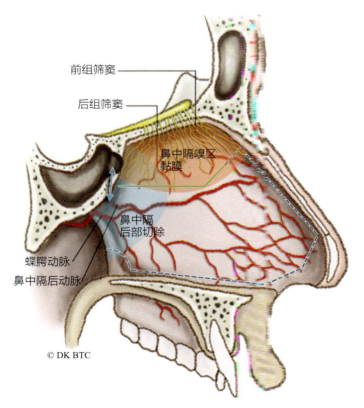

前组筛窦
后组筛窦
鼻中隔嗅区黏膜
鼻中隔后部切除
蝶腭动脉
鼻中隔后动脉

© DK BTC

▲ **图 10-1**　显示挽救性黏膜瓣的获取，保留鼻中隔动脉分支和上嗅带
值得注意的是，在术中或复发性病例中，该切口在必要时可以改于传统的带蒂鼻中隔瓣

为 2%（图 10-2），仅 10%～15% 的病例需要带蒂鼻中隔瓣。

2. 额下入路 优点是在入路开始时很容易获取骨膜瓣。因此，通过适当的额窦闭塞和骨膜瓣覆盖，术后脑脊液漏发生率可以很低（2.5%）[77, 78]。有多种处理额窦开放的方法，对于小的破口，用碘伏浸泡的吸收性明胶海绵保护后，将额窦黏膜推入窦内，脂肪移植物堵塞入口，最后覆盖骨膜瓣；对于较大的破口，将可见的黏膜清除，有时需磨除额窦后壁，如有可能，将剩余的黏膜推至额鼻管内。骨膜瓣无论如何均应固定（缝合线、胶粘、吸收性明胶海绵覆盖物），以防止在闭合过程中的回缩或移位。骨瓣复位时，应在骨膜瓣上方保留一个间隙，以防止因绞窄而导致骨膜瓣坏死。

在扩大额底入路切除向上生长的病变时，应在眶上神经周围轻柔操作，术前便关注眶上切迹或眶上孔的解剖。术后短暂的前额麻木并不少见，但随着神经功能的恢复，这种情况在 3～6 个月后通常会有所改善。应剥除窦黏膜，以防止黏液囊肿的发生及进展[79]。

3. 眶上入路 通常是通过眉毛或经睑切口进行[80-82]。术后恢复通常有 3 个方面需要考虑。最令人担忧的是额窦开放后脑脊液鼻漏的风险。对于很小的破口，鼻窦用骨蜡密封，并用吸收性明胶海绵覆盖。首先，对于较大的缺损，则需取脂肪移植物用于填充缺损以及覆盖硬膜切口，该方法可将术后脑脊液漏发生率降至 1% 以下[81]。其次，解剖保留眶上神经。然而，剥离和牵拉造成的损伤可能导致术后麻木，这些症状通常持续 2.5 个月。最后，面神经额颞支的损伤会导致额肌瘫痪。这些神经的走行多变，而走行位置最低

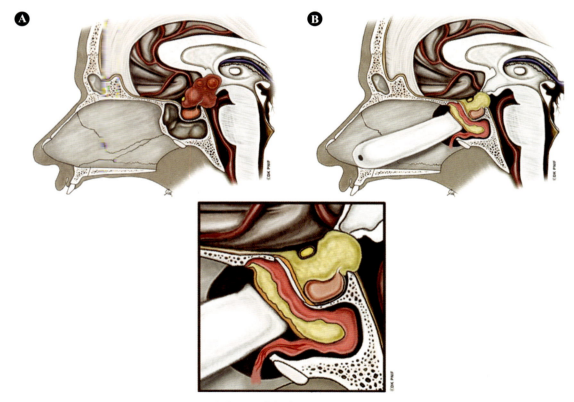

▲ 图 10-2 术中 3 级脑脊液漏的多层颅底重建技术示意

A. 鞍上视交叉后型颅咽管瘤示意图；B. 颅底重建示意图，显示适当的脂肪填充位置和数量，以及 Merocel 纱布填充。放大图片显示多层重建，包括自体脂肪填充、吸收性明胶海绵、自体移植骨（鼻中隔）和带蒂鼻中隔瓣，用多余的脂肪支撑黏膜瓣，最后覆盖喷涂组织胶的吸收性明胶海绵和 Merocel 纱布

的神经，术后发生麻痹的可能性最大[83]。这种情况可以通过前面所述的方法来避免，即在低位做骨膜切口，而不要分离骨膜。Ansari 等发现，永久的额肌麻痹发生率从 4% 降至 0%，一过性麻痹的持续时间从 6.6 个月降至 2.4 个月[81]（图10-3）。对于与鼻窦沟通的大面积缺损（如嗅神经母细胞瘤手术），可以通过眉毛切口，同时辅助两个冠状缝切口，在内镜直视下获取筋膜瓣（图 10-4）。

（二）颅中窝

对于颅中窝肿瘤，常用的入路包括颞下入路和翼点入路。对于这些手术，重建通常不是很严密，失败的最关键之处是由于乳突气房开放时，没有严密封闭。大多数情况下使用骨蜡即可封闭。然而，在某些情况下，颅中窝可能会被病变明显的吞蚀，特别是颞骨的被盖被侵蚀。当侵蚀范围很大时，骨蜡甚至自体材料（如脂肪移植物）都无法。因此，这些病例需要组织瓣重建。自体无血供组织瓣，如骨筋膜、颞肌筋膜或阔肌筋膜，可以覆盖在缺损处，并用缝线或胶水固定于适当的位置[84]。然而，在持续的脑脊液瘘形成的情况下，很有必要采用带血供的组织瓣来封闭缺损。最可靠且容易获取的方案是旋转颞肌筋膜瓣。该组织由深部颞深动脉供血，是一个很好的选择，其旋转后可以覆盖颞骨岩部和鳞部的整个表面[85-87]。

（三）颅后窝

颅后窝重建可分为中线和侧方重建。外侧入路（乙状窦后、岩骨后、经迷路、远外侧等）可跨越整个颅后窝进入颅颈交界处。虽然最理想的

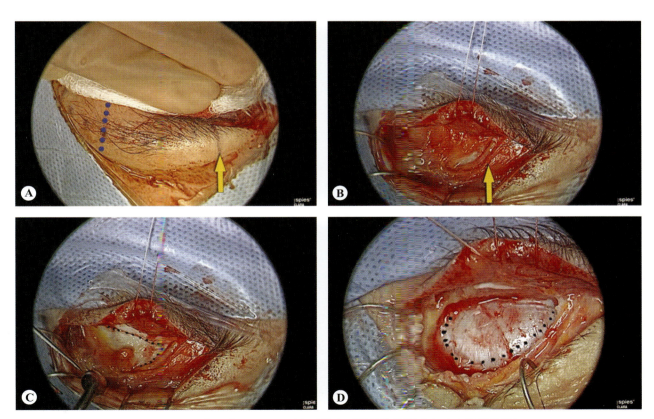

▲ 图 10-3　术中照片显示眶上剥离过程中重要结构标志点和改良的颅骨膜切口

A. 切口方案为经眉弓眶上入路。注意眶上切迹（黄箭）和颞上线（蓝虚线）。切口始于眶上切迹内侧 1～2mm，延伸至颞上线外侧 1cm 处。B. 切开眼轮匝肌后，分离眶上神经（黄箭）。C. 经骨膜和颞肌设计成 "曲棍球棒" 切口，保留眶上神经和面神经额颞支的分支。D. 完成开颅，显露硬膜，设计适用于大部分颅底病变的硬膜切口
经许可转载，引自 Ansari 等

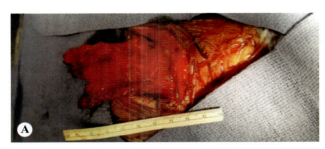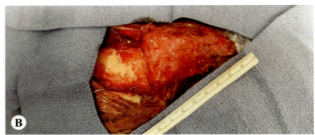

▲ 图 10-4　眶上切开术中沿冠状缝做两处穿刺切口所获取的筋膜骨膜瓣，厚实的筋膜骨膜瓣，长 9cm，带有坚固的血管蒂

方法为一期水密缝合，但在许多情况下，由于硬脑膜破裂、干燥和收缩或有结构穿越，无法做到水密缝合。因此，可通过植入硬脑膜移植物（缝合移植物）、同种异体移植物覆盖物（如胶原基质）或自体移植物填塞物（如脂肪移植物）来实现水密闭合。骨瓣复位、羟基磷灰石骨水泥、钛网覆盖，甚至是肌肉闭合，都可以加强这些闭合技术的效果[88]。肌肉层有助于为重建物供血，也可以提供支撑，尤其是在去除骨瓣时，可以单层或双层的方式分离肌肉，使用单层法分离肌肉导致肌肉萎缩发生的概率较低[89]。

与侧方重建相关的生活质量问题包括术后肌肉运动导致的头痛以及容貌变化。去除的颅骨有时不能用骨或钛网进行重建。这可能是由于缺乏足够的骨质来锚定重建物。虽然将肌肉重新附着到硬膜是一个有效方案，但可能导致术后头痛。据 Silverman 等报道，>3cm 的颅骨缺损有更高的头痛发生率。因此，>3cm 的颅骨缺损应至少尝试进行钛网重建[90,91]。

中线入路（枕下开颅术治疗天幕肿瘤、小脑上入路、脉络膜髓帆入路或颅-颈交界肿瘤），作为颅腔最低点，在生理上有很高的脑脊液漏风险。传统修复包括初次自体移植物加固的不透水硬膜闭合。在大面积硬脑膜缺损不能一期闭合的情况下，可采用自体移植或同种异体移植。还可在人字缝上方获取骨膜，该组织是一种非常坚固的硬膜移植物[92]。也可使用局部肌肉筋膜，尽管有时可能会产生假腔，但自体筋膜是可有效防止脑脊液漏或低颅压症状[93]。与外侧入路相似，

重建后的主要生活质量问题也包括颈部疼痛，尤其是在术后急性期和亚急性期。肌肉痉挛和后部紧张性头痛为术后常见症状，减少这种情况的方法包括颅后窝骨性重建，以及保留颅颈交界区的筋膜[94]。

九、功能方面

颅底外科手术已发展至对功能保留和生活质量的关注，而不仅仅是对术后影像学表现的关注，这同样适用于颅底重建。如前几节所述，应在保留生理功能的同时实现充分的颅底重建。这些功能包括鼻旁窦功能、嗅觉、对容貌的影响和术后疼痛。除了颅骨重建，在移植物的获取及来源方面也需要考虑这些因素[95,96]。精心的术前讨论和计划来解决这些问题是患者取得满意结果的必要条件。

鼻内镜手术的主要并发症之一为术后动脉性鼻出血，通常为迟发性（1~2 周），文献报道发生率为 1%~6%[97,98]。鼻出血的创伤很大，甚至可能危及生命，需要紧急干预和启动紧急程序。最常见的原因是蝶腭动脉离断。因此，采用保留蝶腭动脉及其分支的改良技术，可显著降低鼻出血率。在标准经蝶窦入路中，采用双侧挽救性黏膜瓣可保留双侧动脉，据文献报道，几乎消除了这种并发症[8,74]。

经鼻内镜手术（无论标准还是扩大）后，一个同样重要和长期的并发症是嗅觉丧失。根据术后患者的调查，嗅觉缺失对生活质量的影响最大[99]。这一发现也适用于内镜下经鼻肿瘤手

术[100]。据 Griffiths 等报道，采用双侧挽救性黏膜瓣手术后，嗅觉得到总体改善[7]。有趣的是，带蒂鼻中隔瓣的使用，并未提高嗅觉缺失发生率。此外，某些技术上的细节也有助于保留嗅觉组织。我们通常采用 Bovie 电凝，其功率较低（5～15W）；还可使用 Colorado 针式（绝缘针尖）电刀进行黏膜切开，其操作比常规的 Bovie 平刀头更为精确。切口的位置必须非常精确，以避免切断鼻中隔动脉分支和破坏嗅神经（图10-1）。保留上鼻甲和中鼻甲也有助于保留嗅觉，因其上 1/3 含有嗅神经。最后，通过适当的围术期鼻旁窦处理，嗅觉可得以保留，从而维持术后生活质量。86% 的患者术前和术后嗅觉功能没有差异。

上述重建移植物的获取并非不会引起其他并发症。无论是通过传统的双冠状切口，还是通过内镜方式获取骨膜，头皮变薄的发生率很低，如果分离时过于激进，有可能导致头皮血管坏死。使用颞肌筋膜瓣后，术后颞部肌肉变薄会影响容貌。这种情况有时可以通过定制的聚乙烯置入物（Medpor, Stryker Corp, Kalamazoo, MI, USA）或经皮脂肪组织注射来解决。如前所述，获取阔筋膜后，术后可能有明显的供区疼痛和外观影响。颅底重建技术在多次迭代中不断得到改进；但对一小部分患者来说，这仍然是一个已知的挑战。

如前所述，采用腰大池引流系统引流脑脊液，可以降低术后脑脊液漏发生率，并有助于脑组织松弛。然而，这是以患者的舒适性下降和术后无法活动为代价的。而且，腰大池引流并非无任何并发症或远期症状，少数患者报告术后出现颅内低压，可能需要进一步的治疗或有长期头痛和头晕的症状[101]。脑膜炎的发病率高达 4%[102]。导管断裂残留体内虽然罕见，但确实可能发生，有时需要通过椎板切开手术取出[103]。相反，术后早期活动可以减少脑脊液鼻漏，并且没有腰大池引流的并发症[9, 10]。

十、总结

颅底入路不仅要考虑肿瘤病理性质，还要考虑重建方式的选择。当入路选择与重建方式存在冲突时，应考虑患者的偏好和特定期望。最大限度地减少并发症和最大限度地提高患者生活质量，是颅底外科在更大范畴内的必要目标。

参考文献

[1] Gillis C, Buhler K, Bresee L, et al. Effects of nutritional prehabilitation, with and without exercise, on outcomes of patients who undergo colorectal surgery: a systematic review and meta-analysis. Gastroenterology. 2018;155(2):391-410. e394.

[2] Barberan-Garcia A, Ubré M, Roca J, et al. Personalised prehabilitation in high-risk patients undergoing elective major abdominal surgery: a randomized blinded controlled trial. Ann Surg. 2018;267(1):50-6.

[3] Gillis C, Carli F. Promoting perioperative metabolic and nutritional care. Anesthesiology. 2015;123(6):1455-72.

[4] Weimann A, Braga M, Carli F, et al. ESPEN guideline: clinical nutrition in surgery. Clin Nutr. 2017;36(3):623-50.

[5] Louw A, Diener I, Landers MR, Puentedura EJ. Preoperative pain neuroscience education for lumbar radiculopathy: a multicenter randomized controlled trial with 1-year follow-up. Spine. 2014;39(18):1449-57.

[6] Rolving N, Sogaard R, Nielsen CV, Christensen FB, Bünger C, Oestergaard LG. Preoperative cognitive-behavioral patient education versus standard care for lumbar spinal fusion patients: economic evaluation alongside a randomized controlled trial. Spine. 2016;41(1):18-25.

[7] Griffiths CF, Barkhoudarian G, Cutler A, et al. Analysis of olfaction after lateral nasoseptal rescue flap transsphenoidal approach with olfactory mucosal preservation. Otolaryngol Head Neck Surg. 2019;161(5):881-9.

[8] Griffiths CF, Cutler AR, Duong HT, et al. Avoidance of postoperative epistaxis and anosmia in endonasal endoscopic skull base surgery: a technical note. Acta Neurochir. 2014;156(7):1393-401.

[9] Conger A, Zhao F, Wang X, et al. Evolution of the graded repair of CSF leaks and skull base defects in endonasal endoscopic tumor surgery: trends in repair failure and meningitis rates in 509 patients. J Neurosurg. 2018; 130(3): 861-75.

[10] Cavallo LM, Solari D, Somma T, Cappabianca P. The 3F

(Fat, Flap, and Flash) technique for skull base reconstruction after endoscopic endonasal suprasellar approach. World Neurosurg. 2019;126:439-46.

[11] Reeves JG, Suriawinata AA, Ng DP, Holubar SD, Mills JB, Barth RJ Jr. Short-term preoperative diet modification reduces steatosis and blood loss in patients undergoing liver resection. Surgery. 2013; 54(5):1031-7.

[12] Barth RJ Jr, Mills JB, Suriawinata AA, et al. Short-term preoperative diet decreases bleeding after partial hepatectomy: results from a multi- institutional randomized controlled trial. Ann Surg. 2019;269(1):48-52.

[13] Canet J, Gallart L, Gomar C, et al. Prediction of postoperative pulmonary complications in a population-based surgical cohort. J Am Soc Anesthesiol. 2010; 113(6): 1338-50.

[14] Turan A, Mascha EJ, Roberman D, et al. Smoking and perioperative outcomes. J Am Soc Anesthesiol. 2011; 114(4): 837-46.

[15] Wang HT, Erdmann D, Olbrich KC, Friedman AH, Levin LS, Zenn MR. Free flap reconstruction of the scalp and calvaria of major neurosurgical resections in cancer patients: lessons learned closing large, difficult wounds of the dura and skull. Plast Reconstr Surg. 2007;119(3):865-72.

[16] Thorp BD, Sreenath SB, Ebert CS, Zanation AM. Endoscopic skull base reconstruction: a review and clinical case series of 152 vascularized flaps used for surgical skull base defects in the setting of intraoperative cerebrospinal fluid leak. Neurosurg Focus. 2014;37(4):E4.

[17] Thomsen T, Villebro N, Møller AM. Interventions for preoperative smoking cessation. Cochrane Database Syst Rev. 2014;3.

[18] Fraser S, Gardner PA, Koutourousiou M, et al. Risk factors associated with postoperative cerebrospinal fluid leak after endoscopic endonasal skull base surgery. J Neurosurg. 2018;128(4):1066-71.

[19] Copeland WR, Mallory GW, Neff BA, Driscoll CL, Link MJ. Are there modifiable risk factors to prevent a cerebrospinal fluid leak following vestibular schwannoma surgery? J Neurosurg. 2015;122(2):312-6.

[20] Cushing H. Surgery of the head. Surgery. 1908;3:255-6.

[21] Park JS, Kong D-S, Lee J-A, Park K. Intraoperative management to prevent cerebrospinal fluid leakage after microvascular decompression: dural closure with a "plugging muscle" method. Neurosurg Rev. 2007;30(2): 139-42.

[22] Martín-Martín C, Martínez-Capoccioni G, Serramito-García R, Espinosa-Restrepo F. Surgical challenge: endoscopic repair of cerebrospinal fluid leak. BMC Res Notes. 2012;5(1):1-6.

[23] Liu JK, Schmidt RF, Choudhry OJ, Shukla PA, Eloy JA. Surgical nuances for nasoseptal flap reconstruction of cranial base defects with high-flow cerebrospinal fluid leaks after endoscopic skull base surgery. Neurosurg Focus. 2012;32(6):E7.

[24] Fishman AJ, Marinan MS, Golfinos JG, Cohen NL, Roland JT Jr. Prevention and management of cerebrospinal fluid leak following vestibular schwannoma surgery. Laryngoscope. 2004;114(3):501-5.

[25] Selesnick SH, Liu JC, Jen A, Newman J. The incidence of cerebrospinal fluid leak after vestibular schwannoma surgery. Otol Neurotol. 2004;25(3):387-93.

[26] Goddard JC, Oliver ER, Lambert PR. Prevention of cerebrospinal fluid leak after translabyrinthine resection of vestibular schwannoma. Otol Neurotol. 2010;31(3):473-7.

[27] Savva A, Taylor MJ, Beatty CW. Management of cerebrospinal fluid leaks involving the temporal bone: report on 92 patients. Laryngoscope. 2003;113(1):50-6.

[28] Amir A, Gatot A, Zucker G, Sagi A, Fliss DM. Harvesting large fascia lata sheaths: a rational approach. Skull Base Surg. 2000;10(1):29.

[29] Roxbury CR, Saavedra T, Ramanathan M Jr, et al. Layered sellar reconstruction with avascular free grafts: acceptable alternative to the nasoseptal flap for repair of low-volume intraoperative cerebrospinal fluid leak. Am J Rhinol Allergy. 2016;30(5):367-71.

[30] Azzam D, Romiyo P, Nguyen T, et al. Dural repair in cranial surgery is associated with moderate rates of complications with both autologous and nonautologous dural substitutes. World Neurosurg. 2018;113:244-8.

[31] Fortes FS, Carrau RL, Snyderman CH, et al. Transpterygoid transposition of a temporoparietal fascia flap: a new method for skull base reconstruction after endoscopic expanded endonasal approaches. Laryngoscope. 2007;117(6):970-6.

[32] Yamaki T, Uede T, Tano-oka A, Asakura K, Tanabe S, Hashi K. Vascularized omentum graft for the reconstruction of the skull base after removal of a nasoethmoidal tumor with intracranial extension: case report. Neurosurgery. 1991;28(6):877-80.

[33] Sekhar L, Janecka I, Jones N. Subtemporal—infratemporal and basal subfrontal approach to extensive cranial base tumours. Acta Neurochir. 1988;92(1):83-92.

[34] Naugle TC Jr, Fry CL, Sabatier RE, Elliott LF. High leg incision fascia lata harvesting. Ophthalmology. 1997;104(9):1480-8.

[35] Wheatcroft S, Vardy S, Tyers A. Complications of fascia lata harvesting for ptosis surgery. Br J Ophthalmol. 1997;81(7):581-3.

[36] Kimple AJ, Leight WD, Wheless SA, Zanation AM. Reducing nasal morbidity after skull base reconstruction with the nasoseptal flap: free middle turbinate mucosal grafts. Laryngoscope. 2012;122(9):1920-4.

[37] Murakami CS, Kriet JD, Ierokomos AP. Nasal reconstruction using the inferior turbinate mucosal flap. Arch Facial Plast Surg. 1999;1(2):97-100.

[38] Prevedello DM, Barges-Coll J, Fernandez-Miranda JC, et al. Middle turbinate flap for skull base reconstruction: cadaveric feasibility study. Laryngoscope. 2009;119(11):2094-8.

[39] Hanci D, Altun H. Repair of nasal septal perforation using middle turbinate flap (monopedicled superiorly based bone included conchal flap): a new unilateral middle turbinate mucosal flap technique. Eur Arch Otorhinolaryngol. 2015;272(7):1707-12.

[40] Julián JAS, Lloret PM, Ruiz-Valdepeñas EC, Coll JB, Giner AB, Asunción CB. Middle turbinate vascularized flap for skull base reconstruction after an expanded endonasal approach. Acta Neurochir. 2011;153(9):1827-32.

[41] Roca E, Penn DL, Safain MG, Burke WT, Castlen JP, Laws ER Jr. Abdominal fat graft for sellar reconstruction:

retrospective outcomes review and technical note. Oper Neurosurg. 2019;16(6):667-74.

[42] Snyderman CH, Kassam AB, Carrau R, Mintz A. Endoscopic reconstruction of cranial base defects following endonasal skull base surgery. Skull Base. 2007;17(1):73.

[43] Griffin M, Kalaskar DM, Butler PE, Seifalian AM. The use of adipose stem cells in cranial facial surgery. Stem Cell Rev Rep. 2014;10(5):671-85.

[44] Berjano R, Vinas FC, Dujovny M. A review of dural substitutes used in neurosurgery. Crit Rev Neurosurg. 1999;9(4):217-22.

[45] Wallace HA, Basehore BM, Zito PM. Wound healing phases; 2017.

[46] Kassam A, Carrau RL, Snyderman CH, Gardner P, Mintz A. Evolution of reconstructive techniques following endoscopic expanded endonasal approaches. Neurosurg Focus. 2005;19(1):1-7.

[47] Kim GG, Hang AX, Mitchel CA, Zanation AM. Pedicled extranasal flaps in skull base reconstruction. Comprehensive techniques in CSF leak repair and skull base reconstruction. Adv Otorhinolaryngol. 2013;74:71-80.

[48] Hadad G, Bassagasteguy L, Carrau RL, et al. A novel reconstructive technique after endoscopic expanded endonasal approaches: vascular pedicle nasoseptal flap. Laryngoscope. 2006;116(10):1882-6.

[49] Kassam AB, Thomas A, Carrau RL, et al. Endoscopic reconstruction of the cranial base using a pedicled nasoseptal flap. Oper Neurosurg. 2008;63(suppl_1):ONS44-53.

[50] Moon JH, Kim EH, Kim SH. Various modifications of a vascularized nasoseptal flap for repair of extensive skull base dural defects. J Neurosurg. 2019;132(2):371-9.

[51] Caicedo-Granados E, Carrau R, Snyderman CH, et al. Reverse rotation flap for reconstruction of donor site after vascular pedicled nasoseptal flap in skull base surgery. Laryngoscope. 2010; 120(8):1550-2.

[52] Fortes FS, Carrau RL, Snyderman CH, et al. The posterior pedicle inferior turbinate flap: a new vascularized flap for skull base reconstruction. Laryngoscope. 2007;117(8): 1329-32.

[53] Zanation AM, Snyderman CH, Carrau RL, Kassam AB, Gardner PA, Prevedello DM. Minimally invasive endoscopic pericranial flap: a new method for endonasal skull base reconstruction. Laryngoscope. 2009;119(1):13-8.

[54] Yoshioka N, Rhoton AL Jr. Vascular anatomy of the anteriorly based pericranial flap. Oper Neurosurg. 2005;57(suppl_1):11-6.

[55] Goel A, Gahankari D. Extended subgaleal fascia—Pericranial temporalis flap for skull base reconstruction. Acta Neurochir. 1995;135(3):203-5.

[56] Bowes AK, Wiet RJ, Monsell EM, Hahn YS, O'Connor CA. Brain herniation and space-occupying lesions eroding the tegmen tympani. Laryngoscope. 1987;97(10):1172-5.

[57] Cheney ML, Megerian CA, Brown MT, McKenna MJ, Nadol JB. The use of the temporoparietal fascial flap in temporal bone reconstruction. Am J Otol. 1996;17(1): 137-42.

[58] Patel MR, Stadler ME, Snyderman CH, et al. How to choose? Endoscopic skull base reconstructive options and limitations. Skull Base. 2010;20(6):397.

[59] Patel MR, Modest MC, Brobst TD, et al. Surgical management of lateral skull base defects. Laryngoscope. 2016;126(9):1911-7.

[60] Prickett KK, Wise SK. Grafting materials in skull base reconstruction. Comprehensive techniques in CSF leak repair and skull base reconstruction. Adv Otorhinolaryngol. 2013;74:24-32.

[61] Nistor RF, Chiari FM, Maier H, Hehl K. The fixed combination of collagen with components of fibrin adhesive—a new hemostypic agent in skull base procedures. Skull Base Surg. 1997;7(1):23.

[62] Gil Z, Abergel A, Leider-Trejo L, et al. A comprehensive algorithm for anterior skull base reconstruction after oncologic resections. Skull Base. 2007;17(1):25.

[63] Morris EA, Benetti M, Marro H, Rosenthal CK. Clinical practice guidelines for early mobi-lization hours after surgery. Orthop Nurs. 2010;29(5):290-316.

[64] Badireddy M, Mudipalli VR. Deep venous thrombosis (DVT) Prophylaxis; 2018.

[65] Farr S, Toor H, Patchana T, et al. Risks, benefits, and the optimal time to resume deep vein thrombosis prophylaxis in patients with intracranial hemorrhage. Cureus. 2019;11(10)

[66] Yancey KL, Manzoor NF, Kelly PD, et al. Impact of obesity and obstructive sleep apnea in lateral skull base cerebrospinal fluid leak repair. Laryngoscope. 2020;130(9):2234-40.

[67] Choi DL, Eddy K, Weitzel EK, et al. Postoperative continuous positive airway pressure use and nasal saline rinses after endonasal endoscopic skull base surgery in patients with obstructive sleep apnea: a practice pattern survey. Am J Rhinol Allergy. 2019;33(1):51-5.

[68] Perel P, Yanagawa T, Bunn F, Roberts IG, Wentz R. Nutritional support for head-injured patients. Cochrane Database Syst Rev. 2006;4.

[69] Ziemann-Gimmel P, Goldfarb A, Koppman J, Marema R. Opioid-free total intravenous anaesthesia reduces postoperative nausea and vomiting in bariatric surgery beyond triple prophylaxis. Br J Anaesth. 2014;112(5):906-11.

[70] Hummel T, Nordin S. Olfactory disorders and their consequences for quality of life. Acta Otolaryngol. 2005;125(2):116-21.

[71] Rotenberg BW, Saunders S, Duggal N. Olfactory outcomes after endoscopic transsphenoidal pituitary surgery. Laryngoscope. 2011;121(8):1611-3.

[72] Koutourousiou M, Gardner PA, Fernandez-Miranda JC, Paluzzi A, Wang EW, Snyderman CH. Endoscopic endonasal surgery for giant pituitary adenomas: advantages and limitations. J Neurosurg. 2013;118(3):621-31.

[73] Jang JH, Kim KH, Lee YM, Kim JS, Kim YZ. Surgical results of pure endoscopic endonasal transsphenoidal surgery for 331 pituitary adenomas: a 15-year experience from a single institution. World Neurosurg. 2016;96:545-55.

[74] Rivera-Serrano CM, Snyderman CH, Gardner P, et al. Nasoseptal "rescue" flap: a novel modification of the nasoseptal flap technique for pituitary surgery. Laryngoscope. 2011;121(5):990-3.

[75] Little A, Kelly L, Milligan J, et al. Comparison of sinonasal quality of life and health status in patients undergoing microscopic and endoscopic transsphenoidal surgery for

pituitary lesions: a prospective cohort study. J Neurosurg. 2015;1.

[76] Esposito F, Dusick JR, Fatemi N, Kelly DF. Graded repair of cranial base defects and cerebrospinal fluid leaks in transsphenoidal surgery. Neurosurgery. 2007;60(4 Suppl 2):295-303; discussion 303-294.

[77] Approach-Raveh S. The subcranial approach for fronto-orbital and anteroposterior skull-base tumors. Arch Otolaryngol Head Neck Surg. 1993;119:385-93.

[78] Fliss DM, Zucker G, Cohen A, et al. Early outcome and complications of the extended subcranial approach to the anterior skull base. Laryngoscope. 1999;109(1):153-60.

[79] Ducic Y, Coimbra C. Minimally invasive transfrontal sinus approach to resection of large tumors of the subfrontal skull base. Laryngoscope. 2011;121(11):2290-4.

[80] Reisch R, Perneczky A. Ten-year experience with the supraorbital subfrontal approach through an eyebrow skin incision. Oper Neurosurg. 2005;57(suppl_4):ONS-242-55.

[81] Ansari SF, Eisenberg A, Rodriguez A, Barkhoudarian G, Kelly DF. The supraorbital eyebrow craniotomy for intra- and extra-axial brain tumors: a single-center series and technique modification. Oper Neurosurg. 2020;19(6):667-77.

[82] Ditzel Filho LF, McLaughlin N, Bresson D, Solari D, Kassam AB, Kelly DF. Supraorbital eyebrow craniotomy for removal of intraaxial frontal brain tumors: a technical note. World Neurosurg. 2014;81(2):348-56.

[83] Park J, Kang D-H, Lee S-H. Preoperative percutaneous mapping of the frontal branch of the facial nerve to assess the risk of frontalis muscle palsy after a supraorbital keyhole approach. J Neurosurg. 2013;118(5):1114-9.

[84] Semaan MT, Gilpin DA, Hsu DP, Wasman JK, Megerian CA. Transmastoid extradural-intracranial approach for repair of transtemporal meningoencephalocele: a review of 31 consecutive cases. Laryngoscope. 2011;121(8):1765-72.

[85] Olson KL, Manolidis S. The pedicled superficial temporalis fascial flap: a new method for reconstruction in otologic surgery. Otolaryngol Head Neck Surg. 2002;126(5):538-47.

[86] Hung T, Leung N, van Hasselt CA, Liu KC, Tong M. Long-term outcome of the Hong Kong vascularized, pedicled temporalis fascia flap in reconstruction of mastoid cavity. Laryngoscope. 2007;117(8):1403-7.

[87] Taha M, Carroll T, McMahon J. Vascularized temporoparietal fascial flap for the treatment of a traumatic cerebrospinal fluid fistula in the middle cranial fossa. J Neurosurg. 2009;11(2):393-5.

[88] Nanda A, Konar S, Bir SC, Maiti TK, Ambekar S. Modified far lateral approach for posterior circulation aneurysms: an institutional experience. World Neurosurg. 2016;94:398-407.

[89] Ali MS, Magill ST, McDermott MW. Far lateral craniotomy closure technique for preservation of suboccipital musculature. J Neurol Surg Part B Skull Base. 2020.

[90] Lovely TJ, Lowry DW, Jannetta PJ. Functional outcome and the effect of cranioplasty after retromastoid craniectomy for microvascular decompression. Surg Neurol. 1999;51(2):191-7.

[91] Silverman DA, Hughes GB, Kinney SE, Lee JH. Technical modifications of suboccipital crani-ectomy for prevention of postoperative headache. Skull Base. 2004;14(2):77.

[92] Batzdorf U, McArthur DL, Bentson JR. Surgical treatment of Chiari malformation with and without syringomyelia: experience with 177 adult patients. J Neurosurg. 2013;118(2):232-42.

[93] Mussi AC, Rhoton AL. Telovelar approach to the fourth ventricle: microsurgical anatomy. J Neurosurg. 2000;92(5):812-23.

[94] Kveton JF, Friedman CD, Piepmeier JM, Costantino PD. Reconstruction of suboccipital craniectomy defects with hydroxyapatite cement: a preliminary report. Laryngoscope. 1995;105(2):156-9.

[95] Taha ANM, Almefty R, Pravdenkova S, Al-Mefty O. Sequelae of autologous fat graft used for reconstruction in skull base surgery. World Neurosurg. 2011;75(5-6):692-5.

[96] Gutowski KA, Force AFGT. Current applications and safety of autologous fat grafts: a report of the ASPS fat graft task force. Plast Reconstr Surg. 2009;124(1):272-80.

[97] Wilson CB, Dempsey LC. Transsphenoidal microsurgical removal of 250 pituitary adenomas. J Neurosurg. 1978;48(1):13-22.

[98] Fatemi N, Dusick JR, de Paiva Neto MA, Kelly DF. The endonasal microscopic approach for pituitary adenomas and other parasellar tumors: a 10-year experience. Oper Neurosurg. 2008;63(suppl_4):ONS244-56.

[99] Miwa T, Furukawa M, Tsukatani T, Costanzo RM, DiNardo LJ, Reiter ER. Impact of olfactory impairment on quality of life and disability. Arch Otolaryngol Head Neck Surg. 2001;127(5):497-503.

[100] Little AS, Kelly D, Milligan J, et al. Predictors of sinonasal quality of life and nasal morbidity after fully endoscopic transsphenoidal surgery. J Neurosurg. 2015;122(6):1458-65.

[101] Ransom ER, Palmer JN, Kennedy DW, Chiu AG. Assessing risk/benefit of lumbar drain use for endoscopic skull-base surgery. Paper presented at: International forum of allergy & rhinology; 2011.

[102] Coplin WM, Avellino AM, Kim D, Winn HR, Grady MS. Bacterial meningitis associated with lumbar drains: a retrospective cohort study. J Neurol Neurosurg Psychiatry. 1999;67(4):468-73.

[103] Weaver KD, Wiseman DB, Farber M, Ewend MG, Marston W, Keagy BA. Complications of lumbar drainage after thoracoabdominal aortic aneurysm repair. J Vasc Surg. 2001;34(4):623-7.

第 11 章　放射治疗在现代颅底外科中的作用

Role of Radiotherapy in Modern Skull Base Surgery

Tiit Mathiesen　著

龙　浩　译

放射治疗常用于脑膜瘤、神经鞘瘤、脊索瘤和软骨肉瘤的治疗。放射治疗可以用来治疗、"控制"肉眼可见的肿瘤体积，也可以用来防止手术切除后肿瘤的再生长。在现代颅底时代，功能保留性手术和放射治疗相结合的策略已经取代了过去的激进手术。在一些复杂的解剖部位（如海绵窦），放射治疗已成为一些良性病变较安全的主要治疗方式。不同的治疗方式的效果和并发症不同，放射治疗的选择也取决于患者的选择和个体化差异。因此，通过决策共享可以达到最佳的治疗策略。

最常见的放射方法包括伽马刀放射外科和直线加速器。最常见的策略是单剂量放射外科（single-dose radiosurgery，SRS）和分次放射治疗（fractionated radiation therapy，FRT）。近来，分次技术越来越多地与立体定向技术一起应用于靶目标。

直线加速器和伽马刀提供了伽马辐射，光子。其他治疗方法利用中子、质子或碳离子。头颈部恶性肿瘤或垂体瘤的放射治疗（见第 19 章）。

一、历史回顾

1947 年，Lars Leksell 拜访功能外科先驱Henry Wycis 医生并学习立体定向手术，随后开发了一种基于弧弓原理的新型立体定向装置。他很快决定用放射和立体定向技术来治疗疼痛或运动障碍，而不需要行开颅手术。其首个设计采用 X 线[16]，其后采用质子束[19]。Leksell 发现质子束技术过于复杂，而哈佛回旋加速器实验室与麻省总医院的 William Sweet 博士和 Raymond Kjellberg 博士合作开发了质子束疗法，用于医学实践[15]。对于 Lars Leksell 来说，伽马刀是最实用的方案，因为他将钴 –60 放射源的平行光子束聚焦到一个靶点，并使所有射线可同时到达焦点而不需要重复定位[17]。该设计适用于球形靶点，并用于动静脉畸形[34] 和前庭神经鞘膜瘤[18] 的治疗。Lars Leksell 认为伽马刀是独一无二的工具，尽管它的适应证非常有限，但他预测伽马刀将满足全球放射治疗的需要。现在这些适应证已经被证明比发明者预期的要更加广泛，但精心选择一种工具对当今所有神经外科医生来说都是同样重要的："外科医生使用的工具必须适应这项任务，对于人脑来说，任何工具再精细也不为过。"

二、伽马刀立体定向放射外科（GKRS）与单剂量放射外科（SRS）

伽马刀立体定向放射外科（gamma knife stereotactic radiosurgery，GKRS）通常用于明确的肿瘤体积较小，最好是 WHO 级别为 1 级的良性肿瘤。良性肿瘤最初的治疗目标是缩小肿瘤，后来这一目标从"缩小"变为"控制"，以减少脑神经损伤。

（一）肿瘤控制

控制的定义为 1～2 年后复查影像扫描肿瘤无生长。这两年的限定主要是为了观察暂时性、可逆性肿瘤肿胀的发生，这在治疗神经鞘瘤中尤为常见。如此一来，护瘤放射剂量减低，而肿瘤控制率并没有明显下降，同时辐射并发症也降至最低。对 1 级脑膜瘤、神经鞘瘤和低级别软骨肉瘤使用处方剂量＞13Gy 的治疗，其 10 年的肿瘤控制效果非常好。图 11-1 显示了放射外科治疗病例的结果。7% 的脑膜瘤可能需要进一步治疗，因为肿瘤可在靶区高剂量范围内或 15% 的范围外继续生长："靶区外复发"[21]。前者代表未能用预期剂量控制肿瘤，而后者代表未能确定有效的治疗靶区。

（二）神经功能保留

GKRS 不适合于疗大型病变，因为如果肿瘤体积超过 10ml，单次有效剂量＞13Gy，会对周围的脑实质或神经产生不适当和有害的辐射。视神经和脑干特别敏感，不应显露于 8Gy 以上。

当放射治疗靶点与视路之间的距离＜3mm 时，不适合进行放射外科治疗。放射外科治疗后的并发症取决于靶目标和周围结构。SRS 治疗后，一般的放射并发症，如疲劳、头痛和眩晕非常罕见，而可能发生脑神经方面的并发症。前庭神经鞘膜瘤 SRS 术后发生三叉神经或面神经并发症的风险为 4%～6%，尽管辐射高度聚焦，显露仍可能发生在靶区之外，且存在少量风险形成辐射诱导的肿瘤[30]。也有人认为，放射可以诱发恶变，非侵袭性的肿瘤在放射外科后复发是一种罕见但可能发生的并发症[6]。

对于小型颅底脑膜瘤选择放射治疗和显微手术治疗主要取决于肿瘤的位置、鉴别诊断和预期生存率。对于治疗决策，放射外科的预期获益应与未经治疗的自然病程预期进行比较。治疗适用于生长的病灶或有症状的病灶，但对无法预知生长的无症状肿瘤来说，其治疗适应证较弱。在最好的情况下，放射外科可以达到与 Simpson 2～3 级手术相似的长期控制率；因此，如果显微手术可以达到无脑神经损伤的 1 级切除，则首选手术。对于伴有脑神经压迫或激惹的小肿瘤的治疗取决于其发生部位。视神经必须通过显微手术减压，而海绵窦内的神经压迫最好用放射治疗。Ⅴ～Ⅷ神经的症状有时可以通过放射外科得到缓解，但更多采用显微外科减压术来改善症状。我们还须考虑放射学诊断不正确的可能性，同时评估无意中放射性炎症或感染的潜在风险。为了安全起

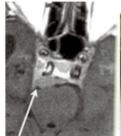 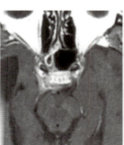 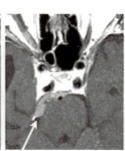 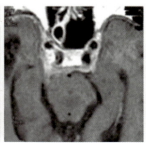 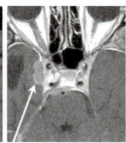

| 初次伽马刀治疗 | 初次治疗 15 个月后 | 初次治疗 35 个月后：放射野外肿瘤复发 | 初次治疗 4 年和再次治疗 6 个月后的图像 | 初次治疗 54 个月后出现新的脑膜瘤 |

▲ 图 11-1　起源于斜坡的脑膜瘤经伽马刀放射治疗后野外复发

放射外科治疗靶区内的长期反应和局部肿瘤控制实例。从肿瘤的"硬脑膜尾征"发展而来的初始放射野外的复发，通常不包括在放射外科治疗野内。患者接受了伽马刀的再治疗，即使在复发 / 进展的部位也出现了肿瘤消退，但在初次治疗 54 个月后，在右侧海绵窦内又出现了"靶区外复发"

见，有时可能需要进行活检。

（三）GKRS 在脑膜瘤显微外科与放射外科联合治疗中的应用

对于较小的脑膜瘤 GKRS 可达到 10 年的肿瘤控制率，与 Simpson 2 级手术的控制率相近。据推测，对肿瘤进行次全切除术（Simpson 4 级），残存部分进行放射外科治疗，可以达到与 Simpson 2 级切除类似的肿瘤控制效果（图 11-2）。这种名为"Simpson 4 级伽马刀"的联合治疗方案在临床上已有实施和评估[23]。如采用该方案，复杂颅底脑膜瘤可能达到 80%～95% 的肿瘤控制率，相当于这类肿瘤的 Simpson 1 级手术，而早期的神经功能并发症较少及回顾性病例研究为这一假设提供了支持。

Simpson 4 级伽马刀的概念结合了显微外科和放射外科，通过综合治疗来实施，首先进行显微手术，然后在 3～6 个月进行放射外科治疗，最后定期随访。其思路为，如果在切缘外肿瘤生长之前或侵袭性肿瘤克隆经过筛选之前进行处理，则肿瘤的任何部分都会得到治疗，且预期肿瘤控制效果可能会更好。但也有人认为，前期放射外科手术增加了风险，而许多残留的脑膜瘤可能生长缓慢，不需要治疗。因此，另一种策略是最大限度地安全切除肿瘤，随后进行影像学随访，

如果肿瘤残留有生长时再决定采取放射外科治疗。现有的有限证据证实，通过先期综合治疗，从总体上可达到更好的肿瘤长期控制效果[23, 24]。尽管如此，每个人的情况各不相同，上述两种策略的选择取决于年龄、风险和潜在复发病例的其他治疗方法。后一种情况也可见于被认为已治愈的肿瘤在随访期间复发时。文献表明，复发性脑膜瘤的控制可能比未手术或放射治疗失败的肿瘤要低[4]。

在复发性脑膜瘤的长期治疗中，SRS 越来越多地被用作显微手术的一种补充工具。此类脑膜瘤已被视为一种多次复发、需要反复治疗的慢性疾病，而不是一种只需要手术或辅助放射治疗的疾病。

（四）神经鞘瘤的 GKRS 治疗

GKRS 已成熟用于小至中等大小前庭神经鞘膜瘤的治疗，同时也用于其他神经鞘瘤。

1. 肿瘤控制 研究表明，以 13Gy 的边缘剂量治疗体积 10ml 以下的肿瘤，平均随访 6 年，肿瘤控制率为 97%[4]，平均随访 9 年后控制率为 92%[39]，最短 10 年随访时间（平均 12.5 年）后控制率为 92%[11]。鉴于许多小肿瘤在随访期间即使不治疗也不会生长，上述高控制率可能需要进行调整，Miller 等[27]认为调整后的控制率为

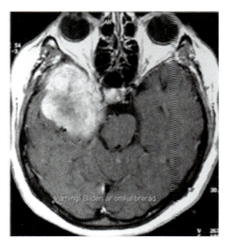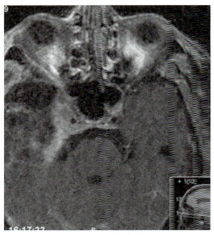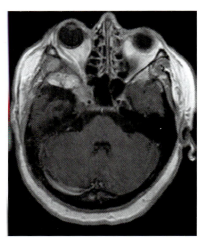

▲ 图 11-2 1 例右侧侵犯海绵窦的颞窝/蝶骨脊脑膜瘤患者
硬膜内的肿瘤已切除，随后对海绵窦内的部分进行放射治疗。右两图显示 3 年后的肿瘤控制情况

78%~87%。相比之下 Wangerid 等发现生长和不生长的肿瘤之间的控制率没有差异，提示神经鞘瘤的控制率与其是否生长无关。因此，在脑膜瘤和神经鞘瘤之间，与肿瘤生长相关的放射反应可能有所不同。有研究表明，在 1.8~2.0Gy 的范围内进行 50Gy 的分次放射治疗可成功用于治疗前庭神经鞘膜瘤，但其病例的选择方式和有限的随访时间难以对长期疗效做出结论。而且，其长期的控制率看似>95%，但分次治疗发生的脑神经并发症要多于 SES [31]。与 SRS 相比，FRT 在技术上可用于治疗更大的前庭神经鞘膜瘤，但这两种治疗方式的文献数据大多基于小肿瘤。

2. 神经功能保留 大型肿瘤需要高放射剂量，但有正常组织放射损伤的风险。替代的方案为，次全切显微手术后立即（3 个月内）或延迟联用 SRS，以确保长期控制，同时将脑神经损伤的风险降至最低 [26]。在次全切手术后，30% 的残余神经鞘瘤在 10 年内生长，而 SRS 无论是在肿瘤显示生长之前还是之后，都提供了 85%~100% 的长期肿瘤控制率 [26]。对于 Koos 1~2 级小型前庭神经鞘膜瘤，显微手术和放射外科的听力保留存在显著差异。基于时间的报告分析显示，在 10 年随访中，放射治疗后的患者有听力逐渐下降的明显趋势，而显微手术切除后保留听力的患者趋向于保持听力 [7]。因此，如果能保留听力，听力良好的年轻前庭神经鞘膜瘤患者可能从肿瘤的完全显微手术切除中获益（见第 38 章）。

非前庭神经鞘膜瘤在生物学上与前庭神经鞘膜瘤相似，并且对放射治疗有反应 [33]。

（五）GKRS 治疗其他颅底肿瘤

侵袭性肿瘤的放射处方剂量比良性肿瘤更高，通常>16Gy，而复发率也高于生长缓慢的肿瘤。侵袭性和非典型脑膜瘤的 5 年控制率为 45% [12]，脊索瘤的 5 年控制率为 50% [8]，软骨肉瘤的 5 年控制率>65% [9]。GKRS 是一种长期治疗工具，包括对这些肿瘤的再次治疗。许多患者在长期治疗过程中可得到治愈或控制。在每个治疗组中，最具侵袭性的肿瘤会因复发、再生长和

侵袭而变得难以治愈。

三、直线加速器疗法

（一）分次放射治疗（FRT）、调强放射治疗（IMRT）和立体定向放射治疗（射波刀）

直线加速器用于单剂量射波刀放射外科或分次放射治疗（FRT）[1]。通常，现代临床实践试图将分次治疗的好处和立体定向靶向治疗的精确性结合，前者可对正常结构提供更高的总放射剂量，后者与立体定向放射外科（stereotactic radiosurgery，SRS）类似，可增加肿瘤和正常组织之间的剂量梯度。调强放射治疗（intensity-modulated radiotherapy，IMRT）就是这样一种应用方式，与传统的 FRT 相比，它拥有更好的照射野设计。

然而，SRS 和 FRT 的适应证和治疗策略是不同的。SRS 的一个主要目标为对肿瘤的剂量一致性，而 FRT 通常在治疗体积上增加 2~5mm 的边缘，以确保肿瘤及其周边可能存在的肿瘤移行区接受足够的照射。即使是专为 SRS 设计的射波刀，与伽马刀相比，其一致性也较差，但同质性较好 [29]。分次治疗不像单剂量治疗那样受靶体积和靠近视神经的限制。对于视神经鞘脑膜瘤等小体积肿瘤，其长期疗效非常好，所有患者的肿瘤得到长期控制，视力改善>50% [32]。

（二）治疗目的

从文献报道中很难对 SRS 和 FRT 治疗后的长期结果进行对比评估。对于小的视神经鞘脑膜瘤，在肿瘤控制和神经功能优势方面，两者的长期结果相近。而其他更大和更异质性的脑膜瘤病例系列则显示短期效果良好，但长期效果较差。Astradsson 等的一个前瞻性队列研究显示，"前颅底脑膜瘤"的平均体积为 21ml（0.33~152ml），平均随访 65 个月，短期效果好，但 10 年控制率仅为 64% [3]。Combs 等报道的病例平均随访 107 个月 [5]，10 年控制率为 88%，但只有 53% 为"高风险"肿瘤。对于较大的肿瘤，包括术后残留的有症状肿瘤或不断生长的复发性脑膜瘤，控制率

将是重要的分析数据，但这一点在有关 FRT 治疗脑膜瘤的文献中并不清楚。

放射毒性是颅脑 FRT 术后长期存活者的潜在问题[2]。与 SRS 相比，FRT 具有更高的局灶性和全身性放射毒性风险。40% 的患者出现迟发性疲劳、头痛和眩晕，60% 的患者出现急性毒性反应，包括眩晕、脱发和疲劳，而超过 10% 的患者因局灶性反应需要糖皮质激素治疗[14]。因此，必须加强对 FRT 适应证和预期收益的评估。以前的一项基于并发症和肿瘤控制的"成本 – 效益"回顾性评估表明，44 例脑膜瘤 FRT 患者中只有 7% 受益于 FRT[25]。

四、辅助治疗

FRT 通常被不同的专业机构和指南推荐用于更具侵袭性肿瘤的术后辅助治疗，包括高级别脑膜瘤[10]、脊索瘤和恶性肿瘤。支持数据包括一些回顾性研究，其中接受放射治疗患者的无进展生存率比对照组长。在这样的队列中可能存在治疗偏差，此外，总生存期是一个更好的待优化参数，因为侵袭性肿瘤必然会复发，如有可能，需要重新治疗。SRS 通常可以重复进行，而最多 60Gy 的 FRT 剂量限制了以后的放射治疗，还会导致后续的显微手术变得困难或无法开展。侵袭性肿瘤的 FRT 治疗的科学分析和支持证据尚不够强，所以应该进行高度个性化处理。

五、强子治疗

质子和碳离子组成强子，它们是治疗脑肿瘤最常见的重带电粒子疗法，比光子疗法具有更好的靶向剂量分布，尤其是对体积较大的靶点。与光子不一样，质子和碳离子束在穿透组织时会缓慢增加能量沉积。在穿透深度接近终点时，能量沉积急剧上升并形成一个峰值"布拉格峰"[20]，随后利用布拉格峰的优势集成多个射束进行靶区覆盖。与 GKRS 或射波刀靶体积相比，其靶体积定义不那么清晰和准确，并且适用于毫米精度要求有限的较大体积，最常见的应用为脊索瘤术后的术野放射治疗。大多数脊索瘤的治疗指南建议在质子束放射治疗后进行大体全切除（真正的肿瘤切除）。文献报道的 5 年局部控制率为 53%～70%，10 年总生存率为 50%～75%[36]。

软骨肉瘤的控制率为 75%～99%[36]，脑膜瘤的控制率为 52%[37]。因此，太大的颅底脑膜瘤是 GKRS 的一个替在适应证，文献报道的数据表明肿瘤控制程度较高。然而，尚无文献对自然病程和其他治疗策略进行比较，已报道的系列研究包含各种大小和位置的不同性质的肿瘤。因此，已发表的数据很难用于进行个性化治疗和病例选择，即选择哪些患者可从放射治疗中获益最大，并发症最少。与传统的光子疗法相比，强子技术具有类似 SRS 的靶向性，已被推荐使用以将放射毒性降至最低。从反面而言，大辐射体积的有限精度可能会导致并发症和严重的后遗症。脊索瘤术后的质子束治疗可导致脑干坏死，总剂量可导致其他与放射相关的不良事件。截至目前，现有的证据并不支持强子疗法优于光子治疗，也没有正在开展的研究来解决这个问题[13]。

六、硼中子捕获治疗

中等能量的中子与有机组织之间的相互作用非常弱，基本上是无害的，而中子与硼相互作用会导致核裂变，产生锂同位素、光子和 α 粒子。后者在湮灭之后，可破坏其邻近 7μm 范围内的组织，相当于一个细胞的大小。硼中子捕获治疗（boron neutron capture therapy，BNCT）利用了这一特性，通过向靶区组织输送硼，然后进行中子辐射。在现有的应用中，通过静脉注射，使肿瘤如脑膜瘤中富含硼苯丙氨酸或硼磷酸钠，然后通过加速器或反应堆进行超热中子辐射。这项技术并未得到大规模应用，尚需解决的问题是硼对肿瘤的靶向性。BNCT 大多用于治疗"难治性"肿瘤，且后来并未证实可以治愈。BNCT 在前次已行 FRT 治疗的情况下仍可使用，并似乎能延缓侵袭性脑膜瘤的生长[35]。

七、脑膜瘤的放射性多肽治疗

放射性多肽治疗是一种非封闭的放射治疗，使用光子发射的放射性核苷酸结合至针对脑膜瘤细胞大量表达的生长抑素受体的肽上。镥-177或钇-90标记的 DOTATOC 和 DOTATATE 已被用于"难治性"脑膜瘤的治疗。在预后不良的脑膜瘤队列中，疗效很难确定，但治疗似乎对预后有好处[28]。肿瘤体积小或预后较差的患者可能会显示出更好的疗效。

八、近距离放射治疗

在近距离放射治疗中，将一个密封的放射源置于需要治疗的肿瘤内。近距离放射治疗仍可用于以前做过放射治疗的病例。碘-125半衰期为59天，以被用于"难治性"脑膜瘤手术切除后，作为"最后的希望"。Jaaskelainens 团队发现，在大多数接受治疗的患者中（17/22），24个月的生存率为 62%，部分存在肿瘤反应。在接受治疗的患者中，47% 的患者原有脑神经功能障碍得到改善，36% 出现新的脑神经功能障碍[38]。一项对 42 例患者进行了 25 年的系列研究，其报道的中位无进展生存期为 11 个月，总生存期为 3 年[22]。

九、总结

放射治疗被认为适用于多种类型颅底肿瘤。然而，用来评估或支持其长期获益的系统性证据级别不高，主要因为多数研究属于非对照和回顾性研究。综上所述，文献表明，小型良性肿瘤可获得良好的长期控制，采用立体定向技术可达到肿瘤和正常结构之间的良好剂量梯度。单剂量和分次方案似乎均有效。SRS 和伽马刀的优势为具有更好的一致性，而分次放射治疗计划可包括敏感神经结构。相比之下，体积较大或侵袭性较强的肿瘤放射治疗的长期控制率较低。科学文献提供的证据表明，接受放射治疗的队列患者比未接受放射治疗的患者无复发生存期更长。回顾性研究可能存在偏差，且患者的受益情况往往很难评估。此外，生长缓慢或良性颅底肿瘤的患者被视为一种慢性疾病，应根据需要进行个体化治疗干预，但其治疗策略尚未得到评估，也没有与为所有患者提供前期指南的方法进行比较。

参考文献

[1] Alfredo C, Carolin S, Güliz A, Anne K, Antonio P, Alberto C, Stefano P, Antonino G, Harun B, Markus K, Franziska M, Phuong N, Franziska L, Peter V, Volker B, David K. Normofractionated stereotactic radiotherapy versus CyberKnife-based hypofractionation in skull base meningioma: a German and Italian pooled cohort analysis. Radiat Oncol. 2019;14(1):201. https://doi.org/10.1186/s13014-019-1397-7. Erratum in: Radiat Oncol. 2020 Dec 14;15(1):279. PMID: 31718650; PMCID: PMC6852939.

[2] Al-Mefty O, Kersh JE, Routh A, Smith RR. The long-term side effects of radiation therapy for benign brain tumors in adults. J Neurosurg. 1990;73(4):502-12. https://doi.org/10.3171/jns.1990.73.4.0502. PMID: 2204689.

[3] Astradsson A. Wiencke AK, MunckafRosenschold P, Engelholm SA, Ohlhues L, Roed H, Juhler M. Visual outcome after fractionated stereotactic radiation therapy of benign anterior skull base tumors. J Neuro-Oncol. 2014;118(1):101-8. https://doi.org/10.1007/s11060-014-1399-0. Epub 2014 Feb 15. PMID: 24532196; PMCID: PMC4023078.

[4] Boari N, Bailo M, Gagliardi F, Franzin A, Gemma M, del Vecchio A, Bolognesi A, Picozzi P, Mortini P. Gamma Knife radiosurgery for vestibular schwannoma: clinical results at long-term follow-up in a series of 379 patients. J Neurosurg. 2014;121(Suppl):123-42.

[5] Combs SE, Adeberg S, Dittmar JO, Welzel T, Rieken S, Habermehl D, Huber PE, Debus J. Skull base meningiomas: long-term results and patient self-reported outcome in 507 patients treated with fractionated stereotactic radiotherapy (FSRT) or intensity modulated radiotherapy (IMRT). Radiother Oncol. 2013;106(2):186-91. https://doi.org/10.1016/j.radonc.2012.07.008. Epub 2012 Aug 18. PMID: 22906549.

[6] Couldwell WT, Cole CD, Al-Mefty O. Patterns of skull base meningioma progression after failed radiosurgery. J Neurosurg. 2007;106(1):30-5. https://doi.org/10.3171/jns.2007.106.1.30. PMID: 17236485.

[7] Coughlin AR, Willman TJ, Gubbels SP. Systematic review of hearing preservation after radiotherapy for vestibular Schwannoma. Otol Neurotol. 2018;39(3):273-83. https://doi.

org/10.1097/MAO.0000000000001672. PMID: 29342035; PMCID: PMC5807198.

[8] Förander P, Bartek J Jr, Fagerlund M, Benmaklouf H, Dodoo E, Shamikh A, Stjärne P, Mathiesen T. Multidisciplinary management of clival chordomas; long-term clinical outcome in a single- institution consecutive series. Acta Neurochir. 2017;159(10):1857-68. h ttps://doi.org/10.1007/s00701-017-3266-1. Epub 2017 Jul 22. PMID: 28735379; PMCID: PMC5590026.

[9] Förander P, Rähn T, Kihlström L, Ulfarsson E, Mathiesen T. Combination of microsurgery and Gamma Knife surgery for the treatment of intracranial chondrosarcomas. J Neurosurg. 2006;105(Suppl) 18-25. https://doi.org/10.3171/sup.2006.105.7.18. PMID: 13503325.

[10] Goldbrunner R, Minniti G, Preusser M, Jenkinson MD, Sallabanda K, Houdart E von Deimling A, Stavrinou P, Lefranc F, Lund-Johansen M, Moyal EC, Brandsma D, Henriksson R, Soffietti F, Weller M. EANO guidelines for the diagnosis and treatment of meningiomas. Lancet Oncol. 2016;17(9):e383-91. https://doi.org/10.1016/S1470-2045(16)30321- Epub 2016 Aug 30. PMID: 27599143.

[11] Hasegawa T, Kida Y, Kato T, Iizuka H, Kuramitsu S, Yamamoto T. Long-term safety and efficacy of stereotactic radiosurgery for vestibular schwannomas: evaluation of 440 patients more than 10 years after treatment with Gamma Knife surgery. J Neurosurg. 2013;118(3):557-65.

[12] Helis CA, Hughes RT, Cramer CK, Tatter SB, Laxton AW, Bourland JD, Munley MT, Chan MD. Stereotactic radiosurgery for atypical and anaplastic Meningiomas. World Neurosurg. 2020;144:e53-61. https://doi.org/10.1016/j.wneu.2020.07.211. Epub 2020 Aug 3. PMID: 32758657.

[13] Jefferson T, Formoso G, Venturelli F, Vicentini M, Chiarolla E, Ballini L. Hadrontherapy for cancer. An overview of HTA reports and ongoing studies. Recenti Prog Med. 2019;110(12):566-586. English. https://doi.org/10.1701/3278.32516. PMID: 31909760.

[14] Kaul D, Budach V, Misch M, Wiener E, Exner S, Badakhshi H. Meningioma of the skull base: long-term outcome after image-guided stereotactic radiotherapy. Cancer Radiother. 2014;18(8):730-5. https://doi.org/10.1016/j.canrad.2014.07.159. Epub 2014 Oct 11. PMID: 25307475.

[15] Kjellberg RN, Koehler AM, Preston WM, Sweet WH. Stereotaxic instrument for use with the Bragg peak of a proton beam. Confin Neurol. 1962;22:183-9. https://doi.org/10.1159/000104360. PMID: 14033248.

[16] Leksell L. The stereotaxic method and radiosurgery of the brain. Acta Chir Scand. 1951;102(4):316-9. PMID: 14914373.

[17] Leksell L. Cerebral radiosurgery. I. Gammathalamotomy in two cases of intractable pain. Acta Chir Scand. 1968;134(8):585-95. PMID: 5713443.

[18] Leksell L. A note on the treatment of acoustic tumours. Acta Chir Scand. 1971;137(8):763-5. PMID: 4948233.

[19] Leksell L, Larsson B, Andersson B, Rexed B, Sourander P, Mair W. Lesions in the depth of the brain produced by a beam of high energy protons. Acta Radiol. 1960;54:251-64. https://doi.org/10.3109/00016926009172547. PMID: 13760648.

[20] Lesueur P, Calugaru V, Nauraye C, Stefan D, Cao K, Emery E, Feznik Y, Habrand JL, Tessonnier T, Chaikh A, Balosso J, Thariat J. Proton therapy for treatment of intracranial benign tumors in adults: a systematic review. Cancer Treat Rev. 2019;72:56-64. https://doi.org/10.1016/j.ctrv.2018.11.004. Epub 2019 Dec 1. PMID: 30530009.

[21] Lippitz BE, Bartek J Jr, Mathiesen T, Förander P. Ten-yea follow-up after Gamma Knife radiosurgery of meningioma and review of the literature. Acta Neurochir. 2020;162(9):2183-96. https://doi.org/10.1007/s00701-020-043 0-5. Epub 2020 Jun 26. PMID: 32591948; PMCID: PMC7415 4.

[22] Magill ST, Lau D, Raleigh DR, Sneed PK, Fogh SE, McDermott MW. Surgical resection and interstitial Iodine-125 brachytherapy for high-grade Meningiomas: a 25-year series. Neurosurgery. 2017;80(3):409-16. https://doi.org/10.1227/NEU.0000000000001262. PMID: 27258768.

[23] Mathiesen T, Gerlich A, Kihlström L, Svensson M, Bagger-Sjöbäck D. Effects of using combined transpetrosal surgical approaches to treat petroclival meningiomas. Neurosurgery. 2007;60(6):982-91; discussion 991-2. https://doi.org/10.1227/01. NEU.0000255476.06247.F1. PMID: 17538371

[24] Mathiesen T. Combined microsurgery and Gamma Knife radiosurgery in skull base meningioma. In: Misra B, Kaye A, Laws E, editors. Current progress in neurosurgery, vol. 1. Vancouver Tree Life Media; 2015. ISBN 978-93-83989.

[25] Mathiesen T, Kihlström L, Karlsson B, Lindquist C. Potential complications following radiotherapy for meningiomas. Surg Neurol. 2003;60(3):193-8; discussion 199-200. https://doi.org/10.1016/s0090-3019(03)00377- x. PMID: 12922038.

[26] Mathiesen T, Förander P, Pettersson D. Schwannomas. In: Kirollos R, Helmy A, Thomson S, Hutchinson P, editors. Oxford textbook of neurological surgery. Oxford University Press 2019. ISBN: 9780198746706.

[27] Miller T, Lau T, Vasan R, Danner C, Youssef AS, van Loveren H, Agazzi S. Reporting success rates in the treatment of vestibular schwannomas: are we accounting for the natural history? J Clin Neurosci. 2014;21(6):914-8.

[28] Mirian C, Duun-Henriksen AK, Maier AD, Pedersen MM, Jensen LR, Bashir A, Graillon T, Hrachova M, Bota D, van Essen M, Sanfol P, Kreis C, Law I, Broholm H, Poulsgaard L, Fugleholm K, Ziebell M, Munch T, Walter A, Mathiesen T. Somatostatin receptor-targeted radiopeptide therapy in treatment-refractory meningioma: an individual patient data meta-analysis. J Nucl Med. 2020:jnumed.120.249607. https://doi.org/10.2967/jnumed.120.249607. Epub ahead of print. PMID: 32859705.

[29] Nakazawa H, Mori Y, Komori M, Tsugawa T, Shibamoto Y, Kobayashi T. Hashizume C, Uchiyama Y, Hagiwara M. Simulational study of a dosimetric comparison between a Gamma Knife treatment plan and an intensity-modulated radiotherapy plan for skull base tumors. J Radiat Res. 2014;55(3):518-26. https://doi.org/10.1093/jrr/rrt136. Epub 2013 Dec 17. PMID: 24351459; PMCID: PMC4014159.

[30] Paddick I, Cameron A, Dimitriadis A. Extracranial dose and the risk of radiation-induced malignancy after intracranial stereotactic radiosurgery: is it time to establish

a therapeutic reference level? Acta Neurochir. 2020; https://doi.org/10.1007/s00701-020-04664-4. Epub ahead of print. PMID: 33325003.

[31] Persson O, Bartek J Jr, Shalom NB, Wangerid T, Jakola AS, Förander P. Stereotactic radiosurgery vs. fractionated radiotherapy for tumor control in vestibular schwannoma patients: a systematic review. Acta Neurochir. 2017;159(6):1013-21. https://doi. org/10.1007/s00701-017-3164-6. Epub 2017 Apr 13. PMID: 28409393; PMCID: PMC5425507.

[32] Pintea B, Boström A, Katsigiannis S, Gousias K, Pintea R, Baumert B, Boström J. Prognostic factors for functional outcome of patients with optic nerve sheath Meningiomas treated with stereotactic radiotherapy-evaluation of own and meta-analysis of published data. Cancers (Basel). 2021;13(3):522. https://doi.org/10.3390/cancers13030522. PMID: 33572990; PMCID: PMC7866383.

[33] Pollock BE, Foote RL, Stafford SL. Stereotactic radiosurgery: the preferred treatment for patients with non-vestibular schwannomas? Int J Radiat Oncol Biol Phys. 2002;52:1002-7.

[34] Steiner L, Leksell L, Greitz T, Forster DM, Backlund EO. Stereotaxic radiosurgery for cerebral arteriovenous malformations. Report of a case. Acta Chir Scand. 1972;138(5):459-64. PMID: 4560250.

[35] Takeuchi K, Kawabata S, Hiramatsu R, Matsushita Y, Tanaka H, Sakurai Y, Suzuki M, Ono K, Miyatake SI, Kuroiwa T. Boron neutron capture therapy for high-grade skull-base meningioma. J Neurol Surg B Skull Base. 2018;79(Suppl 4):S322-7. https://doi.org/10.1055/s-0038-1666837. Epub 2018 Jul 3. PMID: 30210985; PMCID: PMC6133692.

[36] Uhl M, Herfarth K, Debus J. Comparing the use of protons and carbon ions for treatment. Cancer J. 2014;20(6):433-9. https://doi.org/10.1097/PPO.0000000000000078. PMID: 25415691.

[37] Vlachogiannis P, Gudjonsson O, Montelius A, Grusell E, Isacsson U, Nilsson K, Blomquist E. Hypofractionated high-energy proton-beam irradiation is an alternative treatment for WHO grade I meningiomas. Acta Neurochir. 2017;159(12):2391-400. https://doi.org/10.1007/s00701-017-3352-4.Epub 2017 Oct 24. PMID: 29064038; PMCID: PMC5686253.

[38] Vuorinen V, Heikkonen J, Brander A, Setälä K, Sane T, Randell T, Paetau A, Pohjola J, Mäntylä M, Jääskeläinen J. Interstitial radiotherapy of 25 parasellar/clival meningiomas and 19 meningiomas in the elderly. Analysis of short-term tolerance and responses. Acta Neurochir. 1996;138(5):495-508. https://doi.org/10.1007/BF01411167. PMID: 8800323.

[39] Wangerid T, Bartek J Jr, Svensson M, Förander P. Long-term quality of life and tumour control following gamma knife radiosurgery for vestibular schwannoma. Acta Neurochir. 2014;156(2):389-96. https://doi.org/10.1007/s00701-013-1924-5.Epub 2013 Nov 6. PMID: 24193890.

第 12 章 颅底病变的脑血供重建
Cerebral Revascularization for Skull Base Lesions

Nickalus Khan Turki Elarjani Jacques J. Morcos 著
王　刚　译

一、历史回顾

当颅底病变累及或包裹脑血管时，手术可能面临重大挑战。1953 年，Conley 首次报道了脑血供重建术，利用大隐静脉桥血管（saphenous vein graft，SVG）移植重建受颈部肿瘤累及的颈段颈内动脉[1]。1971 年，该术式扩展到颅内段颈内动脉[2]，并在 20 世纪 80 年代和 90 年代对岩骨段和海绵窦段颈内动脉[3]的重建术式进行了改良[4]。现代神经外科在术前诊断检查、血流影像重建辅助手术[5]和脑血供重建的技术方面都取得了进展。当面临这些挑战时，颅底外科医生必须熟悉脑血供重建的方法。本文就颅底病变脑血供重建的适应证、手术方法、术前、术中和术后处理进行综述。

二、血供重建指征

在没有其他更好的治疗方案而肿瘤学或神经学可能获益的情况下，脑血供重建术通常是颅底病变的最后选择。这些情况包括包绕颈动脉并持续生长和引起神经功能下降的岩骨 - 海绵窦部位肿瘤或包绕椎动脉的恶性颅底病变。面对这些情况时，外科医生在实现颅底病变的根治性切除时又要考虑脑血流重建的风险。

在进行手术干预前，外科医生必须仔细了解肿瘤的生物学特性。与包裹颈动脉的 WHO I 级脑膜瘤相比，大部分头颈部恶性肿瘤的手术都存在不同程度的挑战。Barrow 神经研究院（Barrow Neurological Institute，BNI）的一项为期 15 年的系列研究发现，在晚期头颈部恶性肿瘤中，接受颈动脉切除和脑血供重建的所有患者在末次随访时均死亡，因此，不再主张对该类患者进行积极的手术治疗[6]。该发现在其他病例中也有类似报道[7]。

颅底病变的脑血供重建术的术前评估如下。

- 患者能否耐受大血管的牺牲？
- 在大血管切除的情况下，不进行血供重建手术发生缺血性卒中的概率有多大？
- 是否有肿瘤治愈或神经系统方面获益的可能性，是否值得为该获益而承担大血管切除的风险？

三、血供重建评估

在决定进行大血管切除前，必须对患者进行仔细评估，了解其脑血管血流灌注生理学。大血管脑切除有两种普遍的方法，包括"通用方法"和"选择性方法"。

（一）通用方法

有些人主张对大血管闭塞的患者采用"通用血供重建"方法[8]。然而，该策略导致一些患者接受了不必要的血供重建。此外，脑血供重建并非没有风险。必须考虑手术时间增加、血栓栓塞事件、恶性肿瘤根治术中抗凝治疗的风险[9]。此外，已知颈动脉结扎术后迟发性缺血性并发症的发生率为 1%～2%[10, 11]，新发动脉瘤形成的风险为 1%～10%[11]。基于这些原因，我们考虑为患者进行选择性血供重建术。

（二）选择性方法

评估血管血流灌注的最简单方法是确定是否有经前交通动脉（anterior communicating artery，ACOMM）或后交通动脉（posterior communicating artery，PCOMM）代偿的血流。在 Willis 环（COW）通畅的患者中，由于存在 COW 侧支循环，因此可能更容易耐受大血管牺牲的血流变化。然后应该考虑进行生理学评估，如球囊闭塞试验（BTO）。

BTO 是一种介入手术，（通常）将球囊放入患者需要牺牲的颈内动脉，以便在短时间内（20～30min）闭塞目标颈内动脉。在这段时间内，应评估以下几个因素。

- 血流是否通过 COW 侧支循环重新分布？
- 患者的临床检查是否发生变化？
- 是否有脑电图变化？

Sekhar 等对接受 BTO 试验的患者进行评估，并根据他们对 BTO 试验的耐受能力和脑血流量的测量将他们分为 3 类[4]（表 12-1）。

值得注意的是，BTO 可能有助于识别"有风险"的患者，但还有一个不容忽视的群体，假阴性患者。换言之，患者可以通过 BTO 试验，但仍有 2%[12]～20%[13] 的概率不能耐受颈动脉牺牲[14]。因此，须根据血管闭塞的确切位置仔细分析结果。例如，在眼动脉近端的 ICA 内放置一个闭塞的临时球囊，仍然可以通过 ECA-眼动脉侧支循环进行代偿供血，但这将掩盖对 ICA 闭塞缺乏耐受性的真实情况，特别是在眼动脉起始处永久闭塞远端 ICA 时。因此，在进行 BTO 时，临时球囊应该在预期永久闭塞的确切位置充气。

基于以上原因，我们的策略是考虑对 Willis 环发育不良的患者进行血供重建，这些患者在生理上不能耐受血管闭塞，并且在治疗上没有其他更好的替代方案。对于临界病例，我们更倾向于血供重建。

一旦确定对患者进行血管闭塞和血供重建后，我们就必须考虑不同类型的血供重建方式的选择和用于血供重建的血管供体。

四、旁路重建策略选择

旁路重建策略的选择先从预期受体开始。与大血管（近端 MCA、ICA、PCA）相比，大脑中动脉 M_4 段的旁路重建需要较低的流量血管。头皮动脉供体如颞浅动脉或枕动脉可用于低流量搭桥。

（一）低流量旁路重建

对于低流量旁路重建，我们首选的供血血管是颞浅动脉（图 12-1）。如果目标受体是 MCA 远端分支或小脑上动脉，则考虑将颞浅动脉和枕动脉作为供体。然而，大多数涉及颅底肿瘤的血供重建手术涉及粗大的血管，需要更大流量的供体移植血管。

表 12-1 不同类型 BTO 患者的风险简介		
Ⅰ "低风险组"	可耐受 BTO	CBF>30ml/（100g·min）
Ⅱ "中风险组"	可耐受 BTO	CBF<30ml/（100g·min）
Ⅲ "高风险组"	不耐受 BTO	

CBF. 脑血流量
经许可转载，引自 Sekhar 等[4]

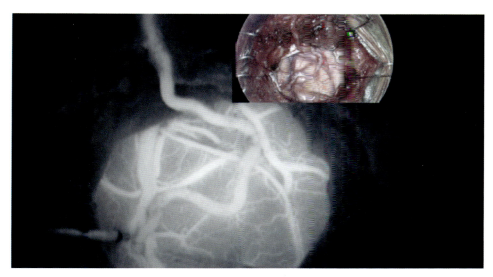

▲ 图 12-1 STA-MCA（1 供体 2 受体，"1D2R"）作流量旁路重建

（二）高流量旁路重建

根据供体和受体组合的不同，形成的旁路所能提供的流量也不同。为了简化类型，Fukushima 等总结了 3 种颅底旁路手术类型（表 12-2）。

随着放射外科和血管内治疗技术的不断进步，颅底 I 型和 II 型的旁路搭桥越来越少。我们最常采用颅底 III 型搭桥术治疗侵蚀血管的肿瘤或巨大血管病变。然而，血共重建策略的选择可能比这 3 种类型的旁路搭桥更为复杂，必须根据具体情况进行评估[16]。例如，利用移植血管进行颅内 – 颅内血管重建的旁路手术就不适合归入上述类型。

最后，还有计划外的旁路搭桥术。这是在已经发生血管损伤的情况下，进行血管搭桥是为了避免较差的中经功能预后。在这种情况下，外科医生必须使用最有效和最容易的搭桥策略。与有计划的搭桥方式相比，这种策略可能不是最理想的方法。

五、供者移植物的选择

与远端大脑中动脉或远端小脑下后动脉相比，如肿瘤切除必须牺牲颈动脉或椎动脉，则需要大流量的移植血管。ICA 流量一般为 370ml/min[17]，通常需要高流量的供体血管进行替换，如大隐静脉桥血管（SVG）。然而，有时颈动脉可能由于侵袭、压迫或动脉粥样硬化而流量下降[9]。在这些情况下，我们利用术中流量测定的方法来决定最合适的供体血管。Charbel 等[5] 以

表 12-2 颅底旁路血供重建的 3 种类型		
名 称	描 述	用 途
颅底 I	ICA 岩部 → SVG → ICA 眼段	颈内动脉海绵窦动脉瘤，颈动脉瘘，侵蚀颈内动脉海绵窦的肿瘤
颅底 II	ECA → SVG → ICA 岩部	高位颈部动脉瘤，岩尖部肿瘤根治术或颞下肿瘤
颅底 III	ECA → SVG → M2 或 ICA	累及 ICA 岩部的海绵窦病变

ECA. 颈外动脉；ICA. 颈内动脉；SVG. 大隐静脉桥血管
经许可转载，引自 Fukushima 等

前将这种血流置换方法描述为血流辅助手术（flow assisted surgery，FAS）。如果用于搭桥的颞浅动脉的血流大于血管闭塞后血流亏损（post-occlusion flow deficit，POFD），那么我们使用颞浅动脉进行血流替代。在旁路搭桥术后确认有充分的流量替换，以确保能够补偿由血管闭塞造成的流量不足。根据我们的经验，颞浅动脉的"供血流量"可以高达 140ml/min，通常可以作为供体血管的选择。在这些情况下，我们也仍然准备好获取另一个替代移植物（桡动脉或隐静脉），以备不时之需。表 12-3 列出了用于脑血供重建的常见供体血管类型及其优缺点。

供体血管

图 12-2 显示了常见的供体移植物和潜在血供重建区域。

根据患者的病理特点和血供重建需求决定使用哪个供体和受体，之后则须考虑何时进行搭桥。对患者进行血管搭桥同时切除颅底肿瘤的一期手术有几个缺点，包括术者疲劳，患者在颅底肿瘤切除前、中、后需要进行抗凝治疗，以及患者需要耐受较长手术时间。进行同期旁路血管搭桥术的好处是患者仅需进行一次麻醉和进一次手术室接受治疗。

因此，我们通常进行计划性的分期手术，在旁路血管搭桥术完成后，然后限期进行二次手术切除颅底病变。

六、手术技术

典型的血供重建手术技术包括获取供体血管，显露受体血管，吻合，最后切除之前提供血流的大血管。此过程可分为 3 个阶段，包括吻合前的准备、吻合过程和吻合后的评估。

（一）预吻合

该操作通常在轻度低碳酸血症、低温和躯体感觉诱发电位（SSEP）监测的情况下进行。一般在近端和远端吻合部位都显露后获取移植血管，其目的是使供体移植血管尽量长时间保持于生理状态，以防止出现血栓形成或血管痉挛。获取的移植血管用肝素盐水冲洗，漏血点用缝线结扎。将血管末端的外膜去除，以方便吻合（图 12-3）。

重点是要标记供体移植血管，这样可以防止供体血管扭结或在穿过皮下隧道或吻合时发生扭曲。此外，还应仔细评估并松解收缩的移植血管筋膜带，以防止供体移植血管狭窄。在这个阶段，我们测量受体和供体血管中的流量，以评估置换血管所需的流量。

（二）吻合

充分显露和解剖受体血管，获取移植血管后，开始吻合操作。先完成颅内吻合。在受体血管后面放置一个高对比度的垫片，并使用显微吸引器保持术区清洁，避免血液、冲洗液和脑脊液的干扰。使用 B75-3 缝针，以及 8-0 或 9-0 Prolene 缝线完成吻合（图 12-4）。用 ICG 血管

表 12-3　脑血供重建常用供体血管类型

供体（流量）	优　势	缺　点
STA（20～140ml/min）	易于获取	口径小，与大血管吻合时大小不匹配
OA	易于获取	口径小，与大血管吻合时大小不匹配
上颌内动脉（IMAX）	中等大小的血管，通过开颅显露容易获取	需要更多的分离和远隔移植，额外的吻合部位可能会增加血栓形成的风险
SVG（70～140ml/min）	大流量，适合高流量搭桥	有瓣膜，需另取切口部位，脆弱
RAG（40～55ml/min）	大流量，适合高流量搭桥	需要另取切口获得，操作可能导致血管痉挛

SVG. 大隐静脉桥血管；STA. 颞浅动脉；OA. 枕动脉；RAG. 桡动脉移植

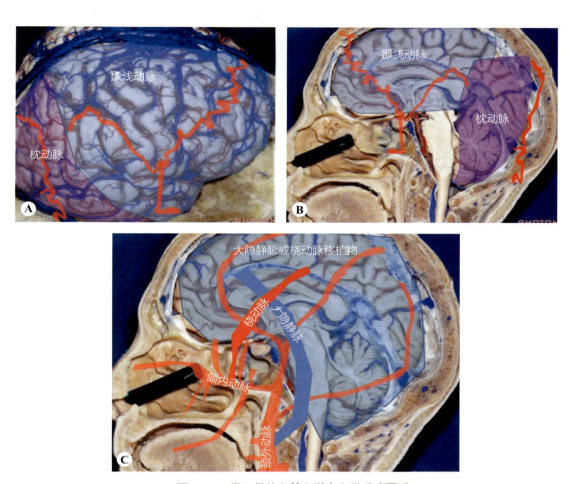

▲ 图 12-2　常见供体血管和潜在血供重建区域

A 和 B. 分别显示颞浅动脉和枕动脉的潜在血供重建区域。C. 显示移植大隐静脉和桡动脉的潜在血供重建区域，两者通常从颈外动脉或颈内动脉处经耳前的皮下隧道进入颅内

经许可转载，引自 The Rhoton Collection[18]

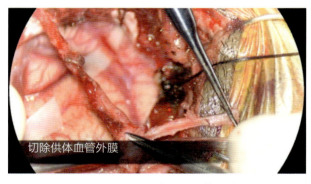

▲ 图 12-3　切除供体血管外膜

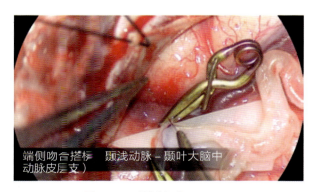

▲ 图 12-4　端侧旁路。STA-TM4

造影检查吻合口通畅性后，肝素盐水冲洗移植血管，然后利用一个 28F 的胸腔引流管在耳前建立通向颈部的皮下隧道。在这个过程中切勿扭曲移植血管。然后，根据血管大小采用 7-0 或 8-0 Prolene 缝线完成近端移植血管和供体动脉的吻合。

我们最喜欢的供体血管是颈总动脉远端（更容易显露，靠近斑块形成近端，血管口径较大，几乎没有缺血时间），或者是颈外动脉（没有缺血时间）。通常最容易进行的是端侧吻合，我们将移植血管剪成鱼口状以便能实现 45° 的入射角吻合，这样能够最大限度地扩大吻合口的横截面积。吻合完成，我们检查是否有漏血，然后用 ICG 造影再次确认通畅性，并用流量计测定绝对流量（ml/min）。

（三）吻合后

用"Milk"试验仔细检查吻合口是否通畅，在此试验中，用一对钳子在从供体血管的一段血管中挤压血液后将供体血流阻塞（图 12-5），供体血管如立即再充盈表明通畅。最好用流量计进行定量测量。通常也可使用吲哚菁绿术中血管造影来确认通畅性（图 12-1）。在吻合后阶段，患者的血压保持轻微升高（收缩压 120～150 mmHg）以确保足够的脑灌注。最后，重新测量吻合后流量（图 12-6），以评估血流再分布。

七、处理颅底病变

在手术前的规划阶段，术者应对如何处理颅底病变有一个明确的计划。选择如下。

- 分期处理。
  - 搭桥，几天／几周后再次手术切除肿瘤。
  - 搭桥，几天／几周后血管内治疗动脉瘤。
    ➢ 闭塞载瘤动脉血管：①近端载瘤动脉闭塞；②动脉瘤腔内孤立术。
    ➢ 选择性闭塞性动脉瘤（搭桥可能是一种预防性保护措施）。
- 同期处理。
  - 同期完成旁路血管移植与肿瘤切除。
  - 同期完成搭桥术与动脉瘤治疗。
    ➢ 夹闭动脉瘤（载瘤动脉夹闭）。
    ➢ 近端夹闭。
    ➢ 远端闭塞。
    ➢ 夹闭动脉瘤（搭桥术是一种预防性的保护性措施）。

在采用分期处理还是同期处理的决策中，有几个因素需要考虑。颅底肿瘤和动脉瘤的原理是不同的。

（一）颅底肿瘤

最常见的临床处理情况是肿瘤或炎症侵袭海绵窦／岩部颈动脉，通常是患者既往接受过微创手术和放射治疗失败；完全切除病灶（包括周围内容物，如海绵窦或部分颞骨）的临床决策将会带来显著的生存获益。采取该策略的肿瘤包括脑膜瘤（WHO 分级 1 和 2 级）、脊索瘤、副神经节瘤、侵袭性垂体腺瘤、各种颅底恶性肿瘤，以及真菌感染伴曲霉菌病和毛霉菌病。在真菌感染的

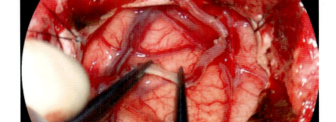

▲ 图 12-5　Milk 试验评估吻合后旁路血管通畅程度

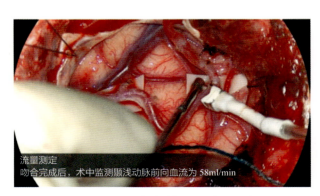

▲ 图 12-6　旁路移植术后流量测定

情况下，此类患者通常进展快速，需要相对紧急的干预和积极的清创。如果需要搭桥，那么真菌病变的广泛切除和搭桥应在同次手术中进行，术前就需要通过既往的活检或部分病变切除后的标本培养获得确诊结果。对于肿瘤，我们通常倾向于分期方法，特别是在需要移植血管进行旁路搭桥（桡动脉或隐静脉）的情况下。其原因是搭桥术中肝素化的使用，抗血小板药物的需要，以及单次手术时间过长导致高凝状态的风险较高。预先设计好旁路血管的穿行通路，使之远离肿瘤的手术通道，然后再进行旁路搭桥手术。搭桥术后患者接受抗血小板治疗（阿司匹林，325mg/d）至少 6 周，之后停用阿司匹林并进行肿瘤切除（伴颈动脉侵蚀）。阿司匹林一般可在肿瘤切除后 1 周恢复使用。

（二）颅底动脉瘤

对于不能简单夹闭的动脉瘤，如巨大的囊状或梭形病变，以及不能有效的血管内治疗和不能耐受球囊闭塞试验的动脉瘤，搭桥策略是最有效的治疗方法。在病情允许的情况下，强烈建议同期方法，以满足对旁路流量的生理需求，并避免在等待动脉瘤治疗时发生临时旁路闭塞。最确切的理想治疗方式为，在术中证实搭桥通畅后，立即将动脉瘤（和载瘤动脉）远近端夹闭以达到孤立目的。不过，也可采用"简化"的治疗方式。当动脉瘤有重要的穿支时，应单纯采用近端闭塞，完全的夹闭并不安全。在这种情况下，搭桥会导致"血流逆转"，通常表现为血流动力学改变壁面切应力并重塑动脉瘤，使动脉瘤在数月内闭塞。对于巨大动脉瘤，手术难以到达动脉瘤近端，"远端闭塞"的方法在这里是非常可行的。

该方式在直觉上可能被认为会增加动脉瘤腔内压力，但实际上远端闭塞后血流进入血管不通畅可导致流量需求减少，从而使动脉瘤逐渐闭塞。远端闭塞策略也可与近端血管的分期血管内闭塞相结合。我们一般在 24h 内进行第二阶段处理，以维持旁路流量需求。

病例示例见图 12-7 至图 12-10。

八　总结

在处理复杂的侵袭性颅底病变时，血供重建已被证明是一种非常有用的方法。这再次证实了为什么现在技术全面的颅底神经外科医生往往也是脑血管显微外科医生。反之，脑血管显微外科医生也同样需要全面的颅底知识。在过去的 20 年里，随着支架、血流导向装置和其他血管内治疗新材料的出现，血供重建的应用确实在逐步减少，但它依然是颅底外科医生手中的重要工具。最近的一项研究表明，在接受血供重建治疗的 18 例颅底肿瘤患者中，血管重建通畅率（100%）和大体全切除（gross total resection，GTR）效果极佳[19]。肿瘤生物学特性和患者预后的总体评估对于决定是否进行复杂旁路移植术至关重要。一些系列研究已经表明，即使进行根治性切除和血供重建，原发疾病进展也会导致显著的死亡风险[6, 7]。这些手术的顺利实施，依赖于以下几点，对患者的病情有透彻的了解，并把病情对患者和家属进行坦诚的说明，谨慎的选择手术策略，以及细致的操作技巧。由此，我们坚信，在建有成熟的脑血管和颅底外科专业并且有丰富的血供重建经验的三级医疗中心，这类患者可以获得更好的疗效。

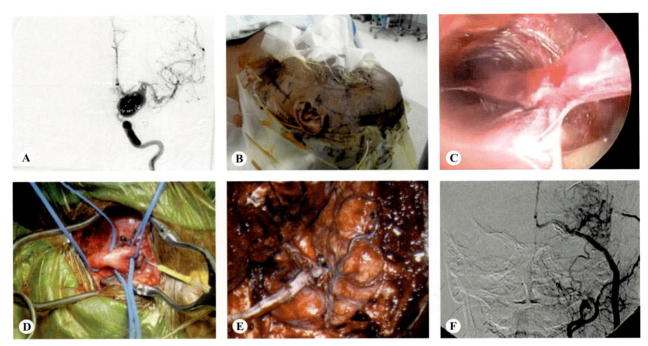

▲ 图 12-7　36 岁女性类免疫缺陷病毒携带者，表现为难治性癫痫发作，导致言语障碍。**A.** 检查发现巨大的左侧床突上段梭形动脉瘤，其发生可能与类免疫缺陷病毒血管炎相关的慢性夹层有关；**B.** 患者接受了 ICA 球囊闭塞试验（BTO），但在 30s 内失败。患者行左颅眶入路手术；**C** 和 **D.** 内镜下截取了大隐静脉桥血管并显露颈动脉分叉部；**E.** 使用隐静脉间置移植物通过耳前隧道从 ECA 到 M_2 进行旁路搭桥，然后闭塞动脉瘤，将颈部 ICA 结扎并夹闭远端床突上段 ICA；**F.** 术后血管造影显示全部 MCA 血流分布由移植大隐静脉旁路供血

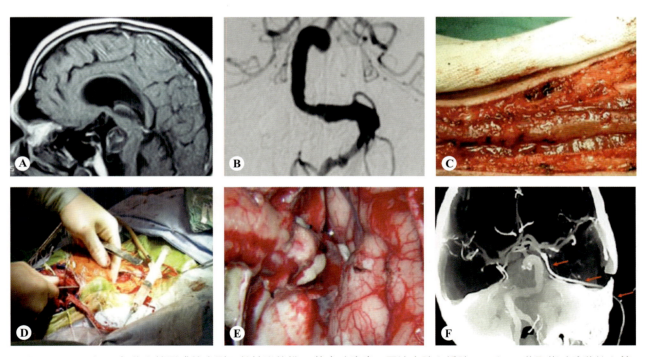

▲ 图 12-8　**A** 和 **B.** 部分血栓形成的大型冗长扩张的椎 - 基底动脉瘤，压迫中脑和桥脑；**C** 和 **D.** 获取桡动脉移植血管，于耳前建立皮下隧道；**E** 和 **F.** 行颞部开颅，采用颞下入路采用桡动脉间置移植血管从颈总动脉到小脑下后动脉进行搭桥。随后，血管内闭塞双侧椎动脉，导致血流逆转，动脉瘤部分闭塞

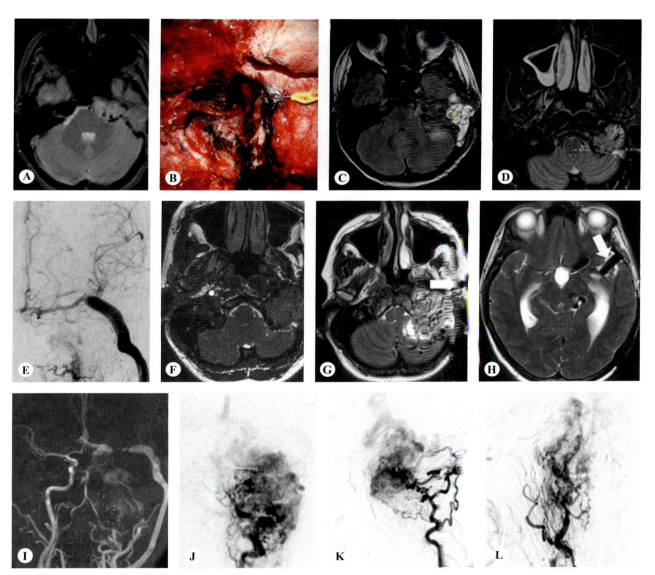

▲ 图 12-9　A. 36 岁女性，有复杂的左颈静脉球病史，最初发现于 11 年前，表现为快速进行性面瘫；B. 患者接受了经耳蜗和颞下入路切除该病灶。术中图片显示病变全切除；C. 术后影像显示大体全切除，乳突切除术后腔内 T_1 高信号代表腹部脂肪植入物；D. 然而，肿瘤在 1 年内迅速复发；E. 患者接受了二次手术，包括从 ECA 到 MCA 的大隐静脉桥血管搭桥，在颈部和床突上段夹扎颈段颈动脉，之后进行了肿瘤切除，包括岩状 ICA 切除。F. 患者随后接受了立体定向放射外科治疗。几年后肿瘤再次复发，但患者起初拒绝接受任何进一步的治疗；G. 肿瘤继续生长，患者再次出现占位性症状，包括脑积水；H. 白箭显示旁路移植血管通畅；I. MR 血管造影显示移植大隐静脉仍行完整；J 至 L. 患者接受了 VP 分流术，目前正在对椎动脉和颈外动脉的多支供血动脉和小脑皮质供血血管进行四期栓塞，并计划立即进行栓塞后再切除。旁路血管保持通畅，在计划的再次手术（通过静脉走行后方的通道进行）期间，需要非常小心以避免损伤旁路血管。术前 1 周和术后 1 周暂时停用阿司匹林

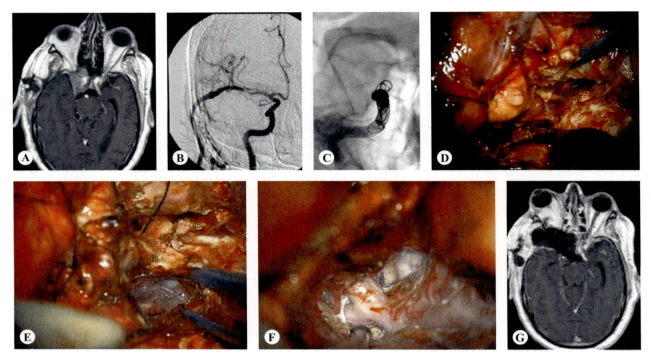

▲ 图 12-10　**A.** 58 岁男性，有垂体腺瘤病史，曾多次经蝶窦切除、立体定向放射手术及外照射治疗。尽管进行了这些治疗，其肿瘤仍在侵袭性地生长。患者转入我们单位进一步治疗，行 **BTO** 试验失败。我们规划了一个三阶段的治疗过程。**B.** 第一阶段包括右侧 **CCA** 至 **M₂** 旁路血管移植，使用大隐静脉桥血管。**C.** 第二阶段采用血管内弹簧圈栓塞术封堵颈内动脉海绵窦。**D** 和 **F.** 第三阶段也是最后阶段为完全海绵窦清除术，包括切除闭塞的 **ICA**。**G.** 术后 **MRI** 显示复发腺瘤全切除，旁路移植血管通畅

参考文献

[1] Conley JJ. Free autogenous vein graft to the internal and common carotid arteries in the treatment of tumors of the neck. Ann Surg. 1953;137(2):205-14.

[2] Lougheed WM, Marshall BM, Hunter M, Michel ER, Sandwith-Smyth H. Common carotid to intracranial internal carotid bypass venous graft. Technical note. J Neurosurg. 1971;34(1):114-8.

[3] Glassock ME 3rd, Smith PG, Bond AG, Whitaker SR, Bartels LJ. Management of aneurysms of the petrous portion of the internal carotid artery by resection and primary anastomosis. Laryngoscope. 1983;93(11 Pt 1):1445-53.

[4] Sekhar LN, Sen CN, Jho HD. Saphenous vein graft bypass of the cavernous internal carotid artery. J Neurosurg. 1990;72(1):35-41.

[5] Ashley WW, Amin-Hanjani S, Alaraj A, Shin JH, Charbel FT. Flow-assisted surgical cerebral revascularization. Neurosurg Focus. 2008;24(2):E20.

[6] Kalani MY, Kalb S, Martirosyan NL, Lettieri SC, Spetzler RF, Porter RW, et al. Cerebral revascularization and carotid artery resection at the skull base for treatment of advanced head and neck malignancies. J Neurosurg. 2013;118(3):637-42.

[7] Brisman MH, Sen C, Catalano P. Results of surgery for head and neck tumors that involve the carotid artery at the skull base. J Neurosurg. 1997;86(5):787-92.

[8] Sekhar LN, Kalavakonda C. Cerebral revascularization for aneurysms and tumors. Neurosurgery. 2002;50(2):321-31.

[9] Wolfe SQ, Tummala RP, Morcos JJ. Cerebral revascularization in skull base tumors. Skull Base. 2005; 15(1): 71-82.

[10] Roski RA, Spetzler RF, Nulsen FE. Late complications of carotid ligation in the treatment of intracranial neurysms. J Neurosurg. 1981;54(5):583-7.

[11] Lawton MT, Hamilton MG, Morcos JJ, Spetzler RF. Revascularization and aneurysm surgery: current techniques, indications, and outcome. Neurosurgery. 1996;38(1):83-92; discussion -4.

[12] Origitano TC, Al-Mefty O, Leonetti JP, De Monte F, Reichman OH. Vascular considerations and complications in cranial base surgery. Neurosurgery. 1994;35(3):351-62; discussion 62-3.

[13] Drake CG, Peerless SJ, Ferguson GG. Hunterian proximal arterial occlusion for giant aneurysms of the carotid

circulation. J Neurosurg. 1994;81(5):656-65.

[14] Gonzalez CF, Moret J. Balloon occlusion of the carotid artery prior to surgery for neck tumors. AJNR Am J Neuroradiol. 1990;11(4):649-52.

[15] Bulsara KR, Patel T, Fukushima T. Cerebral bypass surgery for skull base lesions: technical notes incorporating lessons learned over two decades. Neurosurg Focus. 2008;24(2):E11.

[16] Couldwell WT, Taussky P, Sivakumar W. Submandibular high-flow bypass in the treatment of skull base lesions: an analysis of long-term outcome. Neurosurgery. 2012;71(3):646-50; discussion 50-1.

[17] Roberts B, Hardesty WH, Holling HE, Reivich M, Toole JF. Studies on extracranial cerebral blood flow. Surgery. 1964;56:826-33.

[18] The Rhoton Collection. Available from: http://ineurodb. org.

[19] Yang T, Tariq F, Chabot J, Madhok R, Sekhar LN. Cerebral revascularization for difficult skull base tumors: a contemporary series of 18 patients. World Neurosurg. 2014;82(5):660-71.

第13章 脑神经修复与康复
Cranial Nerve Repair and Rehabilitation

Scott Hirsch　Adam Terella　著

王　海　译

包括神经外科、耳鼻咽喉科、口腔颌面外科、眼科和普通外科在内的多个外科专业在临床实践中都会遇到脑神经损伤。脑神经损伤会使患者产生生理障碍和心理压力，严重影响患者的生活质量。因此，了解脑神经修复和康复技术非常重要。本章详细说明了脑神经修复和康复的决策过程，此外还对相关的外科干预措施进行描述，重点将放在临床实践中最常见的脑神经损伤及其治疗中最常用的外科修复技术。

一、脑神经损伤的处理

（一）嗅神经

嗅神经损伤很常见。据报道，12.8% 的头部创伤可导致该神经功能障碍。有趣的是，嗅觉表现不良与格拉斯哥昏迷量表测量的头部损伤严重程度并不直接相关；而损伤部位可能对嗅觉表现更具预测性[1]。原发性神经功能障碍源自嗅神经的即刻断裂（直接损伤）或剪切伤（间接损伤），以及嗅球挫伤[2, 3]。患者更有可能出现嗅觉丧失，而非嗅觉减退（70% vs. 30%）。这种神经功能障碍通常采取非手术治疗，据报道33% 的患者在头部损伤后74 个月内嗅觉改善[2]。动物研究表明，地塞米松可减轻水肿，对神经损伤有治疗价值[3]，但类固醇并非常规使用。如鼻息肉、鼻窦炎和鼻塞等疾病导致的嗅觉障碍多为可逆性的，这些疾病会干扰对病情的判断，因此应积极评估和处理这些疾病导致的鼻塞问题。

（二）视神经

据报道视神经损伤在颅面损伤患者中发生率为 2%～5%[4]。患者通常主诉视物模糊，检查显示瞳孔对光反射迟钝，通常为传入性原因。损伤可由视神经管内的视神经撕裂、撕脱或挫伤引起，通常与额骨或颞骨的创伤有关[5]。治疗方案包括观察、全身类固醇治疗和视神经管减压手术。有较多文献报道视神经损伤的自然恢复，非手术治疗可使 40%～60% 的视力恢复；基础视力是最重要的预后因素[6]。不幸的是，与单纯非手术治疗相比，皮质类固醇并不能更好地改善预后[7]。视神经管减压术仅能使视力改善 40%，这一结果也与单独进行非手术治疗的结果类似[8]。另外，10% 的视神经管减压术患者出现脑脊液漏[9]。医源性视神经损伤继发于手术操作，导致术后视力恶化，可采用大剂量皮质类固醇治疗。

（三）眼外肌神经

眼外肌神经的损伤可由于医源性原因、先天性疾病（如滑车神经错构瘤）、肿瘤（如神经鞘瘤）和血管病变（如后部交通动脉瘤或缺血性疾病）引起，导致眼肌麻痹、视力改变和前庭 – 眼反射（vestibulo-ocular refex，VOR）消失（图 13-1）。在大多数非医源性眼外肌神经麻痹

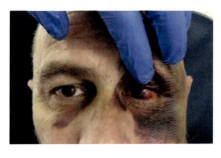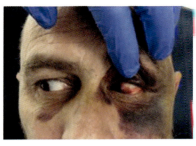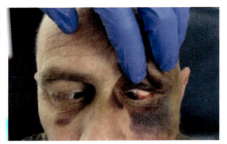

▲ 图 13-1　外伤致左侧展神经麻痹

当患者直视前方时，由于内直肌无对抗力，导致左眼内收。左眼外展时外侧巩膜仍然显露，且左眼外展无法超过中线

中，修复的选择主要集中于静态治疗，包括额肌悬吊术治疗上睑下垂和眼肌手术治疗斜视[10]。棱镜眼镜可暂时性或永久性用于矫正复视。在手术中发生医源性损伤的情况下，受损的眼外肌神经可以通过原神经端 - 端吻合或插入移植一段神经来修复[11, 12]。对于所有的眼外肌神经修复，通过上述技术可以获得接近完全的功能恢复[12]。针对动眼神经损伤，有文献根据有限的资料报道了一种新技术，即对滑车神经和动眼神经进行吻合。不幸的是，在该报道中，第一病例上睑下垂和眼球内收有中度改善，但结果仅持续 8 个月[13]，第二病例上睑下垂和眼球内收仅有轻度改善，但治疗结果保持稳定[10]。继发性神经麻痹是暂时的，且导致的复视多可通过戴眼罩来缓解。

（四）三叉神经

三叉神经损伤可导致明显的面部感觉障碍和面部疼痛，70% 的患者反映长期持续性感觉异常[14]。三叉神经的外周支，包括下牙槽神经和舌神经在口腔和牙科手术中经常涉及，因此第三磨牙手术患者有 0.5%～2% 可出现暂时的舌和（或）下牙槽神经功能损害。持续性运动障碍患者应予以探查，如有可能则进行神经修复。对于那些仅有神经感觉障碍的患者，建议进行长达 3 个月的连续随访。对 3 个月后神经功能未恢复的患者，可进行探查、原神经再吻合或扩大骨孔减压。资料表明，上述任一神经修复技术都可使 86% 的患者感觉功能得到显著改善或完全恢复[15]。三叉神经损伤后持续疼痛的内科治疗包括局部使用 5%

利多卡因贴片或口服药物，包括普瑞加巴林、劳拉西泮、去甲替林和阿米替林。

（五）面神经

据报道，在美国面神经麻痹的发病率为（20～32）/10 万，其病因多种多样[16]。先天性面神经麻痹可能与 Moebius 综合征、Goldenhar-Gorlin 综合征和半面短小综合征等多种综合征相关。在儿童中，面神经麻痹可由莱姆病、贝尔麻痹引起，或者以中耳炎的并发症形式出现。成人面神经麻痹的病因更加多样，包括感染［如带状疱疹引起的 Ramsey-Hunt 综合征、Epstein-Barr 病毒、人类免疫缺陷病毒（human immunodeficiency virus，HIV）］、创伤、医源性和肿瘤性等因素。面神经损伤也可能是耳科、颅底和腮腺手术的并发症。颅底手术使面神经处于高风险，在一些颅底手术中，面神经离断率高达 6%[17]。随着显微外科技术的广泛应用，前庭神经鞘膜瘤切除术后面神经功能障碍的发生率显著降低。但据报道，在接受前庭神经鞘膜瘤切除术的患者中，术后面神经麻痹发生率仍有 8%～25%[18]。

面神经损伤常见的功能性后遗症有干眼症、显露性角膜炎、面部容貌缺陷、鼻塞、口腔功能不全等。已有较多文献报道面神经麻痹所造成的显著心理障碍、耻辱感、社会负担和社会孤立[19-21]。事实上，与无面瘫的对照组相比，非专业观察者观察到的面瘫患者情况不可信，显得更加无知和悲观[22]。

（六）听神经

听神经是所有手术中最常损伤的神经之一，

在小脑脑桥三角区肿瘤切除中有 39.8% 的损伤发生率[23]。这导致了小脑脑桥三角区肿瘤切除术的一些常见后遗症，包括听力损失、眩晕和平衡失调；相较于放射外科治疗，这些问题在手术治疗中更所见[24]。其中对患者影响最大的是听力损失，在接受小脑脑桥三角区肿瘤切除的患者中，有 61% 以此为主诉症状[25]。尽管术中可以对听神经进行监测，但并不能达到与面神经监测同样的良好结果[26]。

听神经损伤或切除后的单侧听力损失可导致工作效率下降和社会生活困难，从而导致生活质量下降。更重要的是，声音定位可受到影响，从而增加了安全风险。在进行前庭神经鞘膜瘤切除时，经迷路和乙状窦后手术入路都可能导致感觉神经性听力损失（sensory neural hearing loss, SNHL）。对于经迷路入路治疗的肿瘤，SNHL 通常因耳蜗微循环受损、前庭神经鞘膜瘤本身的耳毒性信号蛋白或术中出血引起的耳蜗纤维化引起。在乙状窦后入路术后，SNHL 可能是因蜗神经压迫和萎缩导致[27]。不幸的是，任何一种入路的组织学改变，往往导致螺旋神经节细胞和蜗神经的继发性变性。

患者可选择的康复手段包括传统助听器、对侧信号路径助听器（contralateral routing of signals hear aid, CROS）、双侧对侧路径助听器（bilateral contralateral routing of hearing aid, BICROS）、骨锚定助听器（bone anchored hearing device, BAHD）、人工耳蜗植入物（cochlear implant, CI），以及少数情况下的听觉脑干植入物[28]。不幸的是，尽管术后改善听力的可选手段很多，但其效果却不尽人意，超过 35% 的患者对其听力康复设备不满意，70% 的患者不使用任何设备[28]。对于耳蜗神经完整且无纤维化或骨化的患者，在手术时可选择放置人工耳蜗植入物[29]。

（七）舌咽神经、迷走神经和舌下神经

舌咽神经、迷走神经和舌下神经最常在颈动脉内膜切除术和颅底病变的血管内治疗过程中涉及[30]，此外在小脑脑桥三角区、颈静脉孔和枕骨大孔肿瘤手术中也会涉及。双侧后组脑神经功能障碍可发生于斜坡的大型病变，如脊索瘤。这类神经功能障碍通常是因对神经进行牵拉、拉伸、钳夹和离断而导致的局部损伤引起，但也可因分离血管导致神经损伤[31, 32]。颈动脉内膜剥脱术的大宗病例 Meta 分析发现，手术并发的迷走神经损伤率为 3.99（95%CI 2.56～5.70），并发的舌下神经损伤率为 3.79（95%CI 2.73～4.99）[33]。幸运的是，大多数神经损伤是暂时的，有希望得到完全（或接近完全）恢复。然而，和其他脑神经损伤一样，如果术者意识到神经离断损伤，应先尝试原位吻合。如果无法行无张力吻合，则可以考虑进行神经移植。声带麻痹可以通过语音治疗、注射治疗、手术或综合治疗来改善。声带注射是采用填充物质，如体脂、羟基磷灰石钙、透明质酸或胶原衍生物，使受损的声带逆转至接近正常声带，并改善发声、吞咽功能和减少咳嗽。一种被称为甲状腺成形术的结构性植入手术通过在喉部使用植入物来重新定位声带位置。声带再定位需要将麻痹的声带推向喉中部。如果两个声带都麻痹，并且位置过于靠近，导致气道阻塞，则行气管切开术。吞咽困难通常是可逆的，需采取床边评估、钡剂吞咽试验、动态吞咽试验和纤维内镜评估等方式反复进行评估。临时处理方式可以采取鼻胃管或特殊的吞咽困难饮食。经皮内镜胃造口管饲可用于解决吞咽功能障碍，可能需持续数月。继发于舌下神经损伤的构音障碍通常通过言语治疗来康复。

（八）副神经

副神经在颈部后三角手术中最常遇到并可能出现损伤，包括淋巴结活检术、颈部手术、颈淋巴清扫术、颈动脉内膜切除术和插管术，以及后外侧入路颅底手术[34]。副神经损伤科引起斜方肌麻痹，进而导致肩下垂、同侧手臂外展不全及肩胛骨外凸。当损伤确实发生时，通常需要进行神经移植，但如果可能的话，应先行副神经的端－端吻合修复[35]。

二、面神经损伤的处理

医源性面神经损伤的评估

1. 医源性面瘫的早期评估 面神经损伤的评估首先应了解相关病史和手术史。在急性面瘫的情况下（如颅底手术后），包括以下几点。

- 伤前神经功能如何？
- 面瘫是立即出现还是延迟出现？手术结束时的神经完整性如何（如神经牵拉还是离断）？
- 在手术结束时电刺激阈值是否增加？
- 如果发生了神经离断，是否进行了一期修复？

上述因素至关重要，因为它们将指导如何选择面瘫的修复策略（图 13-2）。面神经离断后有明显的后遗症，如果不干预就无法恢复。然而，当神经受损但解剖完整，则存在预后评估问题，因为可能难以预测恢复情况[36]。特别是，评估者必须明确神经功能是否有任何改善，如果有的话，这种改善是否能持续或稳定。体格检查首先应记录是完全性还是不全性神经麻痹，宜采用House-Brackmann 评分系统和（或）Sunnybrook 面部评分系统。对神经功能和对称性的检查应关注以下几点（表 13-1 和图 13-3）。

- 眉毛位置。
- 上睑下垂。
- 眼（贝尔现象-眼睑眼球运动反射，眼睛/眼睑状况）。
- 鼻塞、鼻翼塌陷、鼻扭曲。
- 鼻唇沟消失。
- 口部功能与口角位置。
- 微笑功能的动态变化。

由于角膜保护对面瘫患者至关重要，因此应将注意力集中于眼球上。麻痹性眼睑闭合不全和眼睑外翻使角膜处于干燥、显露、炎症、溃疡甚至视力下降的显著风险中。如患者缺少贝尔现象（当眼睑关闭或眨眼时眼球向上运动的反射）和（或）三叉神经（眼支）功能缺损导致角膜麻痹，角膜受损的风险更高（图 13-4）。

如果面神经在主动运动、肌肉紧张等功能测试或早期电生理监测中发现解剖完整，那么神经功能恢复的机会很高。因此，患者通常予以非手术治疗，观察和密切随访 6～12 个月。应积极加强角膜保护，这通常是面神经损伤后急性期最重要的干预措施。保护角膜的方法在下文阐述。

2. 面瘫的延迟评估 面瘫的延迟评估在 6～12 个月的观察期之后进行。在评估中，医生必须仔细观察面神经功能恢复的细微证据。通常，面部肌肉张力的恢复先于自主运动的恢复。面部肌肉张力恢复的具体表现包括眉下垂改善，鼻唇沟恢复，眉对称性改善，口角对称性改善。如果6个月后面部没有可检测到的肌肉张力表现，那么应该进行电生理诊断检测［肌电图（EMG）］。

（1）评分/分级系统：目前有许多评分系统用于评估面神经功能，并试图提供统一的和可重复的评估标准。美国的标准是 House-Brackmann 评分（HBS）[37]（表 13-2），这是一种评估面神经功能恢复的主观分级量表[38]。HBS 评分存在显著争议，因为它是一个主观量表，容易受到不同观察者的主观感受影响而出现分歧。该评分系统也无法可靠地发现局部区域功能上的细微变化，而这些变化对随后的干预措施有参考价值[39-43]。最佳的面瘫评分/分级系统应该循证、定量，且经过严格验证。为了弥补 HBS 系统的一些局限性，并且建立一个更加标准化和功能化的分级系统，人们开发了 Sunnybrook 面部评分/分级系统（SFGS）[40]（图 13-5）。这一评分系统已在文献中进行了深入的论述，是笔者首选的评分/分级系统。评价面神经分级系统的系统性文献回顾表明，SFGS 系统具有良好的评分标准和可靠性。此外，SFGS 系统还允许静态和动态评估、区域评估，并包含了联带运动评估[38]。其他较少使用的分级标准包括 Facial Nerve Grading Scale 2.0[44]、Nottingham[45]、Sydney[46]、MoReSS[47] 和 Saito[48]。每种评分标准都有其优缺点。

如今，正在开发更加客观的面部运动评估工具。最广泛使用的是 FACE，这是一个综合性临

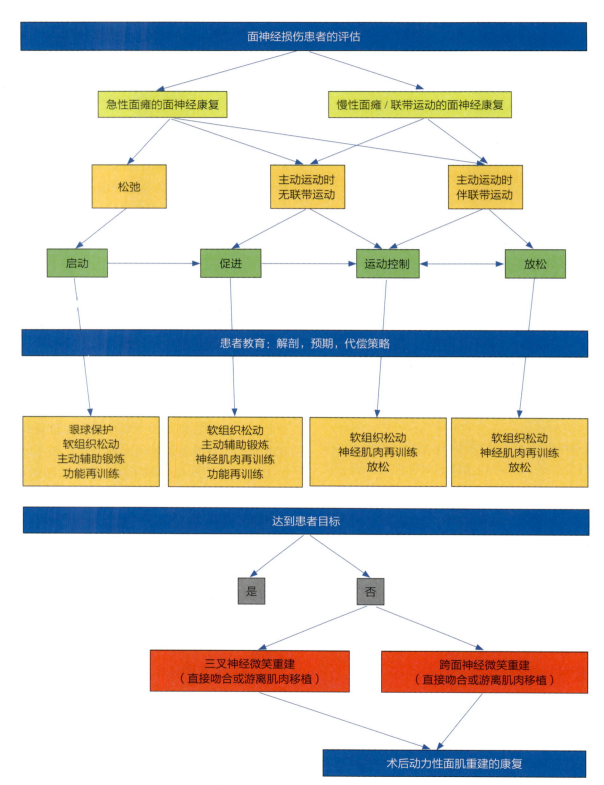

▲ 图 13-2　面瘫患者面部康复流程
经许可转载，引自 Robinson 和 Baiungo[85]

表 13-1	评估面瘫时面部不同部位的检查项目
面部区域	检查项目
上部	• 眉毛基线位置 • 眉毛抬高 • 轻松闭眼 • 快速眨眼
中部	• 静息时嘴的位置 • 轻轻微笑和大笑时的嘴角运动 • 其他微笑属性 　– 示齿 　– 颧骨凸起 　– 鼻唇沟的外观 • 鼻瓣塌陷
下部	包括皱唇和唇下垂在内的口唇能力

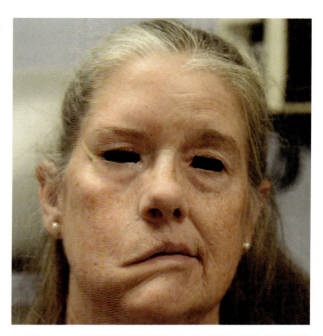

▲ 图 13-3　前庭神经鞘膜瘤患者切除术后右侧完全性面瘫
注意前额皱纹消失，上睑松弛加重，鼻唇沟消失，右鼻翼增宽，口角下垂

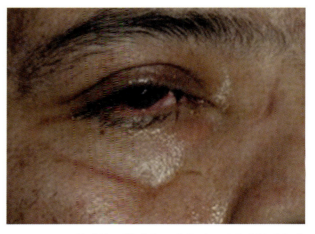

▲ 图 13-4　前庭神经鞘膜瘤切除术后，因麻痹性眼部瘫痪而出现显露性角膜炎的患者
该患者同时伴有三叉神经功能障碍，增加其角膜受损的风险

床分级面部功能电子量表[4]，其目的是创建一个通用的、视图均一的面部功能量表。eFACE 包含 16 个项目，对静态、动态和联带运动等项目进行测量。尽管医生们在研发更先进的面部运动分级系统方面仍存在分歧，但目前已研发出可追踪面部预设点运动轨迹的 3D 分析系统。最常用的是 Facegram，可监测和显示动态和静态计量学数据（图 13-6）[43]。动力分析可对垂直位移、水平位移和深度位移进行时相对比。

最终，这种动态分析将与人工智能相结合，提供一种客观的方法来分析面瘫患者的面部表情[50]。这些工具有望改善面部功能的监测，在亚专业之间进行更统一的分级，并能够针对特定患者做出更好的治疗决策。

(2) 电诊断检查（EDS）：EDS 用于面神经麻痹的客观评估，并帮助预测患者神经功能恢复的预后情况。可根据 EDS 结果将患者分类为不需手术治疗和需手术治疗两组。面神经功能可以通过记录肌肉对电刺激的反应（神经兴奋性试验，NET）或通过电信号演绎［神经电图（ENoG）或肌电图（EMG）］来测量（图 13-7）。面神经损伤后的时间节点对于确定采取何种 EDS 检测

方式十分重要（表 13-3）。

评价面神经退行性变最直接的检测方式是 NET，该检测使用经皮神经刺激器，刺激位于茎乳孔出颅的面神经主干，然后增加电流，直至观察到肌肉收缩。记录双侧最小刺激阈值，其显著差异表明神经功能自然恢复的预后不良[51]。

表 13-2 House-Brackmann 分级系统

等 级	描 述	特 征
I	正常	面部各部位功能正常
II	轻度	• 外观：细看有轻微无力；可有非常轻微的联带运动 • 静息状态：两侧对称，发音正常 • 抬眉运动：中等至良好的功能 • 眼睑闭合：稍微用力可完全闭合 • 口角运动：轻微不对称
III	中度	• 外观：两侧对比有明显无力但不影响容貌；明显但不严重的联带运动、挛缩和（或）面肌痉挛 • 静息状态：两侧对称，发音正常 • 抬眉运动：有轻微至中等运动 • 眼睑闭合：用力可完全闭合 • 口角运动：用最大力时有轻度无力
IV	中重度功能障碍	• 外观：明显无力和（或）不对称、影响容貌 • 静息状态：两侧对称，发音正常 • 抬眉运动：无 • 眼睑闭合：不全 • 口角运动：用最大力时仍有不对称
V	重度	• 外观：仅有轻微的可察觉的运动 • 静息状态：不对称 • 抬眉运动：无 • 眼睑闭合：不全 • 口角运动：有轻微运动
VI	完全	无面部功能

经许可转载，引自 House and Brackmann [37]

NET 只在神经变性发生之前、完全性面神经麻痹的最初 2～3 周有用。在实际应用中，该检测方式重复性较差，因而应用较少。最大刺激试验（maximal stimulation test，MST）与 NET 相似，但检测的是面部可见最大运动幅度的刺激水平。MST 的优势在于观察到的异常结果比 NET 更早 [52]。

ENoG 通过经皮刺激茎乳孔处的面神经主干，对诱发的特定面部肌肉复合肌肉动作电位（CMAP）进行分析 [51]。最可靠的记录部位是鼻唇沟，其结果在伤后 72h 至 21 天最有价值。神经损伤或神经不连续会导致 CMAP 的减少或丢失。CMAP 波幅通常以百分比表示（患侧与健侧），其中 30% 的差异被视为病理性。患侧 ENoG 波幅如降至健侧的 10% 以下，高度提示神经功能恢复不全，而如果在发病后 10 天内波幅降低幅度少于 25%，则有 98% 的概率得到满意恢复 [52]。

针式肌电图（needle EMG，nEMG）对面部运动单位动作电位（motor unit action potential，MUAP）进行分析，但该动作电位只有在运动神经元动作电位激活肌肉时才能出现。当支配的肌纤维数量减少时，nEMG 信号的波幅和持续时间也相应降低和缩短。针式肌电图在面神经损伤后 2～3 周最有帮助。纤颤电位（病理性自发活动）

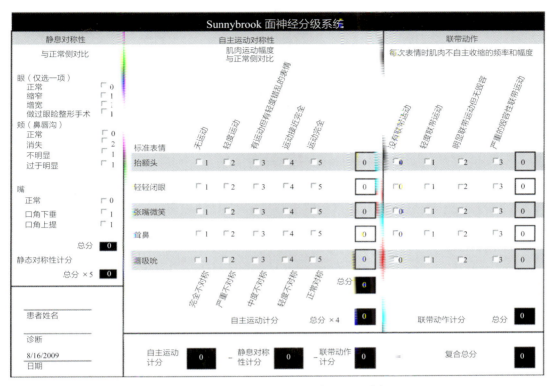

▲ 图 13-5 Sunnybrook 面神经分级系统
经许可转载，引自 Ross 等 [40]

为不良预后标志，表明神经退行性变。相比之下，4～6周时多相神经再支配电位是肌肉神经再支配的标志[51]。

值得注意的是，肌电图对副神经和舌下神经的评估也有实用价值。可于刺激胸锁乳突肌前方或后方刺激副神经，并在胸锁乳突肌和上斜方肌上记录结果[53]。舌下神经对颏舌肌进行评估，并在舌的患侧进行刺激[54]。

(3) 面部联带运动：面瘫后面部联带运动（postparalysis facial synkinesis，PPFS）是指面部的一个部分在另一个部分运动的过程中发生的非自主运动，为可逆性面瘫恢复时最为病态的结果。PPFS 的发生率为 15%～5?%。然而，目前尚无标准化的客观检测系统来诊断 PPFS，所以该症状的发生率可能被低估[5?-56]。任何导致神经内膜破裂的损伤（Sunderland 分级为 3～5 级）（图 13-8）都可导致联带动作，因为随着轴突的恢复，它们可能到达功能相关的终端肌肉或进入不同的神经内膜管；这导致了神经组织结构紊乱和出现联带动作。与神经麻痹类似，PPFS 也会对患者造成严重的社会心理障碍[57]。标准方法是将涉及的两个运动肌群结合起来定义联带运动（即眼 - 口联带运动是指口角的运动和自发闭眼联动）。最常见的联带运动是眼口联带运动（图 13-9）。关于联带运动的发病机制，一个普遍接受的假说是神经纤维异常再生，可为以下两者之一：①运动神经元产生的轴突原本支配一处肌肉，但最终在神经内到达另一处肌肉；②一个轴突分成两个或更多的轴突，分布至不同的肌肉，可能具有相互拮抗功能[58]。PPFS 患者的肌电图可显示两处或多处面部肌肉在收缩过程中发出一个 MUAP[51]。

面瘫后联带运动的治疗方法多种多样，没有金标准。治疗方式包括理疗和物理治疗，化学去神经治疗和外科神经切断术。理疗的目的为加强肌肉力量，增加肌肉耐力，拉伸强直肌肉，并通

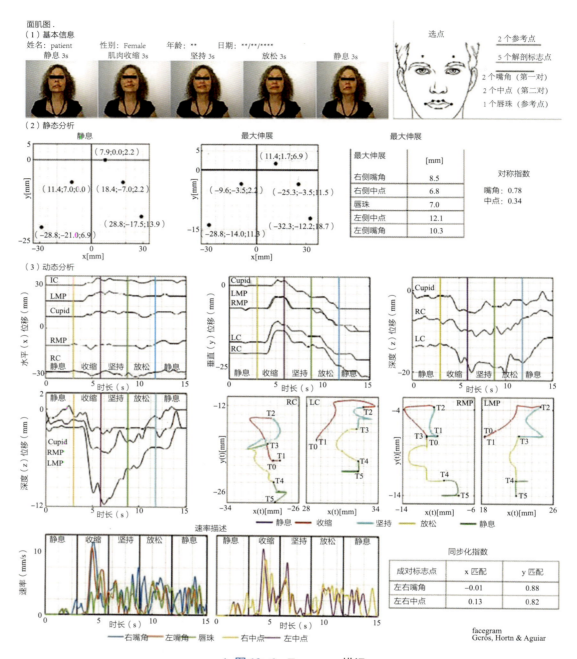

▲ 图 13-6　Facegram 描记

Facegram 描记包括 3 个不同部分：①初始信息；②静态分析；③动态分析。所有的轨迹代表了标记点在运动的 5 个阶段中，包括静息、收缩（contr.）、维持、放松（Rel.）和静息。两对（RC、LC、RMP 和 LMP）的参数轨迹被划分为标志重要时间的 6 个点，包括记录开始（T0）、收缩开始（T1）、收缩结束（T2）、放松开始（T3）、放松结束（T4）和记录结束（T5）

RC. 右连合；RMP. 右中点；LMP. 左中点；LC. 左连合

经许可转载，引自 Geros 等[43]

过各种锻炼放松收缩的肌肉，从而最大限度地自主控制面部肌肉[59]。镜像疗法是一种常见的生物反馈技术，患者在镜子前练习面部表情。其他类似的技术包括模拟疗法（又称面部模拟练习）、神经电刺激、热疗法和按摩[60]。肉毒杆菌毒素通常被用作针对参与联带运动的面部肌肉的辅助

测试					面神经减压术考虑标准
神经兴奋性试验					两侧阈值差 >3.5mA
最大刺激试验					最大刺激时患侧无反应
神经电图					14 天内变性 >90%

测试	如何实施	结果衡量	时机	考虑面神经减压的标准	完成自发恢复的 %
NFT	以最低电流在茎乳孔或外周支表面进行刺激直至有可见的面肌抽搐，检查双侧	主观比较能够引起面肌抽搐所需的最小电流 :mA(右)-mA(左)	2~3 周内	对照侧和受损侧阈值差别达到 3.5mA	>3.5mA 的差别: 38% 能完全自发恢复
MST	在正常侧给予逐渐加大（超阈值）的电流直至引起最大程度面肌抽搐，然后以此电流量刺激患侧	主观通过刺激损伤侧与正常侧比较（相等，轻度降低，显著降低，或无反应）	在损伤侧最大刺激无反应		相等 :92%；显著降低：无反应: 14%
ENoG	在茎乳孔处给予最大电流刺激；在鼻唇沟记录 CMAP	客观的 CMAP（mV）	3~14 天	CMAP（损伤侧）/CMAP（正常侧）>90% 损伤 14 天内的变性	结果为 90% 提示 83%~94% 自发恢复；结果 >90% 提示 3% 自发恢复

CMAP: 复合肌肉动作电位；ENoG: 神经电图；mA: 毫安；mV: 毫伏；MST: 最大刺激试验；NFT: 神经兴奋性试验。

▲ 图 13-7 电诊断试验标准

经许可转载，引自 Diaz 和 Dobie[2]

表 13-3	ENOG 和 EMG 研究从损伤开始到评估时间之间的时间节点的效用和意义
损伤发生	如果面部在创伤后立即无力，这是严重的损伤。晚出现比早出现预后更好
0~3 天	• ENOG 将总是正常（除非损伤位于刺激点的远端） • 肌电图上出现任何随意运动均可排除完全的神经横断 • 多部位的随意运动时积极的迹象
3~5 天	损伤后的早起阶段出现 Wallerian 变性的证据（通过 ENOG）需考虑可能发生 5 级损伤（完全横断）
6~14 天	在此时间段出现无 Wallerian 变性的证据（通过 ENOG）提示 3~4 级损伤。特发的面部无力手术减压截止时间界限是 12~14 天
14~21 天	ENOG 上迟发性 Wallerian 变性的证据提示为 2 级损伤。此时可通过肌电图评估异常的自发性活动的存在（这表明 2 级或更严重的损伤和不太令人满意的结果）
8~24 个月	肌电图可用来监测随意运动的改善，并帮助确定患者是否适合接受动态面神经修补手术

经许可转载，引自 Mannarelli 等[8a]

治疗方式。神经毒素注射眼轮匝肌可治疗联带闭眼，神经毒素注射颧大肌、颧小肌和笑肌可以治疗面中部的联带运动；颈部联带运动可以通过针对颏肌和颈阔肌注射进行治疗[61]。最近的一项系统性综述对不同治疗方式的疗效进行评估，发现神经毒素治疗改善了 18% 患者的症状，物理治疗改善了 30% 的症状，手术改善了 17% 的症状，综合治疗改善了 20% 的症状[62]。化学去神经治疗和物理治疗改善了联带运动症状，且不良反应小，因此成为 PPFS 患者的良好的初始治疗方式。

三、面神经修复

面神经损伤的后遗症十分多变，其治疗方式需根据患者情况量身定制（图 13-10）。面神经修复的主要目标是恢复静息时的面部对称，从而有助于提高患者的自信心和生活质量。其他重要目标还包括：①通过实现眼睑完全闭合来防止角膜

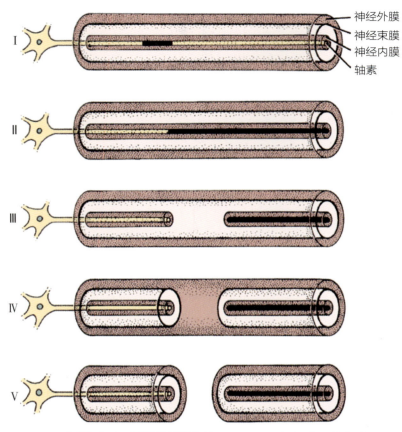

▲ 图 13-8　周围神经损伤的 Sunderland 组织病理学分型

左边的罗马数字 Ⅰ～Ⅴ 表示 Sunderland 分级，与图中描绘的损伤程度相对应
Ⅰ. 神经失用；Ⅱ. 轴突损伤；Ⅲ. 神经内膜损伤；Ⅳ. 神经束膜损伤；Ⅴ. 神经外膜损伤
经许可转载，引自 Diaz 和 Dobie[52]

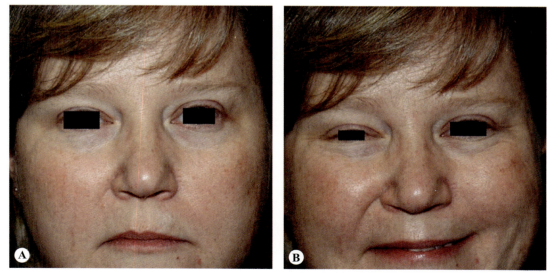

▲ 图 13-9　一例前庭神经鞘膜瘤患者切除术后出现单侧面神经无力

A. 患者处于休息状态；B. 患者微笑时。注意她眨眼时有不自觉的口部联带运动

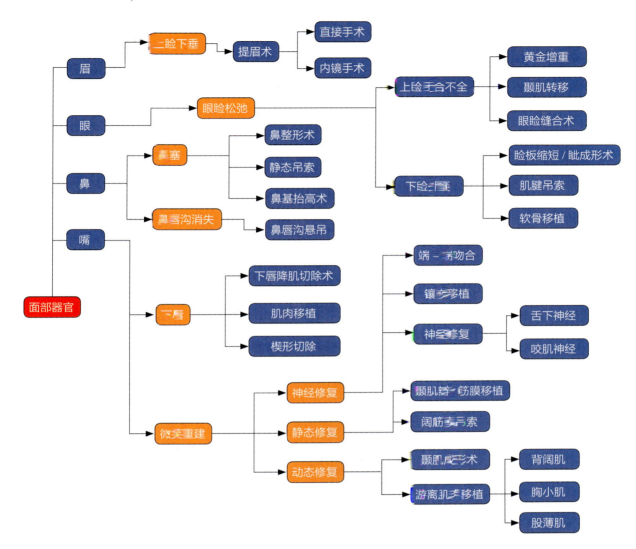

▲ 图 13-10 面瘫治疗策略

损伤和失明；②重建口语能力，恢复发音，改善吞咽，防止流涎；③减少或消除联带运动，以改善对称性，防止不舒服的肌肉痉挛；④通过再现自主的面部动作来恢复表达情感的能力。在处理面部肌肉无力时，应指导患者对功能和外观现实情况的充分了解，预期目标不要过高；患者在充分了解相关知识之后更有可能对结果感到满意。

制订治疗方案的第一步是确定患者的面瘫是否可逆。可逆性面瘫意味着面部肌肉有完整的面神经、存活的肌纤维和有效的运动单位。在可逆的情况下，神经移植可以有效地恢复面部的肌肉张力和运动。不可逆的面神经损伤（由于神经离断或肌肉纤维化）采用神经移植物无效，而需进行肌肉转位、游离肌肉转移或静态治疗[63]。神经离断或神经节段切除（如当需要牺牲神经以达到肿瘤切缘无瘤时）是不可逆的，但存活的远端纤维的持续存在使神经重建成为可能。

直接神经吻合与插入式神经移植吻合

面神经损伤后即时进行修复的方法主要有 3 种：①直接端 - 端吻合；②移植吻合；③神经移位[64]。方案的选择取决于无张力吻合是否可能，以及近、远端神经残端的可用性。如果发生了神经离断，恢复面部功能最有效的方法是直接端-端吻合，该方式是面神经修复的金标准。与其他技术相比，端-端吻合具有更好的自主运动和更少的联带运动[65-67]。应在神经损伤后3天内进行吻合，以减少再生轴突的数量，降低联带运动的可能性[68]。由于脆弱的新生血管在张力下无法达到足够的灌注，影响一期吻合成功的最重要预后因素是无张力吻合。直接的端-端吻合需显露和分离神经的远端和近端残端，清除失活的组织，并使用8-0或9-0聚丙烯缝线进行吻合。由于吻合时无法对神经外膜准确定位，因此行外膜小点缝合更为有效[69]。当近端神经残端留在脑干侧时，通常可以进行神经端-端吻合；但在没有近端神经残端的情况下，则难以进行吻合。最近，Tisseel等使用纤维蛋白胶代替缝线成功用于神经吻合。

当无张力吻合术不可行时，建议行插入式移植。在移植物中常用的神经有腓肠神经、耳大神经或前臂皮神经。耳大神经可提供7～10cm的长度，而腓肠神经最多可提供35cm的长度[70]。与直接吻合相比，由于再生轴突必须穿过整个接合移植物，因此插入式移植神经功能恢复较慢。

神经移植/移位　如果面神经近端残端不能用于吻合，常见于切除面神经近端或颞骨内部分后，则考虑进行神经移植来重新获得神经支配。在面神经完整但功能恢复进展不佳的情况下，也应考虑进行神经移植；尤其是当12个月后自主神经功能恢复仍无法达到HB Ⅲ级或更好水平时。常用的神经移植物有3种：①跨面神经移植术（cross facial nerve graft，CFNG）；②舌下神经移植（hypoglossal nerve transfer，HNT）；③咬肌神经移植（masseteric nerve transfer，MNT）。

CFNG的好处是利用对侧面神经驱动瘫痪的肌肉产生自主情绪化运动（图13-11）。然而，其局限性类似于神经移植，轴突需要几个月才能穿过移植物[71, 72]。因此，在失神经支配时间＜5个月时使用CFG效果最佳[73]，晚于此时则可能在神经再生/再支配完成之前发生不可逆转的神经

肌肉损伤。

HNT神经移位术之所以流行，部分原因是面肌与舌的解剖关系密切，两者的皮质代表区亦紧密相邻[74, 75]。经典的手术方法是完全切断舌下神经，然后与面神经主干端-端吻合。该技术可使面肌获得足够的张力和运动，但会导致半边舌萎缩和不可接受的构音障碍及吞咽困难[76]。为了减轻这些不良反应，该技术演变为分离式舌下神经（将舌下神经分成2束）与面神经吻合（图13-12）。这种改进保持了对舌头的运动神经支配，同时为面部肌肉提供了强劲的神经输入。接受分离式HNT技术的患者可以在静息状态下获得长期的面部对称性，并有能力学习面部肌肉的自主运动[77]（图13-13）。

近年来，MNT因其解剖上接近面神经中部分支、支配区发病率低、神经再支配快、潜在运动量大而受到青睐[78]。咬肌神经为支配咬肌的运动神经，是三叉神经下颌支的一个分支。咬肌神经有3种方法用于面神经修复：①咬肌神经与颧骨处的面神经中部分支之间直接吻合；②使用插入式神经移植物将咬肌神经与面神经颧支相互吻合（图13-14）；③带咬肌神经支配的股薄肌游离肌瓣。在一组咬肌神经与面神经直接吻合的患者中，91.2%的患者术后出现明显的自发肌层激活，平均6.3个月开始功能恢复；到12个月时，67.7%的患者神经功能恢复为HB Ⅱ级或更好水平[79]。

四、不可逆性面瘫的动态恢复

对于长期面瘫患者，一般是指超过24个月，会出现自发面部肌肉萎缩和远端神经退化[80]。肌电图分析显示缺乏肌纤颤，表明肌肉纤维化、无肌纤维和不可逆的面瘫。在这些情况下，神经移植无效，必须使用新的运动单元来实现面部动态运动。常用的修复方法包括游离肌移植（如股薄肌）和局部肌移植（如颞肌肌腱移植）。

（一）游离肌移植

游离肌移植（free muscle transfer，FMT）主要使用股薄肌游离皮瓣，因其易于获取，供区不

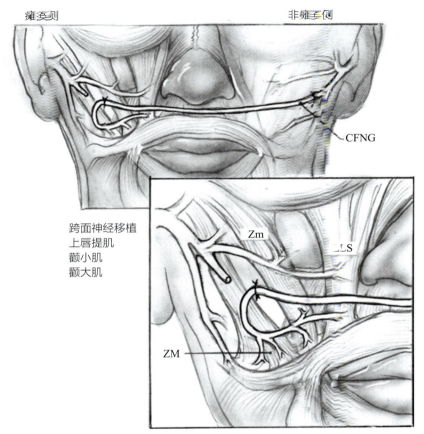

▲ 图 13-11 跨面神经移植术示意

将患者无面瘫的左侧面神经颊支以端 – 端吻合的方式连接到面瘫的右侧面神经颊支

CFNG. 跨面神经移植术；LLS. 上唇提肌；Zm. 颧小肌；ZM. 颧大肌

经许可转载，引自 Collar 等[90]

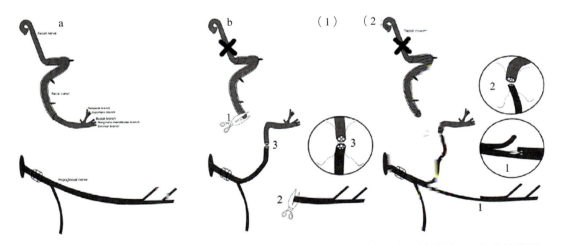

▲ 图 13-12 （1）经典舌下 – 面神经修复术示意。a. 面神经和舌下神经的正常解剖；b. 经典的舌下 – 面神经修复术。1 和 2. 舌下神经和面神经离断；3. 以端 – 端吻合的方式修复两个神经残端。大"×"表示面神经损伤部位。（2）分离式舌下神经面神经修复术示意。1：纵行分离切开舌下神经；2：将分离的舌下神经段端 – 端吻合修复面神经远端残端。大"×"表示面神经的病变部位

经许可转载，引自 Ozsoy 等[91]

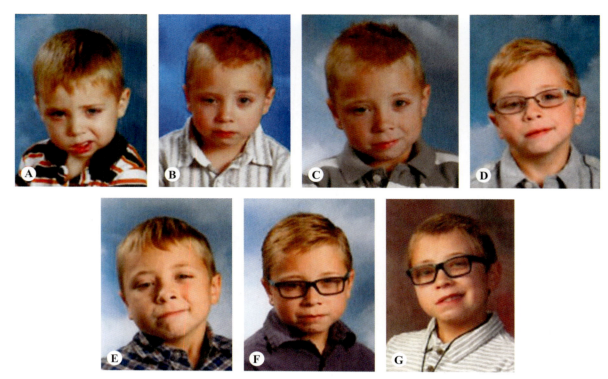

▲ 图 13-13　一例先天性单侧完全性面瘫患者行舌下神经移植术

A 至 G. 分别为 2013—2020 年

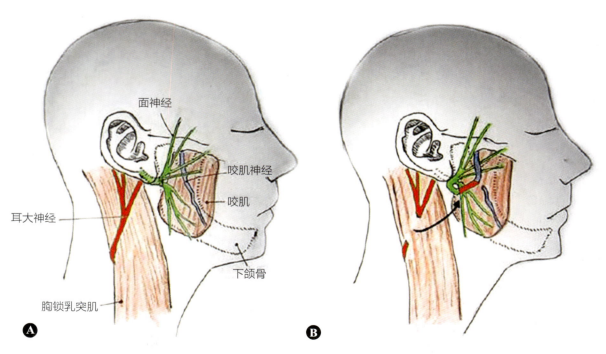

▲ 图 13-14　咬肌神经和面神经吻合示意

A. 辨别面神经、咬肌神经和耳大神经；B. 取 5～6cm 长的耳大神经作为移植物桥接咬肌神经近端和面神经颅外段主干

经许可转载，引自 Biglioli 等 [92]

良情况发生率低，且神经蒂长。对于因面神经恢复不全或面肌不可逆损伤导致的口角运动严重减少患者，该技术治疗效果很好，可选择一期手术和二期手术两种方案，其目的是用无功能的颞大肌模拟面肌功能。在一期手术中，通常使用咬肌神经进行神经再支配，可以在较短的时间内获得较强的牵拉力和运动能力（4~6个月）。在二期手术方案中，首先进行CFNG（通常是腓肠神经），然后在4~6个月后进行游离肌移植（图13-15）[70]。研究表明，对于弛缓性和非弛缓性面瘫患者，游离股薄肌移植术后，疾病特异性生活质量得到显著改善[81]。

（二）局部肌移植

动态面部恢复的另一个选择是颞肌肌腱移植（temporalis tendon transfer, TTT），该技术通常包括通过颊间隙进入下颌升支（下颌骨）和冠状突的外侧入路及经口入路2种入路。切开颞肌腱附着的冠状突，牵拉至内侧颊部并重建。筋膜移植一般用于延长颞肌腱和口角之间的距离[82]（图13-16）。当患者颞肌产生运动时，口角也出现移动（图13-17）。与FMT相比，TTT在面部垂直不对称性方面的改善较少（0.4mm vs. 2.7mm），在微笑移动方面的改善也较少（11.3mm vs. 4.8mm）[83]，但TTT的侵袭性明显小于FMT。

五、功能缺陷和不对称性的静态处理方式

静态处理方式不能实现面部运动的动态再现，但可以显著改善面部对称性问题和某些功能缺陷。对于那些因并发症或高龄而较少能从积极修复中获益的患者，静态康复可能是更好的选择[16]。

（一）眉毛

额肌由面神经颞支支配，对抬眉动作和静息时保持眉毛不下垂起着至关重要的作用。额肌麻痹会导致眉毛下垂，其高度可下降12mm，需要通过额中部直接手术或内镜技术来抬高眉毛，以纠正这一问题。

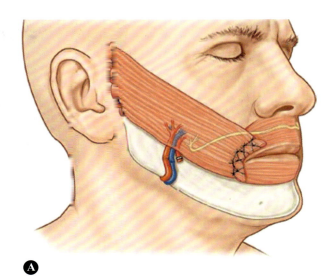

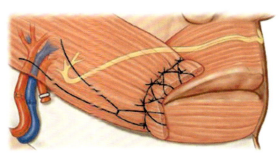

▲ 图 13-15 将股薄肌移植于面部，通过与面部动脉和静脉的血管吻合进行血管重建。通过跨面神经移植术完成神经吻合。肌肉附着于口轮匝肌外侧部和耳前及颞浅筋膜

经许可转载 引自 Zuker 等 [93]

（二）眼

在面瘫的急性期和慢性期，眼轮匝肌功能可能极度减退，导致闭合延迟、睑外翻和瞬目频率减少。瞬目减少和眼睑闭合功能不全的共同作用可导致角膜显露、角膜溃疡、显露性角膜病变甚至视力下降[84]。无论神经损伤是否可逆，任何眼睑闭合不全的患者都应立即开始眼部保湿疗法，包括使用人工泪液、润滑软膏、夜间眼贴等。保护眼睛免受干燥和角膜外露十分重要。

1. 上睑 提上睑肌和穆勒肌负责上睑打开，两者分别受动眼神经和交感神经系统支配。眼轮匝肌负责眼睑闭合，由面神经颞支支配。面瘫患

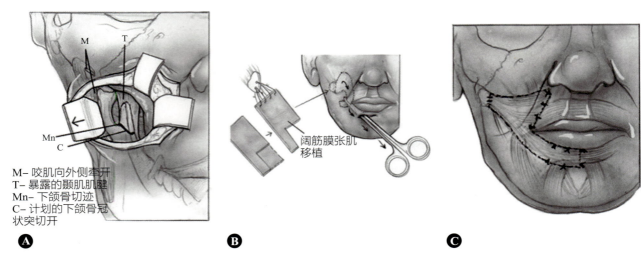

M– 咬肌向外侧牵开
T– 暴露的颞肌肌腱
Mn– 下颌骨切迹
C– 计划的下颌骨冠
状突切开

阔筋膜张肌
移植

▲ 图 13–16　**A.** 显露冠状突的经面部入路。切开后，通过颊肌外侧的面部和颊脂进行钝性分离，可以识别咬肌。向外侧牵开咬肌以识别冠状突。**B.** 如图所示切取矩形筋膜。然后通过在冠状突上的钻孔将筋膜缝合连接到冠状突上。一旦系住，侧面的筋膜收拢在一起，形成了图 **C** 中所见的最终外观。使用止血钳将筋膜移植物从面部通过已创建的隧道拉入下唇。**C.** 完成颞肌肌腱转移，将筋膜延伸移植物缝合于冠状突、下唇中线和鼻唇沟内侧

经许可转载，引自 Griffin 和 Kim[94]

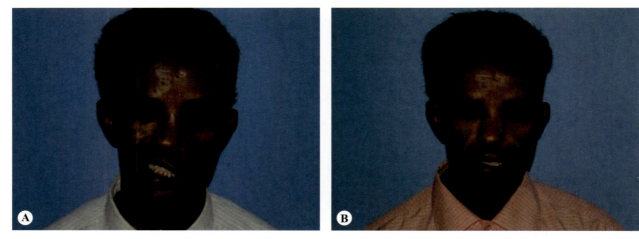

▲ 图 13–17　一例单侧完全性面瘫患者行颞肌肌腱移植术

A. 术前；B. 术后

者上睑问题的处理主要是克服患者无法对抗上睑提肌的作用，而这正是麻痹性眼睑闭合不全的原因。最常见的治疗方法是使用金、铂等大比重置入物置入上睑（图 13–18）。

2. 下睑　眼轮匝肌负责使下眼睑紧贴眼球。瘫痪时，缺乏张力导致水平松弛增加、内眦韧带变长、巩膜外露，以及外翻。治疗包括水平眼睑缩短手术（外侧睑板带）。对于有明显松弛的患者，内眦韧带褶皱和（或）下眼睑牵引肌的后退也可能有益。

（三）面中部和面下部的肌肉张力

静态悬吊可用于解决因面部肌肉张力丧失而引起的面中部和面下部的下垂。悬吊的移植物可以由筋膜、去细胞的人尸体真皮或 Gore-Tex 材料

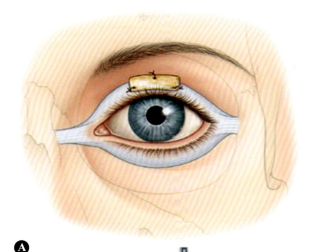

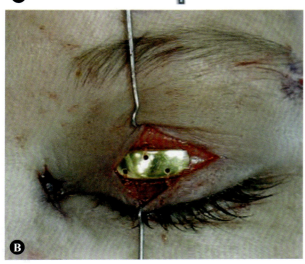

▲ 图 13-18　**A.** 在睑板上半部分的角膜正上方放置金片；**B.** 黄金增重片缝合到位

经许可转载，引自 Zuker 等 [93]

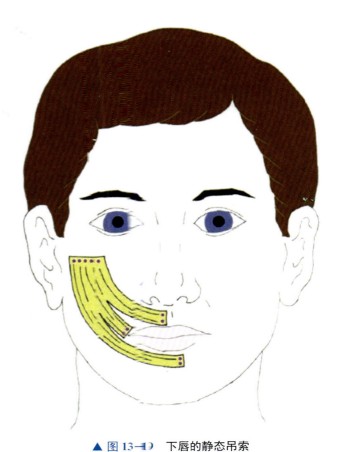

▲ 图 13-19　下唇的静态吊索

该示意图描绘了多植物的定点：上唇中线刚好超过下唇的中线和口角轴。将移植物的近端固定于颧弓

经许可转载，引自 Lecke 等 [95]

制成。移植物通常从颞肌筋膜或颞骨固定于口角或口角轴，从而可向上方和侧方牵拉内侧脸颊、上唇外侧和嘴（图 13-19）[68]。

六、面神经损伤的康复治疗

在急性和慢性面瘫患者中，不管从确诊到治疗的时间是长是短，面部康复都不无裨益。因此，所有患者都应进行康复治疗，以改善神经功能和对称性。在 Mime 治疗理念的指导下，所有患者的面神经功能康复一般包括 5 个方面：①患者教育，解释病情，制订现实目标；②调动软组织来治疗面部肌肉紧张和水肿；③口语功能再训练；④面部表情再训练，包括神经肌肉再训练；⑤同步运动管理（适当时）[85]。

与面瘫的其他治疗方法相比，物理治疗要求患者对面神经的解剖和生理有所了解。通过神经肌肉再训练，教育患者辨识、发展和完善运动模式和面部表情，该过程可促进预期面部运动模式的恢复，并消除或减少由于神经再生异常而引起的不良面部运动模式或联带运动（图 13-20）[85]。

传统的物理治疗包括按摩疗法、自我按摩、说话练习和呼吸 / 放松练习等。目前仅有一项随机对照研究对传统疗法（在本例中是 mime 疗法）的疗效进行评估，其结果发现，在治疗 3 个月后面部轻瘫显著改善，且与年龄、性别和轻瘫的持

分期	康复要点	时间窗
1. 口角运动： 咬合以运用咬肌实现孤立的口角运动	按摩颧肌或股薄肌 口角运动的镜像反馈 咬软物（如糖果） 视觉模拟评分法 重复10～20次，每天2～3次	在手术后2～5个月开始运动 根据肌肉抽搐强度练习2～4周
2. 有意的姿势性微笑： 咬合以对称性微笑	按摩颧肌或股薄肌 咬合和微笑的镜像反馈，目标：对称；患侧和健侧的正常节奏 重复10～20次，每天2～3次	在开始出现运动征象后的2周内开始微笑对称性练习 根据患者的主观能动性练习4～12周
3. 有意的迷人的微笑： 在交谈中咬合以微笑	按摩颧肌或股薄肌 在每天的日常行为中经常性微笑，例如说"早上好"后做咬合性微笑动作	根据患者的主观能动性练习4～12周
4. 自发微笑： 不通过咬合的微笑	在经过大量练习后将能够自动完成无须咬合的微笑	根据患者的理解和主观能动性

▲ 图 13-20　在同侧咬肌神经驱动微笑面神经修复性手术后面部康复的分期

经许可转载，引自 Robinson and Baiungo[85]

续时间无关[86]。

在听神经瘤术后，如果患者立即接受按摩治疗，面神经功能可分别从 HB Ⅳ级和Ⅴ级提高至 HB Ⅱ级和Ⅲ级。与单独进行观察相比，当出现面瘫时立即进行 Mime 治疗，100% 的患者可出现面瘫改善[86]。一项对物理治疗和观察进行比较的随机对照试验发现，在医源性面瘫患者中实施镜像和（或）肌电生物反馈具有显著益处[88]。

七、总结

脑神经损伤会产生生理障碍和心理压力，严重影响患者的生活质量。因此，了解脑神经修复和康复技术十分重要。具体的治疗方案包括非侵入性的临时措施、手术和康复治疗，任何治疗方法的主要目标都是促进神经功能恢复。康复治疗可以帮助加强神经输入和改善结果。面神经修复和康复措施众多，可成功将面部运动恢复至社交和功能可接受的水平。

参考文献

[1] Haxel BR, Grant L, Mackay-Sim A. Olfactory dysfunction after head injury. J Head Trauma Rehabil. 2008;23(6):407-13.

[2] AbdelBari Mattar M, El Adle H. Prognostic factors for olfactory dysfunction in adult mild head trauma. World Neurosurg. 2020;141:e545-e52.

[3] Kobayashi M, Costanzo RM. Olfactory nerve recovery following mild and severe injury and the efficacy of dexamethasone treatment. Chem Senses. 2009;34(7):573-80.

[4] Jang SY. Traumatic optic neuropathy. Korean J Neurotrauma. 2018;14(1):1-5.

[5] Selhorst JB, Chen Y. The optic nerve. Semin Neurol. 2009;29(1):29-35.

[6] Carta A, Ferrigno L, Salvo M, Bianchi-Marzoli S, Boschi A, Carta F. Visual prognosis after indirect traumatic optic neuropathy. J Neurol Neurosurg Psychiatry. 2003;74(2):

246-8.

[7] Rajiniganth MG, Gupta AK, Gupta A, Bapuraj JR. Traumatic optic neuropathy: visual outcome following combined therapy protocol. Arch Otolaryngol Head Neck Surg. 2003;129(11):1203-6.

[8] Yang QT, Zhang GH, Liu X, Ye J, Li Y. The therapeutic efficacy of endoscopic optic nerve decompression and its effects on the prognoses of 96 cases of traumatic optic neuropathy. J Trauma Acute Care Surg. 2012;72(5):1350-5.

[9] Yu-Wai-Man P, Griffiths PG. Surgery for traumatic optic neuropathy. Cochrane Database Syst Rev. 2013;6:CD005024.

[10] Lownie SP, Pinkoski C, Bursztyn LL, Nicolle DA. Eyelid and eye movements following fourth to third nerve anastomosis. J Neuroophthalmol. 2013;33(1):66-8.

[11] Turner SJ, Dexter MA, Smith JE, Ouvrier R. Primary nerve repair following resection of a neurenteric cyst of the oculomotor nerve. J Neurosurg Pediatr. 2012;9(1):45-8.

[12] Sekhar LN, Lanzino G, Sen CN, Fomonis S. Reconstruction of the third through sixth cranial nerves during cavernous sinus surgery. J Neurosurg. 1992;76(6):935-43.

[13] Frisen L, von Essen C, Roos A. Surgically created fourth-third cranial nerve communication: temporary success in a child with bilateral third nerve hamartomas. Case report. J Neurosurg. 1999;90(3):542-5.

[14] Suhaym O, Miloro M. Does early repair of trigeminal nerve injuries influence neurosensory recovery? A systematic review and meta-analysis. Int J Oral Maxillofac Surg. 2021;50(6):820-9.

[15] Bagheri SC, Meyer RA, Khan HA, Steed MB. Microsurgical repair of peripheral trigeminal nerve injuries from maxillofacial trauma. J Oral Maxillofac Surg. 2009;67(9):1791-9.

[16] Lorch M, Teach SJ. Facial nerve palsy: etiology and approach to diagnosis and treatment. Pediatr Emerg Care. 2010;26(10):763-9; quiz 70-3.

[17] Samii M, Matthies C. Management of 1000 vestibular schwannomas (acoustic neuromas): the facial nerve-preservation and restitution of function. Neurosurgery. 1997;40(4):684-94; discussion 94-5.

[18] Rudman KL, Rhee JS. Habilitation of facial nerve dysfunction after resection of a vestibular schwannoma. Otolaryngol Clin N Am. 2012;45(2):513-30. xi

[19] Parsa KM, Hancock M, Nguy PL, Donalek HM, Wang H, Barth J, et al. Association of facial paralysis with perceptions of personality and physical traits. JAMA Netw Open. 2020;3(6):e205495.

[20] Martin J, Rychlowska M, Wood A, Niedenthal P. Smiles as multipurpose social signals. Trends Cogn Sci. 2017;21(11):864-77.

[21] Nellis JC, Ishii M, Byrne PJ, Boahene KDO, Dey JK, Ishii LE. Association among facial paralysis, depression, and quality of life in facial plastic surgery patients. JAMA Facial Plast Surg. 2017;19(3):190-6.

[22] Li MK, Niles N, Gore S, Ebrahimi A, McGuinness J, Clark JR. Social perception of morbidity in facial nerve paralysis. Head Neck. 2016;38(8):1158-63.

[23] Sharp E, Roberts M, Zurada-Zielinska A, Zurada A, Gielecki J, Tubbs RS, et al. The most commonly injured nerves at surgery: a comprehensive review. Clin Anat.

2021;34(2):244-62.

[24] Nuno M, Ugiweneza B, Boakye M, Monfared A. Morbidity of vestibular schwannomas as documented by treating providers. Otol Neurotol. 2019;40(2):e142-e9.

[25] Rigby PL, Shah SB, Jackler RK, Chung JH, Cooke DD. Acoustic neuroma surgery: outcome analysis of patient-perceived disability. Am J Otol. 1997;18(4):427-35.

[26] Piccirillo E, Hiraumi H, Hamada M, Russo A, De Stefano A, Sanna M. Intraoperative cochlear nerve monitoring in vestibular schwannoma surgery-does it really affect hearing outcome? Audiol Neurootol. 2008;13(1):58-64.

[27] van Waegeningh HE, Loos E, Havenbergh TV, Somers T. Cochlear patency after translabyrinthine and retro-sigmoid vestibular schwannoma surgery. J Int Adv Otol. 2020;16(1):53-7.

[28] Drusin MA, Lubor B, Losenegger T, Selesnick S. Trends in hearing rehabilitation use among vestibular schwannoma patients. Laryngoscope. 2020;130(6):1558-64.

[29] Hill FCE, Grenness A, Withers S, Iseli C, Briggs R. Cochlear patency after translabyrinthine vestibular schwannoma surgery. Otol Neurotol. 2018;39(7):e575-e8.

[30] Malikov S, Thomassin JM, Magnan PE, Keshelava G, Bartoli M, Branchereau A. Open surgical reconstruction of the internal carotid artery aneurysm at the base of the skull. J Vasc Surg. 2010;51(2):323-9.

[31] Kesserwani H. Isolated palsy of the cisternal segment of the hypoglossal nerve due to arterial dissection of the V4 segment of the vertebral artery: a case report with a side note on nerve trunk ischemia. Cureus. 2020;12(8):e9930.

[32] Cheong JH, Kim JM, Yang MS, Kim CH. Resolution of isolated unilateral hypoglossal nerve palsy following microvascular decompression of the intracranial vertebral artery. J Korean Neur-surg Soc. 2011;49(3):167-70.

[33] Kakisis JD, Antonopoulos CN, Mantas G, Moulakakis KG, Sfyroeras G, Geroulakos G. Cranial nerve injury after carotid endarterectomy: incidence, risk factors, and time trends. Eur J Vasc Endovasc Surg. 2017;53(3):320-35.

[34] Kretschmer T, Antoniadis G, Braun V, Rath SA, Richter HP. Evaluation of iatrogenic lesions in 722 surgically treated cases of peripheral nerve trauma. J Neurosurg. 2001;94(6):905-12.

[35] Kim DH, Cho YJ, Tiel RL, Kline DG. Surgical outcomes of 111 spinal accessory nerve injuries. Neurosurgery. 2003;53(5):1106-12. discussion 2-3.

[36] Yawn RJ, Wright HV, Francis DO, Stephan S, Bennett ML. Facial nerve repair after operative injury: impact of timing on hypoglossal-facial nerve graft outcomes. Am J Otolaryngol. 2016;37(6):493-6.

[37] House JW, Brackmann DE. Facial nerve grading system. Otolaryngol Head Neck Surg. 1985;93(2):146-7.

[38] Fattah AY, Gurusinghe AD, Gavilan J, Hadlock TA, Marcus JR, Marres H, et al. Facial nerve grading instruments: systematic review of the literature and suggestion for uniformity. Plast Reconstr Surg. 2015;135(2):569-79.

[39] Croxson G, May M, Mester SJ. Grading facial nerve function: House-Brackmann versus Burres-Fisch methods. Am J Otol. 1990;11(4):240-6.

[40] Ross BG, Fradet G, Nedzelski JM. Development of a sensitive clinical facial grading system. Otolaryngol Head

Neck Surg. 1996;114(3):380-6. https://doi. org/10.1016/ s0194-5998(96)70206- 1.

[41] Neely JG, Cherian NG, Dickerson CB, Nedzelski JM. Sunnybrook facial grading system: reliability and criteria for grading. Laryngoscope. 2010;120(5):1038-45.

[42] Kanerva M, Poussa T, Pitkaranta A. Sunnybrook and House-Brackmann facial grading systems: intrarater repeatability and interrater agreement. Otolaryngol Head Neck Surg. 2006;135(6):865-71.

[43] Geros A, Horta R, Aguiar P. Facegram - objective quantitative analysis in facial reconstructive surgery. J Biomed Inform. 2016;61:1-9.

[44] Vrabec JT, Backous DD, Djalilian HR, Gidley PW, Leonetti JP, Marzo SJ, et al. Facial nerve grading system 2.0. Otolaryngol Head Neck Surg. 2009;140(4):445-50.

[45] Murty GE, Diver JP, Kelly PJ, O'Donoghue GM, Bradley PJ. The Nottingham system: objective assessment of facial nerve function in the clinic. Otolaryngol Head Neck Surg. 1994;110(2):156-61.

[46] Coulson SE, Croxson GR, Adams RD, O'Dwyer NJ. Reliability of the "Sydney," "Sunnybrook," and "House Brackmann" facial grading systems to assess voluntary movement and synkinesis after facial nerve paralysis. Otolaryngol Head Neck Surg. 2005;132(4):543-9.

[47] de Ru JA, Braunius WW, van Benthem PP, Busschers WB, Hordijk GJ. Grading facial nerve function: why a new grading system, the MoReSS, should be proposed. Otol Neurotol. 2006;27(7):1030-6.

[48] Saito H. A simple objective evaluation and grading for facial paralysis outcomes. Acta Otolaryngol. 2012;132(1):101-5.

[49] Banks CA, Bhama PK, Park J, Hadlock CR, Hadlock TA. Clinician-graded electronic facial paralysis assessment: the eFACE. Plast Reconstr Surg. 2015;136(2):223e-30e.

[50] Boonipat T, Asaad M, Lin J, Glass GE, Mardini S, Stotland M. Using artificial intelligence to measure facial expression following facial reanimation surgery. Plast Reconstr Surg. 2020;146(5):1147-50.

[51] Guntinas-Lichius O, Volk GF, Olsen KD, Makitie AA, Silver CE, Zafereo ME, et al. Facial nerve electrodiagnostics for patients with facial palsy: a clinical practice guideline. Eur Arch Otorhinolaryngol. 2020;277(7):1855-74.

[52] Diaz RC, Dobie RA. Tests of facial nerve function. In: Cummings otolaryngology: head and neck surgery, vol. 3. Philadelphia: Elsevier Inc.; 2021.

[53] Pinto S, de Carvalho M. Accessory nerve stimulation: motor response of the sternocleidomastoid muscle. Neurophysiol Clin. 2008;38(2):133-6.

[54] Stino AM, Smith BE. Electrophysiology of cranial nerve testing: spinal accessory and hypoglossal nerves. J Clin Neurophysiol. 2018;35(1):59-64.

[55] Celik M, Forta H, Vural C. The development of synkinesis after facial nerve paralysis. Eur Neurol. 2000;43(3):147-51.

[56] Kosins AM, Hurvitz KA, Evans GR, Wirth GA. Facial paralysis for the plastic surgeon. Can J Plast Surg. 2007;15(2):77-82.

[57] Husseman J, Mehta RP. Management of synkinesis. Facial Plast Surg. 2008;24(2):242-9.

[58] Valls-Sole J. Electrodiagnostic studies of the facial nerve in peripheral facial palsy and hemifacial spasm. Muscle Nerve.

2007;36(1):14-20.

[59] Teixeira LJ, Valbuza JS, Prado GF. Physical therapy for Bell's palsy (idiopathic facial paralysis). Cochrane Database Syst Rev. 2011;(12):CD006283.

[60] Beurskens CH, Heymans PG. Positive effects of mime therapy on sequelae of facial paralysis: stiffness, lip mobility, and social and physical aspects of facial disability. Otol Neurotol. 2003;24(4):677-81.

[61] Markey JD, Loyo M. Latest advances in the management of facial synkinesis. Curr Opin Otolaryngol Head Neck Surg. 2017;25(4):265-72.

[62] Lapidus JB, Lu JC, Santosa KB, Yaeger LH, Stoll C, Colditz GA, et al. Too much or too little? A systematic review of postparetic synkinesis treatment. J Plast Reconstr Aesthet Surg. 2020;73(3):443-52.

[63] Harris BN, Tollefson TT. Facial reanimation: evolving from static procedures to free tissue transfer in head and neck surgery. Curr Opin Otolaryngol Head Neck Surg. 2015;23(5):399-406.

[64] Matos Cruz AJ, De Jesus O. Facial nerve repair. Treasure Island: StatPearls; 2020.

[65] Kim J. Neural reanimation advances and new technologies. Facial Plast Surg Clin North Am. 2016;24(1):71-84.

[66] Condie D, Tolkachjov SN. Facial nerve injury and repair: a practical review for cutaneous surgery. Dermatol Surg. 2019;45(3):340-57.

[67] Spector JG. Neural repair in facial paralysis: clinical and experimental studies. Eur Arch Otorhinolaryngol. 1997;254(Suppl 1):S68-75.

[68] Divi V, Deschler DG. Re-animation and rehabilitation of the paralyzed face in head and neck cancer patients. Clin Anat. 2012;25(1):99-107.

[69] Humphrey CD, Kriet JD. Nerve repair and cable grafting for facial paralysis. Facial Plast Surg. 2008;24(2):170-6.

[70] Ryan M, Smith KB, Byrne P. Rehabilitation of facial paralysis. In: Cummings otolaryngology, vol. 3. 7th ed. Philadelphia: Elsevier. p. 2611-23.

[71] Kim L, Byrne PJ. Controversies in contemporary facial reanimation. Facial Plast Surg Clin North Am. 2016;24(3):275-97.

[72] Sahovaler A, Yeh D, Yoo J. Primary facial reanimation in head and neck cancer. Oral Oncol. 2017;74:171-80.

[73] Frey M, Giovanoli P, Michaelidou M. Functional upgrading of partially recovered facial palsy by cross-face nerve grafting with distal end-to-side neurorrhaphy. Plast Reconstr Surg. 2006;117(2):597-608.

[74] Chen YS, Hsu CJ, Liu TC, Yanagihara N, Murakami S. Histological rearrangement in the facial nerve and central nuclei following immediate and delayed hypoglossal-facial nerve anastomosis. Acta Otolaryngol. 2000;120(4):551-6.

[75] May M, Schaitkin BM. The facial nerve. New York: Thieme; 2000.

[76] Kochhar A, Albathi M, Sharon JD, Ishii LE, Byrne P, Boahene KD. Transposition of the intratemporal facial to hypoglossal nerve for reanimation of the paralyzed face: the VII to XII transposition technique. JAMA Facial Plast Surg. 2016;18(5):370-8.

[77] Shipchandler TZ, Seth R, Alam DS. Split hypoglossal-facial nerve neurorrhaphy for treatment of the paralyzed face. Am

J Otolaryngol. 2011;32(6):511-6.

[78] Murphey AW, Clinkscales WB, Oyer SL. Masseteric nerve transfer for facial nerve paralysis: a systematic review and meta-analysis. JAMA Facial Plast Surg. 2018;20(2):104-10.

[79] Biglioli F, Colombo V, Rabbiosi D, Tarabbia F, Giovanditto F, Lozza A, et al. Masseteric-facial nerve neurorrhaphy: results of a case series. J Neurosurg. 2017;126(1):312-8.

[80] Biglioli F. Facial reanimations: part II-long-standing paralyses. Br J Oral Maxillofac Surg. 2015;53(10):907-12.

[81] Lindsay RW, Bhama P, Hohman M, Hadlock TA. Prospective evaluation of quality-of-life improvement after correction of the alar base in the flaccidly paralyzed face. JAMA Facial Plast Surg. 2015;17(2):108-12.

[82] House AE, Han M, Strohl MP, Park AM, Seth R, Knott PD. Temporalis tendon transfer/lengthening temporalis myoplasty for midfacial static and dynamic reanimation after head and neck oncologic surgery. Facial Plast Surg Aesthet Med. 2020;23(1):31-5.

[83] Oyer SL, Nellis J, Ishii LE, Boahene KD, Byrne PJ. Comparison of objective outcomes in dynamic lower facial reanimation with temporalis tendon and gracilis free muscle transfer. JAMA Otolaryngol Head Neck Surg. 2018;144(12):1162-8.

[84] Joseph SS, Joseph AW, Douglas RS, Massry GG. Periocular reconstruction in patients with facial paralysis. Otolaryngol Clin N Am. 2016;49(2):475-87.

[85] Robinson MW, Baiungo J. Facial rehabilitation: evaluation and treatment strategies for the patient with facial palsy. Otolaryngol Clin N Am. 2018;51(6):1151-67. https://doi.org/10.1016/j.otc.2018.07.011.

[86] Beurskens CH, Heymans PG. Mime therapy improves facial symmetry in people with long-term facial nerve paresis: a randomised controlled trial. Aust J Physiother. 2006;52(3):177

[87] Wamkpah NS, a pierre L, Lieu JEC, Del Toro D, Simon LE, Chi L. Physical therapy for iatrogenic facial paralysis: a systematic review. JAMA Otolaryngol Head Neck Surg. 2020;146(1):105-12.

[88] Ross B, Fradzelak M, McLean JA. Efficacy of feedback training in long-standing facial nerve paresis. Laryngoscope. 1991;101(7 Pt 1):744-50.

[89] Mannarelli G, Griffin GR, Kileny P, Edwards B. Electrophysiological measures in facial paresis and paralysis. Oper Tech Otolaryngol Head Neck Surg. 2012;23(4):236-47.

[90] Collar RM, Byrne PJ, Boahene KD. Cross-facial nerve grafting. Oper Tech Otolaryngol Head Neck Surg. 2012;23(4):258-61.

[91] Ozsoy U, et al. The hypoglossal-facial nerve repair as a method to improve recovery of motor function after facial nerve injury. Ann Anat. 2011;193(4):304-13.

[92] Biglioli F, et al. Masseteric-facial nerve anastomosis for early facial reanimation. J Craniomaxillofac Surg. 2012;40(2):149-55.

[93] Zuker RM, Zur E, Hussain G, Manktelow RT, Saad M. Facial paralysis. In: Neligan PC, editor. Craniofacial, head and neck surgery and pediatric plastic surgery, vol. 3. 4th ed. London: Elsevier Inc; 2018. p. 832.

[94] Griffin GR, Kim JC. Orthodromic temporalis tendon transfer. Oper Tech Otolaryngol Head Neck Surg. 2012;23(4):253-7.

[95] Lecken JI, et al. Static support in the facial palsy patient: a case series of 51 patients using tensor fascia lata slings as the sole treatment for correcting the position of the mouth. J Plast Reconstr Aesthet Surg. 2014;67(3):350-7.

第二篇　颅前窝

Anterior Cranial Fossa

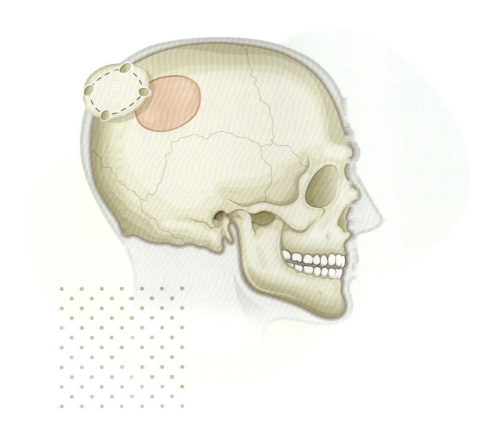

第 14 章　颅前窝病变：开颅手术入路
Anterior Fossa Pathology: Open Surgical Approaches

Ian F. Dunn　Xiaochun Zhao　Panayiotis E. Pelargos　Ali H. Palejwala　著
聂　晶　译

外科医生在处理鞍旁区和颅前窝的肿瘤时，必须熟悉高度复杂的神经血管解剖；视交叉和视神经、颈动脉及其分支、脑神经、海绵窦和垂体区域应倍加重视，尤其是在处理难以应付的硬质肿瘤时。

随着对该区域肿瘤经验的积累，经颅手术可用于那些有望通过全切除来控制肿瘤而不建议采用经蝶入路的患者中，该术式不仅在技术上可行，而且在临床上也久经考验。在下文中，我们对颅前窝肿瘤患者的手术治疗原则进行综述，重点描述 3 个广泛应用的手术入路，并对该区域常见病变的手术进行示例。首先，我们回顾了本团队用于切除该区域肿瘤的两种主要手术入路：眶上入路和颅眶颧（cranio-orbitozygomatic，COZ）入路，并对涉及具体病变的双额入路的变型进行了讨论。

一、手术入路种类

虽然每种肿瘤类型都有各自的考量因素，并且有多种可行的手术入路，但笔者在颅前窝区主要采用 3 种手术入路，包括眶上入路（又称额眶入路）、颅眶颧（COZ）入路和不同程度眶壁切除的双额部入路。每种入路都可增加一些额外的操作，包括床突切除、视神经管减压、海绵窦处理、气窦开放和重建、进入颞下窝和颅后窝等。

我们还将提到额颞和翼点入路，这些通常是大多数外科医生选择的入路方式。眉弓入路将在其他地方讨论。

构思和学习这些入路的一种方式是将其视为整体的一部分，如眶上入路是颅前窝开颅入路中的"基本"组成部分；可以将其扩展到颞区，并通过增加额外的侧方眶 - 颧显露来实现颅眶颧入路或向内扩展转换为更直接的中线入路（图 14-1）。

眶上入路最大限度地减少了额叶牵拉，提供了颅前窝底到鞍区的无阻挡通路。颅眶颧入路则可充分显露整个海绵窦、近端和远端颈内动脉，并减少脑牵拉，当需要从侧面提供更上方的显露，或者病变从颅前窝延伸到中、颅后窝或颞下窝时，该入路尤为适用。眶上入路通常用于鞍结节和鞍膈脑膜瘤，而颅眶颧入路通常用于海绵窦和前床突脑膜瘤（经常包绕颈动脉，需要控制动脉），以及大型颅咽管瘤。伴或不伴眶壁切除的双额入路变型尤其有助于处理中线病变（如嗅沟脑膜瘤）和颅面部恶性肿瘤。接下来，我们回顾每种入路的技术特点，并提供其应用实例。

二、眶上（额 - 眶）入路

（一）入路技巧

我们在 Jane 等[1] 首次描述的基础上采用该入路，但做了适当更改。采用眶上入路时，患者

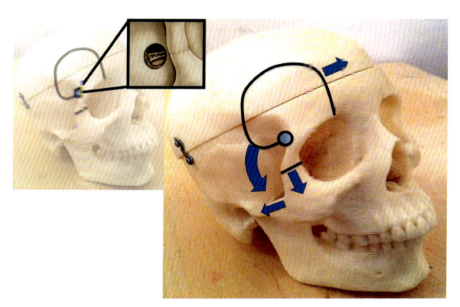

▲ 图 14-1　基于病变部位的眶上入路及其变型示意
放大的插图（左上角）显示 MacCarty 关键孔位置

取仰卧位，头部和躯干抬高20°，使头部高于心脏。头部适度伸展，向病变对侧轻度旋转；不宜过度伸展，以免前床突远离术者。有一个好的旋转经验法则是，想象同侧视神经垂直于地板。有的医生会考虑放置腰大池引流，但笔者已放弃该法，推荐从侧裂或额基底池释放脑脊液，但在特定情况下仍可考虑行腰大池引流，以促进脑组织塌陷。

该入路的步骤见图 14-2。头皮切口从耳屏前 1cm 开始，在发际线后以曲线方式延续至中线或甚至对侧颞上线水平，取决于开颅的内侧范围。颞浅动脉位于切口后方，面神经分支位于切口前方。以眶上和额部血管为蒂留取皮瓣，始于皮肤切口后，沿一侧颞上线延伸；可在颞上线切开骨膜与颞肌的结合处，务必使骨膜保持完整，并向内侧游离和保留，以用于重建或窦的封闭。从眶上切迹游离眶上神经，或用高速磨钻将其从孔中游离。这样通常会开放侧方额窦，该窦也可通过影像导航来确定。图 14-2 显示了进入额窦的情况。

仅颞肌上部需要游离；将肌肉从皮瓣中剥离并翻向下方。这样做的好处是，当颞肌块翻向下

方而不是前方时，增加了颅前窝病变的直接视线。为此，对颞肌筋膜进行筋膜下剥离，方法是切开颞肌筋膜的两层，以显露颞肌，从眼眶外侧后 1cm 处开始，在面神经走行的后方继续剥离，大致终于侧裂水平。注意，这与筋膜间技术不同[2]。筋膜层向前翻起。从颞上线和上外侧眼眶处剥离颞肌，并向下翻转，确保颞深筋膜与肌肉一起剥离[3]。如此可显露颧骨、蝶骨和额骨的交界处。以 MacCarty 关键孔为中心，取整体的额眶瓣作为骨瓣[4]。在额颧缝后 1cm 处的关键孔上钻孔，以此为起点制作单侧骨瓣。钻孔正确时，上半部应显露额叶硬膜，下半部显露眶周，眶顶位于孔的中心，分隔额叶和眼眶。也可在颞上线上另钻一个后方的骨孔。用铣刀连接额侧的关键孔骨孔和后方的颞上线骨孔（通常刚好在侧裂水平或其下方），然后沿眶上缘上方 4cm 继续开颅至额骨，在眶上切迹孔内侧转弯，以避开额窦。在眶缘外侧另行切开，延续至关键孔；要完成这一步骤，必须仔细地将眶骨膜从眶上方和侧方分离出来。最后，行眶上骨切开，完成骨瓣制作。可用带凹口的骨刀从关键孔向内顶壁切开眶顶，在切开过程中要注意保护眶、额内容物。如

果额窦在术中开放，需要行额窦清理，其后壁也一并去除。取一小块脂肪或颞肌用来封闭额窦并堵塞额鼻通道。眼眶上外侧偏后的部分可单块切除并复位。此时，可以行硬膜外前床突磨除术（图 14-2）。

我们推荐横向打开硬脑膜，将其翻转到眼眶上方。这种硬脑膜打开的方式可保护脑组织，如果需要显露更多的侧裂，可以沿着侧裂做一个垂直的切口。

（二）应用实例

1. 鞍结节脑膜瘤 肿瘤（图 14-3）位于鞍前，起源于鞍结节、视交叉沟和蝶骨缘，在 Cushing 和 Eisenhardt 的系列报道中占脑膜瘤的 5%～10%[5]。肿瘤通常侵犯颅前窝底，引起鞍前

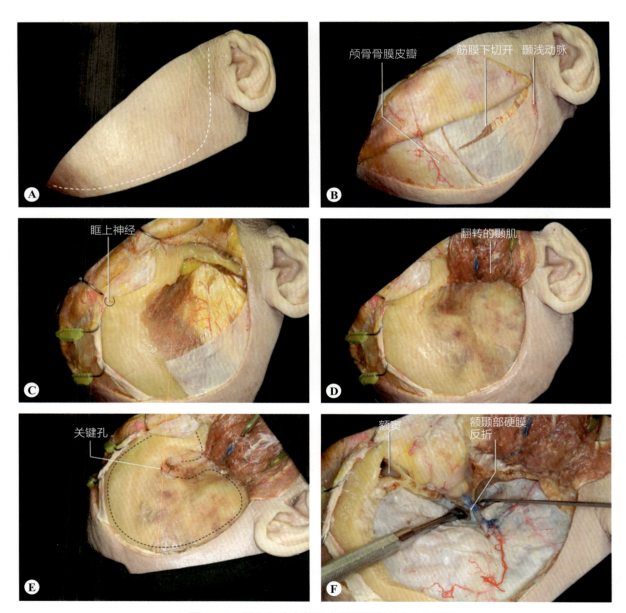

▲ 图 14-2　眶上入路中整块式颅眶开颅术的分步演示

A. 切口设计；B. 皮瓣切开及筋膜下切开；颞浅动脉位于皮下；C. 牵开头皮和颞浅筋膜，显露眶上神经；D. 向下牵开颞肌，向前下翻转并牵开头皮；E. MacCarty 关键孔位于眼眶和颅前窝交界处，显露眶周和额部硬脑膜；F. 开颅完毕，显示额颞部硬脑膜皱襞，为达到演示目的开放了额窦

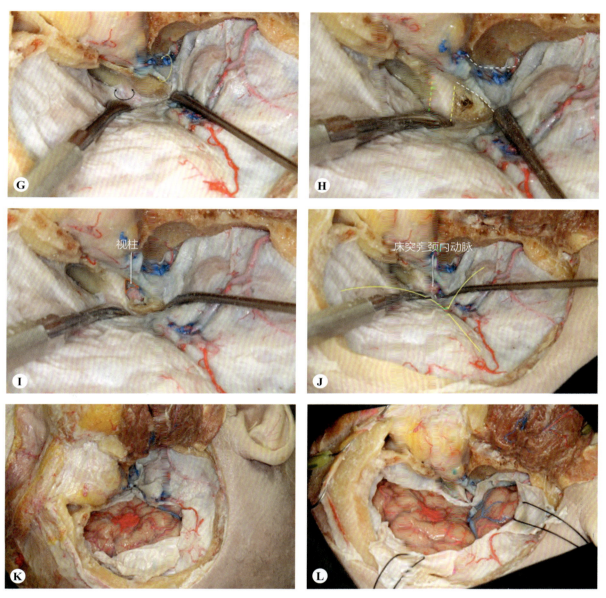

▲ 图 14-2（续） 眶上入路中整块式颅眶开颅术的分步演示

G. 在视神经管内侧与眶上裂下外缘之间显露前床突；H. 去除视神经管顶壁，其外侧与眶上裂相连；I. 将前床突与视支柱断开，显露床突旁颈内动脉；J. 硬膜外磨除前床突，硬脑膜呈 T 形（黄线）剪开；K. 硬脑膜剪开可以仅显露额叶；L. 同时显露额叶和颞叶

骨质增生。随着体积增大，肿瘤向外侧推挤视神经，向上方推挤视交叉，向后侵犯垂体柄和基底动脉，并可扩展至脚间池。对双侧视神经管的显露至关重要，术中至少要探查同侧的视神经管；任何双侧入路都务必进行双侧视神经管探查。

2. 具体手术原则 如上所述，我们在大多数情况下倾向于采用眶上入路。鞍结节肿瘤适合这一入路的主要原理是颅底低位显露，便于在不过度牵拉额叶的前提下显露肿瘤和双侧视神经管，并能显露颅前窝外侧的前床突，该情况很常见，但采用经鼻入路时无法显露。一旦打开硬脑膜，很快就会遇到同侧嗅束，为了防止嗅神经损伤，应将其从额叶上剥离下来。电凝肿瘤的基底筛后

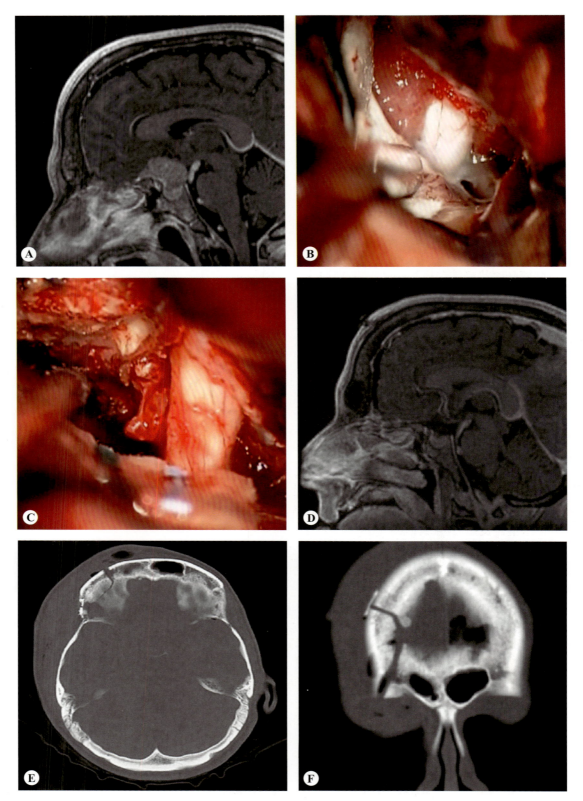

▲ 图 14-3　累及鞍内的鞍结节脑膜瘤

A. 冠状位 MRI T_1 增强像；B. 术中图像显示肿瘤切除前占位效应对视神经的影响；C. 将肿瘤连同硬脑膜基底全部切除；D. 术后 MRI T_1 增强扫描证实完全切除；E 和 F. CT 轴位和冠状位显示眶上骨瓣瓣膜重建良好

动脉供血以离断肿瘤，然后可用超声吸引器或其他方法对瘤内进行减压。视交叉通常向上移位，视神经则向上方和外侧移立。如果视神经被肿瘤包裹，应从视交叉开始向附近进行剥离。需保留视交叉和视神经的供血动脉。切除所有受累的硬脑膜，用高速金刚钻头磨除任何增生的鞍结节和蝶骨平台骨质（图 14-3）。

只有去除视神经管顶壁才能达到充分的视神经减压。视神经管内残留的肿瘤可能是术后复发或视力下降的原因[6]。在不断冲洗下用高速磨钻磨除一侧或双侧视神经管，以避免对视神经的热损伤。锐性切开镰状韧带和视神经鞘（图 14-4）。应尽可能向前方的眼球方向进行视神经减压，以确保所有向视神经延伸的肿瘤都被切除。虽然临床预判可能提示肿瘤只延伸至一个视神经管，但应根据术中所见做好双侧视神经管减压的准备。对于存在视神经管扩展的肿瘤，最保守的建议也主张要打开镰状韧带。对于向内侧延伸的肿瘤，可将蝶骨平台磨除，这样可以显露蝶窦。剥离和切开鞍膈还可显露垂体。为了防止脑脊液漏，在封闭时必须非常小心，以阻断海绵窦和蝶窦之间的任何交通。

眶上骨瓣重建良好，如图 14-3 所示。

三、颅眶颧入路

入路技巧

颅眶颧入路（图 14-5）在眶上入路的基础上增加了前外侧颅底入路，使其成为显露鞍旁区和颅前窝肿瘤的理想入路。该入路也是最常用的颅前窝入路，不仅可以进入颅前窝，还可以进入眼眶和中、颅后窝、颞下窝。

颅眶颧入路的头皮切口与眶上切口相同，但通常开至对侧颞上线附近；皮瓣向前牵开，和眶上入路一样保留颅骨骨膜。从眼眶沿颞上线切开，可将颅骨骨膜向内侧移位以保留（在图 14-5 中，为了演示目的，将颅骨骨膜与头皮一起切开）。进行颞肌筋膜下分离以保护面神经额支；筋膜切口取自关键孔后 1cm 至颧弓后方。骨膜下切开，显露眶上缘、眶外侧缘、咬肌和颧弓。有多个版本的颅眶颧入路，以下我们描述其中的两个。

版本 1：颅眶颧入路取颅眶骨瓣并行颧骨切除术：两块骨瓣式颅眶颧入路。如 Al-Mefty[7] 所述，在这种颅眶颧入路（图 14-5）术式中，保留颧骨与下咬肌相连，并分别从前后行颧骨切除，使之可移至下方。颅眶骨瓣与眶上入路相似，但其向更外侧延伸到颞底。此外，眼眶外侧切口

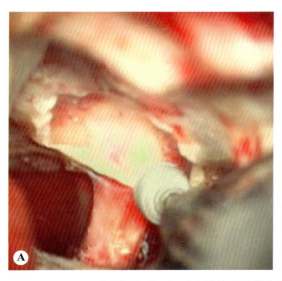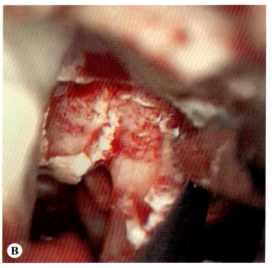

▲ 图 14-4 A. 术中照片显示磨除视神经管；B. 解剖颈内动脉硬膜环

更靠近颧弓。在该入路中，不需要特别辨认眶下裂。

版本 2：单瓣式颅眶颧入路。在这种改良的颅眶颧入路中，将颧弓与颅眶骨瓣一起移除。主要的技术差异是眶下裂的识别和颧骨体的切割。从颧弓下方分离咬肌，使颧弓可以连同骨瓣一起移除（图 14-5）[8]。

颅眶颧入路通常用于生长更广泛的肿瘤。该入路可监测眼外肌的功能；随着眼眶的显露，可将肌电图电极直接置入上斜肌、上直肌和外直肌，以监测肌Ⅲ、Ⅳ和Ⅵ神经。

如有必要，可通过显露岩骨段颈动脉或床突段颈内动脉来实现近端血管控制的附加方法（图 14-2）。有时也可能需要进入海绵窦。为显露岩骨，可从后向前抬起颅中窝硬膜，在颅眶颧入路中颧弓的移除或翻转和低位显露有利于该显露。岩浅大神经（GSPN）从面神经管裂孔出颅，应从硬脑膜上进行解剖游离。需避免牵拉 GSPN 以减轻向膝状神经节的传导，这可能导致面瘫。确认并电凝离断脑膜中动脉。抬起硬脑膜以显示 V₃

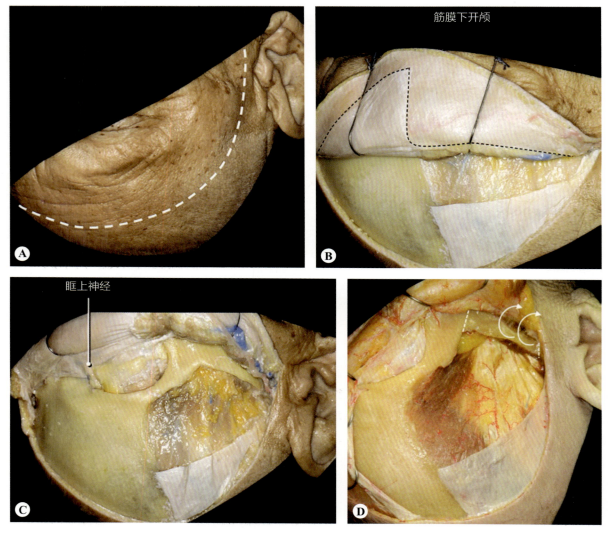

▲ 图 14-5　颅眶颧开颅分步演示

A. 颅眶颧开颅的切口设计；B. 筋膜下分离后，将颅骨骨膜与颞浅筋膜一并翻转；C. 在颞肌翻转前显露眶缘和颧骨；D. 作为颅眶颧入路的一种版本，可离断颧弓，并向下翻转，与咬肌保持连接

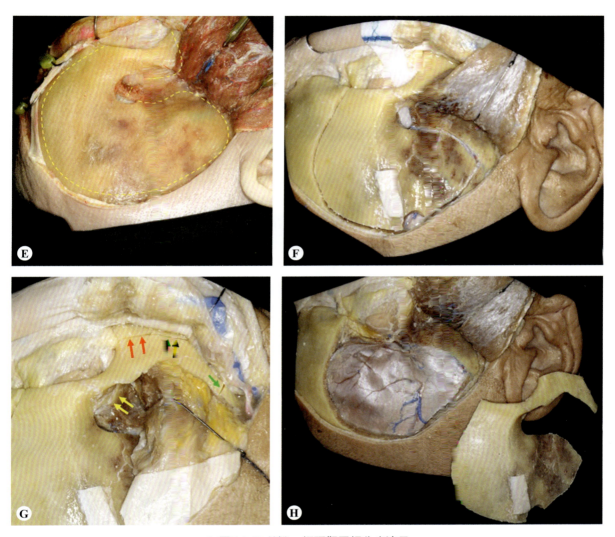

▲ 图 14-5（续）　颅眶颧开颅分步演示

E. 此版本剩余的颅骨切开与颅眶手术一样；F. 这种开颅术也可以一整块骨瓣进行，向下翻转颞肌，显露关键孔和额颞颅骨骨瓣切口；G. 然后向后牵开颞肌，切开颧骨后部（绿箭）和眼眶外侧壁（黄箭，连接关键孔和眶下裂），并离断颧骨前部（红箭，连接眶下裂，黑箭，连接颞下窝）；H. 整块式开颅及其骨瓣如图所示

经许可转载，引自 Surgical Neurology International

和卵圆孔。GSPN 通常在颈内动脉上方或非常接近颈内动脉，用钻头在此处钻孔，手不断冲洗以显露颈内动脉。这足以实现对动脉近端的控制或从动脉已知位置的后外侧磨除骨质。如有必要，可通过在岩骨段颈动脉上放置临时阻断夹来获得近端控制，也可将 Fogarty 导管插入颈动脉管。如果需要控制血管，可对导管球囊进行充气以阻断颈动脉管内的颈内动脉[9]。

通过磨除眶顶、眶上裂、前床突和视柱的剩余部分，可获得海绵窦内侧和颈内动脉床突旁段的显露。在眶尖和视神经管附近钻孔时，需用金刚砂磨头和大量盐水冲洗来散热。用磨钻使前床突蛋壳化，然后通过磨除视柱来进行分离。在骨膜下剥离和切除前床突；在蝶骨小翼钻孔打开眶上裂。该操作可显露颈内动脉的床突下部分，即硬膜外和海绵窦外段，并提供了对颈内动脉的近端控制（图 14-2）。

现已知海绵窦的入口与海绵窦神经血管结构

之间的分隔有关。实际的入路取决于病变与海绵窦结构的关系，须个体化处理每个患者。一般来说，经颅进入海绵窦有两种入路，包括上方入路和侧方入路。上方入路特别适用于邻近颈内动脉前襻和位于颈内动脉海绵窦上方和（或）内侧的病变。侧方入路有利于显露颈内动脉外侧和（或）下方和海绵窦后部的病变。对于广泛累及鼻窦的病变，通常联合使用这些入路。

1. 上方入路　如上所述，通过磨除前床突来打开海绵窦上壁。显露海绵窦上壁后，在视神经管的长径上切开覆盖视神经的硬膜，以游离视神经。打开颈内动脉远端环，然后向动眼神经方向切开硬膜，提供进入海绵窦的入口。沿颈内动脉的长径进行剥离可以增加显露，还可通过骨膜下剥离并磨除后床突、鞍背和斜坡来进一步显露。这些操作可以增加颅后窝的显露（图 14-6）。

2. 侧方入路　可以经硬膜内或硬膜外从侧方进入海绵窦。硬膜外入路始于切开 V_3 的固有硬膜。直接向上牵开固有硬膜，将其从三叉神经分支和神经节上剥离。这将首先显露三叉神经第三支和外侧神经节，然后是第二支和大部分剩余的神经节。之后，便可进入海绵窦。磨除此处的骨质也可游离三叉神经分支，从而增加这些分支和神经节的活动度。对于开始进入颅后窝的病变，可以通过磨除岩尖来显露（图 14-6），这样还可使三叉神经节周围和下方得到更好的显露。

切开滑车神经与眼支之间的内层硬膜，以显露海绵窦外侧间隙、海绵窦内颈动脉后曲和水平段，以及海绵窦外侧动脉和脑膜垂体干。展神经是唯一在海绵窦内走行的脑神经，常显示为 2～5 条神经束，应注意定位和保护。脑膜瘤通常需要采用上方、侧方联合入路同时对硬膜外和硬膜内海绵窦进行剥离。

对于颅眶颧入路手术后的重建，首先应通过探查和消除任何可能导致脑脊液漏的解剖特征来防止脑脊液漏。任何进入鼻旁窦或咽鼓管的入口都应该用脂肪和筋膜堵塞。任何菲薄或不完整的硬膜应用组织（最好是自体组织，如筋膜、肌肉或脂肪）进行加固。纤维蛋白胶可用于进一步加固。可将厚的颅周组织瓣翻转覆盖至额叶下，眼眶上，颅中窝或岩尖的任何窦口上。如果已进入额窦，应清除黏膜，用脂肪或组织填塞腔内，以防止黏液囊肿和脑脊液漏。颅眶骨瓣用小片钛板固定到位。颅骨缺损可以用钛板/网或大量骨水泥材料来消除。如果颧弓和颅眶骨瓣系一体切除，则复位较为容易（版本 2）。将颞肌缝合于颞上线。如果颧骨只是向下翻转的话，可以用小片钛板固定（版本 1）。

四、颅眶颧入路
（一）应用实例

1. 颅咽管瘤　颅咽管瘤是需要手术和药物治疗的最具挑战性的颅内病变之一 [10]（见第 18 章）。该肿瘤通常为囊实性混合，与周围的神经血管结构有明显的粘连（图 14-7）。手术入路和技术的创新，包括经鼻内镜手术策略，改善了颅咽管瘤切除的困境，但复发仍然是这种病变的主要风险。虽然经鼻入路是许多颅咽管瘤的良好选择，但这种肿瘤经常还是要采用经颅手术治疗。

2. 具体手术原则　颅眶颧入路到达肿瘤的距离更短，可最大限度地减少大脑牵拉，可选用额下、经外侧裂和颞下入路切除肿瘤。可在硬膜外或硬膜内切除前床突，以利于显露 ICA 和扩大视神经 - 颈动脉三角。我们更喜欢沿着额叶和颞叶前部打开硬脑膜，沿外侧裂垂直切开，以保护大脑表面（图 14-7）。打开硬脑膜之后，通过解剖侧裂和开放额基底池来释放脑脊液，必要时还可打开终板池。

在解剖外侧裂时有可能遇到肿瘤，此时就应开始进行肿瘤剥离。应沿 MCA 至颈内动脉、ACA 和 Heubner 动脉进行剥离，注意保护内侧和外侧纹状体，必要时可显露终板。后交通动脉和脉络膜前动脉位于独立的脑池中；打开 Liliequist 膜有利于上述剥离并可进入颅后窝。在穿支血管之间分离需要非常小心。肿瘤可以延伸到颅后窝，通过颅眶颧入路很容易实现显露。肿瘤与颈内动脉、视器、下丘脑和其他结构的特殊粘连很

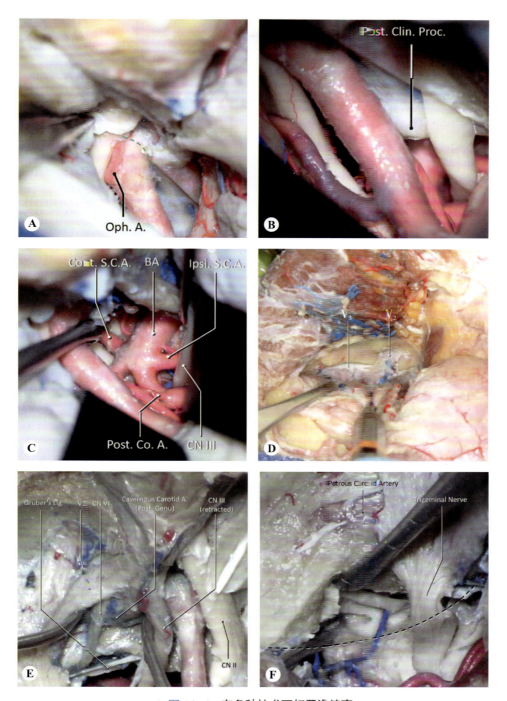

▲ 图 14-6 有多种技术可打开海绵窦

A. 可以解剖和松解颈内动脉环（近端和远端硬脑膜环），以增加颈内动脉的可操作性；B. 在颈内动脉 – 动眼神经三角的动眼神经内侧找到并磨除后床突；C. 以提供通往颅后窝的通道；D. 在侧方进行颞前硬膜外剥离，可显露三叉神经分支；E. 可从更外侧显露海绵窦；F. 额外的岩尖磨除可从三叉神经根的前后方显露颅后窝

BA：基底动脉；Clin：临床；CN：脑神经；Co：交通；Cont：对侧；Ipsi：同侧；lig：韧带；Oph：眼；Post：后；Proc：突；SCA：小脑上动脉；V_2：三叉神经第 2 支；V_3：三叉神经第 3 支；Oph. A.：眼动脉；Post. clin. proc：后床突；Cont. S. C. A.：对侧小脑上动脉；BA：基底动脉；Ipsi. S. C. A.：同侧小脑上动脉；Post. Co. A.：后交通动脉；CN Ⅲ：动眼神经；Gruber's lig.：岩舌韧带；CN Ⅵ：滑车神经；Cavernous carotid A.(Post. Genu)：海绵窦段颈内动脉；CN Ⅲ(retrated)：动眼神经；CN Ⅱ：视神经；Petrous carotid artery：岩段颈内动脉；Trigeminal nerve：三叉神经

难预测（图 14-7）。垂体柄需采取显著的哲学观念进行个体化处理。

五、半球间入路

半球间入路的双额变型技巧

对于颅前窝的病变，如嗅沟或蝶骨平台脑膜瘤、颅面癌或其他肿瘤，直接中线入路包括伴或不伴眶缘显露的双额开颅，可以显露额底，ACA复合体，视神经和视神经管、床突，鞍旁，垂体窝。

这些入路在发际线后做双冠状切口，尽可能向后方保留颅骨骨膜，在两侧颞上线上切开，然后予以游离。如果在开颅手术中打算同时打开眶缘，则在一侧或两侧颞肌筋膜下进行分离，将肌肉翻向下方，无须切开颞肌。行双额开颅，在矢状窦任何一侧钻孔；如果计划切开一侧或双侧眶缘，可以在一侧或双侧关键孔孔处钻孔。笔者倾向于取双额极低位横切口，离断中间矢状窦，可

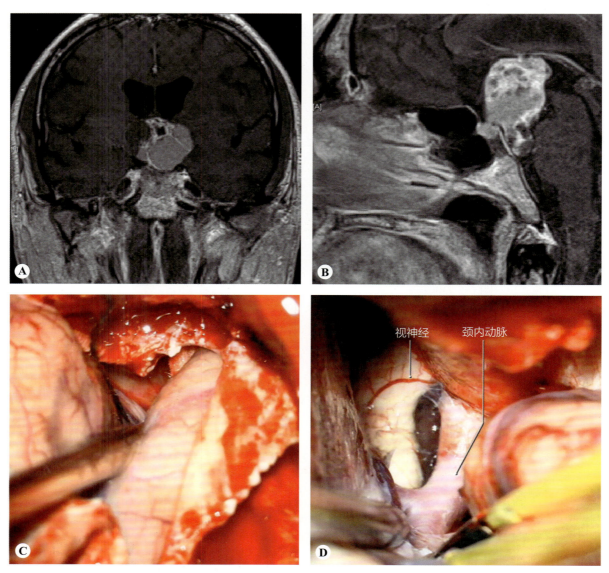

▲ 图 14-7　颅咽管瘤演示病例

A 和 B. 术前冠状位和矢状位 MRI T_1 增强像显示鞍区不均匀强化肿块，伴囊性成分，延伸至颅后窝；C. 颅眶颧开颅后，T 形剪开硬脑膜；D. 解剖侧裂后显示视神经和颈内动脉

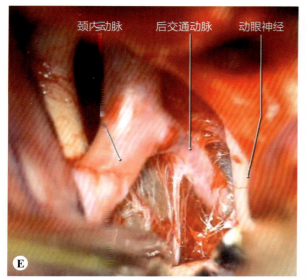

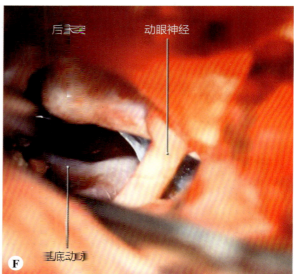

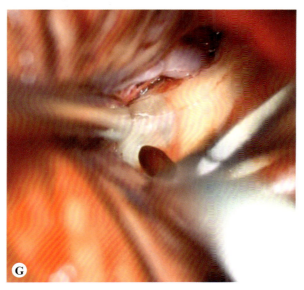

▲ 图 14-7（续） 颅咽管瘤演示病例

E. 后交通动脉位于颈动脉 – 动眼神经三角；F. 后床突位于动眼神经内侧，磨除后可更好地进入颅后窝；G. 颅咽管瘤可与周围结构粘连

保护额叶。这些方法可为嗅束、蝶骨平台、鞍结节、视交叉和 ACA 复合体提供良好的直接中线视野（图 14-8）。

六、双额入路

应用实例

根据我们的经验，双额变型入路最常用的适应证是嗅沟脑膜瘤（图 14-9）。然而，最近也有人报道了采用半球间入路治疗鞍结节病变的直接中线入路[11, 12]。在较大嗅沟肿瘤的治疗中，直接中线入路的优势为可同等显露双侧解剖结构及病变，包括需小心剥离并尽量保留的嗅束，以及可能受肿瘤累及的视神经、颈内动脉、ACA 分支和中线鼻窦。中线切口可获取大面积的颅骨骨膜（图 14-3），用于高额窦的封闭或刻意显露鼻旁窦后的修复。直接双额入路的这一特殊属性也

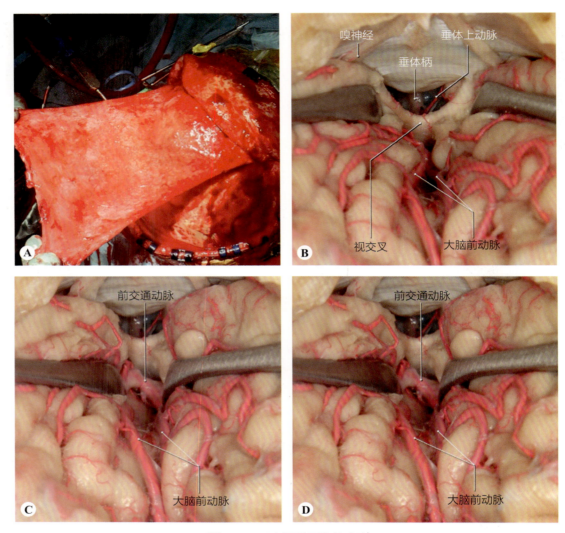

▲ 图 14-8　双侧冠状开颅技术演示

A. 在开颅过程中可以获得一个大的颅骨骨膜瓣，以便于下一步重建。B. 尸头解剖显示钻孔的位置，包括关键孔和整块开颅切口。C 和 D. 此入路可从前方显露视交叉、垂体柄和前交通动脉复合体

适用于颅面部恶性肿瘤（见第 20 章），如嗅母细胞瘤（图 14-10），术中需刻意去除筛板；大范围的鼻窦开放可以很容易地通过翻转带蒂骨膜瓣处理。

七、总结

颅前窝病变为极具挑战性的病变，其治疗一直存在较大争论。"正确的"入路需能额外显露其他颅窝（如果有累及的话），同时需能处理视神经，垂体，血管解剖和鼻旁窦，以及其他因素。

在这些病变中有许多可以通过先进的鼻内镜技术处理，也有许多无法处理。正确的手术入路不仅要使术者能够到达病变的各个方面，而且要有处理术中并发症的能力，尤其是可能出现的血管并发症。

上述手术入路以颅眶骨瓣为基本组成部分，可向下延伸至不同范围的外侧眼眶、颧骨、颧弓切除，也可向内侧延伸。显微手术仍然是实现肿瘤全切除的一个不可或缺的手段，本章描述了各种不同的入路。

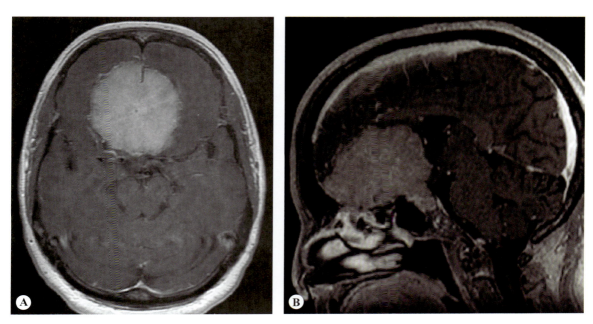

▲ 图 14-9 嗅沟脑膜瘤 MRI

A 和 B. 在 MRI 轴位和矢状位 T₁ 增强像显示强化。肿瘤旦有习强化并伴鞍内扩展

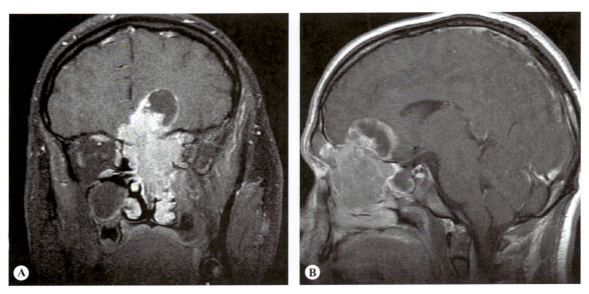

▲ 图 14-10 嗅母细胞瘤 MRI

A 和 B. 在 MRI 轴位和矢状位 T₁ 增强像上显示强化，向下骿及鼻咽区

参考文献

[1] Jane JA, Park TS, Pobereskin LH, Winn RH, Butler AB. The supraorbital approach. Neurosurgery. 1982;11(4):537-42.

[2] Yaşargil MG, Reichman MV, Kubik S. Preservation of the frontotemporal branch of the facial nerve using the interfascial temporalis flap for pterional craniotomy: technical article. J Neurosurg. 1987;67(3):463-6.

[3] Kadri PA, Al-Mefty O. The anatomical basis for surgical preservation of temporal muscle. J Neurosurg.

2004;100(3):517-22.

[4] MacCarty C, Kenefick T, McConahey W, Kearns T, editors. Ophthalmopathy of Graves' disease treated by removal of roof, lateral walls, and lateral sphenoid ridge: review of 46 cases. Mayo Clinic Proceedings; 1970.

[5] Cushing H, Eisenhardt L. Suprasellar meningiomas. In: Meningiomas: Their classification, regional behavior, life history, and surgical end results. Baltimore: Charles C Thomas; 1938. p. 224-49.

[6] Schick U, Hassler W. Surgical management of tuberculum sellae meningiomas: involvement of the optic canal and visual outcome. J Neurol Neurosurg Psychiatry. 2005;76(7):977-83.

[7] Al-Mefty O. Operative atlas of meningiomas. Philadelphia: Lippincott-Raven; 1998.

[8] Aziz KA, Froelich S, Cohen P, Sanan A, Keller J, Van Loveren H. The one-piece orbitozygomatic approach: the MacCarty burr hole and the inferior orbital fissure as keys

to technique and application. Acta Neurochir. 2002;144(1): 15-24.

[9] Wascher TM, Spetzler RF, Zabramski JM. Improved transdural exposure and temporary occlusion of the petrous internal carotid artery for cavernous sinus surgery. Technical note [see comment]. J Neurosurg. 1993;78(5):834-7.

[10] Gupta S, Bi WL, Larsen AG, Al-Abdulmohsen S, Abedalthagafi M, Dunn IF. Craniopharyngioma: a roadmap for scientific translation. Neurosurg Focus. 2018;44(6):E12.

[11] Ganna A, Dehdashti AR, Karabatsou K, Gentili F. Fronto-basal interhemispheric approach for tuberculum sellae meningiomas; long-term visual outcome. Br J Neurosurg. 2009;23(4):422-30.

[12] Terasaka S, Asaoka K, Kobayashi H, Yamaguchi S. Anterior interhemispheric approach for tuberculum sellae meningioma. Oper Neurosurg. 2011;68(suppl_1):ons84-ons9.

第 15 章　内镜下经鼻入路
Endoscopic Endonasal Approaches

Michael B. Avery　Garni Barkhoudarian　Chester Griffiths　Daniel F. Kelly　著

刘　忆　译

鼻内镜下经蝶垂体手术始于 20 世纪 90 年代末，与手术显微镜相比，其照明、图像质量、视角和灵活性得到改善。此后，鼻内技术逐步向前后方和侧方扩展，包括前颅底[1-8]。内镜下前颅底的边界，后界为鞍结节、前界为额窦后壁、外侧界为纸样板与筛窦中央凹的交界面外侧。前颅底从前到后可划分为筛板、蝶骨平台和鞍结节，均可使用 0° 或角度镜到达。

传统的各种经颅入路从上方显露累及前颅底的病变，其中包括经单侧额下、双侧额下（纵裂）和翼点入路等。最近，锁孔入路，如眶上开颅术，已成功用于大型肿瘤[9,10]。内镜入路是微创锁孔手术的一种扩展，在精心选择的患者中，可能是中线肿瘤的一种极好的替代方案，可为中线肿瘤提供与病变生长方向一致的视角，且无脑组织牵拉[1, 4, 8, 11]。此外，对于压迫视神经并累及视神经管的病变，可以通过此入路进行安全有效的双侧视神经管减压[12-14]。

在此，我们描述了前颅底病变的经鞍结节、经蝶骨平台和经筛入路，包括其适应证、局限性和并发症的避免，重点关注功能保留技术。我们还强调，对于许多前部病变，相比于经筛入路，眶上开颅术是一种嗅觉保留更好的备选入路。

一、经鞍结节 – 蝶骨平台入路

（一）适应证和局限性

内镜下经鞍结节 – 蝶骨平台入路适用于蝶平面中线、鞍结节及鞍上区的病变。该区最常见的肿瘤是脑膜瘤、垂体腺瘤和颅咽管瘤（图 15-1）。

与经颅入路相比，经鼻入路有几个主要优势。天然的鼻窦通道可为这些区域的病变显露提供直视角度，并使得脑牵拉最小。在许多情况下，病变位于术者和视神经、视交叉和颈内动脉等重要结构之间，此入路可以直视这些结构，从而将医源性损伤的风险降至最低。对于视神经受压患者，可安全有效地行内侧视神经管减压。对于以硬膜为基底的肿瘤（如脑膜瘤），在手术过程中可以通过阻断硬膜血供来使肿瘤缩小。

和其他内窥入路一样，患者选择是成功的关键。经鞍结节 – 蝶骨平台入路有几个解剖学限制。该入路的前界为筛板后缘或蝶 / 筛交界，在此前方切除黏膜会危及嗅觉。在后部，如果经鞍或鞍下，可以到达脚间池和中脑；外侧界通常为床突上段颈内动脉。最近的一项解剖学研究表明，切除前床突和蝶骨小翼内侧部分后可以显露侧裂近端[13]。

（二）手术技术

在我们中心，为镜下经鞍结节 – 蝶骨平台入路采用双鼻孔技术，神经外科医生和耳鼻咽喉科医生在大部分手术过程中共同操作。如未行硬膜外鼻腔填塞，术前及术中给予预防性抗生素治疗，术后再给予一剂。如果存在颈动脉损伤的风险，则还需做好颈动脉损伤预案，以便手术室工

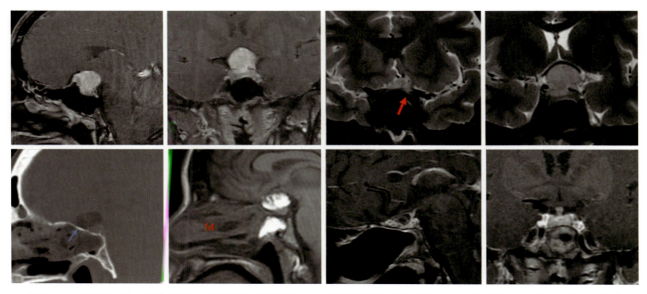

▲ 图 15-1　46 岁女性，左眼失明，右眼视力逐渐恶化，右下视野缺损，同时伴有轻度高催乳素血症，可能因垂体柄效应导致。（上行）术前影像显示鞍结节脑膜瘤，视路结构严重移位，左侧视神经管受侵犯（红箭），但未见肿瘤包绕动脉或向颈内动脉外侧延伸。垂体柄向后移位。（下行）内镜下经鞍结节 – 蝶骨平台入路后的术后影像显示，肿瘤大体全切除，鞍区脂肪填充，血供良好的带蒂鼻中隔瓣覆盖在鞍底，用鼻腔填塞（"M"）加固支撑黏膜瓣。垂体和漏斗强化信号正常。患者视力和视野明显改善，月经恢复正常，血清催乳素恢复正常

作人员做好事件处理准备。在可能导致脑神经损伤的手术中，应进行相关的术中脑神经监测和（或）躯体感觉诱发电位监测。手术开始时使用 4mm 0° 高清硬质内镜，后期可使用 30° 和 45° 内镜。在每个外科医生正前方放置一个高清监视器，以解决人机工程学问题（见第 4 章）。另一台用于神经导航的监视器置于两台高清监视器之间（图 15-2）。

（三）患者体位

患者取仰卧位，头向左肩倾斜，右转 20°～30°。采用鞍结节 – 蝶骨平台入路时，头部用三点 Mayfield 颅内固定系统内固定，后仰 10°～15°。对于预计少于 6h 的手术，头部置于带衬垫的马蹄形头枕中。注册神经导航，放置躯体感觉诱发电位监测导联。右下腹为留取脂肪做准备。

（四）鼻腔准备及入路

鼻腔准备开始前，双侧鼻孔喷洒氧甲唑啉。面部、鼻周和右下腹区以无菌的方式准备和铺巾。我们最近采用以生理盐水 1∶1 稀释的乙二醇溶液进行鼻冲洗，以最大限度地降低新型冠状病毒传播的风险。在手术的硬膜外阶段使用温热的抗生素盐水冲洗。

手术开始时的蝶窦阶段由鼻科医生在 0° 内镜下进行，其中包括解决并存的鼻窦病变（如鼻息肉切除术、鼻中隔成形术、功能性鼻内镜鼻腔鼻窦手术等）。1% 利多卡因与 1∶10 万肾上腺素混合后双侧鼻中隔注射。双侧下鼻甲先内折后外折。同样，中鼻甲骨折外移，显露蝶窦开口。然后，用弯曲微尖的单极电凝留取挽救性黏膜瓣，切开单侧鼻黏膜直至骨膜，切口始于后鼻孔下端，沿鼻腔下端和鼻中隔后端向前 2cm，然后向上转向嗅沟，切口下方的黏膜往下翻开，切口上方的嗅区的黏膜向上稍翻开，以保护嗅区（图 15-3）。如果需要重建，在对侧留取带蒂鼻中隔瓣。根据颅底缺损的大小事先设计好黏膜瓣大小，留取后将其置于鼻咽部，注意避免血管蒂的扭转。

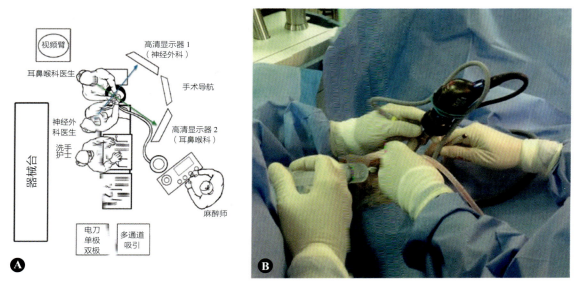

▲ 图 15-2 内镜手术间布置

A. 两个高清视频监视器倾斜放置，以提供舒适的符合人体工程学的工作位置；B. 双人四手内镜技术的术中照片

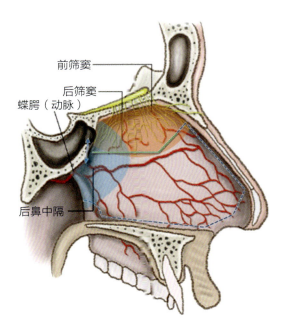

▲ 图 15-3 鼻中隔侧面观，显示留取带蒂鼻中隔瓣的黏膜切口（虚线），需避开上方的鼻中隔嗅带以保留嗅觉，因其包含嗅神经纤维。在另一侧做挽救性黏膜瓣切口（实线），同样注意保留嗅觉

接下来进行鼻中隔后部切除，使双侧鼻腔沟通。鼻中隔后部的骨片可用于颅底重建。充分显露蝶窦，前后范围为蝶筛隐窝到蝶窦底部，左右范围为双侧翼管神经之间，并注意保护双侧鼻后动脉以确保带蒂鼻中隔瓣的血供。在 30° 内镜下，打开双侧蝶窦气房，显露纸样板。最后，剥除蝶窦内所有黏膜，以利于鼻中隔皮瓣的贴合。但如果未留取带蒂鼻中隔瓣，则应保留蝶窦黏膜，可用于覆盖颅底缺损，以增加闭合性[16]。

（五）骨质去除

进入蝶窦后，用咬骨钳或带 4mm 金刚砂钻头的高速磨钻小心去除蝶窦内骨性分隔。需特别注意侧方的骨性分隔，因其经常附着于岩骨段和海绵窦内颈动脉所对应的骨质。应避免采用暴力或扭转方式拆除这些分隔，否则可能会导致颈动脉破损。在此阶段，应使用 30° 内镜识别几个重要标志，包括视神经突起和颈动脉突起、外侧视神经颈内动脉隐窝（OCR；对应于视柱）、内侧 OCR（对应蝶鞍的外侧缘）、斜坡隐窝、鞍结节和蝶骨平台（图 15-4）。这些结构应该通过神经导航和多普勒超声探头来进行验证[17]。然后用钻头将鞍底、鞍结节和蝶骨平台的骨质磨薄，显露硬膜。Kerrison 咬骨钳可用于移除菲薄的骨头。前后显露的范围取决于病变的生长方式和类型，一般应从鞍底延伸（留下骨缘以帮助重建）到

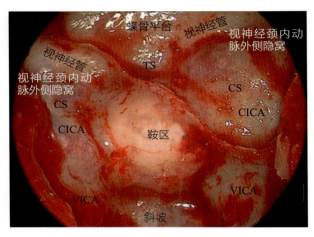

▲ 图 15-4　鞍旁区术中照片

采用 4mm 的 30° 硬质内镜，可以看到以下结构，包括鞍底、鞍结节（TS）、蝶平面（PS）、视神经管、斜坡、海绵窦（CS）、颈内动脉海绵窦段（CICA）和颈内动脉垂直段（VICA）

刚好超过病变前缘。

两侧显露范围应位于双侧内侧 OCR 之间，充分显露蝶平台。如果一侧或双侧视神经管受累，应行视神经管减压。用带冲洗鞘的 3mm 金刚砂钻头将视神经管打磨至蛋壳化，然后用 1mm Kerrison 咬骨钳由内向外去除骨质。

（六）硬膜切开

硬膜切开方式由病变类型和部位决定。一般来说，入路可分为硬膜基底型和非硬膜基底型肿瘤。在硬膜开放之前，通过微型多普勒探头和导航精确判断颈内动脉位置。在此阶段，用加抗生素的温生理盐水进行冲洗。

对于硬膜基底型肿瘤，如脑膜瘤，用双极电凝适度烧灼肿瘤的硬膜基底，以初步阻断肿瘤血供。然后，在肿瘤中心上方矩形切开硬膜，先沿垂体顶部在环窦（烧灼并切开）下方和肿瘤前缘水平切开，再侧向切开，最后去除硬膜基底。

对于非硬膜基底型病变（如颅咽管瘤），在两侧环窦的正中线直线切开硬膜，然后切开静脉窦并予以烧灼。在需要视神经管减压的情况下，可以用钩刀在视神经管的上部做一个额外的横向硬膜切口，以显露视神经和眼动脉的远端池内段和近端管内段。须注意应借助直接显像或显微多

普勒探头来确定眼动脉的走行。为了解除镰状韧带的内侧束缚，切口必须穿过镰状韧带。

（七）硬膜内阶段

许多硬膜内区域可通过本入路进行显露，具体情况视病变和手术目标而定。打开硬膜后，可见鞍上池前部的蛛网膜由前方的直回延伸至下方的鞍结节及鞍膈。打开蛛网膜后可显露视神经和视交叉、垂体柄、垂体上动脉及其分支（图 15-5）。辨认并保留供应视交叉腹侧的细小血管对于视力保存至关重要。漏斗支沿垂体柄向下走行，穿过鞍膈孔供应垂体前叶。

再往后，可见 Liliequist 膜间脑叶跨越鞍背至乳头体，前方为视交叉池，后方为脚间池；该膜向两侧延伸至动眼神经的内侧面。从垂体柄两侧进入脚间池后，可显露动眼神经、小脑下后动脉、小脑后动脉和基底动脉尖部，但操作空间往往非常狭小。

切开视交叉上部的蛛网膜，可以显露纵裂，以及大脑前动脉、前交通动脉和 Huebner 动脉（图 15-6），有时可见其他小的内侧豆纹动脉。

肿瘤切除的重点为始终保持重要结构的充分显露，情况允许时应遵循蛛网膜平面，并尽量减少对视路和穿支血管等结构的操作。采用神经剥离子和环形刮匙的进行钝性分离，肿瘤内部充分减压，并有意将高度粘连的肿瘤留至最后处理，该策略可显著减少并发症和保护神经功能。

（八）颅底重建

肿瘤切除后，用温盐水冲洗术腔并止血。鞍结节脑膜瘤或颅咽管瘤切除后，由于硬膜切除和蛛网膜开放，将出现 3 级高流量脑脊液漏[18]。以自体脂肪填充颅内死腔，注意勿对视器造成太大的占位影响。脂肪外放置一层胶原海绵，仅需超过骨缘 1~2mm，这样可保证鼻中隔瓣与周围骨质缺损的最大接触。理想情况下，骨窗下方可以放置骨性支撑物（或合成支撑物）。然后将鼻中隔瓣翻转到颅底骨质缺损处，小心确保黏膜瓣无多余或折叠。黏膜瓣应完全覆盖缺损，并尽可能超出其边缘，最大限度地接触缺损周边的骨质。

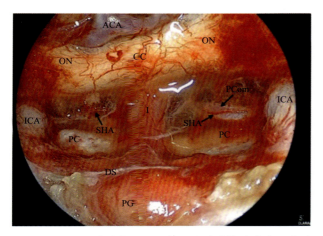

▲ 图 15-5 经鞍结节蝶骨平台入路鞍结节脑膜瘤切除后鞍上池的术中所见

垂体（PG）位于鞍膈（DS）下方，漏斗（I）穿过鞍膈孔。床突上段颈内动脉（ICA）位于外侧，垂体上动脉（SHA）位于内侧，供应视器和漏斗。在视交叉（OC）和视神经（ON）上方可见前交通动脉复合体（ACA）。后部可见一层蛛网膜，即 Liliequist 膜的间脑叶，从后床突（PC）延伸至乳头体。左侧后交通动脉（PCOM）位于该蛛网膜下方的脚间池内

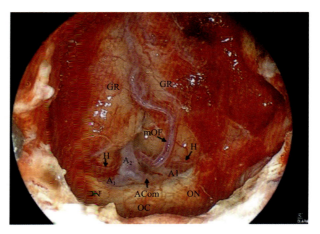

▲ 图 15-6 经鞍结节蝶骨平台入路的术中纵裂视图

视交叉（OC）和视神经（ON）位于双侧大脑前动脉 A1 段与前交通动脉（ACOM）连接处的后方。右侧 A2 段进入纵裂。Heubner 回返动脉出纵裂后行向外侧，眶额内侧支（medial orbitofrontal branch，MOF）沿直回（GR）前行

在黏膜瓣上另外放置脂肪，由外层胶原海绵和组织胶覆盖。最后，蝶窦用膨胀海绵或者尿管球囊支撑，5 天后取出。患者在此期间服用抗生素。根据我们的经验，腰大池引流并非确保有效重建所必需[18]。

（九）预防并发症

详细的手术计划、确切的解剖学知识和术中辅助手段的频繁使用是避免任何手术并发症的必要条件。术前通过影像学对视器、颈内动脉及其分支、垂体和垂体柄等与病变相关的重要结构进行评估，有助于在分离过程中对这些结构的保护。

鼻内围术期后遗症包括术后新发鼻窦炎、鼻内粘连、围术期鼻出血、嗅觉功能障碍。鼻内粘连可在术后门诊 2～3 次内镜清创，以确保鼻窦黏膜生理愈合。

有 7% 的内镜颅底手术病例报道术后有明显的鼻出血，并有死亡病例报道[19]。我们一直采用双侧挽救性黏膜瓣，保留黏膜而不结扎蝶腭动脉或其鼻后动脉分支，迄今为止，在 139 例患者中

未出现鼻后出血[15, 19]。

嗅觉缺失是因筛板和鼻中隔上部黏膜内的嗅觉纤维断裂所致。我们在所有不需要带蒂鼻中隔瓣的病例中采用双侧挽救性黏膜瓣技术，可保留鼻中隔嗅区和蝶腭动脉，且在需要时仍可获取较大的带蒂鼻中隔瓣[15, 19]。在我们的系列研究中，无患者出现嗅觉缺失，轻度嗅觉减退的发生率为 6.5%，嗅觉功能改善率为 45%。在留取了带蒂黏膜瓣的队列中，未出现新发嗅觉功能障碍[19]。

到达鞍底后，需要小心使用导航和多普勒探头，判定颈内动脉走行，最大限度地减少医源性损伤的风险。在这一区域，肿瘤粘连或包绕颈内动脉及其分支的情况并不少见。在血管包裹的情况下，应考虑经颅入路，如眶上开颅，作为一种更安全的血管控制替代方案。

如上述动脉出现损伤，应立即进行探查，找到出血部位，并尝试采用血管夹夹闭、肌肉组织、人工材料填塞或主干动脉闭塞等方式进行修复[20]。一旦出血暂时停止，应中止手术，将患者送至血管造影室进行动脉损伤和（或）假性动脉瘤形成的评估和治疗。我们单位已制订"颈动脉损伤预案"和高风险手术的标准预案。复合手术室里应设有其他设备来处理重大的动脉损伤，包

括必要的仪器、备用设备、介入治疗装置和交叉匹配的血液。手术前应通知神经介入小组。

热损伤，尤其是对视神经的热损伤，是钻孔过程中需要注意的一个问题。须大量冲水或在理想情况下，为钻头配备一个冲水鞘。如需行视神经管减压，应采用尽量光滑的器械，以尽量减少神经的进一步损伤。切开视神经管内视神经鞘时应注意辨认眼动脉的走行。

对于非垂体相关的病变，应避免出现新发的垂体功能减退或恶化。以鞍结节脑膜瘤为例，肿瘤常将垂体柄向后下方挤压，当抬起垂体上方的肿瘤时，可清晰辨认垂体柄。锐性解剖蛛网膜和避免对垂体和垂体柄的过度牵拉是保留正常垂体功能的关键。

周密的颅底重建计划可最大限度地减少脑脊液漏的风险。除非病变位于硬膜外，否则经鞍结节蝶骨平台入路将不可避免地导致 3 级高流量脑脊液漏 [18]。如上文所述，采用坚实、多层封闭的脑脊液漏修补方法，可使脑脊液漏发生率降至 2%。术后与麻醉团队密切沟通，对鼻咽、口腔分泌物的清理、使用止吐药，对避免拔管时呕吐、误吸和血压波动十分重要。术后应行 CT 检查以评估结构的完整性和术区有无出血等。

二、经筛板入路

内镜下经鼻经筛板入路是治疗中、颅前窝病变的有效方法。该入路的适应证包括嗅沟脑膜瘤、嗅神经母细胞瘤、侵袭性鼻窦恶性肿瘤、骨瘤、乳头状瘤、脑脊液漏和脑膜膨出 / 脑膨出。虽然骨切除范围视病理而定，可选用单侧或双侧入路，但大多数情况仅限于较小、中线病变部分较多的患者。尽管可以去除纸样板，且眶周的适度移位可显露眶正中矢状面，但对外侧的显露仍受眼眶的限制。该入路可显露颅前窝的整个矢状面，还可与经鞍结节 / 蝶骨平台入路结合，以获得最大的显露。

与其他经颅入路相比，经筛板入路的主要优势是避免了脑叶牵拉，对于嗅沟脑膜瘤或其他基底位于硬膜的肿瘤，可以早期实现肿瘤去血管化。然而，由于嗅觉黏膜的去除，必定会导致嗅觉丧失 [21]。我们中心不采用经筛板入路治疗嗅沟脑膜瘤，而是采用经典的眶上开颅，同样可以无牵拉地切除肿瘤，并可通过保留对侧嗅束来提高嗅觉的保留率。

行内镜下经鼻经筛板入路时，应仔细评估 MRI 和 CT，对手术通道实施战略性规划，以最大限度地减少组织损伤。例如，单侧入路可用于脑脊液漏、脑膜膨出 / 脑膨出或某些肿瘤，从而保留嗅觉（图 15-7 和图 15-8）。但在许多肿瘤病例中，必须采用双侧入路。了解中鼻甲与病变在颅底的相对位置，可将中鼻甲向外侧或内侧移位以获得所需的空间。应避免完全切除中鼻甲，因为中鼻甲具有调节吸入空气气流、加温空气和免疫功能。最后，对筛窦形态的整体理解是十分重要，特别是在规划更侧方的手术入路时。

（一）手术技术

与经鞍结节 / 蝶骨平板入路相似，该术式为双侧手术技术，在整个手术过程中，由神经外科医生和耳鼻咽喉科医生共同操作。

如上所述，单侧入路可用于局灶性病变，如脑脊液漏和脑膜膨出 / 脑膨出或单侧肿瘤。此类入路可以根据病变特定的位置进行调整，并可作为一种单鼻孔技术实施，对中鼻甲进行外侧或者内侧移位，并尽量减少其切除范围，以最小的组织损伤完成手术（图 15-8）。在本节的其余部分，我们将讲解大多数肿瘤病变所需的双侧入路。

（二）患者体位

患者的体位类似于经鞍结节 / 蝶骨平台入路，但颈部偏斜较多，通常为 20°～30°。

（三）鼻腔准备及入路

如果条件允许，留取一侧带蒂鼻中隔瓣，置于鼻咽部，直至需要重建时。在对侧获取挽救性黏膜瓣，如果需要，可以转换为带蒂鼻中隔瓣 [15]（图 15-3）。除非病变明显偏向一侧，否则通常需切除双侧中鼻甲（避免前颅底不可控制的骨折）。可行双侧上颌窦探查，以帮助识别纸样板，并行

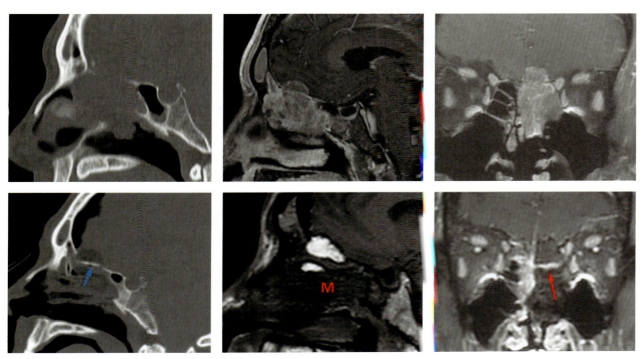

▲ 图 15-7 （上行）55 岁男性，嗅觉减退，MRI 显示左上鼻腔不均匀强化肿块，侵犯左颅前窝底和左眼眶内侧。矢状面 CT 可见左侧筛板骨质被侵蚀。经鼻活检证实为嗅神经母细胞瘤。由于肿瘤位于一侧，为了避免手术对嗅觉的影响，采用了左侧内镜下经鼻经筛板入路。（下行）肿瘤达到全切除。由于鼻中隔右侧黏膜缺损，采用"活板门"黏膜瓣（红箭）进行多层重建，将黏膜转向上方，覆盖前颅底左半部缺损，并用鼻腔填塞物加固。CT 显示脂肪填充颅内死腔，鼻中隔后部骨质移植于前颅底缺损处（蓝箭）。患者恢复良好，无并发症

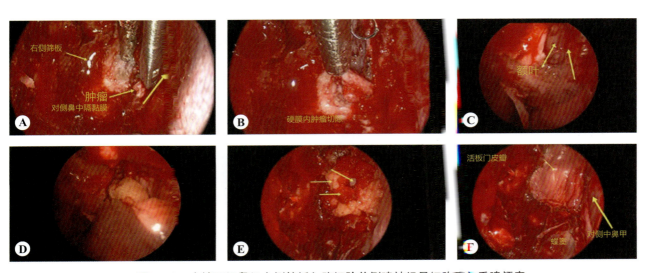

▲ 图 15-8 内镜下经鼻经右侧筛板入路切除单侧嗅神经母细胞瘤并重建颅底

A. 切除右侧中鼻甲，打开筛窦，显露同侧纸样板和筛孔。切除同侧鼻中隔黏膜，进行术中快速病理检测，以确保肿瘤切缘阴性。切除鼻中隔上部后，可显露对侧鼻中隔黏膜的骨膜面。B. 将肿瘤连同硬膜和硬膜外部分一起切除。可见右额叶基底部。C. 肿瘤完全切除后，肿瘤周边组织送术中快速病理检查，以确保阴性切缘。D. 行颅底重建，首先在硬膜下腔内放置腹部脂肪移植物，以消除所有死腔。E. 用凝胶海绵和鼻中隔骨质进行支撑。F. 切开对侧鼻中隔黏膜的下部，制备活板门皮瓣，并将黏膜转向上方以覆盖同侧筛板缺损。随后可见对侧中鼻甲并予以保留。使用组织胶并进行鼻腔填塞，以加固颅底重建

双侧筛窦完全切除。可切除鼻中隔上 1/3，以形成单个间隙。充分开放蝶窦以显露视神经、颈动脉、鞍结节和蝶骨平台。如果病变延伸至筛前动脉或筛板前缘，则必须行 DRAF Ⅲ 型额窦切开术。突出的额窦骨质需予以切除，以完全显露前颅底。

（四）骨质去除

在完全显露筛板和筛孔后，用金刚砂钻头将骨质仔细磨薄。筛前动脉和筛后动脉的骨性突起分别位于筛板的前后边缘水平，用磨钻小心磨除骨管顶壁。动脉予以电凝并切断，以避免发生眶内血肿，这一步可阻断某些肿瘤如嗅沟脑膜瘤的血供。然后，用磨钻磨除颅底骨质，磨除边界由所需显露的范围决定。如果需要切除鸡冠，则需将其从大脑镰上小心剥离。

（五）硬膜切开

硬膜切开方式取决于病变性质。以嗅沟脑膜瘤为例，可沿肿瘤硬膜"压迹"的轮廓进行电凝和切开。非硬膜基底型病变多以翻页状打开硬膜，硬膜切开的基底与中线平行。如需更多的前方显露，则应在大脑镰与颅前窝硬脑膜的连接处进行电凝并切开，注意不要切开上矢状窦。

（六）硬膜内阶段

如果病变基底不位于硬膜上，硬膜切开后可显露横跨直回纵裂两侧的蛛网膜。嗅束位于直回外侧，其前端的嗅球位于嗅沟内。术野外侧课件内侧眶额叶皮质，眶额内侧动脉（A$_2$ 段的近端分支）供应该区域。

理想的显露范围应包括病变的前、后及外侧缘。应尽早确定病变边缘，以避免无意中的脑实质损伤。肿瘤切除采用标准的显微外科技术，先行内部减压。具体使用的技术包括对质地软的肿瘤使用双吸引技术，再以分块方式锐性剥离和切除肿瘤或使用超声吸引器。须避免过度牵拉，否则可能会导致神经血管结构的损伤。微型多普勒探头和神经导航的使用可清晰辨认前交通复合体及其分支的走行。

对于嗅神经母细胞瘤，如有可能，切除目标始终为达到切缘阴性。充分的广泛显露和良好的硬膜内显露是实现这一目标的关键，并根据需要尽可能在近端切除受累的嗅神经。

（七）颅底重建

由于该入路会导致不可避免的 3 级脑脊液漏和大型颅底缺损，需要进行有效的颅底重建。与经鞍结节 / 蝶骨平台入路类似，重建采用多层闭合方式，包括用脂肪移植填充死腔，使用胶原蛋白海绵，自体骨或硬性支撑修补骨质缺损，带蒂鼻中隔瓣和组织胶封闭，最后直视下用双侧膨胀海绵支撑鞍底 [18]。对于单侧手术，可采用对侧鼻中隔"活板门"黏膜瓣，将对侧鼻中隔黏膜向上覆盖同侧缺损 [22]。患者术后使用抗生素，直至 5 天后移除鼻腔填塞。在我们的治疗过程中不使用腰大池引流。如果由于肿瘤侵犯而不能使用带蒂鼻中隔瓣，可以切取颅外周皮瓣，并通过一个小的皮肤切口引入鼻腔 [23]。其他选择包括不带蒂的自体组织，如阔筋膜或游离鼻甲黏膜。更多细节详见第 10 章。

（八）预防并发症

与任何内镜下经鼻入路一样，通过使用手术辅助手段如神经导航和微型多普勒探头，可在遇到重要结构之前对其进行预测 [17]。经筛板入路中遇到的主要血管结构是筛中央凹内的筛前动脉和筛后动脉，内侧额叶腹侧面的眶额内侧动脉，以及半球间裂内的前交通复合体。小心磨除筛动脉骨管，然后用剥离子去除骨质，将动脉电凝后离断。如果不小心损伤动脉，动脉可能会回缩至眼眶内，可引起急性眶内血肿。在采用此入路时，嗅觉缺失不可避免。对于某些单侧病变，对侧嗅觉黏膜可以保留。

对于脑脊液漏及颅底缺损的修复，应该尝试保存嗅觉，因其对生活质量的影响很大 [24, 25]。因此，我们采用眶上入路而非经筛板入路处理颅前窝前侧面的病变。对于可能侵犯颅前窝的鼻窦肿瘤，如嗅神经母细胞瘤，通常术前已经丧失嗅觉，经筛板入路为最佳入路。

在许多情况下，需行双侧经筛板入路，并广泛显露筛板和双侧筛窦。该入路通常需要切除中鼻甲，但可能导致空鼻综合征或无法解释的鼻塞[26]。虽然一般认为这些症状在切除下鼻甲的手术中更为常见，但仍应谨慎，以避免过度切除鼻内组织并保留功能。部分学者主张中鼻甲部分切除术，尝试保留中鼻甲术后的部分功能[27]。

的鞍上和鞍上病变，内镜下经鼻入路为首选和最佳入路。对于扩展至颅前窝的鼻窦病变，如嗅神经母细胞瘤，该入路也是首选入路。经鼻入路还可用于某些嗅沟脑膜瘤，但通常以嗅觉缺失为代价。与采用该入路时，如果能遵循以下原则：①最大限度地安全切除肿瘤；②黏膜保护和有限的鼻甲切除；③严格的并发症避免方案，包括多普勒探头定位颈内动脉和其他主要颅内血管、垂体和垂体柄的保护、分级修补颅底缺损和脑脊液漏等，通常都能达到满意的术后效果，同时也可以获得较高的功能保留率。

三、总结

对于 95% 以上的垂体腺瘤和 Rathke 囊肿、大多数颅咽管瘤、鞍结节脑膜瘤，以及其他少见

参考文献

[1] Cavallo LM, Somma T, Solari D, Iannuzzo G, Frio F, Baiano C, et al. Endoscopic endonasal transsphenoidal surgery: history and evolution. World Neurosurg. 2019;127:686-94.

[2] Dehdashti AR, Ganna A, Witterick I, Gentili F. Expanded endoscopic endonasal approach for anterior cranial base and suprasellar lesions: indications and limitations. Neurosurgery. 2009;64(4):677-87; discussion 87-9.

[3] Elhadi AM, Hardesty DA, Zaidi HA, Kalani MY, Nakaji P, White WL, et al. Evaluation of surgical freedom for microscopic and endoscopic transsphenoidal approaches to the sella. Neurosurgery. 2015;11(Suppl 2):69-78; discussion -9.

[4] Kassam A, Snyderman CH, Mintz A, Gardner P, Carrau RL. Expanded endonasal approach: the rostrocaudal axis. Part I. Crista galli to the sella turcica. Neurosurg Focus. 2005;19(1):E3.

[5] Lobo B, Heng A, Barkhoudarian G, Griffiths CF, Kelly DF. The expanding role of the endonasal endoscopic approach in pituitary and skull base surgery: a 2014 perspective. Surg Neurol Int. 2015;6:82.

[6] Louis RG, Eisenberg A, Barkhoudarian G, Griffiths C, Kelly DF. Evolution of minimally invasive approaches to the sella and parasellar region. Int Arch Otorhinolaryngol. 2014;18(Suppl 2):S136-48.

[7] McLaughlin N, Eisenberg AA, Cohan P, Chaloner CB, Kelly DF. Value of endoscopy for maximizing tumor removal in endonasal transsphenoidal pituitary adenoma surgery. J Neurosurg. 2013;118(3):613-20.

[8] Wang EW, Zanation AM, Gardner PA, Schwartz TH, Eloy JA, Adappa ND, et al. ICAR: endoscopic skull-base surgery. Int Forum Allergy Rhinol. 2019;9(S3):S145-365.

[9] Ansari SF, Eisenberg A, Rodriguez A, Barkhoudarian G, Kelly DF. The supraorbital eyebrow craniotomy for intra- and extra-axial brain tumors: a single-center series and technique modification. Oper Neurosurg (Hagerstown). 2020;19(6):667-77.

[10] Fatemi N, Dusick JR, de Paiva Neto MA, Malkasian D, Kelly DF. Endonasal versus supraorbital keyhole removal of craniopharyngiomas and tuberculum sellae meningiomas. Neurosurgery. 2009;64(5 Suppl 2):269-84; discussion 84-6.

[11] de Divitiis E. Endoscopic endonasal transsphenoidal surgery: from the pituitary fossa to the midline cranial base. World Neurosurg. 2013;80(5):e45-51.

[12] Sakata K, Takeshige N, Nagata Y, Yoshitake H, Komaki S, Miyagi N, et al. Endoscopic endonasal removal of primary/recurrent meningiomas in the medial optic canal: surgical technique and long-term visual outcome. Oper Neurosurg (Hagerstown). 2019;17(5):470-80.

[13] Di Somma A, Torales J, Cavallo LM, Pineda J, Solari D, Gerardi RM, et al. Defining the lateral limits of the endoscopic endonasal transtuberculum transplanum approach: anatomical study with pertinent quantitative analysis. J Neurosurg. 2018;130(3):848-60.

[14] Abhinav K, Acosta Y, Wang WH, Bonilla LR, Koutourousiou M, Wang E, et al. Endoscopic endonasal approach to the optic canal: anatomic considerations and surgical relevance. Neurosurgery. 2015;11(Suppl 3):431-45; discussion 45-6.

[15] Rivera-Serrano CM, Snyderman CH, Gardner P, Prevedello D, Wheless S, Kassam AB, et al. Nasoseptal "rescue" flap: a novel modification of the nasoseptal flap technique for pituitary surgery. Laryngoscope. 2011;121(5):990-3.

[16] Goljo E, Ltodge E, Stepan K, Gregory JK, Iloreta AM, Govindaraj S, et al. Reconstruction of a skull base defect after endoscopic endonasal resection of a pituitary adenoma: sphenoid mucosal flaps. Am J Otolaryngol. 2018;39(2):253-6.

[17] Dusick JR, Esposito F, Malkasian D, Kelly DF. Avoidance of carotid artery injuries in transsphenoidal surgery with the Doppler probe and micro-hook blades. Neurosurgery. 2007;60(4 Suppl 2):322-8; discussion 8-9.

[18] Conger A, Zhao F, Wang X, Eisenberg A, Griffiths C, Esposito F, et al. Evolution of the graded repair of CSF leaks and skull base defects in endonasal endoscopic tumor surgery: trends in repair failure and meningitis rates in 509 patients. J Neurosurg. 2018;130(3):861-75.

[19] Griffiths CF, Cutler AR, Duong HT, Bardo G, Karimi K, Barkhoudarian G, et al. Avoidance of postoperative epistaxis and anosmia in endonasal endoscopic skull base surgery: a technical note. Acta Neurochir. 2014;156(7):1393-401.

[20] AlQahtani A, London NR Jr, Castelnuovo P, Locatelli D, Stamm A, Cohen-Gadol AA, et al. Assessment of factors associated with internal carotid injury in expanded endoscopic endonasal skull base surgery. JAMA Otolaryngol Head Neck Surg. 2020;146(4):364-72.

[21] Shetty SR, Ruiz-Trevino AS, Omay SB, Almeida JP, Liang B, Chen YN, et al. Limitations of the endonasal endoscopic approach in treating olfactory groove meningiomas. A systematic review. Acta Neurochir (Wien). 2017;159(10):1875-85.

[22] Griffiths C, Lobo B, Barkhoudarian G, Karimi K, Kelly D. Contralateral septal "trap door" flap for unilateral anterior skull base reconstruction. J Neurol Surg. 2016;77(S 01):P098.

[23] Zanation AM, Snyderman CH, Carrau RL, Kassam AB, Gardner PA, Prevedello DM. Minimally invasive endoscopic pericranial flap: a new method for endonasal skull base reconstruction. Laryngoscope. 2009;119(1):13-8.

[24] Hummel T, Nordin S. Olfactory disorders and their consequences for quality of life. Acta Otolaryngol. 2005;125(2):116-21.

[25] Rotenberg BW, Saunders S, Duggal N. Olfactory outcomes after endoscopic transsphenoidal pituitary surgery. Laryngoscope. 2011;121(8):1611-3.

[26] Talmadge J, Nayak JV, Yao W, Citardi MJ. Management of postsurgical empty nose syndrome. Facial Plast Surg Clin North Am. 2019;27(4):465-75.

[27] Greenfield JP, Anand VK, Kacker A, Seibert MJ, Singh A, Brown SM, et al. Endoscopic endonasal transethmoidal transcribriform transfovea ethmoidalis approach to the anterior cranial fossa and skull base. Neurosurgery. 2010;66(5):883-92; discussion 92.

第 16 章　颅前窝：眉弓锁孔入路 ❶

Anterior Fossa: Eyebrow Keyhole Approach

Sascha Marx　Henry W. S. Schroeder　著

刘 忆 译

随着手术技术的不断提高和对手术解剖的深入了解，直接而微创的入路使得各种病变的手术治疗更加便利[1-7]。锁孔入路的颅骨切开范围虽然更小，但并未降低对病变的显露程度。锁孔的概念在眶上入路中得到了很好的体现。眶上入路由 Axel Perneczky 及其同事倡导，可以代替大型入路如前外侧或翼点入路，治疗前颅底的各种病变[8-10]。观察角度的限制可以通过内镜辅助显微外科手术来弥补[9,11]。

一、适应证 / 病例选择

前颅底的所有区域都可以通过经眉弓入路到达，即使病变位于对侧。该入路广泛用于颅底肿瘤，如嗅沟、蝶骨平台、鞍结节、蝶骨嵴内侧脑膜瘤、颅咽管瘤、垂体腺瘤、大脑前动脉复合体、大脑中动脉、基底动脉尖端动脉瘤等。眶上入路并非一成不变，术前的病例选择至关重要。决策过程中的关键因素为肿瘤大小、位置、类型和颅底解剖[12]。对于较小的肿瘤（＜4cm），我们通常倾向于眉弓入路，除非鼻内或鼻旁窦有较多受累或肿瘤巨大且接近颞上线。对于较大的肿瘤，我们采用标准的额外侧入路，在发际

线后做弧形的皮肤切口。这种开颅术比眶上入路略高，且易于显露前颅底和肿瘤。同时，采用额颞入路可获得足够的骨膜来重建大型颅底缺损。

二、患者的术前评估

前颅底病变的最佳入路选择涉及多个因素，需对每个病例的病史和临床检查进行充分评估。如果颈椎活动度明显降低（如强直性脊柱炎患者），禁忌采用眶上入路，因为正确的头位是获得最佳手术效果的必要条件。还应进行视力和嗅觉功能评估。对患者来说，术后美观问题变得越来越重要。许多患者通过媒体和互联网了解情况，并要求最好采用小切口和锁孔入路。然而，是否选择锁孔入路始终应由术者来决定。秃头、浓眉的男性是眉弓切口的理想人选。相反，如果一个阿拉伯女生头戴面纱，眼睛区域可能是身体在公共场所唯一可见的部分，此时应该非常谨慎地采取眉弓切口进行手术。然而，在我们的实践中，为避免秃发，同时也出于经眉弓手术切口较小的原因，大多数女性会选择眉弓切口。

仔细评估磁共振成像（MRI）或计算机断层

---

❶ 第 16 章配有视频，请登录网址 https://doi.org/10.1007/978-3-030-99321-4_16 观看

扫描（CT）对于最佳入路的选择非常关键。我们通常在3个平面进行 T_1、T_2 和 T_1 加权增强成像扫描。肿瘤的血供通常可以通过强化程度来估计。瘤周水肿是肿瘤侵犯脑组织的征兆。此外，MRI还可以评估肿瘤向鼻腔、鼻窦的扩展程度，并确认与肿瘤相关的大脑前动脉复合体的位置。CT主要用于MRI检查存在禁忌的情况下（如置入心脏起搏器），也可用于术后第二天，以排除颅内是否有出血或其他异常情况。

三、患者体位和手术间设置

正确的体位对于眶上入路至关重要（图16-1）。患者取仰卧位，身体抬高 $10°\sim15°$，以降低颅内压。头部固定于头架中，颈部稍过伸。这样，额叶在重力作用下自然下垂，术中可减少额叶的牵拉。围术期不使用腰大池引流。头部旋转的程度取决于目标区域。对于对称性中线肿瘤，我们通常使用右侧入路。病灶越靠前，头部扭转的程度越大。对于嗅沟内的病变，我们通常采用 $45°$ 旋转；对于鞍旁和鞍上病变，我们通常采用 $30°$ 旋转。无论采用内镜还是显微镜，患者常规消毒后铺巾。显微镜置于术者身后，以便于需要使用内镜时能方便的将显微镜撤出。显示屏置于术者前面，以便于符合人体工程学的操作。通常，需要用内镜探查时可以单手操作，但当需要

分离和切除肿瘤时，可以将内镜固定在机械臂上（图16-2）。

四、眶上入路（视频16-1）

"眶上入路"一词描述的是开颅部位，但实际上可采用不同的皮肤切口，如在眉毛，眼睑或发际线后面的切口[13, 14]。对于眶上开颅，我们喜欢采用眉弓切口；而对于传统的额外侧和翼点开颅，我们则喜欢采用发际线后切口[15, 16]。眼睑皮肤切口的优点是看不见瘢痕，但根据我们的经验，经过眉弓的切口也可达到同样的效果。眼睑皮肤切开后可出现上睑下垂，复视，眼眶损伤和视力下降等[17]。如果需要做眼眶截骨手术，采用经眼睑切开被认为更有优势[18]。

为了避免额神经眶上支损伤，眉部皮肤切口应从眶上切迹向外侧延伸（皮肤切口4cm）。连续切开眼眶周围肌肉和覆盖于骨膜上的脂肪组织。须向上牵拉皮肤使之远离眼眶。通过颞肌筋膜附着点确定颞上线。接下来，以眼眶为基底环形切开骨膜瓣并将其翻起。将颞肌筋膜和颞肌从颞线和邻近颅骨上剥离，并用拉钩横向拉开。拉钩的张力不宜过高，以免面神经额颞支断裂。在颞线后方钻孔，骨孔最佳位置为额底正上方。如果钻孔太靠前，就会进入眼眶。用铣刀沿骨孔形成 $2.5cm \times 2cm$ 的骨瓣，骨瓣尽量靠近颅底，但

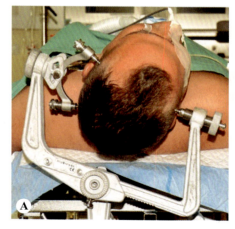
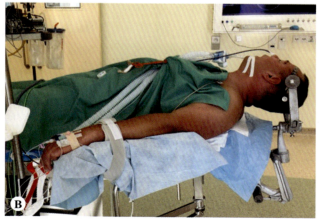

▲ 图 16-1　患者体位摆放

A. 头钉固定头部，旋转至对侧，颈部过伸（颧骨最高点）；B. 仰卧位，身体抬高 15°

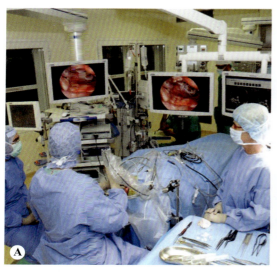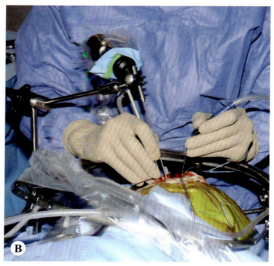

▲ 图 16-2 术中布局
A. 为镜辅助显微手术的手术间布局；B. 内镜下双手操作以机械臂内镜解剖

尽可能避开额窦。骨窗高度为 2cm，如果骨窗太小，显微镜下的颅底显露可能会受限，同时骨窗边缘还会干扰双手分离操作，正如其他学者所报道的[19]。在某些情况下，可以通过磨除眶外侧缘来增加操作空间[13]，但在我们的经验中很少使用。然后，掀开骨瓣并从额底剥离硬膜。将骨窗内板和眶顶骨质突起磨除，以提供更大的操作空间。最后，以眼眶为基底弧形切开硬膜（图 16-3 和图 16-4）。

在颅内病变切除和颅底重建之后，连续缝合硬膜。在硬膜切口的缝线上可放置 Tachosil® 以实现水密闭合，这在开颅后额窦开放的情况下尤其有用，可以避免脑脊液鼻漏。在开颅缺损处放置吸收性明胶海绵，用颅骨固定装置固定骨瓣。骨瓣应与骨窗上缘紧密贴合。骨瓣下部骨质缺损及骨孔应用骨水泥填充，以避免瘢痕形成后出现明显的皮肤凹陷。按骨膜、肌肉、皮下组织和皮肤（图 16-4）的顺序逐层缝合伤口。为达到最佳美容效果，应使用不可吸收缝线进行皮肤缝合（图 16-5）。

五、术后护理

患者术后于重症监护病房观察一晚，术后第一天行 CT 以排除并发症。如有必要，可以冰块冰敷双眼以减轻肿胀。与扩大的鼻内入路相比，眶上手术的明显优势在于不需要进一步的特殊术后护理。术后 3 个月行增强 MRI 以评估肿瘤切除程度。

六、防治并发症

眶上眉弓入路具有较低的并发症发生率。在一项最大宗病例系列报道中，脑脊液漏发生率为 2.6%，与隐匿性额窦开放有关[10]。因此，务必对颅底缺损进行封闭。然而，由于美容方面的原因，在眶上入路中不建议从开颅侧剥离自体骨膜。由于颅底缺损通常较小，我们采用胶原蛋白海绵或 Tachosil® 进行覆盖。但如果缺损较大，我们则毫不犹豫地采集其他自体组织，如阔筋膜。据报道，伤口愈合不良的发生率 1%[10]，在我们的眶上入路手术经验中，该并发症很少见。

在上述最大宗病例报道中，7.5% 的患者出现额神经眶上支受累，从而导致所支配的头皮感觉减退[10]。令人感到奇怪的是，反对眉弓入路的学者们经常强调这一并发症，而对发际线后皮肤切口中下颌神经耳颞支损伤却避而不谈。在关于经眉弓切口眶上入路的早期文献中，眶上神经损伤

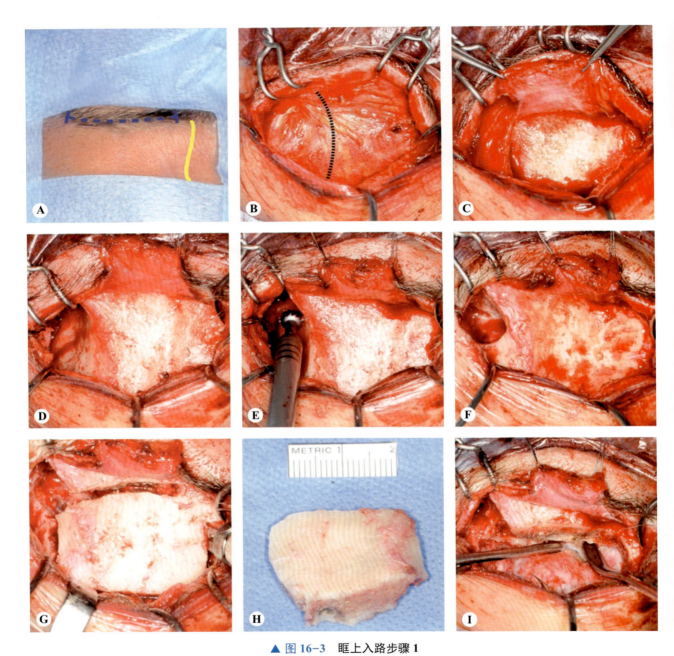

▲ 图 16-3 眶上入路步骤 1

A. 眉毛内标记皮肤切口（蓝点线）（黄线表示眶上神经）；B. 切开皮肤和肌肉后显露骨膜，标记颞线（点线）；C. 以眼眶为基底牵开皮瓣；D. 牵开从颞线和邻近颅骨上已剥离的颞肌及其筋膜；E. 在颞线后面钻一个小洞；F. 钻孔的位置正好在额底上方；G. 铣刀开颅；H. 骨瓣大小；I. 分离硬膜与颅底

后可进行连续端 – 端吻合[20]。根据我们的经验，如上文所述，术前合理的皮肤切口设计通常可保留神经。然而，在极少数情况下，眶上神经可走行异常，必须切断神经才能进入开颅部位。

在上述最大宗病例报道中，面神经额颞支受损率为 5.5%[10]。在我们自己的实践中，这种情况只发生过一次。发生神经断裂的原因与拉钩牵拉力量太大有关，大多数在几个月内恢复。然而，根据我们的经验，所支配区域的皮肤麻痹通常是永久性的。因此，解决该并发症的关键点在于拉钩的适度牵拉。记住这一点，基本上可以避免神经损伤。

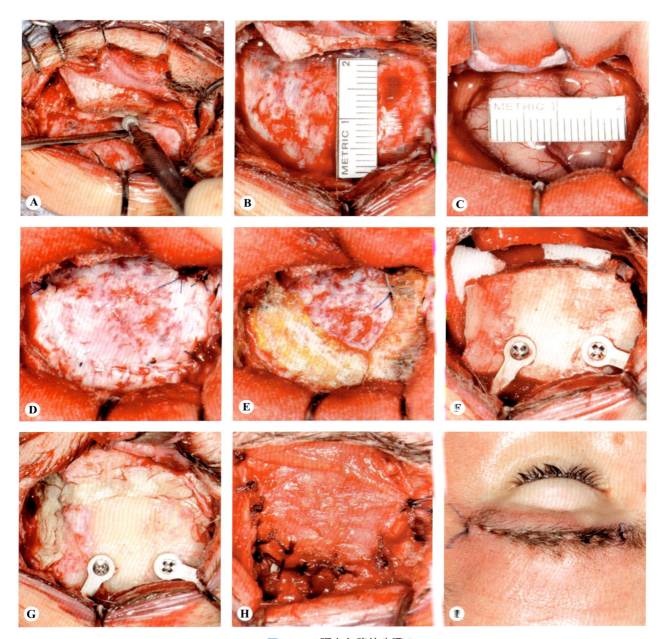

▲ 图 16-4 眶上入路的步骤 2

A. 磨除骨窗内板和眶顶骨性突凸　B. 骨瓣高度；C. 以颅底为基底切开硬膜；D. 硬膜水密缝合；E. 缝线用 Tachosil® 封闭；F. 微型钛条固定骨瓣；G. 用骨水泥填塞骨孔及骨瓣缺损；H. 缝合骨膜；I. 皮内皮肤缝合

七、总结

　　眶上眉弓入路是一种锁孔显露，可以取代大型开颅手术，而不减少手术目标的显露范围。该入路广泛用于颅底肿瘤，如嗅沟、蝶骨平台、鞍结节、蝶骨嵴内侧脑膜瘤、颅咽管瘤、垂体腺瘤、大脑前动脉复合体、大脑中动脉、基底动脉尖端动脉瘤等。在显微外科手术过程中，可以通过内镜辅助来弥补视角的限制。眶上入路并非一成不变，术前的病例选择至关重要。

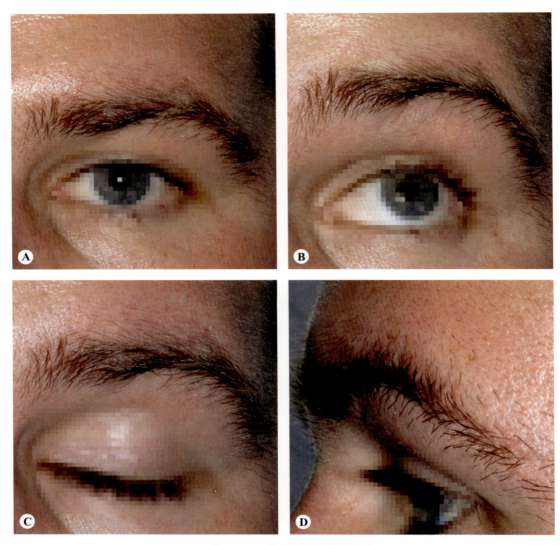

▲ 图 16-5　术后 3 个月美容效果
A 至 D. 眉毛运动对称，几乎看不到皮肤切口

参考文献

[1] Fatemi N, et al. Endonasal versus supraorbital keyhole removal of craniopharyngiomas and tuberculum sellae meningiomas. Neurosurgery. 2009;64(5 Suppl 2):269-84. discussion 284-6.

[2] Fischer G, et al. The keyhole concept in aneurysm surgery: results of the past 20 years. Neurosurgery. 2011;68(1 Suppl Operative):45-51; discussion 51.

[3] Gardner PA, et al. Endoscopic endonasal resection of anterior cranial base meningiomas. Neurosurgery. 2008;63(1):36-52; discussion 52-4.

[4] Khan DZ, et al. The endoscope-assisted supraorbital "keyhole" approach for anterior skull base meningiomas: an

updated meta-analysis. Acta Neurochir. 2021;163(3):661-76.

[5] Linsler S, et al. Endoscopic assisted supraorbital keyhole approach or endoscopic endonasal approach in cases of tuberculum sellae meningioma: which surgical route should be favored? World Neurosurg. 2017;104:601-11.

[6] Marx S, Clemens S, Schroeder HWS. The value of endoscope assistance during transcranial surgery for tuberculum sellae meningiomas. J Neurosurg. 2018;128(1):32-9.

[7] Schroeder HW, Hickmann AK, Baldauf J. Endoscope-assisted microsurgical resection of skull base meningiomas. Neurosurg Rev. 2011;34(4):441-55.

[8] Fries G, Perneczky A. Endoscope-assisted brain surgery: part

2-analysis of 380 procedures. Neurosurgery. 1998;42(2):226-31; discussion 231-2.

[9] Perneczky A, Fries G. Endoscope-assisted brain surgery: part 1-evolution, basic concept, and current technique. Neurosurgery. 1998;42(2):219-24; discussion 224-5.

[10] Reisch R, Perneczky A. Ten-year experience with the supraorbital subfrontal approach through an eyebrow skin incision. Neurosurgery. 2005;57(4 Suppl):242-55; discussion 242-55.

[11] Schroeder HW, Oertel J, Gaab MR. Endoscope-assisted microsurgical resection of epidermoid tumors of the cerebellopontine angle. J Neurosurg. 2004;101(2):227-32.

[12] Martinez-Perez R, et al. Comparative anatomical analysis between the minipterional and supraorbital approaches. J Neurosurg. 2020;134(3):1276-84.

[13] Schwartz TH. An eyebrow for an eyebrow and a nose for a nose. World Neurosurg. 2014;82(1-2):e97-9.

[14] Wilson DA, et al. The supraorbital endoscopic approach for tumors. World Neurosurg. 2014;82(6 Suppl):S72-80.

[15] Marek S, Schroeder HWS. Olfactory groove meningiomas: keyhole craniotomy. In: Endoscopic and keyhole cranial base surgery; 2019.

[16] Schroeder HW. Supraorbital approach. In: Cappabianca P, Cavallo LM, de Divitiis O, Esposito F, editors. Midline skull base surgery. Springer; 2016.

[17] Kong V, et al. Superior eyelid crease approach for transorbital neuroendoscopic surgery of the anterior cranial fossa. J Craniofac Surg. 2013 24(5):1616-21.

[18] Raza SM, et al. The supraorbital craniotomy for access to the skull base and intraaxial lesions: a technique in evolution. Minim Invasive Neurosurg. 2010;53(1):1-8.

[19] Igressa A, et al. Endoscope-assisted keyhole surgery via an eyebrow incision for removal of large meningiomas of the anterior and middle cranial fossa. Clin Neurol Neurosurg. 2015;129:27-33.

[20] Jho HD. Orbital roof craniotomy via an eyebrow incision: a simplified anterior skull base approach. Minim Invasive Neurosurg. 1997;40(3):91-7.

第 17 章　脑膜瘤 [❶]

Meningioma

Timothy H. Ung　Rafael Martinez-Perez　A. Samy Youssef　著
刘　忆　译

一、前中线脑膜瘤

前中线颅底脑膜瘤有 3 种类型，包括嗅沟脑膜瘤、蝶骨平台脑膜瘤和鞍结节脑膜瘤（图 17-1）。一般来说，除了鞍结节脑膜瘤可以早期出现视力丧失外，其他肿瘤往往无症状，直到较大体积才引起认知功能障碍。虽然嗅觉丧失在大型嗅沟脑膜瘤中很常见，但很少成为临床表现，往往被大多数患者忽视。前中线颅底脑膜瘤需进行细致的手术规划，关注嗅觉功能和邻近神经血管结构的保留。术前对嗅觉、优势偏侧，以及肿瘤的大小和位置进行全面评估，有助于外科医生做出更好的治疗决策。嗅觉功能的改善可以通过开颅或内镜入路完全切除肿瘤来实现[1-6]。

嗅觉上皮位于鼻腔的上部，沿筛板分布。嗅觉通路与边缘系统高度相联，而嗅觉功能对生存至关重要。嗅觉使得个体可以感知环境危害，以及与其他人互动。嗅觉还可提高我们品尝食物的能力，并与我们的人类特征、防御机制和个性的发展密切相关。最近的研究揭示了人类嗅觉的偏侧化，在右利手个体中，右侧鼻孔及右侧大脑半球对愉悦气味的嗅觉处理具有优势[7, 8]。不幸的是，颅前窝入路使嗅觉通路处于危险之中，尤其是在采用传统的双侧开颅术和双侧颅前窝经筛板入路切除嗅沟脑膜瘤等病变时[1, 3, 6, 9-13]。

前中线颅底脑膜瘤（图 17-2）在解剖学上与嗅路密切相关。肿瘤的生长可引起嗅神经受压，并可导致双侧嗅觉丧失。嗅觉通路的损害也可继发于手术切除过程中的牵拉和剥离损伤。在切除巨大嗅沟脑膜瘤时，该风险显著增加，因为此时嗅束和（或）嗅球难以辨认和保留。还有一些文献报道提示内镜手术与嗅觉丧失相关[6]。

二、嗅觉功能评估

我们采用了宾夕法尼亚大学嗅觉识别测试（UPSIT）对嗅觉功能进行客观评估。选用 UPSIT 的原因在于其简单的操作和客观的评分系统。简而言之，UPSIT 测试由 40 个嗅觉相关问题组成，分为 4 个部分。所有问题为选择题形式，每个题中有 4 个答案选项。在 40 个问题（20 个熟悉的和 20 个不熟悉的气味）中的每个项目中，由患者选择一个答案，并根据其提供的答案进行评分。总分为 40 分，低于 10 分被视为"猜测"或无嗅觉[10]。

[❶] 第 17 章配有视频，请登录网址 https://doi.org/10.1007/978-3-030-99321-4_17 观看

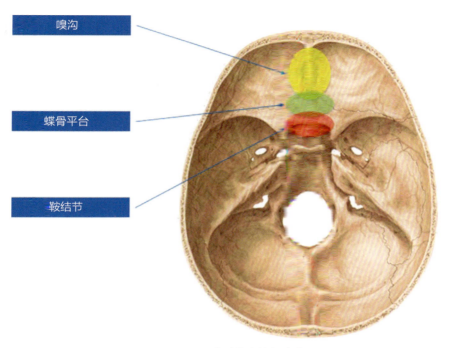

嗅沟

蝶骨平台

鞍结节

▲ 图 17-1　不同类型前中线颅底脑膜瘤

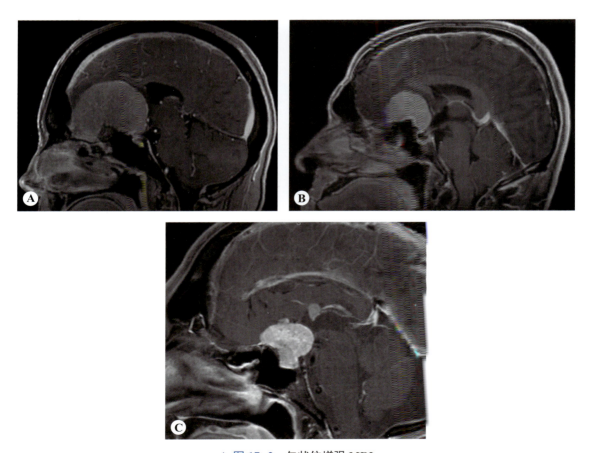

▲ 图 17-2　矢状位增强 MRI

A. 嗅沟脑膜瘤；B. 蝶骨平台脑膜瘤；C. 鞍结节脑膜瘤

三、手术流程

理想的手术入路应在手术显露时能最大限度地保留组织，保留额窦和静脉结构，最小限度的牵拉脑组织和早期识别神经血管结构，即嗅路、视神经和大脑前动脉。根据嗅觉功能和肿瘤大小选择合适入路，可以改善嗅觉功能预后，手术流程如图 17-3 所示。

按照 Mohr 分类，肿瘤大小以肿瘤最大前后径表示 [14]。

- 小病灶（＜2cm）。

嗅觉完整：单侧眉弓锁孔入路或单侧鼻内镜经筛板入路治疗单侧肿瘤。

嗅觉丧失：经鼻内镜入路。

- 中等大小的病灶（2～4cm）。

完整嗅觉：单侧额眶入路伴或不伴内镜辅助。

嗅觉丧失：经鼻内镜入路或单侧额眶入路。

- 大至巨大的病灶（＞4cm）。

单侧个体化额眶入路，无论嗅觉功能如何 [2]。

在嗅觉完整的患者中，许多手术入路都聚焦于鼻腔到嗅皮质的嗅觉器官的解剖学保护上。以单侧起源的小型嗅沟脑膜瘤为例，可采用单侧鼻内镜下经筛板入路来保留对侧嗅觉功能。即使是巨大肿瘤，经颅入路仍需在蛛网膜外剥离并保存嗅球和嗅束。我们相信，这样可以更好地保留神经血管，并有助于获得更好的嗅觉功能结果。对于巨大肿瘤，应选择个体化单侧额眶入路 [2]，而非双侧入路，尝试至少保留对侧嗅神经。正如以前所报道的，单侧入路具有更高的嗅觉功能保留率 [11]。

（一）手术入路

1. 内镜下经鼻入路 如第 15 章所述，采用

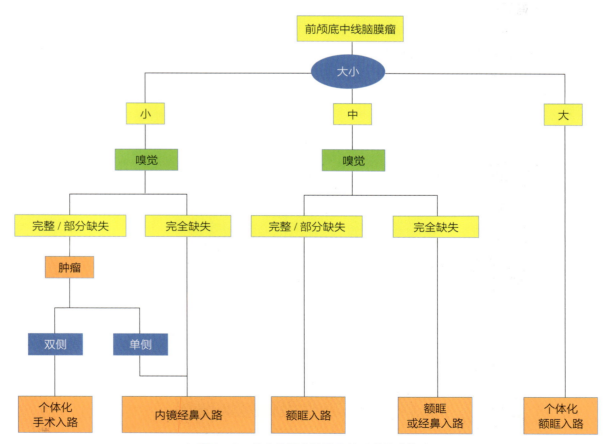

▲ 图 17-3 前中线颅底脑膜瘤的手术治疗策略

内镜下经鼻经筛板入路。对于罕见的单侧筛板起源的小嗅沟脑膜瘤（图 17-4），我们采用单侧内镜经筛板入路，同时将鼻中隔移位，以保留对侧嗅觉功能[15]（图 17-5）。鼻中隔移位技术以前曾被报道有助于实现极端的对侧显露[12, 13]，但在此入路中，鼻中隔移位是为了使用双人四手技术，同时保留对侧鼻中隔黏膜。采用对侧半弧形切口切开鼻中隔黏膜，小心分离嗅上皮，包括筛骨垂直板和嗅沟的上皮，从而可保留嗅觉的传入神经纤维。切除鼻中隔软骨和犁骨的中上部，以形成达到筛板的双鼻孔通道。剪除同侧中鼻甲，开放筛窦气房，以扩大操作空间。

随后，用高速磨钻磨除同侧筛板，用有角度的磨钻修剪筛板内侧边缘，避免对对侧嗅球 / 嗅束造成损伤。电凝筛前动脉和脑膜瘤的硬膜基底，以阻断肿瘤血供。打开硬膜，进行瘤内减压，从同侧的眶额叶皮质小心剥离肿瘤包膜，之后在内侧切除鸡冠基底，分离大脑镰附着部位，逐步显露肿瘤的中线部分，并进行类似的瘤内减压。切开对侧的硬膜基底，以显露嗅束和额眶动脉。在嗅神经蛛网膜平面外分离对侧的肿瘤包膜，使其从眶额叶皮质分离，从而保留嗅神经的微循环供应（图 17-5）。这样可以在对侧嗅神经

解剖保留的情况下实现肿瘤全切除。最后，用人工硬膜和带蒂鼻中隔瓣分层进行颅底重建（见第 10 章）。

2. 开颅入路（视频 17-1） 对于巨大肿瘤，术前可通过经眶或经鼻入路结扎双侧筛动脉以阻断肿瘤血供。如第 14 章所述，根据肿瘤的大小在立体定向导航下实施个体化额眶入路（图 17-6）。关键步骤在于用神经导航确定骨窗后缘，使其与肿瘤后缘一致。找到同侧嗅束并将其从肿瘤包膜上锐性分离（图 17-7）。根据肿瘤的大小，肿瘤切除可以分为以下步骤（图 17-8）。

第一步：通过手术入路形成的解剖通道切除同侧肿瘤。

第二步：显露同侧大脑前动脉。进行瘤内减压，直到瘤壁足够菲薄，可以从周围的神经血管结构中剥离。将肿瘤后壁前移，通过外侧通道显露同侧大脑前动脉。这一步确立了手术的一个重要目标，即其额极动脉、眶额动脉和穿支的显露和保护。

第三步：通过切除同侧部分的肿瘤和分离大脑镰来建立后方通道。对侧肿瘤囊内部分切除，变薄的肿瘤包膜塌陷后可显露对侧大脑前动脉和嗅束。对侧嗅束通常被肿瘤向上或外侧推挤移

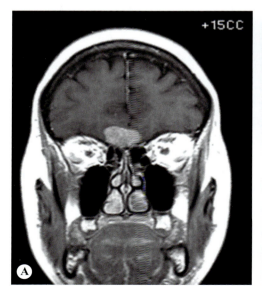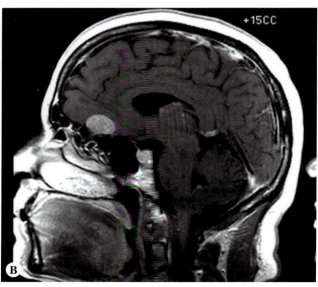

▲ 图 17-4 增强 MRI 显示右侧起源的嗅沟脑膜瘤

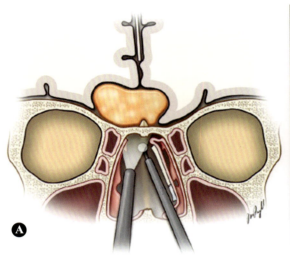

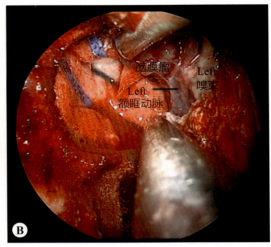

▲ 图 17-5　A. 鼻中隔移位后右侧经鼻经筛板入路的示意；B. 术中左侧嗅束内镜下观察。右侧眶额叶皮质被棉片覆盖

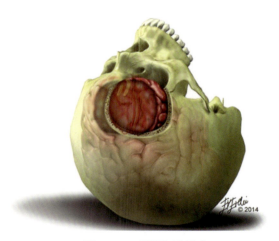

▲ 图 17-6　额眶入路示意

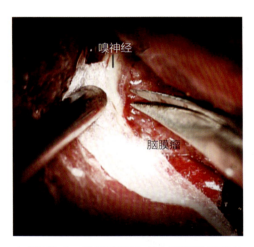

▲ 图 17-7　脑膜瘤切除术中保留蛛网膜的右侧嗅束直接显微镜下观察

位，可用这种方法予以保留。

　　第四步：肿瘤基底可从筛板延伸至视神经管。通过肿瘤切除后产生的空间来去除硬膜基底和下方的增生骨质，然后在保存完好的蛛网膜平面上从视神经和床突上段颈内动脉上剥离肿瘤（视频 17-1）。

　　对于扩展至鼻窦的肿瘤，可采用同样的经颅入路切除，并用带血管蒂的颅周皮瓣进行重建，也可以采用二期经鼻内镜入路，以减少脑脊液漏的发生率。内镜下用带蒂黏膜瓣进行颅底重建具

有微创的优势，可降低脑脊液漏发生率（见第10章）。

（二）蝶骨平台脑膜瘤

　　1. 内镜下经鼻入路　如第 15 章所述，采用经鼻经蝶骨平台入路。电凝并离断筛动脉，然后先电凝肿瘤硬膜基底，再分块切除肿瘤。小心从神经血管结构，如大脑前动脉及其分支中锐性分离肿瘤后上部。最后，进行分层颅底重建。

　　2. 开颅入路　采用单侧额眶入路。用双极电凝灼烧肿瘤硬膜基底以离断肿瘤血供，靠近颅底

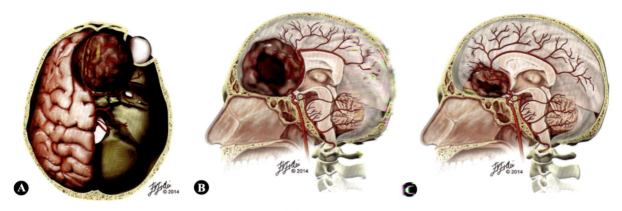

▲ 图 17-8　巨大嗅沟脑膜瘤手术切除示意
A. 第一阶段：肿瘤瘤内减压，显露外移的同侧嗅束；B. 第二阶段：包膜内切除同侧肿瘤，以辨认和保护同侧大脑前动脉；
C. 第三阶段：分离大脑镰，对侧肿瘤瘤内减压后，显露对侧大脑前动脉和视神经

切开硬脑膜。轻柔牵拉额叶，显露同侧被肿瘤向上推挤的嗅束。嗅束通常向外侧拉伸，横于术者和肿瘤之间，因此在分离过程中更容易损伤。在蛛网膜外从肿瘤包膜上锐性剥离神经（图 17-7）。在大脑镰离断后，如果肿瘤过大，可先后对对侧和同侧肿瘤进行瘤内减压。然后，将后方的瘤壁从大脑前动脉和额底脑组织上剥离。最后，对肿瘤的硬膜基底予以电凝和切除，增生的颅底骨质可用磨钻磨除。

（三）鞍结节脑膜瘤

1. 内镜下经鼻入路　采用内镜下经鼻经鞍结节入路。磨除视神经管内侧壁，可对视神经进行早期减压。电凝硬膜基底后，将其锐性切除。对肿瘤进行瘤内减压后，沿肿瘤包膜分离外侧的颈内动脉。双手仔细剥离肿瘤后上壁，同时保留垂体上动脉、垂体柄和前交通动脉复合体以及视交叉下表面的血供。在蛛网膜外从后向前逐步将肿瘤包膜从视交叉下方游离。除非肿瘤包膜与大脑前动脉或视神经粘连，否则肿瘤可达到全切除。在这种情况下，可遗留小部分肿瘤在神经血管以防损伤。最后，分层进行颅底重建（见第 10 章）。

2. 开放入路（视频 17-2）　采用额眶或眶上锁孔（见第 16 章）开颅。用 3mm 金刚砂磨钻在持续冲洗下磨开视神经管顶壁，该步骤也可在硬膜内完成。用双极电凝烧灼肿瘤基底硬膜并切除，对肿瘤先行瘤内减压，然后将肿瘤外侧包膜从视神经上剥离。分块切除肿瘤上部，将肿瘤后上方包膜沿蛛网膜边界向前分离，使其从大脑前动脉和前交通动脉、视交叉上分离下来。保留供应视交叉上表面的穿支血管。进一步向前分离肿瘤包膜，显露垂体柄；注意分离过程中须保持蛛网膜界面以保护垂体柄及其血供。用带角度的双极对肿瘤在蝶骨平台的最后附着处进行电凝并予以切除。最后，对鞍结节进行充分止血，并切除视神经管内肿瘤，可采用带角度的双极、刮匙和 30° 内镜辅助，以获得更好的视野。

（四）术后护理

术后 24h 内、6 个月内和术后每年进行 MRI 检查。第 5 年后每隔 3~5 年随访 1 次。术后 3 个月及此后有需要时进行眼科综合评估。

在临床实践中，我们在术后 6 周和 1 年重复 UPSIT 测试以评估嗅觉，采用该处理流程（图 17-3）后的嗅觉保留率为 87.5%[16]。

四、前外侧脑膜瘤

以蝶骨嵴脑膜瘤为主的前外侧脑膜瘤常扩展累及颅前窝、中窝、海绵窦及眼眶，其表现各不相同，取决于肿瘤影响的神经血管结构。临床表现为头痛、视力下降、眼球突出、复视、面部疼痛、认知功能障碍，偶尔可有感觉运动障碍。

手术是治疗海绵窦外肿瘤的主要方法。肿瘤的主体部位决定了手术入路多选择经翼点、额颞或扩大的眶颧入路。本章主要讨论蝶骨嵴脑膜瘤的手术治疗。第 21 章和 23 章则分别详细讨论蝶眶和海绵窦脑膜瘤。

（一）蝶骨嵴脑膜瘤

　　蝶骨嵴在解剖学上从前床突延伸至翼点。它在结构上分为 3 个不同部分：①内侧段；②中段；③外侧段或翼点段[17]。蝶骨嵴脑膜瘤可以

起源于蝶骨嵴向前床突的所有移行部位，使其在手术上变得更加复杂。蝶骨嵴脑膜瘤根据其起源可分为 3 大类：①前床突脑膜瘤；②中外侧蝶骨嵴肿瘤；③蝶眶缘或扁平肥厚性肿瘤[17]（图 17–9）。

（二）中外侧脑膜瘤

　　中间（图 17–10）和外侧（图 17–11）蝶骨嵴脑膜瘤通常无症状，直至达到临界大小，可导致头痛或神经功能缺损。外侧型脑膜瘤起源于翼

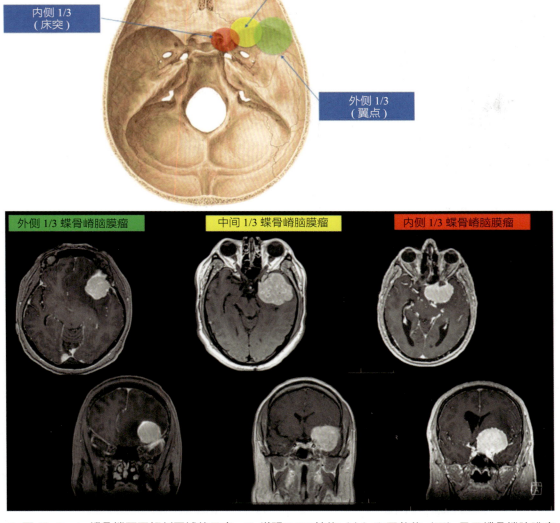

▲ 图 17–9　A. 蝶骨嵴不同解剖区域的示意；B. 增强 MRI 轴位（上）和冠状位（下）显示蝶骨嵴脑膜瘤的手术分型

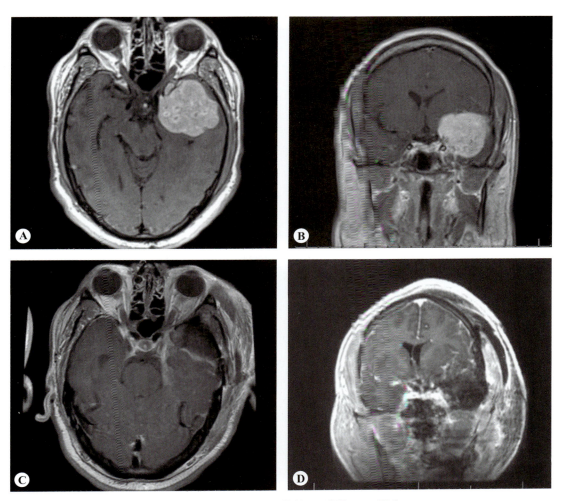

▲ 图 17-10　轴位及冠状位 T_1 增强 MRI 图像

A 和 B. 蝶骨嵴外 1/3 脑膜瘤的术前图像；C 和 D. 经翼点入路肿瘤切除后的图像

点，大型肿瘤可导致侧裂受压，症状有头痛、轻瘫、局灶性运动发作和失语[18]。当肿瘤继续向内侧扩展时，患者通常更早出现视觉症状，而不是出现与皮质压迫相关的症状。

蝶骨嵴外侧和中间起源的肿瘤可分为球形或扁平肥厚型肿瘤。球形肿瘤通常不那么复杂，可以通过从蝶骨上仔细解剖分离而获得完全切除。与此相反，扁平肥厚型脑膜瘤占所有脑膜瘤的2%～9%，可引起过度骨质增生和局部硬膜侵犯。硬膜侵犯通常表现为片状侵犯，骨质增生被认为是肿瘤浸润，因为病理研究表明肿瘤侵犯了骨的哈弗氏管系统[19]。

手术入路　蝶骨嵴中间和外侧病变可以通过额颞 / 翼点入路切除，这样可以直接到达病灶外侧，早期离断中央的硬膜血供，然后将球形病灶从翼点或蝶骨嵴分离，并像其他区域颅内球形病变一样获得大部分切除。

对于偏内侧大型（＞4cm）病变，如额下部分较大，需行额外的眶骨切除，如颞下部分较大，则需行颞部切除，有时也需同时行眶骨和颧骨切除[20]。眶骨切除可通过结扎棘孔处的脑膜中动脉，在早期离断硬膜外血供，从而更容易显露颅底。额侧肿瘤血供主要来源于筛动脉，在此入路中也可以早期于颅底处离断肿瘤血供。

（三）内侧/前床突脑膜瘤

前床突脑膜瘤起源于前床突，可有不同的生

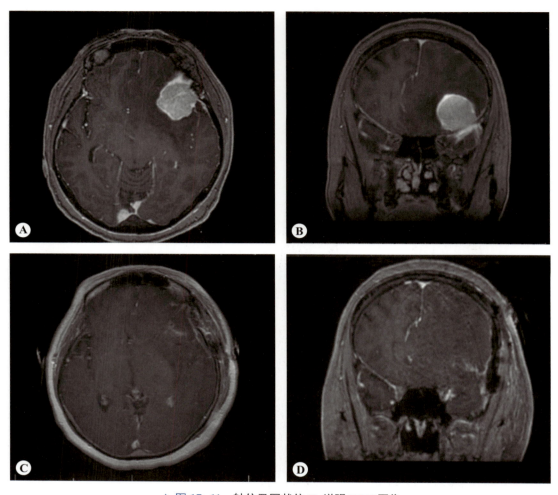

▲ 图 17-11　轴位及冠状位 T_1 增强 MRI 图像
A 和 B. 外侧 1/3 蝶骨嵴脑膜瘤的术前图像；C 和 D. 经翼点入路肿瘤切除后的术后图像

长模式。最常见的模式为，病变向外侧生长，累及蝶骨翼或向前上方生长，累及蝶骨平台和鞍上区（图 17-12）。根据脑膜瘤的起源和手术难度的大小，AL-Mefty[21] 将其分为 3 组。第 1 组：起源于前床突下表面并直接累及颈内动脉的病变（与颈内动脉之间没有蛛网膜边界）；第 2 组：起源于前床突上外侧面并可累及颈内动脉的病变；第 3 组：起源于视神经孔并长入视神经管的病变。这些肿瘤通常很小，很早便可出现视力损害。第 2 组病变可在颈内动脉周围有完整的蛛网膜层，可完全剥离和切除，而 I 组肿瘤通常包绕颈内动脉，肿瘤与动脉壁之间没有蛛网膜边界，一定程度阻碍了肿瘤的完全剥离。

手术入路　可采用标准翼点或额眶入路。对于主要向外侧延伸的病灶，可采用标准的翼点开颅经侧裂入路切除肿瘤。此入路可以到达蝶骨嵴外侧，后逐步向前床突方向推进并切除肿瘤。此外，经侧裂入路还可提供对前床突上方和下方区域的良好显露。对于向颅前窝生长的第 1 组肿瘤，可采用额眶入路（见第 14 章），因为该入路可显露并直视颅前窝的前外侧。在临床实践中，对于所有的前床突脑膜瘤，我们均根据肿瘤大小采用个体化额眶入路。经眉锁孔眶上入路也可成功用于较小的病变（见第 16 章）。我们更倾向于在硬膜外切除前床突，同时切开镰状韧带，以便早期达到视神经减压和离断肿瘤血供的目的。很多时

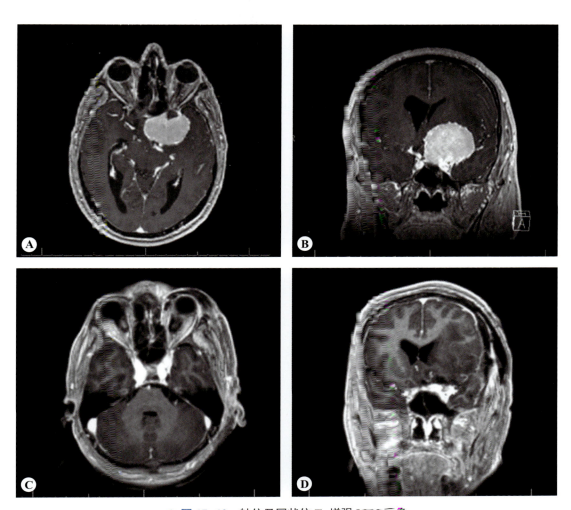

▲ 图 17-12　轴位及冠状位 T_1 增强 MRI 图像

A 和 B. 床突脑膜瘤的术前图像；C 和 D. 经额眶入路近全切除肿瘤并行前床突切除的术后图像

候，前床突骨质有明显增生，可导致解剖结构改变。在这种情况下，我们首先进行硬膜内瘤内减压，然后再行前床突切除。

对于扩展到视神经管的肿瘤，我们使用特殊角度刮匙（见第 8 章）在 30° 内镜直视下切除该部分肿瘤。如果肿瘤包膜与颈内动脉粘连，我们会在动脉壁上留下小片残留肿瘤，术后予以密切随访，并在出现进展时进行放射治疗。

五、总结

前颅底脑膜瘤的位置可以位于前颅底的中线或前外侧。

嗅觉是前颅底中线部脑膜瘤手术入路选择的重要决定因素。应根据嗅觉功能和肿瘤特性，综合采取多种手术入路，在全切肿瘤的同时，嗅觉保留率为 37.5%。蝶骨嵴脑膜瘤主要累及颅前窝前外侧，额下入路及其衍生的眶颧入路是治疗该肿瘤的主要入路。前床突或内侧型蝶骨嵴脑膜瘤可累及视神经管和颈内动脉，手术可能存在困难。在肿瘤累及神经血管结构的情况下，近全切除加或不加立体放射治疗是一种安全的替代策略，可以更好地保存功能。

声明

资助：本研究未获任何有关其阐述的资金资助。

利益冲突声明：ASY 是 Stryker 公司的顾问，

并从 Mizuho 公司获得版税。

伦理批件和知情同意（参与和发表）：鉴于本研究的设计，当地伦理委员会认为无须知情同意和伦理批准，且本研究未获任何资金资助。

数据和材料的可用性（数据透明度）：本稿件的全部或部分内容均未发表，亦未提交于任何杂志审稿。

参考文献

[1] Banu MA, Mehta A, Ottenhausen M, Fraser JF, Patel KS, Szentirmai O, Anand VK, Tsiouris AJ, Schwartz TH. Endoscope-assisted endonasal versus supraorbital keyhole resection of olfactory groove meningiomas: comparison and combination of 2 minimally invasive approaches. J Neurosurg. 2016;124(3):605-20.

[2] Downes AE, Freeman JL, Ormond DR, Lillehei KO, Youssef AS. Unilateral Tailored Fronto-Orbital approach for Giant Olfactory Groove Meningiomas: technical nuances. World Neurosurg. 2015;84(4):1166-73.

[3] Koutourousiou M, Fernandez-Miranda JC, Wang EW, Snyderman CH, Gardner PA. Endoscopic endonasal surgery for olfactory groove meningiomas: outcomes and limitations in 50 patients. Neurosurg Focus. 2014;37(4):E8.

[4] Ottenhausen M, Rumalla K, Alalade AF, Nair P, La Corte E, Younus I, Forbes JA, Ben Nsir A, Banu MA, Tsiouris AJ, et al. Decision-making algorithm for minimally invasive approaches to anterior skull base meningiomas. Neurosurg Focus. 2018;44(4):E7.

[5] Ung TH, Waziri AE, Ramakrishnan VR. Preoperative ethmoid artery ligation facilitates resection of large sub-frontal meningiomas. Am J Otolaryngol. 2014;35(3):424-6.

[6] Youssef AS, Sampath R, Freeman JL, Mattingly JK, Ramakrishnan VR. Unilateral endonasal transcribriform approach with septal transposition for olfactory groove meningioma: can olfaction be preserved? Acta Neurochir. 2016;158(10):1965-72.

[7] Savic IB. Hans: right-nostril dominance in discrimination of unfamiliar, but not familiar, odours. Chem Senses. 2000;25:517-23.

[8] Brand G, Jacquot L. Quality of odor and olfactory lateralization processes in humans. Neurosci Lett. 2001;316(2):91-4.

[9] de Almeida JR, Carvalho F, Vaz Guimaraes Filho F, Kiehl TR, Koutourousiou M, Su S, Vescan AD, Witterick IJ, Zadeh G, Wang EW, et al. Comparison of endoscopic endonasal and bifrontal craniotomy approaches for olfactory groove meningiomas: a matched pair analysis of outcomes and frontal lobe changes on MRI. J Clin Neurosci. 2015;22(11):1733-41.

[10] Doty RL, Shaman P, Kimmelman CP, Dann MS. University of Pennsylvania Smell Identification Test: a rapid quantitative olfactory function test for the clinic. Laryngoscope. 1984;94(2 Pt 1):176-8.

[11] Jang WY, Jung S, Jung TY, Moon KS, Kim IY. Preservation of olfaction in surgery of olfactory groove meningiomas. Clin Neurol Neurosurg. 2013;115(8):1288-92.

[12] Ramakrishnan VR, Suh JD, Chiu AG, Palmer JN. Septal dislocation for endoscopic access of the anterolateral maxillary sinus and infratemporal fossa. Am J Rhinol Allergy. 2011;25(2):128-30.

[13] Rosen MR, Rabinowitz MR, Farrell CJ, Schaberg MR, Evans JJ. Septal transposition: a novel technique for preservation of the nasal septum during endoscopic endonasal resection of olfactory groove meningiomas. Neurosurg Focus. 2014;37(4):E6.

[14] Li MS, Portman SM, Rahal A, Mohr G, Balasingam V. The lion's mane sign: surgical results using the bilateral fronto-orbito-nasal approach in large and giant anterior skull base meningiomas. J Neurosurg. 2014;120(2):315-20.

[15] Youssef AS, Sampath R, Freeman JL, Mattingly JK, Ramakrishnan VR. Unilateral endonasal transcribriform approach with septal transposition for olfactory groove meningioma: can olfaction be preserved? Acta Neurochir. 2016;158(10):1965-72.

[16] Ung TH, Yang A, Aref M, Folzenlogen Z, Ramakrishnan V, Youssef AS. Preservation of olfaction in anterior midline skull base meningiomas: a comprehensive approach. Acta Neurochir. 2019;161(4):729-35.

[17] Conger AR. Lateral and Middler Sphenoid Wing Meningioma. THe NEurosurgical Atlas.

[18] Sughrue ME, Rutkowski MJ, Chen CJ, Shangari G, Kane AJ, Parsa AT, Berger MS, McDermott MW. Modern surgical outcomes following surgery for sphenoid wing meningiomas. J Neurosurg. 2013;119(1):86-93.

[19] Bikmaz K, Mrak R, Al-Mefty O. Management of bone-invasive, hyperostotic sphenoid wing meningiomas. J Neurosurg. 2007;107(5):905-12.

[20] Magill ST, Vagefi MR, Ehsan MU, McDermott MW. Sphenoid wing meningiomas. Handb Clin Neurol. 2020;170:37-43.

[21] Al-Mefty O. Clinoidal meningiomas. J Neurosurg. 990;73(6):840-9.

第 18 章　颅咽管瘤

Craniopharyngioma

Michael Karsy　James J. Evans　著

樊　俊　漆松涛　译

颅咽管瘤为鞍区和鞍旁区的良性（WHO Ⅰ级）上皮肿瘤，起源于垂体胚胎时期 Rathke 囊的鳞状细胞。虽然肿瘤通常生长缓慢，但由于位置深，与视束/视交叉、下丘脑、垂体柄及神经血管等重要结构粘连紧密，治疗较为棘手。患者的存活率较高，但治疗和肿瘤进展对生活质量（quality of life，QOL）的影响有限。现代颅咽管瘤基因学研究的进展，内镜技术更好的手术视野，以及立体定向放射治疗的综合应用，使得治疗决策更加复杂，但也改善了患者的预后。本章主要阐述颅咽管瘤的手术策略、并发症的预防及术后处理。

一、历史回顾

诸多学者在过去帮助巩固了颅咽管瘤的临床认识，而现代研究更好地明确了该疾病发生的分子学机制。1840 年，Von Mohr 描述了 1 例垂体肿瘤的发生 [1]。1357 年，Zenker 描述了一种沿垂体结节部和远侧部生长的鳞状上皮肿瘤，Luschka 和 Saxer 分别在 1860 年和 1902 年对其进行了进一步的研究 [2-4]。1862 年，Erdheim 首次描述腺垂体中的鳞状上皮细胞，认为该类肿瘤起源于垂体 [5]。1910 年，Lewis 首次尝试切除颅咽管瘤；1932 年，Cushing 提出"颅咽管瘤"一词，并对其进行了系统性研究 [6-8]。1932

年，Susman 首次报道儿童鞍内颅咽管瘤 [9]。虽然颅咽管瘤的发生机制尚不清楚，但关于肿瘤的起源存在着两种假设。一种为胚胎学理论，主要与造釉细胞型颅咽管瘤有关，认为颅咽管瘤是 Rathke 囊的外胚层残迹，此处的致瘤性转化可能导致肿瘤形成。另一种为化生理论，主要与乳头型颅咽管瘤相关，涉及腺垂体细胞的去分化。

二、流行病学

在美国，颅咽管瘤占原发性脑肿瘤的 1%~4%，其年龄校正发病率为（0.13~0.19）/10 万 [10]。颅咽管瘤占儿童颅内肿瘤的 1.2%~4%，为最常见的良性肿瘤之一 [11]。20 年随访的总生存期为 86%~92%。但随着时间的推移，可能出现肿瘤复发和进展 [12]。0—14 岁和 15—39 岁患者的 10 年生存率较高，分别为 92.8% 和 88.0%，而>40 岁患者仅为 73% [10]。自 1980 年以来，生存率也在明显提高。1980—1990 年，患者的 10 年生存率为 93%，且 20 世纪 80 年代患者的情况劣于 90 年代（5 年生存率 91% vs. 98%）[12, 13]。该病呈双峰分布，30%~50% 的病例发生在儿童/青少年（5—14 岁），其余发生在老年人（50—74岁）[11]。大多数儿童病例发病年龄<15 岁（中位数 8.8 岁），男女比例为 1 : 1 [13]。

三、病理生理学

颅咽管瘤通常分为造釉细胞型和乳头型两种（表 18-1）[14]。造釉细胞型颅咽管瘤的特征为不规则小梁内的鳞状上皮，周围有栅栏样柱状上皮。星形网状结构为疏松的鳞状上皮，中间可穿插较为致密的栅栏样细胞。也可出现钙化和湿性角化物，后者为嗜酸性角蛋白团块。带有鳞状碎片的囊性区域被覆扁平上皮，可形成钙化，还可充满富含胆固醇和角蛋白的脱落上皮，称为"机油样液"。颅咽管瘤内还可见胆固醇裂隙、巨细胞及 Rosenthal 纤维，但没有特异性。乳头型颅咽管瘤具有 3 个特征，单态分化良好的鳞状上皮，栅栏样细胞和湿性角化物。

造釉细胞型颅咽管瘤通常在 70% 的病例中表现为 CTNNB1（β-catenin）突变[15, 16]。突变导致 β-catenin 的累积和 Wnt 信号转导通路的上调，从而影响细胞增殖、形态和生长。除 Wnt 通路外，刺猬通路、表皮生长因子及炎性标记物（如 IL-6、肿瘤坏死因子、CXCR4、CXCL12）也与造釉细胞型颅咽管瘤相关[17, 18]。编码 β-catenin 的 CTNNB1 突变小鼠模型可通过上调 Wnt 通路产生造釉细胞型颅咽管瘤[19]。最近的一些研究明确了乳头型颅咽管瘤中的 BRAF^{V600E} 突变是 Ras/MAPK 信号通路上调的驱动因素，并对靶向治疗具有意义[17, 18, 20]。BRAF^{V600E} 突变非常关键，因为多项新兴研究表明它可以用于颅咽管瘤的靶向治疗[21-23]。

四、诊断

儿童颅咽管瘤通常表现为颅内压的非特异性症状，包括头痛、恶心，也可有视力障碍（62%～84%）和内分泌异常（52%～87%）[24, 25]。儿童生长发育障碍可见于症状出现前 1 年，而下丘脑性肥胖则见于症状出现之后[13]。13%～15%

表 18-1 造釉细胞型和乳头型颅咽管瘤的比较		
	造釉细胞型颅咽管瘤	乳头型颅咽管瘤
发生率	90%	10%
年龄	双相，1—5 岁和 50—67 岁	成人
性别	男＝女	男＝女
部位	鞍上 75%，鞍内 20%	漏斗和第三脑室
大小	就诊时 3～6cm	就诊时 2～3cm
MRI 特征	鞍上和鞍内，多分叶，多囊，实性部分表现为低或等信号，囊性部分表现为高信号，强化不均匀	多数实性，囊性部分表现为低信号，强化均匀，T2 为高信号
CT 特征	可见钙化，有强化	除单叶囊外无钙化，有强化
病理学特点	多囊，边界清楚，无栅栏上皮，鬼影细胞 / 湿性角化物	单态分化良好的鳞状上皮，分散，有包囊，实性，无鬼影细胞 / 湿性角化物和假锥体 / 栅栏样细胞
分子学特点	CTNNB1（β-catenin）突变，WNT 信号过表达	BRAFV^{600E} 突变，Ras/MAPK 信号过表达
药物治疗	实性肿瘤的临床前期和 Ⅰ / Ⅱ 期试验	BRAF 靶向药物：Vemurafenib、Dabrafenib、Encorafenib

MRI. 磁共振成像

的成人患者可出现体重增加。儿童患者还可较早出现性成熟延迟。最常见的内分泌异常发生于生长激素（75%）、促性腺激素（40%）、肾上腺皮质激素（25%）和甲状腺刺激激素（25%）。17%～39%的患者可出现尿崩。50%的儿童患者发病时可表现为视力障碍[26]。成人颅咽管瘤患者视力障碍发生率类似，但激素异常略有减少[27]。还有文献报道可出现人格改变和癫痫发作症状。

医学检查包括完整的病史和体格检查，需注意垂体及眼科的异常。对于可与其他鞍区疾病混淆的少见病变，应排除生殖细胞肿瘤（如卵黄囊肿瘤、生殖细胞瘤、绒癌），需要检测甲胎蛋白、β HCG和胎盘碱性磷酸酶。MRI仍然是描绘肿瘤、制订手术策略和预测术后功能障碍的标准。术前眼科及内分泌学评估通常需检测患者的基线值，为术后随访做准备。

MRI诊断仍然是评估病变和进行术前计划的标准方式[28]。颅咽管瘤为鞍内和鞍上表现各异的囊实性肿瘤。20%和5%的肿瘤仅位于鞍上或鞍内[18, 29, 30]。造釉细胞型肿瘤多见于鞍上或鞍内，而乳头型肿瘤多见于漏斗并侵犯第三脑室。在T_1加权MRI上，实性成分和囊壁表现为等信号并可强化；而在T_2加权像上，囊内容物多为高信号，实性成分则可表现为各种信号。CT有助于识别钙化，并可通过显示无蝶鞍扩大来排除垂体瘤。CT上的钙化模式，称为"点彩"，可代表广泛的钙化碎片，预示着肿瘤可能粘连紧密，难以全切。围术期计划还可包括评估肿瘤对视交叉、脑动脉、下丘脑的推挤及梗阻性脑积水的发生情况。异位颅咽管瘤可出现于鼻咽部、鼻窦、蝶骨、颞叶、松果体、完全三脑室内、颅后窝及颈椎，但十分罕见。

造釉细胞型颅咽管瘤通常表现为分叶状，伴多囊和钙化，不像乳头型肿瘤那样更圆，实质更多或囊更小，且通常没有钙化。造釉细胞型肿瘤在就诊时通常较大，而乳头型肿瘤更容易长入三脑室[14]。颅咽管瘤的鉴别诊断包括Rathke囊肿、囊性垂体腺瘤、畸胎瘤、下丘脑胶质瘤、视交叉胶质瘤、朗格汉斯细胞组织细胞增生症、黄色肉芽肿、鞍上生殖细胞瘤、表皮样囊肿、血栓性动脉瘤伴栓囊肿、三脑室胶样囊肿、动脉瘤及炎性病变[18, 31]。

五、手术治疗和放射治疗

颅咽管瘤的手术治疗策略在大体全切除（GTR）和潜在神经损伤的平衡上仍存在争议[18, 32-36]。一些学者认为次全切除（subtotal resection, STR）加现代放射治疗可获得更好的患者生活质量（QOL）[37-40]。早期的颅咽管瘤研究显示全切后复发率为0%～50%，而次全切除复发率为25%～100%[41]。然而，更现代的系列研究显示全切率存在很大的差异，专科治疗中心、术者、时间段及围术期判断肿瘤切除程度的可视化或影像学方法均可能对其产生影响[42]。

现代研究显示，全切除和次全切除加放射治疗对肿瘤的控制率相近。全切除后的复发率（11.4%～90%）和次全切除后的复发率（40%～100%）范围差异很大。然而，一些研究显示，全切除和次全切除/放射治疗的无进展生存率（progression-freesurvival，PFS）相似（2年PFS：75.2% vs 73.3%）。最近有一项Meta分析对442例手术切除的颅咽管瘤患者进行研究，其中58%的患者全切除，23%次全切除，19%次全切除加放射治疗[40]。研究结果显示，GTR组和STR/放射治疗组之间的5年PFS（67% vs. 69%）和5年总生存期（overall survival, OS）（98% vs. 99%）相似。

上述比较具有一定的局限性，因为GTR和STR的决策往往依赖于手术判断，导致患者的组间比不均衡。为克服这一缺陷，Puget等尝试将患者分为3类：①肿瘤未累及下丘脑；②肿瘤毗邻或推挤下丘脑；③肿瘤累及下丘脑[44]。作者对66例患者进行回顾性分析，发现肿瘤复发率、视力障碍和内分泌功能与文献报道相近，下丘脑功能障碍对致残率影响最大。术前不良MRI分级和术者手术经验不足可导致不良结局。随后，22 例患者（平均年龄 8 岁）分别接受了以下治疗：①尝试全切除；②计划近全切除（NTR）加放射治疗；③次全切除加放射治疗。经过 1.2 年的随访，采用上述分层治疗的患者未见多食、视力下降、生活质量恶化或肿瘤复发。欧洲神经外科医师协会（European Association of Neurological Surgeon，EANS）旨在提供一些肿瘤切除程度上的指导，对于未累及下丘脑的患者推荐 GTR，而对于明确累及下丘脑的患者推荐 STR 加放射治疗 [45]。但最终，EANS 还是建议肿瘤复发或残留的患者接受个体化治疗 [45]。也就是说，在这种情况下选择不同治疗方式的证据水平不足。

有多项研究评估了高能直线加速器和伽马刀的立体定向放射治疗的应用 [18, 42]。放射外科的剂量限制在视交叉通常为 8～9Gy，脑干为 12～14Gy。根据随访结果，立体定向分割放射治疗的 PFS 率一般为 75%～87%，OS 率为 93%～100%。其他一些研究对立体定向单剂量伽马刀进行了评估，PFS 率为 34%～89.5%，但样本量差异较大。伽马刀的并发症包括视力减退（0%～38%）、内分泌障碍（0%～19%）和神经并发症（0%～2%）。

腔内放射性同位素治疗囊性颅咽管瘤已有很好的描述，有研究使用各种 β 和 γ 放射性同位素（磷酸盐 $^{-32}$），钇 $^{-90}$，铼 $^{-186}$ 和金 $^{-198[18]}$，以及化学药物，如 α 干扰素 [46, 47] 或博来霉素 [48]。囊内注射可采用短放射穿透性（1～2mm）物质进行局部治疗，辐射能量水平随同位素的不同而存在差异。将 Ommaya 储液导管置入囊腔，使之形成瘢痕。在每次治疗之前，应注射对比剂以确保同位素不会沿导管泄漏。

六、手术间隙

采用经颅入路还是内镜下经鼻入路进行手术切除尚存争议，不同的分型旨在改进手术决策和增加各研究之间的可比性。Hoffman 将颅咽管瘤分为鞍内型、视交叉前型、视交叉后型和巨大型，但这种分型仅适用于开颅手术 [49]。70% 的肿瘤为视交叉后型或巨大型，与之相比，仅有 30% 的肿瘤为视交叉前型，该类型通常粘连较少，更易于切除。已有学者提出多个现代分型系统，其中包括 Yasargil[50]、Samii[33]、Kasam[51] 及许多其他分型 [32, 34-36, 44, 52-57]。一项现代研究系列将颅咽管瘤分为内下 / 鞍内型、内上 / 鞍上型、外侧 / 侧裂型和后方 / 脚间区型（图 18-1，表 18-2）[53]。其他分型策略旨在区分下丘脑受累程度以指导手术切除 [44, 54-58]。

（一）内下 / 鞍内区

鞍内区以鞍底为前下界，以鞍背和后床突为后界，以海绵窦内侧壁为外侧界，以鞍膈为上界。重要结构包括垂体和发自海绵窦段颈内动脉后膝的垂体上动脉。显露鞍内区的理想手术通道为内镜或显微镜经鼻入路。然而，完全局限于鞍内的肿瘤很少，多数都向上方或外侧生长，这种情况需要采用内镜扩大经鼻入路。

（二）内上 / 鞍上区

鞍上区以鞍膈为下界，以视交叉和三脑室底为上界，以 Liliequist 膜为后界，以视交叉池的蛛网膜为前界。重要结构包括垂体上动脉、视交叉、视束、下丘脑动脉和垂体柄。鞍上区肿瘤大多起源于垂体柄。内镜扩大经鼻入路可有效切除该部位的肿瘤，但也可采用其他的开颅入路。

鞍上肿瘤可分为视交叉前型和视交叉后型 [53]。视交叉前型肿瘤将视神经和视交叉向上推挤，从而使垂体 - 视交叉间隙扩大，有助于通过内镜扩大经鼻入路切除肿瘤。视交叉后型肿瘤将视交叉向前方推挤，可能导致垂体 - 视交叉间隙关闭。此外，垂体上动脉也可能阻挡手术通路。在这一类型病例中，仍可采用内镜扩大经鼻入路，但可能更加困难，此时可考虑采用经颅入路。

（三）外侧 / 侧裂区

颅咽管瘤可能突入侧裂深部，往外侧可达海绵窦、颈内动脉和视神经。重要结构包括大脑中动脉及其分支，还有前穿质动脉。内镜扩大经鼻

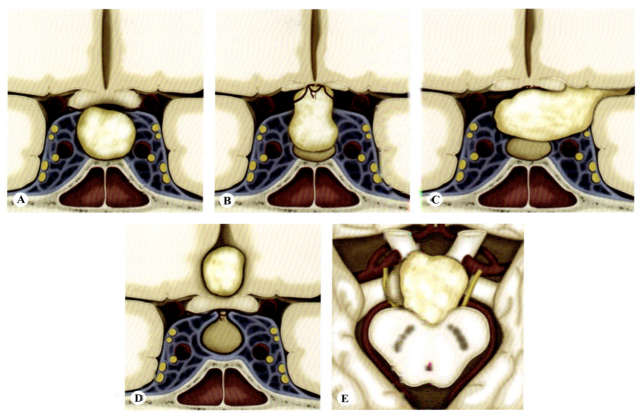

▲ 图 18-1 颅咽管瘤通常累及的手术腔隙

A. 肿瘤局限于内下或鞍内间隙；B. 突入内上方或鞍上间隙；C. 突入侧方或侧裂区；D. 肿瘤占据三脑室内腔；E. 突入后方或脚间 / 桥前间隙

经许可转载，引自 Adriana Wor kewych

入路无法切除海绵窦外侧的肿瘤，且可能损伤脑神经，此时开颅入路更为合适，可采用翼点、眶颧或颞前入路。

（四）后 / 脚间区

起源于该部位的肿瘤向鞍后区生长至斜坡上 1/3 和脚间池。此区以动眼神经、后交通动脉、钩回为外侧界，以中脑为后界，以 Lilleequist 膜和鞍背为前下界，以乳头体为上界。重要结构包括丘脑穿动脉和动眼神经。内镜扩大经鼻入路可显露后区病变，但可能需要磨除后床突。有学者描述采用垂体移位切除该部位肿瘤，但这并非一个必需步骤，且通常会损伤垂体。还可考虑采用扩大翼点、颞前或扩大岩后（乙状窦前上 / 下）入路进行开颅手术切除。

（五）脑室内区

脑室内区的肿瘤通常从鞍上区的顶部沿垂体柄生长，病变可扩展至室间孔和三脑室。在少数病例中，因起源于垂体柄和下丘脑连接处，肿瘤可完全位于三脑室内。内镜扩大经鼻入路可用于向上突入三脑室的肿瘤。内镜扩大经鼻入路还有利于游离这类肿瘤，尤其是在角度镜的帮助下。然而，对于三脑室底完整的患者，应考虑采用开放终板辅助下的开颅术手术入路。这些入路包括眶颧和翼点入路。眶颧入路，无论是单骨瓣还是双骨瓣改良开颅，可更好地显露生长至鞍上池和三脑室的肿瘤。长入侧脑室的肿瘤可考虑使用经胼胝体入路。也有文献报道将经额中回单纯皮质入路用于这类病灶的切除。

表 18–2　颅咽管瘤的解剖间隙及手术入路				
解剖间隙	骨性结构	脑池和神经结构	动　脉	入　路
鞍内	鞍底	垂体 / 近端垂体柄	床突段和海绵窦段颈内动脉 / 垂体下动脉	内镜下经鼻入路
鞍上区	鞍底 / 鞍结节 / 视交叉沟	视交叉池 / 视神经 / 视交叉 / 垂体柄；三脑室底	床突段和眼段颈内动脉 / 垂体上动脉 / 眼动脉 / 前交通复合体	• 内镜下经鼻入路 • 翼点入路 • 额下入路 • 眶上入路
脚间区	鞍底 / 鞍结节 / 视交叉沟 / 鞍背；后床突	Liliequist 膜 / 中脑 / 动眼神经 / 钩回	基底动脉尖端 / 后交通动脉 / 丘脑穿支动脉	• 内镜下经鼻入路（可能需行垂体移位） • 翼点入路 • 颞前入路 • 乙状窦前上 / 下入路
外侧区	N/A	侧裂 / 颈动脉池、终板池和视交叉池 / 额颞盖 / 视神经 / 视交叉	颈内动脉分叉 / 大脑中动脉、大脑前动脉及前交通动脉豆纹分支	• 翼点入路 • 眶颧入路 • 颞前入路
脑室内	N/A	下丘脑 / 鞍结节 / 终板	脉络膜动脉（如肿瘤长至侧脑室）	如肿瘤完全位于脑室内 • 经胼胝体入路 • 眶颧入路 • 经皮质入路 如肿瘤突入三脑室内 • 内镜下经鼻入路 • 眶颧入路 • 翼点入路

经许可转载，引自 Almeida 等 [53]

七、手术入路

有各种手术入路被用于切除颅咽管瘤，侧重于对鞍上区、鞍旁区和脑室的显露（图 18–2）。EANS 对颅咽管瘤手术入路的选择提供了一些指导 [45]。对于肿瘤生长至颈内动脉外侧或三脑室底而未突入鞍内的患者，推荐采用经颅入路。对于肿瘤位于鞍内、中线或视交叉后而不向两侧生长的患者，推荐采用扩大经鼻蝶入路。总体而言，基于患者预后或切除程度的入路间对照研究证据相当缺乏。因此，具体患者的手术入路选择可能取决于个人经验、一种或另一种入路的数据支持和术者的手术观念。

（一）内镜扩大经鼻入路

我们中心采用"$1\frac{1}{2}$ 技术"切除大部分鞍区肿瘤，包括右侧全蝶窦开放和左侧部分蝶窦开放（图 18–3）[59–64]。标准的内镜下经鼻入路从术前规划开始，对鼻旁窦、蝶鞍气化，以及鼻前庭 – 肿瘤连线的位置进行评估。只有当鼻拭子培养耐甲氧西林金黄色葡萄球菌（methicillin resistant Staphylococcus aureus，MASA）阳性时，才在术前 5 天使用莫匹罗星。患者取仰卧位，CT 和 MRI 导航注册。术中给予头孢唑林，但我们一般不用糖皮质激素。备好大腿阔筋膜瓣位置，不做腰大池引流。在部分选择性病例中使

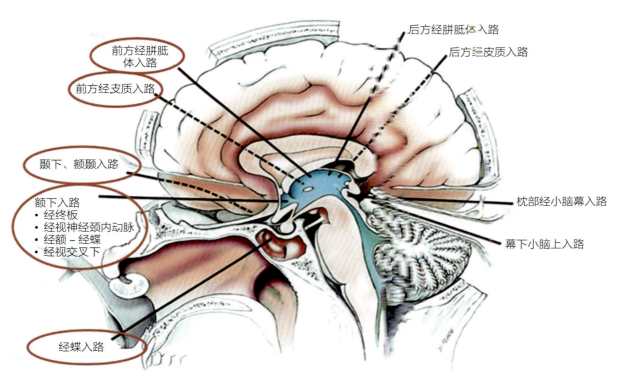

▲ 图 18-2　头部正中矢状位图片显示显露三脑室的手术入路

直接沿中线或靠近中线的入路标为实线，远离中线的入路标为虚线。到达三脑室前下部的中线或旁中线入路为经蝶和额下入路。额下入路可分为 4 种：①经终板的终板入路；②经视神经颈内动脉三角的视神经颈内动脉入路；③视交叉下方、两侧视神经之间的视交叉下入路；④经蝶骨平台和蝶窦的经额 – 经蝶入路。显露三脑室底及三脑室前下部、远离中线的入路为颞下入路和额颞入路。在室间孔区显露三脑室前上部的入路有前方经胼胝体入路和前方经皮质入路。显露三脑室后部的幕上入路为后方经胼胝体入路、后方经皮质入路和枕部经小脑幕入路。幕下小脑上入路从小脑幕下显露三脑室后部。颅咽管瘤的手术入路以橙色高亮圈注

经许可转载，引自 Rhoton 等[121]

用神经监测，以评估脑灌注和脑神经监测。首先放置伪麻黄碱浸泡的棉片，鼻甲注射 1% 的利多卡因和 1:1000 的肾上腺素。中鼻甲和下鼻甲向外侧移位，不予切除。鼻甲的保留有助于术后鼻腔愈合，减少鼻痂形成和鼻窦疼痛，同时降低置于鼻孔的材料穿透颅底修补的潜在风险。确认右侧蝶窦开口，从开口处向前做一水平切口，作为带蒂鼻中隔瓣的后肢。游离带蒂鼻中隔瓣，将其翻转放入鼻咽部以保护。左侧行部分蝶窦开放，以用于后续放置内镜，并有利于保留同侧鼻中隔的血管蒂。用 Kerrison 咬骨钳将蝶骨嘴及外侧蝶窦隐窝广泛开放。在两侧海绵窦之间从蝶骨平台打开蝶窦后壁至鞍底。去除视神经管的内侧面骨质以减压，同时磨除鞍结节外侧柱以利于从自床下显露颈内动脉内侧和后交通动脉。

完成骨性暴露后，十字锐性剪开硬膜，用双极镊电凝海绵间窦。基底向前打开蛛网膜，显露视交叉，保护视神经和视交叉的微血管。电凝供应肿瘤的微血管并锐性离断。用内镜下显微剥离子和超声吸引锐性和钝性分离切除肿瘤。在分离过程中探查垂体柄，如肿瘤与垂体柄粘连紧密或长于垂体柄时可予以牺牲，这取决于术者的切除策略（全切除或次全切除）。对于粘连至下丘脑的肿瘤，在辨认肿瘤与下丘脑之间的界面后，可通过吸引、双极电凝和锐性分离来切除。斑点样钙化通常位于肿瘤包膜上，也可附着于视交叉或神经血管结构。当这些钙化位于肿瘤包

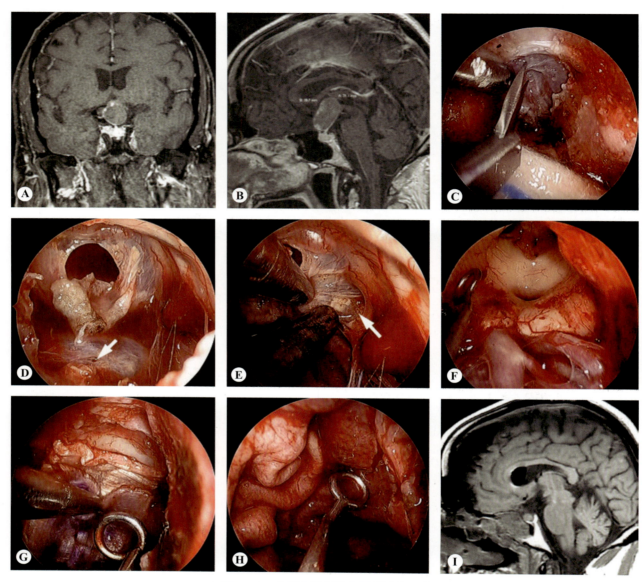

▲ 图 18-3　内镜经鼻蝶鞍上颅咽管瘤切除术

56 岁男性，表现为视力障碍

A 和 B. 冠状位及矢状位 T_1 增强 MRI 显示鞍上颅咽管瘤；C. 采用鼻旁窦入路，打开硬膜后，锐性剪开肿瘤表面蛛网膜；D. 分块切除肿瘤前部，垂体柄一并离断（白箭）；E. 用双极电凝将肿瘤从下丘脑上显微剥离（白箭）；F. 显露三脑室底、中脑导水管及基底动脉尖端；G 和 H. 用双侧阔筋膜和带蒂鼻中隔瓣进行颅底重建；I. 术后 T_1 增强 MRI 显示肿瘤全切除

膜外时，通常与周边重要结构紧密粘连或包裹，难以彻底切除。

最大范围安全切除肿瘤并止血后，进行颅底封闭。对于硬膜内的肿瘤切除，用由人工硬膜或阔筋膜制成的双层卡扣式移植物进行硬膜重建。制作卡扣式移植物时，外嵌部分应比硬膜缺损稍大，而内嵌部分应比缺损大 30%。用 4 根 4-0 尼龙线将两层卡扣式移植物缝合起来。一旦卡扣式移植物在硬膜缺损处放置得当，可见无脑脊液漏出，且移植物像正常硬膜一样搏动。在用卡扣式移植物进行初步硬膜修复之后，将带血管蒂的带蒂鼻中隔瓣覆盖于移植物上，并在黏膜瓣边缘喷涂 DuraSeal 胶[65]。于中鼻道放置数块 NasoPore 纳吸棉，使中鼻甲门内侧复位，并保持中鼻道的通畅。患者术后 24h 使用头孢唑林，术后立即检测基本生化（basic metabolic panel，BMP）指标，测次晨皮质醇水平、基本生化，以及血浆比重。严格监测患者出入量。患者给予鼻腔生理盐水冲洗和鼻孔杆菌肽软膏涂抹，每天至少 4 次，分别在术后第 1 周、第 4 周、第 10 周、第 12 周，对门诊患者进行鼻内镜检查和清创术。术后内分泌学监测视患者临床情况而定。

鞍上和鞍旁病变需要额外的显露以切除肿瘤[65-67]。根据肿瘤切除程度，鞍上扩大内镜下经鼻入路在内镜下经鼻入路的基础上增加了蝶骨平台、蝶棱和（或）鞍结节的骨质磨除。对于鞍上肿瘤，需行内侧视神经管减压。显露双侧视神经颈动脉隐窝，同时对视神经内侧部分进行减压，以减少视神经受压及肿瘤切除/操作时可能导致的损伤。磨除前下方的鞍底骨质有助于垂体向后方少许移位，以增加对鞍上区的显露，同时避免肿瘤切除时的损伤。

（二）翼点、颞前和眶颧入路

额颞入路包括翼点、颞前和眶颧入路，入路选择取决于所需的手术显露和角度[68-72]。对于额颞入路，术前设置与经鼻入路相似。患者取仰卧位，头向对侧转 30°。于发际后从耳屏前 1cm 至中线做一弧形切口。制作皮肌瓣，并取颅周组织留做修复用。以翼点为中心，采用在蝶骨翼上钻孔的方式开颅，以改善手术操作角度。C 形剪开硬膜，在切除肿瘤之前解剖脑池或终板以释放脑脊液。手术显微镜和有时使用内镜可帮助显露。从单侧入路可进行同侧和对侧的视神经减压。前穿支动脉的保留同经鼻入路，术后处理也与经鼻手术类似。

额颞-眶颧（frontotemporal-orbitozygomatic，FTOZ）入路类似于翼点入路但增加了骨质的去除[73, 74]。根据形态计量学研究，由于移除颧骨的并发症较多，且手术操作亦无显著获益，故主要采用改良的入路[75, 76]。手术切口可跨越中线

以使入路更佳。术前应根据影像学确定额窦的大小及位置。术中仍可取皮肌瓣，也可在帽状腱膜下或腱膜上分离。须确定眶上切迹、眉弓及眶外侧缘。首先行标准的翼点开颅。在保护眼眶的同时，从外侧穿过眶顶及额颧缝制作骨瓣。对伴有眶内眉弓外露的眶周组织侵入应采用适度的双极电灼直至切除以避免脂肪进一步外露。完成显露后，骨瓣和眉弓可重新拼合。有关单骨瓣 FTOZ 入路的讨论详见第 32 章。

（三）眶上锁孔入路

眶上或眉弓锁孔入路（见第 16 章）是一种微创入路，可切除视神经外侧并向鞍结节上方生长的肿瘤。使用内镜有助于改善手术视野。取眉弓中 1/3 处至眶外侧切口，也可取眉弓上方切口。确定颅周组织并尽可能偏上方锐性切开，切口止于眶上神经外侧。颅周组织皮瓣翻向前方。在关键孔处钻孔，并使用带底板的 B1 铣刀尽可能低在颅前窝底铣开骨瓣，与翼点入路类似。用磨钻将眶顶及所有骨性突起磨平。C 形剪开硬膜，基底朝下。肿瘤切除及止血完毕后，完全关闭硬膜。骨瓣沿骨窗下缘复位，用羟基磷灰石填充所有骨质缺损。帽状腱膜组织用 2-0 的 Vicryl 线缝合，头皮用 4-0 的 Monocryl 线缝合。

（四）经并胝体和经皮质入路

三脑室内肿瘤可采用经胼胝体入路[80-82]。该入路可为肿瘤提供直接手术通道。患者取仰卧位，头部可不转动，也可转 90°，以使同侧额叶借助重力塌陷。基于冠状缝做直线切口，取冠状缝前 2/3 和冠状缝后 1/3 的骨瓣开颅。骨瓣需跨越矢状窦，以充分显露纵裂。C 形剪开硬膜，基底翻向矢状窦，进入纵裂，在两侧胼周和胼缘动脉之间进入。直接切开胼胝体前部以进入三脑室。肿瘤切除及止血完毕后，完全关闭硬膜，逐层缝合皮瓣。

经皮质入路与经胼胝体入路相似，稍向外侧开颅[83, 84]。该入路主要用于伴有不对称侧脑室扩张但三脑室底正常的单纯三脑室内肿瘤。术中需

使用脑压板或管状牵开器，并在导航下沿肿瘤长轴放置通道。

八、术后处理

颅咽管瘤切除术的并发症包括内分泌紊乱、视力丧失、神经血管损伤和卒中、脑脊液漏、脑积水及下丘脑功能障碍。

（一）垂体功能障碍

儿童患者就诊时垂体功能障碍的发生率为40%～87%，而尿崩为17%～27%[12, 18, 39, 85–88]。术后一过性尿崩可见于80%～100%的病例，而永久性尿崩发生率为40%～93%。在几项meta分析研究中[39, 87, 88]，STR的内分泌紊乱及永久性尿崩发生率要低于GTR。Sughrue等对540例颅咽管瘤患者进行Meta分析，其中GTR 289例，STR 251例，GTR术后的内分泌紊乱发生率较高（52% vs.19%）[39, 87, 88]。经鼻术后的尿崩发生率要低于其他手术入路，但并未在所有的研究中得到证实[85, 86]。实际上，内分泌紊乱的发生率主要取决于肿瘤粘连程度、垂体柄的受累程度及肿瘤切除程度。急性及慢性内分泌紊乱的处理通常先由神经外科医生完成，然后由内分泌科医生进行长期随访。内分泌紊乱对长期生活质量（QOL）的影响尚不清楚，但全垂体功能低下本身可导致寿命缩短。

（二）视力障碍

40%～50%的颅咽管瘤患者就诊时有视力障碍，而术后新发的长期视力障碍发生率为8%～30%，视肿瘤大小和位置而异[12, 18, 39, 85–88]。肿瘤对视交叉的压迫和术前视力障碍预示着眼科结果不良。一些研究显示，在对GTR或STR进行比较时，其视力结果并没有恶化[39, 89]，提示手术入路和显微手术技术才是长期视力结果的最大决定因素。提高视力保留率的技巧包括：早期辨认视神经和视交叉，早期在视路结构和肿瘤之间形成分离界面，避免垂体动脉或其他穿支的损伤或痉挛，以及在切除肿瘤过程中尽量减少对视路结构的机械压迫。细致的基础眼科检查及神经眼科医生的密切随访有助于准确评估功能和预测术后恢复。利用光学相干断层扫描（OCT）测量包括视盘在内的视网膜层厚度，可用于检测视力损害，并可能预测视力结果[90, 91]。

（三）下丘脑功能障碍

下丘脑功能障碍发生于多达35%的儿童颅咽管瘤切除术患者，可导致肥胖、行为异常、心律失常和血流动力学改变[18, 58, 92–95]。根据肿瘤特点，日益积极的手术可导致更高的下丘脑功能障碍发生率。肿瘤生长至三脑室、视交叉或乳头体以外，以及梗阻性脑积水可预测术后下丘脑功能障碍。肿瘤钙化可与周边神经或肿瘤包膜外的神经血管结构粘连，在不冒损伤风险的情况下，通常无法安全切除。肿瘤包膜与下丘脑之间存在胶质增生带，可通过显微锐性剥离或使用双极电凝的电凝吸引技术轻柔分离该胶质层，将肿瘤从下丘脑上游离下来。然而，需注意警惕肿瘤与双侧下丘脑的粘连，因为过度积极的手术剥离可能导致下丘脑损伤的风险增加[93, 96]。下丘脑功能障碍的机制可能是多因素的，其处理也极具挑战性。对于下丘脑性肥胖，药物治疗（如右旋安非他命、西布曲明、奥曲肽）、营养师会诊，以及减肥手术的联合应用已有研究[18]。与下丘脑性肥胖密切相关的并发症还有术后出现的高级认知功能障碍、心理社会健康、注意力障碍，以及处理速度受损[57, 97, 98]。

（四）脑脊液漏

术后脑脊液漏仍然是经蝶颅咽管瘤切除术的一个危险因素，据报道其发生率为5%～20%[85, 99–104]。一项1108例垂体腺瘤和53例颅咽管瘤的多中心研究表明，术中脑脊液漏的危险因素包括颅咽管瘤、轻度肝病和肿瘤生长至颅前窝[100]。除了较高的体重指数外，颅咽管瘤的诊断也可预测术后脑脊液漏。现已充分证实颅咽管瘤的诊断与术后脑脊液漏高度相关，而带蒂鼻中隔瓣可减少术后脑脊液漏的发生[60, 99, 102, 103, 105–108]。除带蒂黏膜瓣外，还有各种修补方式，包括采用阔筋膜卡扣式移植物、垫片密封、多层修补技术和脂肪[60, 105, 106, 109]。脑脊液漏发生率在很大程度上也受手术经验和修补策略的影响[59, 60, 110]。由于术者经验、肿瘤类型，以及其他围术期处理方法（如腰大池引流和激素的使用）的差异，不同技术疗效间的直接比较仍然存在困难。

（五）生活质量

近来已有文献对颅咽管瘤患者的生活质量进行评估，以改进手术决策[31, 58, 111-113]。来自Kraniopharyngiom 2000 的注册研究涵盖了 2001—2006 年在欧洲接受治疗的儿童 / 青少年，结果显示，视神经或下丘脑 – 垂体轴受累，以及下丘脑损害对 3 年 PFS 的影响最大[31, 58]。这项研究还表明，根治性切除会导致肥胖率增高和生活质量下降，而 STR 或术后放射治疗的患者情况更好。此外，术者的经验和手术中心的规模也会影响患者的生活质量。然而，各种治疗策略和术后并发症对生活质量的影响尚不清楚，有待于进一步的积极研究。有一项研究表明，对STR 术后肿瘤进展进行放射治疗与不良生活质量相关[113]。

（六）成人与儿童患者

成人和儿童患者的治疗在手术技巧和并发症的处理上有很大的不同。可以肯定的是，儿童颅咽管瘤经蝶入路会受到鼻腔通道狭窄和鼻窦气化不良的限制。此外，儿童患者需要使用较小的内镜，这可能会降低清晰度，并增加手术治疗的难度。儿童患者术后可出现生长、发育、性成熟、肥胖和尿崩症方面的内分泌障碍，其长期后果也面临很大挑战。然而，在文献中，成人和儿童患者并发症的详细比较仍然很少。

九、复发病变

由于评估最佳治疗方案的长期研究很少，复发性颅咽管瘤的治疗仍然较为困难[114-116]。颅咽管瘤的复发率为 2%～30%，取决于随访时间[85]。由于瘢痕组织的存在，再次手术切除较为困难。一些研究表明，复发性肿瘤的全切除率较低（0%～25%），而病残率和死亡率增加[50, 115, 117, 118]。对于初次开颅手术治疗的复发性肿瘤，经鼻入路可以避开先前手术的通道和瘢痕组织。对于复发性肿瘤，也可考虑对先前治疗的部位进行再照射，但可能会导致视力或内分泌结果恶化，且局部控制效果有限。术后影像学检查最好在48～72h 进行，以评估肿瘤残留情况。即使在全切除的情况下，也有必要在多年内每 6～12 个月进行影像学确认，以评估病变的进展或复发。有报道首次治疗后长达 30 年仍出现肿瘤复发[119]。Hoffman 分类系统有助于描述残留肿瘤：①无残留；②<1mm 的钙化斑点；③小钙化灶，无强化或占位效应；④有强化灶，无占位效应；⑤肿块强化伴占位效应[20]。最后，须采用多学科合作的方式以制订复发性肿瘤的治疗策略。

十、总结

虽然颅咽管瘤为良性肿瘤，但其复发率和远期病残率较高。了解各种手术方式和辅助治疗的作用对于治疗策略的选择十分重要（图18-4）。未来的研究方向是将已有的和新的靶向治疗更多地纳入临床决策，以进一步提高治疗效果。

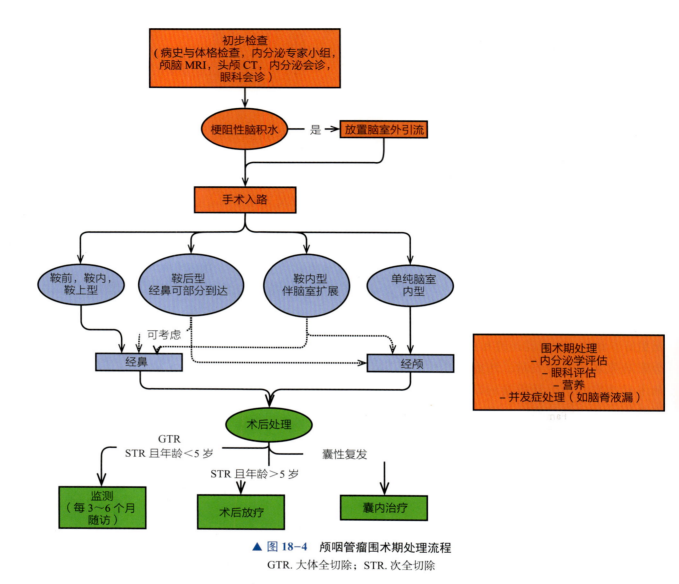

▲ 图 18-4　颅咽管瘤围术期处理流程
GTR. 大体全切除；STR. 次全切除

参考文献

[1] Von Mohr U. Hypertrophie der Hypophysis Cerebri und dadurch bedingter Druck auf die Hirngrundfläche, insbesondere auf die Sehnerven, das Chiasma desselben und den linksseitigen Hirnschenkel. Wochenschr Ges Heilkd. 1840;6:556-71.

[2] Raimondi AJ, Rougerie J. A critical review of personal experiences with craniopharyngioma: clinical history, surgical technique and operative results. 1983. Pediatr Neurosurg. 1994;21(2):134-50. ttps://doi.org/10.1159/000120827; discussion 51-4.

[3] Luschka H. Der gehirnanhang und die steissdrüse des menschen. Berlin: G. Reimer; 1860.

[4] Saxer F. Ependymepithel, gliome und epithlische geschwülste des zentralen nervensystems. Ziegler's Beiträge.

1902;32:276.

[5] Erdheimer J. Über Hypophysengangsgeschwulste und Hirncholesteatome. Sitzungsber Akad Wiss Wien. 1904;113:537-726.

[6] Cushing H. The craniopharyngioma. Intracranial tumours. London: Bailiere, Tindall and Cox; 1932.

[7] Lewis DD. A contribution to the subject of tumours of the hypophysis. JAMA. 1910;55:1002-8.

[8] Prieto R, Pascual JM, Barrios L. Harvey Cushing's craniopharyngioma treatment: part 2. Surgical strategies and results of his pioneering series. J Neurosurg. 2018;131(3):964-78. https://doi.org/10. 3171/2018.5. JNS18154.

[9] Susman W. Embryonic epithelial rests in the pituitary. Br J Surg. 1932;19:571-6.

[10] Ostrom QT, Cioffi G, Gittleman H, Patil N, Waite K, Kruchko C, et al. CBTRUS statistical report: primary brain and other central nervous system tumors diagnosed in the United States in 2012-2016. Neuro- Oncology. 2019;21(Suppl 5):v1-v100. https://doi. org/10.1093/neuonc/noz150.

[11] Bunin GR, Surawicz TS, Witman PA, Preston-Martin S, Davis F, Bruner JM. The descriptive epidemiology of craniopharyngioma. J Neurosurg. 1998;89(4):547-51. https://doi.org/10.3171/ jns.1998.89.4.0547.

[12] Steinbok P. Craniopharyngioma in children: long-term outcomes. Neurol Med Chir (Tokyo). 2015;55(9):722-6. https://doi.org/10.2176/ nmc. ra.2015- 0099.

[13] Muller HL. Management of endocrine disease: childhood-onset craniopharyngioma: state of the art of care in 2018. Eur J Endocrinol. 2019;180(4):R159-74. https://doi. org/10.1530/EJE-18-1021.

[14] Lubuulwa J, Lei T. Pathological and topographical classification of craniopharyngiomas: a literature review. J Neurol Surg Rep. 2016;77(3):e121-7. https://doi.org/10.1055/s-0036-1588060.

[15] Sekine S, Shibata T, Kokubu A, Morishita Y, Noguchi M, Nakanishi Y, et al. Craniopharyngiomas of adamantinomatous type harbor beta-catenin gene mutations. Am J Pathol. 2002;161(6):1997-2001. https://doi.org/10.1016/s0002-9440(10)64477- x.

[16] Passos J, Quidet M, Brahimi A, Flament C, Gibier JB, Caron S, et al. Familial adenomatous polyposis associated craniopharyngioma secondary to both germline and somatic mutations in the APC gene. Acta Neuropathol. 2020;140(6):967-9. https://doi. org/10.1007/s00401-020-02232-9.

[17] Apps JR, Martinez-Barbera JP. Molecular pathology of adamantinomatous craniopharyngioma: review and opportunities for practice. Neurosurg Focus. 2016;41(6):E4. https://doi.org/10.3171/2016.8.FOCUS16307.

[18] Muller HL, Merchant TE, Warmuth-Metz M, Martinez-Barbera JP, Puget S. Craniopharyngioma. Nat Rev Dis Primers. 2019;5(1):75. https://doi. org/10.1038/s41572-019-0125-9.

[19] Gaston-Massuet C, Andoniadou CL, Signore M, Jayakody SA, Charolidi N, Kyeyune R, et al. Increased Wingless (Wnt) signaling in pituitary progenitor/stem cells gives rise to pituitary tumors in mice and humans. Proc Natl Acad Sci U S A. 2011;108(28):11482-7. https://doi.org/10.1073/pnas.1101553108.

[20] Martinez-Gutierrez JC, D'Andrea MR, Cahill DP, Santagata S, Barker FG 2nd, Brastianos PK. Diagnosis and management of craniopharyngiomas in the era of genomics and targeted therapy. Neurosurg Focus. 2016;41(6):E2. https://doi.org/10. 3171/2016.9.FOCUS16325.

[21] Roque A, Odia Y. BRAF-V600E mutant papillary craniopharyngioma dramatically responds to combination BRAF and MEK inhibitors. CNS Oncol. 2017;6(2):95-9. https://doi.org/10.2217/cns- 2016-0034.

[22] Juratli TA, Jones PS, Wang N, Subramanian M, Aylwin SJB, Odia Y, et al. Targeted treatment of papillary craniopharyngiomas harboring BRAF V600E mutations. Cancer. 2019;125(17):2910-4. https://doi.org/10.1002/cnc 32 5.

[23] Brastianos PK, Santagata S. Endocrine tumors: BRAF V600E mutations in papillary craniopharyngioma. Eur J Endocrinol. 2016;174(4):R139-44. https://doi.org/10.1530/EJE-15-957.

[24] Chen C, Okera S, Davies PE, Selva D, Crompton JL. Craniopharyngioma: a review of long-term visual outcome. Clin Exp Ophthalmol. 2003;31(3):220-8. https://doi.org/10.1046/j.1442-9071.2003.00648. x.

[25] Hoffmann A, Boekhoff S, Gebhardt U, Sterkenburg AS, Daubenbüchel AM, Eveslage M, et al. History before diagnosis in childhood craniopharyngioma: associations with initial presentation and long-term prognosis. Eur J Endocrinol. 2015;173(6):853-62. https://doi.org/10.1530/EJE-1 0795.

[26] Nuijts MA, Veldhuis N, Stegeman I, van Santen HM, Porro GL, Imhof SM, et al. Visual functions in children with craniopharyngioma at diagnosis: a systematic review. PLoS One. 2020;15(10):e0240016. https://doi.org/10.1371/journal.pone.0240016.

[27] Karavitaki N, Cudlip S, Adams CB, Wass JA. Craniopharyngiomas. Endocr Rev. 2006;27(4):371-97. https://doi.org/10.1210/er.2006-0002.

[28] Chapman PR, Singhal A, Gaddamanugu S, Prattipati V. Neuroimaging of the pituitary gland: practical anatomy and pathology. Radiol Clin N Am. 2020;58(6):1115-33. https://doi.org/10.1016/j. rcl.2020.07.009.

[29] Warmuth-Metz M, Gnekow AK, Muller H, Solymosi L. Differential diagnosis of suprasellar tumors in children. Klin Padiatr. 2004;216(6):323-30. https://doi.org/10.1055/s-2004-832358.

[30] Hald JK, Eldevik OP, Skalpe IO. Craniopharyngioma identification by CT and MR imaging at 1.5 T. Acta Radiol. 1995;36(2):142-7.

[31] Muller HL, Gebhardt U, Faldum A, Warmuth-Metz M, Pietsch T, Pohl F, et al. Xanthogranuloma, Rathke's cyst, and childhood craniopharyngioma: results of prospective multinational studies of children and adolescents with rare sellar malformations. J Clin Endocrinol Metab. 2012;97(11):3935-43. https://doi.org/10.1210/jc.2012-2069.

[32] Tang B, Xie SH, Xiao LM, Huang GL, Wang ZG, Yang L, et al. A novel endoscopic classification for craniopharyngioma based on its origin. Sci Rep. 2018;8(1):10215. https://doi.org/10.1038/s41598- 018-28282-4.

[33] Samii M, Tatagiba M. Surgical management of craniopharyngiomas: a review. Neurol Med Chir (Tokyo). 1997;37(2):141-9. https://doi.org/10.2176/nmc.37.141.

[34] Qi S, Lu Y, Pan J, Zhang X, Long H, Fan J. Anatomic relations of the arachnoidea around the pituitary stalk: relevance for surgical removal of craniopharyngiomas. Acta Neurochir. 2011;153(4):785-96. https://doi.org/10.1007/s00701-010-0940-y.

[35] Prieto R, Pascual JM, Rosdolsky M, Castro-Dufourny I, Carrasco R, Strauss S, et al. Craniopharyngioma adherence: a comprehensive topographical categorization and outcome-related risk stratification model based on the methodical examination of 500 tumors. Neurosurg Focus. 2016;41(6):E13. https://doi.org/10.3171/2016.9.FOCUS16304.

[36] Morisako H, Goto T, Goto H, Bohoun CA, Tamrakar

S, Ohata K. Aggressive surgery based on an anatomical subclassification of craniopharyngiomas. Neurosurg Focus. 2016;41(6):E10. https://doi.org/10.3171/ 2016. 9.FOCUS16211.

[37] Hankinson TC, Palmeri NO, Williams SA, Torok MR, Serrano CA, Foreman NK, et al. Patterns of care for craniopharyngioma: survey of members of the American Association of Neurological Surgeons. Pediatr Neurosurg. 2013;49(3):131-6. https://doi. org/10.1159/000357783.

[38] Veeravagu A, Lee M, Jiang B, Chang SD. The role of radiosurgery in the treatment of craniopharyngiomas. Neurosurg Focus. 2010;28(4):E11. https://doi. org/10. 3171/2010.2.FOCUS09311.

[39] Sughrue ME, Yang I, Kane AJ, Fang S, Clark AJ, Aranda D, et al. Endocrinologic, neurologic, and visual morbidity after treatment for craniopharyngioma. J Neuro-Oncol. 2011;101(3):463-76. https://doi.org/10.1007/s11060-010-0265-y.

[40] Yang I, Sughrue ME, Rutkowski MJ, Kaur R, Ivan ME, Aranda D, et al. Craniopharyngioma: a comparison of tumor control with various treatment strategies. Neurosurg Focus. 2010;28(4):E5. https://doi. org/10.3171/2010. 1.FOCUS09307.

[41] Graffeo CS, Perry A, Link MJ, Daniels DJ. Pediatric craniopharyngiomas: a primer for the skull base surgeon. J Neurol Surg B Skull Base. 2018;79(1):65-80. https://doi. org/10.1055/s-0037-1621738.

[42] Varlotto J, DiMaio C, Grassberger C, Tangel M, Mackley H, Pavelic M, et al. Multi-modality management of craniopharyngioma: a review of various treatments and their outcomes. Neurooncol Pract. 2016;3(3):173-87. https://doi. org/10.1093/nop/npv029.

[43] Schoenfeld A, Pekmezci M, Barnes MJ, Tihan T, Gupta N, Lamborn KR, et al. The superiority of conservative resection and adjuvant radiation for craniopharyngiomas. J Neuro-Oncol. 2012;108(1):133-9. https://doi.org/10.1007/s11060-012-0806-7.

[44] Puget S, Garnett M, Wray A, Grill J, Habrand JL, Bodaert N, et al. Pediatric craniopharyngiomas: classification and treatment according to the degree of hypothalamic involvement. J Neurosurg. 2007;106(1 Suppl):3-12. https:// doi.org/10.3171/ped.2007.106.1.3.

[45] Cossu G, Jouanneau E, Cavallo LM, Elbabaa SK, Giammattei L, Starnoni D, et al. Surgical management of craniopharyngiomas in adult patients: a systematic review and consensus statement on behalf of the EANS skull base section. Acta Neurochir. 2020;162(5):1159-77. https://doi. org/10.1007/s00701- 020-04265-1.

[46] Cavalheiro S, Di Rocco C, Valenzuela S, Dastoli PA, Tamburrini G, Massimi L, et al. Craniopharyngiomas: intratumoral chemotherapy with interferon-alpha:a multicenter preliminary study with 60 cases. Neurosurg Focus. 2010;28(4):E12. https://doi.org/10.3171/2010. 1. FOCUS09310.

[47] Kilday JP, Caldarelli M, Massimi L, Chen RH, Lee YY, Liang ML, et al. Intracystic interferon-alpha in pediatric craniopharyngioma patients: an international multicenter assessment on behalf of SIOPE and ISPN. Neuro-Oncology. 2017;19(10):1398-407. https://doi.org/10.1093/neuonc/

nox056.

[48] Zhang S, Fang Y, Cai BW, Xu JG, You C. Intracystic bleomycin for cystic craniopharyngiomas in children. Cochrane Database Syst Rev. 2016;7:CD008890. https://doi. org/10.1002/14651858.CD008890.pub4.

[49] Hoffman HJ. Surgical management of craniopharyngioma. Pediatr Neurosurg. 1994;21(Suppl 1):44-9. https://doi. org/10.1159/000120861.

[50] Yasargil MG, Curcic M, Kis M, Siegenthaler G, Teddy PJ, Roth P. Total removal of craniopharyngiomas. Approaches and long-term results in 144 patients. J Neurosurg. 1990;73(1):3-11. https://doi. org/10.3171/jns.1990. 73.1. 0003.

[51] Kassam AB, Gardner PA, Snyderman CH, Carrau RL, Mintz AH, Prevedello DM. Expanded endonasal approach, a fully endoscopic transnasal approach for the resection of midline suprasellar craniopharyngiomas: a new classification based on the infundibulum. J Neurosurg. 2008;108(4):715-28. https://doi.org/10.3171/JNS/2008/108/4/0715.

[52] Matsuo T, Kamada K, Izumo T, Nagata I. Indication and limitations of endoscopic extended transsphenoidal surgery for craniopharyngioma. Neurol Med Chir (Tokyo). 2014;54(12):974-82.

[53] Almeida JP, Workewych A, Takami H, Velasquez C, Oswari S, Asha M, et al. Surgical anatomy applied to the resection of craniopharyngiomas: anatomic compartments and surgical classifications. World Neurosurg. 2020;142:611-25. https://doi. org/10.1016/j.wneu.2020.05.171.

[54] Spoudeas HA, Saran F, Pizer B. A multimodality approach to the treatment of craniopharyngiomas avoiding hypothalamic morbidity: a UK perspective. J Pediatr Endocrinol Metab. 2006;19(Suppl 1):447-51. https://doi. org/10.1515/jpem.2006.19.4.447.

[55] Garre ML, Cama A. Craniopharyngioma: modern concepts in pathogenesis and treatment. Curr Opin Pediatr. 2007;19(4):471-9. https://doi.org/10.1097/ MOP.0b013e3282495a22.

[56] Flitsch J, Muller HL, Burkhardt T. Surgical strategies in childhood craniopharyngioma. Front Endocrinol (Lausanne). 2011;2:96. https://doi.org/10.3389/fendo.2011.00096.

[57] Fjalldal S, Holmer H, Rylander L, Elfving M, Ekman B, Osterberg K, et al. Hypothalamic involvement predicts cognitive performance and psychosocial health in long-term survivors of childhood craniopharyngioma. J Clin Endocrinol Metab. 2013;98(8):3253-62. https://doi. org/10.1210/jc.2013-2000.

[58] Muller HL, Gebhardt U, Teske C, Faldum A, Zwiener I, Warmuth-Metz M, et al. Post-operative hypothalamic lesions and obesity in childhood craniopharyngioma: results of the multinational prospective rial KRANIOPHARYNGEOM 2000 after 3-year follow-up. Eur J Endocrinol. 2011;165(1):17-24. https://doi.org/10.1530/EJE-11-0158.

[59] Park HR, Kshettry VR, Farrell CJ, Lee JM, Kim YH, Won TB, et al. Clinical outcome after extended endoscopic endonasal resection of craniopharyngiomas: two-institution experience. World Neurosurg. 2017;103:465-74. https://doi. org/10.1016/j. wneu.2017.04.047.

[60] Kshettry VR, Do H, Elshazly K, Farrell CJ, Nyquist G, Rosen M, et al. The learning curve in endoscopic

endonasal resection of craniopharyngiomas. Neurosurg Focus. 2016;41(6):E9. https://doi.org/10.3171/ 2016.9. FOCUS16292.

[61] Kenning TJ, Beahm DD, Farrell CJ, Schaberg MR, Rosen MR, Evans JJ. Endoscopic endonasal craniopharyngioma resection. Neurosurg Focus. 2012;32(Suppl 1):E5. https:// doi.org/10.3171/2012.V5.FOCUS11302.

[62] Farrell CJ, Nyquist GG, Farag AA, Rosen MR, Evans JJ. Principles of pituitary surgery. Otolaryngol Clin N Am. 2016;49(1):95-106. https://doi.org/10.1016/j. otc.2015. 09.005.

[63] Liu JK, Eloy JA. Endoscopic endonasal transplanum transtuberculum approach for resection of retrochiasmatic craniopharyngioma. J Neurosurg. 2012;32(Suppl):E2.

[64] Yamada S, Fukuhara N, Oyama K, Takeshita A, Takeuchi Y, Ito J, et al. Surgical outcome in 90 patients with craniopharyngioma: an evaluation of transsphenoidal surgery. World Neurosurg. 2010;74(2-3):320-30. https://doi. org/10.1016/j. wneu.2010.06.014.

[65] Liu JK, Christiano LD, Patel SK, Eloy JA. Surgical nuances for removal of retrochiasmatic craniopharyngioma via the endoscopic endonasal extended transsphenoidal transplanum transtuberculum approach. Neurosurg Focus. 2011;30(4):E14. https://doi.org/10.3171/20 L1.FOCUS10297.

[66] Jane JA Jr, Kiehna E, Payne SC, Early SV, Laws ER Jr. Early outcomes of endoscopic transsphenoidal surgery for adult craniopharyngiomas. Neurosurg Focus. 2010;28(4):E9. https://doi.org/10.3171/20 C1.FOCUS09319.

[67] Gardner PA, Kassam AB, Snyderman CH, Carrau RL, Mintz AH, Grahovac S, et al. Outcomes following endoscopic, expanded endonasal resection of suprasellar craniopharyngiomas: a case series. J Neurosurg. 2008;109(1):6-16. https://doi.org/10.3171/JNS/2008/109/7/0006.

[68] Zhao C, Chen Z, Xu N, Xue T, Wu X, You W, et al. Comparative analysis on microsurgical removal of craniopharyngioma via lateral supraorbital approach and standard pterional approach. Chin Neurosurg J. 2018;4:16. https://doi.org/10.1186/s41016- 018-0126-7.

[69] Tamasauskas A, Bunevicius A, Matukevicius A, Radziunas A, Urbonas M, Deltuva V. Extended pterional approach for initial surgical management of craniopharyngiomas: a case series. Turk Neurosurg. 2014;24(2):174-83. https://doi. org/10.5137/1019-5149.JTN.6995- 12.2.

[70] Maira G, Anile C, Colosimo C, Cabezas D. Craniopharyngiomas of the third ventricle: trans-lamina terminalis approach. Neurosurgery. 2000;47(4):857-63. https://doi. org/10.1097/ 00006123-200010000-00014; discussion63-5.

[71] Liu JK, Christiano LD, Gupta G, Carmel PW. Surgical nuances for removal of retrochiasmatic craniopharyngiomas via the transbasal subfrontal translamina terminalis approach. Neurosurg Focus. 2010;28(4):E6. https://doi. org/10.3171/2010.1.FO CUS09309.

[72] Konovalov AN. Microsurgery of tumours of diencephalic region. Neurosurg Rev. 1983;6(2):37-41. https://doi. org/10.1007/BF01743031.

[73] Golshani KJ, Lalwani K, Delashaw JB, Selden NR. Modified orbitozygomatic craniotomy for craniopharyngioma resection in children. J Neurosurg Pediatr. 2009;4(4):345-52. https://doi.org/10.3171/2 009.5.PEDS09106.

[74] LeFever, Storey C, Guthikonda B. Orbitopterional craniotomy resection of pediatric suprasellar craniopharyngioma. J Neurol Surg B Skull Base. 2018;79(Suppl 3):S254-S5. https://doi. org/10.1055/s-0038-1624589.

[75] Tayebi Meybodi A, Benet A, Rodriguez Rubio R, Yousef S, Lawton MT. Comprehensive anatomic assessment of the pterional, orbitopterional, and orbitozygomatic approaches for basilar apex aneurysm clipping. Oper Neurosurg (Hagerstown). 2018;15(5):538-50. https://doi.org/10.1093/ ons/opy26.

[76] Brown B, Banerjee AD, Wadhwa R, Nourbakhsh A, Caldito G, Nanda A, et al. When is posterolateral orbitotomy useful in a pterional craniotomy? A morphometric study. Skull Base. 2011;21(3):147-52. https://doi.org/10.1055/s-0031-1275752.

[77] Dlouhy BJ, Chae MP, Teo C. The supraorbital eyebrow approach in children: clinical outcomes, cosmetic results, and complications. J Neurosurg Pediatr. 2015;15(1):12-9. https://doi.org/10.3171/2014.10.PEDS1430.

[78] de Oliveira RS, Viana DC, Augusto LP, Santos MV, Machado HR. The supraorbital eyebrow approach for removal of craniopharyngioma in children: a case series. Childs Nerv Syst. 2018;34(3):547-53. https://doi. org/10.1007/s00381-017-3615-7.

[79] Ansari SF, Eisenberg A, Rodriguez A, Barkhoudarian G, Kelly DF. The supraorbital eyebrow craniotomy for intra-and extra-axial brain tumors: a single-center series and technique modification. Oper Neurosurg (Hagerstown). 2020. https://doi.org/10.1093/ons/opaa217.

[80] Kehayov I, Davarski V, Kitov B, Zhelyazkov H, Spiriev T. Interhemispheric transcallosal transforaminal approach and micro-optic third ventriculostomy for intraventricular craniopharyngioma associated with asymmetric hydrocephalus: case report and literature review. Folia Med (Plovdiv). 2019;61(1):143-7. https://doi.org/10.2478/ folmed-2018-0041.

[81] Jean WC. Transcallosal, transchoroidal resection of a recurrent craniopharyngioma. J Neurol Surg B Skull Base. 2018;79(Suppl 3):S259-S60. https://doi. org/10.1055/ s-0038-1624385.

[82] Feng SY, Zhang YY, Yu XG, Chen XL, Zhou T, Bu B, et al. Microsurgical treatment of craniopharyngioma: experiences on 183 consecutive patients. Medicine (Baltimore). 2018;97(34):e11746. https://doi. org/10.1097/ MD.0000000000011746.

[83] Shukla D. Transcortical transventricular endoscopic approach and Ommaya reservoir placement for cystic craniopharyngioma. Pediatr Neurosurg. 2015;50(5):291-4. https://doi. org/10.1159/000433605.

[84] Chamoun R, Couldwell WT. Transcortical-transforaminal microscopic approach for purely intraventricular craniopharyngioma. Neurosurg Focus. 2013;34(1 Suppl):Video 4. https://doi. org/10.3171/2013.V1. FOCUS12347.

[85] Almeida JP, Eby ..A, Mohan N, Gswari S, Takami H, Velasquez C, et al. Current results of surgical treatment of craniopharyngioma: the impact of endoscopic endonasal approaches. World Neurosurg. 2020;142:582-92. https://doi. org/10.1016/j. wneu.2020.05.174.

[86] Qiao N. Endocrine outcomes of endoscopic versus

transcranial resection of craniopharyngiomas: a system review and meta-analysis. Clin Neurol Neurosurg. 2018;169:107-15. https://doi. org/10.1016/j.clineuro.2018.04.009.

[87] Clark AJ, Cage TA, Aranda D, Parsa AT, Sun PP, Auguste KI, et al. A systematic review of the esults of surgery and radiotherapy on tumor control for pediatric craniopharyngioma. Childs Nerv Syst. 2013;29(2):231-8. https://doi.org/10.1007/s00381- 012-1926-2.

[88] Clark AJ, Cage TA, Aranda D, Parsa AT, Auguste KI, Gupta N. Treatment-related morbidity and the management of pediatric craniopharyngioma: a systematic review. J Neurosurg Pediatr. 2012;10(4):293-301. https://doi. org/10.3171/2012. 7.PEDS11436.

[89] Akinduro OO, Izzo A, Lu VM, Ricciardi L, Trifiletti D, Peterson JL, et al. Endocrine and visual outcomes following gross total resection and subtotal resection of adult craniopharyngioma: systematic review and meta- analysis. World Neurosurg. 2019;127:e656-e68. https://doi. org/10.1016/j.wneu.2019.03.239.

[90] Yang L, Qu Y, Lu W, Liu F. Evaluation of macular ganglion cell complex and peripapillary retinal nerve fiber layer in primary craniopharyngioma by fourier-domain optical coherence tomography. Med Sci Monit. 2016;22:2309-14. https://doi.org/10.12659/msm.896221.

[91] Mediero S, Noval S, Bravo-Ljubetic L, Contreras I, Carceller F. Visual outcomes, visual fields, and optical coherence tomography in paediatric craniopharyngioma. Neuroophthalmology. 2015;39(3):132-9. https://doi.org/10.3 109/01658107.2015.1039549.

[92] Thompson CJ, Costello RW, Crowley RK. Management of hypothalamic disease in patients with craniopharyngioma. Clin Endocrinol. 2019;90(4):506-16. https://doi.org/10.1111/ cen.13929.

[93] Muller HL. Craniopharyngioma and hypothalamic injury: latest insights into consequent eating disorders and obesity. Curr Opin Endocrinol Diabetes Obes. 2016;23(1):81-9. https://doi.org/10.1097/MED.0000000000000214.

[94] Abuzzahab MJ, Roth CL, Shoemaker AH. Hypothalamic obesity: prologue and promise. Horm Res Paediatr. 2019;91(2):128-36. https://doi. org/10.1159/000496564.

[95] van Iersel L, Brokke KE, Adan RAH, Bulthuis LCM, van den Akker ELT, van Santen HM. Pathophysiology and individualized treatment of hypothalamic obesity following craniopharyngioma and other suprasellar tumors: a systematic review. Endocr Rev. 2019;40(1):193-235. https:// doi.org/10.1210/er.2018-00017.

[96] Yang L, Xie S, Tang B, Wu X, Tong Z, Fang C, et al. Hypothalamic injury patterns after resection of craniopharyngiomas and correlation to tumor origin: a study based on endoscopic observation. Cancer Med. 2020;9(23):8950-61. https://doi.org/10.1002/ cam4.3589.

[97] Pereira AM, Schmid EM, Schutte PJ, Voormolen JH, Biermasz NR, van Thiel SW, et al. High prevalence of long-term cardiovascular, neurological and psychosocial morbidity after treatment for craniopharyngioma. Clin Endocrinol. 2005;62(2):197-204. https://doi.org/10.1111/ j.1365-2265.2004.02196. x.

[98] Holmer H, Ekman B, Bjork J, Nordstom CH, Popovic V, Siversson A, et al. Hypothalamic involvement predicts cardiovascular risk in adults with childhood onset craniopharyngioma on long-term GH therapy. Eur J Endocrinol. 2009;161(5):671-9. https://doi.org/10.1530/ EJE-09-0449.

[99] Stapleton AL, Tyler-Kabara EC, Gardner PA, Snyderman CH, Wang EW. Risk factors for cerebrospinal fluid leak in pediatric patients undergoing endoscopic endonasal skull base surgery. Int J Pediatr Otorhinolaryngol. 2017;93:163-6. https://doi.org/10.1016/j.ijporl.2016.12.019.

[100] Karnezis TT, Baker AB, Soler ZM, Wise SK, Rereddy SK, Patel ZM, et al. Factors impacting cerebrospinal fluid leak rates in endoscopic sellar surgery. Int Forum Allergy Rhinol. 2016;6(11):1117-25. https://doi.org/10.1002/ alr.21783.

[101] Jahangiri A, Wagner J, Han SW, Zygourakis CC, Han SJ, Tran MT, et al. Morbidity of repeat transsphenoidal surgery assessed in more than 1000 operations. J Neurosurg. 2014;121(1):67-74. https://doi. org/10.3171/ 2014.3.JNS131532.

[102] Hannan CJ, Almhanedi H, Al-Mahfoudh R, Bhojak M, Looby S, Javadpour M. Predicting post-operative cerebrospinal fluid (CSF) leak following endoscopic transnasal pituitary and anterior skull base surgery: a multivariate analysis. Acta Neurochir. 2020;162(6):1309- 15. https://doi.org/10.1007/s00701- 020-04334-5.

[103] Conger A, Zhao F, Wang X, Eisenberg A, Griffiths C, Esposito F, et al. Evolution of the graded repair of CSF leaks and skull base defects in endonasal endoscopic tumor surgery: trends in repair failure and meningitis rates in 509 patients. J Neurosurg. 2018;130(3):861-75. https://doi. org/10.3171/2017.11.JNS172141.

[104] Wang EW, Zanation AM, Gardner PA, Schwartz TH, Eloy JA, Adappa ND, et al. ICAR: endoscopic skull-base surgery. Int Forum Allergy Rhinol. 2019;9(S3):S145-365. https://doi.org/10.1002/alr.22326.

[105] Khatiwala RV, Shastri KS, Peris-Celda M, Kenning T, Pinheiro-Neto CD. Endoscopic endonasal reconstruction of high-flow cerebrospinal fluid leak with fascia lata "button" graft and Nasoseptal flap: surgical technique and case series. J Neurol Surg B Skull Base. 2020;81(6):645- 50. https://doi.org/10.1055/s-0039-1693124.

[106] Algattas H, Setty P, Goldschmidt E, Wang EW, Tyler- Kabara EC, Snyderman CH, et al. Endoscopic endonasal approach for craniopharyngiomas with intraventricular extension: case series, long-term outcomes, and review. World Neurosurg. 2020;144:e447-e59. https://doi. org/10.1016/j. wneu.2020.08.184.

[107] Patel PN, Stafford AM, Patrinely JR, Smith DK, Turner JH, Russell PT, et al. Risk factors for intraoperative and postoperative cerebrospinal fluid leaks in endoscopic transsphenoidal sellar surgery. Otolaryngol Head Neck Surg. 2018;158(5):952-60. https://doi. org/10.1177/0194599818756272.

[108] Fathalla H, Di Ieva A, Lee J, Anderson J, Jing R, Solarski M, et al. Cerebrospinal fluid leaks in extended endoscopic transsphenoidal surgery: covering all the angles. Neurosurg Rev. 2017;40(2):309-18. https://doi.org/10.1007/s10143- 016-0776-x.

[109] Luginbuhl AJ, Campbell PG, Evans J, Rosen M.

Endoscopic repair of high-flow cranial base defects using a bilayer button. Laryngoscope. 2010;120(5):876-80. https://doi.org/10.1002/lary.20861.

[110] Younus I, Gerges MM, Uribe-Cardenas R, Morgenstern PF, Eljalby M, Tabaee A, et al. How long is the tail end of the learning curve? Results from 1000 consecutive endoscopic endonasal skull base cases following the initial 200 cases. J Neurosurg. 2020:1-11. https://doi.org/10.3171/2019.12. JNS192600.

[111] Hidalgo ET, Oril ac C, Kvint S, McQuinn MW, Dastagirzada Y, Phillips S, et al. Quality of life, hypothalamic obesity, and sexual function in adulthood two decades after primary gross-total resection for childhood craniopharyngioma. Childs Nerv Syst. 2020;36(2):281-9. https://doi.org/10.1007/s00381- 019-04161-9.

[112] Heinks K, Boekhoff S, Hoffmann A, Warmuth-Metz M, Eveslage M, Peng J, et al. Quality of life and growth after childhood craniopharyngioma: results of the multinational trial KRANIOPHARYNGEOM 2007. Endocrine. 2018;59(2):364-72. https://doi. org/10.1007/s12020-017-1489-9.

[113] Eveslage M, Calaminus G, Warmuth-Metz M, Kortmann RD, Pohl F, Timmermann B, et al. The postoperative quality of life in children and adolescents with craniopharyngioma. Dtsch Arztebl Int. 2019;116(18):321-8. https://doi.org/10.3238/arztebl.2019.0321.

[114] Muller HL. Risk-adapted, long-term management in childhood-onset craniopharyngioma. Pituitary.

2017;20(2):267-81. https://doi.org/10.1007/ s11102- 016-0751-0.

[115] Liubinas SV, Munshey AS, Kaye AH. Management of recurrent craniopharyngioma. J Clin Neurosci. 2011;18(4):451-7. https://doi.org/10.1016/j.jocn.2010.10.004.

[116] Caldarelli M, di Rocco C, Papacci F, Colosimo C Jr. Management of recurrent craniopharyngioma. Acta Neurochir 1998;140(5):447-54. https://doi. org/10.1007/s007010050123.

[117] Karavitaki N, Brufani C, Warner JT, Adams CB, Richards P, Ansorge O, et al. Craniopharyngiomas in children and adults: systematic analysis of 121 cases with long-term follow-up. Clin Endocrinol 2005;62(4):397-409. https://doi. org/10.1111/j.1365-2265.2005.02231. x.

[118] Fahlbusch R, Honegger J, Paulus W, Huk W, Buchfelder M. Surgical treatment of craniopharyngiomas: experience with 168 patients. J Neurosurg 1999;90(2):237-50. https://doi.org/10.3171/jns.1999.90.2.0237.

[119] Clark SW, Kenning TJ, Evans JJ. Recurrent ectopic craniopharyngioma in the sylvian fissure thirty years after resection through a pterional approach: a case report and review of the literature. Nagoya J Med Sci. 2015;77(1-2):297-306.

[120] Hoffman HJ. Craniopharyngiomas. Can J Neurol Sci. 1982; 2(4):348-52. https://doi.org/10.1017/s0317171100035514.

[121] Rhoton AL Jr. The lateral and third ventricles. Neurosurgery 2002;51(4 Suppl):S207-71.

第 19 章　垂体腺瘤

Pituitary Adenoma

Ben A. Strickland　Gabriel Zada　著
刘　忆　译

绝大多数垂体腺瘤为良性，通常生长缓慢，可引起多种激素和非激素性症状和体征。虽然很难知道这些病变的真实患病率，因为很多病变只是偶然被发现，尚未引起症状，但目前认为在一般人群中垂体腺瘤患病率高达 16.7%[28]。在垂体腺瘤及其常见功能亚型的治疗方面，现有大量的数据和明确的指南。内镜经鼻蝶入路已成为切除大部分垂体腺瘤的主要方法。在这一章中，我们侧重于讨论垂体腺瘤的不同病理亚型，治疗方法和挽救性治疗。

一、分类

（一）命名法

历史上，垂体腺瘤的分类基于许多参数，包括神经影像学表现、激素分泌状态（功能性与无功能）[68]，苏木精 – 伊红染色（hematoxylin-eosin staining，HE），免疫组织化学（immunohistochemistry，IHC）染色[67]，以及新近的转录因子[52]。虽然"垂体腺瘤"一词目前正被改为"垂体神经内分泌瘤（pituitary neuroendocrine tumour，PitNET）"，因其更准确地描述了垂体瘤行为的异质性，但为了与之前文献保持统一，我们仍然在本章中采用垂体腺瘤这一命名。

（二）免疫组织化学和转录因子分类

虽然 HE 染色模式最初用于区分肿瘤嗜酸性和嗜碱性等特性，但免疫组织化学结合临床表型更完整的描述了催乳素（prolactin，PRL）、生长激素（growth hormone，GH）、促性腺激素［卵泡刺激素 / 黄体生成素（follicle stimulating hormone/luteinizing hormone，FSH/LH）］、促肾上腺皮质激素（adrenocorticotropic hormone，ACTH）和促甲状腺激素（thyroid stimulating hormone，TSH）等分型。最近，世界卫生组织（WHO）根据转录因子将腺垂体细胞来源的肿瘤分为 3 个谱系，包括垂体特异性转录因子 1（pituitary specifc transcription factor 1，PIT1），垂体细胞限制性因子（pituitary cell restricted factor，TPIT）和剪接转录因子 1（splicing transcription factor 1，SF1）。PIT1 细胞系由催乳素细胞、生长激素细胞和促甲状腺激素细胞组成，而促肾上腺皮质细胞和沉默 ACTH 腺瘤属于 TPIT 细胞系。促性腺激素细胞，现在主要包括无功能腺瘤，组成 SF1 谱系。

二、术前检查和评估

（一）影像学检查

神经影像学检查将垂体腺瘤分为微腺瘤、大腺瘤或巨大腺瘤，并显示其侵袭程度。肿瘤最大直径<10mm 为微腺瘤，而直径≥10mm 为大腺瘤，>40mm 通常被称为巨大腺瘤。

临床决策和手术规划在很大程度上受肿瘤

术前影像学特征的影响。大量证据表明，就肿瘤边界、均一性和侵袭程度而言，与 CT 相比，MRI 能提供更好的肿瘤细节[23, 36]。因此，MRI 是垂体腺瘤[13]的金标准成像方式。鞍区专用的 1mm 薄层 MRI 提供了最高分辨率，与 1.5T 相比，3T MRI 的图像质量得到了改善。CT 可以更好地明确患者鼻中隔有无偏曲，以及蝶鞍骨质情况。

根据术前 MRI，可使用 Knosp 系统对肿瘤进行分级，该系统通常采用冠状位 MRI，用于预测垂体腺瘤海绵窦侵犯（CSI）的风险。分级方案从 0 到 4 级，随着肿瘤对海绵窦段颈内动脉包绕的增加，真性 CSI 的概率更高，而全切除（GTR）的概率更低（图 19-1）。0 级肿瘤未越过颈内动脉内侧边界，1 级肿瘤延伸至颈内动脉内侧壁，但未超过海绵窦段颈内动脉中点，2 级肿瘤延伸至海绵窦段颈内动脉外侧边界。3A 级是指肿瘤在海绵窦段颈内动脉上方延伸至颈内动脉上间隙，而 3B 级指肿瘤在海绵窦内颈内动脉下方延伸至颈内动脉下间隙。4 级肿瘤完全包裹海绵窦段颈内动脉[69]。Knosp 1 级垂体腺瘤术中真性 CSI 比例为 1.5%，88% 的患者可获得 GTR。2 级垂体腺瘤中 CSI 比例为 10%，其中 75% 获得 GTR。3A 级肿瘤侵袭海绵窦的发生率为 26.5%，其中 85% 获得 GTR。3B 级垂体腺瘤中 CSI 比例为 70%，只有 64% 获得 GTR。所有 4 级肿瘤均侵犯海绵窦，GTR 率极低[70]。

某些序列对垂体腺瘤的质地具有中等预测能力，进一步证明了术前 MRI 的实用性。许多研究表明，DWI MRI 结合表观弥散系数（ADC）图可预测肿瘤纤维化。肿瘤质地与 ADC 值、DWI 图像信号强度（SI）比、T$_2$ 加权图像 SI 比、胶原含量百分比之间存在显著相关性[80, 96]。

最新认为，对于在标准 1.5T 或 3T 磁共振上无法看到的促肾上腺皮质激素腺瘤，超高场强（7T）磁共振有助于定位（图 19-2）[58, 78]。在这些患者中，90% 可在 7T 成像上发现局灶性低信号区，最终证实为促肾上腺皮质分泌腺瘤。虽然常规垂体腺瘤不需要采用 7T MRI 检查，但如果 3T 无阳性，且高度怀疑 Cushing 病，7T MRI 可为标准的岩下窦采血（inferior petrosal sinus sampling，IPSS）提供无创选择方案。

（二）术前注意事项

在专业中心，垂体腺瘤的最佳治疗往往需要多学科合作。虽然手术切除由神经外科医生完成，有时会有耳鼻咽喉科医生参与，但在术前和术后治疗中，若有内分泌科和神经眼科专家的加入合作，可获得明显收益。

（三）内分泌评估

术前内分泌评估和检查应根据患者的临床表现和初步结果水平进行调整。建议所有疑似垂体腺瘤的患者进行常规内分泌筛查，不仅可以获得诊断信息，还可以评估是否有其他内分泌疾病或全垂体功能减退[31]。根据需要，术前应开始补充激素，特别是皮质醇和甲状腺轴。据报道，无功能腺瘤术前垂体功能低下的发生

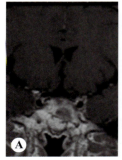 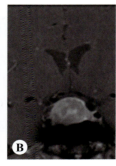 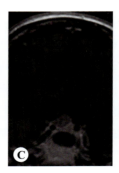 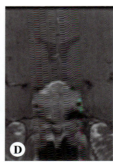 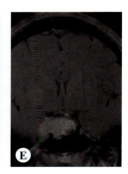

▲ 图 19-1　垂体腺瘤 Knosp 分级方案

A. Knosp 0；B. Knosp 1；C. Knosp 2；D. Knosp 3；E. Knosp 4

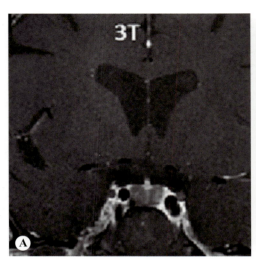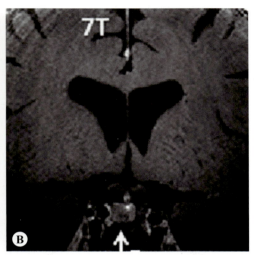

▲ 图 19-2　疑似 Cushing 病患者的 3T 和 7T MRI
3T MRI 未见明显鞍区病变，而 7T MRI 可见一个小的微腺瘤（白箭）

率为 37%～85%，全垂体功能低下的发生率为 6%～29%[7, 75]。最常受影响的垂体轴依次为生长激素和甲状腺轴（61%～100%）[21]、中枢性性腺功能减退症（36%～96%）[16]，以及肾上腺功能不全（17%～62%）[26]。建议常规行催乳素（PRL）和胰岛素样生长因子 1（IGF-1）检测，用于排除临床表现不明显的分泌过多综合征。据报道，相当一部分无功能腺瘤人群（25%～65%）存在高催乳素血症，平均 PRL 值为 39ng/ml[4, 48]。建立血清 PRL 基线水平对于排除催乳素腺瘤和无功能腺瘤十分必要，因为药物治疗和手术干预的治疗流程大不相同。

虽然手术切除仍然是功能性垂体腺瘤的最终治疗方法，但在一些患者中，术前药物治疗仍有一定作用（表 19-1）。由于一些功能性腺瘤会造成不同程度的全身器官功能障碍，Cushing 病或肢端肥大症的表现有时可能需要进行术前药物治疗，特别是当无法及时进行手术干预和（或）患者的身体状况不稳定而无法手术时。少数 Cushing 病患者在术前可使用降皮质醇药物（如酮康唑或甲吡酮），这些药物有较高概率使得皮质醇正常化，而肾上腺功能减退的可能性较低。然而，用药也会导致肿瘤切除术后无法立即确定激素的缓解情况[94]。同样，用生长抑素类似物

（如奥曲肽）在术前预处理肢端肥大症患者，可控制生长激素过度分泌和缩小肿瘤体积[81]。无论之前有无内分泌疾病，我们重申经蝶窦切除仍然是许多垂体腺瘤的首选治疗，特别是症状性无功能大腺瘤和可导致肢端肥大症或 Cushing 病的功能性垂体腺瘤。

（四）神经眼科学检查

垂体大腺瘤可延伸至鞍上间隙，压迫视交叉，导致双颞侧偏盲的临床表现，有时可据此而确诊。视觉障碍对生活质量造成严重损害。建议术前请神经眼科医生会诊以建立基线视野，也为术后恢复提供预后因素。可对术前和术后的眼科检查结果进行比较，以记录术后不同时段的变化和改善[72]。高龄和（或）持续时间较长的严重视觉障碍患者术后不太可能得到显著恢复[42]。

三、垂体特异转录因子 1 谱系

（一）催乳素腺瘤

催乳素腺瘤是最常见的功能性垂体瘤，占 40%[61]。这些病变常表现为性功能障碍、溢乳和（或）闭经。鞍区占位，特别是大腺瘤，血清催乳素水平一般要大于 150～200ng/ml 才能确诊[93]。不太明显的高催乳素血症需要仔细分析影像学表现和考虑肿瘤大小，因为催乳素轻度增高可能是

谱 系	肿瘤类型	药 物	作用机制
PIT1	PRL 腺瘤	卡麦角林	多巴胺受体激动药
		溴隐亭	多巴胺受体激动药
	GH 腺瘤	奥曲肽	• 抑制垂体的 GH 分泌 • 抑制 GH 与肝细胞的结合 • 抑制 IGF-1 生成
		培维索孟	阻止 GH 与其受体结合
		兰瑞肽	生长抑素类似物
	TSH 腺瘤	—	—
SF1	GnH 腺瘤	—	—
TPIT	ACTH 腺瘤	酮康唑	阻止胆固醇转化为皮质醇
		帕瑞肽	抑制 ACTH 释放
		米非司酮	糖皮质激素受体（GR2）阻断药

表 19-1 功能性垂体腺瘤常用药物治疗方法

ACTH. 促肾上腺皮质激素；TSH. 促甲状腺激素；GH. 生长激素；TPIT. 垂体细胞限制性因子；SF1. 剪接转录因子 1

由于垂体柄效应引起，而不是催乳素的异常分泌，或者垂体催乳素微腺瘤。

大多数催乳素腺瘤可使用多巴胺激动药成功治疗，主要包括卡麦角林或溴隐亭。卡麦角林的效力强于溴隐亭，因此不需要频繁给药。多巴胺激动药使 PRL 正常化的有效性为 90%，在给药前 2 个月内，肿瘤缩小率高达 80%（图 19-3）[65]。

少数催乳素腺瘤患者可能需要手术治疗。由于开始使用多巴胺激动药，肿瘤迅速收缩，有时可能出现脑脊液漏，需要手术修补。在接近 10% 的催乳素腺瘤病例中，多巴胺激动药无法使 PRL 水平正常化或肿瘤缩小，可能需要手术减压[49]。对于造成视力丧失且对初始药物治疗无反应的较大肿瘤，也可以进行手术干预[90]。目前也有一些证据支持立体定向放射外科治疗药物抵抗的催乳素腺瘤，对于侵犯海绵窦的肿瘤，立体定向放射外科治疗后 PRL 正常化的比例为 46.4%[45]。术后血清 PRL 水平＜10ng/ml 预示着长期缓解，微腺瘤[2] 的长期缓解率可达 90%。长期监测十分重要，特别是在年轻患者中，因为接近 1/3 的病例在缓解后 10 年内可发生复发[55]。

（二）生长激素腺瘤

生长激素腺瘤分泌生长激素（GH），可引起肢端肥大症或巨人症的临床症状。GH 腺瘤占手术切除垂体腺瘤的 15%[44]。生长激素分泌增加导致肝脏分泌 IGF-1 水平升高，导致肢端肥大症和巨人症的全身临床表现，包括四肢增大、额骨隆起、皮肤下垂、多汗症、面部粗糙、软组织水肿和颌前凸。如果不进行治疗，生长激素水平长期升高可导致高血压、糖尿病、阻塞性睡眠呼吸暂停和心肺疾病，这些疾病可威胁生命[30]。

生长激素腺瘤可进一步细分为致密颗粒型和稀疏颗粒型。致密颗粒型腺瘤占 2/3，表现为 GH 染色强阳性，有轻微多形性。稀疏颗粒型生长激素腺瘤表现出较弱的生长激素免疫反应性，胞质中有纤维状体，并且具有高度多形性。

GH 腺瘤诊断较为复杂，因为症状可能为非特异性。最初的筛选试验包括血清 GH 和 IGF-1

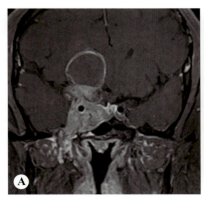 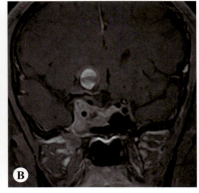 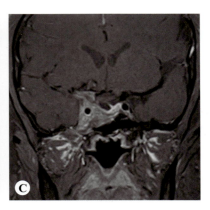

▲ 图 19-3　垂体催乳素大腺瘤
A. 患者的 MRI T_1 增强影像；B 和 C. 使用卡麦角林治疗一年后，肿瘤明显缩小

检测，重点是 IGF-1，因为它与肢端肥大症[1] 的临床病程有更好的相关性。IGF-1 的正常范围与年龄和性别有关，也可用于评估生化缓解。由于生长激素脉冲性分泌，血清生长激素水平全天波动[63]。确诊性试验是通过口服葡萄糖耐量试验，肢端肥大症生长激素不能被抑制[19]。在 MRI 上，生长激素腺瘤还表现出鞍下扩展和侵犯鞍底的倾向，并伴有其他骨和软组织改变[99]。在某些情况下，肢端肥大症患者的颈内动脉有弯曲，在肿瘤切除前应注意这一点[66]（图 19-4）。

　　肢端肥大症的治疗方法包括内科和外科治疗，目的是使 IGF-1 和生长激素水平达到生化正常。可以在诊断时开始使用生长抑素类似物，即奥曲肽和兰瑞肽（但通常推迟到手术后，且仅在需要时）进行治疗。在 34%～70% 的生化缓解患者中，奥曲肽可使得 50%～75% 的患者肿瘤体积缩小，34%～70% 患者生化达到缓解[11]。Pegvisomant（培维索孟）是生长激素受体拮抗药，可使得 80%～95% 的病例达到 IGF-1 正常化，与生长激素抑制素类似物联合使用可能会有更好效果。尽管及时开始药物治疗以对抗过度生长激素分泌的有害影响很重要，手术切除仍然是生长激素腺瘤初始治疗的金标准。术后第 1 天血清 GH 水平＜2ng/ml 可预测长期缓解。然而，生化缓解是通过术后 3 个月 IGF-1 水平正常化来定义的，口服糖耐量试验后 GH＜1ng/ml 可作为术后生化

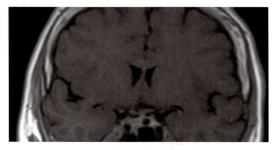

▲ 图 19-4　生长激素腺瘤可表现为颈动脉走行迂曲（"亲吻颈动脉"），在手术切除前必须注意这一点，以避免灾难性的血管损伤

缓解的确认试验[3, 56]。当手术切除和药物治疗不能达到激素正常化和（或）肿瘤控制时，立体定向放射外科是一种合理的辅助治疗方式。最佳的证据表明，在 10 年随访中，放射外科可提供 60% 的内分泌缓解率和 70% 的肿瘤控制率，且不良反应相对较低[89]。

（三）促甲状腺激素腺瘤

　　促甲状腺激素腺瘤是一种罕见的（1%～2%）垂体腺瘤亚型，其过量分泌的促甲状腺激素（TSH）可导致下游的甲状腺 T_3 和 T_4 分泌过多。临床表现与甲状腺功能亢进症状一致，包括心动过速、心悸、体重减轻、高血压、热不耐受、震颤或性欲减退[91]。

　　在有鞍区占位的情况下，游离甲状腺激素水平增加和 TSH 水平的不正当升高可诊断为促甲状腺激素腺瘤。生长抑素类似物可降低 TSH 水

平，并可能预示长期治疗的疗效[97]。

治疗的金标准是手术切除。如果肿瘤达到了全切除，生化缓解率估计为 50%～60%。术后第 7 天，如 TSH 水平无法被检测到，通常可预测生化缓解，但仍然建议进行 MRI 随访和 TSH 抑制试验[95]。大多数肿瘤切除术后的患者需要补充甲状腺素[32]。

无法手术治疗或次全切除术后残留的患者可采用替代治疗方案，包括长期使用生长抑素类似物或立体定向放射治疗。长效生长抑素类似物在降低 TSH 分泌方面显示出一定的效用，尽管数据有限[85]。

四、垂体细胞限制因子（TPIT）谱系

促肾上腺皮质激素腺瘤

TPIT 谱系主要包括促肾上腺皮质激素瘤（ACTH 腺瘤），可导致 Cushing 病和尼尔森综合征，占所有手术切除垂体腺瘤的 18%[100]。ACTH 腺瘤男女发病率比例为 1∶7，通常在 40 岁以前起病[71]。主要症状包括痤疮、多毛症、体重增加、满月脸、皮肤瘀青、腹部紫纹，以及其他伴随疾病，如高血压、糖尿病和骨质疏松等[82]。Cushing 病如果不治疗或皮质醇水平未正常化可致命。

ACTH 腺瘤首发症状可能表现为单独非特异性，或与其他综合征的临床表现重叠，使 Cushing 病的正确诊断复杂化。Cushing 综合征有几种初步筛查试验，包括午夜唾液皮质醇试验、24h 尿游离皮质醇试验或地塞米松抑制试验[73]。血清促肾上腺皮质激素水平可评估高皮质醇血症为 ACTH 依赖性还是非依赖性。神经影像学检查（如 MRI）对于确认鞍区病变十分必要，但在近 30% 的 Cushing 病中可能呈假阴性。85% 的功能性促肾上腺皮质激素（相对于沉默型）表现为微腺瘤。如果临床高度怀疑 Cushing 病，那么更高场强的 MRI（如 7T）可能有助于诊断。7T MRI 的金标准替代方案是在介入手术中进行岩下窦采血（IPSS），以确认 Cushing 病的诊断。据报道，

IPSS 的灵敏度和特异度为 92%～100%[57]。该过程需要使用促肾上腺皮质激素释放激素（CRH），再通过血管微导管从岩下窦血样中检测两侧 ACTH 水平，并通过与外周 ACTH 水平作比较。由于许多 Cushing 病患者的微腺瘤在 MRI 上不易发现，如果 IPSS 测量的一侧 ACTH 水平高于对侧 1.4 倍以上，则有助于判断病变侧别，准确率为 84%[5]。

Cushing 病的主要治疗方法是外科手术切除。肿瘤切除后需仔细检查术腔，以确保无肿瘤残留。术后应多次检测血清皮质醇水平，以明确下降趋势，在开始氢化皮质醇替代之前，皮质醇最低点 <2μg/dl 提示手术效果良好[74]。正常或低于正常的术后 24h 尿游离皮质醇水平提示生化缓解。如果皮质醇水平没有下降，应考虑重新手术探查。对于没有侵袭或轻度侵袭的患者，手术切除后的缓解率为 75%～90%；侵袭性肿瘤切除后的缓解率仅为 25%～50%[40]。需进行密切随访，因为在最初达到生化缓解的病例中，有近 20% 可以复发，通常发生于术后的前 5 年[79]。很少有药物可有效治疗 Cushing 病。酮康唑、皮质醇受体激动药或生长抑素等药物已用于 Cushing 病的治疗，但效果有限，且有的药物还具有显著的潜在不良反应。较新的药物，例如帕瑞肽和米非司酮，对难治性病例有更好的效果[14]。立体定向放射外科可用于残留或复发性侵袭性肿瘤的辅助治疗，但内分泌缓解率低于手术切除（72%），复发率高达 24%[9]。

五、剪接转录因子 1（SF1）谱系

（一）促性腺激素腺瘤和无功能腺瘤

性腺激素瘤传统上被认为是引起卵泡刺激素（FSH）和 / 或黄体生成素（LH）过度分泌的垂体腺瘤。根据目前的分类，这一亚型也包括无功能腺瘤（nonfunctional adenoma，NFA），因为大多数 NFA 对这些激素表现出阳性免疫反应，但在临床上仍无主诉[98]。

功能性促性腺激素通常是激素分泌性肿瘤，

同时也分泌 TSH、PRL 和（或）GH。男性的症状通常包括睾丸增大和睾酮水平升高；女性表现为卵巢增大、溢乳或月经异常[12]。促性腺激素腺瘤的影像学表现与其他类型的腺瘤相同。症状性病变的治疗主要为手术切除，有一项小型队列研究报道了多巴胺激动药的潜在作用[77]。肿瘤切除后，大多数患者的症状得到缓解。促性腺激素腺瘤患者不应使用促性腺激素释放激素激动药，因为它们会加剧肿瘤生长[64]。

另外，NFA 是常见的垂体腺瘤，占所有腺瘤手术病例[33]的 50%。功能性腺瘤的症状与激素分泌过多有关，而 NFA 则通常由于周围结构的占位效应而出现临床症状，可导致视觉障碍、头痛、性欲减退或全垂体功能减退[10]。大多数有症状的 NFA 表现为大腺瘤，因为初始症状可能为非特异性或不明显。这类病变还与性腺功能减退、生长激素缺乏症和高催乳素血症有关。PRL 水平升高是由于垂体柄受压导致，称为"垂体柄效应"，通常不超过 200ng/ml。由于 NFA 通常在病程后期才确诊，肿瘤也经常表现为某种形式的鞍上扩展、海绵状窦侵犯和（或）鞍下扩展。NFA 通常为偶然发现，需要根据肿瘤大小、症状、年龄、视觉表现和患者偏好等因素制订治疗策略。

与大多数垂体腺瘤亚型相似，手术切除仍然是 NFA 的首选治疗方式。NFA 的手术指征包括视力受损、全垂体功能减退和大腺瘤。偶然发现的小腺瘤患者可予以观察，期间进行影像学检查和视野检查，直至肿瘤出现生长再进行干预。巨大腺瘤可考虑采用经蝶和（或）经颅入路分期手术，但在术中应加快手术速度，因为残余肿瘤出血可能导致颅内血肿和视觉受损等灾难性后果[37, 54]。残留/复发的 NFA 也可以采用立体定向放射外科治疗，在合理选择的病例中，该治疗方式已被证实安全有效[53]。

（二）沉默型促皮质激素腺瘤

沉默型促肾上腺皮质腺瘤（silent corticosteroid adenoma，SCA）是一种独特的无功能腺瘤（NFA）亚型，促肾上腺皮质激素（ACTH）免疫组织化学在这型肿瘤中为阳性，但不会引起 Cushing 综合征。这些肿瘤占所有促肾上腺皮质激素腺瘤的 20%，世卫组织将其视为高危肿瘤，因为可观察到这类肿瘤的侵袭性行为[6, 17]。尽管 ACTH 染色阳性，该肿瘤仍被视为 SF1 谱系 NFA 的一部分，因为它们不会产生过量的皮质醇而导致症状，从而被冠以"沉默"一词。SCA 往往见于年轻患者，以女性为主，常表现为大腺瘤[41]。其症状与其他 NFA 相似，包括头痛、视力丧失、内分泌失调或闭经/溢乳。尽管在现有文献报道中对首次切除后复发率或进展率存在争议，但与其他 NFA 亚型[43]相比，SCA 表现为显著较短的无进展生存期。SCA 可进一步细分为致密颗粒型（1 型）或稀疏颗粒型（2 型），1 型表现出更具侵袭性的临床病程。因此，务必对确诊的 SCA 术后患者进行密切随访，并在有早期生长迹象时考虑进行辅助放射治疗，特别是在年轻患者次全切除的情况下。

六、手术技术及细微差别

（一）体位与设备

根据我们的经验，在内镜经鼻蝶入路手术中将患者与麻醉团队的角度调整为 90°，可以有效实现手术室的人机工程学。内镜操作屏幕置于麻醉科医师和外科医生之间的床头，神经导航置于床头附近。将手术台调整为类似沙滩椅的位置，鼻梁与地面平行，头部高于心脏，以促进静脉回流，并确保床的高度尽可能降低。头部用 Mayfield 头架固定，向术者倾斜 15°，向对侧肩部倾斜 15°。

（二）蝶鞍经鼻入路

蝶鞍见经鼻入路（图 19-5）分为 3 个阶段，包括鼻腔阶段、蝶窦阶段和蝶鞍阶段。初始阶段采用 0° 硬质内镜。中鼻甲外移，显露上鼻甲和蝶窦开口。如有需要，可切除上鼻甲以更好地显露。用 Kerrison 咬骨钳切除蝶窦前壁。切除后鼻中隔，使双侧鼻腔沟通。充分开放蝶窦，范围从蝶筛隐窝至蝶底。剥除鞍底蝶窦黏膜，用

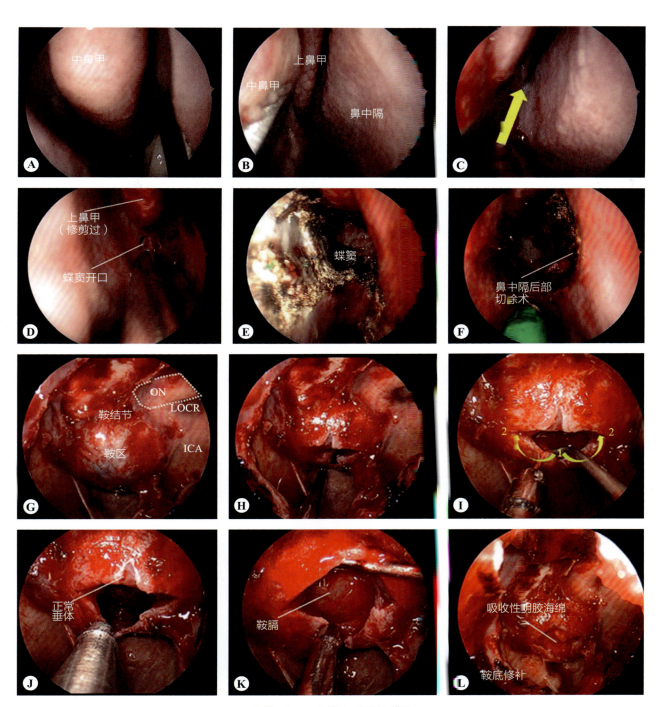

▲ 图 19-5 经鼻入路显露蝶鞍

A 至 D. 鼻腔阶段，鼻甲外侧移位，显露蝶窦开口；E 和 F. 蝶窦阶段，充分开放蝶窦，并切除鼻中隔后部；G. 蝶鞍阶段，解剖辨认视神经（ON）、颈内动脉（ICA）和视神经颈动脉隐窝（LOCR）；H 和 I. 打开硬脑膜 J 和 K. 切除肿瘤及角度镜探查；L. 吸收性明胶海绵止血

4mm 金刚砂钻头小心磨平蝶窦分隔。确认腹侧颅底解剖标志，包括视神经和颈动脉隆起，以及对应于视柱的外侧视神经颈动脉隐窝（lateral opticocarotid recess，LOCR）（图 19-5）。神经导航确定鞍区边界，并通过犁骨确认解剖中线。首先用 Smith Ferris 咬骨钳咬除鞍底骨质，然后用 Kerrison 咬骨钳向外侧显露至双侧海绵窦，向下显露至鞍底，向上显露至环窦。利用微型多普勒超声确认海绵窦段颈内动脉的位置。

用可伸缩的 11 号刀片 X 形锐性打开硬脑膜，用神经剥离子将硬膜翻至术野外。如有可能，用圆盘状剥离子或环形刮匙以包膜外方式分离肿瘤。如果进行分块切除，先从蝶鞍后部，再从外侧切除肿瘤，最后切除肿瘤前上部分，以避免鞍膈 / 蛛网膜过早疝入鞍内，从而增加脑脊液漏的风险。根据我们的经验，近 80% 的肿瘤可以采用该技术进行切除[86]。如果肿瘤质地太硬，则无法通过这种方法切除，通常需要进行锐性分离、瘤内减压和更大力的刮除。根据肿瘤大小，在初始肿瘤切除完成后，可以放入有角度的内镜，以便更好地观察残余肿瘤。彻底探查鞍内，确保无残留肿瘤后，可使用凝血酶、Surgicel Floseal 进行止血（图 19-5）。

（三）鞍底重建

肿瘤切除后，需进行严密的鞍底重建，以确保没有脑脊液漏。脑脊液漏的评估应首先采用 Valsalva 法。密切注意术野上方，此时鞍上蛛网膜已经下降并占据了肿瘤切除后形成的潜在腔隙（图 19-5）。对于标准腺瘤切除后无脑脊液漏的患者，我们简单的用吸收性明胶海绵支撑鞍膈，然后在硬膜内填塞 Surgicel，最后在硬膜外、鞍底骨质下用人工硬膜覆盖（图 19-6）。对于更复杂的伴有明显脑脊液漏的患者，我们采用自体脂肪和外侧大腿阔筋膜移植物、人工硬膜和（或）带蒂鼻中隔瓣。术后发生脑脊液漏的高危患者也可以在术后头几天放置腰大池引流管，以减轻鞍底封闭的压力。

（四）海绵窦侵犯的处理

垂体腺瘤的完全切除受到许多因素的影响，海绵窦的侵袭程度可能是最大的影响因素。数据显示，在垂体腺瘤中，术中海绵窦侵犯的发生率为 10%～18%，影像学发生率为 40%[70]。MRI 诊

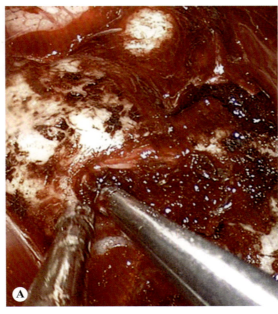
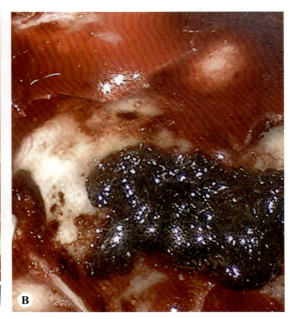

▲ 图 19-6　内镜经蝶窦切除垂体腺瘤后重建蝶鞍
A. 标准垂体瘤，无脑脊液漏，硬膜内嵌以 Surgicel，作为重建的第一层；B. 硬膜外放置第二层 Surgicel

断为 Knosp 3～4 级或海绵窦下外侧间隙消失与海绵窦真性受累高度相关 [25]。由于不完全切除会极大增加肿瘤进展的风险 [38]，因此积极切除包括受累的海绵窦壁的风险 / 获益评估受到广泛关注 [15, 47]。这些切除的风险包括损伤海绵窦段颈内动脉和脑神经。海绵窦区肿瘤次全切除后肿瘤进展率估计高达 60%[22]。

已有报道采用多种内镜技术最大限度地切除侵袭性腺瘤 [51, 62]。海绵窦内侧壁由单层硬膜包绕垂体形成，并有多根韧带 [29] 与海绵窦段颈内动脉相连。对于 Knosp 4 级但部分海绵窦侵犯、但未广泛累及海绵窦的肿瘤，尤其是功能性肿瘤，积极切除有望达到治愈 [76]。颈动脉损伤发生率为 1%，脑神经损伤发生率为 5%[25]。其他主要并发症为海绵窦出血，最佳处理方式为首先打开海绵窦前壁，并利用止血材料进行填充，这样也可早期识别相关韧带和神经血管结构。

肿瘤质地是累及海绵窦的垂体瘤能否完全切除的一个重要因素 [86]。海绵窦内肿瘤的积极切除一般没有必要，因为垂体腺瘤通常生长缓慢，对于残留肿瘤可选择辅助放射外科治疗。然而，在具有丰富内镜手术经验的高级术者手中，海绵窦内侧壁可安全有效地切除 [15]。

侵袭海绵窦垂体腺瘤的治疗流程在第 24 章中有详细介绍。

七、术后注意事项

术野应保持无菌，直到患者能够进行视野检查，以确保在颅底重建过程中的鞍内填塞或残留肿瘤的意外出血不会对视路造成明显压迫。手术当天患者通常需要在神经重症监护病房过夜，以进行神经系统的检查和监测，以及液体状态的监测。经常检查血钠水平以监测尿崩症，术后第一天检测所有病例的皮质醇水平，Cushing 病或使用应激剂量类固醇的病例除外。术毕立即将床头抬高，并建议缓慢复苏以减少呕吐。呕吐可能引起颅内压骤升和填充物移位，从而导致脑脊液漏。

如果患者手术简单，恢复良好，未导致内分泌紊乱，可于术后第 1 天或第 2 天出院。对于标准病例，在住院期间不必行术后 MRI 检查。但如果肿瘤需要行紧急的辅助放射治疗，或者残余肿瘤体积大，需要考虑再次手术，我们会在出院前进行 MRI 检查。

在门诊环境下，我们会限制患者液体摄入，并在术后第 7 天进行血钠检测，以确保不会出现延迟性低钠血症，因为延迟性低钠血症是垂体腺瘤患者术后再次入院的最常见原因 [39]。在术后 3 个月随访时行 MRI 检查，但如果担心有明显的侵袭性亚型肿瘤残留，则可提早行影像学检查，以便制订立体定向放射外科治疗计划。建议进行长期影像学监测，以确保肿瘤不复发，因为首次全切除后仍 12% 的肿瘤复发 [22]。目前尚无指南提示影像学监测的频率或持续时间。在门诊环境下，应根据病理情况持续评估内分泌功能，并多次检查肾上腺功能 [2]。同样，鼓励患者继续行眼科随访，检查视力和视野 [24]。

八、放射外科

对于残留的功能性和非功能性垂体腺瘤，伽马刀立体定向放射外科（GKRS）及其他立体定向放射外科已被证实是相对安全有效的辅助治疗手段 [84]。尽管 GKRS 很少被视为一线治疗方式，但对于侵犯海绵窦的垂体腺瘤，术者经常放弃积极切除而选择立体定向放射治疗 [59]。放射治疗术后 3 年、5 年、8 年和 12 年的肿瘤控制率分别为 98%、95%、91% 和 35%[34, 87]。放射治疗剂量因病变大小、功能状态以及与周边重要结构的邻近程度而有所不同，但在多数大型研究中剂量范围为 16～20Gy。9% 的病变可出现新发或恶化的脑神经症状或体征，6.6% 的病例可出现新发或恶化的视神经功能障碍 [30, 8, 92]。多因素分析表明，新发脑神经功能障碍与年龄大患者、较大肿瘤体积、垂体轴功能低下或既往接受放射治疗史相关。1 年、3 年、5 年、7 年和 10 年的新发垂体功能低下发生率分别为 7.8%、16.3%、22.4%、27.5% 和 31.3%。与 NFA[18] 相比，新发垂体功能低下的危险因素包括较低的等剂量线、全鞍照射和功能性腺瘤的治疗[18]。

功能性腺瘤不全切除后的放射外科治疗时机表明，早期治疗比延迟治疗更有好处。如患者在术后 3 个月内接受辅助放射治疗，内分泌缓解率可达 78%，而 3 个月后的治疗缓解率仅为 65%[8]。早期辅助放射治疗在术后的头几个月内也显示出较高的肿瘤控制率[83]。

由于手术仍然是控制肿瘤的主要手段，放射外科不能作为垂体腺瘤的初始治疗策略。然而，在极少数情况下，患者不适合手术，或完全拒绝接受手术干预，也可以将放射外科治疗作为初始治疗方式。在先期 GKRS 治疗后，肢端肥大症患者的 5 年内分泌缓解率达 28%，Cushing 病患者达 81%，但 20% 的患者出现新发垂体功能低下，可能是因为这些研究中加大了放射治疗剂量（中位数为 25 Gy 到 50% 等剂量线）[35]。

九、化学治疗

尽管手术和放射治疗等多种治疗方案已穷尽使用，化学治疗在垂体腺瘤中的治疗作用仍仅限于肿瘤进展情况下的挽救性或姑息性治疗。临床试验研究了洛莫司汀、5-氟尿嘧啶、顺铂、卡铂、依托泊苷和替莫唑胺对垂体腺瘤的疗效，后者因其高反应率（肿瘤体积减小 55%）和较低的不良反应[60]而获益最大。但据报道，采用替莫唑胺治疗的患者无进展生存期 < 2 年，中位总生存期为 4 年[46]。当使用替莫唑胺治疗功能性腺瘤时，PRL、ACTH 和 GH 的分泌也显著降低（53%～98%）。在治疗 3 个周期后（150～200mg/m^2，每周服用 5 天，4 周为一个治疗周期），可出现影像学和激素水平的缓解。对于侵袭性垂体腺瘤对替莫唑胺的反应，目前还没有公认的预测指标，需要进行更大规模的长期随访研究[27]。

十、总结

"垂体腺瘤"这一名称目前正过渡至"垂体神经内分泌肿瘤"（PitNET），因为后者可更准确地描述垂体肿瘤的行为异质性。根据某些分子转录因子的表达，目前的分类系统定义了 3 个谱系，包括垂体特异性转录因子 1（PIT1）、垂体细胞限制性转录因子（TPIT）和剪接转录因子 1（SF1）。PIT1 细胞系由催乳素腺瘤、促生长激素腺瘤和促甲状腺激素腺瘤组成，促肾上腺皮质激素腺瘤和沉默 ACTH 腺瘤属于 TPIT 细胞系。促性腺激素腺瘤，现在主要包括无功能腺瘤（NFA），组成 SF1 谱系。尽管有许多功能亚型，大多数手术病例为无功能腺瘤。在专科中心，垂体腺瘤的最佳治疗往往需要采用多学科合作的方式。对于大多数需要手术的垂体腺瘤来说，内镜经鼻切除是首选治疗方式。辅助治疗包括放射外科和（或）药物治疗。务必进行多年的密切随访，以确保持续的肿瘤控制和激素缓解。

参考文献

[1] AlDallal S. Acromegaly: a challenging condition to diagnose. Int J Gen Med. 2018;11:337-43.

[2] Amar AP, Couldwell WT, Chen JC, Weiss MH. Predictive value of serum prolactin levels measured immediately after transsphenoidal surgery. J Neurosurg. 2002;97:307-14.

[3] Babu H, Ortega A, Nuno M, Dehghan A, Schweitzer A, Bonert HV, et al. Long-term endocrine outcomes following endoscopic endonasal transsphenoidal surgery for acromegaly and associated prognostic factors. Neurosurgery. 2017;81:357-66.

[4] Behan LA, O'Sullivan EP, Glynn N, Woods C, Crowley RK, Tun TK, et al. Serum prolactin concentration at presentation of non-functioning pituitary macroadenomas. J Endocrinol Investig. 2013;36:508-14.

[5] Bekci T, Belet U, Soylu AI, Uzunkaya F, Ozturk M, Atmaca A. Efficiency of inferior petrosal sinus sampling in the diagnosis of Cushing's disease and comparison with magnetic resonance imaging. North Clin Istanb. 2019;6:53-8.

[6] Ben-Shlomo A, Cooper O. Silent corticotroph adenomas. Pituitary. 2018;21:183-93.

[7] Berkmann S, Fandino J, Muller B, Kothbauer KF, Henzen C, Landolt H. Pituitary surgery: experience from a large network in Central Switzerland. Swiss Med Wkly. 2012;142:w13680.

[8] Bunevicius A, Kano H, Lee CC, Krsek M, Nabeel AM,

El-Shehaby A, et al. Early versus late Gamma Knife radiosurgery for Cushing's disease after prior resection: results of an international, multicenter study. J Neurosurg. 2020;134(3):807-15.

[9] Bunevicius A, Laws ER, Vance ML, Iuliano S, Sheehan J. Surgical and radiosurgical treatment strategies for Cushing's disease. J Neuro-Oncol. 2019;145:403-13.

[10] Cardinal T, Rutkowski MJ, Micko A, Shiroishi M, Jason Liu CS, Wrobel B, et al. Impact of tumor characteristics and pre- and postoperative hormone levels on hormonal remission following endoscopic transsphenoidal surgery in patients with acromegaly. Neurosurg Focus. 2020;48:E10.

[11] Carmichael JD, Bonert VS. Medical therapy: options and uses. Rev Endocr Metab Disord. 2008;9:71-81.

[12] Chamoun R, Layfield L, Couldwell WT. Gonadotroph adenoma with secondary hypersecretion of testosterone. World Neurosurg. 2013;80:900.e7-911.

[13] Chen CC, Carter BS, Wang R, Patel KS, Hess C, Bodach ME, et al. Congress of Neurological Surgeons systematic review and evidence-based guideline on preoperative imaging assessment of patients with suspected nonfunctioning pituitary adenomas. Neurosurgery. 2016;79:E524-6.

[14] Chiloiro S, Giampietro A, Mirra F, Donfrancesco F, Tartaglione T, Matrogno PP, et al. Pegvisomant and Pasireotide LAR as second line therapy in acromegaly: clinical effectiveness and predictors of response. Eur J Endocrinol. 2021;184:217-29.

[15] Cohen-Cohen S, Gardner PA, Alves-Belo JT, Truong HQ, Snyderman CH, Wang EW, et al. The medial wall of the cavernous sinus. Part 2: selective medial wall resection in 50 pituitary adenoma patients. J Neurosurg. 2018;131:131-40.

[16] Colao A, Cerbone G, Cappabianca P, Ferone D, Alfieri A, Di Salle F, et al. Effect of surgery and radiotherapy on visual and endocrine function in nonfunctioning pituitary adenomas. J Endocrinol Investig. 1998;21:284-90.

[17] Cooper O. Silent corticotroph adenomas. Pituitary. 2015;18:225-31.

[18] Cordeiro D, Xu Z, Mehta GU, Ding D, Vance ML, Kano H, et al. Hypopituitarism after Gamma Knife radiosurgery for pituitary adenomas: a multicenter, international study. J Neurosurg. 2018. https://doi.org/10.3171/2018.5.JNS18509.

[19] Cordero RA, Barkan AL. Current diagnosis of acromegaly. Rev Endocr Metab Disord. 2008;9:13-9.

[20] Cozzi R, Lasio G, Cardia A, Felisati G, Montini M, Attanasio R. Perioperative cortisol can predict hypothalamus-pituitary-adrenal status in clinically non-functioning pituitary adenomas. J Endocrinol Investig. 2009;32:460-4.

[21] Cury ML, Fernandes JC, Machado HR, Elias LL, Moreira AC, Castro M. Non-functioning pituitary adenomas: clinical feature, laboratorial and imaging assessment, therapeutic management and outcome. Arq Bras Endocrinol Metabol. 2009;53:31-9.

[22] Dallapiazza RF, Grober Y, Starke RM, Laws ER Jr, Jane JA Jr. Long-term results of endonasal endoscopic transsphenoidal resection of nonfunctioning pituitary macroadenomas. Neurosurgery. 2015;76:42-52; discussion

52-3.

[23] Davis PC, Hoffman JC Jr, Spencer T, Tindall GT, Braun IF. MR imaging of pituitary adenoma: CT, clinical, and surgical correlation. AJR Am J Roentgenol. 1987;148:797-802.

[24] Dekkers OM, de Keizer RJ, Roelfsema F, Vd Klaauw AA, Honkoop PJ, van Dulken H, et al. Progressive improvement of impaired visual acuity during the first year after transsphenoidal surgery for non-functioning pituitary macroadenoma. Pituitary. 2007;10:61-5.

[25] Dhandapani S, Singh H, Negm HM, Cohen S, Anand VK, Schwartz TH. Cavernous sinus invasion in pituitary adenomas: systematic review and pooled data meta-analysis of radiologic criteria and comparison of endoscopic and microscopic surgery. World Neurosurg. 2016;96:36-46.

[26] Ebersold MJ, Quast LM, Laws ER Jr, Scheithauer B, Randall RV. Long-term results in transsphenoidal removal of nonfunctioning pituitary adenomas. J Neurosurg. 1986;64:713-9.

[27] Elbelt U, Schlaffer SM, Buchfelder M, Knappe UJ, Vila G, Micko A, et al. Efficacy of temozolomide therapy in patients with aggressive pituitary adenomas and carcinomas-A German survey. J Clin Endocrinol Metab. 2020;105:dgz211.

[28] Ezzat S, Asa SL, Couldwell WT, Barr CE, Dodge WE, Vance ML, et al. The prevalence of pituitary adenomas: a systematic review. Cancer. 2004;101:613-9.

[29] Fernandez-Miranda JC, Zwagerman NT, Abhinav K, Lieber S, Wang EW, Snyderman CH, et al. Cavernous sinus compartments from the endoscopic endonasal approach: anatomical considerations and surgical relevance to adenoma surgery. J Neurosurg. 2018;129:430-41.

[30] Fleseriu M, Biller BMK, Freda PU, Gadelha MR, Giustina A, Katznelson L, et al. A pituitary society update to acromegaly management guidelines. Pituitary. 2021;24(1):1-13.

[31] Fleseriu M, Bodach ME, Tumialan LM, Bonert V, Oyesiku NM, Patil CG, et al. Congress of Neurological Surgeons systematic review and evidence-based guideline for pretreatment endocrine evaluation of patients with nonfunctioning pituitary adenomas. Neurosurgery. 2016;79:E527-9.

[32] Gatto F, Barbieri F, Castelletti L, Arvigo M, Pattarozzi A, Annunziata F, et al. In vivo and in vitro response to octreotide LAR in a TSH-secreting adenoma: characterization of somatostatin receptor expression and role of subtype 5. Pituitary. 2011;14:141-7.

[33] Gerges MM, Rumalla K, Godil SS, Younus I, Elshamy W, Dobri GA, et al. Long-term outcomes after endoscopic endonasal surgery for nonfunctioning pituitary macroadenomas. J Neurosurg. 2020:1-12.

[34] Gopalan R, Schlesinger D, Vance ML, Laws E, Sheehan J. Long-term outcomes after Gamma Knife radiosurgery for patients with a nonfunctioning pituitary adenoma. Neurosurgery. 2011;69:284-93

[35] Gupta A, Xu Z, Kano H, Sisterson N, Su YH, Krsek M, et al. Upfront Gamma Knife radiosurgery for Cushing's disease and acromegaly: a multicenter, international study. J Neurosurg. 2018;131:532-8.

[36] Guy RL, Benn JJ, Ayers AB, Bingham JB, Lowy C, Cox TC, et al. A comparison of CT and MRI in the assessment of the

pituitary and parasellar region. Clin Radiol. 1991;43:156-61.

[37] Han S, Gao W, Jing Z, Wang Y, Wu A. How to deal with giant pituitary adenomas: transsphenoidal or transcranial, simultaneous or two-staged? J Neuro-Oncol. 2017;132:313-21.

[38] Hofstetter CP, Shin BJ, Mubita L, Huang C, Anand VK, Boockvar JA, et al. Endoscopic endonasal transsphenoidal surgery for functional pituitary adenomas. Neurosurg Focus. 2011;30:E10.

[39] Hussain NS, Piper M, Ludlam WG, Ludlam WH, Fuller CJ, Mayberg MR. Delayed postoperative hyponatremia after transsphenoidal surgery: prevalence and associated factors. J Neurosurg. 2013;119:1453-60.

[40] Ioachimescu AG. Prognostic factors of long-term remission after surgical treatment of Cushing's disease. Endocrinol Metab Clin N Am. 2018;47:335-47.

[41] Ioachimescu AG, Eiland L, Chhabra VS, Mastrogianakis GM, Schniederjan MJ, Brat D, et al. Silent corticotroph adenomas: Emory University cohort and comparison with ACTH-negative nonfunctioning pituitary adenomas. Neurosurgery. 2012;71:296-303; discussion 304.

[42] Jahangiri A, Lamborn KR, Blevins L, Kunwar S, Aghi MK. Factors associated with delay to pituitary adenoma diagnosis in patients with visual loss. J Neurosurg. 2012;116:283-9.

[43] Jahangiri A, Wagner JR, Pekmezci M, Hiniker A, Chang EF, Kunwar S, et al. A comprehensive long-term retrospective analysis of silent corticotrophic adenomas vs hormone-negative adenomas. Neurosurgery. 2013;73:8-17; discussion 17-18.

[44] Jane JA Jr, Starke RM, Elzoghby MA, Reames DL, Payne SC, Thorner MO, et al. Endoscopic transsphenoidal surgery for acromegaly: remission using modern criteria, complications, and predictors of outcome. J Clin Endocrinol Metab. 2011;96:2732-40.

[45] Jezkova J, Hana V, Kosak M, Krsek M, Liscak R, Vymazal J, et al. Role of Gamma Knife radiosurgery in the treatment of prolactinomas. Pituitary. 2019;22:411-21.

[46] Jordan JT, Miller JJ, Cushing T, Seijo M, Batchelor TT, Arrillaga-Romany IC, et al. Temozolomide therapy for aggressive functioning pituitary adenomas refractory to surgery and radiation: a case series. Neurooncol Pract. 2018;5:64-8.

[47] Kalinin PL, Sharipov OI, Pronin IN, Kutin MA, Fomichev DV, Kadashev BA, et al. Endoscopic transsphenoidal resection of pituitary adenomas invading the cavernous sinus. Zh Vopr Neirokhir Im N N Burdenko. 2016;80:63-74.

[48] Karavitaki N, Thanabalasingham G, Shore HC, Trifanescu R, Ansorge O, Meston N, et al. Do the limits of serum prolactin in disconnection hyperprolactinaemia need re-definition? A study of 226 patients with histologically verified non-functioning pituitary macroadenoma. Clin Endocrinol. 2006;65:524-9.

[49] Khare S, Lila AR, Patil R, Phadke M, Kerkar P, Bandgar T, et al. Long-term cardiac (valvulopathy) safety of cabergoline in prolactinoma. Indian J Endocrinol Metab. 2017;21:154-9.

[50] Kim M, Paeng S, Pyo S, Jeong Y, Lee S, Jung Y. Gamma Knife surgery for invasive pituitary macroadenoma. J Neurosurg. 2006;105 Suppl:26-30.

[51] Kitano M, Taneda M, Shimono T, Nakao Y. Extended transsphenoidal approach for surgical management of pituitary adenomas invading the cavernous sinus. J Neurosurg. 2008;108:26-36.

[52] Kobalka PJ, Huntoon K, Becker AP. Neuropathology of pituitary adenomas and sellar lesions. Neurosurgery. 2021;88(5):900-18.

[53] Kotecha R, Sahgal A, Rubens M, De Salles A, Fariselli L, Pollock BE, et al. Stereotactic radiosurgery for non-functioning pituitary adenomas: meta-analysis and International Stereotactic Radiosurgery Society practice opinion. Neuro-Oncology. 2020;22:318-32.

[54] Koutourousiou M, Gardner PA, Fernandez-Miranda JC, Paluzzi A, Wang EW, Snyderman CH. Endoscopic endonasal surgery for giant pituitary adenomas: advantages and limitations. J Neurosurg. 2013;118:621-31.

[55] Kreutzer J, Fahlbusch R. Diagnosis and treatment of pituitary tumors. Curr Opin Neurol. 2004;17:693-703.

[56] Krieger MD, Couldwell WT, Weiss MH. Assessment of long-term remission of acromegaly following surgery. J Neurosurg. 2003;98:719-24.

[57] Lad SP, Patil CG, Laws ER Jr, Katznelson L. The role of inferior petrosal sinus sampling in the diagnostic localization of Cushing's disease. Neurosurg Focus. 2007;23:E2.

[58] Law M, Wang R, Liu CJ, Shiroishi MS, Carmichael JD, Mack WJ, et al. Value of pituitary gland MRI at 7 T in Cushing's disease and relationship to inferior petrosal sinus sampling: case report. J Neurosurg. 2018:1-5.

[59] Lee CC, Sheehan JP. Advances in Gamma Knife radiosurgery for pituitary tumors. Curr Opin Endocrinol Diabetes Obes. 2016;23:331-8.

[60] Lin AL, Sum MW, DeAngelis LM. Is there a role for early chemotherapy in the management of pituitary adenomas? Neuro-Oncology. 2016;18:1350-6.

[61] Liu JK, Couldwell WT. Contemporary management of prolactinomas. Neurosurg Focus. 2004;16:E2.

[62] Lonser RR, Ksendzovsky A, Wind JJ, Vortmeyer AO, Oldfield EH. Prospective evaluation of the characteristics and incidence of adenoma-associated dural invasion in Cushing disease. J Neurosurg. 2012;116:272-9.

[63] Lugo G, Pena L, Cordido F. Clinical manifestations and diagnosis of acromegaly. Int J Endocrinol. 2012;2012:540398.

[64] Macchia E, Simoncini T, Raffaelli V, Lombardi M, Iannelli A, Martino E. A functioning FSH-secreting pituitary macroadenoma causing an ovarian hyperstimulation syndrome with multiple cysts resected and relapsed after leuprolide in a reproductive-aged woman. Gynecol Endocrinol. 2012;28:56-9.

[65] Maiter D. Management of dopamine agonist-resistant prolactinoma. Neuroendocrinology. 2019;109:42-50.

[66] Marro B, Zouaoui A, Sahel M, Crozat N, Gerber S, Sourour N, et al. MRI of pituitary adenomas in acromegaly. Neuroradiology. 1997;39:394-9.

[67] Mete O, Asa SL. Structure, function, and morphology in the classification of pituitary neuroendocrine tumors: the importance of routine analysis of pituitary transcription factors. Endocr Pathol. 2020;31:330-6.

[68] Mete O, Lopes MB. Overview of the 2017 WHO lassification of pituitary tumors. Endocr Pathol. 2017;28:228-43.

[69] Micko A, Oberndorfer J, Weninger WJ, Vila G, Hoftberger R, Wolfsberger S, et al. Challenging Knosp high-grade pituitary adenomas. J Neurosurg. 2019;132:1739-46.

[70] Micko AS, Wohrer A, Wolfsberger S, Knosp E. Invasion of the cavernous sinus space in pituitary adenomas: endoscopic verification and its correlation with an MRI-based classification. J Neurosurg. 2015;122:803-11.

[71] Mindermann T, Wilson CB. Age-related and gender-related occurrence of pituitary adenomas. Clin Endocrinol. 1994;41:359-64.

[72] Newman SA, Turbin RE, Bodach ME, Tumialan LM, Oyesiku NM, Litvack Z, et al. Congress of Neurological Surgeons systematic review and evidence-based guideline on pretreatment ophthalmology evaluation in patients with suspected nonfunctioning pituitary adenomas. Neurosurgery. 2016;79:E530-2.

[73] Nieman LK. Diagnosis of Cushing's syndrome in the modern era. Endocrinol Metab Clin N Am. 2018;47:259-73.

[74] Nieman LK, Biller BM, Findling JW, Murad MH, Newell-Price J, Savage MO, et al. Treatment of Cushing's syndrome: an Endocrine Society clinical practice guideline. J Clin Endocrinol Metab. 2015;100:2807-31.

[75] Nomikos P, Ladar C, Fahlbusch R, Buchfelder M. Impact of primary surgery on pituitary function in patients with non-functioning pituitary adenomas - a study on 721 patients. Acta Neurochir. 2004;146:27-35.

[76] Oldfield EH. Editorial: management of invasion by pituitary adenomas. J Neurosurg. 2014;121:501-3.

[77] Paoletti AM, Depau GF, Mais V, Guerriero S, Ajossa S, Melis GB. Effectiveness of cabergoline in reducing follicle-stimulating hormone and prolactin hypersecretion from pituitary macroadenoma in an infertile woman. Fertil Steril. 1994;62:882-5.

[78] Patel V, Liu CJ, Shiroishi MS, Hurth K, Carmichael JD, Zada G, et al. Ultra-high field magnetic resonance imaging for localization of corticotropin- secreting pituitary adenomas. Neuroradiology. 2020;62:1051-4.

[79] Pendharkar AV, Sussman ES, Ho AL, Hayden Gephart MG, Katznelson L. Cushing's disease: predicting long-term remission after surgical treatment. Neurosurg Focus. 2015;38:E13.

[80] Pierallini A, Caramia F, Falcone C, Tinelli E, Paonessa A, Ciddio AB, et al. Pituitary macroadenomas: preoperative evaluation of consistency with diffusion-weighted MR imaging--initial experience. Radiology. 2006;239:223-31.

[81] Pita-Gutierrez F, Portega-Diaz S, Pita-Fernandez S, Pena L, Lugo G, Sangiao-Alvarellos S, et al. Place of preoperative treatment of acromegaly with somatostatin analog on surgical outcome: a systematic review and meta-analysis. PLoS One. 2013;8:e61523.

[82] Pivonello R, De Martino MC, De Leo M, Simeoli C, Colao A. Cushing's disease: the burden of illness. Endocrine. 2017;56:10-8.

[83] Pomeraniec IJ, Kano H, Xu Z, Nguyen B, Siddiqui ZA, Silva D, et al. Early versus late Gamma Knife radiosurgery following transsphenoidal surgery for nonfunctioning pituitary macroadenomas: a multicenter matched-cohort study. J Neurosurg. 2018;129:648-57.

[84] Pomeraniec IJ, Taylor DG, Cohen-Inbar O, Xu Z, Lee Vance M, Sheehan JP. Radiation dose to neuroanatomical structures of pituitary adenomas and the effect of Gamma Knife radiosurgery on pituitary function. J Neurosurg. 2019;132(5):1499-506.

[85] Ramareix F, Grunenwald S, Vezzosi D, Riviere LD, Bennet A, Caron P. Primary medical treatment of thyrotropin-secreting pituitary adenomas by first-generation somatostatin analogs a case study of seven patients. Thyroid. 2015;25:877-82.

[86] Rutkowski MJ, Chang KE, Cardinal T, Du R, Tafreshi AR, Donoho DA, et al. Development and clinical validation of a grading system for pituitary adenoma consistency. J Neurosurg. 2020;134(6):1800-7.

[87] Sheehan JP, Niranjan A, Sheehan JM, Jane JA Jr, Laws ER, Kondziolka D, et al. Stereotactic radiosurgery for pituitary adenomas: an intermediate review of its safety, efficacy, and role in the neurosurgical treatment armamentarium. J Neurosurg. 2005;102:678-91.

[88] Sheehan JP, Starke RM, Mathieu D, Young B, Sneed PK, Chiang VL, et al. Gamma Knife radiosurgery for the management of nonfunctioning pituitary adenomas: a multicenter study. J Neurosurg. 2013;119:446-56.

[89] Singh R, Didwania P, Lehrer EJ, Sheehan D, Sheehan K, Trifiletti DM, et al. Stereotactic radiosurgery for acromegaly: an international systematic review and meta-analysis of clinical outcomes. J Neuro-Oncol. 2020;148:401-18.

[90] Smith TR, Hulou MM, Huang KT, Gokoglu A, Cote DJ, Woodmansee WW, et al. Current indications for the surgical treatment of prolactinomas. J Clin Neurosci. 2015;22:1785-91.

[91] Socin HV, Chanson P, Delemer B, Tabarin A, Rohmer V, Mockel J, et al. The changing spectrum of TSH-secreting pituitary adenomas: diagnosis and management in 43 patients. Eur J Endocrinol. 2003;148:433-42.

[92] Starke RM, Williams BJ, Jane JA Jr, Sheehan JP. Gamma Knife surgery for patients with nonfunctioning pituitary macroadenomas: predictors of tumor control, neurological deficits, and hypopituitarism. J Neurosurg. 2012;117:129-35.

[93] Thakur JD, Corlin A, Mallari RJ, Huang W, Eisenberg A, Sivakumar W, et al. Pituitary adenomas in older adults (>/= 65 years): 90-day outcomes and readmissions: a 10-year endoscopic endonasal surgical experience. Pituitary. 2021;24(1):14-26.

[94] Valassi E, Franz H, Brue T, Feelders RA, Netea-Maier R, Tsagarakis S, et al. Preoperative medical treatment in Cushing's syndrome: frequency of use and its impact on postoperative assessment data from ERCUSYN. Eur J Endocrinol. 2018;178:399-409.

[95] van Varsseveld NC, Bisschop PH, Biermasz NR, Pereira AM, Fliers E, Drent ML. A long-term follow-up study of eighteen patients with thyrotrophin-secreting pituitary adenomas. Clin Endocrinol. 2014;80:395-402.

[96] Yiping L, Ji X, Daoying G, Bo Y. Prediction of the consistency of pituitary adenoma: a comparative study on diffusion-weighted imaging and pathological results. J

Neuroradiol. 2016;43:186-94.

[97] Yoshihara A, Isozaki O, Hizuka N, Nozoe Y, Harada C, Ono M, et al. Expression of type 5 somatostatin receptor in TSH-secreting pituitary adenomas: a possible marker for predicting long-term response to octreotide therapy. Endocr J. 2007;54:133-8.

[98] Young WF Jr, Scheithauer BW, Kovacs KT, Horvath E, Davis DH, Randall RV. Gonadotroph adenoma of the pituitary gland: a clinicopathologic analysis of 100 cases. Mayo Clin Proc. 1996;71:649-56.

[99] Zada G, Cavallo LM, Esposito F, Fernandez-Jimenez JC, Tasiou A, De Angelis M, et al. Transsphenoidal surgery in patients with acromegaly: operative strategies for overcoming technically challenging anatomical variations. Neurosurg Focus. 2010;29:E8.

[100] Zada G, Kelly DF, Cohan P, Wang C, Swerdloff R. Endonasal transsphenoidal approach for pituitary adenomas and other sellar lesions: an assessment of efficacy, safety, and patient impressions. J Neurosurg. 2003;98:350-8.

第 20 章　鼻窦癌

Sinonasal Cancer

Conner J. Massey　Daniel M. Beswick　Anne E. Getz　著

樊　俊　译

鼻窦和前颅底恶性肿瘤较为罕见，包括一系列不同性质的病变。其相关的非特异性症状通常出现较迟，从而导致晚期才确诊。此外，肿瘤可以生长并侵犯到邻近的重要结构，使得治疗困难，需要采用多学科合作的方法来获得最佳结果。鳞状细胞癌（squamous cell carcinoma, SCC）是鼻旁窦最常见的恶性肿瘤。除此之外，还有其他各种各样的病变，每种都有其特定的治疗策略。从历史上看，前颅面切除术是许多此类肿瘤的首选手术方式，也仍然适合一些有明显颅内扩展的鼻窦癌。近年来，内镜下经鼻入路在外科治疗中发挥了越来越大的作用，切除效果类似，而恢复和预后改善，因此成为许多鼻窦肿瘤的主要治疗方法。这类患者的治疗较为复杂，需要一个多学科的颅底肿瘤团队。鉴于这一解剖区域的复杂性和病理类型的多样性，治疗计划往往有所不同。

本章重点讨论鼻窦恶性肿瘤的临床表现、诊断、检查/分期和治疗等方面的最新进展。

一、流行病学和临床表现

鼻腔、鼻旁窦和前颅底恶性肿瘤较为罕见，发病率为每年 1/10 万人[1]。这些肿瘤占所有头颈部恶性肿瘤的 3%～5%[2]。上颌窦、筛窦和鼻腔外侧壁为最常见的起源部位。

鼻窦肿瘤引起的症状通常是非特异性的，常见的有鼻塞、鼻出血、嗅觉减退/丧失、头痛和鼻窦炎等。虽然这些症状可能与良性疾病（如慢性鼻窦炎和鼻息肉）有相当大的重叠，但如果存在单侧症状，则应该排除肿瘤的可能。其他更相关的症状不太常见，但可能表明疾病更为晚期；这些症状包括面部感觉异常（特别是在脑神经 V_2 分布区）、复视或其他脑神经麻痹（特别是第 Ⅲ 对脑神经、第 Ⅳ 对脑神经和第 Ⅵ 对脑神经）。

二、诊断和处理

（一）体格检查

对患者的评估应该从详细的病史和完整的头颈部检查开始。鼻窦恶性肿瘤患者可能有许多重要的体检发现，包括中耳积液、眼球突出、鼻畸形、牙关紧闭、腭部肿块、牙齿松动和（或）颈部肿块。前鼻镜检查可以直接显示鼻腔前部和（或）广泛鼻腔内肿瘤（图 20-1）。

鼻内镜检查是体格检查的关键部分，通常由耳鼻咽喉科医生或鼻科医生在门诊进行（图 20-2）。硬质内镜要优于软性纤维内镜，其图像清晰度更好，并便于二次操作，如抽吸或活检。鼻腔系统检查应包括下鼻道、中鼻道和上鼻道、嗅裂，以及鼻咽部的检查。内镜医生应该记录肿块或异常组织的存在和特征、明显的起源部位、任

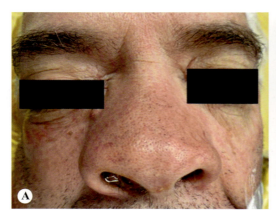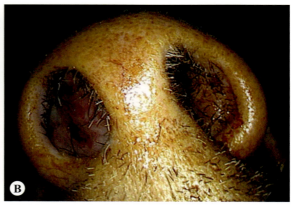

▲ 图 20-1　A. 肿瘤导致的鼻背增宽；B. 肿瘤充满右侧鼻孔

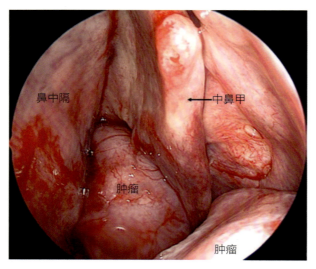

▲ 图 20-2　内镜下图片显示嗅神经母细胞瘤起源于左侧嗅裂并向下充满鼻腔

几种列举这种评估的术前"核对表"，其中就有 CLOSE 助记符 [3]（表 20-1）。

表 20-1　术前鼻窦 CT 检查的 CLOSE 助记符

助记符	代　表
C	筛板
L	筛骨眶板
O	筛窦气房
S	蝶窦气化模式
E	筛（前）动脉

经许可转载，引自 Weitzel 等 [3]

何解剖结构的畸形，并注意任何可能与重建计划有关的因素，如鼻中隔的受累情况。

（二）影像学检查：CT 和 MRI

鼻窦 CT 对鼻窦恶性肿瘤的诊断非常重要，因为它能很好地评估鼻窦的骨性结构。检查应使用影像导航程序进行薄层（≤1mm）扫描，以便在冠状面和矢状面进行详细的重建，并使影像导航方式在成像时得到应用。理想情况下应使用碘对比剂，可以更好地区分软组织结构。无论是采取单纯经鼻、经颅还是联合入路，仔细评估肿瘤范围将有助于选择最佳的手术入路。同时还应对鼻窦和颅底解剖进行系统评估。已有作者描述了

MRI 对确定肿瘤及其周围结构的软组织特征至关重要，应尽可能采用钆对比剂检查。MRI 是评估硬膜、脑膜和脑组织的首选方式，还可评估眶内容物（如眼外肌）的肿瘤侵犯或毗邻关系。除了评估这些结构和肿瘤本身，MRI 还可用于评估嗜神经侵袭（perineural invasion，PNI）和使用脂肪抑制技术如薄层短翻转恢复成像（short tau inversion recovery，STIR）评估肿瘤的颅内扩展情况。MRI 也是治疗后监测的重要工具。

鼻窦的 CT 和 MRI 检查相辅相成，怀疑鼻窦恶性肿瘤的患者应同时接受这两种检查。对于计划内镜下切除的患者，CT 最常用于手术影像导航。目前的软件可以融合 CT 和 MRI 成像，用于

详细的手术规划和术中导航。术中计算机辅助手术可用于鼻窦肿瘤的内镜下切除，该应用得到了美国耳鼻咽喉头颈外科学会的正式支持[4]。

许多其他影像学检查也被视为是鼻窦癌检查的一部分。伴有颈内动脉（ICA）或其他大血管侵犯的肿瘤可以通过 CT 或 MRA 得到更好的显示。这些检查是常规血管造影的无创替代方案，可能有助于评估内镜切除的可行性和安全性。正电子发射计算机断层显像仪（positron emission tomography and computed tomography，PET/CT）也可用于评估局部和远隔部位的病变，是否采用取决于病理存疑和可诊时的分期。

（三）组织学诊断与分期

对于鼻腔或鼻窦恶性病变，必须进行活检以获取组织学诊断、分期和制订合适的治疗计划。对于局限于鼻腔内的表浅病变，可在门诊行内镜下活检，但当鼻窦恶性肿瘤富含血管、止血可能存在困难时，应考虑行术中活检。此外，起源部位不明或来源于颅底的肿块切勿在门诊进行活检，因为可能存在脑膜脑膨出，从而导致脑脊液漏。基于以上原因，在活检前应获取影像学资料。在手术室活检还可更详细地检查鼻腔和潜在的肿瘤起源部位，这在门诊难以实现。

一旦获取活检和影像学结果，就可以进行分期。现有许多分期系统用于不同的鼻窦肿瘤性病变。大多数鼻腔和鼻窦的病理可按 AJCC 第八版鼻窦恶性肿瘤的 TNM 分期进行分期[5]，其中包括鳞状细胞癌、腺癌、鼻窦未分化癌和肉瘤。对于起源于上颌窦或筛窦/鼻腔的肿瘤，其分期系统是分开进行的。TNM 分期也可用于嗅神经母细胞瘤，但更常采用 Kadish 分期[6]（表 20-2）。黏膜黑色素瘤采用 AJCC 第八版规定的一种不同的分期系统。其他病变，如淋巴瘤和鼻咽癌，主要处理方式不是手术治疗，因此不在这里讨论。

三、治疗

侵犯前颅底的鼻窦恶性肿瘤的治疗应由多学科团队进行。合理的肿瘤团队应包括鼻科医生、

表 20-2 嗅神经母细胞瘤的 Kadish 分期

分 期	表 现
Kadish A	肿瘤范围限于鼻腔
Kadish B	局限于侵犯一个或多个鼻旁窦
Kadish C	生长至鼻腔和鼻旁窦以外
Kadish D	存在局部和（或）远处转移

经许可转载，引自 Kadish 等[6]

头颈肿瘤科医生、神经外科医生、放射肿瘤科医生、肿瘤内科医生和眼科/眼整形外科医生。这类肿瘤的治疗通常较为复杂，需要采用多种方式。本节将主要侧重于内镜和前颅面入路的应用，以及何时应将放射治疗或化学治疗纳入治疗计划的一部分。

（一）内镜经鼻切除术

虽然传统的外颅面入路长期以来一直是鼻窦恶性肿瘤手术治疗的主要途径，但鼻内镜技术现在越来越多地得到应用。光学、影像导航和重建技术的进步，加上致残率的降低和肿瘤切除的成功结果，促进了这种手术入路的流行。内镜下经鼻入路的手术范围不断扩大。除了切除占据鼻腔和鼻旁窦的病变，内镜技术还被用于许多"扩大"入路，包括经筛、经翼突和经斜坡入路。然而，单纯内镜下手术对于根治性切除存在局限性，包括眼眶切除、上颌骨全切除术、远外侧或前额窦受累、皮肤病变、严重的脑实质侵犯、主要血管侵犯或包裹视交叉侵犯等[1]。能否达到切缘阴性往往是选择手术入路的首要因素。术中应取肿瘤边缘周围组织进行冰冻切片病理检查以确保切缘阴性。富血管性肿瘤可能是内镜切除的相对禁忌证，但在某些情况下可以通过术前栓塞来克服。来自颈内动脉系统的血供可妨碍栓塞，并增加颅内出血并发症的风险。虽然在内镜下可安全处理筛前和筛后动脉，但其他颅内血管分支的受累可能会阻碍单纯内镜下的安全切除。

许多早期对内镜入路的批评集中于这样一个

事实，即这些肿瘤只能分块切除，而不是像开颅入路那样典型的整块切除。然而，文献显示内镜入路与前颅面切除术在肿瘤切除结果上具有可比性，至少在边缘阳性率方面是如此。多项队列研究表明，内镜手术切缘阳性率为10%～19%[7-9]，开颅手术切缘阳性率为15.6%～17%[10, 11]。其他研究表明，内镜和开颅入路之间的无肿瘤生存率相似，前者住院时间更短[12]。然而，应该注意的是，显著的选择性偏差可能会对这些结果产生影响。其他回顾性研究表明，对于采用内镜和开颅手术治疗的肿瘤，在分期一致的情况下，内镜入路可提高存活率[13]。针对功能结果和生活质量的研究表明，对于接受内镜切除术的患者来说，其情绪结果和身体功能方面可获益[14]。总体而言，评价鼻窦癌治疗结果的证据质量相对较低，最近的国际共识指南呼吁开展多机构的前瞻性研究，以加强这些肿瘤的循证医学证据[15]。

（二）开颅入路：前颅面切除术

在内镜时代以前，开放的颅面切除术是前颅底鼻窦恶性肿瘤手术治疗的主要途径。虽然美容缺陷更大，恢复时间更长，但该入路仍然在这些肿瘤的处理中发挥重要作用，尤其是如上文所述的当肿瘤无法通过内镜安全全切除时。

前颅面切除术通过双额部入路进行，可达到整块切除，并便于在必要情况下用带血管的局部皮瓣或游离组织转移进行复杂缺损的重建。同样，应通过术中组织取样活检确认手术切缘阴性。尽管开颅入路可增加手术显露范围，但仍然存在解剖学上的限制，这一点需引起重视。例如，侵犯海绵窦或包绕颈内动脉的肿瘤通常无法做到根治性切除，需考虑行放射治疗和化学治疗。

（三）鼻窦恶性肿瘤的放射治疗

外照射放射治疗在许多鼻窦恶性肿瘤中起着重要作用。适形调强放射治疗（IMRT）对邻近的重要器官，即眼眶和脑的放射毒性较小，因此目前已成为鼻窦恶性肿瘤的标准治疗方法。对于存在不良特征的大多数鼻窦癌，包括肿瘤晚期、高级别组织病理、神经鞘膜侵犯、淋巴管侵犯或切缘阳性，治疗方案中应包含术后辅助放射治疗[16]。放射治疗最好在手术后6周内开始[1]，剂量一般为50～66Gy，每日1.8～2Gy分次进行。对于大的残留病灶，可能需要高达74Gy的剂量。也可考虑采用新辅助治疗，在一项回顾性研究中已显示可提高非鳞状细胞癌的手术切缘阴性率[17]。

虽然IMRT减少了放射治疗对该区域的相关毒性，但严重的罕见并发症仍可能是灾难性的，包括失明和放射性脑坏死。放射治疗还有些轻微但仍比较麻烦的局部不良反应，包括黏膜炎、口干、眼干、睡眠障碍和严重的鼻腔干燥结痂。尽管存在这些毒性，放射治疗仍然是鼻窦恶性肿瘤多模态治疗的一个重要组成部分，根据一项国家癌症数据库的研究，放射治疗已被证明与总生存期的提高相关[18]。

（四）鼻窦恶性肿瘤的化学治疗

化学治疗在鼻窦肿瘤治疗中的作用不是很明确，但通常被包含在多种肿瘤类型的多模态治疗中，可以新辅助、同步或辅助的形式加入治疗方案。

Khoury等最近的一项系统性回顾证实，诱导化学治疗与标准多模态方式治疗多种肿瘤类型的总体结果相似，其中包括鳞状细胞癌和嗅神经母细胞瘤[19]。作者认为他们的分析支持诱导化学治疗可能提高眼眶保存率这一观点，尽管视觉保留无法评估。

根据美国监测、流行病学和最终结果（surveillance, epidemiology and end results, SEER）数据库分析，辅助化学治疗作为多模态治疗的一部分，已被证实可以提高总体存活率[18]。化学治疗方案因肿瘤病理及特点而异。肿瘤包膜外扩散和切缘阳性是辅助化学治疗最常见的两种适应证。已有人使用多种药物进行治疗，通常每周给药[20]，顺铂和5-氟尿嘧啶用于鳞状细胞癌和腺癌，长春新碱和环磷酰胺用于嗅神经母细胞瘤。

某些肿瘤的免疫治疗也开始在鼻窦恶性肿瘤

的治疗中发挥更大的作用，特别是对于鳞状细胞癌。Pembrolizumab 最近被 FDA 批准为头颈部复发、无法切除或转移性鳞状细胞癌的一线治疗方式，其中包括鼻窦恶性肿瘤。该药既可与顺铂、氟尿嘧啶联合使用，也可在肿瘤病理中程序性死亡配体（programmed death ligand1，PD-L1）的表达 > 50% 时作为单药治疗[21]。

（五）姑息性治疗

鉴于许多鼻窦癌处于晚期，根治性治疗并不总是可行的。对于无法切除的肿瘤患者，以提高生命质量和减轻症状负担为目的的治疗具有重要作用。手术、放射治疗和（或）化学治疗可能是这些患者姑息性治疗方案的一部分。在阐明患者的治疗目标时，一个姑息治疗小组通常是至关重要的。晚期鼻窦恶性肿瘤的姑息性手术治疗亦被证实能显著提高中位总体生存期和 1 年总体生存期[22]。

四、特定肿瘤的治疗

（一）鳞状细胞癌

鳞状细胞癌是鼻腔和鼻旁窦最常见的恶性肿瘤，鼻腔和筛窦为最常见起源部位。患者通常在 60—70 岁发病，男性以 2∶1 的比例超过女性[23]。吸烟是头颈部鳞状细胞癌的主要危险因素，但这些肿瘤也被认为是由内翻性乳头状瘤转化而来，其发生率估计为 10%[24]。虽然角化型鳞状细胞癌是最常见的组织学亚型，但也有许多其他类型，包括非角化型、疣状、基底样、梭形细胞和乳头状类型。

鳞状细胞癌的总生存期很低，根据国家癌症数据库的最新分析显示，5 年的生存率为 52.2%[25]。最近使用相同数据库的另一项研究表明，肉眼切缘阳性的鳞状细胞癌患者与接受非手术治疗的患者相比，手术无法改善任何总生存期[26]。这一点并不奇怪，因为晚期局部病变或淋巴结状态的患者更有可能存在切缘阳性。越来越多的证据表明，人乳头瘤病毒（human papilloma virus，HPV）可能在鼻窦鳞状细胞癌的一个亚群

中发挥作用。高危 HPV 阳性鳞状细胞癌患者往往更年轻。与非 HPV 患者相比，其 5 年总生存期更高[27]。

（二）腺样囊性癌

腺样囊性癌（adenoid cystic carcinoma，ACC）是一种罕见的发生于小唾液腺的恶性肿瘤。47%～60% 的 ACC 发生于上颌窦，其余大部分起源于鼻腔[28]。该肿瘤有多种组织学类型，以低级别筛状型最常见[15]。嗜神经侵袭（PNI）较为常见。大多数肿瘤呈缓慢、隐袭性生长。和许多其他鼻窦恶性肿瘤一样，该肿瘤通常有 55%～70% 的病例在中晚期才被发现[29]。局部和远处转移性病变不常见，确诊时 96.4% 的病例为 N_0，92.9% 为 M_0[30]。手术为主要治疗手段。最近发表的一项共识声明不支持常规使用辅助放射治疗，而应在具体病例的基础上根据切缘状态、级别、分期和部位考虑是否使用[15]。唾液腺肿瘤被认为对化学治疗反应不佳，因此，首次治疗时不推荐常规使用[15]。鼻窦 ACC 可局部复发或转移，通常在首次处理的数年后，据报道总体复发率可高达 30%[31]。

最近有文献报道一种具有 ACC 样特征的 HPV 相关癌，并被认为是腺样囊性癌的变异。这些 ACC 样肿瘤有较高的 p16 表达率，但不表现出典型的 PNI 倾向，与不表达 p16 的 ACC 肿瘤相比，其侵袭性可能较低[32]。虽然这些肿瘤在组织学上看起来与 ACC 相同，但它们不表达鼻窦 ACC 所特有的 MYB 基因易位。

（三）非涎腺型腺癌

非涎腺腺癌分为肠型和非肠型。肠型腺癌（intestinal type adenocarcinoma，ITAC）更为常见，通常发生于男性，平均年龄在 50—64 岁[33]。木尘暴露已被反复证实与 ITAC 的发展有关，而与皮革和纺织工作相关性较小[34]。该肿瘤存在许多不同的组织学类型[35]。原发鼻窦型 ITAC 与转移性肠道原发腺癌的鉴别诊断有一定困难，在鼻窦 ITAC 中嗜铬粒素 A 和突触素的表达更为典型[33]。

外科手术辅以 IMRT 是治疗的主要方式。由

于确诊时淋巴结转移率较低（2.4%～8%）[36]，因此通常不需要行颈部的选择性治疗。少量资料阐述了新辅助顺铂、5-氟尿嘧啶和亚叶酸钙的应用，其中 40% 的患者在切除时有病理完全反应（没有活的肿瘤细胞）[37]。在 SEER 数据库研究中，年龄的增加和高肿瘤级别预示着总生存期的下降[38]。

（四）鼻窦未分化癌

鼻窦未分化癌（sinonasal undifferentiated carcinoma，SNUC）是一种罕见的侵袭性肿瘤，据信仅占所有鼻窦癌的 3%～5%[39]。这种肿瘤多见于男性 [（2～3）∶1]，中位年龄为 60 岁，可见于各年龄段[40]。鼻腔是最常见的起源部位（38%）[41]。大多数 SNUC 患者在确诊时已进入肿瘤晚期（T₄），50% 累及邻近结构，如颅底、眼眶或脑[39]，5%～16% 可发生颈部淋巴结转移。通常采用 AJCC 系统或 Kadish 系统描述 SNUC 的分期。由于这些肿瘤与其他小圆蓝色细胞肿瘤非常相似，因此组织病理学诊断往往比较困难，但免疫组织学检查通常显示上皮标记物弥漫阳性。

SNUC 的处理原则与其他鼻窦恶性肿瘤不同，手术是可切除肿瘤的主要治疗手段。多模态治疗，尤其是联合辅助放射治疗，是治疗该肿瘤的

标准。在一项 328 例 SNUC 患者的大型 SEER 数据库研究中，研究人员确定辅助放射治疗可改善总体和特定病变的存活率[42]。化学治疗也通常采用以铂为基础的三联用药。

（五）嗅神经母细胞瘤

嗅神经母细胞瘤（esthesio neuroblastoma，ENB）是一种罕见的鼻窦恶性肿瘤，起源于嗅神经上皮。该神经从颅内的嗅器发出，沿鼻腔嗅裂的筛板和上鼻甲分布（图 20-2）。据估计 ENB 占所有鼻窦恶性肿瘤的 3%～6%[43]，其临床表现与其他鼻窦恶性肿瘤相似，发病年龄通常为 40—70 岁[44]。发病时肿瘤转移率高于其他鼻窦癌，估计为 20%，通常转移到颈部淋巴结和肺部[43]。ENB 特征性的影像学表现通常为横跨筛板的哑铃状肿块。颅内囊肿的存在高度提示 ENB（图 20-3）。

组织学分析发现肿瘤由小圆蓝色细胞组成，胞质很少，对神经标记物如神经元特异性烯醇化酶、嗜铬颗粒蛋白、突触物理蛋白和神经丝蛋白染色阳性[45]。Hyams 等[46] 开发的一种组织学分级系统整合了（如有丝分裂率、坏死、玫瑰花样结构的存在和核异型性等）因素，该系统已被反复证明具有预后价值[47]。

综合治疗包括手术和 IMRT，辅以或不辅以

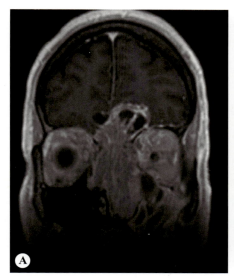
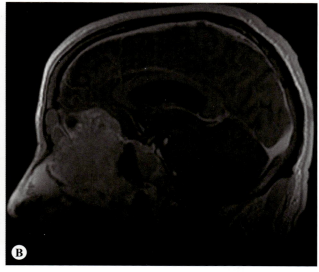

▲ 图 20-3　嗅神经母细胞瘤的冠状位和矢状位 MRI 表现为典型的囊状和哑铃状形态

化学治疗，可以提高总生存率[44]。许多化学治疗方案已被述及，大多数联合使用顺铂与其他药物。患者生存与 Hyams 分级和 Kadish 分期密切相关。有趣的是，最近的 SEER 数据库分析表明，Kadish B 期患者比 A 期患者具有更高的总生存期（5 年 87% vs. 80%），两者之间生存率的差异与治疗方式无关[48]。Kadish D 期的 5 年生存率估计为 49.5%。

（六）黏膜黑色素瘤

黏膜黑色素瘤是一种罕见的侵袭性鼻窦肿瘤，最常发生于鼻腔（70%），其次是上颌窦（14%）。鼻腔肿瘤患者被认为预后较好，尽管总体 5 年生存率估计不到 30%[49]。主要治疗方法是达到切缘阴性的手术切除，术后很少采用单一的辅助化学治疗[50]。生物制剂已经成为辅助治疗的重要组成部分，通常以黏膜黑色素瘤中经常过度表达的 KIT 基因作为靶向目标，如酪氨酸激酶抑制药达沙替尼和伊马替尼。免疫治疗也成为肿瘤转移患者治疗中越来越普遍的一部分，

药物包括 Ipilimumab，一种细胞毒性 T 淋巴细胞相关抗原 4（cytotoxic T lymphocyte-associated antigen-4，CTLA-4）受体阻滞药和检查点抑制药，如 Nivolumab 和 Pembrolizumab[50]。

鼻窦肿瘤评估和治疗的通用流程见图 20-4。治疗的细微差别将取决于特定的组织学、肿瘤特征和患者特异性因素，包括并发症和术者对切除程度的偏好。这强调了多学科讨论和协商的绝对必要性，为每个患者制订最合适的治疗方案。

五、总结

鼻窦恶性肿瘤是一种罕见的肿瘤，由于确诊时往往处于晚期，且病变毗邻重要结构，治疗十分棘手。多学科肿瘤团队对于增加治愈机会和优化患者结局至关重要。最佳治疗通常包括基于组织学、分期和其他因素的具体多模态治疗方案。经鼻内镜入路越来越多地能够达到合理的肿瘤学切除，同时最大限度地减少患者的病残率。

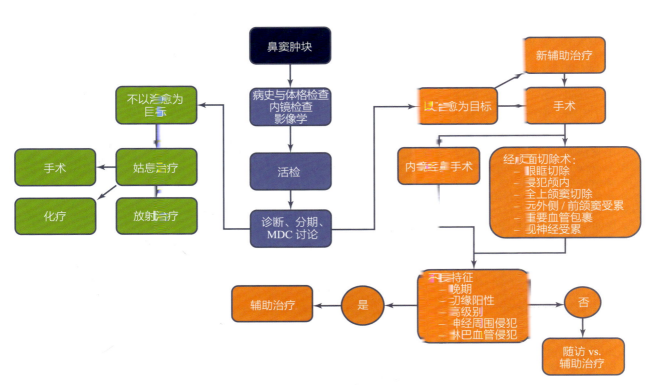

▲ 图 20-4 鼻窦肿块的评估和治疗策略流程图
MDC. 多学科会议

参考文献

[1] Lund VJ, et al. Nose and paranasal sinus tumours: United Kingdom National Multidisciplinary Guidelines. J Laryngol Otol. 2016;130(S2):S111-s118.

[2] Gras Cabrerizo JR, et al. [Revision of carcinomas in paranasal sinuses]. Acta Otorrinolaringol Esp. 2007;58(6):266-75

[3] Weitzel EK, Floreani S, Wormald PJ. Otolaryngologic heuristics: a rhinologic perspective. ANZ J Surg. 2008;78(12):1096-9.

[4] American Academy of Otolaryngology - Head and Neck Surgery. Position statement: intra-operative use of computer aided surgery; 2014. https://www.entnet.org/content/intra-operative-use-computer-aided-surgery.

[5] Amin MB, et al. AJCC cancer staging manual. 8th ed; 2017.

[6] Kadish S, Goodman M, Wang CC. Olfactory neuroblastoma. A clinical analysis of 17 cases. Cancer. 1976;37(3):1571-6.

[7] Bhayani MK, et al. Sinonasal adenocarcinoma: a 16-year experience at a single institution. Head Neck. 2014;36(10):1490-6.

[8] de Almeida JR, et al. Endonasal endoscopic surgery for squamous cell carcinoma of the sinonasal cavities and skull base: oncologic outcomes based on treatment strategy and tumor etiology. Head Neck. 2015;37(8):1163-9.

[9] Hanna E, et al. Endoscopic resection of sinonasal cancers with and without craniotomy: oncologic results. Arch Otolaryngol Head Neck Surg. 2009;135(12):1219-24.

[10] Patel SG, et al. Craniofacial surgery for malignant skull base tumors: report of an international collaborative study. Cancer. 2003;98(6):1179-87.

[11] Ganly I, et al. Complications of craniofacial resection for malignant tumors of the skull base: report of an International Collaborative Study. Head Neck. 2005;27(6):445-51.

[12] Eloy JA, et al. Comparison of transnasal endoscopic and open craniofacial resection for malignant tumors of the anterior skull base. Laryngoscope. 2009;119(5):834-40.

[13] Harvey RJ, et al. Survival outcomes for stage-matched endoscopic and open resection of olfactory neuroblastoma. Head Neck. 2017;39(12):2425-32.

[14] Abergel A, et al. Comparison of quality of life after transnasal endoscopic vs open skull base tumor resection. Arch Otolaryngol Head Neck Surg. 2012;138(2):142-7.

[15] Wang EW, et al. ICAR: endoscopic skull-base surgery. Int Forum Allergy Rhinol. 2019;9(S3):S145-s365.

[16] Wang K, Zanation AM, Chera BS. The role of radiation therapy in the management of sinonasal and ventral skull base malignancies. Otolaryngol Clin N Am. 2017;50(2):419-32.

[17] Fu T, et al. Impact of neoadjuvant radiation on margins for non-squamous cell carcinoma sinonasal malignancies. Laryngoscope. 2018;128(12):2796-803.

[18] Robin TP, et al. A comprehensive comparative analysis of treatment modalities for sinonasal malignancies. Cancer. 2017;123(16):3040-9.

[19] Khoury T, et al. Role of induction chemotherapy in sinonasal malignancies: a systematic review. Int Forum Allergy Rhinol. 2019;9(2):212-9.

[20] Scangas GA, Eloy JA, Lin DT. The role of chemotherapy in the management of sinonasal and ventral skull base malignancies. Otolaryngol Clin N Am. 2017;50(2):433-41.

[21] Cohen EEW, et al. The Society for Immunotherapy of Cancer consensus statement on immunotherapy for the treatment of squamous cell carcinoma of the head and neck (HNSCC). J Immunother Cancer. 2019;7(1):184.

[22] Farber NI, et al. Impact of palliative treatment on survival in sinonasal malignancies. Int Forum Allergy Rhinol. 2019;9(12):1499-507.

[23] Govindaraj S, et al. Evaluation of patients with sinonasal and ventral skull base malignancies. Otolaryngol Clin N Am. 2017;50(2):221-44.

[24] Lombardi D, et al. Limitations and complications of endoscopic surgery for treatment for sinonasal inverted papilloma: a reassessment after 212 cases. Head Neck. 2011;33(8):1154-61.

[25] Al-Qurayshi Z, Smith R, Walsh JE. Sinonasal squamous cell carcinoma presentation and outcome: a national perspective. Ann Otol Rhinol Laryngol. 2020;129(11):1049-55.

[26] Jafari A, et al. Impact of margin status on survival after surgery for sinonasal squamous cell carcinoma. Int Forum Allergy Rhinol. 2019;9(10):1205-11.

[27] Elgart K, Faden DL. Sinonasal squamous cell carcinoma: etiology, pathogenesis, and the role of human papilloma virus. Curr Otorhinolaryngol Rep. 2020;8(2):111-9.

[28] Haerle SK, et al. Sinonasal carcinomas: epidemiology, pathology, and management. Neurosurg Clin N Am. 2013;24(1):39-49.

[29] Amit M, et al. Adenoid cystic carcinoma of the nasal cavity and paranasal sinuses: a meta-analysis. J Neurol Surg B Skull Base. 2013;74(3):118-25.

[30] Unsal AA, et al. Sinonasal adenoid cystic carcinoma: a population-based analysis of 694 cases. Int Forum Allergy Rhinol. 2017;7(3):312-20.

[31] Husain Q, et al. Sinonasal adenoid cystic carcinoma: systematic review of survival and treatment strategies. Otolaryngol Head Neck Surg. 2013;148(1):29-39.

[32] Bishop JA, et al. Human papillomavirus-related carcinoma with adenoid cystic-like features: a peculiar variant of head and neck cancer restricted to the sinonasal tract. Am J Surg Pathol. 2013;37(6):836-44.

[33] Leivo I. Sinonasal adenocarcinoma: update on classification, immunophenotype and molecular features. Head Neck Pathol. 2016;10(1):68-74.

[34] Binazzi A, Ferrante P, Marinaccio A. Occupational exposure and sinonasal cancer: a systematic review and meta-analysis. BMC Cancer. 2015;15:49.

[35] Barnes L. Intestinal-type adenocarcinoma of the nasal cavity and paranasal sinuses. Am J Surg Pathol. 1986;10(3):192-202.

[36] Rampinelli V, Ferrari M, Nicolai P. Intestinal-type adenocarcinoma of the sinonasal tract: an update. Curr Opin Otolaryngol Head Neck Surg. 2018;26(2):115-21.

[37] Licitra L, et al. Prediction of TP53 status for primary cisplatin, fluorouracil, and leucovorin chemotherapy in

ethmoid sinus intestinal-type adenocarcinoma. J Clin Oncol. 2004;22(24):4907-16.

[38] Jain S, et al. Prognostic factors in paranasal sinus squamous cell carcinoma and adenocarcinoma: a SEER database analysis. J Neurol Surg B Skull Base. 2019;80(3):258-63.

[39] Tyler MA, Holmes B, Patel ZM. Oncologic management of sinonasal undifferentiated carcinoma. Curr Opin Otolaryngol Head Neck Surg. 2019;27(1):59-66.

[40] Gamez ME, et al. Outcomes and patterns of failure for sinonasal undifferentiated carcinoma (SNUC): the Mayo Clinic Experience. Head Neck. 2017;39(9):1819-24.

[41] Kuo P, et al. Survival outcomes for combined modality therapy for sinonasal undifferentiated carcinoma. Otolaryngol Head Neck Surg. 2017;156(1):132-6.

[42] Kuan EC, et al. Significance of tumor stage in sinonasal undifferentiated carcinoma survival: a population-based analysis. Otolaryngol Head Neck Surg. 2016;154(4):667-73.

[43] Fiani B, et al. Esthesioneuroblastoma: a comprehensive review of diagnosis, management, and current treatment options. World Neurosurg. 2019;126:194-211.

[44] Yin Z, et al. Age distribution and age-related outcomes of olfactory neuroblastoma: a population-based analysis. Cancer Manag Res. 2018;10:1359-64.

[45] Cane D et al. Olfactory neuroblastoma treated with minimally invasive surgery and adjuvant radiotherapy: a case report and review of the literature. BJR Case Rep. 2018;4(2):20170077.

[46] Hyams V. Special tumors of the head and neck; 1982.

[47] Van Gompel JJ, et al. Long-term outcome of esthesioneuroblastoma: hyams grade predicts patient survival. J Neurol Surg B Skull Base. 2012;73(5):331-6.

[48] Konuthula N, et al. Prognostic significance of Kadish staging in esthesioneuroblastoma: an analysis of the National Cancer Database. Head Neck. 2017;39(10):1962-8.

[49] Konuthula N, et al. The presentation and outcomes of mucosal melanoma in 595 patients. Int Forum Allergy Rhinol. 2017;7(1):99-105.

[50] Amit M, et al. Role of adjuvant treatment in sinonasal mucosal melanoma. J Neurol Surg B Skull Base. 2017;78(6):512-8.

第三篇　眼　眶

Orbit

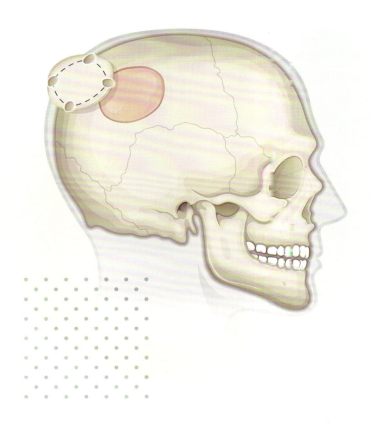

第 21 章　眼眶肿瘤
Orbital Tumors

Torstein R. Meling　著

聂　晶　译

　　眼眶是颅底结构的一个重要组成部分，与颅底密切相关，特别是颅前窝和颅中窝、鼻和副鼻结构、颞下窝，以及多对脑神经。眼眶内解剖结构复杂，可产生多种原发性肿瘤，包括良性肿瘤及恶性肿瘤。此外，眼眶也可能是多种继发性肿瘤的好发部位，如鼻窦肿瘤和眼眶转移瘤，这些肿瘤可能继发于多种恶性肿瘤。

　　复杂的解剖结构使得眶内手术极具挑战性，通常需要采取多学科协作的方法。原则上来说，眶内病变可通过多种入路切除，包括眶上开颅、眶外侧或内侧开颅、眶下开颅，以及前方直接经结膜入路。此外，经眶入路日益凸显其重要性，不仅能够处理眶内病变，而且还被视为前、颅中窝手术（包括显微手术和内镜手术）的"关键入口"。

一、解剖学

（一）骨

　　在胚胎发育过程中，视神经囊泡包裹于骨性眼眶中，大部分眶骨在第 3 个月已经形成，但需在接下来的几个月内完成骨化。眼眶是一个锥形的腔隙，由 7 块骨头组成（额骨、蝶骨大翼和小翼、颧骨、上颌骨、泪骨、腭和筛骨）。正常成人眼眶容积为 30ml，内缘长度 45mm，宽度 40mm，最前方高度 35mm（图 21-1）。

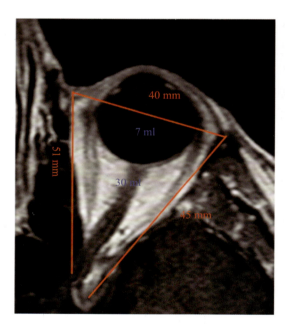

▲ 图 21-1　眼眶轴位 **MRI** 显示一般的眼眶宽度、长度、球体体积和眶内间隙

（二）眶骨膜及眶内脂肪组织

　　眶骨膜是骨性眼眶的骨膜内层，与视神经管和眶上裂的硬脑膜相连续。眶内脂肪占据了大部分眶内空间，并被眼眶周围的眶骨膜分成多个小叶。

（三）眼外肌

　　在眶内脂肪中有 6 条眼外肌（4 条直肌和 2 条斜肌）走行，形成一个肌肉锥。这个肌肉锥内部的空间被称为内间隙，肌肉锥外部的空间称为外间隙（图21-2）。在眶尖部，我们发现有一层致密的肌肉筋膜包裹着视神经和眼动脉，即由眼外肌纤维鞘融合而成的Zinn环。在冠状面，四条眼直肌将进入眼内腔的通道分为4条（图21-2）。

（四）眶内脑神经

在12对脑神经中，眶内可见5对。视神经（Ⅱ）是中枢神经系统的一部分，由视网膜神经节细胞轴突和胶质细胞组成。视神经纤维覆以少突胶质细胞而非周围神经系统的施万细胞产生的髓鞘，并被硬脑膜、蛛网膜和软脑膜所包裹。内间隙从眼球后部延伸至视神经管入口，长度25mm。眶内脂肪在前方将视神经与周围的眼外肌分开，但就在视神经进入视神经管之前，视神经与眼动脉一起穿过Zinn环。在此处，视神经与动眼神经（Ⅲ）、滑车神经（Ⅳ）、展神经（Ⅵ）和鼻睫神经相邻。

接下来，动眼神经经眶上裂进入眼眶，分为上下两个分支，均贯穿于Zinn环。其上支沿视神经外侧上行至上直肌方向，同时还发出一个小分支至上睑提肌。下支是两支中较大的一支，沿视神经下方走行，支配内直肌、下直肌和下斜肌。动眼神经下支还包含副交感神经纤维，可在睫状神经节处形成神经突触，其节后纤维行于睫状短神经内，最终支配瞳孔括约肌和睫状肌。

睫状神经节是一个副交感神经节，位于眶后视神经外侧面。睫状神经节有3种类型的神经纤维，但实际上只有动眼神经的副交感神经纤维在神经节中形成突触结构。另外两种类型的神经纤维，即来自颈动脉丛的交感神经纤维和来自三叉神经的鼻睫神经状根的感觉纤维，仅单纯通过神经节。睫状短神经走行于睫状神经节和眼球之间。

滑车神经（Ⅳ）在眶上裂的最上外侧进入眶内，但走行于Zinn环外。该神经在眶内的外间隙中向前上但走行，仅有眶骨膜将其与蝶骨隔开。滑车神经支配上斜肌的后半部分。

三叉神经（Ⅴ）是最大的脑神经，它发出3个分支，包括眼神经、上颌神经和下颌神经。眼神经有3个分支，即鼻睫神经、泪腺神经和额神经，经眶上裂进入眼眶，但只有鼻睫神经穿过Zinn环。泪腺神经接受来自颧神经翼腭神经节的突触后副交感神经纤维，并支配泪腺。

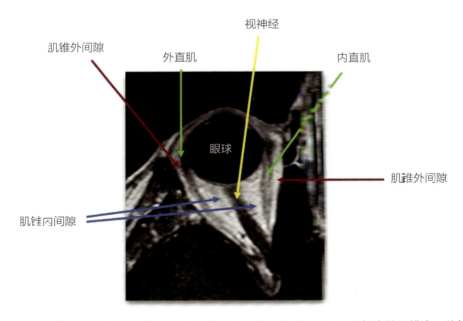

▲ 图21-2 眼眶轴位MRI显示眼球、视神经、内直肌和外直肌以及相应的肌锥内、外间隙

额神经是眼神经最大的分支，在眶内肌锥外、眶顶骨膜与提上睑肌之间向内走行。当行眶上开颅时，该神经是一个重要的标记点（见下文）。

上颌神经（V_2）穿过圆孔，在翼腭窝发出两个主要分支，即眶下神经和颧神经，均经眶下裂进入眶内。眶下神经在眶下沟外间隙内向前方走行，向上颌窦和牙齿发出感觉支，然后经眶下孔向前方进入眶底内的眶下孔进而分布于颜面部。颧神经在经眶下裂进入眶内前接受来自翼腭神经节的副交感神经纤维，向前行于外间隙的下外侧，然后分为两个感觉支，分别从相应的颧骨孔发出颧颞神经和颧面神经。在眶外侧，颧神经发出副交感神经分泌纤维至泪腺神经（见上文）。

展神经（Ⅵ）是控制外直肌运动的躯体传出神经。它经眶上裂，以及 Zinn 环进入眶内，是腱环内最下方的神经，位于动眼神经下支下方。展神经在内间隙的下外侧面前行，终止于外直肌内。

（五）眼眶血管

眼眶的主要血供来自眼动脉，它是 ICA 的第一支，位于海绵窦远端。眼动脉穿过视神经管下外侧至视神经。该动脉有许多分支，可分为供应眶内容物的分支和供应眼球及相关结构的分支。

眶内血液主要通过眼上静脉和眼下静脉引流。眼上静脉走行于眶上裂中，前方与面静脉相连，后方与海绵窦沟通。眼下静脉在后方与翼丛沟通，主要行于眶下裂内。眼上静脉与眼下静脉之间通常存在交通。

尽管尚无已知的淋巴管引流眼球，但在组织学检查中，眼眶的一些结构，如眶周、眼外肌和泪腺都含有淋巴管。

二、诊断

（一）临床表现

眼眶肿瘤患者的临床检查需从完善的病史回顾开始。病史须包括发病、持续时间和症状的进展情况。眼眶病变最重要的临床表现是眼球突出，但患者也可能主诉视力改变、复视、眼睑下垂、分泌物和（或）疼痛。病史还应包括过敏、鼻窦感染、鼻出血或流涕，以排除鼻窦源性的疾病过程。最后，询问其他内科性疾病也很重要，如甲状腺疾病、肉芽肿疾病和自身免疫性疾病。

体格检查首先检查眼眶、眼睑及周围结构的外表面，触诊前眼眶的骨缘和软组织结构，评估眼眶与眼睑的关系。通过从上方或下方观察眼睛来识别眼球突出。眼科检查，包括视力的系统评估；色觉；视野（Goldmann 视野计）；眼球突出程度（Hertel 眼球突出测定法）；眼外肌运动和协调性；瞳孔反应；结膜、角膜、虹膜和前后房的检查；眼压测量（Goldmann 眼压计）；荧光素裂隙灯检查，以及散瞳后的眼底镜检查。最后，应对其他脑神经进行评估，并进行完整的头颈部检查，侧重于鼻、鼻旁窦、鼻咽和颈部。

显然，血液检查在眼眶肿瘤的诊断中不起主要作用，但应排除感染和全身炎症性疾病，如结节病、甲状腺功能亢进和淋巴瘤。血清学检查包括全血计数、综合代谢谱、内分泌学、抗核抗体、类风湿因子、抗中性粒细胞胞浆抗体、血管紧张素转换酶和其他炎症标志物。此外，还有必要检测血清 IgG4 升高和疑似感染的颗粒性炎症。

（二）影像学表现

眼眶病变对于影像学诊断医生来说是一个挑战，考虑到复杂的眼眶病变和可能影响眼眶的众多疾病，需要一个系统的影像诊断方法。此外，标准成像技术可以使用多种先进的成像技术作为补充。

MRI 是眼眶肿瘤检查的首选成像方式[1]，也适用于评估肿瘤的颅内扩展情况。1.5T 或 3T 高分辨率 MRI 可精确显示不同的眼眶内容物[1, 2]。标准的 MRI 方案应该包括轴位 T_1 和 T_2 序列，带压脂序列的冠状位 STIR 和轴位及冠状位 T_1 增强像。此外，由于三维重建数据可进行多平面重建，0.6～1mm 层厚的 T_2 加权 3D 序列（如 CISS 或 FIESTAD）和 T_1 加权 3D 序列有助于发现细微病变[1]。

CT 对于评估钙化和骨性眼眶病变，以及可能有金属异物的患者具有重要价值[2]。通常在注射对比剂后使用 0.6～1mm 层厚扫描[1]。与 MRI 相比，CT 能为骨性标志提供更精确的信息，因此是制订手术计划的一个有用的辅助工具。

超声多普勒在显示血管性病变的特征方面具有很高的精确度，并且可用于显示眼球和眼眶的各种病理情况[1]。

动脉造影在眼眶肿瘤中的作用较小，但可能有助于鉴别血管外皮细胞瘤和海绵状血管瘤，并有助于血管性肿瘤的术前栓塞。

先进的成像技术，如弥散加权成像（DWI）、弥散张量成像（DTI）、2- 氟 -2- 脱氧 -D- 葡萄糖 PET-CT［fluoro-2-deoxy-D-glucose positron emission tomography-CT（FDG-PET-CT）］和 MRI PET 等，是评估有非特异性形态学表现的眼眶肿块的重要工具[1]。这些技术获得的生理和功能信息可用于对常规成像获得的形态学结果进行补充，从而有助于非侵袭性地了解组织特性。DWI 可以根据表观弥散系数（ADC）值来鉴别眼眶肿块的良恶性。DTI 可以通过测量分子扩散对白质结构进行解剖学定位和定量表征，而 DTI 纤

维束成像则基于白质各向异性特征，通过计算机的处理三维空间重建白质束[1]。当胶质瘤或脑膜瘤累及视神经纤维时，DTI 纤维束成像可用于定位视神经纤维。FDG-PET-CT 可根据 FDG 摄取量提供肿瘤代谢的功能信息。MRI PET 则兼具了 MRI 优异的软组织分辨度、功能序列，以及 PET 提供的分子信息[1]。

（三）病理学

从上文可见，眼眶在解剖学上是一个非常复杂的结构，包括眼球、脑神经、眼外肌、脂肪、血管、肌组织、结缔组织、骨 / 软骨和脑膜，所有这些都可能导致良性或恶性的原发性肿瘤（表 21-1）。幸运的是，2/3 的眼眶肿瘤是良性的[3]。在下文中，我们将讨论一些更为常见和（或）重要的眼眶病变，但眼球本身的肿瘤，如葡萄膜黑色素瘤和视网膜母细胞瘤，不在本章的讨论范围内。

（四）原发性病变

视神经胶质瘤（optic nerve glioma，ONG）是一种最常见的低级别乳头状星形细胞瘤，50% 的病例确诊于 5 岁前的儿童。视神经胶质瘤是 1

表 21-1　一些较常见的眼眶病变举例	
组织来源	病变举例
眼球	视网膜母细胞瘤、葡萄膜黑色素瘤
视神经	视神经胶质瘤
脑神经	神经纤维瘤、神经鞘瘤、恶性 PNS 肿瘤
肌肉组织	平滑肌瘤、平滑肌肉瘤、横纹肌肉瘤
血管	毛细血管瘤、海绵状血管瘤、静脉曲张、动静脉畸形、血管外皮细胞瘤
淋巴管 / 细胞	淋巴管瘤、淋巴瘤、朗格汉斯细胞组织细胞增多症
泪腺	多形性腺瘤、腺样囊性癌、腺癌、黏液表皮样癌
结缔组织	纤维组织细胞瘤
骨 / 软骨	骨瘤、骨化纤维瘤、骨肉瘤、纤维发育不良、动脉瘤样骨囊肿
脑膜	脑膜瘤、视神经鞘脑膜瘤
其他	皮样和表皮样病变、转移性病变、眶假瘤（特发性眼眶炎症）、Tolosa-Hunt 综合征、Grave 眼眶病

型神经纤维瘤病（neurofbromatosis type 1，NF1）患者最常见的眼眶肿瘤，且双侧视神经胶质瘤为NF1的病理特征。患者通常表现为眼球突出，临床检查显示患眼视力严重下降。视盘水肿和苍白也是常见的表现。视神经胶质瘤在MRI上可以较好辨认，表现为视神经梭形扩张，作为视路胶质瘤的一部分，肿瘤也常常沿视交叉和视束向眶外延伸（图21-3）。

眶内神经鞘瘤包括神经纤维瘤、神经鞘瘤和恶性神经鞘瘤，占所有眼眶肿瘤的15%。由于视神经缺乏施万细胞，这些肿瘤不累及视神经，而是由供应眼外肌的周边运动神经发展而来，包括三叉神经的第一和第二分支，或者交感神经或副交感神经纤维。孤立性神经纤维瘤是一种与NF无关的单个具有包膜的病变（图21-4）。这种病变通常边界清楚，因此可以进行手术切除。与此相反，弥漫性神经纤维瘤（可能与NF1相关）和丛状神经纤维瘤（NF1的特异性病变）[4]是累及神经束的广泛病变，每个神经束都可发生包绕神经束膜的肿瘤，因而不可能完全切除。神经鞘瘤

是良性肿瘤，生长缓慢，因此眼球可适应严重程度的眼球突出。这些病变是实性的，并被周围神经来源的神经束膜所包裹，因此可以完全切除[5, 6]。

脑膜瘤占所有眶内肿瘤的10%，男女比例为1:3。眼眶脑膜瘤分为原发和继发两种类型。原发的眼眶脑膜瘤，即视神经鞘脑膜瘤，起源于眶内，但可向颅内扩展（图21-5）。视神经鞘脑膜瘤占眼眶肿瘤的2%、脑膜瘤的1%~2%。视神经鞘脑膜瘤生长缓慢，但如果不治疗，会导致渐进性视力下降，最终完全丧失视力。对于视力良好的患者，分次立体定向放射治疗可改善或稳定剩余的视力[7, 8]，而手术可用于视神经管减压和切除颅内肿瘤部分以防止肿瘤向对侧生长[9, 10]。继发性眼眶脑膜瘤起源于眶外，之后向外扩展形成如蝶骨-眼眶脑膜瘤[11-18]（图21-6）、蝶骨脊内侧脑膜瘤[19-21]、鞍结节脑膜瘤[22-24]的肿瘤。在手术切除颅内肿瘤部分时，应进行视神经管减压，并切除视神经管内的肿瘤组织[7, 8, 25-31]。由于视神经鞘脑膜瘤和蝶骨-眼眶脑膜瘤与神

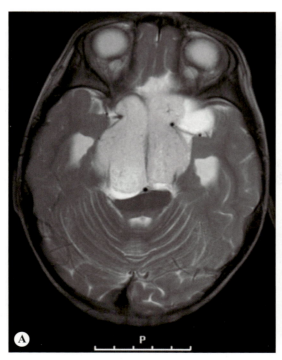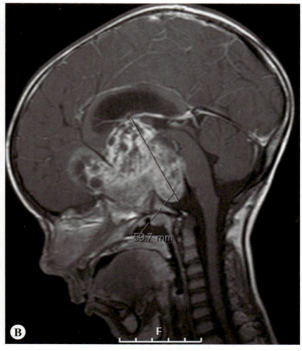

▲ 图 21-3　A 和 B. 轴位 T₂ 和矢状位 T₁ 增强 MRI 显示广泛的视路胶质瘤，累及视神经、视交叉和视束

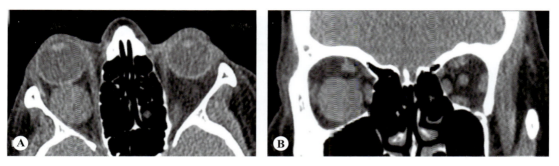

▲ 图 21-4　A 和 B. 轴位和冠状位 CT 显示右侧眼眶内 2.5cm 大小的球后实性神经纤维瘤

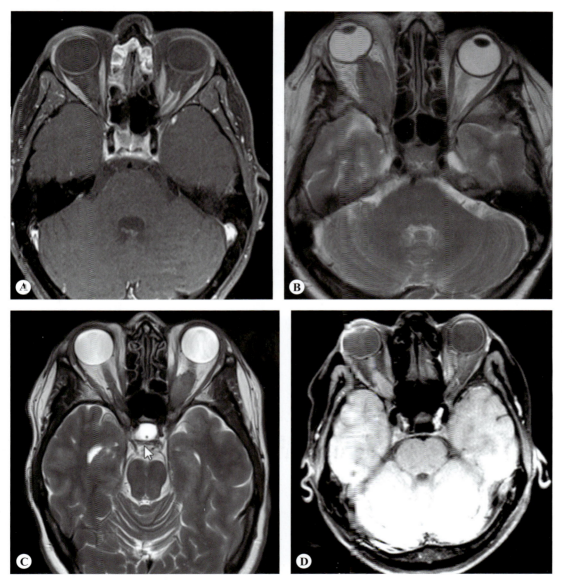

▲ 图 21-5　轴位 T1 增强 MRI 显示典型的左侧视神经鞘膜脑膜瘤（ONSM），具有经典的"电车轨道征"，其中脑膜瘤可出现于视神经中央的任意一侧。A 至 C. 纯眶内 ONSM 为 Schick 型 Ⅰa、Ⅰb 和 Ⅰc（分别为 A、B 和 C）必须与其他类型相鉴别。D. 其中Ⅱa 型延伸至视神经管（D）或眶上裂（Ⅱb 型），而Ⅲ型延伸至视交叉（Ⅲa 型）或对侧视神经（Ⅲb 型）

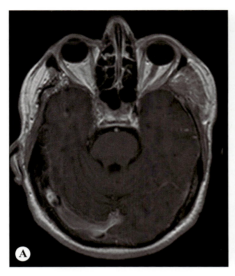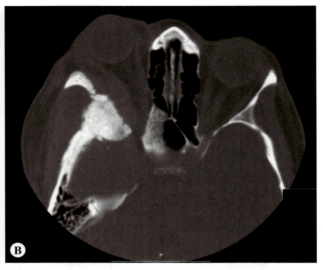

▲ 图 21-6　A. 轴位 T_1 增强 MRI 显示左侧蝶骨 – 眼眶脑膜瘤；B. 轴位 CT（骨窗）显示右侧蝶骨 – 眼眶脑膜瘤，右侧蝶骨小翼和筛窦壁有明显的骨内成分，导致显著的眼球突出

经外科医生密切相关，下文将对其进行更详细的讨论。

（五）血管性病变

眼眶血管性病变包括毛细血管瘤、海绵状血管瘤、淋巴血管瘤和眶内血管畸形。这些病变总共占眼眶肿瘤的 12%~15%。

毛细血管瘤是良性的，但有广泛浸润，通常有皮肤症状，如草莓痣。皮肤症状通常在发病后 6 个月时出现，3~5 年自发消退。可用氩激光治疗或皮质类固醇治疗使肿瘤消退，通常不需要手术治疗。

相比之下，海绵状血管瘤主要见于青壮年，是成人眼眶最常见的原发性病变[32]。该肿瘤为良性，血供较少，边界清晰，通常位于眼球后方，最常见于肌锥内（图 21-7）。海绵状血管瘤需要手术治疗[33, 34]，因其相当常见，下文将进行更详细的讨论。

淋巴血管瘤是生长缓慢的良性病变，最常见于儿童和青年。该疾病可导致缓慢进展的眼球突出，但瘤内出血可能导致眼球快速扩张。由于淋巴管血管瘤经常累及重要眼眶结构，其手术治疗较为困难。当必须治疗时，目前可以使用激光疗法或硬化学治疗法[35, 36]。

眼眶动静脉畸形（arteriovenous malformations，AVM）是一种罕见的病变，很少完全位于眶内。其血供丰富，呈进行性扩大，通常包含多条供血动脉、一个中心病灶和大量扩张的眼静脉。诊断取决于血管造影和组织学检查结果[37]。眼眶动静脉畸形的治疗需要多学科合作，并取决于患者的具体特征。治疗选择包括保守观察或治疗。在许多情况下，肿瘤生长缓慢，出血风险低，但当患者出现视觉损害、眼部不适和病灶扩展至眼眶外时，则具有手术适应证。眼眶动静脉畸形的主要治疗方法是手术切除，术前可以选择栓塞或不栓塞血管。手术的替代方法包括栓塞和放射疗法（直线加速器、质子束或伽马刀）。

间充质肿瘤一般很少见，横纹肌肉瘤除外。纤维组织细胞瘤、纤维瘤、纤维肉瘤、平滑肌瘤和平滑肌肉瘤非常罕见，本文不予讨论。横纹肌肉瘤是儿童眼眶最常见的恶性肿瘤。其进展快速，对放射治疗和化学治疗有反应，因此不应忽视。来源于大量眼眶脂肪的脂肪瘤可能会影响影像学鉴别诊断，有时很难与正常脂肪鉴别。

眼眶纤维骨性肿瘤包括骨瘤、骨化性纤维瘤、纤维异常增生、骨囊肿和骨肉瘤。骨瘤最常起源于筛骨前方细胞。肿瘤表现出缓慢的侵袭性

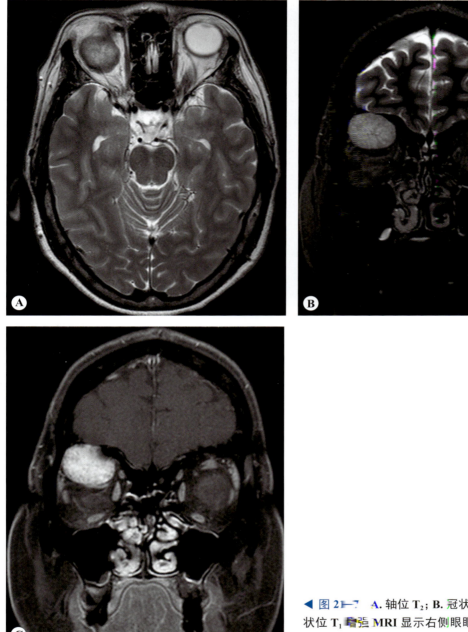

◀ 图 21—7 A.轴位 T₂; B.冠状位 STIR; C.冠状位 T₁ 增强 MRI 显示右侧眼眶大型海绵状血管瘤

生长模式，如正常的鼻窦引流受阻，常常会并发黏液囊肿。骨化性纤维瘤是一种良性肿瘤，呈进行性生长，易复发，可导致无痛性面部肿胀和眼部移位。如果出现临床症状，可能需要手术。纤维异常增生通常累及蝶骨或额骨，导致受影响的骨骼普遍膨胀，而不形成明确的软组织肿块。在组织病理学上，纤维异常增生含有纤维基质和类

骨质斑块，但没有成骨细胞，阻碍了正常的骨形成。如果病变侵犯视神经管而影响视神经，或者引起面容改变，则需要手术。动脉瘤样骨囊肿通常会在幼儿额骨上形成巨大的海绵状充血腔。虽然被称为囊肿，但动脉瘤样骨囊肿是一种由薄壁骨包围的良性骨肿瘤。以前动脉瘤样骨囊肿通过手术切除来治疗，但眼眶区的根治性切除十分困

难，现代微创替代方案则采用反复皮下注射药物的方式[38]。动脉瘤样骨囊肿须与更凶险的病变如骨血管瘤、骨巨细胞瘤或骨肉瘤相鉴别。成骨性骨肉瘤在眼眶区很少见，通常发生在有遗传缺陷和放射治疗史的病例中，如放射治疗后的视网膜瘤[39]。即使根治性切除也不一定能改善这些肿瘤的不良预后。

皮样囊肿和表皮样囊肿均为良性囊性病变，内有复层鳞状上皮。但皮样囊肿内有额外的皮肤附属物。大多数眼眶皮样囊肿位于前方额颧缝处。由于位置表浅，它们在儿童时期就很明显。皮样囊肿生长缓慢，源自肿块内表皮产物的堆积[40, 41]。治疗方法为手术全切除，需避免发生医源性囊壁破裂[40]。

泪腺肿瘤相当常见，占所有眼眶肿瘤的10%[42]。虽然泪腺上皮性肿瘤可以出现在任何年龄，但多见于中年人。良性上皮性肿瘤包括多形性腺瘤（图21-8），而恶性上皮性肿瘤包括腺样囊性癌（ACC）、多形性腺样腺癌、腺癌和淋巴瘤。泪腺肿瘤有一半为恶性[42]，通常需要根治

性手术，包括切除眼球、颅骨和硬脑膜。多形性腺瘤和腺癌应沿着边缘完整切除（包括眼眶周围的正常脂肪组织）。在晚期多形性腺癌的病例中，可能需要进行眼眶清除术和骨切除术。腺样囊性癌需要手术切除加上术后 50～60Gy 的放射治疗[42]。腺癌则通常建议眼眶清除术加术后放射治疗。然而，在泪腺癌的治疗中，目前流行的方式为先行保留眼睛的手术，加或不加新辅助化学治疗，然后辅以放射治疗和化学治疗[42]。

（六）继发性病变

鼻窦上皮性和实质性肿瘤均可扩展至眼眶。鼻旁窦良性肿瘤，如内翻性乳头状瘤[43]，往往将眶骨膜推至一边。相反，恶性病变如鳞状细胞癌[44, 45]、筛窦腺癌[46, 47]和嗅神经瘤[48, 49]则侵犯骨膜，并经常在晚期侵犯眼眶。涎腺肿瘤，如腺样囊性癌，常经眶下神经向眶内生长[50]。需注意一个重要的鉴别诊断是黏液囊肿，它起源于鼻旁窦，是最常见的眼眶病变，但显然需要和鼻旁窦恶性肿瘤鉴别。

眼眶转移瘤可能起源于多种恶性肿瘤，但患

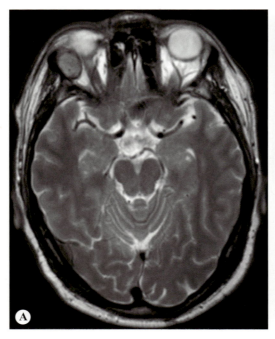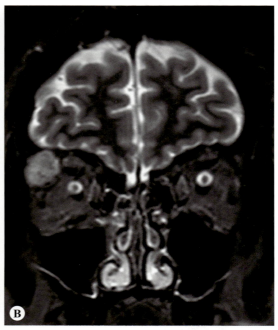

▲ 图 21-8　A 和 B. 轴位 T_2 和冠状位 STIR 眼眶断面的 MRI 显示 1 例位于右侧外上象限的泪腺多形性腺瘤

者年龄有助于区分可能的肿瘤类型。在儿童中，最常见的转移性病变包括神经母细胞瘤、Ewing瘤和朗格汉斯细胞组织细胞增生症。在成人中，最常见的骨转移性原发肿瘤按发病率从高到低依次为乳腺、肺、前列腺、黑色素瘤、胃肠道和肾脏（图21-9）。由于以眼眶肿瘤为主要表现的转移瘤病例可达25%，因此在患有眼眶病变并导致眼球突出的成人患者中，其鉴别诊断应充分考虑是否为转移病灶。

（七）不需要手术的病变

一些疾病与肿瘤类似，但不应该手术，可以通过活检鉴别。其中最重要的是特发性眼眶炎性疾病，又称眶假瘤，该病变可与淋巴增生性病变、甲状腺眼病、眼眶蜂窝织炎，甚至脑膜瘤类似。眶假瘤（图21-10）是一种良性病变，占所有眼眶病变的10%，是20—70岁患者眼球突出的常见原因[51]。儿童病例占所有病例的17%。其病因不明，由于任何眼眶结构都可能受累，多处病灶常见。25%的患者存在双侧病变。其表现可能是急性或亚急性，典型的症状是眼眶钝痛，眼球活动时加剧。眼球突出是最常见的临床表现，其他包括可触及的肿块、眼睑肿胀、球结膜水肿和眼球运动下降伴复视。视力下降可伴发于巩膜炎、葡萄膜炎或视神经炎。如患者对口服皮质类固醇的一线治疗无效或出现复发，则需要活检。主要治疗方式为口服泼尼松，60～100mg/d，对80%的患者有效。然而，当停用糖皮质激素后，该病的复发率很高。此时，可采用二线治疗，包括小剂量分级放射治疗（20～30Gy，每部分2Gy）、细胞毒性化学治疗或免疫抑制药[51]。Tolosa-Hunt综合征是眶假瘤的一种变异，病变通过眶上裂生长至海绵窦[2]（图21-10）。

眼部附件淋巴瘤是成人眼眶最常见的恶性肿瘤[53]。它是一组异质性很强的肿瘤，包括非霍奇金淋巴瘤和黏膜相关性淋巴样组织（mucosa-associated lymphoid tissue，MALT）淋巴瘤。发病率最高的年龄为60—70岁，淋巴瘤可以是眼眶的原发性疾病，也可能继发于全身疾病。在这种情况下，淋巴瘤只是作为一种鉴别诊断，因为除了活检外，无须手术治疗（图21-11）。

（八）鉴别诊断

当遇到眼眶病变时，需要重点关注患者的年龄，因为儿童与成人的病理明显不同。对于先天性病变、感染及仅累及眼眶的良、恶性肿瘤，儿

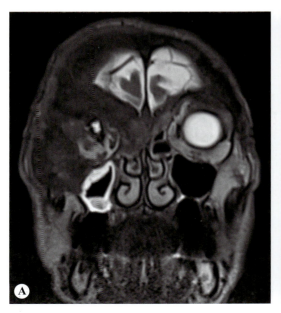
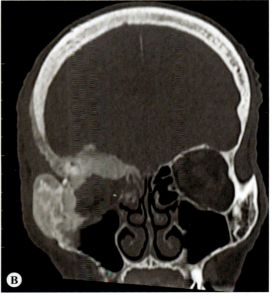

▲ 图 21-9 A 和 B. 冠状位 T$_2$ MRI 和 CT 骨窗像显于前列腺癌蝶骨转移

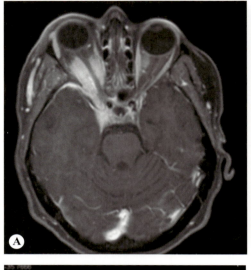
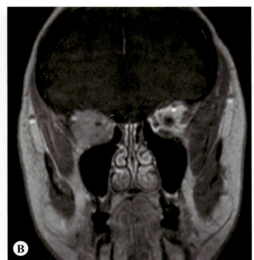

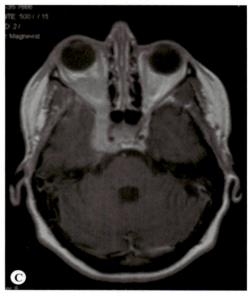

◀ 图 21-10　A 和 B. 轴位 T₁ 增强 FAT-SAT 和冠状位 T₁ 增强 MRI 显示右眼眶特发性眼眶炎性疾病或眶假瘤；C. Tolosa-Hunt 综合征是眶假瘤的一种变型，病变通过眶上裂生长至海绵窦

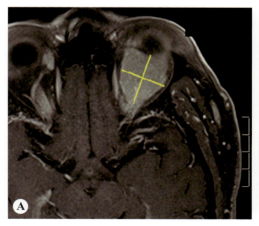
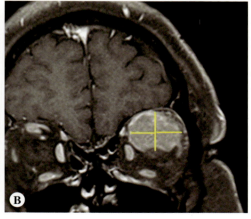

▲ 图 21-11　A 和 B. 轴位和冠状位 T₁ 增强 MRI 显示 1 例 2.5cm 大小的左眼眶非霍奇金淋巴瘤

童患者的发病率更高。儿童眼眶肿瘤多为良性囊性肿瘤，皮样囊肿最为常见，其次是血管性病变，包括毛细血管瘤、淋巴管瘤或海绵状血管瘤。其他病变较为罕见，包括泪腺、视神经和骨的病变。最常见的恶性肿瘤包括横纹肌肉瘤、转移瘤、淋巴瘤和白血病。在成人中，最常见的肿瘤包括鼻窦继发性和转移性癌、炎性肿块（眶假瘤）、泪腺肿瘤、囊肿、淋巴瘤、脑膜瘤和血管性肿瘤（海绵状血管瘤）。容易累及眼眶的继发性肿瘤包括鳞状细胞癌、脑膜瘤、血管畸形和基底细胞癌（表 21–1）。

对肿瘤部位的仔细分析非常重要。将眼眶细分为眼球、视神经、内间隙、外间隙和骨 5 个不同的间隙，有助于对这些病变的特征进行描述。眼球肿瘤主要是视网膜母细胞瘤或葡萄膜黑色素瘤，而视神经病变通常是脑膜瘤或视神经胶质瘤。内间隙病变通常为血管瘤，而外间隙肿瘤常为皮样囊肿 / 表皮样囊肿、泪腺瘤、淋巴瘤或横纹肌肉瘤。骨和鼻窦腔内的肿瘤通常是纤维异常增生或骨转移，而病变如果无法区分其所在间隙或存在多间隙受累，则可能是静脉淋巴管畸形、丛状神经纤维瘤、眶假瘤、转移或鼻窦恶性肿瘤。

三、视神经鞘脑膜瘤

视神经鞘脑膜瘤（optic nerve sheath meningicmas，ONSM）是视神经周围硬膜的良性肿瘤（图 21–5），较为罕见，占所有眼眶肿瘤的 2% 及所有脑膜瘤的 1%～2%。重要的是，ONSM 可能与 2 型神经纤维瘤病相关。ONSM 以女性为主（1.5 1），双侧肿瘤占 5%[10, 54]，通常在 40 岁出现眼球突出（2～5mm）、视力下降、视野缺损等症状[54]。进行性眼球突出是由于肿瘤在锥内间隙生长，而视力损害则是由于肿瘤压迫视神经和（或）视神经血管导致。尽管该肿瘤生长特别缓慢，但如果不治疗可能导致视力完全丧失[9, 10, 55]。斜视也较常见，通常为向上凝视，而眼眶疼痛或头痛则不常见。

（一）诊断

1. 查压检验　眼科检查包括视力的系统评估，仁??，视野（Goldmann 视野计），眼球突出（Hertel 眼球突出测定法），眼外肌运动和协调性，瞳孔反???，结膜、角膜、虹膜和眼房的检查，眼压测量（Goldmann 压平眼压计），荧光素裂隙灯检查和???镜下眼底扩张检查。根据 ONSM 的大小，可能表现为正常或严重的视力、色觉和视野障碍、严重上睑下垂、眼球运动障碍和复视、相对传入性瞳孔缺损、化学性近视、眼压升高和角膜擦伤。在眼底镜检查中视盘均有异常表现，包括视盘肿胀、视神经萎缩或存在光睫状分流，即视盘处???视网膜静脉系统与脉络膜静脉循环之间的正常吻合??扩张。

2. 查像学　ONSM 在 T$_1$ 加权、增强、脂肪抑制的 MRI 序列中成像最好[1]，通常表现为视神经周围管状扩张（最常见）或更多的球状外生性病变。2?% 的患者出现典型的 "电车轨道征"，即脑膜瘤在视神经中央两侧呈高信号[56]（图 21–5）。视神经管内的 ONSM 可能难以诊断。MRI 在鉴别脑膜瘤与其他病变如视神经胶质瘤、炎症或其他累积神经引起的眼眶病变方面更有优势。MRI 在显示眶内及颅内软组织受累方面也优于其他检查。虽然增强 CT 可以显示经典的 "电车轨道征"，但目前 CT 只在计划手术时用于评估骨性解剖。

（二）治疗方案

ONSM 的应采取多学科合作治疗，团队的经验在决策过程中起重要作用。对于视力良好的患者，在确定疾病进展之前采取保守的临床影像学监测是一个有效的选择，因为病变进展通常很慢，且视力良好的患者似乎比视力差者有更好的长期稳定性[54, 56]，提示健全的神经比已受损的神经耐受性更强。一旦发现视力下降，继续观察可能会导致进一步的视力丧失，则强烈建议进行治疗[57]。回顾性研究表明，立体定向分次放射治疗可以改善或稳定剩余的视力[7, 8, 58]。放射治疗已经成为 ONSM 更好的治疗选择，尽管存在一些放射性视网膜病变（最常见的是前部的肿瘤），以及放射性视神经病变的风险。遗憾的是，ONSM 眶内部分的手术治疗常常会导致患眼视力丧失，因为肿瘤与视神经共用来自软膜血管的血供，肿瘤切除也会切断神经的血供。

ONSM 虽然起源于眼眶，但可通过视神经管向颅内生长，并向视交叉和对侧视神经延伸，影响对侧视力。由于 ONSM 视神经管不会扩大，管内肿瘤组织会压迫视神经，因此需行视神经管减压术。为防止肿瘤向对侧扩展，需要手术切除颅内部分肿瘤[9, 10]。在年轻患者中，眼眶后部的肿瘤更易累及颅内，颅内扩展更多见，且生长速度更快[56]。

为了更好地做出决策，Schick 等[10] 根据肿瘤部位提出了一种 ONSM 的分型系统，其中 I 型完全位于眶内，II 型穿过视神经管(IIa 型)（图 21-5）或眶上裂（IIb 型）生长，III 型显著向颅内生长，累及视交叉（IIIa 型）或视交叉、对侧视神经和蝶骨平台（IIIb 型）。在 I 型 ONSM 中，一旦出现轻度视力下降，我们通常建议进行观察和放射治疗，而不进行活检。对于一些单纯的眶内肿瘤，如肿瘤体积较大，引起疼痛，且患者无可用视力，建议手术治疗。对于导致视力下降的 IIa 型 ONSM，我们通常建议行视神经管减压及硬膜下肿瘤切除术，然后对眶内肿瘤部分进行放射治疗。不应尝试切除能提供有用视力的眶内部分[10]。同样，对于导致视力下降的 IIb 型 ONSM，我们可以给予视神经管和眶上裂减压，将眶内部分留做放射治疗。对于 III 型 ONSM，手术指征是保留对侧视神经，而有颅内扩展的患者则需行视神经管减压术，并从蝶骨平台、视交叉和视神经中切除肿瘤，然后进行眶内部分的放射治疗。最后，为了最大限度地保留功能，在考虑干预治疗时，必须仔细评估视力状况、肿瘤位置、与周围眼眶结构的关系，以及手术的具体目的。

（三）手术概要

对于 ONSM，我们通常采用上外侧（眶上）

小骨瓣开颅，在打开硬膜前进行磨床磨除。床突磨除可提供 270° 的视神经管减压，并确保前方充分减压。在硬膜内将肿瘤血管阻断并切除，然后 360° 切除镰状韧带。打开视神经鞘，直至 Zinn 环。随后进一步从蝶骨平台、视神经和视交叉处切除肿瘤。视神经周围的硬膜缺损以 TachoSil® 覆盖。对于浸润视神经的肿瘤，仅限切除外生部分，对于完全失明者，可在内侧横断视神经，以保护视交叉和对侧视神经，注意切口勿靠近视交叉 Wilbrand 膝部。

对于主体向内侧生长的肿瘤，可行经鼻内镜下视神经管减压术，不过其减压效果不如经颅入路。

四、蝶眶脑膜瘤

蝶眶脑膜瘤（spheno-orbital meningioma, SOM），又称蝶骨翼骨质增生性脑膜瘤，起源于覆盖蝶骨大、小翼的卷曲硬膜，其特征是同时出现侧裂周边硬膜的脑膜瘤样增厚（即骨内斑块）和蝶骨的骨内侵犯（图 21-6）。

SOM 占所有颅内脑膜瘤的 4%[59]，主要为 WHO I 级[12, 60-62]，通常见于中年人[61]，特别好发于女性[61, 62]。女性性别和外源性黄体酮暴露是该肿瘤的危险因素[63, 64]。

SOM 是一种生长缓慢的肿瘤[65]，通常引起无痛性进行性眼球突出和单眼视力下降[12, 14, 61, 62, 65-68]。Terrier 等[66] 在一项 130 例 SOM 手术患者的大型多中心研究中发现，最常见的症状为眼球突出，见于 95% 的患者，38% 的患者出现视力障碍，10% 出现动眼神经麻痹。SOM 也可能引起球后不适或头痛[65]。视神经管的侵犯和颅内软组织成分的存在均为最终出现严重视野缺损的预测因素[69]。

（一）诊断

1. 临床表现 临床检查主要侧重于第 II～VI 对脑神经，包括对颌骨功能的评估。眼科检查需完整，包括视力评估、色觉、视野、眼球突出度测量、眼外肌运动和协调性检查、瞳孔反应。

2.影像学 MRI 通常显示强化的蝶骨翼宽基底脑膜瘤，可扩展至眶上裂和海绵窦（图 21-6）。在大量病例中，肿瘤可通过眶上裂和（或）视神经管侵犯眼眶，累及眶尖或向颞下窝方向生长[60]。

在 CT 上，蝶骨翼骨质受侵犯，导致眶顶、眶外侧壁和颅中窝基底的特征性骨质增生[60]。骨质增生经常延伸到上、下眶裂，前床突，视神经管，有时延伸到蝶窦和筛窦（图 21-6）。

（二）治疗方案

手术指征为视力丧失和（或）明显的眼球突出。手术目的是在保留视觉功能、眼球运动和矫正眼球突出的前提下控制肿瘤，可通过切除蝶骨、眶顶和外侧壁、中窝底的骨质增生，然后切除浸润的硬脑膜来实现。就视觉功能而言，肿瘤侵犯视神经管是导致视觉障碍的主要原因，因此必须打开视神经管[66]。关于眼球突出，眶周切除术与术后眼球突出减少显著相关[66, 69]。

手术可有效改善 SOM 患者的视力和视野缺损。Fisher 等[14]发现大多数患者的视力（91%）、视野（87%）和眼球突出（96%）在术后得到改善，96% 的患者通过手术矫正了复视和眼肌麻痹。如果正确切除眶顶和侧壁，大多数情况下可以矫正眼球突出[12, 60, 61, 67, 68, 70, 71]，但眶上裂和（或）眶顶有残留肿瘤浸润的情况除外。最后，视神经管的侵犯和颅内软组织成分的存在均为最终出现严重视野缺损的预测因素。

由于肿瘤经常向眶上裂和海绵窦延伸[70]或在眶周水平延伸[68, 70]，很难实现肿瘤完全切除，但如果积极的次全切除（STR）术不超过海绵窦和眶上裂，则永久性脑神经并发症的发生率可以降至较低水平[61, 72]。最常见的手术并发症是面部感觉减退、上睑下垂、复视和眼肌麻痹[14, 60, 66-68, 70, 71]。然而，在肿瘤复发时进行手术加放射治疗可以实现良好的肿瘤控制[61]，这也是肿瘤全切除不应以增加并发症发生率为代价的原因。

由于蝶骨增生常导致骨切除不完全，SOM 的复发率非常高（20%～25%）[62, 67]。然而，鉴于其进展缓慢，更谨慎的方法是不在 STR 术后立即进行放射治疗，而是将其留至于真正的复发时[61, 68, 74]。

（三）手术概要

手术通常包括额颞入路或眶上翼点入路[60, 66]，但在特定的外侧眶内肿瘤和侵犯视神经管外侧面的病例中，可通过眶外侧切开来实现肿瘤切除和视神经减压。最后，在特定的病例中，经验丰富的术者可选用微创内镜下经眶或眶外侧入路治疗 SOM[75-79]。经眶入路日益凸显其重要性，不仅能够处理眶内病变，而且还被视为前、中颅窝手术（包括显微手术和内镜手术）的"关键入口"。

采用标准的额颞开颅，第一步是在硬膜外将蝶骨小翼向下磨至眶上裂，并将眶外侧壁骨质向下磨至眶下裂和圆孔。可以先用 4～5mm 的切割钻头进行钻孔，到靠近眶周和硬膜处再换成金刚砂钻头。电凝并切断脑膜-眶系带，然后在硬膜外磨除前床突，并在出现肿瘤浸润时 270° 开放视神经管。然后，在翼突基部、圆孔和卵圆孔之间从后部磨除病态的颅中窝骨质，脑神经 V_2、V_3 显露。接下来，在硬膜外由前向后行眼眶切开，如眶内结构有肿瘤浸润，则开放眶周并予以切除。从眶上裂至 Zinn 环解剖眶周外侧肿瘤，并在眶内剥离至上直肌和提肌或外直肌。打开硬膜，切除肿瘤浸润的侧裂周边硬膜，直至眶上裂和海绵窦外侧壁界限。眶周缺损用 TachoSil® 纤维蛋白胶封闭，硬膜缺损用 DuraGen® 可缝合人工硬膜和 TachoSil® 覆盖。用电钻磨除骨瓣上的肿瘤，并将骨瓣复位。重建颞区的骨缺损，以避免可引起不适的颞肌萎缩及其骨缺损造成的内陷。该重建可通过使用如钛网或多孔聚乙烯之类的植入物来实现。我们更喜欢使用 1mm Medpor® 多孔聚乙烯薄板，而不是钛网，因前者可提供良好的功能和美容效果，不影响术后影像学检查，并且在肿瘤复发需要手术时更容易移除。对于眶外侧壁的重建，可以通过术前 CT 和有计划性的骨切除来设计模拟正常眼眶结构的个体化眶植入物[80]。然而，眶壁重建并非为满足美容[61, 68, 70]

和避免搏动性眼球内陷所必需[61]。

五、海绵状血管瘤

眼眶海绵状血管瘤（cavernous hemangioma of the orbit，CHO）是成人最常见的原发性眶内病变。CHO 占所有眼眶肿瘤的 4%，占所有颅内海绵状血管瘤的 9%～13%[3, 81]，通常在 40—50 岁发病，女性发病较多[82-84]。虽然尚未确定 CHO 的危险因素，但妊娠与先前存在的海绵状静脉畸形的加速生长有关。雌激素和孕激素对 CHO 的进展也有影响[83]。此外，绝经后女性的肿瘤体积稳定，甚至有所缩小[85]，这也可见于其他类型的激素敏感性病变如脑膜瘤[86]。

CHO 是一种良性的、进展缓慢的血管肿瘤，由多个内皮细胞排列形成的血管通道组成。其基质结构丰富，富含细胞，显示出新生血管活性的组织学特征[87]，在进展性肿瘤和周边正常组织的交界处形成纤维包膜[88]。周围软组织受压、移位，有时可嵌入肿瘤。大多数病变为单发[83, 89, 90]。

CHO 通常位于眶内间隙，常见于眼眶的中间 1/3 和视神经的外侧[89]。由于其生长和位置，CHO 存在于眶内间隙，可导致进行性眼球突出，这是最常见的症状（70% 的病例）。眼球突出还可伴有眼球下移（图 21-7）[83, 91]。当出现眼球突出时，突出的进展程度是可变的。眼球突出每年进展 2mm，而在初诊时观察到的平均突出度为 5mm[91]。在最近的报道中，肿瘤体积每年增长 $0.2cm^3$[92]。

视神经、眼外肌或周围血管受累可导致症状性视力受损。大型临床研究发现，50% 的患者有不同程度的视力损害[83]，20%～30% 的患者存在眼球运动障碍[91]。机械性上睑下垂和角膜损伤较为罕见，还可能出现视物模糊，可能是由眼球后部压痕引起的远视改变（罕见）。视物重影、眼睑肿胀和感觉眼眶变硬较少报道[83, 91, 93]。极少数病例可发生继发于病变出血的急性视觉症状[94, 95]。这些症状通常是可逆的，除非眼球轴长发生永久性改变或视神经功能受损，从而导致不可逆的视力损害[93]。

（一）诊断

1. 临床检查 对患者的处理应采取多学科合作的方式，务必进行全面的眼科检查。检查包括对视力的系统评估，色觉，视野（Goldman 视野检查），眼球突出（Hertel 突眼检查），眼外肌运动和协调性，瞳孔反应，结膜、角膜、虹膜和眼房的检查，眼压测量（Goldmann 压平眼压计），荧光素裂隙灯检查，以及检眼镜眼底扩张检查。根据 CHO 的大小和位置，可以发现正常到严重的眼球突出，可伴有视力低下、运动障碍和复视、相对传入性瞳孔缺损、化学中毒、眼压升高、角膜擦伤、视神经肿胀和眼底镜检查可见的眼球压痕。

2. 影像学 当疑似 CHO 时，超声、CT 或 MRI 对于明确诊断很有价值。影像学在鉴别眼眶恶性肿瘤和 CHO 中起着至关重要的作用。CHO 通常是良性的，但与周围结构存在不同的关系，如果不能正确识别，可能会使手术处理复杂化。主要的鉴别诊断（有时很难在影像学上做出诊断）为孤立性纤维肿瘤、淋巴管畸形和眼眶神经鞘瘤[96-99]。

眼眶超声是一种快速、无创的检测方法，能够以很高的特异度和灵敏度对 GHOS 进行检测、定位、测量和识别 CHO[100]。CHO 的 3 个典型特征为高回声、结构规则和轻度超声衰减。此外，超声还可以突出显示病变的圆形外观及其与眼球、视神经和眶壁的位置关系，并可观察到视神经的显著偏移。需注意的是，由于 CHO 是血供非常少的病变，所以多普勒无法探及血管流动。

增强 CT 在检测眼眶血管病变方面优于超声[101]。在 CT 上，CHO 通常表现为占据眶尖三角间隙的锥内肿块，边缘清晰，多呈圆形、卵球形，少数呈分叶状[102]。肿块密度均匀，与周围软组织相似，由于供血血管少，均匀强化程度低于眼外肌[103]。在长期存在的病变中，还可出现骨重塑和小灶状钙化。

MRI 通常显示为边界清晰的均质性锥内肿块，在 T_1 像上为等信号或略低信号，在 T_2 像上相对于眼外肌呈高信号[1, 102, 103]。注射对比剂后，在早期序列中强化不均匀，但在晚期序列中变为均匀强化（图21-7）。在术前评估肿瘤相对于视神经的位置时，冠状位切面尤为重要。

（二）治疗方法

对于无症状的CHO，一个有效的替代方案为非手术治疗结合临床影像学随访，因为病变很少出现急性出血，且进展缓慢[92]。当CHO的临床症状非常典型（视力下降、眼球突出或两者皆有）时，则需要手术治疗，目标为完全切除病变。

手术入路的选择必须考虑病变的解剖位置及其与周围眼眶结构的关系。在以往，眼眶外侧切开术被用于大多数球后病变，其并发症和好处已经得到公认。近年来，治疗趋势已转变为采取侵袭性更小的手术方式，如与眼科一起进行的经结膜入路。然而，多学科团队的经验在决策过程中起着重要的作用。

鉴于最大限度的功能保留，如能达到完全切除的目标，应首选微创手术，并应尽量避免损伤菲薄的锥内神经和睫状神经节。

（三）手术概要

前部经结膜入路常用于CHO，即使病变较大时[33, 84, 104]（图21-12）。手术在全身麻醉下进行。130°切开结膜，根据病变的位置确定切口中心，如病变位于视神经上方或外侧间隙，以外直肌为中心，在上、下直肌之间做结膜外侧切口，而对于视神经内侧或下方的病变，则以内直肌为中心，做结膜内侧切口。牵开已显露的两条眼直肌，以显露锥内腔。在朝向CHO的眶内脂肪小叶之间进行钝性分离。在特别大的病变中，我们倾向于将外侧肌或内侧肌从其附着处分离，以改善显露。一旦显露肿瘤，在显微镜或内镜下仔细将其从周围结构（眼外肌及其神经、视神经）中剥离。可用双极电凝将肿瘤电灼缩小，或者使用标准的视网膜冷冻探针将其收缩或冷冻，以方便摘除。肿瘤通常完整切除，从而达到手术治愈[33]。该手术过程创伤小，无明显瘢痕。术中和术后出血也很少，并发症主要有眼睑血肿、瞳孔散大、复视、视神经的直接损伤或视网膜中央动脉阻塞等。

内镜下经鼻入路可用于显露眶内和位于锥内间隙内下侧的CHO[105]。然而，该入路需要切除眶内侧壁和下壁，并开放蝶筛窦，其中需切除部分筛板和眶底，并打开眶周[105]。因此，这种入路比经典的经结膜入路侵袭性更大，可作为一种补充，而不是首选的手术入路[32]。

眶尖部肿瘤的手术切除非常复杂，因为在相对局限的空间内存在大量的重要结构。经颅眶外侧或眶上部切除可增加手术视野，因而在切除眶尖肿瘤时可作为首选[106, 107]。眶外侧切开（Krönlein手术）（图21-13）及其改良术式已经使用了几十年，对于眶后1/3视神经上方或外侧的病变，该入路仍然是一个有效的选择[107]。其手术过程详见第10章。经颅眶上切开术（图21-14）需行额外侧开颅，比经结膜入路或眶外侧切开术侵袭性更大[106]。因此，该入路通常只适用于眶后1/3视神经上方或内侧的病变。眶上外侧切开术则是两种入路的结合。对于特别大的眼眶病变，可能需要切除眶缘额颞部，以安全摘除肿瘤，而不对眼球施加不必要的压力[105, 108]。通过经眼睑切口可轻易到达眶缘，之后可行眶上外侧切开以获得良好的显露[34, 108]。接下来，打开眶周，钝性分离眶内脂肪小叶。整个手术过程是微创的，几乎看不到瘢痕，类似于眼睑成形术。

七、总结

眼眶是一个复杂的解剖区域，与多个颅底部位密切相关，眶内病变亦多种多样。高级影像学研究十分有助于缩小眼眶病变的鉴别诊断范围并精确识别病变。眼眶手术富有挑战性，通常需要多学科合作。眶内病变可采用上方入路（眶上切开术）、侧方入路（眶外侧或内侧切开术）、下方入路（眶下切开术）或前方入路（直接经结膜入路）。经眶入路日益凸显其重要性，不仅能够处理眶内病变，而且还被视为前、颅中窝手术（包括显微手术和内镜手术）的"关键入口"。

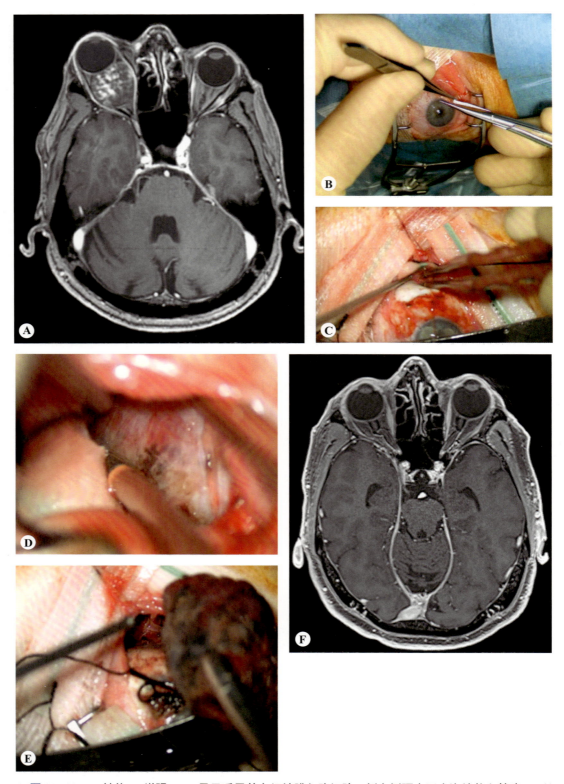

▲ 图 21-12　A. 轴位 T_1 增强 MRI 显示采用前方经结膜入路切除 1 例右侧眶内巨大海绵状血管瘤；B. 以内直肌为中心做一内侧 180° 的结膜切口，并松解内直肌；C. 在眶内脂肪小叶之间向海绵状血管瘤进行剥离；D. 用双极电凝使之缩小；E. 以便达到全切除；F. 术后轴位 T_1 增强 MRI 显示肿瘤全切除

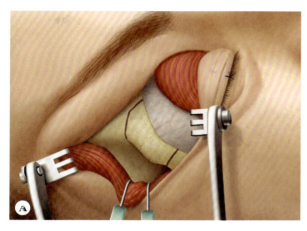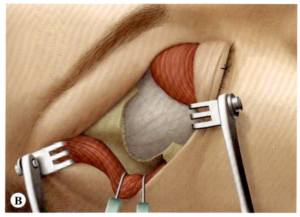

▲ 图 21-13　**A.** 眶外侧切开术（**Kronlein** 术），经眼睑做一皮肤切口后，在皮肤皱褶处继续向外侧切开；**B.** 皮下分离后，牵开皮瓣和颞肌，用 **Misonix 1mm** 电动骨刀行眶外侧切开

经许可转载，引自 Meling [107]

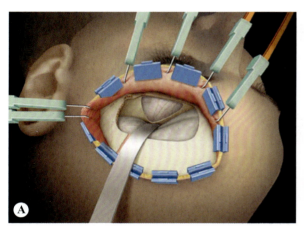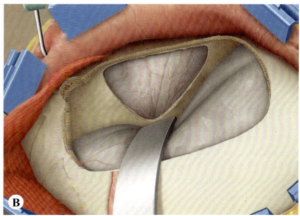

▲ 图 21-14　**A.** 经颅上眶切开术，额外侧开颅后，从硬膜外剥离眶顶；**B.** 用 **Misonix 1mm** 电动骨刀直线切开上眶顶，形成梯形骨瓣

经许可转载，引自 Meling [106]

参考文献

[1] Purohit BS, Vargas MI, Ailianou A, Merlini L, Poletti PA, Platon A, et al. Orbital tumours and tumour-like lesions: exploring the armamentarium of multiparametric imaging. Insights Imaging. 2016;7(1):43-68.

[2] Goh PS, Gi MT, Charlton A, Tan C, Gangadhara Sundar JK, Amrith S. Review of orbital imaging. Eur J Radiol. 2008;66(3):387-95.

[3] Shields JA, Shields CL, Scartozzi R. Survey of 1264 patients with orbital tumors and simulating lesions: the 2002 montgomery lecture, part 1. Ophthalmology. 2004;111(5):997-1008.

[4] Avery RA, Katowitz JA, Fisher MJ, Heidary G, Dombi E, Packer RJ, et al. Orbital/periorbital plexiform neurofibromas in children with neurofibromatosis type 1: multidisciplinary recommendations for care. Ophthalmology. 2017;124(1): 123-32.

[5] Lopez J, Hamill EB, Burnstine M. Orbital schwannoma management: a case report, literature review, and potential paradigm shift. Orbit. 2021:1-13.

[6] Kim KS, Jung JW, Yoon KC, Kwon YJ, Hwang JH, Lee SY. Schwannoma of the orbit. Arch Craniofac Surg. 2015;16(2):67-72.

[7] Douglas VP, Douglas KAA, Cestari DM. Optic nerve sheath meningioma. Curr Opin Ophthalmol. 2020;31(6):455-61.

[8] Hamilton SN, Nichol A, Truong P, McKenzie M, Hsu F, Cheung A, et al. Visual outcomes and local control after fractionated stereotactic radiotherapy for optic nerve sheath meningioma. Ophthalmic Plast Reconstr Surg. 2018;34(3):217-21.

[9] Schick U, Jung C, Hassler WE. Primary optic nerve sheath meningiomas: a follow-up study. Cent Eur Neurosurg. 2010;71(3):126-33.

[10] Schick U, Dott U, Hassler W. Surgical management of meningiomas involving the optic nerve sheath. J Neurosurg. 2004;101(6):951-9.

[11] Zamanipoor Najafabadi AH, Genders SW, van Furth WR. Visual outcomes endorse surgery of patients with spheno-orbital meningioma with minimal visual impairment or hyperostosis. Acta Neurochir. 2021;163(1):73-82.

[12] Schneider M, Potthoff AL, Borger V, Hadjiathanasiou A, Schafer N, Guresir A, et al. Outcome of tumor-associated proptosis in patients with spheno- orbital meningioma: single-center experience and systematic review of the literature. Front Oncol. 2020;10:574074.

[13] Parish JM, Shields M, Jones M, Wait SD, Deshmukh VR. Proptosis, orbital pain, and long-standing monocular vision loss resolved by surgical resection of intraosseous spheno-orbital meningioma: a case report and literature review. J Neurol Surg Rep. 2020;81(1):e28-32.

[14] Fisher FL, Zamanipoor Najafabadi AH, Schoones JW, Genders SW, van Furth WR. Surgery as a safe and effective treatment option for spheno-orbital meningioma: a systematic review and meta-analysis of surgical techniques and outcomes. Acta Ophthalmol. 2021;99(1):26-36.

[15] Nagahama A, Goto T, Nagm A, Tanoue Y, Watanabe Y, Arima H, et al. Spheno-orbital meningioma: surgical outcomes and management of recurrence. World Neurosurg. 2019;126:e679-e87.

[16] Kiyofuji S, Casabella AM, Graffeo CS, Perry A, Garrity JA, Link MJ. Sphenoorbital meningioma: a unique skull base tumor. Surgical technique and results. J Neurosurg. 2019:1-8.

[17] Gonen L, Nov E, Shimony N, Shofty B, Margalit N. Sphenoorbital meningioma: surgical series and design of an intraoperative management algorithm. Neurosurg Rev. 2018;41(1):291-301.

[18] Oya S, Sade B, Lee JH. Sphenoorbital meningioma: surgical technique and outcome. J Neurosurg. 2011;114(5):1241-9.

[19] Meling TR, Da Broi M, Scheie D, Helseth E. Meningiomas: skull base versus non-skull base. Neurosurg Rev. 2019;42(1):163-73.

[20] Chaichana KL, Jackson C, Patel A, Miller NR, Subramanian P, Lim M, et al. Predictors of visual outcome following surgical resection of medial sphenoid wing meningiomas. J Neurol Surg B Skull Base. 2012;73(5):321-6.

[21] Nakamura M, Roser F, Jacobs C, Vorkapic P, Samii M. Medial sphenoid wing meningiomas: clinical outcome and recurrence rate. Neurosurgery. 2006;58(4):626-39; discussion-39.

[22] Giammattei L, Starnoni D, Cossu G, Bruneau M, Cavallo LM, Cappabianca P, et al. Surgical management of tuberculum sellae meningiomas: myths, facts, and controversies. Acta Neurochir. 2020;162(3):631-40.

[23] Yang C, Fan Y, Shen Z, Wang R, Bao X. Transsphenoidal versus transcranial approach for treatment of tuberculum sellae meningiomas: a systematic review and meta-analysis of comparative studies. Sci Rep. 2019;9(1):4882.

[24] Turel MK, Tsermoulas G, Yassin-Kassab A, Reddy D, Andrade-Barazarte H, Gonen L, et al. Tuberculum sellae meningiomas: a systematic review of transcranial approaches in the endoscopic era. J Neurosurg Sci. 2019;63(2):200-15.

[25] Labidi M, Watanabe K, Bernat AL, Hanakita S, Froelich S. Resection of an optic canal meningioma through a contralateral subfrontal approach with endoscopic assistance: a 2D operative video. J Neurol Surg B Skull Base. 2018;79(Suppl 2):S229-S30.

[26] Nimmannitya P, Goto T, Terakawa Y, Sato H, Kawashima T, Morisako H, et al. Characteristic of optic canal invasion in 31 consecutive cases with tuberculum sellae meningioma. Neurosurg Rev. 2016;39(4):691-7.

[27] Sughrue M, Kane A, Rutkowski MJ, Berger MS, McDermott MW. Meningiomas of the anterior clinoid process: is it wise to drill out the optic canal? Cureus. 2015;7(9):e321.

[28] Spektor S, Dotan S, Mizrahi CJ. Safety of drilling for clinoidectomy and optic canal unroof-ing in anterior skull base surgery. Acta Neurochir. 2013;155(6):1017-24.

[29] Lehmberg J, Krieg SM, Mueller B, Meyer B. Impact of anterior clinoidectomy on visual function after resection of meningiomas in and around the optic canal. Acta Neurochir. 2013;155(7):1293-9.

[30] Sade B, Lee JH. High incidence of optic canal involvement in tuberculum sellae meningiomas: rationale for aggressive skull base approach. Surg Neurol. 2009;72(2):118-23; discussion 23.

[31] Schick U, Hassler W. Surgical management of tuberculum sellae meningiomas: involvement of the optic canal and visual outcome. J Neurol Neurosurg Psychiatry. 2005;76(7):977-83.

[32] Meling TR, Steffen H. [Cavernous hemangioma of the orbit: diagnosis and management]. Rev Med Suisse. 2020;16(713):2135-9.

[33] May AT, Guatta R, Meling TR. Transconjunctival extirpation of a voluminous orbital cavernoma: 2-dimensional operative video. Oper Neurosurg (Hagerstown). 2021;20(2):E134-E5.

[34] May AT, Guatta R, Meling TR. Transpalpebral superolateral orbitotomy for orbital cavernous hemangioma extirpation: 2-dimensional operative video. Oper Neurosurg (Hagerstown). 2021;20(4):E300.

[35] Kennerdell JS, Maroon JC, Garrity JA, Abla AA. Surgical management of orbital lymphangioma with the carbon dioxide laser. Am J Ophthalmol. 1986;102(3):308-14.

[36] Patel KC, Kalantzis G, El-Hindy N, Chang BY. Sclerotherapy for orbital lymphangioma - case series and literature review. In Vivo. 2017;31(2):263-6.

[37] Warrier S, Prabhakaran VC, Valenzuela A, Sullivan TJ, Davis G, Selva D. Orbital arteriovenous malformations. Arch Ophthalmol. 2008;126(12):1669-75.

[38] Rastogi S, Varshney MK, Trikha V, Khan SA, Choudhury B, Safaya R. Treatment of aneurysmal bone cysts with

percutaneous sclerotherapy using polidocanol. A review of 72 cases with long-term follow-up. J Bone Joint Surg Br. 2006;88(9):1212-6.

[39] Konig M, Mork J, Hall KS, Osnes T, Meling TR. Multimodal treatment of osteogenic sarcoma of the jaw. Skull Base. 2010;20(3):207-12.

[40] Pushker N, Meel R, Kumar A, Kashyap S, Sen S, Bajaj MS. Orbital and periorbital dermoid/epidermoid cyst: a series of 280 cases and a brief review. Can J Ophthalmol. 2020;55(2):167-71.

[41] Cavazza S, Laffi GL, Lodi L, Gasparrini E, Tassinari G. Orbital dermoid cyst of childhood: clinical pathologic findings, classification and management. Int Ophthalmol. 2011;31(2):93-7.

[42] Gunduz AK, Yesiltas YS, Shields CL. Overview of benign and malignant lacrimal gland tumors. Curr Opin Ophthalmol. 2018;29(5):458-68.

[43] Wang J, Ford J, Esmaeli B, Langer P, Esmaili N, Griepentrog GJ, et al. Inverted papilloma of the orbit and nasolacrimal system. Ophthalmic Plast Reconstr Surg. 2021;37(2):161-7.

[44] Konig M, Osnes T, Bratland A, Meling TR. Squamous cell carcinoma of the paranasal sinuses: a single center experience. J Neurol Surg B Skull Base. 2020;81(6):664-72.

[45] Konig M, Osnes T, Jebsen P, Meling TR. Craniofacial resection of malignant tumors of the anterior skull base: a case series and a systematic review. Acta Neurochir. 2018;160(12):2339-48.

[46] Konig M, Osnes T, Bratland A, Jebsen P, Meling TR. Treatment of sinonasal adenocarcinoma: a population-based prospective cohort study. J Neurol Surg B Skull Base. 2020;81(6):627-37.

[47] Konig M, Osnes T, Bruland O, Sundby Hall K, Bratland A, Meling TR. The role of adjuvant treatment in craniofacial malignancy: a critical review. Front Oncol. 2020;10:1402.

[48] Konig M, Osnes T, Jebsen P, Evensen JF, Meling TR. Olfactory neuroblastoma: a single-center experience. Neurosurg Rev. 2018;41(1):323-31.

[49] Konig MS, Osnes T, Meling TR. Treatment of esthesioneuroblastomas. Neurochirurgie. 2014;60(4):151-7.

[50] Branson SV, McClintic E, Yeatts RP. Bilateral adenoid cystic carcinoma of the orbit. Ophthalmic Plast Reconstr Surg. 2017;33(3S Suppl 1):S124-S5.

[51] Mendenhall WM, Lessner AM. Orbital pseudotumor. Am J Clin Oncol. 2010;33(3):304-6.

[52] Kline LB, Hoyt WF. The Tolosa-Hunt syndrome. J Neurol Neurosurg Psychiatry. 2001;71(5): 577-82.

[53] Olsen TG, Heegaard S. Orbital lymphoma. Surv Ophthalmol. 2019;64(1):45-66.

[54] Dutton JJ. Optic nerve sheath meningiomas. Surv Ophthalmol. 1992;37(3):167-83.

[55] Shapey J, Sabin HI, Danesh-Meyer HV, Kaye AH. Diagnosis and management of optic nerve sheath meningiomas. J Clin Neurosci. 2013;20(8):1045-56.

[56] Saeed P, Rootman J, Nugent RA, White VA, Mackenzie IR, Koornneef L. Optic nerve sheath meningiomas. Ophthalmology. 2003;110(10): 2019-30.

[57] Parker RT, Ovens CA, Fraser CL, Samarawickrama C. Optic nerve sheath meningiomas: prevalence, impact, and management strategies. Eye Brain. 2018;10:85-99.

[58] Turbin RE, Thompson CR, Kennerdell JS, Cockerham KP, Kupersmith MJ. A long-term visual outcome comparison in patients with optic nerve sheath meningioma managed with observation, surgery, radiotherapy, or surgery and radiotherapy. Ophthalmology. 2002;109(5):890-9; discussion 9-900.

[59] De Jesús O, Toledo M. Surgical management of menigioma en plaque of the sphenoid ridge. Surg Neurol. 2001;55:265-9.

[60] Schick U, Bleyen J, Bani A, Hassler W. Management of meningiomas en plaque of the sphenoid wing. J Neurosurg. 2006;104(2):208-14.

[61] Freeman JL, Davern MS, Oushy S, Sillau S, Ormond DR, Youssef AS, et al. Spheno-orbital meningiomas: a 16-year surgical experience. World Neurosurg. 2017;99:369-80.

[62] Mirone G, Chibbaro S, Schiabello L, Tola S, George B. En plaque sphenoid wing meningiomas: recurrence factors and surgical strategy in a series of 71 patients. Neurosurgery. 2009;65(6 Suppl):100-8; discussion 8-9.

[63] Abra C, Roblot P, Alkhayri A, Le Guerinel C, Polivka M, Chauvet D. Female gender and exogenous progesterone exposition as risk factors for spheno-orbital meningiomas. J Neuro-Oncol. 2020;149(1):95-101.

[64] Weill A, Nguyen P, Labidi M, Cadier B, Passeri T, Duranteau L, et al. Use of high dose cyproterone acetate and risk of intracranial meningioma in women: cohort study. BMJ. 2021;372:n37.

[65] Saeed P, van Furth WR, Tanck M, Kooremans F, Freling N, Streekstra GI, et al. Natural history of spheno-orbital meningiomas. Acta Neurochir. 2011;153(2):395-402.

[66] Terrier LM, Bernard F, Fournier HD, Morandi X, Velut S, Herault PL, et al. Spheno-orbital meningiomas surgery: multicenter management study for complex extensive tumors. World Neurosurg. 2018;112:e145-e56.

[67] Shrivastava RK, Sen C, Costantino PD, Della RR. Sphenoorbital meningiomas: surgical limitations and lessons learned in their long-term management. J Neurosurg. 2005;103(3):491-7.

[68] Ringel F, Cedzich C, Schramm J. Microsurgical technique and results of a series of 63 spheno-orbital meningiomas. Neurosurgery. 2007;60(4 Suppl 2):214-21; discussion 21-2.

[69] Yannick M, Patrick F, Samuel M, Erwan F, Pierre-Jean P, Michel J, et al. Predictive factors for visual outcome after resection of spheno-orbital meningiomas: a long-term review. Acta Ophthalmol. 2012;90(8):e663-5.

[70] Scarone P, Leclerq D, Heran F, Robert G. Long-term results with exophthalmos in a surgical series of 30 spheno-orbital meningiomas. Clinical article. J Neurosurg. 2009;111(5):1069-77.

[71] Civit T, Freppel S. [Sphenoorbital meningiomas]. Neurochirurgie. 2010;56(2-3):124-31.

[72] Nagatani K, Takeuchi S, Otani N, Nawashiro H. Surgical management of spheno-orbital meningiomas. Acta Neurochir. 2011;153(7):1541; author reply 39-40.

[73] Bikmaz K, Mrak R, Al-Mefty O. Management of bone-invasive hyperostotic sphenoid wing meningiomas. J Neurosurg. 2007;107(5):905-12.

[74] Honeybul S, Neil-Dwyer G, Lang DA, Evans BT, Ellison

DW. Sphenoid wing meningioma en plaque: a clinical review. Acta Neurochir. 2001;143(8):749-57; discussion 58.

[75] Peron S, Cividini A, Santi L, Galante N, Castelnuovo P, Locatelli D. Spheno-orbital meningiomas: when the endoscopic approach is better. Acta Neurochir Suppl. 2017;124:123-8.

[76] Dallan I, Sellari-Franceschini S, Turri-Zanoni M, de Notaris M, Fiacchini G, Fiorini FR, et al. Endoscopic transorbital superior eyelid approach for the management of selected spheno-orbital meningiomas: preliminary experience. Oper Neurosurg (Hagerstown). 2018;14(3):243-51.

[77] De Rosa A, Pineda J, Cavallo LM, Di Somma A, Romano A, Topczewski TE, et al. Endoscopic endo- and extra-orbital corridors for spheno-orbital region: anatomic study with illustrative case. Acta Neurochir. 2019;161(8):1633-46.

[78] Kong DS, Kim YH, Hong CK. Optimal indications and limitations of endoscopic transorbital superior eyelid surgery for spheno-orbital meningiomas. J Neurosurg. 2020:1-8.

[79] Zoia C, Bongetta D, Gaetani P. Endoscopic transorbital surgery for spheno-orbital lesions: how I do it. Acta Neurochir. 2018;160(6):1231-3.

[80] Goertz L, Stavrinou P, Stranjalis G, Timmer M, Goldbrunner R, Krischek B. Single-step resection of sphenoorbital meningiomas and orbital reconstruction using customized CAD/CAM implants. J Neurol Surg B Skull Base. 2020;81(2):142-8.

[81] Schick U, Dott U, Hassler W. Surgical treatment of orbital cavernomas. Surg Neurol. 2003;60(3):234-44. discussion 44

[82] Calandriello L, Grimaldi G, Petrone G, Rigante M, Petroni S, Riso M, et al. Cavernous venous malformation (cavernous hemangioma) of the orbit: current concepts and a review of the literature. Surv Ophthalmol. 2017;62(4):393-403.

[83] Yan J, Wu Z. Cavernous hemangioma of the orbit: analysis of 214 cases. Orbit. 2004;23(1):33-40.

[84] Aymard PA, Langlois B, Putterman M, Jacomet PV, Morax S, Galatoire O. [Management of orbital cavernous hemangioma - evaluation of surgical approaches: report of 43 cases]. J Fr Ophtalmol. 2013;36(10):820-9.

[85] Jayaram A, Lissner GS, Cohen LM, Karagianis AG. Potential correlation between menopausal status and the clinical course of orbital cavernous hemangiomas. Ophthalmic Plast Reconstr Surg. 2015;31(3):187-90.

[86] Corniola MV, Lobrinus JA, Lemee JM, Meling TR. [Intra-cranial meningiomas - management of the patients in the microsurgery era]. Rev Med Suisse. 2020;16(680):283-8.

[87] Iwamoto T, Jakobiec FA. Ultrastructural comparison of capillary and cavernous hemangiomas of the orbit. Arch Ophthalmol. 1979;97(6):1144-53.

[88] Rootman DB, Rootman J, White VA. Comparative histology of orbital, hepatic and subcutaneous cavernous venous malformations. Br J Ophthalmol. 2015;99(1):138-40.

[89] McNab AA, Selva D, Hardy TG, O'Donnell B. The anatomical location and laterality of orbital cavernous haemangiomas. Orbit. 2014;33(5):359-62.

[90] Paonessa A, Limbucci N, Gallucci M. Are bilateral cavernous hemangiomas of the orbit rare enti-ties? The role of MRI in a retrospective study. Eur J Radiol. 2008;66(2):282-6.

[91] Harris GJ, Jakobiec FA. Cavernous hemangioma of the orbit. J Neurosurg. 1979;51(2):219-28.

[92] Rootman DB, Heran MK, Rootman J, White VA, Luemsamran P, Yucel YH. Cavernous venous malformations of the orbit (so-called cavernous haemangioma): a comprehensive evaluation of their clinical, imaging and histologic nature. Br J Ophthalmol. 2014;98(7):880-8.

[93] Simpson MJ, Alford MA. Permanent axial length change as a result of cavernous hemangioma. Optom Vis Sci. 2011;88(7):890-3.

[94] Yan J, Wang X. Cavernous hemangioma with rapidly developing proptosis. Int Ophthalmol. 2008;28(2):125-6.

[95] Arora V, Prat MC, Kazim M. Acute presentation of cavernous hemangioma of the orbit. Orbit. 2011;30(4):195-7.

[96] Selva D, Strianese D, Bonavolonta G, Rootman J. Orbital venous-lymphatic malformations (lymphangiomas) mimicking cavernous hemangiomas. Am J Ophthalmol. 2001;131(3):364-70.

[97] Warner EJ, Burkat CN, Gentry LR. Orbital fibrous histiocytoma mimicking cavernous hemangioma on dynamic contrast-enhanced MRA imaging. Ophthalmic Plast Reconstr Surg. 2013;29(1):e3-5.

[98] Wiegand S, Zimmermann AP, Eivazi B, Sesterhenn AM, Sekundo W, Bien S, et al. Analysis of clinically suspected orbital cavernomas. Br J Ophthalmol. 2010;94(12):1653-6.

[99] Tanaka A, Mihara F, Yoshiura T, Togao O, Kuwabara Y, Natori Y, et al. Differentiation of cavernous hemangioma from schwannoma of the orbit: a dynamic MRI study. AJR Am J Roentgenol. 2004;183(6):1799-804.

[100] Ossoinig KC, Keenan TP, Bigar F. Cavernous hemangioma of the orbit. A differential diagnosis in clinical echography. Bibl Ophthalmol. 1975;83:236-44.

[101] Davis KR, Hesselink JR, Dallow RL, Grove AS Jr. CT and ultrasound in the diagnosis of cavernous hemangioma and lymphangioma of the orbit. J Comput Tomogr. 1980;4(2):98-104.

[102] Ansari SA, Mafee MF. Orbital cavernous hemangioma: role of imaging. Neuroimaging Clin N Am. 2005;15(1):137-58.

[103] Dallaudiere B, Benayoun Y, Boncoeur-Martel M, Robert P, Adenis J, Maubon A. [Imaging features of cavernous hemangiomas of the orbit]. J Radiol. 2009;90(9 Pt 1):1039-45.

[104] Rosen N, Priel A, Simon GJ, Rosner M. Cryo-assisted anterior approach for surgery of retroocular orbital tumours avoids the need for lateral or transcranial orbitotomy in most cases. Acta Ophthalmol. 2010;88(6):675-80.

[105] Balakrishnan K, Moe KS. Applications and outcomes of orbital and transorbital endoscopic surgery. Otolaryngol Head Neck Surg. 2011;144(5):815-20.

[106] Meling TR. Approaches to the orbita - frontolateral pproach to the orbit. In: Raabe A, editor. The craniotomy atlas. 1st ed. Thieme; 2019.

[107] Meling TR. Approaches to the orbita - lateral orbitotomy. In: Raabe A, editor. The craniotomy atlas. 1st ed. Thieme; 2019.

[108] Seiichiro M, Yoshinori H, Kentaro H, Naokatu S. Superolateral orbitotomy for intraorbital tumors: comparison with the conventional approach. J Neurol Surg B Skull Base. 2016;77(6):473-8.

第四篇　颅中窝：海绵窦

Middle Cranial Fossa: Cavernous Sinus

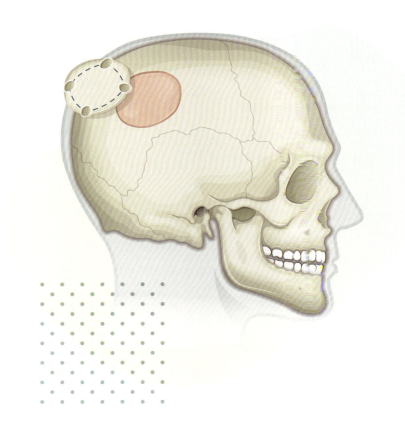

Mohamed Labib　A. Samy Youssef　著
樊　俊　译

缩略语

ACP	Anterior clinoid process	前床突
CN	Cranial nerve	脑神经
DDR	Distal dural ring	远端硬膜环
ICA	Internal carotid artery	颈内动脉
PCP	Posterior clinoid process	后床突
SOF	Superior orbital fissure	眶上裂
V_2	2 segment of trigeminal nerve	三叉神经 V_2 段

海绵窦，曾被 Parkinson[1] 称为"解剖宝盒"，一直是颅内最复杂的区域之一。扩大经鼻内镜颅底入路的发展为内侧和前下海绵窦增加了更为直接的入路方案。手术入路应根据每个患者的需要，同时须顾及准确的病理及其与神经血管结构的关系。

本章对海绵窦的手术解剖学及其开颅和内镜手术入路做一概述。

一、手术解剖

海绵窦是一个由不同大小的静脉丛组成的成对结构，位于蝶骨体的两侧，并由静脉通道相互连接。海绵窦沿蝶骨体侧面，从前方的眶上裂向后延伸至岩尖，长 2cm[2]。

二、骨性关系

海绵窦部分被骨质包围，与其相关的骨性标志包括蝶骨体、大翼、小翼、前床突、后床突、颈动脉床突孔和床突间骨桥（韧带骨化时）。在蝶骨体的外侧面有时可见一个突出的中床突[2,3]（图 22-1）。

蝶骨小翼向内侧延伸，形成视神经管顶，并在中线融合，形成蝶骨颈。

前床突是视神经孔上方和外侧的三角形突起，是蝶骨小翼向内侧和后方的延伸。前床突在内下面通过视柱与蝶骨体相连，形成视神经孔的下外侧边界[2]。

后床突是鞍背的头侧突起，可与蝶窦一起气化。颅后窝硬膜连接后床突与岩尖之间的间隙，

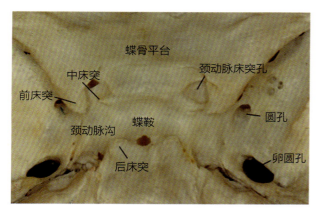

▲ 图 22-1　干性颅骨轴位观显示重要的解剖标志：蝶骨体、蝶骨大翼、蝶骨小翼、前后床突
在此标本中存在着骨化的颈动脉床突孔和床突间骨桥，必须在切除前床突之前处理，以避免损伤颈内动脉

构成海绵窦的后界。

临床意义

在海绵窦手术入路中，第一步是从骨性边界"解锁"窦内容物。这一步包括前床突切除，去除顶部，并在镰状韧带分离后游离视神经。前床突切除可以硬膜外或硬膜内方式进行。如果在硬膜外切开前床突（图 22-2），需磨平蝶骨小翼。在眶上裂的外侧，一条硬 - 骨膜皱襞，即颞 - 眶周韧带（又名脑膜 - 眶皱襞）将颞部硬膜附着于眶上裂内的眶周。该韧带应锐性分离，以从前床突的外侧游离硬膜并予以充分显露。

三、硬膜关系

Rhoton 将海绵窦描述为一个船状结构，向前以一个窄嵴汇聚于眶上裂，向后以一个较宽的弓延伸在内上方的鞍背和外下方的岩尖之间[2]。海绵窦有顶、底和 3 个壁，包括内侧壁、外侧壁和后上壁。窦底由下方蝶骨和岩骨骨膜构成，前界为上颌神经（三叉神经的 V_2），后界为 Meckel 腔。海绵窦顶主要由小脑幕构成，海绵窦外侧壁则主要由颅中窝的固有硬膜构成。

海绵窦顶由小脑幕的前延伸和鞍膈的外侧延伸构成。当小脑幕向前内弯曲时，产生两条硬膜皱襞，一条是向前延伸至前床突的前岩床皱襞，

另一条是向后床突延伸的后岩床皱襞。前后床突之间由床突间皱襞连接。这 3 条皱襞构成动眼神经三角的边界，该三角构成海绵窦顶的后 2/3，本质上是鞍膈的外侧延伸，动眼神经穿过动眼神经三角。虽然这部分窦顶可以直接通过硬膜内手术到达，但其前 1/3 隐藏于前床突下方，必须将前床突切除才能进入这一区域。

前岩床皱襞分为两层，包裹前床突。浅层在前床突上表面和鞍结节上延伸，它在眼动脉起始处近端环绕颈内动脉，形成远端硬膜环。深层在颈内动脉出海绵窦处形成近端硬膜环，环绕颈内动脉并向外侧延伸至动眼神经，形成颈动脉 - 动眼神经膜。颈内动脉床突段（C_5 段）位于这两个环之间（图 22-3）。

（一）外侧壁

深入了解外侧壁的解剖结构对海绵窦手术的发展至关重要。外侧壁由浅层的颅中窝固有硬膜和深层的网状层（或内膜层）两层构成[4]。深层由穿过海绵窦外侧壁的神经外膜形成（图 22-3）。

在海绵窦的前半部分，眶壁（眶周）的骨膜在眶上裂的外侧面上与颅中窝的骨 - 硬膜相连，并与海绵窦内侧壁相延续。脑膜层硬膜构成海绵窦外侧壁（浅层）。在眶上裂后部，深浅两层开始分离，骨膜桥（脑膜 - 眶皱襞）的分离形成了浅层剥离的起始点。脑神经在靠近眶上裂处被一个共同的脑膜鞘包裹，该鞘向前延续于眼眶骨膜，向后延续于内层。从动眼神经三角处硬膜下切开小脑幕反折，显露海绵窦的上缘，其浅层不附着，在眶上裂的前方形成一个脑膜袋。脑膜袋的底部仅覆盖薄层硬膜，与内层融合在一起。在此处后方，滑车神经难以从小脑幕反折上分离。在海绵窦的后半部，后外侧壁由 Meckel 腔和三叉神经构成。Meckel 腔覆盖一层更薄的硬膜，偶尔可通过解剖浅层来打开。Dorello 管中的展神经位于 Meckel 腔后方，只有向外侧游离三叉神经（V_1）才能显露。

（二）内侧壁和前壁

垂体前壁由内脑膜层和外骨膜层构成，两者

在蝶鞍的外侧缘分开。内脑膜层向内走行，附着于垂体内面，形成海绵窦内侧壁。外层横向走行，形成海绵窦前壁。由于海绵窦内侧壁为单层，像垂体腺瘤这样的病变常常侵犯此壁而进入窦内[5]。

（三）临床意义

在前床突移除和远端硬膜环完全分离后，颈内动脉前襻可游离。此时术者可以处理颈内动脉

前襻和床突段的动脉瘤。切开近环可以使整个前襻游离并进入前海绵窦。

众所周知，由于海绵窦位于硬膜的骨膜层和脑膜层（固有硬膜）之间[6]，该窦被视为硬膜间腔内的静脉丛[7, 8]。

在眶上裂外侧，两个骨膜–脑膜层形成至颅中窝的骨膜桥。平行于眶上裂剥离该骨膜桥可进入硬膜间腔，这样不需打开硬膜便可显露海绵

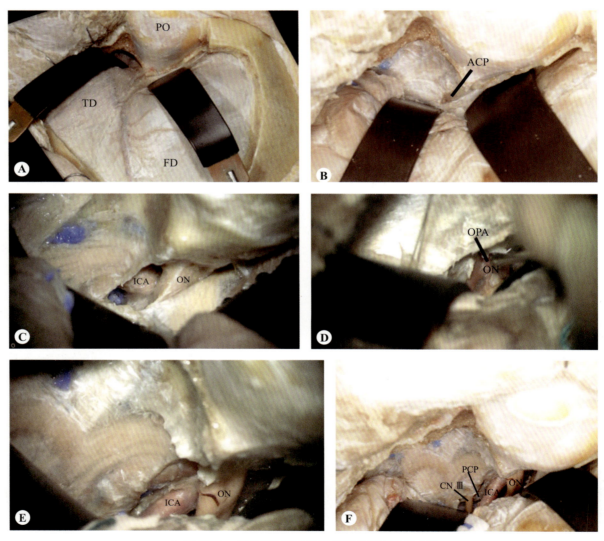

▲ 图 22-2　尸头解剖演示海绵窦前外侧入路的步骤

A. 行眶翼点开颅，将蝶骨大翼向下磨除至脑膜眶皱襞水平。B. 离断脑膜–眶皱襞可进一步向后剥离额颞部硬膜，以显露内侧的视神经、外侧的眶上裂以及更多的前床突部分。C. 硬膜外磨除前床突，以显露视神经管的外侧壁和底壁。确认位于近端和远端硬膜环之间的颈内动脉床突段，同时确认视神经上覆盖的镰状韧带。D. 在颈内动脉硬膜内和硬膜外段的直视下，离断远端硬膜环，确认眼动脉的起始部。E. 可离断颈动脉颈环和近端硬膜环，以使颈内动脉移位。F. 打开动眼神经三角，动眼神经通过海绵窦外侧壁向眶上裂走行

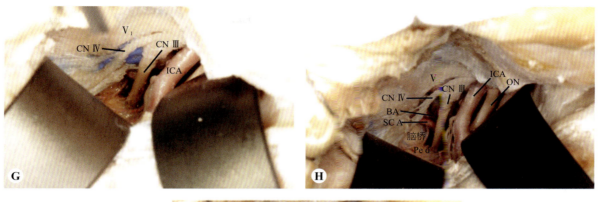

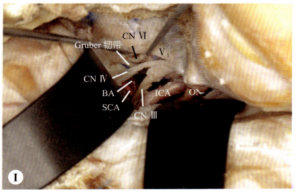

▲ 图 22-2（续）　尸头解剖演示海绵窦前外侧入路的步骤

G. 将动眼神经从海绵窦外侧壁附着处锐性分离。H. 磨除后床突以显露基底动脉、同侧小脑上动脉和脑桥上部。I. 将该入路向下延伸可显露展神经，因其从岩床韧带（Gruber 韧带）下方通过

ACP. 前床突；BA. 基底动脉；ICA. 颈内动脉；CN. 脑神经；FD. 额部硬膜；CN Ⅱ. 视神经；OPA. 眼动脉；PCP. 后床突；PO. 眶周；SCA. 小脑上动脉；TD. 颞部硬膜；V₁. 眼神经；Ped. 脚；ON. 视神经

经许可转载，引自 Barrow Neurological Institute, Phoenix, Arizona.

窦。半透明的内层可保护脑神经和静脉窦。然而，术者必须知道有 3 个静脉出血点，即眶上裂后外侧、远端硬膜环后方和 Parkinson 三角后部，因为这些部位的内膜层缺如。在静脉腔内用止血材料过度填塞可能会导致脑神经麻痹。由于固有硬膜与内膜层之间存在明显的分离界面，不进入海绵窦内便可显露外侧壁肿瘤[9]。一般通过游离固有硬膜来显露海绵窦内肿瘤，然后再通过各种三角来探查窦内，脑神经穿过这些三角并构成其边界。在游离外侧壁时需要进行锐性分离以避免损伤脑神经，有以下 3 个手术解剖要点：①圆孔和卵圆孔周围，因为浅硬膜层会与孔附近的神经粘连；②海绵窦尖，因为脑神经在此处被共同的硬膜鞘包裹；③滑车神经后部，因为该神经在小

脑幕反折下行走时与之粘连紧密[10]。

四、血管关系

（一）动脉

颈内动脉在岩舌韧带远端进入海绵窦。海绵窦段（C₄）通常包括垂直部、颈内动脉后弯或内侧襻、水平部，以及颈内动脉前弯或前襻。此 C₄ 段终止于近端硬膜环。前襻与水平面呈 30° 角，由远端硬膜环牢牢固定于颅底。床突段（C₅）是近环和远环之间的一段动脉，位于海绵窦外、床突下和硬膜外[8]。远端硬膜环是唯一完整包绕颈内动脉的环，此环与邻近的镰状韧带、前床突和海绵窦顶的硬膜相延续。

海绵窦内颈内动脉有 3 个主要分支：①脑膜

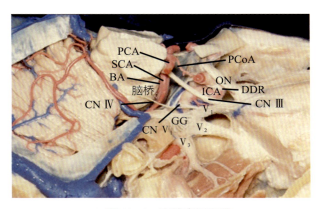

▲ 图 22-3　海绵窦侧面观

切除右侧前床突，确认远端硬膜环（DDR）和近端硬膜环之间的颈内动脉（ICA）突段。动眼神经（Ⅲ）从脚间池向眶上裂走行。滑车神经（Ⅳ）也进入海绵窦后壁，位于眼运动神经的后外侧。展神经（Ⅵ）在进入眶上裂前，可见于眼神经（V₁）的内侧。确认中脑腹侧面、脑桥和基底动脉（BA）及其分支

CN. 脑神经；GG. 半月神经节；PCA. 小脑下后动脉；PCoA. 后交通动脉；SCA. 小脑上动脉；V₁. 眼神经；V₂. 上颌神经；V₃. 下颌神经；ON. 视神经

经许可转载，引自 Barrow Neurological Institute, Phoenix, Arizona

垂体干，是海绵窦内最大的分支，在 100% 的标本中存在[1, 12, 13]，②海绵窦下动脉，在 84% 的标本中存在；③ McConnel 背囊动脉，在 28% 的标本中存在。海绵窦内颈动脉较少出现的分支有眼动脉（8%）和脑膜背动脉（6%）。脑膜垂体干起源于内侧襻，分为 3 支：①小脑幕动脉，又称 Bernasconi-Cassinari 动脉[14]，沿小脑幕游离缘向后行至海绵窦顶，发出分支到动眼神经和滑车神经，并与对侧眼动脉脑膜支及小脑幕动脉吻合；②垂体下动脉，向内侧走行，供应垂体囊后部；③脑膜背动脉，穿通海绵窦壁，供应斜坡区和展神经。下外侧干，又称海绵窦下支，起自水平段外侧，同样供应展神经。

（二）静脉

在窦内有 3 个主要的静脉间隙，根据它们与颈内动脉的关系可分为内腔、前下腔和后上腔[13]。这 3 个静脉间隙要大于颈动脉与窦外侧壁之间的间隙。外侧间隙较狭窄，展神经在内穿行，其内侧贴于颈内动脉，外侧贴于窦壁。

在鞍膈边缘可见海绵间窦环绕垂体。海绵间窦根据其与垂体的关系命名，可以出现在垂体的前、下和后表面的任何位置。前间窦通常比后间窦大，但一者或两者均可能缺如。如果前后间窦连接并存，则整个结构形成环窦[15]。

（三）临床意义

起源于颈内动脉前襻的动脉瘤可突入蛛网膜下腔，破裂时可发生蛛网膜下腔出血。切断远端硬膜环后，游离前襻可以夹闭动脉瘤瘤颈，后者通常被前床突遮挡。

海绵窦的手术入路取决于动脉（颈内动脉）和静脉（间隙）的病理关系。全海绵窦病变采用前外侧入路，而后外侧病变则采用颞下 / 颅中窝入路。内侧病变采用经鼻中线入路，前下方病变采用经鼻经翼突入路。

海绵窦下外侧干主要供应脑神经，其所有分支都位于窦内脑神经的内下面，在选择海绵窦手术入路时应注意保留该血管[11]。忽视脑神经的血供情况可能会导致神经功能的丧失。

五、神经关系

第Ⅲ～Ⅵ对脑神经与海绵窦关系密切。动眼神经在后床突外侧走行于后岩床皱襞上方，经动眼神经三角区的动眼神经孔进入海绵窦。该神经沿海绵窦上外侧壁走行，其神经外膜与滑车神经和 V₁ 的外膜交织形成海绵窦外侧壁的内层，然后沿前床突的下外侧面前行进入眶上裂。颈动脉 – 动眼神经膜在颈内动脉前襻和跨过该血管的动眼神经之间延伸，形成近端硬膜环。滑车神经在后床突后外侧的前、后岩床皱襞分叉之间穿过小脑幕缘，并在进入海绵窦外侧壁前沿小脑幕走行数毫米。在外侧壁内，滑车神经于动眼神经的外下方前行，深入固有硬膜，悬吊于内膜层内，然后跨过动眼神经进入眶上裂。三叉神经的眼支（V₁）在海绵窦末端进入外侧壁。V₁ 在外侧壁内行于滑车神经的外下方，在眶上裂内行于滑车神经的外侧，可分为 3 支：①粗大的额支与滑车神经伴行；②细小的泪腺支行于眶上裂最外侧，这两个分支都在 Zinn 环的外面；③鼻睫中间支在

外直肌两头之间经 Zinn 环进入眼眶。海绵窦硬膜由三叉神经的眼支和上颌支支配。

展神经穿过斜坡硬膜，向 Dorello 管上行。这个小三角间隙是在岩尖与后床突之间的后岩床韧带下方形成的通道，包含展神经、岩下窦和脑膜背动脉。在 Dorello 管内，展神经通常位于岩下窦的外侧，但有时也可能位于下方[16]。展神经进入海绵窦后部，从外侧通过颈内动脉的外表面，是唯一真正位于海绵窦内的脑神经。

颈交感神经纤维束出枕骨大孔，行于颈内动脉表面，跨过展神经，最终分布于三叉神经第一支（眼支，V_1）。在海绵窦内，交感神经通过展神经发出纤维到三叉神经，再从三叉神经发出纤维到睫状神经节[1]。神经丛的其余部分出海绵窦后继续围绕动脉上行。尚无文献报道交感神经纤维通过动眼神经或滑车神经走行。

（一）临床意义

脑神经麻痹是累及海绵窦的最常见病理表现，复视为常见症状。在一项研究中，有 82% 的患者出现多组脑神经损伤[17]。节后 Horner 综合征的展神经麻痹提示海绵窦病变[18]。V_1（偶有 V_2）分布区的感觉症状，也是海绵窦病变常见的表现症状。和重影相比，视力受损的症状不太常见[17]。

海绵窦探查术大多针对良性病变，目的是保留和改善脑神经功能。脑神经和硬膜皱襞形成各种三角间隙，一般在外侧壁游离之后，通过一个或多个这样的间隙进行海绵窦的探查。为了减少脑神经功能障碍的发生，术者须尽量减少对神经的机械损伤，避免热损伤，并保留脑神经的血供。

（二）解剖三角

脑神经与硬膜皱襞和颅底的一些骨性结构一起，形成一些三角（图 22-4）。Dolenc[19] 首先描述了海绵窦区形成的一系列解剖三角，其他学者后来进行了细化和扩展[20]。如 Dolenc 所述，海绵窦的三角可分为以下 3 个区域。

• 鞍旁区由前内侧三角、旁内侧三角和 Parkinson 三角组成。

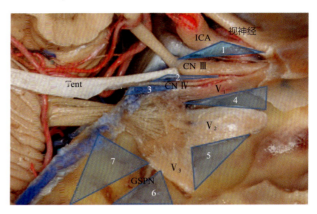

▲ 图 22-4　海绵窦三角

海绵窦三角的解剖边界：①. 前内侧三角，内侧为视神经；外侧为动眼神经（Ⅲ）；基底为硬膜缘；②. 旁正中三角，内侧为动眼神经；外侧为滑车神经（Ⅳ）；基底为小脑幕（Tent）缘；③. Parkinson 三角，内侧为滑车神经；外侧为三叉神经 V_1；基底为小脑幕缘；④. 前外侧三角：内侧为三叉神经 V_1；外侧为三叉神经 V_2；基底为眶上裂内的 V_1 与圆孔之间的连线；⑤. 外侧三角，内侧为三叉神经 V_2；外侧为三叉神经 V_3；基底为圆孔和卵圆孔之间的连线；⑥. 后外侧（Glasscock）三角，内侧为岩浅大神经（GSPN）；外侧为棘突与弓状隆起的连线；基底为三叉神经 V_3；⑦. 后内侧（Kawase）三角，内侧为岩上窦；外侧为岩浅大神经；基底为三叉神经 V_3

经许可转载，引自 Barrow Neurological Institute, Phoenix, Arizona

• 颅中窝区包括前外侧（Mullan）三角、外侧三角、后外侧（Glasscock）三角和后内侧（Kawase）三角。

• 斜坡旁区包括下内侧三角和下外侧（三叉神经）三角。

每个三角的边界和内容物如表 22-1（图 22-4）所述。

在最初的入路中涉及显露海绵窦外侧壁的三角被称为"入路三角"，包括 Dolenc 的旁内侧三角，Glasscock 的后外侧三角和 Kawase 的后内侧三角。通常有 4 个三角可用于显露和探查海绵窦内腔，我们称之为"入口三角"，包括 Hakuba[20] 的前内侧三角，Dolenc[19] 的旁内侧三角，Parkinson[1, 7] 和 Mullan 的前外侧三角。

Hakuba 的前内侧三角只有在前床突完全移除后才能充分显露。掀开蝶窦黏膜并将颈内动脉前方的骨质完全移除后，可通过该三角显露颈内动

表 22-1　海绵窦的解剖三角

三　角	边　界			
	内　侧	外　侧	基　底	内容物
前内侧（Hakuba）	脑神经Ⅱ	脑神经Ⅲ	前岩床皱襞	前床突，颈动脉环前襻，远端水平段 ICA
旁正中（Dolenc）	脑神经Ⅲ	脑神经Ⅳ	前岩床皱襞	水平段 ICA，下外侧干
Parkinson	脑神经Ⅳ	脑神经 V₁	前岩床皱襞	内侧襻，水平段 ICA（远端），脑神经Ⅵ
前外侧（Mullan）	脑神经 V₁	脑神经 V₂	眶上裂至圆孔	水平段 ICA，脑神经Ⅵ
外侧	脑神经 V₂	脑神经 V₃	圆孔至卵圆孔	ICA 外侧襻
后外侧（Glasscock）	岩浅大神经	弓状隆起至棘孔	脑神经 V₃ 外侧缘	ICA 后外侧襻，鼓膜张肌，咽鼓管外侧襻
后内侧（Kawase）	脑神经 V₃，半月神经节	岩浅大神经	岩尖	内侧襻后表面，岩尖及 Meckel 腔，颅后窝
下内侧	后床突和 Dorello 管处的脑神经Ⅵ连线	脑神经Ⅵ和幕缘脑神经Ⅳ连线	岩尖	
下外侧	Dorello 管与幕缘脑神经Ⅳ连线	Dorello 管与幕缘岩静脉连线	岩尖	

脉远端的水平段和前襻。

Parkinson 三角通常用于显露全海绵窦肿瘤，如垂体腺瘤、脊索瘤和软骨肉瘤。

在前外侧三角尖端可以进入前海绵窦，此处可见颈内动脉前襻的外侧部分。前外侧三角通常用于探查从颅中窝底或颞下窝进入海绵窦的肿瘤（如脊索瘤或软骨肉瘤）。

六、海绵窦手术入路

海绵窦入路可按窦腔分为如下 3 组。

• 前外侧入路：该入路为额颞入路，加或不加眶 - 颧骨移除，可显露整个海绵窦，但最好用于后上部和累及海绵窦外侧壁的病变。

• 外侧入路：该入路可到达后海绵窦，本质上是扩大颅中窝入路（Kawase）向前方的延伸，后者用于治疗 Meckel 腔病变。

• 前内侧入路：包括两个经鼻内镜入路，一个

到海绵窦内侧腔，另一个到海绵窦前下腔。

七、经颅手术入路

本节主要描述海绵窦前外侧入路（及其改型）及外侧入路。

（一）前外侧经海绵窦入路（Dolenc 入路）

1. 手术步骤（图 22-2）

步骤 1：额颞部开颅加或不加眶颧骨移除。

在额颞部开颅的基础上，根据病变的大小和范围，可以辅以眶骨和颧骨切除。眶缘和眶顶的移除可扩大手术通道，改善术野的光线照射，最大限度减少脑牵拉（磨开视神经管后），大大提高手术的可操作性，并增加中线病变头侧的显露角度。颧弓的分离可使颞肌下翻范围最大化，从而增加了颞下入路向上显露的角度。然而，该步骤主要用于高位病变，大多数时候不需要。

为了进一步扩大颞前间隙，须将蝶骨大翼由

前向后磨除至圆孔、卵圆孔和棘孔水平。同样，将蝶骨小翼磨除至向眶上裂内侧。

步骤2：显露和磨除前床突。

脑膜 – 眶皱襞和动脉标志着眶上裂的外侧缘，是颞叶硬膜与海绵窦外侧壁之间最容易剥离的起始点。保持在两层之间的界面进行分离十分重要，可避免损伤海绵窦外侧壁和眶上裂的脑神经。蝶顶窦应保留于固有硬膜侧。从前到后持续剥离硬膜，直到前床突完全显露。

前床突下缘的外侧覆盖眶上裂，内侧覆盖海绵窦顶。因此，应使用半锐性剥离子将前床突从骨膜层硬膜下完全剥离，以避免损伤动眼神经。在持续冲水的情况下，用 3mm 金刚砂磨钻从视神经管上部开始向内侧磨除前床突。将前床突主体磨除至包裹视神经的骨膜层，然后用 2mm 钻头小心磨除视柱，此时需注意床突旁段颈内动脉刚好靠在视柱的后表面上。床突旁段颈内动脉经常被静脉出血掩盖，静脉血主要通过不完整的近端硬膜环从海绵窦涌出，这种出血用 Floseal 很容易控制。必须认识到，如果前床突内侧与中床突相连（即存在颈动脉床突孔）或后方与后床突相连（即存在床突间骨桥），完全从硬膜外磨除前床突可能不安全或不可行。这些骨性变异通常在术前薄层计算机断层扫描中可见，因此务必进行检查。在这些情况下，可从硬膜下将残余的前床突从中 / 后床突上离断下来。未能识别这些变异和暴力牵拉前床突的尖端可能会导致颈内动脉损伤。

步骤3：硬膜内 – 硬膜外联合游离神经血管结构。

T 形剪开硬膜，垂直肢沿近端侧裂方向，该肢不需太长，除非需要分离远端侧裂。水平肢尽可能低地朝向颅底的额叶和颞叶，以避免脑组织不必要的显露。最重要的是辨认视神经和动眼神经的池内段以及硬膜内的颈内动脉。

在视神经颅内段和管内段同时显露的情况下，用直角的显微钻石刀离断镰状韧带，并打开覆盖于神经上外侧的硬膜。该操作使视神经松

解，降低了手术操作中损伤的风险。确认眼动脉的起源部位，该动脉紧贴远端硬膜环的远端从床突上段颈内动脉发出。同样地，在从硬膜内和硬膜外同时显露颈内动脉眼段和床突旁段的情况下，离断远端硬膜环，使颈内动脉松解，以便在必要时进一步游离颈内动脉。最后，离断前岩床和床突间皱襞，以打开动眼神经三角。分离神经周围的所有蛛网膜和硬膜粘连，使动眼神经彻底松解和游离，直至其眶上裂入口处。在游离动眼神经时，必须注意避免损伤位于滑车上三角极窄顶点处的滑车神经。滑车神经在动眼神经的后外侧进入海绵窦顶壁，然后上升至三角顶点，在此处与动眼神经内侧交叉，行向眶上裂。

第4步：海绵窦探查术。

根据病变的位置和病理，可采用前述的入路三角系统地探查海绵窦。用蛛网膜刀沿每个三角的长轴切开海绵窦外侧壁内层，进行病变切除。

2. 海绵窦前外侧入路的改良　上述通用入路可以根据实际病变进行调整。例如，并不是每个到达海绵窦的入路都必须要移除眶顶及眶缘。对于无显著向三侧生长至视交叉上部的病变，可能不需要切除眶壁。同样，对于无显著向环池上部生长的病例，也不需要行颞弓切除或向下移位。

根据 Hakuba 等[20] 的描述，上述通用硬膜外入路的一些步骤可以在硬膜内完成，认识到这一点也很重要。在标准的额颞开颅（加或不加眶壁切除）之后，T 形剪开硬膜，切开前床突、蝶骨小翼和蝶棱表面的硬膜，然后在硬膜下磨除前床突和视柱。切开镰状韧带，沿视神经管打开硬膜。该技术可显露 Hakuba 等[20] 所称的海绵窦内侧三角，包含 3 个角，动眼神经硬膜入口、后床突前外侧缘和床突上段颈内动脉前缘。接下来打开该三角，切开远端和近端硬膜环，颞叶硬膜便可从海绵窦和颅中窝底剥离下来，如上所述。

（二）外侧：颅中窝 –Kawase 入路
对于某些位于 Meckel 腔和颅后窝且部分向

前生长至后海绵窦的病变，可采用改良的Kawase入路。行额颞开颅加或不加颧骨切除。将颅中窝底尽可能向内侧磨除，前方至圆孔，后方至棘孔，离断脑膜中动脉。然后分离颞叶固有硬膜至其与上颌和下颌神经硬膜袖套（三叉神经V$_3$）交界处。切开袖套后，继续向前方剥离，以根据需要显露海绵窦外侧壁。至此，岩骨前部切除便已完成（见第31章）。

（三）前外侧–颅中窝联合入路

Kawase-Dolenc联合入路非常适用于起源于中斜坡或Meckel腔并向前生长至后海绵窦的病变，如岩斜坡脑膜瘤。在这种情况下，类似于"对半"入路的大额颞部开颅可同时显露前、颅中窝，并可在Dolenc入路的基础上增加岩骨前部切除（见第37章）。

（四）内镜手术入路

海绵窦内镜下经鼻入路可直接进入窦内侧腔或前下腔，下面将介绍这两种入路。

1. 内镜经鼻海绵窦内侧入路 此术式为硬膜间入路，术中开放海绵窦内侧腔，将垂体连同包裹垂体的海绵窦内侧壁硬膜一起移位至对侧。此外，该入路还可直接显露鞍背和同侧后床突，将两者磨除并打开后方的硬膜后，可进入上岩斜区。该入路的操作步骤如下所述（图22-5）。

步骤1：扩大经蝶入路。

如第15章所述行经鼻入路显露蝶窦。沿中线磨除从鞍结节到鞍底的骨质，只有磨除鞍底才能显露后床突基底。磨除鞍旁颈内动脉上方、海绵窦内侧腔和斜坡旁颈内动脉头侧的骨质。

步骤2：打开海绵窦内侧腔。

用颈动脉多普勒确定鞍旁颈内动脉的走行，该动脉向外侧偏离垂体，然后打开海绵窦内侧腔表面的硬膜。随即确认两个结构，垂体下动脉和"垂体下韧带"，后者将颈内动脉附着于垂体表面的硬膜上。电凝并离断垂体下动脉，以避免其从颈内动脉上撕脱。同样离断垂体下韧带，以松解硬膜，进一步游离垂体。

步骤3：打开床突间隙。

在内侧离断近端硬膜环，该环发出许多纤维到海绵窦内侧壁硬膜。如果希望广泛显露鞍上池，还可以离断远端硬膜环。

2. 经鼻内镜下海绵窦前下入路 除上述通用的经蝶入路（海绵窦内侧腔入路的步骤1）外，另一种经上颌窦经翼突入路可为海绵窦前下腔提供更多的外侧显露。

步骤1：扩大经蝶入路（见上文）。

步骤2：经上颌窦–翼突入路，岩上模式。

经上颌窦经翼突入路详见第35章。简而言之，依次行中鼻甲切除、钩突切除和上颌骨内侧壁切除，之后显露上颌窦后壁。找到蝶腭动脉并予以电凝及离断。用2mm Kerrison咬骨钳咬除上颌窦后壁，显露翼腭窝。显露翼腭孔，电凝并离断其神经血管束，有助于翼腭窝内容物外移。沿四周磨开翼管，翼管神经后行至破裂孔，该孔的纤维软骨组织与咽鼓管顶的纤维软骨相融合。此点是岩段和斜坡旁段颈内动脉的分界点。同样，眶下神经从翼腭窝后行至上颌神经（V$_2$），后者穿过圆孔。去除覆盖于V$_2$上的骨质，并磨除V$_2$和翼管之间的所有骨质。

步骤3：显露斜坡旁和鞍旁颈内动脉。

破裂孔及其与翼管神经的交界处被覆纤维软骨，是辨认斜坡旁颈内动脉近端的最佳标志。对于前海绵窦病变，斜坡旁和鞍旁颈内动脉无须骨骼化和游离。

步骤4：显露前下海绵窦。

位于外侧视神经颈动脉隐窝和V$_2$之间的骨质必须完全去除以显露海绵窦外侧壁。

步骤5：打开硬膜。

在打开硬膜前应使用多普勒超声。最安全的方法是先打开鞍底硬膜，进入海绵窦内侧腔，确定鞍旁颈内动脉的位置，然后再向外侧打开硬膜。一旦确定鞍旁颈内动脉的内侧面，就可以将其保护起来，继续向外侧扩大硬膜切口。在大多数进入海绵窦腔的病例中，肿瘤已经使窦内血栓化。硬膜可在已经显露的斜坡旁颈内动脉下外侧向下翻开。

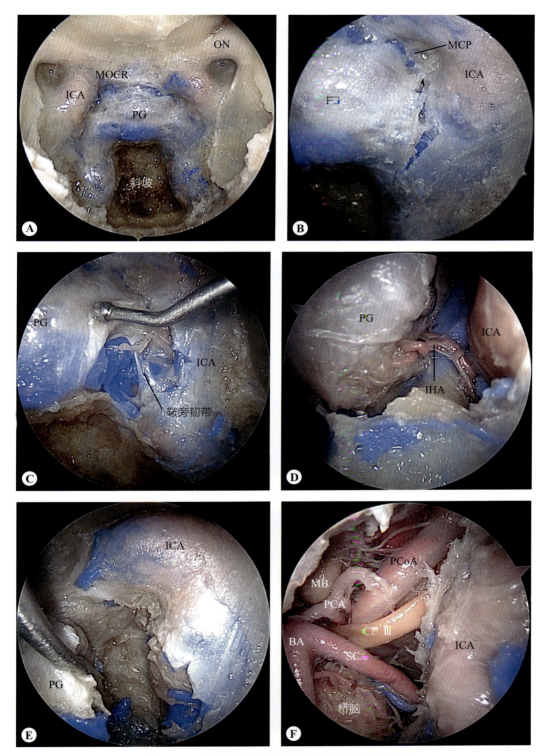

▲ 图 22-5 分步解剖演示内侧海绵窦内镜下经鼻入路

A. 完成标准内镜下经鼻入路后的 0° 镜视野；B. 切开覆盖海绵窦内侧腔前壁的骨膜层硬膜；C. 掀开硬膜并牵向内侧，以显露鞍旁韧带；D. 离断下方的鞍旁韧带，找到并离断垂体下动脉；E. 将海绵窦内侧壁及垂体向对侧游离移位，显露鞍背和后床突；F. 磨除鞍背和后床突，打开硬膜以显露相关的神经血管结构

CN. 脑神经；ICA. 颈内动脉；IHA. 垂体下动脉；MCP. 小脑中脚；MOCR. 视神经颈动脉内侧隐窝；PG. 垂体
经许可转载，引自 Barrow Neurological Institute, Phoenix, Arizona

八、手术策略

海绵窦病变的处理因人而异，详见后续章节。在决定手术的情况下，手术入路的规划由两个重要因素决定。

• 肿瘤位置：累及海绵窦内侧或前下腔的病变可通过内镜下经鼻入路切除。位于海绵窦外侧壁（动眼神经、滑车神经和眼神经外侧）的脑膜层和骨膜层之间的病变可以通过前外侧入路安全切除。如果病变涉及海绵窦本身，并持续生长或引起压迫症状，则治疗策略由其病理性质决定。

• 病理：累及海绵窦的肿瘤包括垂体腺瘤、脑膜瘤、软骨肉瘤、脊索瘤或神经鞘瘤。除脑膜瘤外，其他肿瘤均可通过上述入路切除。脑膜瘤（见第 23 章）通常不同程度地累及海绵窦结构。当肿瘤累及海绵窦脑膜层和骨膜层之间的硬膜间腔时，可通过游离外侧壁达到全切除。已有文献显示全海绵窦脑膜瘤在组织学上侵犯脑神经和颈内动脉外膜[21-24]。在这种情况下，可通过去除前床突、游离外侧壁、视神经减压来实施海绵窦减压策略。内镜下经鼻入路也可用于从内侧进行海绵窦减压，并可分块切除肿瘤。

• 对于广泛生长并同时累及海绵窦内、外侧神经血管结构的肿瘤，可通过联合 / 分阶段经鼻和开颅入路切除。

九、总结

本章叙述了与开颅和内镜颅底入路有关的海绵窦手术解剖，尤其注重于其临床相关性。未来的颅底外科医生必须同时掌握开颅和内镜手术入路，并根据每个患者的需要进行调整，同时根据病变确切的位置和病理来做出手术决策。本章从腹侧和背侧视角全面地描述了海绵窦的手术入路。

致谢 感谢 Barrow 神经研究所神经科学出版社的员工们在稿件准备上的帮助。

声明

资助：本研究未获任何有关其阐述的资金资助。

利益冲突关系：ASY 是 Stryker 公司的顾问，并从 Mizuho 公司获得版税。

伦理批件和知情同意（参与和发表）：鉴于本研究的设计，当地伦理委员会认为无须知情同意和伦理批准，且本研究未获任何资金资助。

数据和材料的可用性（数据透明度）：本稿件的全部或部分内容均未发表，亦未提交于任何杂志审稿。

参考文献

[1] Parkinson D. A surgical approach to the cavernous portion of the carotid artery. Anatomical studies and case report. J Neurosurg. 1965;23:474-83.

[2] Rhoton AL Jr. The cavernous sinus, the cavernous venous plexus, and the carotid collar. Neurosurgery. 2002;51:S375-410.

[3] Labib MA, Prevedello DM, Fernandez-Miranda JC, et al. The medial opticocarotid recess: an anatomic study of an endoscopic "key landmark" for the ventral cranial base. Neurosurgery. 2013;72:66-76; discussion 76.

[4] Umansky F, Nathan H. The lateral wall of the cavernous sinus. With special reference to the nerves related to it. J Neurosurg. 1982;56:228-34.

[5] Fernandez-Miranda JC, Gardner PA, Rastelli MM Jr, et al. Endoscopic endonasal transcavernous posterior clinoidectomy with interdural pituitary transposition. J Neurosurg. 2014;121:91-9.

[6] Taptas JN. The so-called cavernous sinus: a review of the controversy and its implications for neurosurgeons. Neurosurgery. 1982;11:712-7.

[7] Parkinson D. Lateral sellar compartment O.T. (cavernous sinus): history, anatomy, terminology. Anat Rec. 1998;251:486-90.

[8] Swanson MW. Neuroanatomy of the cavernous sinus and clinical correlations. Optom Vis Sci. 1990;67:891-7.

[9] el-Kalliny M, van Loveren H, Keller JT, et al. Tumors of the lateral wall of the cavernous sinus. J Neurosurg. 1992;77:508-14.

[10] Kawase T, van Loveren H, Keller JT, et al. Meningeal architecture of the cavernous sinus: clinical and surgical implications. Neurosurgery. 1996;39:527-34; discussion 534-526.

[11] Krisht A, Barnett DW, Barrow DL, et al. The blood supply of the intracavernous cranial nerves: an anatomic study.

Neurosurgery. 1994;34:275-9; discussion 279.

[12] Inoue T, Rhoton AL Jr, Theele D, et al. Surgical approaches to the cavernous sinus: a microsurgical study. Neurosurgery. 1990;26:903-32.

[13] Harris F, Rhoton AL Jr. Microsurgical anatomy of the cavernous sinus. Surg Forum. 1975;26:462-3.

[14] Knosp E, Muller G, Perneczky A. The paraclinoid carotid artery: anatomical aspects of a microneurosurgical approach. Neurosurgery. 1988;22:896-901.

[15] Renn WH, Rhoton AL Jr. Microsurgical anatomy of the sellar region. J Neurosurg. 1975;43:288-98.

[16] Nathan H, Ouaknine G, Kosary IZ. The abducens nerve. Anatomical variations in its course. J Neurosurg. 1974;41:561-6.

[17] Golnik KC, Miller NR. Meningiomas of the anterior visual system. Neurosurg Q. 1991;1:79-96.

[18] Johnston JA, Parkinson D. Intracranial sympathetic pathways associated with the sixth cranial nerve. J Neurosurg. 1974;40:236-43.

[19] Dolenc VV. Anatomy and surgery of the cavernous sinus. New York: Springer-Verlag; 1989.

[20] Hakuba A, Tanaka K, Suzuki T, et al. A combined orbitozygomatic infratemporal epidural and subdural approach for lesions involving the entire cavernous sinus. J Neurosurg. 1989;71:699-704.

[21] Larson JJ, van Loveren HR, Balko MG, et al. Evidence of meningioma infiltration into cranial nerves: clinical implications for cavernous sinus meningiomas. J Neurosurg. 1995;83:596-9.

[22] Lotopka MJ, Kalia KK, Martinez AJ, et al. Infiltration of the carotid artery by cavernous sinus meningioma. J Neurosurg. 1994;81:252-5.

[23] Sindey ME, Dolenc VV, Lanzino G, et al. Invasion of the internal carotid artery by cavernous sinus meningiomas. Surg Neurol. 1999;52:167-71.

[24] Kruger DR, Flores BC, Lewis JJ, et al. The treatment of cavernous sinus meningiomas: evolution of a modern approach. Neurosurg Focus. 2013;35:E8.

第 23 章　海绵窦脑膜瘤
Cavernous Sinus Meningioma

William T. Couldwell　Amol Raheja　著

俞　磊　译

海绵窦脑膜瘤（cavernous sinus meningioma，CSM）是最常见的原发性海绵窦病变。海绵窦病变仅占所有颅内肿瘤的 1%，其中 41% 为 CSM[1]，以 20—30 岁女性常见[1, 2]。早期的海绵窦手术入路用于治疗颈动脉海绵窦瘘[3, 4]。后来的手术入路和解剖研究让人们对海绵窦解剖的有了更深入的理解，各种到达海绵窦的颅底手术入路也得以改进[3, 5-10]。

术语 "CSM" 是指发生在海绵窦区的脑膜瘤，包括起源于海绵窦外并侵袭海绵窦外侧壁，以及累海绵窦及窦外间隙的脑膜瘤。第三类肿瘤起源于海绵窦内但又向海绵窦外延伸，如许多向后方延伸的蝶眶肿瘤。有时在术前很难评估 CSM 对海绵窦是否真正侵犯[11]，但可以通过以下几个方面来识别，包括影像学上肿瘤完全取代海绵窦组织，血管造影上海绵窦段颈内动脉（ICA）病理性狭窄，术中发现肿瘤侵犯海绵窦外侧壁[12]。

手术切除已侵犯神经血管组织的 CSM 常常伴随相关神经功能的缺失。例如，在一项研究中，42% 的 CSM 患者在组织学上证实了存在 ICA 的侵犯，治疗时需要牺牲颈内动脉[13]。在这些肿瘤中也发现了神经血管的侵犯[14, 15]。CSM 患者群体的异质性使得无法制订统一的治疗方案，包括观察、放射治疗、手术或这些方法的结合[16, 17]。目前尚无有效的治疗 CSM 的药物。在

20 世纪 80 年代和 90 年代初，随着显微外科技术的进步和颅底手术入路解剖的深入研究，以及止血药的应用，CSM 的治疗开始尝试完全切除病变[16, 17]。然而，随着神经外科界认识到完全切除在这一区域的局限性，对大体全切除（GTR）的热情逐步消退。即使采取激进的手术切除，术后仍有一部分肿瘤会复发而且伴随难以接受的神经血管相关并发症[16, 17]，因此人们认识到完全彻底切除并非手术真正目的。随后，其他非激进的治疗方案在治疗这些肿瘤中变得越来越普遍。本章讨论了各种治疗方案的优缺点，并在大量回顾文献的基础上介绍了笔者目前治疗 CSM 的方法。

一、自然病史

无症状和有症状的 CSM 患者的比例不确定，但在疾病自然病程中，有早期诊断的趋势。随着神经科学的进展以及各种筛查的广泛普及，使得如 CSM 等隐匿性的无症状颅底病变的诊断变得更早、更常见[18]。关于 CSM 自然病程的报道很少，我们的大部分理解来自于对偶然诊断的脑膜瘤（incidentally diagnosed meningiomas，IDM）的自然病史的研究，特别是颅底脑膜瘤[19]。

脑膜瘤通常是偶然诊断的，常见于颅底（38.5%）、大脑镰部（23.1%）和凸面（20%）[20]。IDM 通常为良性（WHO Ⅰ级），非典型和恶性

脑膜瘤占 IDM 的 5%[21]。有研究表明，发生于颅底部位的高级别病变较凸面少[22]，颅底肿瘤的复发周期比其他部位长（平均 21.6 年，范围为 1.27～43.5 年）[19]。25%～57% 的肿瘤有继续生长的趋势，平均年生长率为 0.2～1cm³[19]。这些病变的生长模式可能随着肿瘤血管的变化、钙化的进展和新的基因突变而改变[19, 23]，从而导致 3 种公认的经典模式，包括无生长、线性生长或指数生长。肿瘤增殖模式的其他原因包括与肿瘤相关生长因子的变异水平，血清孕酮水平和与生长相关的端粒长度缩短[19]。

虽然 CSM 的自然病史在一些大宗病例研究中有所报道，但没有相关的具体文献。Nakamura 等[24] 在其系列研究中对 7 例 CSM 患者进行了平均 42.6 个月的随访，发现这些患者的肿瘤生长速度为每年 0.19～2.62ml（平均每年 1.24ml）[24]。一项关于 IDM 自然病史的 Meta 分析和系统综述包括了 22 篇文献，涉及 675 例患者（中位随访 4.6 年），Sughrue 等[25] 在该研究中认为，在 2～2.5cm 的病变中，如每年增长 >10%，且磁共振成像显示瘤周 T_2 高信号（提示血管源性水肿 / 脑膜侵犯），应予以优先治疗。这些患者未来有 92% 的机会出现症状进展。相比之下，对于病灶 <2cm、年增长率 <10% 且无瘤周 T_2 高信号的患者，症状进展的概率较低，可密切随访观察。其他预测生长速度缓慢的因素为钙化、年龄偏大，以及无瘤周水肿[19, 24, 25]。

其他关于 IDM 的研究显示，与非颅底脑膜瘤相比，有症状的颅底脑膜瘤的总体生长速度明显较慢，MIB 指数也较低（2.09 vs. 2.74，P=0.013）[26]。然而，由于颅底病变靠近脑干和其他重要的神经血管结构，其症状进展比凸面病变快。Sughrue 等[25] 注意到海绵窦 IDM 的症状进展率（61%）远高于小脑脑桥三角区脑膜瘤（40%）、岩斜脑膜瘤（28%）或蝶骨嵴脑膜瘤（5%）。需要强调的是，血管外皮细胞瘤和脑膜转移瘤等类似病变在影像学上与 CSM 肿瘤非常相似，但疾病自然进程更快[19]。因此，如果决定对 CSM 进行非手术治疗，应首先安排好密切的影像学随访，以避免更具侵袭性的肿瘤或恶性脑膜瘤的漏诊。

二、临床表现

CSM 的临床表现可包括复视、斜视、眼肌麻痹、上睑下垂、视野缺损和压迫性视神经病变，以及面部麻木、疼痛、感觉障碍和垂体功能紊乱[16]。沿蝶骨嵴向外侧延伸的肿瘤也可导致头痛、癫痫和偏瘫，而沿岩斜裂延伸的肿瘤可导致听力下降和面瘫[16]。Sen 和 Hague[15] 发现向眶上裂延伸的肿瘤往往更具侵袭性，证实此类肿瘤具有更高的复发率[14, 27]。此外，CSM 患者的 MIB 标记指数较高，提示肿瘤复发和进展的风险较高[11]。辅助放射治疗（radiation therapy，RT）可能适用于这种 MIB 指数较高的患者，尽管还没有确定 MIB 指数多少才有效[11]。另外，肿瘤的 WHO 分级也被认为是肿瘤侵袭性和是否需要术后辅助治疗的重要指标[16]。

三、治疗

针对 CSM 选择何种治疗方式的主要考虑因素是患者的年龄，肿瘤大小、位置、范围及生长速度，以及手术相关的并发症。个体化治疗必须考虑疾病的自然病史、可能的病理结果和可供患者选择的治疗方案。患者的健康教育也是治疗决策过程中不可或缺的一部分，以确保患者能够配合整个治疗工程。

（一）一般治疗流程

作者倾向于使用 CSM 的一套治疗流程（图 23-1）[28]。所有偶然发现的肿瘤都应密切随访复查，在第一次影像学检查后每 4～6 个月进行 1 次 MRI 检查。这个时间间隔足够鉴别相关类似的病变，也不会漏诊一个生长较快的病变。如果病变稳定并一直无相关症状，则每年定期检查即可。如果连续扫描发现病变增大或患者出现相关症状（最常见的是复视、视力下降或面部感觉改变），则考虑放射治疗或手术治疗。如果患者对术后保留神经功能的意愿强烈则可以选择手术加

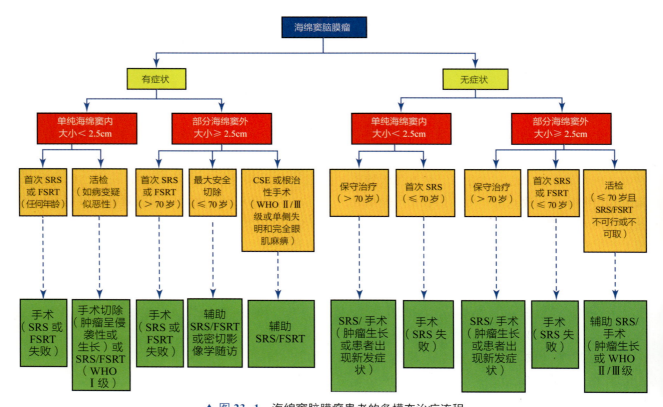

▲ 图 23-1　海绵窦脑膜瘤患者的多模态治疗流程
SRS. 立体定向放射外科；FSRT. 分次立体定向放射治疗；CSE. 海绵窦根治术
经许可转载，引自 Raheja 和 Couldwell[28]

术后辅助放射治疗（最大安全切除，见下文）[29]。在次全切除加或不加行放射治疗，或单独进行放射治疗后，需要进行连续的影像学复查。如果肿瘤不能通过放射治疗得到控制，则可进行积极的手术切除，不再以神经功能的保留为目标。这些手术策略将在下面详细描述。

有证据表明，对于偶发的 CSM 非手术治疗是合适的，尤其是在老年患者和那些肿瘤＜2.5cm 且完全位于海绵窦内的无症状患者[11, 16, 17]。脑膜瘤常见于老年女性，在绝经后肿瘤可能表现为生长非常缓慢。因此，对于＞2.5cm 的 CSM，且有症状的年轻患者，应早期行放射治疗或手术干预[11, 16, 17]。当 CSM 累及眶上裂，且 MIB 指数较高，或者组织病理学证实为 WHO 分级 Ⅱ / Ⅲ 时，除手术外还需要辅助放射治疗[11, 16, 17]。

（二）非手术治疗

随着偶发 CSM 的患者越来越多，非手术治疗结合密切的影像学监测是一种合理的治疗选择。对于小的（＜2.5cm）无症状的 CSM 患者，尤其是 70 岁以上且有并发症的患者，应考虑非手术治疗[11, 16, 17]。在年轻患者中，如果没有症状，稍大的肿瘤也可以早期先观察。这种情况下的非手术治疗方案应该是动态的，通常包括最初的密切随访（3～6 个月），并多次复查影像学，以排除需要早期手术干预的侵袭性病变[19]。随后，可在次年和之后每年随访 2 次，监测肿瘤生长速度[19]。在明确有肿瘤进展或新发症状的情况下，务必早期进行放射治疗或手术。

（三）显微外科手术

CSM 的显微外科手术可以缓解肿瘤对海绵窦的压迫症状，对疑似恶性病变的病例可以提供明确的病理诊断，并减少海绵窦外重要解剖结构如视路和脑干的放射治疗剂量[11, 16, 17]。如肿瘤位于视路附近或外生性部分较大，则患者具有明确的手术指征。如果对组织学诊断有疑问，特别是有症状的无并发症的年轻患者，手术切除，或者活检明确病理是重要的选择方案。手术可以局限于经海绵窦活检，也可以提供最大安全切除、积极的手术切除或海绵窦根治术（cavernous sinus exenteration，CSE）。CSM 手术治疗的首要目标是控制肿瘤生长和保护神经功能。CSM 的海绵窦内探查术并不能降低肿瘤复发风险，且增加患者的风险，这就导致越来越多的外科医生倾向于更加保守的显微外科手术方法，并辅以放射治疗[11, 16, 17]。目前通常推荐采取最大安全切除，因为尽管显微神经外科技术在不断发展，仍然只有20%～82% 的病例达到了 GTR[30-32]。据报道，当切除范围扩大到海绵窦内时，致残率（17.9%～74%）与死亡率（0%～9.5%）相当高[30, 33-37]。

术前详细的规划使外科医生能够从容处理术中任何意外事件，如需要脑血供重建的 ICA 损伤，或者需要行神经吻合术的神经损伤[16]。在尝试积极切除肿瘤前，应做好同时控制 ICA 近端和远端的准备。改良的经颅硬膜下或者硬膜外入路，或者扩大经鼻内镜下经蝶、经上颌窦、经面入路均可以处理海绵窦病变[7, 8, 38-40]。选择合适的手术入路时应综合考虑肿瘤大小、部位、核心区和范围、病变性质，以及术者经验。在经颅入路中，额颞入路加或不加眶颧开颅均可到达海绵窦。经颅海绵窦的显露主要有 3 条通道，包括前内侧入路，采用 Hakuba/Dolenc 入路经 Hakuba 三角（动眼神经三角）进入海绵窦顶壁；前外侧入路，采用改良的 Dolenc 入路经海绵窦外侧壁（海绵窦外侧壁上和颅中窝底的各个三角）；前外侧入路，采用 Kawase 的入路经海绵窦后外侧壁[7, 41, 42]。也可采用经上颌窦或经蝶入路进入海绵窦。扩大经鼻内镜下经蝶鞍和经筛入路利用鞍旁间隙经可显露海绵窦的下内侧，可用于处理海绵窦段 ICA 内侧病变，而扩大经鼻内镜下经上颌窦 – 翼突入路主要用于显露海绵窦的下外侧，以处理海绵窦段 ICA 外侧病变[38, 39]。

在平均 62.4 个月的随访[11, 30, 31, 37, 43-48] 过程中，

共 □□ 例 CSM 患者采用显微手术（术后放射治疗□□于放射治疗），治疗失败率平均为 14.2%。大多数病例复发发生于治疗后 5 年内（76%），另一部分患者 5～10 年复发（24%），无 10 年以上复发患者（0%）[11, 30, 31, 37, 43-48]。

□）经海绵窦活检

海绵窦病变可有多种不同的病理类型，仅靠影像学难以鉴别。当病变疑似恶性时，行立体定向微创活检有助于制订治疗计划。经蝶窦、经上颌窦、经卵圆孔和眶上外侧入路的微创海绵窦入路均有报道[38, 39, 49, 50]。如果病变延伸至颈内动脉外侧，我们更倾向于眶上外侧入路显露海绵窦外侧，该入路实用、可靠、微创而且风险较低（图 23-2）[49]。眶上外侧入路通过一个小的皮肤切口，在直视下实现了充分的组织取样，无须过多行软组织解剖和脑牵拉，并避免了颞肌切开，降低了肌肉萎缩的风险。其他优点为切口 - 目标距离短，失血少，硬膜外入路，直接显露海绵窦前外侧，住院时间短[49]。

此入路主要受限于一些术者对通过倾斜的眶上外侧视角（与经颅观相反）的入路缺乏熟悉[49]。立体定向或荧光显微镜引导下的经卵圆孔入路也可用于海绵窦外侧间隙的病变，但是该入路不能直视并且有假阴性的可能[50, 51]。对于主要位于海绵窦内侧壁（颈动脉内侧或颈内动脉前下间隙）的病变，经鼻内镜经蝶、经筛入路比经卵圆孔或眶上外侧入路术更有优势[38, 39]。

（五）最大安全切除肿瘤

最大安全切除肿瘤旨在获得最佳的长期神经功能结果，目的是针对海绵窦外病变的压迫进行充分减压，甚至必要时予以定期复查或辅助放射治疗[16, 17]。笔者描述了采用标准额颞开颅来处理 CSM 的过程，采用改良 Dolenc 技术在海绵窦外侧壁的两层之间分离，硬膜外剥离视神经管、眶上裂、圆孔和卵圆孔处的脑膜层；从所谓的海绵窦"安全"区域即海绵窦外侧壁狭窄的神经间隙将肿瘤分块切除[29, 52]。硬膜下海绵窦外的肿瘤也可在切除受累硬膜后切除。神经导航在切除海绵

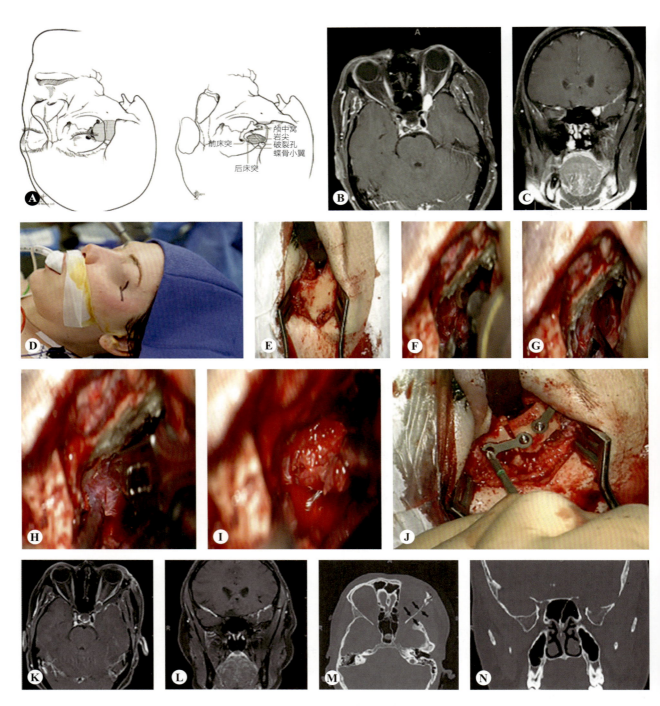

▲ 图 23-2 眶外侧入路

A. 左示意图：显示经眶外侧入路切除眶外侧缘和外侧壁至海绵窦。右示意图：显示眶外侧入路显露鞍旁区域和颅中窝结构。B 和 C. 轴位和冠状位增强 T_1 颅脑 MRI 显示眶上裂的强化病灶。D. 患者取仰卧位，头部固定于三点式头架上，保持中立位。E. 在进行骨性切割时，显露眶外侧缘并放置手持可塑形牵开器以保护眶内容物。注：本图所示的牵开器位于眼眶外侧缘切除后的表面，以保护眼眶，而不用于眼眶内容物的牵开。F. 摘除眶缘，磨除蝶骨大翼，露出颞极硬膜。注意，在此在病例中，眶外侧壁前部用磨钻磨薄但并未去除，以保护眶内容物。G. 从眶上裂上剥离颞部硬膜。H. 眶上裂有明显肿瘤。在肿瘤包膜最薄处用垂直切口锐性打开。I. 切除肿瘤，将肿瘤包膜从周围结构中剥离并完全切除。J. 使用微型钢板和螺钉将眶缘复位。如前所述，图中所见牵开器位于表面，以在移除外侧缘时保护眼球，而不是为了牵拉眼眶内容物。K 和 L. 术后脑轴位和冠状位增强 T_1 MRI 显示病灶大体全切除。M 和 N. 术后轴位和冠状位 CT（骨窗）显示骨质切除的范围。注意眼眶侧壁变薄而未移除

经许可转载，引自 Alzhrani 等[100]

窦内小病变时可为针对性地进入海绵窦提供重要的参考依据[53]。为了保留神经功能而肿瘤有残余时，术后必须定期进行影像学复查。如果有肿瘤进展的证据（术前或术后），或者根据 WHO 分级和 MIB 指数的组织病理学提示肿瘤具有侵袭性，则建议增加辅助放射治疗。如有需要，立体定向放射治疗（SRS）通常在术后 3～6 个月进行，单个部分的边缘剂量为 12～15Gy。如果邻近神经血管结构无法耐受该放射剂量，则可选择平均剂量为 50～54Gy 的分次立体定向放射治疗（FSRT）或调强放射治疗（IMRT），分割为 30 次[52]。

最大安全手术切除辅助放射治疗的远期结果良好。在最近的系列研究中，肿瘤进展比例从 5%～20%，其中在没有进行辅助放射治疗的病例中失败率最高[11]。Walsh 和 Couldwell[17] 报道 20 例 CSM 最大安全切除肿瘤后加辅助治疗，在最后一次随访（平均 27.6 个月）时，肿瘤控制率为 95%。然而，Nanda 等[48] 平均随访 60.8 个月，发现有症状的病例复发率为 18.5%。术后单独辅助性 SRS 可降低复发的风险。在这两个系列研究中，视力障碍和（或）眼球运动障碍是术前最常见的症状。Gozal 等[29] 回顾性分析了 50 例采用额颞入路行同侧海绵窦和同侧视神经减压的次全切除患者，其中 25 例（50%）因海绵窦内有肿瘤残余而行辅助放射治疗，35 例术前存在神经功能障碍；52% 的患者术后神经功能状态得到改善，46% 无变化，只有 2% 恶化。同样，97% 的术前视力障碍患者在术后得到改善或稳定。5 例（10%）患者有影像学复发，中位复发时间为 4.6 年。

海绵窦探查中更激进的肿瘤切除将出现较高的并发症。Pichierr 等[11] 对 147 例接受显微手术切除的患者进行了评估，将其分为窦开放组（n=24）或窦闭合组（n=123）。窦开放组对海绵窦内肿瘤进行积极切除，而窦闭合组仅切除海绵窦外肿瘤。虽然两组间在肿瘤进展和复发（辅助放射治疗对其有积极影响）无显著性差异，但窦开放组术后早期或迟发的并发症发生率较高。同样，其他研究发现次全切除（STR）和 GTR 在复发（Meta 分析中分别为 11.1% 和 11.8%[54]）和残留肿瘤缓慢进展方面差异不大[43]。通过多变量分析，Nanda 等[48] 发现切除程度并不影响肿瘤控制率。相反的是，Mathiesen 等[55] 发现 38 例 STR 患者复发率显著增高，在 10～15 年的随访中只有 3 例患者无症状存活。但这项研究中的大多数患者是在前 MRI 前显微时代治疗的，且无一接受辅助放射治疗，目前尚不清楚这一结果能否反映当前的治疗现状。

在接受最大安全切除的 CSM 患者中，脑神经功能的恢复似乎与切除范围无关[48]。在 Nanda 等[48] 的报道中，术后三叉神经功能的恢复最为常见。肿瘤对 ICA 的包裹极大限制了切除范围。在一个 20 例 CSM 患者的研究中，Walsh 和 Couldwell[17] 观察到在 12 例术前有眼球运动障碍的患者中，术后 6 例改善，6 例无变化。Sughrue 等[54] 研究表明，与单纯 SRS 患者相比，肿瘤切除患者新发脑神经功能障碍的发生率（59.6%）显著高于单纯 SRS 患者（25.7%）。然而，在这些汇集的系统性 Meta 分析中，研究队列未与肿瘤大小配对，从而可能使结果有利于 SRS，而 SRS 通常是针对较小的肿瘤。此外，新发脑神经病变的风险并没有区分激进手术组和非激进手术组，增加了不确定性，从而可能高估了海绵窦外病变最大安全切除的实际风险。在 Walsh 和 Couldwell 的系列研究中，11 例术前视力下降的患者术后 6 例改善，5 例无变化。3/20 例有新发的神经功能障碍或原有功能障碍加重，1 例联合放射治疗后 ICA 闭塞，可能是反复放射治疗累积剂量过高所致。

病例

53 岁男性，进行性视物重影，疲劳时加重，近几个月来显著进展。检查发现严重的右侧展神经麻痹，以及动眼神经麻痹导致的轻度上睑下垂。颅脑 MRI 检查可见一主要累及海绵窦的脑膜瘤，大小为 2.5cm。右侧前床突骨质显著增生（图 23-3）。双侧视力正常。

患者通过翼点开颅接受了肿瘤的最大安全切

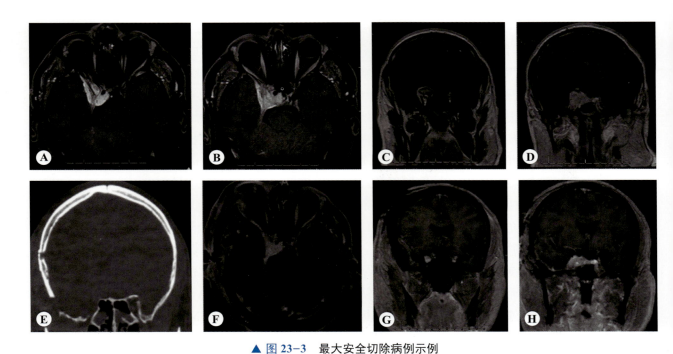

▲ 图 23-3　最大安全切除病例示例

A 和 B. 1 例脑膜瘤患者，肿瘤 2.5cm，主要累及海绵窦；C 和 D. 伴右侧前床突骨质增生；E. 通过额颞开颅行肿瘤最大安全切除术，同时切除增生的骨性床突；F 至 H. 切除海绵窦外侧壁、顶壁并打开动眼神经池，进行海绵窦减压

除，术中切除增生的前床突，并切除海绵窦外侧壁、顶壁和打开动眼神经池，以行海绵窦减压（图 23-3）。在术后 8 周的随访中，患者的眼球外展麻痹和轻度动眼神经功能障碍均恢复到基线水平，上睑下垂也得到缓解。

（六）积极手术

ICA 受累是 CSM 根治性切除的主要限制因素。各种 CSM 分级系统都是基于 ICA 的受累程度，其中完全的 ICA 包裹和狭窄表明术中血管损伤的风险高[56, 57]。Hirsch 等[56] 将 CSM 与海绵窦段 ICA 的关系及相关的狭窄程度应用于术前影像学的三级分型系统中。在 I 型中，91% 的肿瘤可在无血管损伤的情况下安全切除，而在 II 型和 III 型中，安全切除率为 46%。他们发现该分型还与眼外肌运动的恢复相关，I 型患者的恢复率为 84%，II 型和 III 型患者的恢复率共为 36%[56]。

积极切除的术后并发症包括新发脑神经功能障碍或原有脑神经功能恶化、垂体功能障碍和血管损伤。DeMonte 等[30] 发现，在接受 CSM 积极切除的患者中，仅 14% 神经功能缺损较术前改善；80% 神经功能损伤保持不变，6% 持续恶化。7 例患者出现了 10 种新发脑神经功能障碍，其中 4 种与眼球运动有关。同样，据 De Jesus 等[45] 报道，61.3% 的患者在 GTR 后出现手术相关并发症，包括脑脊液漏（21%）、卒中（5%）、血肿 / 挫伤（3%）、感染（4%）和垂体功能障碍（14%）。STR 组的复发率（15.2%）略高于 GTR 组（9.6%），在平均 39 个月的随访中，Karnofsky 评分从 90 分下降到 80 分。在 O'Sullivan 等[31] 的系列研究中，GTR 患者有一半出现新发脑神经功能障碍（2 例为一过性，2 例为永久性）。他们还发现，GTR 术后新发或恶化的脑神经功能障碍发生率（33.3%）要显著高于 STR 术后（8.9%）。在术中分离肿瘤时，神经的滋养血管受损可能是早期和迟发性神经损伤的原因之一。

如果手术不辅以放射治疗，GTR 或 STR 术后的肿瘤复发率一般在 10%～25%[30, 31, 44]。在 Sindou 等[37] 的一项系列研究中，海绵窦外生长的 CSM 肿瘤分别采用了 GTR（n=12）、近全切除（NTR）加部分海绵窦内探查（n=28）和 STR （n=60）治疗，平均随访时间 8.3 年，作者单纯从手术切除的激进程度上对其结果和并发症发生率进行了比较。总的死亡率为 5%，随着手术切除程度的增加，视路和三叉神经功能的并发症发生率显著增加。NTR 组和 STR 组的肿瘤复发率为 13.3%，GTR 组无复发。STR 或 NTR 的术后复发率相对较低，其部分原因是术中广泛的硬膜外显露使肿瘤失去了来自颅底的血供。肿瘤复发一般发生于术后 2～9 年，而术后 10 年肿瘤再生长的风险非常低。

（七）海绵窦根治术

CSE 适用于恶性 CSM 的肿瘤切除。该技术的目标是提高总生存期（OS）和无进展生存期（PFS）。CSE 同样也适用于复发，或者有进展的良性肿瘤患者，同侧视力完全丧失和眼球活动功能完全丧失或对侧眼球功能受到进展性肿瘤威胁的患者也可考虑采用 CSE[58, 59]。一旦同侧神经功能丧失，对侧神经血管结构的功能保留是首要目标。脑血管重建术主要适用于年轻的良性肿瘤患者和生存期较长的患者，也适用于球囊闭塞试验（BTO）和乙酰唑胺负荷脑血流灌注显像提示血管代偿不足的患者[58, 60]。3%～8% 的患者可能出现假阴性 BTO 结果[60-62]，牺牲颈动脉后，偶有发生迟发缺血性神经功能障碍，新发动脉瘤形成较为罕见，因此一些人认为搭桥手术的适应证应该更加灵活。与颈动脉牺牲相关的风险（7% 的死亡率和 17% 的致残率）实际上高于搭桥手术的风险（0% 的死亡率和 3%～7% 的致残率），从而强调了脑血管搭桥术在此类根治性手术中的重要性[63, 64]。

George 等[59] 在研究中对 CSE 的结果进行分析后发现，18 例（CSM, n=12）良性或恶性病变患者中与手术相关的死亡率为 11.1%。其中脑脊液漏发生率为 22.2%，脑膜炎为 16.7%。颅底重建技术旨在封堵 CSE 术后的医源性颅底骨质缺损[58]。小的颅底缺损可用自体脂肪 / 肌肉填塞，大于 3～4cm 的颅底缺损可用带蒂颞肌、带蒂颅外软组织或吻合面动静脉血管的游离肌瓣移植。

病例

16 岁女性，有儿时白血病和颅脑放射病史。患者多次行复发颅底脑膜瘤手术，肿瘤最初累及右侧眶眶区。15 年前，患者接受了首次颅中窝脑膜瘤切除术，随后是眼眶复发和 2 年前的数次眶内肿瘤手术。在立体定向放射治疗失败后，肿瘤开始进展并累及眼眶（导致右眼视力丧失）和同侧海绵窦，同时长入蝶窦和筛窦（图 23-4）。患者行右侧颈动脉 BTC 试验并顺利通过，提示有足够的侧支血管代偿。

患者接受了眼眶和海绵窦根治术。术中切除眼眶内容物（图 23-4F），同时切除所有累及邻近鼻窦（蝶窦和筛窦）和深面及海绵窦的肿瘤。考虑到患者有广泛的放射治疗史，使用带蒂大腿游离瓣进行颅底重建。术后影像（图 23-4）显示肿瘤受累区域完全切除，缺损以带蒂皮瓣闭合。术后患者未出现新的神经功能障碍。

（八）放射治疗

根据患者肿瘤的大小、位置、范围、级别、年龄、SRS、FSRT 或辅助放射治疗均可用于无症状和有症状的 CSM。放射治疗的肿瘤控制率与显微手术相似，但与手术相关的神经血管损伤发生率较低[16, 17]。Sughrue 等[54] 在 Meta 分析中认为放射治疗在保留脑神经功能方面优于手术治疗，但需要长期（至少 10 年）的影像学随访，因为即使在放射治疗后 14 年也可见到脑膜瘤的侵袭性生长[65]。

尽管在许多病例中，肿瘤体积大、向海绵窦外生长、邻近放射敏感的重要神经组织等因素阻碍了其应用，我们仍提倡首次使用 SRS/FSRT。当适合采用 SRS/FSRT 时，手术减压主要用于分块切除海绵窦外的肿瘤部分，以使重要神经血管结构远离病变[16]。也有众多文献报道支持 CSM 次全切除术后辅以 SRS 或 FSRT[54, 66, 67]。

1. 立体定向放射外科　单次分割 SRS 有两种方式，基于钴 -60 的伽马刀和基于直线加速器（linear accelerator，LINAC）的射波刀[66-68]。与直线加速器相比，有更多文献支持伽马刀在 CSM

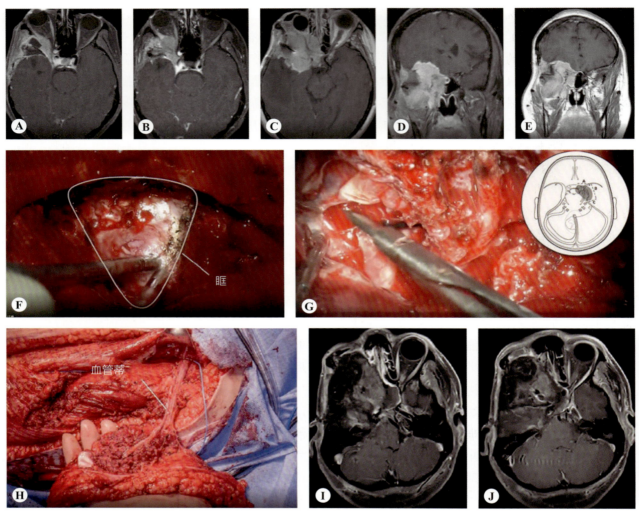

标注：眶（F 图）、血管蒂（H 图）

▲ 图 23-4　海绵窦根治术病例示例

A 和 B. 患者在切除颅中窝脑膜瘤后出现了眼眶复发，并接受数次眶内肿瘤手术；C 和 D. 在立体定向放射治疗失败后，肿瘤进展，累及眼眶和同侧海绵窦；E. 伴有蝶窦和筛窦侵犯；F 和 G. 患者再次行海绵窦根治术，切除眶内容物及所有鼻窦和海绵窦内肿瘤；H. 并使用带蒂大腿游离瓣封闭颅底缺损；I 和 J. 受累区域达到手术全切除

中的有效性和可靠性[54, 66-68]，我们将使用术语"SRS"用于伽马刀相关治疗，除非另有说明。

　　SRS 诱导的肿瘤控制是通过 DNA 损伤、血管损伤和诱导细胞凋亡来实现的。在不增加放射相关并发症（radiation-related complication，RRC）发生率的情况下，典型良性 CSM 的常规 SRS 边缘剂量中位值为 12～16Gy[17, 54, 66-68]。如果辐射剂量受到靠近视通路的限制，封堵/屏蔽技术和单次动态剂量调整可以提供更好的肿瘤覆盖，并防止辐射剂量过度溢出到重要神经血管结

构[66-68]。这也可能导致剂量分布减少，从而有治疗失败的风险。为了避免这种情况，通常首先切除肿瘤的海绵窦外部分，以便实施最佳的 SRS 计划和治疗。

　　SRS 对 CSM 肿瘤有很好的控制率。5 年期 PFS 为 80%～100%[47, 66, 67, 69-75]，10 年期 PFS 为 73%～98%[66, 67, 70, 75]。综合当前以 SRS（伽马刀/LINAC）主要或辅助治疗 CSM 的系列研究（n=814），平均治疗失败率为 7.5%，平均随访 58 个月[66, 68, 70, 73-79]。大多数肿瘤复发发生于

治疗的前5年（72%），只有21%发生在5～10年，7%发生在＞10年后[66, 68, 70, 73-79]。大多数研究表明，放射治疗的有效率在29%～69%，有证据表明多达40%的CSM肿瘤照射后有缩小[16]。这些生物学反应的高度一致性在SRS后的临床反应或改善率中得到证明[16]。长期研究表明，CSM肿瘤患者超过88%有缩小或稳定[66, 70, 72, 80]。CSM患者SRS治疗后脑神经功能改善率为20%～37%[47, 67, 69, 73, 79]，迟发性脑神经障碍发生率为0%～25%[47, 67, 69, 73, 79]。Sughrue等[54]的Meta分析显示放射治疗在保留神经功能和控制肿瘤方面优于手术切除。显微外科术后脑神经并发症（GTR或STR）为59.6%，而单纯SRS为25.7%，肿瘤复发率SRS为3.2%，GTR为11.8%，STR为11.1%[54]。

　　越来越多的证据表明，SRS用于未手术切除的原发性肿瘤时有更好的肿瘤控制率。SRS的治疗失败主要是由于CSM肿瘤部分位于放射区外[66, 67]。尤其是显微手术后残留的肿瘤，可能会引起粘连，影像学上很难区分正常的海绵窦组织和肿瘤，导致在制订SRS治疗计划时产生误判[66, 67]。此外，残余肿瘤可能会分布于多个区域，这增加了单剂量SRS规划肿瘤覆盖的难度。Kano等[67]根据SRS治疗前是否行显微手术对272例CSM患者（平均肿瘤体积7.9ml，中位边缘剂量13Gy，平均随访62个月）进行分类（既往手术，n=99；首次SRS，n=173），评估其SRS相关性症状改善的情况。总体而言，3年PFS为96%，5年为94%，10年为86%，但以SRS为主要治疗方式的脑神经功能改善率为37%，而将SRS作为显微手术后辅助治疗的脑神经功能改善率仅为14%。也有证据表明，与显微手术后的辅助治疗相比，SRS作为主要治疗方式可提供更好的神经改善率[72]。该结果很可能是由于显微外科手术中医源性血管损伤引起的颅内神经血管损伤导致。其他研究未能确定以往显微手术对SRS结果的任何潜在影响。

　　尽管SRS治疗CSM的成功率较高，越来越多的人开始关注SRS治疗大型肿瘤的疗效。Hasegawa等[66]证实，肿瘤体积较大妨碍了对整个肿瘤实施最佳的放射治疗剂量，结果表明局部肿瘤控制率较低，5年87%，10年73%。因此，大型病变的手术减压可能会提高SRS的疗效。脑膜瘤分级也可影响肿瘤对SRS的敏感性，良性、非典型和恶性的5年肿瘤控制率分别为93%、68%和0%[81]，这凸显了组织学诊断在可疑和快速增长病变中的重要性。对于侵袭性更强的脑膜瘤（非典型/恶性），可能需要更高的剂量以获得最佳结果：对于非典型脑膜瘤，中位边缘剂量＞20Gy治疗的5年PFS（63.1%）显著高于＜20Gy治疗（29.9%）[67]。

　　关于使用SRS治疗CSM的文献通常显示远期的RRC率＜15%。SRS的典型并发症包括放射性坏死、脑神经损伤、癫痫发作、认知和运动障碍、脑积水、血管闭塞和瘤周水肿[16]。尽管这些并发症通常是短期的，但肿瘤体积增大可能会增加RRC率，从而抵消了SRS相对于显微手术治疗的优势[16]。例如，在Pollock等[82]的研究中，2%的患者发生永久性的放射并发症，包括三叉神经功能、复视、缺血性卒中和垂体功能低下，中位间隔为23个月。患者接受了主要和辅助SRS治疗（中位边缘剂量16Gy），2年、5年、10年并发症发生率分别为7%、10%和15%。多因素分析发现肿瘤体积＞9.3ml（平均肿瘤体积）的RRC率明显高于较小肿瘤。

2 多次立体定向放射治疗（FSRT） 从理论上讲，FSRT可能优于常规SRS，因为它能传递更加安全的肿瘤剂量，且对视路的损伤风险更小[78]。辐射剂量的分割可使正常组织得以修复辐射造成的亚致死性和潜在致死性损伤，而肿瘤组织难以修复，称之为治疗率。如果采用单次治疗，对于辐射的直接和间接影响，正常组织则没有相同的修复机会。因此，随着靶组织与正常组织体积比的增加，必须降低剂量，使辐射毒性保持不变。在某些肿瘤体积下，降低后的剂量可能低于肿瘤控制所需的剂量。因此，与SRS相比，

FSRT 可以治疗更大的肿瘤，因为分次治疗可在多个疗程中对大型肿瘤给予更大的剂量[67]。然而，分次治疗同时也降低了小剂量放射治疗在正常和肿瘤组织中的生物学有效性。Metellus 等[83]发现使用 SRS 和 FSRT 的局部肿瘤控制率相近（>90%），但 SRS 组有 53% 出现肿瘤缩小，而 FSRT 组为 29%。

一项关于 FSRT 治疗 CSM 的回顾性分析显示，5 年和 10 年 PFS 率分别为 89%～94% 和 76%～94%[84]。在纳入的研究中，平均辐射剂量为 50～55Gy，分为 30 次，每次 1.6～1.9Gy[84]。也有一些其他研究报道了更高的 10 年 PFS 率（81%～96%），平均随访时间 3.4～9 年[83, 85, 86]。例如，Maguire 等[85]报道了 28 例 CSM 良性肿瘤（21 例原发，7 例复发），随访时间 8 年，OS 和 PFS 分别为 96% 和 81%，其中 22 例次全切除，6 例无法切除。Metellus 等[83]在 CSM 患者（平均肿瘤体积 11.7ml）中使用平均剂量为（52.9±1.8）Gy/（29.4±1.0）次的 FSRT，发现只有 4% 的患者有肿瘤进展。FSRT 的并发症发生率处于可接受的范围内[83, 85, 86]，Maguire 等[85]指出，中位剂量 53.1Gy 的辐射剂量与迟发性辐射毒性无关，而在 Metellus 等[83]的研究中，放射相关并发症中新发复视的比例为 2%。

关于质子束分割治疗 CSM 肿瘤的文献非常有限，但由于质子束比常规光子或电子束治疗剂量急剧下降，理论上具有优势。一项研究描述了采用分割质子束治疗 72 例 CSM 患者的 5 年随访结果，平均肿瘤体积 27.6ml[87]，局部肿瘤控制率为 99%。在该研究报道的 RRC 中，4% 的患者出现视力丧失和垂体功能减退，1% 需要行积极减压手术治疗放射性坏死。

（九）多模态治疗

虽然一些外科医生倾向于积极的手术切除或直接行 SRS，但另一些医生倾向于有限的海绵窦外肿瘤切除并辅助 SRS/FSRT[37]。选择特定治疗策略应基于每个患者的临床、影像学特征和病理结果，在制订治疗计划之前，应与患者详细讨论每种方法的利弊。对于有症状的患者，3 种主要的治疗方案分别为单纯手术、单纯放射治疗 / 延迟辅助放射治疗，以及手术加前期辅助放射治疗。三者的长期肿瘤控制率相似，单纯手术者为 86.8%～90%（平均随访 24～100 个月）[30, 31, 37, 43-45]；单纯放射治疗 / 延迟辅助放射治疗者为 90.5%～98%（平均随访 30.5～109.2 个月）[69, 70, 74, 79, 80, 88]；手术加前期辅助放射治疗者为 81%～94.1%（平均随访 40～73 个月）[46, 47, 85, 90]。

我们提出了一个实用的流程，可以作为 CSM 肿瘤的治疗路线图（图 23-1）。患者的治疗策略取决于肿瘤相关症状、部位、大小、范围、病理、患者的年龄和功能状态，以及肿瘤复发情况。对于大多数 CSM 肿瘤来说，不打开海绵窦的单纯海绵窦外入路是最理想的方法，可以降低医源性并发症的风险，而不会明显增加肿瘤进展 / 复发的风险[16, 17]。该入路有利于保护脑干和穿过海绵窦外侧壁的脑神经，尤其是在脑神经进入海绵窦的部位行海绵窦外肿瘤切除以达到部分减压的效果。当使用辅助 SRS/FSRT 时，对肿瘤进行减压和剥离使之远离视路结构也至关重要。残余肿瘤与视路结构之间 3～5mm 的最小距离使 SRS/FSRT 更安全[52, 91]。最后，手术也有助于病变的诊断和分级，以优化进一步的治疗方案。对于小的无症状海绵窦内 CSM，可选择非手术治疗结合严密的影像学监测或直接 SRS/FSRT。然而，随着 CSM 手术范围的扩大，神经血管并发症的发生率也随之增加，因此对于已侵犯至海绵窦外的大型 CSM，其最佳治疗策略包括最大安全手术探查，充分切除海绵窦外肿瘤，对重要脑神经和脑干进行减压，以及必要时辅以放射治疗。预测 CSM 可切除性的因素包括 ICA 受累 / 包裹的程度、肿瘤与周围结构的粘连、放射治疗后肿瘤粘连程度增加或分离界面丧失，以及肿瘤向眶尖、眶上裂和岩斜裂延伸的程度。对于不典型或恶性脑膜瘤、视力和眼外肌运动完全丧失或既往放射治疗（SRS 或 FSRT）失败的患者，可以尝试肿瘤根治性切除或 CSE。

（十）新的治疗方式

如果患者不适合行积极的海绵窦切除术，特别是对于手术和辅助放射治疗后仍有继续生长趋势的 CSM 肿瘤，则可以考虑使用贝伐单抗和舒尼替尼等化学治疗药物辅助治疗[92-94]。其他的 CSM 新型治疗方法，如羟基脲（一种核糖核苷酸还原酶抑制药）、米非司酮（一种抗丙酮药物）、地尔硫草和维拉帕米（钙通道阻滞药）、α 干扰素和胞体抑制素[95-99]，尚未得到充分验证，但目前遗传学和信号通路方面的研究可能会对未来脑膜瘤的治疗模式产生重要影响。

四、总结

随着筛查的普及，CSM 的早期诊断成为可能，对无症状的病变先观察还是先干预的这一临床难题给神经外科医生带来了挑战。对于有症状的 CSM 肿瘤，务必采取多模式治疗，可行首次 SRS/FSRT 治疗，也可行最大安全手术切除加密切的影像学随访，后期可视情况选择是否行放射治疗。这些治疗选项取决于肿瘤的大小、位置、范围和 WHO 分级。在许多病例中，选择根治性切除并探查海绵窦区域已被更保守的手术策略所取代，其中包括切除海绵窦外肿瘤而不探查海绵窦，通常可获得更好的神经功能结果。

致谢　本章节选自几位作者的研究文章，感谢我们的医学编辑 Kristin Kraus, MSc 在文稿编辑上做出的贡献。

参考文献

[1] Radhakrishnan K, Mokri B, Parisi JE, O'Fallon WM, Sunku J, Kurland LT. The trends in incidence of primary brain tumors in the population of Rochester, Minnesota. Ann Neurol. 1995;37(1):67-73.

[2] De Monte F. Current management of meningiomas. Oncology (Williston Park). 1995;9(1):83-91, 6; discussion 6, 9-101.

[3] Parkinson D. A surgical approach to the cavernous portion of the carotid artery. Anatomical studies and case report. J Neurosurg. 1965;23(5):474-83.

[4] Yasuda A, Campero A, Martins C, Rhoton AL Jr, de Oliveira E, Ribas GC. Microsurgical anatomy and approaches to the cavernous sinus. Neurosurgery.2005;56(1 Suppl):4-27.

[5] Dolenc V. Direct microsurgical repair of intracavernous vascular lesions. J Neurosurg. 1983;58(6):824-31.

[6] Parkinson D, Ramsay RM. Carotid cavernous fistula with pulsating exophthalmus: a fortuitous cure. Can J Surg. 1963;6:191-5.

[7] Hakuba A, Tanaka K, Suzuki T, Nishimura S. A combined orbitozygomatic infratemporal epidural and subdural approach for lesions involving the entire cavernous sinus. J Neurosurg. 1989;71(5 Pt 1):699-704.

[8] Kawase T, van Loveren H, Keller JT, Tew JM. Meningeal architecture of the cavernous sinus: clinical and surgical implications. Neurosurgery. 1996;39(3):527-34; discussion 34-6.

[9] Taptas JN. The so-called cavernous sinus: a review of the controversy and its implications for neurosurgeons. Neurosurgery. 1982;11(5):712-7.

[10] Umansky F, Nathan H. The lateral wall of the cavernous sinus. With special reference to the nerves related to it. J Neurosurg. 1982;56(2):228-34.

[11] Pichierri A, Santoro A, Raco A, Paolini S, Cantore G, Delfini R. Cavernous sinus meningiomas: retrospective analysis and proposal of a treatment algorithm. Neurosurgery. 2009;64(6):1090-9; discussion 9-101.

[12] Suzuki M, Mizoi K, Yoshimoto T. Should meningiomas involving the cavernous sinus be totally resected? Surg Neurol. 1995;44(1):3-10; discussion-3.

[13] Kotapka MJ, Kalia KK, Martinez AJ, Sekhar LN. Infiltration of the carotid artery by cavernous sinus meningioma. J Neurosurg. 1994;81(2):252-5.

[14] Larson JJ, van Loveren HR, Balko MG, Tew JM Jr. Evidence of meningioma infiltration into cranial nerves: clinical implications for cavernous sinus meningiomas. J Neurosurg. 1995;83(4):596-9.

[15] Sen C, Hague K. Meningiomas involving the cavernous sinus: histological factors affecting the degree of resection. J Neurosurg. 1997;87(4):535-43.

[16] Klinger DR, Flores BC, Lewis JJ, Barnett SL. The treatment of cavernous sinus meningiomas: evolution of a modern approach. Neurosurg Focus. 2013;35(6):E8.

[17] Walsh MT, Couldwell WT. Management options for cavernous sinus meningiomas. J Neuro-Oncol. 2009; 92(3): 307-16.

[18] Vernooij MW, Ikram MA, Tanghe HL, Vincent AJ, Hofman A, Krestin GP, et al. Incidental findings on brain MRI in the general population. N Engl J Med. 2007;357(18):1821-8.

[19] Chamoun R, Krisht KM, Couldwell WT. Incidental meningiomas. Neurosurg Focus 2011;31(6):E19.

[20] Jadid KD, Feychting M, Höijer J, Hylin S, Kihlstrom L, Mathiesen T. Long-term follow-up of incidentally discovered meningiomas. Acta Neurochir. 2015;157(2):225-

30; discussion 30.

[21] Wiemels J, Wrensch M, Claus EB. Epidemiology and etiology of meningioma. J Neuro-Oncol. 2010;99(3):307-14.

[22] McGovern SL, Aldape KD, Munsell MF, Mahajan A, DeMonte F, Woo SY. A comparison of World Health Organization tumor grades at recurrence in patients with non-skull base and skull base meningiomas. J Neurosurg. 2010;112(5):925-33.

[23] Nakasu S, Fukami T, Nakajima M, Watanabe K, Ichikawa M, Matsuda M. Growth pattern changes of meningiomas: long-term analysis. Neurosurgery. 2005;56(5):946-55.

[24] Nakamura M, Roser F, Michel J, Jacobs C, Samii M. The natural history of incidental meningiomas. Neurosurgery. 2003;53(1):62-70; discussion -1.

[25] Sughrue ME, Rutkowski MJ, Aranda D, Barani IJ, McDermott MW, Parsa AT. Treatment decision making based on the published natural history and growth rate of small meningiomas. J Neurosurg. 2010;113(5):1036-42.

[26] Hashimoto N, Rabo CS, Okita Y, Kinoshita M, Kagawa N, Fujimoto Y, et al. Slower growth of skull base meningiomas compared with non-skull base meningiomas based on volumetric and biological studies. J Neurosurg. 2012;116(3):574-80.

[27] Cophignon J, Lucena J, Clay C, Marchac D. Limits to radical treatment of spheno-orbital meningiomas. Acta Neurochir Suppl (Wien). 1979;28(2):375-80.

[28] Raheja A, Couldwell WT. Cavernous sinus meningioma. Handb Clin Neurol. 2020;170:69-85.

[29] Gozal YM, Alzhrani G, Abou-Al-Shaar H, Azab MA, Walsh MT, Couldwell WT. Outcomes of decompressive surgery for cavernous sinus meningiomas: long-term follow-up in 50 patients. J Neurosurg. 2020;132(2):380-7.

[30] DeMonte F, Smith HK, al-Mefty O. Outcome of aggressive removal of cavernous sinus meningiomas. J Neurosurg. 1994;81(2):245-51.

[31] O'Sullivan MG, van Loveren HR, Tew JM Jr. The surgical resectability of meningiomas of the cavernous sinus. Neurosurgery. 1997;40(2):238-44; discussion 45-7.

[32] Sekhar LN, Sen CN, Jho HD, Janecka IP. Surgical treatment of intracavernous neoplasms: a four-year experience. Neurosurgery. 1989;24(1):18-30.

[33] Al-Mefty O, Smith RR. Surgery of tumors invading the cavernous sinus. Surg Neurol. 1988;30(5):370-81.

[34] Black PM. Meningiomas. Neurosurgery. 1993;32(4):643-57.

[35] Kim DK, Grieve J, Archer DJ, Uttley D. Meningiomas in the region of the cavernous sinus: a review of 21 patients. Br J Neurosurg. 1996;10(5):439-44.

[36] Landeiro JA, Ribeiro CH, Lapenta MA, Flores MS, Lopes CA, Marins J. Meningiomas of the cavernous sinus: the surgical resectability and complications. Arq Neuropsiquiatr. 2001;59(3-B):746-53.

[37] Sindou M, Wydh E, Jouanneau E, Nebbal M, Lieutaud T. Long-term follow-up of meningiomas of the cavernous sinus after surgical treatment alone. J Neurosurg. 2007;107(5):937-44.

[38] Raithatha R, McCoul ED, Woodworth GF, Schwartz TH, Anand VK. Endoscopic endonasal approaches to the cavernous sinus. Int Forum Allergy Rhinol. 2012;2(1):9-15.

[39] Schwartz TH, Fraser JF, Brown S, Tabaee A, Kacker A, Anand VK. Endoscopic cranial base surgery: classification of operative approaches. Neurosurgery. 2008;62(5):991-1002; discussion -5.

[40] Couldwell WT, Sabit I, Weiss MH, Giannotta SL, Rice D. Transmaxillary approach to the anterior cavernous sinus: a microanatomic study. Neurosurgery. 1997;40(6):1307-11.

[41] Dolenc VV. Frontotemporal epidural approach to trigeminal neurinomas. Acta Neurochir. 1994;130(1-4):55-65.

[42] Kawase T, Shiobara R, Toya S. Anterior transpetrosal-transtentorial approach for sphenopetroclival meningiomas: surgical method and results in 10 patients. Neurosurgery. 1991;28(6):869-75; discussion 75-6.

[43] Abdel-Aziz KM, Froelich SC, Dagnew E, Jean W, Breneman JC, Zuccarello M, et al. Large sphenoid wing meningiomas involving the cavernous sinus: conservative surgical strategies for better functional outcomes. Neurosurgery. 2004;54(6):1375-83; discussion 83-4.

[44] Cusimano MD, Sekhar LN, Sen CN, Pomonis S, Wright DC, Biglan AW, et al. The results of surgery for benign tumors of the cavernous sinus. Neurosurgery. 1995;37(1):1-9; discussion -10.

[45] De Jesus O, Sekhar LN, Parikh HK, Wright DC, Wagner DP. Long-term follow-up of patients with meningiomas involving the cavernous sinus: recurrence, progression, and quality of life. Neurosurgery. 1996;39(5):915-9; discussion 9-20.

[46] Dufour H, Muracciole X, Metellus P, Regis J, Chinot O, Grisoli F. Long-term tumor control and functional outcome in patients with cavernous sinus meningiomas treated by radiotherapy with or without previous surgery: is there an alternative to aggressive tumor removal? Neurosurgery. 2001;48(2):285-94; discussion 94-6.

[47] Maruyama K, Shin M, Kurita H, Kawahara N, Morita A, Kirino T. Proposed treatment strategy for cavernous sinus meningiomas: a prospective study. Neurosurgery. 2004;55(5):1068-75.

[48] Nanda A, Thakur JD, Sonig A, Missios S. Microsurgical resectability, outcomes, and tumor control in meningiomas occupying the cavernous sinus. J Neurosurg. 2016;125(2):378-92.

[49] Altay T, Patel BC, Couldwell WT. Lateral orbital wall approach to the cavernous sinus. J Neurosurg. 2012;116(4):755-63.

[50] Messerer M, Dubourg J, Saint-Pierre G, Jouanneau E, Sindou M. Percutaneous biopsy of lesions in the cavernous sinus region through the foramen ovale: diagnostic accuracy and limits in 50 patients. J Neurosurg. 2012;116(2):390-8.

[51] Frighetto L, De Salles AA, Behnke E, Smith ZA, Chute D. Image-guided frameless stereotactic biopsy sampling of parasellar lesions. Technical note. J Neurosurg. 2003;98(4):920-5.

[52] Couldwell WT, Kan P, Liu JK, Apfelbaum RI. Decompression of cavernous sinus menin-gioma for preservation and improvement of cranial nerve function. Technical note. J Neurosurg. 2006;105(1):148-52.

[53] Nakamura M, Krauss JK. Image-guided resection of small lesions in the cavernous sinus and Meckel's cave. Eur J Surg

Oncol. 2010;36(2):208-13.

[54] Sughrue ME, Rutkowski MJ, Aranda D, Barani IJ, McDermott MW, Parsa AT. Factors affecting outcome following treatment of patients with cavernous sinus meningiomas. J Neurosurg. 2010;113(5):1087-92.

[55] Mathiesen T, Lindquist C, Kihlstrom L, Karlsson B. Recurrence of cranial base meningiomas. Neurosurgery. 1996;39(1):2-7; discussion 8-9.

[56] Hirsch WL, Sekhar LN, Lanzino G, Pomonis S, Sen CN. Meningiomas involving the cavernous sinus: value of imaging for predicting surgical complications.AJR Am J Roentgenol. 1993;160(5):1083-8.

[57] Sekhar LN, Linskey ME, Sen CN, Altschuler EM. Surgical management of lesions within the cavernous sinus. Clin Neurosurg. 1991;37:440-89.

[58] Couldwell WT, MacDonald JD, Taussky P. Complete resection of the cavernous sinus-indications and technique. World Neurosurg. 2014;82(6):1264-70.

[59] George B, Ferrario CA, Blanquet A, Kolb F. Cavernous sinus exenteration for invasive cranial base tumors. Neurosurgery. 2003;52(4):772-80; discussion 80-2.

[60] Liu JK, Couldwell WT. Interpositional carotid artery bypass strategies in the surgical management of aneurysms and tumors of the skull base. Neurosurg Focus. 2003;14(3):e2.

[61] Pieper DR, LaRouere M, Jackson IT. Operative management of skull base malignancies: choosing the appropriate approach. Neurosurg Focus. 2002;12(5):e6.

[62] Yang T, Tariq F, Chabot J, Madhok R, Sekhar LN. Cerebral revascularization for difficult skull base tumors: a contemporary series of 18 patients. World Neurosurg. 2014;82(5):660-71.

[63] Lawton MT, Spetzler RF. Internal carotid artery sacrifice for radical resection of skull base tumors. Skull Base Surg. 1996;6(2):119-23.

[64] Mendelowitsch A, Taussky P, Rem JA, Gratzl O. Clinical outcome of standard extracranial-intracranial bypass surgery in patients with symptomatic atherosclerotic occlusion of the internal carotid artery. Acta Neurochir. 2004;146(2):95-101.

[65] Couldwell WT, Cole CD, Al-Mefty O. Patterns of skull base meningioma progression after failed radiosurgery. J Neurosurg. 2007;106(1):30-5.

[66] Hasegawa T, Kida Y, Yoshimoto M, Koike J, Iizuka H, Ishii D. Long-term outcomes of Gamma Knife surgery for cavernous sinus meningioma. J Neurosurg. 2007;107(4):745-51.

[67] Kano H, Park KJ, Kondziolka D, Iyer A, Liu X, Tonetti D, et al. Does prior microsurgery improve or worsen the outcomes of stereotactic radiosurgery for cavernous sinus meningiomas? Neurosurgery. 2013;73(3):401-10.

[68] dos Santos MA, de Salcedo JB, Gutierrez Diaz JA, Calvo FA, Samblas J, Marsiglia H, et al. Long-term outcomes of stereotactic radiosurgery for treatment of cavernous sinus meningiomas. Int J Radiat Oncol Biol Phys. 2011;81(5):1436-41.

[69] Iwai Y, Yamanaka K, Ishiguro T. Gamma Knife radiosurgery for the treatment of cavernous sinus meningiomas. Neurosurgery. 2003;52(3):517-24; discussion 23-4.

[70] Lee JY, Niranjan A, McInerney J, Kondziolka D, Flickinger JC Lunsford LD. Stereotactic radiosurgery providing long-term tumor control of cavernous sinus meningiomas. J Neurosurg. 2002;97(1):65-72.

[71] Morita A, Coffey RJ, Foote RL, Schiff D, Gorman D. Risk of injury to cranial nerves after Gamma Knife radiosurgery for skull base meningiomas: experience in 88 patients. J Neurosurg. 1999;90(1):42-9.

[72] Nicolato A, Foroni R, Alessandrini F, Bricolo A, Gerosa M. Radiosurgical treatment of cavernous sinus meningiomas: experience with 122 treated patients. Neurosurgery. 2002;51(5):1153-9; discussion 9-61.

[73] Pollock BE, Stafford SL. Results of stereotactic radiosurgery for patients with imaging defined cavernous sinus meningiomas. Int J Radiat Oncol Biol Phys. 2005;62(4):1427-31.

[74] Roche PH, Regis J, Dufour H, Fournier HD, Delsanti C, Pellet W, et al. Gamma Knife radiosurgery in the management of cavernous sinus meningiomas. J Neurosurg. 2000; 3(Suppl 3):68-73.

[75] Shin M, Kurita H, Sasaki T, Kawamoto S, Tago M, Kawahara N, et al. Analysis of treatment outcome after stereotactic radiosurgery for cavernous sinus meningiomas. J Neurosurg. 2001;95(3):435-9.

[76] Kimball MM, Friedman WA, Foote KD, Bova FJ, Chi YY. Linear accelerator radiosurgery for cavernous sinus meningiomas. Stereotact Funct Neurosurg. 2009;87(2):120-7.

[77] Metellus P, Regis J, Muracciole X, Fuentes S, Dufour H, Nanni I et al. Evaluation of fractionated radiotherapy and Gamma Knife radiosurgery in cavernous sinus meningiomas: treatment strategy. Neurosurgery. 2005;57(5):873-86; discussion -55.

[78] Skeie BS, Enger PO, Skeie GO, Thorsen F, Pedersen PH. Gamma Knife surgery of meningiomas involving the cavernous sinus: long-term follow-up of 100 patients. Neurosurgery. 2010;66(4):661-8; discussion 8-9.

[79] Spiegelmann R, Cohen ZR, Nissim O, Alezra D, Pfeffer R. Cavernous sinus meningiomas: a large LINAC radiosurgery series. J Neuro-Oncol. 2010;98(2):195-202.

[80] Kuo JS, Chen JC, Yu C, Zelman V, Giannotta SL, Petrovich Z, et al. Gamma Knife radiosurgery for benign cavernous sinus tumors: quantitative analysis of treatment outcomes. Neurosurgery. 2004;54(6):1385-93; discussion 93-4.

[81] Stafford SL, Pollock BE, Foote RL, Link MJ, Gorman DA, Schomberg PJ, et al. Meningioma radiosur-gery: tumor control outcomes, and complications among 190 consecutive patients. Neurosurgery. 2001;49(5):1029-37; discussion 37-8.

[82] Pollock BE, Stafford SL, Link MJ, Garces YI, Foote RL. Single-fraction radiosurgery of benign cavernous sinus meningiomas. J Neurosurg. 2013;119(3):675-82.

[83] Metellus P, Batra S, Karkar S, Kapoor S, Weiss S, Kleinberg L, et al. Fractionated conformal radiotherapy in the management of cavernous sinus meningiomas: long-term functional outcome and tumor control at a single institution. Int J Radiat Oncol Biol Phys. 2010;78(3):836-43.

[84] Shrieve DC, Hazard L, Boucher K, Jensen RL. Dose fractionation in stereotactic radiotherapy for parasellar meningiomas: radiobiological considerations of efficacy and optic nerve tolerance. J Neurosurg. 2004;101(Suppl 3):

390-5.

[85] Maguire PD, Clough R, Friedman AH, Halperin EC. Fractionated external-beam radiation therapy for meningiomas of the cavernous sinus. Int J Radiat Oncol Biol Phys. 1999;44(1):75-9.

[86] Nutting C, Brada M, Brazil L, Sibtain A, Saran F, Westbury C, et al. Radiotherapy in the treatment of benign meningioma of the skull base. J Neurosurg. 1999;90(5):823-7.

[87] Slater JD, Loredo LN, Chung A, Bush DA, Patyal B, Johnson WD, et al. Fractionated proton radiotherapy for benign cavernous sinus meningiomas. Int J Radiat Oncol Biol Phys. 2012;83(5):e633-7.

[88] Kondziolka D, Nathoo N, Flickinger JC, Niranjan A, Maitz AH, Lunsford LD. Long-term results after radiosurgery for benign intracranial tumors. Neurosurgery. 2003;53(4):815-21; discussion 21-2.

[89] Liscak R, Kollova A, Vladyka V, Simonova G, Novotny J Jr. Gamma Knife radiosurgery of skull base meningiomas. Acta Neurochir Suppl. 2004;91:65-74.

[90] Goldsmith BJ, Wara WM, Wilson CB, Larson DA. Postoperative irradiation for subtotally resected meningiomas. A retrospective analysis of 140 patients treated from 1967 to 1990. J Neurosurg. 1994;80(2):195-201.

[91] Pamir MN, Kilic T, Bayrakli F, Peker S. Changing treatment strategy of cavernous sinus meningiomas: experience of a single institution. Surg Neurol. 2005;64(Suppl 2):S58-66.

[92] Furtner J, Schopf V, Seystahl K, Le Rhun E, Ruda R, Roelcke U, et al. Kinetics of tumor size and peritumoral brain edema before, during, and after systemic therapy in recurrent WHO grade II or III meningioma. Neuro-Oncology. 2016;18(3):401-7.

[93] Kaley TJ, Wen P, Schiff D, Ligon K, Haidar S, Karimi S, et al. Phase II trial of sunitinib for recurrent and progressive atypical and anaplastic meningioma. Neuro-Oncology. 2015;17(1):116-21.

[94] Raheja A, Colman H, Palmer C, Couldwell WT. Dramatic radiographic response and paradoxical cerebrospinal fluid rhinorrhea associated with sunitinib therapy in recurrent atypical meningioma. J Neurosurg. 2017;127(5):965-70.

[95] Chamberlain MC, Glantz MJ, Fadul CE. Recurrent meningioma: salvage therapy with long-acting somatostatin analogue. Neurology. 2007;69(10):969-73.

[96] Grunberg SM, Weiss MH, Spitz IM, Ahmadi J, Sadun A, Russell CA, et al. Treatment of unresectable meningiomas with the antiprogesterone agent mifepristone. J Neurosurg. 1991;74(6):861-6.

[97] Kaba SE, DeMonte F, Bruner JM, Kyritsis AP, Jaeckle KA, Levin V, et al. The treatment of recurrent unresectable and malignant meningiomas with interferon alpha-2B. Neurosurgery. 1997;40(2):271-5.

[98] Loven D, Hardoff R, Sever ZB, Steinmetz AP, Gornish M, Rappaport ZH, et al. Non-resectable slow-growing meningiomas treated by hydroxyurea. J Neuro-Oncol. 2004;67(1-2):221-6.

[99] Ragel BT, Couldwell WT, Wurster RD, Jensen RL. Chronic suppressive therapy with calcium channel antagonists for refractory meningiomas. Neurosurg Focus. 2007;23(4):E10.

[100] Alzhrani G, Gozal YM, Sherrod BA, Couldwell WT. A modified lateral orbitotomy approach to the superior orbital fissure. Oper Neurosurg (Hagerstown). 2019;16(6):685-91.

第 24 章　垂体腺瘤
Pituitary Adenoma

Ben G. McGahan　Giuliano Silveira-Bertazzo　Thaïs Cristina Rejane-Heim　Douglas A. Hardesty
Ricardo L. Carrau　Daniel M. Prevedello　著
刘忆　邹石生　译

绝大多数垂体腺瘤属于良性肿瘤，但由于鞍区周边存在重要神经血管结构，邻近结构受压会导致严重并发症[1]。垂体瘤可分为<1cm 的微腺瘤和>1cm 的大腺瘤。垂体腺瘤的另一种分类方法则是根据它们是否分泌激素，分为功能性或无功能腺瘤。垂体腺瘤对海绵窦的侵袭导致肿瘤难以切除，是次全切除和复发的独立危险因素[2-7]。这些病例中术后残余的肿瘤需要多模态治疗，包括内科治疗和放射治疗，以达到治疗的目的，同时保留重要神经血管结构。

海绵窦是鞍旁硬膜的脑膜层和骨膜层之间的小梁状静脉丛。动眼神经、滑车神经和三叉神经的眼支和上颌支在海绵窦外侧壁间穿行。展神经在海绵窦内穿行，位于颈内动脉海绵窦段的外侧。海绵窦内侧壁是分隔垂体和海绵窦的独特结构，常被垂体腺瘤侵犯[8]。

一、流行病学

垂体腺瘤是一种常见的颅底病变，根据影像学和尸检的研究，其发病率为 16.7%~22.5%[1, 9]。绝大多数垂体腺瘤与临床无关且无症状。垂体腺瘤占所有脑肿瘤的 10%[10]，发病率中女性略占优势，为每年每 10 万人中 3.84 例，而男性为 3.23 例。据报道，黑种人垂体腺瘤的发病率明显高于白种人[11]。

垂体腺瘤最常见于 30—50 岁的人群，在儿童、青少年和年轻成人的中枢系统肿瘤中所占比例最高[9]，女性发病时间稍早[10]。5% 与家族综合征有关，如家族孤立性垂体腺瘤（familial isolate pituitary adenoma，FIPA）或多发性内分泌肿瘤 I 型（multiple endocrine neoplasia，MEN1）等[11]。

二、病理学

垂体腺瘤是由于体细胞突变或染色体异常导致腺垂体一直个异常细胞的克隆性扩展而发展成的肿瘤[1]，65% 的垂体腺瘤分泌内分泌激素，被视为功能性肿瘤。各型垂体腺瘤均可侵犯海绵窦，但生长激素型腺瘤侵犯静脉窦的概率是其他腺瘤的 2 倍[3]。

大多数垂体腺瘤影像学检出后不生长。在 445 个垂体腺瘤的 Meta 分析中，只有 10% 的微腺瘤和 20% 的大腺瘤在 2~8 年生长[12]。5% 的垂体腺瘤发生局部侵犯，尽管它们和其他腺瘤在组织学上相似，且也可能构成垂体腺瘤的独特遗传学亚群[13]。垂体癌是一种罕见的转移性病变，其 1 年生存率为 66%，并具有典型的侵袭性，可分泌促肾上腺皮质激素或催乳素[14]。

三、诊断

垂体腺瘤的临床表现多种多样，包括Cushing综合征、肢端肥大症、甲状腺功能亢进、闭经/溢乳等内分泌相关症状，以及头痛、视野丧失或复视等肿瘤占位效应。它们也可以表现为肿瘤卒中，引起严重头痛和视觉障碍。大的腺瘤可通过压迫垂体导致垂体激素分泌不足。生长激素对压力最敏感，通常首先缺乏，其次是促性腺激素、促甲状腺激素、促肾上腺皮质激素和催乳素。肿瘤在较为罕见的情况下可侵犯蝶窦，导致鼻出血或脑脊液漏。垂体腺瘤也经常被偶然发现，多数不需要手术干预。

垂体腺瘤最初常在头颅CT上显示鞍区低至等密度的病变，对疑似垂体腺瘤患者的进一步评估包括完整的内分泌实验室检查（24h尿游离皮质醇、催乳素、甲状腺素、促甲状腺激素、肾上腺皮质激素、生长激素、黄体生成素、卵泡刺激素、胰岛素样生长激素-1、男性睾酮、女性雌二醇），以及详细的眼科检查。影像学评估包括MRI平扫、增强扫描，以及动态增强扫描，后者可以显示垂体腺瘤延迟强化。此外，对于累及海绵窦的垂体腺瘤，血管造影是有必要的。DSA或CTA取决于外科医生的偏好，我们通常采用CT血管造影，可以与MRI融合用于神经导航。对于既往有严重面部外伤或鼻窦外伤病史的患者，我们在手术前由耳鼻咽喉科同事进行内镜检查，以评估各种重建皮瓣的解剖学和可行性。

通常，MRI用于评估和明确海绵窦受侵袭的严重程度，尽管术中的直接观察是金标准。垂体腺瘤侵犯海绵窦的发生率差别很大，根据影像学和术中观察，发生率为9%～63%[15]。Knosp分型是目前应用最广泛的海绵窦侵袭分级，该分型基于垂体腺瘤与颈内动脉海绵窦段及床突上段内侧、中点、外侧切线的关系进行评估（图24-1）。如此，Knosp 0级未侵犯颈内动脉内侧切线；1级则越过颈内动脉内侧切线而不超过颈内动脉中点连线；2级越过颈内动脉中点连线而不超过颈内动脉外侧切线；3级越过颈内动脉外侧切线；4级则在海绵窦内包绕颈内动脉。更新后的分级系

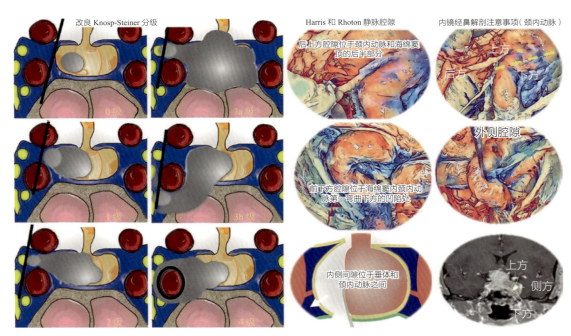

▲ 图 24-1　原创绘图显示侵犯海绵窦的垂体瘤 Knosp 分级系统和其他新型/改良解剖学分型
改良 Knosp 系统根据向鞍旁海绵窦方向生长的肿瘤与颈内动脉海绵窦段的关系进行分级
PG. 垂体；ICA. 颈内动脉；EEA. 内镜下经鼻入路

统提出了 3a 和 3b 亚型，即垂体腺瘤从颈内动脉海绵窦段的上方（3a）或下方（3b）越过颈内动脉外侧切线 [5]。Knosp 3 级和 4 级影像学分级可预测肿瘤对海绵窦的侵犯，70% 的 3b 级肿瘤存在海绵窦侵犯而 4 级肿瘤存在 100% 的侵犯 [5]。Knosp 分级与组织学和手术证实的海绵窦侵袭相关，同时与全切除率，以及术后内分泌缓解率也存在相关性 [5, 16]。术后内分泌缓解率与 Knosp 分级呈负相关。一项生长激素腺瘤的研究表明，82.2% 的 Knosp 1、2 级肿瘤术后达到生化缓解，3 级生化缓解率达到 42.9%，但 4 级仅为 25%[4]。虽然 Knosp 分级总体上是可靠的，但中级评价者可信度相对较弱。但当将其分为两类，即不太可能有海绵窦受累和可能有海绵窦受累时，可靠性又再度变强 [17]。

Wilson 系统被设计用于对垂体腺瘤的侵袭性进行分类 [18]，该系统中将肿瘤扩展程度分为：①不扩展；②进入鞍上池；③进入第三脑室前隐窝；④第三脑室底移位；⑤颅内鞍旁延伸；⑥进入海绵窦或扩展至海绵窦下方。肿瘤侵袭也可分为：①蝶鞍正常或局部扩张；②垂体窝整体扩大；③鞍底局部穿孔；④鞍底弥漫性破坏；⑤通过脑脊液或血液远处播散。

因此，一些学者认为这种基于影像学的分类对于预测海绵窦内侧壁的受侵袭程度用处不大，如 Fernandez-Miranda 等最近在 1976 年 Harris 和 Rhoton[19] 所提出的海绵窦三间隙分类的基础上进行改良，提出了一种新的基于解剖学的海绵窦侵袭分类。该分类根据海绵窦与颈内动脉海绵窦段水平段的关系，将海绵窦分为 4 个间隙，其中上间隙和下间隙分别位于该平面的上方和下方，相对应改良 Knosp 分类的 3a 级和 3b 级。同样，后间隙位于颈内动脉海绵窦段水平段后方，这在 Knosp 分类中未详细描述，外侧间隙则位于颈内动脉的前膝和水平段的外侧。这个基于解剖学的分类有望在术前和术中识别海绵窦受侵犯的间隙，对目前基于影像学的海绵窦分类进行了补充，同时还从经鼻视角增加了海绵窦的解剖学

研究 [20]。

此外，为了更好地认识和规范垂体腺瘤的治疗，有学者提出了数种垂体腺瘤的分类方法，如基于影像学参数的 Hardy 分类法、WHO 于 2004 年和 2007 年提出的垂体肿瘤的组织学分类，以及基于肿瘤大小的垂体腺瘤分类方法，如微腺瘤或大腺瘤的界值为 cm、巨大垂体腺瘤的界值为 4cm 等。另外，对于这些巨大肿瘤，Goel 根据其解剖学表现和肿瘤与膜性层次的关系建立了 4 级评级 [21]，此分级反映了邻近硬膜和蛛网膜腔的侵犯程度，其中 I ～ Ⅲ 级垂体瘤应行经蝶窦根治性切除。相比之下，对于突破鞍膈边界并包绕 Willis 环动脉者（Ⅳ级），积极切除是十分困难，手术目标应该为肿瘤活检，然后进行放射治疗。

四、治疗策略

垂体腺瘤的治疗方法包括观察、药物治疗、开颅手术、显微镜或内镜下经鼻蝶入路及放射治疗。首先应明确治疗的目标，以确定每个患者的最佳治疗策略。通常，垂体腺瘤的治疗目标是通过实现肿瘤控制和诱导生化缓解（如果是功能性腺瘤）来缓解症状，同时保留重要神经血管结构和避免医源性损伤。如果术前影像学和（或）病史无法对肿瘤进行明确鉴别诊断，此时的治疗目标还需包括组织活检以确诊。此外，从肿瘤的病理结果上还可以通过增殖指数获取一些预测复发风险的信息。对于术前影像学评估无法切除的肿瘤，也可考虑进行减瘤手术，以达到更好的放射治疗效果 [2]。

内镜下经鼻蝶入路已逐渐成为治疗垂体腺瘤伴海绵窦侵犯的主要手术入路。由于手活动自由度，以及照明和视线的限制，显微镜经鼻入路以前仅限用于鞍内和侧肿瘤。然而，扩大冠状面入路和角度内镜的发展，提供了更多的外侧视野和对海绵窦的显露。目前，开颅手术治疗侵犯海绵窦的垂体腺瘤仅基于极少数情况下，如肿瘤扩展至经鼻入路上方区域（如颅中窝）。与手术显

微镜相比，内镜在功能性垂体腺瘤的切除和生化缓解方面也有更大的优势[23, 24]。

根据侧方显露范围大小和是否需要颈内动脉移位，经鼻入路可采取不同的方案和技巧。对于大多数 Knosp 分级较低（1 级或 2 级）的垂体腺瘤，标准的经蝶入路通常足够，根据患者的解剖特点，可切除或不切除中鼻甲。较高 Knosp 分级（3 级或 4 级）的垂体瘤需要更多的外侧显露，可能需要使用适当的内镜下扩大经鼻入路，切除中鼻甲，留取同侧鼻中隔带蒂黏膜瓣，并根据需要采用扩大经翼突入路，以改善海绵窦内的显露和工作角度。

此外，如果能达到安全全切除，患者可获得良好结局。一项纳入 50 例 Knosp 1～3 级垂体腺瘤的研究显示，肿瘤 100% 手术全切除，术后两年无影像学复发，仅有 1 例生化复发[25]。无死亡或颈内动脉损伤病例，仅 1 例出现脑脊液漏；有 4 例患者（8%）出现新发脑神经麻痹，但在 3 个月内症状消失。然而，上述结果不具有普遍性，因为该研究系列来自拥有大宗病例数量的颅底中心和经验丰富的团队。专家建议只有经验丰富的外科医生才可对累及海绵窦的肿瘤进行切除，因为有灾难性神经血管并发症的风险[25, 26]。一项关于侵犯海绵窦垂体腺瘤的 Meta 分析显示，颈内动脉损伤率为 0%～5%，而新发脑神经功能障碍高达 27%[15]。

术者应充分权衡全切除的获益情况与损伤海绵窦内重要结构的风险。在临床实践中，对于功能性腺瘤，我们倾向于积极切除，因为全切除是最佳的生化缓解方法[6]，而对于无功能腺瘤，则较少实施全切除，原因在于通常可以通过手术减压来控制临床症状，大多数肿瘤不会复发或生长。非手术治疗方案包括肿瘤次全切除后对残余肿瘤进行立体定向放射外科治疗。被肿瘤侵犯的海绵窦内侧壁除了可予以切除外，还可以用双极电凝电灼或固缩。如果不能达到全切除，有证据表明次全切除仍可获益。生长激素分泌性肿瘤次全切除可改善生长抑素类似物和放射治疗对生长

激素的控制水平[27, 28]。

功能性垂体腺瘤应在内分泌学团队的协助下进行治疗（见第 19 章）。大多功能性垂体腺瘤的患者可以通过药物治疗，获得良好的症状控制。近 90% 的高催乳素血症患者采用多巴胺激动药（如溴隐亭或卡麦角林）可以达到激素控制。对于生长激素腺瘤，生长抑素类似物可以实现 40% 的激素控制，与生长激素受体阻滞药 Pegvisomant 联用可以达到 90% 的控制。皮质醇阻滞药米非司酮能使得 87% 的促肾上腺皮质激素腺瘤症状得到控制[29]。放射治疗技术也可用于垂体腺瘤的治疗。立体定向放射外科（SRS）传统上只适用于不能耐受手术或术后残留肿瘤的患者，因为它通常不能提供"治愈"。但不管怎样，SRS 还是有效果的，残留无功能腺瘤的 SRS 总有效率达 96%[30]。催乳素腺瘤在 SRS 治疗下有 27%～50% 的生化缓解率[31, 32]。生长激素腺瘤对 SRS 有更大的反应，近 82% 的肿瘤在 SRS 后达到生化控制，但这种作用往往在 SRS 治疗后 6～18 个月后逐步显现[33]。尽管 SRS 被认为是安全的，且风险通常低于手术，但在鞍区放射治疗后仍有 30% 的风险出现垂体功能低下，以及其他罕见的不良反应，如放射诱发的视神经炎[33]。

除了 SRS，对于复发垂体腺瘤还有许多其他可供考虑的治疗方案。对于年龄较大或无症状的患者，随访观察是一种合理的方案。也可考虑使用相同或不同入路进行二次手术。对于未侵袭的生长激素分泌性肿瘤，再次手术和初次手术无明显差别[2]。然而，当肿瘤累及海绵窦时，二次手术难度大大增加。外科手术、SRS、药物治疗和再手术的多模式组合可能给某些患者带来最佳治疗效果。对于侵犯海绵窦的促肾上腺皮质激素型大腺瘤，经再次手术、SRS 和药物治疗后，缓解率从 20% 增加到 40%。类似的治疗模式下，催乳素大腺瘤的缓解率可从 17.6% 提高到 47%。对于生长激素分泌型大腺瘤，单纯二次手术缓解率仅为 15.8%，而联合手术、SRS，以及生长抑素治疗后缓解率可提高到 52.6%[7]。

五、手术

（一）手术技术：扩大内镜下经鼻海绵窦入路

患者头部以刚性头托固定，并转向术者。采用躯体感觉诱发电位和眼外肌肌电图（EMG）对侵犯海绵窦的肿瘤进行神经监测。术前使用抗生素。内镜颅底手术团队由一名神经外科医生和一名耳鼻咽喉头颈外科医生组成，两人均接受过内镜鼻内手术的亚专业训练。内镜下经鼻海绵窦入路详见图22-2，该图通过术中照片循序渐进地展示我们的内镜技术，详细描述了扩大内镜入路切除一例广泛侵犯海绵窦的垂体腺瘤。充分显露蝶窦，留取带蒂鼻中隔瓣，以备肿瘤切除后重建。如果采用完全经翼突入路，则需要留取对侧带蒂鼻中隔瓣，电凝并切开同侧鼻黏膜以开放该入路的外侧通道。切除上颌窦后壁后，上颌内侧开口变宽，翼腭窝内容物得以显露。然而，我们

倾向于将覆盖翼腭窝内容物的骨膜推向外侧，从而避免对窝内神经血管结构的损伤。有时需显露翼管神经并将其向侧方移位，但如果处理恶性肿瘤，通常需离断该神经。如此，翼管神经在大多数情况下被用于定位颈内动脉。翼管正对应颈内动脉岩骨段移行至斜坡旁段的位置。用高速磨钻磨开蝶鞍，充分显露硬膜。采用微型多普勒超声对颈内动脉进行定位；神经导航可能有帮助，但在切开海绵窦内侧壁显露海绵窦内肿瘤时，仍然需要经过多普勒确认颈内动脉的位置，而不能仅依赖神经导航。静脉出血用止血药控制，由于肿瘤的占位效应，海绵窦侵犯可能导致术前血栓形成和继发性海绵窦闭塞。海绵窦快速出血可能意味着手术结束，因为肿瘤切除后残余的静脉窦得以开放。垂体腺瘤的剥离应循肿瘤周围边界进行，最好是包膜外切除，但这一点在海绵窦侵犯

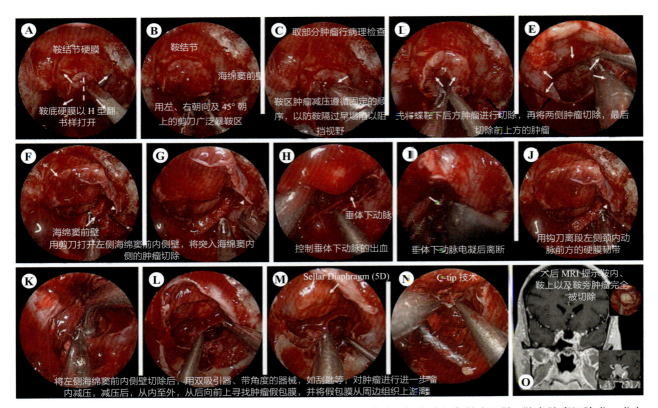

▲ 图 24-2 A 至 N. 一例伴鞍上扩展和左侧海绵窦广泛侵犯的垂体腺瘤，行内镜经鼻扩大经鞍、鞍旁肿瘤切除术，术中照片分步显示肿瘤分块切除技术。O. 术前和术后冠状位 MRI 比较可见肿瘤达到近全切除，颅底重建充分

CS. 海绵窦；CR. 斜坡隐窝；*t. 肿瘤；SC. 鞍腔；SD. 鞍膈；IHA. 垂体下动脉

时通常不太可能实现，因此只能根据需求进行分块切除。与海绵窦内许多病变相比，大多数垂体腺瘤质地相对较软，因此，可以用带角度的剥离子和吸引器切除视野以外的肿瘤。最大限度的安全切除应由内向外进行，同时保留脑神经和颈内动脉。有时可先切开海绵窦内侧壁，以早期控制海绵窦出血[8, 25]。用肌电探针刺激展神经有助于辨认该神经，相关手术解剖见图 24-3。在最大限度的安全切除后，根据需要用人工硬膜和带蒂鼻中隔瓣进行重建。

病例

57 岁女性，病史为渐进性双侧视物模糊和牙齿疼痛。经检查，患者除双侧周边视力丧失外，未见其余阳性体征。增强 MRI 显示鞍内鞍上和鞍旁大肿块，视交叉明显移位，左侧海绵窦被肿瘤侵袭。在标准垂体专家组的背景下，经实验室检查和多学科团队评估后，诊断为无功能性垂体大腺瘤，患者视力呈进行性下降，具有手术指征。患者接受了扩大内镜经鼻蝶 – 左侧翼突海绵窦入路肿瘤切除术。患者术中（图 24-2）和术后未出现并发症，术后无新增神经功能缺损。病理结果为 LH/ 促性腺激素瘤（Ki-67 指数 1%～2%）。术前和术后 MRI 分别见图 24-2 和图 24-4。术后 MRI 显示肿瘤几乎全部切除，仅在左侧海绵窦下部有少许残留。

（二）治疗过程总结

在诊断时务必行内分泌和眼科检查，以对细

微的异常进行评估。如果垂体腺瘤是催乳素腺瘤，那么主要治疗方案为使用多巴胺激动药和影像学随访，以确保肿瘤稳定或消退。如果催乳素腺瘤对多巴胺激动药耐药，症状持续存在或影像学显示肿瘤增大，或患者出现无法耐受的不良反应，则需要进行手术治疗。对于其他非催乳素腺瘤型肿瘤，如果出现内分泌或肿块占位效应的症状，首选手术治疗。对于无临床症状或偶然发现的肿瘤，MRI 随访是安全的。需要注意的是，根据我们的经验，对于年轻患者（一般 65 岁以下），如果垂体腺瘤毗邻或挤压视交叉、视神经，我们会提前进行手术切除而非观察，以预防性减压和防止未来视力损害。这一点应同患者进行细致讨论，如果患者知道存在未来视力损害风险的情况下仍选择进一步观察，也可进行观察随访。

在进行手术治疗时，我们倾向于采用内镜下经鼻入路，除非垂体腺瘤扩展到鞍区以外，跨越海绵窦外侧进入颅中窝。在这种情况下，开颅手术、联合入路手术或经鼻 – 开颅分期手术均可考虑。如果采用经鼻内镜手术，评估 Knosp 分级有助于确定手术所需显露的程度。对于 Knosp 1 级或 2 级肿瘤，标准经鼻中线入路应该足够。对于 Knosp 3 级和 4 级肿瘤，先尝试行肿瘤全切除，然后切除中鼻甲并经翼突向外侧扩大显露；外侧显露范围视病变扩展程度而定。对于 Knosp 4 级肿瘤，采用经翼突入路及颈内动脉移位技术进行肿瘤切除。

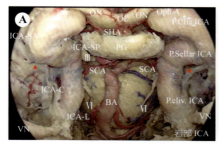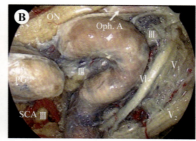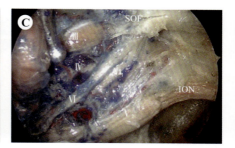

▲ 图 24-3　分步尸体解剖图片显示扩大经鞍 / 鞍旁入路切除侵犯海绵窦的垂体瘤的解剖学标志

A 至 C. 打开骨质和硬膜后显露双侧海绵窦及其神经血管关系

Ⅲ. 动眼神经；V₁. 眼神经；V₂. 上颌神经；V₃. 下颌神经；Ⅵ. 展神经；cliv. 斜坡；BA. 基底动脉；SCA. 小脑上动脉；ICA-SA. 颈内动脉 – 鞍段前弯；ICA-SP. 颈内动脉后弯 – 鞍旁段；ICA-C. 颈内动脉卵旁段；ICA-L. 颈内动脉破裂孔段；ICA-P. 颈内动脉岩段；PG. 垂体；VN. 前庭神经；Oph. A. 眼动脉

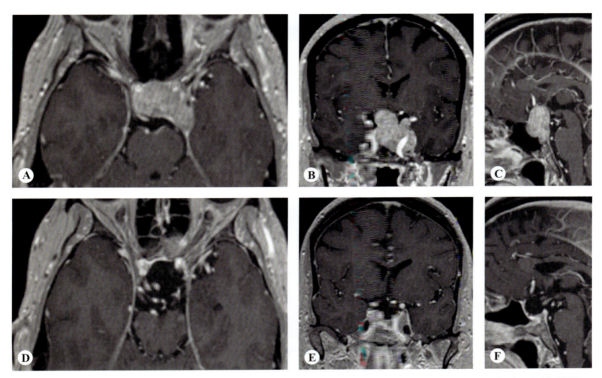

▲ 图 24-4　A 至 C. 患者术前增强 MRI；D 至 F. 术后增强 MRI，其手术过程已在病例 1 中叙述，影像学显示肿瘤近全切除和充分的颅底重建

在决定手术切除程度时需要考虑垂体腺瘤的功能状态。对于功能性垂体腺瘤，通常只能通过全切除来达到症状缓解，因为生化未缓解可导致患者生活质量预后不佳[34]。因此，我们倾向于对功能性肿瘤进行更积极的切除。如果垂体腺瘤无分泌功能，患者症状与肿块占位效应有关，可以通过次全切除来控制症状。无功能性肿瘤的治疗目标仍然是在安全前提下最大限度切除肿瘤，但通常比功能性肿瘤手术要保守。残留的肿瘤可予以观察或放射治疗。残留的功能性肿瘤应采用SRS 治疗。图 24-5 对治疗流程进行了总结。有多种方案可用于治疗残留或复发肿瘤，包括采用相同入路的再次手术，不同入路的再次手术，放射治疗以及观察。应由经验丰富的多学科团队对患者进行个体化治疗。

六、总结

对于侵犯海绵窦的垂体腺瘤，主要外科治疗方式为内镜下经鼻入路切除，有时还包括扩大入路、放射治疗、药物治疗或开颅切除。由此，熟练掌握手术解剖学知识，细心去除妨碍旁中央颅底充分显露的天然屏障，是内镜下经鼻入路治疗伴海绵窦侵犯的垂体腺瘤的关键。小心使用手术标志和策略，有助于减轻和避免手术并发症。

七、研究伦理标准

资助：本研究未接受任何资助。

伦理批准：本研究中涉及人类受试者的所有过程均符合美国俄亥俄州立大学 Wexner 医学中心机构研究委员会伦理学标准，同时符合 1964 年赫尔辛基宣言及其后续补充或等同的伦理学标准。

知情同意：本研究包含的所有受试者均已签署知情同意书。

利益冲突：本章图片出自俄亥俄州立大学的 ALT-VISION 实验室。实验室接受以下公司资助：Carl Zeiss 显微镜公司，Intuitive Surgical 公司，

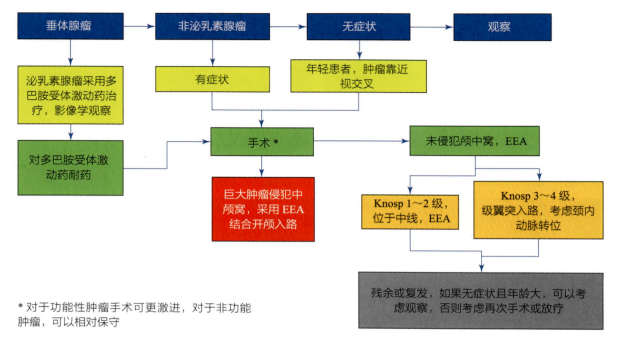

▲ 图 24-5　侵犯海绵窦的垂体腺瘤治疗流程

KLS Martin 公司，Karl Storz 内镜公司，Leica Microsystems 公司，Medtronic 公司，Stryker 公司，Vycor Medical 公司。Prevedello 博士为 Stryker 公司、Medtronic 公司和 Integra 公司的顾问，接受了 Mizuho 公司的报酬及 KLS-Martin 公司的版税。Ricardo L. Carrau 为 Medtronic 公司的顾问。

参考文献

[1] Ezzat S, Asa SL, Couldwell WT, Barr CE, Dodge WE, Vance ML, McCutcheon IE. The prevalence of pituitary adenomas: a systematic review. Cancer. 2004. https://doi.org/10.1002/cncr.20412.

[2] Almeida JP, Ruiz-Treviño AS, Liang B, Omay SB, Shetty SR, Chen YN, Anand VK, Grover K, Christos P, Schwartz TH. Reoperation for growth hormone-secreting pituitary adenomas: report on an endonasal endoscopic series with a systematic review and meta-analysis of the literature. J Neurosurg. 2018. https://doi.org/10.3171/2017.2.JNS162673.

[3] Hofstetter CP, Shin BJ, Mubita L, Huang C, Anand VK, Boockvar JA, Schwartz TH. Endoscopic endonasal transsphenoidal surgery for functional pituitary adenomas. Neurosurg Focus. 2011. https://doi.org/10.3171/2011.1.FOCUS10317.

[4] Jane JA, Starke RM, Elzoghby MA, Reames DL, Payne SC, Thorner MO, Marshall JC, Laws ER, Vance ML. Endoscopic transsphenoidal surgery for acromegaly: remission using modern criteria, complications, and predictors of outcome. J Clin Endocrinol Metab. 2011. https://doi.org/10.1210/jc.2011-0554.

[5] Micko ASG, Wöhrer A, Wolfsberger S, Knosp E. Invasion of the cavernous sinus space in pituitary adenomas: endoscopic verification and its correlation with an MRI-based classification. J Neurosurg. 2015. https://doi.org/10.3171/2014.12.JNS141083.

[6] Nishioka H, Ukuhara N, Horiguchi K, Yamada S. Aggressive transsphenoidal resection of tumors invading the cavernous sinus in patients with acromegaly: predictive factors, strategies, and outcomes: clinical article. J Neurosurg. 2014. https://doi.org/10.3171/2014.3.JNS132214.

[7] Paluzzi A, Fernandez-Miranda JC, Tonya Stefko S, Challinor S, Snyderman CH, Gardner PA. Endoscopic endonasal approach for pituitary adenomas: a series of 555 patients. Pituitary. 2014. https://doi.org/10.1007/s11102-013-0502-4.

[8] Truong HQ, Lieber S, Najera E, Alves-Belo JT, Gardner PA, Fernandez-Miranda JC. The medial wall of the cavernous sinus. Part 1: surgical anatomy, ligaments, and surgical technique for its mobilization and/or resection. J Neurosurg. 2019. https://doi.org/10.3171/2018.3.JNS18596.

[9] Ostrom QT, Cioffi G, Gittleman H, Patil N, Waite K, Kruchko C, Barnholtz-Sloan JS. CBTRUS statistical report: primary brain and other central nervous system tumors diagnosed in the United States in 2012-2016. Neuro-Oncology. 2019. https://doi.org/10.1093/ neuonc/noz150.

[10] Cozzi R, Lasio G, Cardia A, Felisati G, Montini M, Attanasio R. Perioperative cortisol can predict hypothalamus-pituitary-adrenal status in clinically non-functioning pituitary adenomas. J Endocrinol Investig. 2009. https://doi.org/10.3275/6237.

[11] Daly AF, Tichomirowa MA, Beckers A. The epidemiology and genetics of pituitary adenomas. Best Pract Res Clin Endocrinol Metab. 2009. https://doi. org/10.1016/j.beem.2009.05.008.

[12] Molitch ME. Nonfunctioning pituitary tumors and pituitary incidentalomas. Endocrinol Metab Clin N Am. 2008. https://doi.org/10.1016/j. ecl.2007.10.011.

[13] Pei L, Melmed S, Scheithauer B, Kovacs K, Benedict WF, Prager D. Frequent loss of heterozygosity at the retinoblastoma susceptibility gene (RB) locus in aggressive pituitary tumors: evidence for a chromosome 13 tumor suppressor gene other than RB. Cancer Res. 1995;55(8):1613-6.

[14] Ragel BT, Couldwell WT. Pituitary carcinoma: a review of the literature. Neurosurg Focus. 2004. https://doi.org/10.3171/foc.2004.16.4.8.

[15] Dhandapani S, Singh H, Negm HM, Cohen S, Anand VK, Schwartz TH. Cavernous sinus invasion in pituitary adenomas: systematic review and pooled data meta-analysis of radiologic criteria and comparison of endoscopic and microscopic surgery. World Neurosurg. 2016. https://doi.org/10.1016/j. wneu.2016.08.088.

[16] Knosp E, Steiner E, Kitz K, Matula C. Pituitary adenomas with invasion of the cavernous sinus space: a magnetic resonance imaging classification compared with surgical findings. Neurosurgery. 1993. https:// doi.org/10.1227/00006123-199310000-00008.

[17] Mooney MA, Hardesty DA, Sheehy JP, Bird R, Chapple K, White WL, Little AS. Interrater and intrarater reliability of the Knosp scale for pituitary adenoma grading. J Neurosurg. 2017. https://doi.org/10.3 171/2016.3.JNS153044.

[18] Wilson CB, Tindall GTCW. Neurosurgical management of large and invasive pituitary tumors. In: Clinical management of pituitary disorders. New York: Raven Press; 1979. p. 335-42.

[19] Harris FS, Rhoton AL. Anatomy of the cavernous sinus. A microsurgical study. J Neurosurg. 1976. https://doi.org/10.3171/jns.1976.45.2.0169.

[20] Fernandez-Miranda JC, Zwagerman NT, Abhinav K, Lieber S, Wang EW, Snyderman CH, Gardner PA. Cavernous sinus compartments from the endoscopic endonasal approach: anatomical considerations and surgical relevance to adenoma surgery. J Neurosurg. 2018. https://doi.org/10.3171/2017.2. JNS162214.

[21] Goel A, Nadkarni T, Muzumdar D, Desai K, Phalke U, Sharma P. Giant pituitary tumors: a study based on surgical treatment of 118 cases. Surg Neurol. 2004. https://doi. org/10.1016/j.surneu.2003.08.036.

[22] Laws ER, Sheehan JP. Pituitary surgery - a modern approach. Basel: Karger; 2006.

[23] D'Haens J, van Rompaey K, Stadnik T, Haentjens P, Poppe K, Velkeniers B. Fully endoscopic transsphenoidal surgery for functioning pituitary adenomas. A retrospective comparison with traditional transsphenoidal microsurgery in the same institution. Surg Neurol. 2009. https://doi. org/10.1016/j. surneu.2009.04.012.

[24] Frlesi G, Vigo V, Morena MG, Grieco DL, Rigante M, Anile C, Mangiola A. Comparison of endoscopic versus microsurgical resection of pituitary adenomas with parasellar extension and evaluation of the predictive value of a simple 4 quadrant radiologic classification. World Neurosurg. 2019. https://doi. org/10.1016/j.wneu.2018.09.215.

[25] Cohen-Cohen S, Gardner PA, Alves-Belo JT, Truong HQ, Snyderman CH, Wang EW, Fernandez-Miranda JC. The medial wall of the cavernous sinus. Part 2: selective medial wall resection in 50 pituitary adenoma patients. J Neurosurg. 2018. https://doi.org/10.3171/2018.5.JNS18595.

[26] Lonser RR, Ksendzovsky A, Wind JJ, Vortmeyer AO, Oldfield EH. Prospective evaluation of the characteristics and incidence of adenoma-associated dural invasion in Cushing disease. J Neurosurg. 2012. https://doi. org/10.3171/2011.8.JNS11456.

[27] Laws ER, Sheehan JP, Sheehan JM, Jagnathan J, Jane JA, Cusimano R. Stereotactic radiosurgery for pituitary adenomas: a review of the literature. J Neuro-Oncol. 2004. http://doi. org/10.1023/B:NEON.0000041887.51906.b7.

[28] Hayashi M, Chernov M, Tamura N, et al. Gamma Knife robotic microradiosurgery of pituitary adenomas invading the cavernous sinus: treatment concept and results in 89 cases. J Neuro-Oncol. 2010. https://doi.org/10.1007/s11060-010-0172-2.

[29] Molitch ME. Diagnosis and treatment of pituitary adenomas a review. JAMA. 2017. https://doi.org/10.1001/ jama.2016.19699.

[30] Sheehan JP, Kondziolka D, Flickinger J, Lunsford LD. Radiosurgery for residual or recurrent nonfunctioning pituitary adenoma. J Neurosurg. 2002. https://doi. org/10.3171/jns.2002.97.supplement_5.0408.

[31] Liu X, Kano H, Kondziolka D, Park KJ, Iyer A, Shin S, Niranjan A, Flickinger JC, Lunsford LD. Gamma Knife stereotactic radiosurgery for drug resistant or intolerant invasive prolactinomas. Pituitary. 2013. https://doi. org/10. 1007/s11102-012-0376-x.

[32] Cohen-Inbar O, Xu Z, Schlesinger D, Vance ML, Sheehan JP. Gamma Knife radiosurgery for medically and surgically refractory prolactinomas: long-term results. Pituitary. 2015. https://doi.org/10.1007/s11102-015-0658-1.

[33] Kim EH, Oh MC, Chang JH, Moon JH, Ku CR, Chang WS, Lee EJ, Kim SH. Postoperative Gamma Knife radiosurgery for cavernous sinus-invading growth hormone-secreting pituitary adenomas. World Neurosurg. 2018. https://doi. org/10.1016/ w.neu.2017.11.043.

[34] Crespo I, Santos A, Webb SM. Quality of life in patients with hypopituitarism. Curr Opin Endocrinol Diabetes Obes. 2015. https://doi.org/10.1097/MED.0000000000000169.

第 25 章　神经鞘瘤

Schwannoma

Shahed Elhamdani　Vijay A. Patel　Paul A. Gardner　著

汪潮湖　译

海绵窦良性肿瘤中脑膜瘤占多数，神经鞘瘤占第二位。非前庭神经鞘膜瘤罕见，仅占颅内肿瘤的一小部分，可出现在神经全长的任何地方，通常累及多个解剖间隙。这使得海绵窦神经鞘瘤很少见，因为大多数非前庭神经鞘膜瘤发生于海绵窦外[1-5]。尽管神经鞘瘤相对罕见，但神经外科医生特别感兴趣的是，只要肿瘤完全切除即可治愈，使神经鞘瘤相较于其他疾病，成为最适合手术的外科疾病。因此，神经外科医生应当对海绵窦的病理和解剖细微差别有一个详细的了解，以利于合理制订治疗决策。海绵窦手术入路将在本书的其他章节详细讨论，但重点在于了解这些肿瘤与该区域复杂解剖结构的重要关系。

一、相关病理学和解剖学

神经鞘瘤为有包膜的良性周围神经鞘肿瘤，通常生长缓慢，由神经嵴来源的施万细胞产生。在组织病理学上，神经鞘瘤有 Antoni A 和 Antoni B 两种类型，新的研究集中于更深入地了解这两种类型及其相关的细胞微环境如何影响肿瘤生长和进展[6-8]。神经鞘瘤是由单个神经纤维起源的，虽然这在某些方面使手术治疗更容易，但它也增加了损伤其他神经纤维和功能的可能性[6]。这些肿瘤大多数为散发的孤立性肿瘤，多发性肿瘤需警惕某些疾病，如神经纤维瘤病（NF）或神经

鞘瘤病[6, 9]。神经鞘瘤很少转化为恶性神经鞘瘤，尽管发病率很低，但在 NF-1 相对较高，其次是在 NF-2[6, 10]。神经鞘瘤在颅内可沿任何外周脑神经走行区发生，其中前庭神经鞘膜瘤占绝大多数，其次为三叉神经鞘瘤，但发病率远低于前庭神经鞘膜瘤[1, 11, 12]。虽然非前庭神经鞘膜瘤不是本章的主题，但其外科和非外科治疗极大受益于相对大量的前庭神经鞘膜瘤文献。了解神经鞘瘤起源的神经结构，从而了解神经鞘瘤在海绵窦内的位置，是设计手术入路的关键。海绵窦的解剖学概述详见第 22 章，但有必要着重阐述几个关键点，这些关键点为手术计划提供了框架。

Chotai 等根据海绵窦肿瘤的起源位置提出分类，Ⅰ 型起源于海绵窦内，Ⅱ 型起源于海绵窦外侧壁，Ⅲ 型起源于海绵窦外[13]。该分型为简单的病变分类框架，是将各种相关病变进行分型的有益尝试。Fernandez-Miranda 等提出了一种更加注重外科手术应用的分类框架，特别适用于内镜入路。此分类法根据海绵窦不同部位相对于海绵窦段颈内动脉的关系，将海绵窦分为 4 个间隙。上间隙内有床突间韧带，并可能包括动眼神经；后间隙内包含展神经 Gulfar 段和垂体下动脉；下间隙包含展神经远端部分；外侧间隙包含其余的海绵状脑神经和颈内动脉下外侧干[14]。这一分类在手术上更为实用，因为它在海绵窦内定义了一个

中心，即颈内动脉，并为神经和血管结构的定位建立了一个框架，尤其是在内镜手术入路中特别重要。

这两个分类系统都强调了重要的一点，大多数脑神经和海绵窦神经鞘瘤位于海绵窦外侧间隙。海绵窦外侧壁由两层硬膜组成，外（脑膜）和内（骨膜）层，除第六脑神经完全走行于海绵窦内，其他几支脑神经均位于海绵窦外侧壁内[15-18]。因此，绝大多数海绵窦神经鞘瘤完全位于海绵窦之外，并通过上述双硬膜层与窦腔隔开。认识这一点很关键，它是手术入路决策的基础，并可减少与治疗相关的致残率和死亡率。

二、影像学

和大多数颅底病变一样，影像学方法的结合使用是诊断、术前计划、术中导航和术后监测的基础，其中主要包括 CT 和 MRI。在患者无紧急生命危险或神经功能迅速恶化的情况下（这在海绵窦神经鞘瘤中不会出现），务必进行全面的影像学检查，以保证最理想的手术和整体治疗过程[19]。临床查体和医学检查对这些患者的评估固然重要，但海绵窦病变的多样性和症状的重叠性使得影像学往往是在手术活检或切除前确诊的最佳途径。

CT 缺乏 MRI 对神经结构的精确度，但可作为颅底骨性结构和海绵窦血管结构的初步筛查和评估工具，对该区域的手术入路至关重要。对于在急诊科或咨询初级保健医生时主诉复视、面部疼痛、感觉障碍的患者，通常会采用 CT 进行分诊和初步评估。尤其在大型神经鞘瘤中，CT 可以提供肿瘤向颅底扩展的额外信息[3, 5, 20]。如果考虑行经鼻内镜手术，颅底的薄层 CT 对手术规划来说必不可少[19, 21]。此外，CT 血管造影可在术前显示海绵窦段颈内动脉与肿瘤的关系。静脉期显像可显示海绵窦本身是向内侧还是外侧移位，提示肿瘤是窦外起源、压迫或扩展进入窦内，还是起源于窦内[22]。

MRI 是检查神经结构的金标准，因此是术前评估、手术、诊断和治疗后随访的主要工具。磁共振增强检查可显示海绵窦内的肿瘤强化，并经常扩展至邻近腔隙。此外，肿瘤的典型 T_2 像表现为不均匀、大部分呈高信号，也有助于指导诊断（图 25-1）[5]。尽管如此，该区域内密集的神经和血管结构使得确诊可能较为困难。如果肿瘤沿海绵窦扩展至海绵窦外神经，无论是在海绵窦近端还是远端，肿瘤的扩展都可提示是哪根神经受累。例如，卵圆孔提示三叉神经鞘瘤，动眼神经孔提示动眼神经鞘瘤。MRI 也是治疗前动态观察肿瘤和治疗后随访监测的首选方法[3-5, 19]。理想情况下，新的技术如高清晰度纤维追踪（high-definition fiber tracking，HDFT）可以更好地确定肿瘤和神经的关系，但海绵窦狭小的空间及其局部颅底的影响使得目前利用该技术准确确定这些关系造成了很大的困难。

三、三叉神经鞘瘤

三叉神经鞘瘤是最常见的海绵窦神经鞘瘤，因此将主要讨论。本病在海绵窦最为常见，但在整个颅内肿瘤及颅内神经鞘瘤中少见，仅占后者的2%~3%[1, 3, 4]。在 Sarma 等对 46 例非前庭神经鞘瘤的回顾性总结中，其中近 50% 为三叉神经鞘瘤[1]。在其他总结报道[11, 23-25]中也可以看到类似的结论。强调海绵窦和 Meckel 腔神经鞘瘤之间的区别很重要，后者将在一个单独的章节中讨论（见第五篇）。严格意义上说，只有 V_1（眼支）三叉神经鞘瘤位于海绵窦，而 V_2 和 V_3 者位于 Meckel 腔。因此，这些肿瘤的主体位于海绵窦外，但也可仅位于海绵窦侧壁内，或者更常见的是从 Meckel 腔扩展至海绵窦[3, 5, 11]。典型的发病年龄为 40—60 岁，患者最常见的表现症状是面部疼痛或感觉异常[3, 20]。其他症状是因周围神经受压引起动眼神经或展神经麻痹，从而导致患者主诉复视[22, 26-28]。遗憾的是，位于该区域肿瘤的症状可能相似，因此单凭临床表现很难区分。

通常认为，无论三叉神经鞘瘤起源于神经的

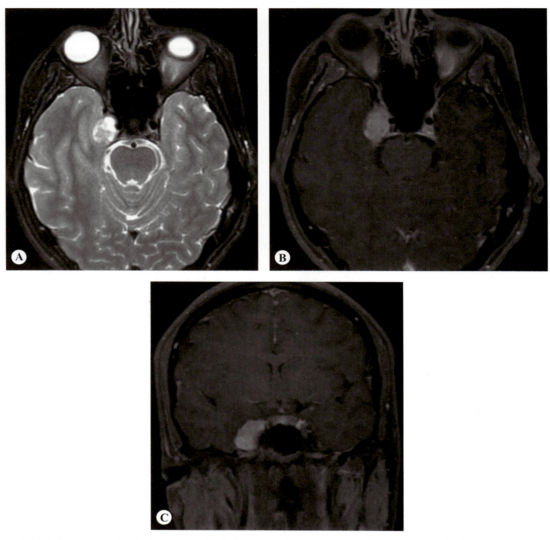

▲ 图 25-1　轴位 T_2 像（A）轴位 T_1 像（B）和冠状位增强 T_1 MRI（C）显示 1 例典型的海绵窦神经鞘瘤，T_2 信号混杂但有强化

哪个部位，其治疗效果和复发率应该具有相同的特征。有趣的是，Taha 等的回顾性分析却表明，位于海绵窦内的三叉神经鞘瘤比位于三叉神经其他部位的肿瘤复发率高，可接近 80%，明显高于海绵窦外的三叉神经鞘瘤[29]。这可能与肿瘤之间的基因或微环境差异有关，但也可能与海绵窦根治性切除困难有关。肿瘤的低发病率使得很难对这个问题提供任何有力的答案。尽管如此，这也提醒了外科医生，无论是临床上还是影像学上切除肿瘤后，都应该对这些患者进行密切随访。

虽然目前对三叉神经鞘瘤的了解多于本章中讨论的其他神经鞘瘤，但疾病的罕见性，以及海绵窦手术总体的困难性，使得三叉神经鞘瘤即使对经验丰富的外科医生来说也极具挑战性。对于偶然发现或只有轻微症状的肿瘤，特别是不存在眼外肌或咬肌无力时，密切观察和监测是合理和可取的方案。目前还没有针对这种特殊的神经鞘瘤亚群生长特性的长期研究，但通过前庭神经鞘膜瘤和其他三叉神经鞘瘤的模式推断，可以假设这些患者中的一部分是影像学随访中无肿瘤生长的，并可免于干预。然而，对于在系列 MRI 监测中有症状进行性加重或体积增大的肿瘤，则有必要进行治疗，这将在本章后面提及。无须多言，只有在颅底手术方面经验丰富、最好是同时熟悉传统的开颅和内镜入路的团队才应尝试此种手术。

四、展神经鞘瘤

本章剩余部分的肿瘤极为罕见，难以进行任何详尽的分析，不过一般原则仍然相同，当然也有需重点关注之处。最近 Nakamizo 等进行了一项系统回顾研究，在英语文献中仅有 29 例展神经鞘瘤病例[26]。而且，大多数报道的病例位于海绵窦外，这使得海绵窦展神经鞘瘤更为罕见。无论其位置如何，展神经鞘瘤最常见的表现是神经麻痹导致的复视。与所有海绵窦病变一样，也可出现邻近的脑神经功能障碍[27]。

如前所述，展神经与窦内其他脑神经的不同之处在于，该神经不在外侧壁的双硬膜层之间走行，而是在窦腔内走行[15-17]。回到我们之前讨论过的解剖学框架，展神经行于海绵窦的后、内和外侧间隙，而所有其他神经位于外侧间隙[14]。因此，手术切除完全位于海绵窦内的肿瘤需要打开海绵窦，这使得手术特别具有挑战性。值得注意的是，即使在海绵窦内，神经鞘瘤的位置也可能沿展神经走行变化，从而影响手术切除和临床恢复[26, 30, 31]。此外，三叉神经眼支位于展神经外侧，在经颅入路时，如果不对 V_1 进行操作，很难实现显露。尽管数据有限，但对现有结果的评估表明，展神经鞘瘤的手术切除后功能完全恢复率低于三叉神经鞘瘤，超过 60% 的患者出现轻瘫或完全丧失功能[26, 31]。这并不奇怪，因为展神经较细，因此手术切除很可能会损害其他纤维。

五、动眼神经鞘瘤

与展神经鞘瘤一样，动眼神经鞘瘤极其罕见，尚无标准治疗方法。该肿瘤可以起源于神经走行的任何部位，其中很大一部分延伸进入海绵窦或完全包含在海绵窦内[32]。与 V_1 起源的三叉神经鞘瘤相似，这些肿瘤位于侧壁的双硬膜层

内，因此可以在不进入海绵窦的情况下予以切除[15, 4 6, 17]。Muhammad 等在对眼动神经鞘瘤的文献回顾中总结了 60 例动眼神经鞘瘤，其中手术治疗 5 例，放射治疗 7 例。预后未根据肿瘤相对于神经的位置来区分。他们发现术后神经麻痹恶化的风险超过 70%，只有 22% 恢复功能。他们还发现，与次全切除相比，全切除的术后功能更差。作者最终得出结论，术中次全切除为合理方案，尤其是当与放射外科结合时[32]。另一些人则认为，如果肿瘤位于硬膜层内，未累及邻近的脑神经，也未扩展至中、颅后窝的其他区域，那么可以以最小的风险实现全切除[33]。

通过开颅或内镜下入路可以进行安全的手术切除，但不应忽视动眼神经永久性麻痹或术后功能障碍加重的风险。是否切除肿瘤以及切除程度取决于就诊时的神经功能状态和肿瘤进展。在无法或不应进行全切除的情况下，放射外科提供了一种合理的替代或辅助治疗方法，数据显示脑神经功能障碍的发生率类似，至少在短期来看肿瘤无进展率较高[23, 32]。事实上，对于较小的无症状肿瘤，放射外科可能为首选治疗方案。

六、颈内动脉丛神经鞘瘤

这是本章所讨论的最罕见的神经鞘瘤，在文献中有报道，此类神经鞘瘤不是来自海绵窦的脑神经，而很可能是来自海绵窦内颈动脉周围的神经丛（图25-2）。文献中的颅内颈动脉交感神经丛神经鞘瘤总数不到 10 例，其中第 1 例是由 Ture 等报道。他们在海绵窦探查中发现肿瘤位于海绵窦段颈动脉的下内侧，与邻近的神经无任何关系[3, 5]。在已报道的少数病例中，几乎所有病例都累及岩骨段颈内动脉，仅有两例海绵窦内肿瘤，其中又有 1 例行手术切除[2, 36]。由于太过罕见，此类肿瘤目前还没有确定的治疗策略，可采用手术或其他方法。在 Ture 等的病例中，采取了颅底手术入路（Dolenc）进行切除，结果良好[34, 35]。此例患者术前患侧有部分 Horner 综合征，术后保持稳定，无其他功能障碍。这表明，

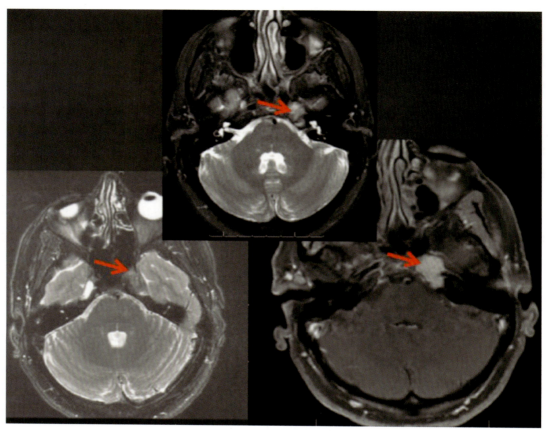

▲ 图 25-2　轴位 T_2 和增强 T_1 MRI 显示海绵窦内侧神经鞘瘤（红箭），可能起源于颈内动脉周围的神经丛。患者表现为间歇性短暂复视

安全和满意的切除可以实现，但手术仍应采取极其谨慎的态度。每种情况都是独特的，由于肿瘤罕见，应该在海绵窦手术经验丰富的专家团队机构计划和实施手术切除，团队同时还应具有处理颈内动脉损伤导致严重血管并发症的能力。

七、滑车神经鞘瘤

滑车神经鞘瘤极为罕见，似乎只发生于海绵窦外。该肿瘤很少发生于无神经纤维瘤病的情况下。滑车神经确实位于窦侧壁，因此，手术治疗和入路类似于动眼神经或三叉神经鞘瘤。有趣的是，滑车神经鞘瘤似乎对辐射也有很好的反应，因而特别适合放射治疗[37-39]。

八、治疗方案

在选择治疗方案时，应注意神经鞘瘤是单纤维起源的。这一点在海绵窦手术中更为重要，因为此处的脑神经功能十分重要，而其他神经也与肿瘤关系密切。因此，任何治疗都有可能导致较多的并发症，甚至超过手术获益，大多数手术患者的功能恶化证实了这一点。对于非常小的肿瘤，观察或放射治疗对功能的风险最低。然而，当肿瘤增大或开始影响功能时，手术治疗的风险效益比可发生变化。

手术入路的选择总是取决于多方面的因素。本章不对各种技术进行详述，相关内容可见于其他相应章节，本章主要侧重于探讨这一复杂疾病的决策要素。理想情况下，应根据肿瘤与重要神经血管结构的关系来选择手术入路。例如，外侧壁的动眼神经鞘瘤或 V_1 神经鞘瘤最好通过外侧入路的开颅手术显露。相反，对于内侧起源（交感神经丛或展神经）的肿瘤，海绵窦外侧壁及其内的脑神经被推挤向外移位，经鼻入路可提供更直接的手术显露。当然，在任何入路的选择过程中还须考虑患者的目标和偏好，以及术者对特定入路的熟悉程度及学习曲线。

（一）"开放式"开颅

在经验丰富的专家手上，利用开颅手术治疗海绵窦良性肿瘤已被证明是安全的，常可获得良好的眼外肌运动功能，血管损伤风险很小，且并发症率和死亡率低。海绵窦开颅手术入路的基础始于 Parkinson 及后来的 Dolenc[40]。1992 年，Dolenc 描述了一种用于切除海绵窦肿瘤的额颞硬膜外和硬膜下入路，后来以他的名字命名[41]。在他之后的几位作者继续针对特定病变对此入路进行改良。此入路的优点是可以完全从硬膜外完成，同时充分显露海绵窦外侧壁，而海绵窦神经鞘瘤绝大多数位于外侧壁。由于这些优点，该入路已经成为显露海绵窦，特别是海绵窦外侧壁硬膜间病变的标准方法。尽管如此，其他几种颅底手术入路也获得了良好的结果。Taha 等传统入路与颅底入路切除三叉神经鞘瘤（包括海绵窦神经鞘瘤）的结果进行比较，发现颅底入路可显著提高肿瘤切除率（传统入路组 65% 有肿瘤残留，而颅底入路组为 10%），两组围术期并发症率相似[29]。Eisenberg 等对 40 例海绵窦非脑膜瘤良性

肿瘤（其中 13 例为三叉神经鞘瘤）的回顾性分析表明，以额颞硬膜外入路为主的开颅手术实现了 82.5% 的全切除，近 90% 的眼外肌运动功能保持稳定或改善。有趣的是，他们发现，该组病例的全切除率和神经功能保留率优于海绵窦脑膜瘤[]。

海绵窦神经鞘瘤还可采用"微创"的侧方"开放式"手术通道，但只有在术者经验非常丰富时方可使用。眶外侧壁开入路（见第 23 章）通常需与眼整形外科医生一起完成，可以提供从前床突向下至卵圆孔的显露范围。在文献中，这种方法最常用于累及海绵窦的脑膜瘤，但也同样适用于所有需要侧方显露的海绵窦病变（图 25-1 和图 25-3）[42-45]。该术式已成功用于 Meckel 腔三叉神经鞘瘤和海绵窦病变活检，并可能为海绵窦外侧壁神经鞘瘤提供一个良好的选择方案[46,47]。

虽然如本章前面所述，虽然开颅手术切除海绵窦内和海绵窦内侧神经鞘瘤已有报道，但该术式还是最适合用于海绵窦外侧壁神经鞘瘤。因此，三叉神经海绵窦段（V_1）、动眼神经鞘瘤以及理论上的滑车神经鞘瘤是开颅颅底入路的最佳适应证，可以在不进入海绵窦的情况下切除肿瘤。不幸的是，这些肿瘤通常表现为体积相对较大，手术扩展至邻近的区域。对于三叉神经

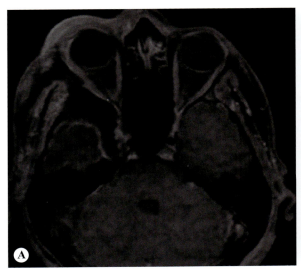
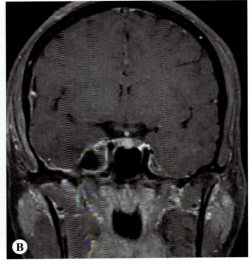

▲ 图 25-3　轴位（A）和冠状位（B）增强 T_1 MRI 显示图 25-1 中的神经鞘瘤采用经眶外侧入路完全切除

鞘瘤，即使向后扩展至 Meckel 腔或向外侧扩展至颞区，开颅颅底入路仍可获得较高的全切除率和良好的手术效果 [11、40、48]。对于开颅颅底入路，要想在无显著血管和神经系统风险的情况下进行扩展十分困难，包括向内侧扩大进入蝶窦或上颌窦，或向前或下内侧扩大显露至颅底。在这种情况下，可以考虑次全切除加辅助放射外科治疗；有必要联合采用单纯内镜下经鼻入路、经鼻与经上颌窦入路或开颅入路，以获得最佳手术效果。

（二）内镜下经鼻入路

内镜下经鼻入路（EEA）在颅底腹侧手术中具有革命性的作用，海绵窦病变从这一领域的进步中受益匪浅。EEA 自问世以来一直被用于海绵窦病变，最初用于侵犯海绵窦的垂体瘤，后来也用于纯海绵窦病变 [49]。扩大 EEA 特别适合显露海绵窦前部和内侧部，显露范围比开颅入路要大得多（图 25-2、图 25-4 和图 25-5）。多项大样本研究结果证实，对于海绵窦内侧部病变的 EEA 手术来说，其全切除率更高，术后神经功能缺失和血管损伤的发生率更低 [50-52]。尽管对于神经鞘瘤的切除还没有专门的研究，但是对于海绵窦内的展神经和颈内动脉交感神经丛神经鞘瘤，以及其他向内侧和前方扩展显著的神经鞘瘤来说，最好通过 EEA 来显露。

传统的内镜下经鼻（蝶窦）入路可进入海绵窦内侧部，但若想显露海绵窦外侧部及 Meckel 腔，则最好采用内镜经鼻经翼突外侧板入路 [21]。因此，经翼突外侧板入路成为大多数海绵窦神经鞘瘤的首选入路。与开颅入路类似，经翼突外侧板入路使术者能够在海绵窦外侧壁的双硬膜层内进行操作，从而处于海绵窦腔之外。此外，由于这些肿瘤可以扩展至周围间隙，此入路可以向后进入 Meckel 腔，也可向外侧显露颞部结构。在计划采用经翼突外侧板入路时，必须慎重考虑 V_1 的损伤和功能障碍问题。在角膜感觉缺失的情况下，牺牲翼管神经将引起流泪减少，从而显著增加显露性角膜炎的风险，可能导致患眼失明。

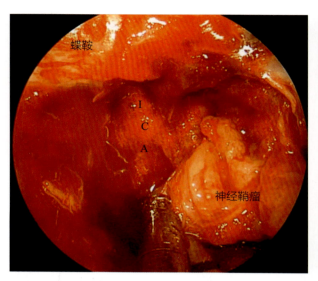

▲ 图 25-4　术中内镜经鼻图片显示海绵窦内侧部神经鞘瘤切除术，肿瘤累及海绵窦前 / 下腔，可能起源于颈内动脉周围的神经丛

我们自己的经验反映出经翼外板入路在这些病例中的重要性。为了更好地了解该术式的结果，我们最近对内镜经鼻经翼外板入路切除三叉神经鞘瘤的病例进行了回顾性分析。在 16 例手术患者中，大部分为 V_3 或 V_2 肿瘤，13 例接受了一期 EEA，另有 3 例需要分期手术（其中 2 例为 EEA，1 例为开颅入路）。在这组病例中，9 例患者达到全切除，7 例达到次全切除。在次全切除的患者中，4 例因肿瘤残余行立体定向放射治疗。术后最常见的主诉为持续性三叉神经感觉减退（$n=12$），其次为咬肌萎缩（$n=3$）和面部感觉异常（$n=2$）。术后三叉神经功能障碍与术前疼痛症状、原有三叉神经功能障碍和镇痛药的使用相关。有 4 例出现手术并发症，包括颈内动脉损伤（$n=1$，未牺牲动脉且未导致严重后果）、一过性展神经麻痹（$n=2$）、一过性迷走神经麻痹（$n=1$，包括乳突后开颅的联合入路）。

（三）放射外科

虽然在获得良好结果和少数并发症的情况下可以实现手术全切除，但对于那些不适合全切除、甚至根本不适合手术的海绵窦神经鞘瘤患者来说，通常可以安全地进行放射外科治疗，并可

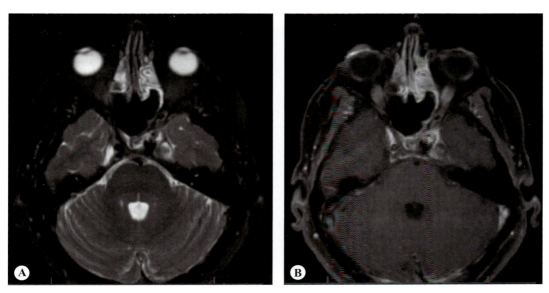

▲ 图 25-5　术后轴位 T_2 和增强 T_1 MRI 显示图 25-2 中的神经鞘瘤切除

获得相当的结果和疾病控制率。非前庭神经鞘膜瘤的发生率很低，因此很难制订标准的治疗方案。因此，治疗方案在很大程度上借鉴了大量的前庭神经鞘膜瘤文献结果。D'astous 等对 88 例颅内非前庭神经鞘膜瘤的立体定向放射外科治疗结果进行回顾性分析，发现肿瘤的局部控制率为 94%，并发症发生率为 7%，82% 的患者症状完全缓解或长期稳定[23]。其他研究也发现单独使用立体定向放射外科或伽马刀可获得类似的良好结果（图 25-6）[24, 39, 53, 54]。

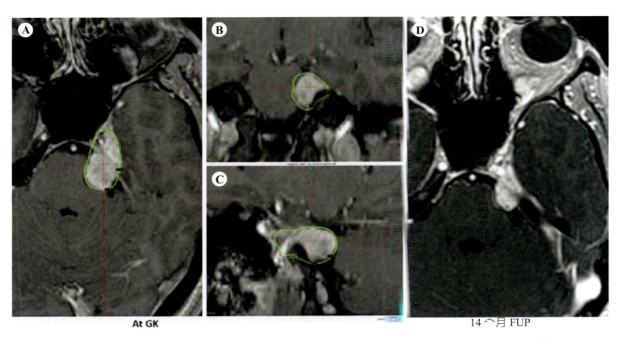

At GK　　　　　　　　　　14 个月 FUP

▲ 图 25-6　伽马刀放射外科规划 MR

A 至 C. 1 例海绵窦神经鞘瘤（很可能从 V_1 起源）的治疗方案，肿瘤向后延伸至后颅窝；D. 14 个月的 MRI 随访显示肿瘤显著缩小

九、总结

海绵窦神经鞘瘤是一个罕见的肿瘤类型，对每个病例都必须仔细考虑其起源、在海绵窦内的位置，并根据潜在的并发症判断切除的可能性。症状轻微的小肿瘤通常可以观察或采用放射外科治疗，但对于较大的肿瘤，尤其是伴有眼肌麻痹的肿瘤，应考虑行手术切除。这些罕见的肿瘤大多数发生于海绵窦外侧壁，因此最好通过开颅颅底入路显露。海绵窦内罕见的起源于内侧的神经鞘瘤也可以通过内镜下经鼻入路显露。无论采用何种方式，任何治疗的规划与实施都应以最大限度保留受累的非病变神经纤维为目标。

参考文献

[1] Sarma S, Sekhar LN, Schessel DA. Nonvestibular schwannomas of the brain: a 7-year experience. Neurosurgery. 2002;50(3):437-48; discussion 438-439.

[2] Hamilton JD, Demonte F, Ginsberg LE. Imaging of carotid canal sympathetic plexus schwannoma. AJNR Am J Neuroradiol. 2011;32(7):1212-5.

[3] Agarwal A. Intracranial trigeminal schwannoma. Neuroradiol J. 2015;28(1):36-41.

[4] Pollack IF, Sekhar LN, Jannetta PJ, Janecka IP. Neurilemomas of the trigeminal nerve. J Neurosurg. 1989;70(5):737-45.

[5] Rigamonti D, Spetzler RF, Shetter A, Drayer BP. Magnetic resonance imaging and trigeminal schwannoma. Surg Neurol. 1987;28(1):67-70.

[6] Helbing D-L, Schulz A, Morrison H. Pathomechanisms in schwannoma development and progression. Oncogene. 2020;39(32):5421-9.

[7] Wippold FJ, Lubner M, Perrin RJ, Lämmle M, Perry A. Neuropathology for the neuroradiologist: Antoni A and Antoni B tissue patterns. AJNR Am J Neuroradiol. 2007; 28(9): 1633-8.

[8] Ortiz-Hidalgo C. José Verocay. Verocay neurinomas and bodies and other contributions to medicine. Rev Neurol. 2004;39(5):487-91.

[9] Miettinen MM, Antonescu CR, Fletcher CDM, Kim A, Lazar AJ, Quezado MM, et al. Histopathologic evaluation of atypical neurofibromatous tumors and their transformation into malignant peripheral nerve sheath tumor in patients with neurofibromatosis 1-a consensus overview. Hum Pathol. 2017;67:1-10.

[10] Seferis C, Torrens M, Paraskevopoulou C, Psichidis G. Malignant transformation in vestibular schwannoma: report of a single case, literature search, and debate. J Neurosurg. 2014;121 Suppl:160-6.

[11] Eisenberg MB, Al-Mefty O, DeMonte F, Burson GT. Benign nonmeningeal tumors of the cavernous sinus. Neurosurgery. 1999;44(5):949-54; discussion 954-955.

[12] Machinis TG, Fountas KN, Dimopoulos V, Robinson JS. History of acoustic neurinoma surgery. Neurosurg Focus. 2005;18(4):e9.

[13] Chotai S, Liu Y, Qi S. Review of surgical anatomy of the tumors involving cavernous sinus. Asian J Neurosurg. 2018;13(1):1-8.

[14] Fernandez-Miranda JC, Zwagerman NT, Abhinav K, Lieber S, Wang EW, Snyderman CH, et al. Cavernous sinus compartments from the endoscopic endonasal approach: anatomical considerations and surgical relevance to adenoma surgery. J Neurosurg. 2018;129(2):430-41.

[15] Campero A, Campero AA, Martins C, Yasuda A, Rhoton AL. Surgical anatomy of the dural walls of the cavernous sinus. J Clin Neurosci. 2010;17(6):746-50.

[16] Umansky F, Nathan H. The lateral wall of the cavernous sinus. With special reference to the nerves related to it. J Neurosurg. 1982;56(2):228-34.

[17] Rhoton AL. The cavernous sinus, the cavernous venous plexus, and the carotid collar. Neurosurgery. 2002;51(4 Suppl):S375-410.

[18] el-Kalliny M, van Loveren H, Keller JT, Tew JM. Tumors of the lateral wall of the cavernous sinus. J Neurosurg. 1992;77(4):508-14.

[19] Gardner PA, Kassam AB, Rothfus WE, Snyderman CH, Carrau RL. Preoperative and intraoperative imaging for endoscopic endonasal approaches to the skull base. Otolaryngol Clin N Am. 2008;41(1):215-30. vii

[20] Bathla G, Hegde AN. The trigeminal nerve: an illustrated review of its imaging anatomy and pathology. Clin Radiol. 2013;68(2):203-13.

[21] Hardesty DA, Montaser AS, Carrau RL, Prevedello DM. Limits of endoscopic endonasal transpterygoid approach to cavernous sinus and Meckel's cave. J Neurosurg Sci. 2018;62(3):332-8.

[22] Caruso R, Pesce A, Wierzbicki V, Marrocco L, Piccione E. Surgical approach to the cavernous sinus for a tigeminal schwannoma resection: technical note and case report. Case Rep Surg [Internet]. 2016 [cited 2020 Nov 19]. Available from: https://www.ncbi.nlm.nih.gov/pmc/articles/PMC5075611/.

[23] D'Astous M, Ho AL, Pendharkar A, Choi CYH, Soltys SG, Gibbs IC, et al. Stereotactic radiosurgery for non-vestibular cranial nerve schwanommas. J Neuro-Oncol. 2017;131(1):177-83.

[24] Nishioka K, Abo D, Aoyama H, Furuta Y, Onimaru R, Onodera S, et al. Stereotactic radiotherapy for intracranial nonacoustic schwannomas including facial nerve schwannoma. Int J Radiat Oncol Biol Phys.

2009;75(5):1415-9.

[25] McCormick PC, Bello JA, Post KD. Trigeminal schwannoma. Surgical series of 14 cases with review of the literature. J Neurosurg. 1988;69(6):850-60.

[26] Nakamizo A, Matsuo S, Amano T. Abducens nerve schwannoma: a case report and literature review. World Neurosurg. 2019;125:49-54.

[27] Nakamura M, Carvalho GA, Samii M. Abducens nerve schwannoma: a case report and review of the literature. Surg Neurol. 2002;57(3):183-8; discussion 188-189.

[28] Yamashita J, Asato R, Handa H, Nakao S, Ogata M. Abducens nerve palsy as initial symptom of trigeminal schwannoma. J Neurol Neurosurg Psychiatry. 1977; 40(12): 1190-7.

[29] Taha JM, Tew JM, van Loveren HR, Keller JT, el-Kalliny M. Comparison of conventional and skull base surgical approaches for the excision of trigeminal neurinomas. J Neurosurg. 1995;82(5):719-25.

[30] Lo PA, Harper CG, Besser M. Intracavernous schwannoma of the abducens nerve: a review of the clinical features, radiology and pathology of an unusual case. J Clin Neurosci. 2001;8(4):357-60.

[31] Sun H, Sharma K, Kalakoti P, Thakur JD, Patra DP, Konar S, et al. Factors associated with abducens nerve recovery in patients undergoing surgical resection of sixth nerve schwannoma: a systematic review and case illustration. World Neurosurg. 2017;104:883-99.

[32] Muhammad S, Niemelä M. Management of oculomotor nerve schwannoma: systematic review of literature and illustrative case. Surg Neurol Int. 2019;10:40.

[33] Mariniello G, Horvat A, Dolenc VV. En bloc resection of an intracavernous oculomotor nerve schwannoma and grafting of the oculomotor nerve with sural nerve. Case report and review of the literature. J Neurosurg. 1999;91(6):1045-9.

[34] Türe U, Seker A, Kurtkaya O, Pamir MN. Internal carotid plexus schwannoma of the cavernous sinus: case report. Neurosurgery. 2003;52(2):435-8; discussion 438-439.

[35] Takase H, Araki K, Seki S, Takase K, Murata H, Kawahara N. Unique diagnostic features and surgical strategy for intracranial carotid sympathetic plexus schwannoma: case report and literature review. World Neurosurg. 2017;98:876. e1-8.

[36] Goudihalli SR, Goto T, Bohoun C, Nagahama A, Tanoue Y, Morisako H, et al. Sympathetic plexus schwannoma of carotid canal: 2 cases with surgical technique and review of literature. World Neurosurg. 2018;118:63-8.

[37] Elmalem VI, Younge BR, Biousse V, Leavitt JA, Moster ML, Warner J, et al. Clinical course and prognosis of trochlear nerve schwannomas. Ophthalmology. 2009; 116(10): 2011-6.

[38] Torun N, Laviv Y, Jazi KK, Mahadevan A, Bhadelia RA, Matthew A, et al. Schwannoma of the trochlear nerve-an illustrated case series and a systematic review of management. Neurosurg Rev. 2018;41(3):699-711.

[39] Peciu-Florianu I, Tuleasca C, Comps J-N, Schiappacasse L, Zeverino M, Daniel RT, et al. Radiosurgery in trochlear and abducens nerve schwannomas: case series and systematic review. Acta Neurochir. 2017;159(12):2409-18.

[40] Al-Mefty O, Smith RR. Surgery of tumors invading the cavernous sinus. Surg Neurol. 1988;30(5):370-81.

[41] Dolenc VV. Frontotemporal epidural approach to trigeminal neurinomas. Acta Neurochir. 1994;130(1-4):55-65.

[42] Couldwell WT, Sabit I, Weiss MH, Giannotta SL, Rice D. Transmaxillary approach to the anterior cavernous sinus: a microanatomic study. Neurosurgery. 1997;40(6):1307-11.

[43] Altay T, Patel BCK, Couldwell WT. Lateral orbital wall approach to the cavernous sinus. J Neurosurg. 2012; 116(4): 755-63.

[44] Cohen MA, Couldwell WT. Resection of cavernous sinus meningioma via lateral orbitotomy approach: 2-dimensional operative video. Oper Neurosurg (Hagerstown Md.). 2020; 19(5):E164.

[45] Raheja A, Couldwell WT. Cavernous sinus meningioma. Handb Clin Neurol. 2020;170:69-85.

[46] Chabot JD, Gardner PA, Stefko ST, Zwagerman NT, Fernandez-Miranda JC. Lateral orbitotomy approach for lesions involving the middle fossa: a retrospective review of thirteen patients. Neurosurgery. 2017;80(2):309-22.

[47] Abou-Al-Shaar H, Cohen MA, Bi WL, Gozal YM, Alzhrani G, Karsy M, et al. Surgical management of multifocal trigeminal schwannomas. Oper Neurosurg (Hagerstown Md). 2021;19(6):659-66.

[48] Al-Mefty O, Fox JL, Smith RR. Petrosal approach for petroclival meningiomas. Neurosurgery. 1988;22(3):510-7.

[49] Kassam AB, Gardner P, Snyderman C, Mintz A, Carrau R. Expanded endonasal approach: fully endoscopic, completely transnasal approach to the middle third of the clivus, petrous bone, middle cranial fossa, and infratemporal fossa. Neurosurg Focus. 2005;19(1):E6.

[50] Koutourousiou M, Vaz Guimaraes Filho F, Fernandez-Miranda JC, Wang EW, Stefko ST, Snyderman CH, et al. Endoscopic endonasal surgery for tumors of the cavernous sinus: a series of 234 patients. World Neurosurg. 2017;103:713-32.

[51] Truong HQ, Lieber S, Najera E, Alves-Belo JT, Gardner PA, Fernandez-Miranda JC. The medial wall of the cavernous sinus. Part I: surgical anatomy, ligaments, and surgical technique for its mobilization and/or resection. J Neurosurg. 2018;131(1):E2-3C.

[52] Cohen-Cohen S, Gardner PA, Alves-Belo JT, Truong HQ, Snyderman CH, Wang EW, et al. The medial wall of the cavernous sinus. Part 2: selective medial wall resection in 50 pituitary adenoma patients. J Neurosurg. 2018;131(1): 131-40.

[53] Langlois A-M, Iorio-Morin C, Faramand A, Niranjan A, Lunsford LD, Mohammed N. et al. Outcomes after stereotactic radiosurgery for schwannomas of the oculomotor, trochlear and abducens nerves. J Neurosurg. 2021;22:1-7.

[54] Lunsford LD, Niranjan A, Martin JJ, Sirin S, Kassam A, Kondziolka D, et al. Radiosurgery for miscellaneous skull base tumors. Prog Neurol Surg. 2007;20:192-205.

第 26 章　侵犯海绵窦的脊索瘤和软骨肉瘤

Chordomas and Chondrosarcomas Involving the Cavernous Sinus

Arianna Fava　Paolo di Russo　Thibault Passeri　Lorenzo Giammattei　Rosaria Abbritti
Fumihiro Matano　Sébastien Froelich　著
樊　俊　译

脊索瘤和软骨肉瘤是罕见、难治、生长缓慢的肿瘤，其临床表现、解剖位置和影像学特征相似，但组织学和预后不同。虽然其组织病理学通常表现为良性，但肿瘤倾向于侵犯骨和软组织，并紧贴脑干、脊髓、海绵窦、脑神经和血管结构弥散性生长，使之成为侵袭性肿瘤，难以治疗[1-5]。采取最佳的首次手术治疗至关重要，因为这代表着大多数患者唯一的治愈机会。因此，脊索瘤应在经验丰富的颅底中心进行治疗，其治疗策略应通过多学科团队讨论，包括同时擅长显微和内镜技术的专职神经外科医生、耳鼻咽喉科医生和放射治疗专家[6-9]。在可能保留神经功能和生活质量的前提下，应将最大限度的减瘤手术作为一线治疗[2-4, 6, 7, 9-14]。肿瘤从斜坡或岩斜起源部位向外侧生长，常常侵犯海绵窦，从而增加手术的复杂性和手术风险，并减少肿瘤切除的机会[1-5, 7, 8, 11, 15-20]。根据其来源、肿瘤类型及其与海绵窦内神经血管结构的关系，肿瘤并不是总能达到完全切除，从而导致预后欠佳[8]。即使现在在趋向于根据肿瘤类型、染色体缺陷、突变景观和分子学特征采取综合治疗策略，术后大剂量放射治疗仍然是标准治疗方案[2, 3, 5, 7-9, 11, 16-18, 20, 21]。

一、定义及组织病理学

脊索瘤来自于残留的脊索组织，脊索代表胚胎的初级体轴，从骶骨沿着脊柱穿过椎体一直延伸到下斜坡，并在此处穿过骨质到达咽部。然后它在斜坡前方进入咽部软组织，到达上界，在此处再次穿过骨质，终于鞍背[6, 10, 22, 23]。脊索瘤是一种好发于成人的中线肿瘤，50% 来自骶部，其次是颅底和颅颈交界（30%）和脊柱活动节段（20%）[6]。确诊时的平均年龄为 55 岁，颅底脊索瘤通常见于较年轻的人群[24]。在肉眼下，脊索瘤呈灰白色至蓝白色，间隔部位有光泽，常可见假包膜[6]。脊索瘤的镜下特征为空泡化（含泡）的空泡细胞，S100 蛋白、波形蛋白和上皮样标记物（如 EMA 和细胞角蛋白）通常呈现免疫阳性[25]。短尾突变基因通常在脊索瘤中过度表达，可用于区分脊索瘤和软骨肉瘤或其他肿瘤。

软骨肉瘤起源于原始间充质细胞或软骨的胚胎残余，可伴不同程度的软骨分化[25]。岩尖、颞骨后内侧、内听道与颈静脉孔之间的胚胎软骨残余可能是软骨肉瘤的祖细胞。它们通常发生于蝶岩斜软骨结合部的水平，常常比中线脊索瘤更靠外侧[1]。当伴有 Maffucci 综合征（多发性软骨瘤伴皮肤和内脏血管瘤）或 Ollier 病（软骨囊肿）时，软骨肉瘤更多发生于中线[26]。平均发病年龄为 40—50 岁[9]。与在脊索瘤中所见类似，软骨肉瘤由上皮样或梭形细胞包埋在黏液样或的软骨样基质中形成。与脊索瘤相比，软骨肉瘤的间充质标志物（包括波形蛋白和 S100 蛋白）也呈阳性（灶状），但上皮标志物（包括 EMA 和细胞角蛋白）为阴性，可借此与脊索瘤区分[25]。该肿瘤的生物学行为往往比脊索瘤侵袭性低，远期预后更好[1, 3]。

脊索瘤和软骨肉瘤都是硬膜外肿瘤，罕有硬膜侵犯，如有发生，通常局限于硬膜下，不伴有软膜浸润[1, 10]。

有关病理学的更多细节，请参见第 40 章。

二、临床表现

脊索瘤和软骨肉瘤因其独特的位置和缓慢的生长过程，往往长到很大时才出现症状。这些肿瘤以斜坡和蝶岩斜区为中心，通常首先侵犯海绵窦后部，最常见的症状为展神经麻痹引起的复视，其次是头痛[1, 4, 5, 10, 16]。海绵窦被 Parkinson 定义为解剖学上的"宝盒"，是一个复杂的颅外静脉腔隙，包含附带交感神经纤维的颈内动脉、脑神经（Ⅲ、Ⅳ、V1、V2、Ⅵ）和被静脉丛包围的纤维组织。肿瘤分叶往往包围血管，导致动脉被包裹，而海绵窦的脑神经麻痹似乎与牵拉有关[11]。然而，以眼肌麻痹、球结膜水肿、眼球突出和 Horner 综合征为表现的海绵窦综合征在脊索瘤和软骨肉瘤中很少见。与脊索瘤相比，软骨肉瘤更常出现动眼神经麻痹，可能是因为其起源部位偏外侧[27]。也可出现三叉神经功能障碍，表现为面部麻木或疼痛。考虑到肿瘤邻近视神经、垂体和垂体柄，也可出现视野损害和垂体功能障碍[5, 8, 9, 11, 16–18, 20, 21]。

三、影像学

脊索瘤和软骨肉瘤的影像学表现相似，在组织学检查之前有时难以鉴别。Al-Mefty 等[1]发现软骨肉瘤从外侧向中线生长，而脊索瘤从中线向外侧生长。

脊索瘤的典型 CT 表现为斜坡骨质破坏并伴有零星钙化，而软骨肉瘤的特征为从外侧向内侧生长的软组织肿块[15, 19]。此外，在大多数软骨瘤中可见"环形和弧形"钙化，这是典型的软骨样病变[19]。

在 MRI 研究中，这两种病变在 T1 加权像上通常为低至等信号，有不同程度的强化，在 T2 加权像上为高信号，低信号区域代表脊索瘤中的碎骨片和软骨瘤中的软骨骨化。有时瘤内还有少量含蛋白的囊液或出血，导致 T1 加权像上出现高信号灶[15, 9]。最近一项利用弥散加权成像的研究表明 ADC 值有助于鉴别软骨瘤和脊索瘤，因为前者 ADC 值明显较高[27]。

在手术计划中，硬膜破坏程度是选择手术入路和修补手术的关键因素。T2 加权成像能识别任何硬膜缺损，但基于高分辨率 SSFP 的序列（稳态自由进动）可以更好地区分肿瘤与非强化硬膜或脑神经[1]。FIESTA-C 序列还可用于判断脑神经在进入颅底和肿瘤之前脑池段的走行，特别是 Ⅵ 神经。

建议行 CT 血管造影检查重要血管的走行，尤其是颈内动脉。如果颈内动脉被包裹，可考虑行血管造影球囊闭塞试验（BTO）[17]。

四、手术注意事项

脊索瘤全球共识及相关文献指出，在有可能保留神经功能和生活质量的情况下，手术应以全切除为目标，以期获得更好的总体和无进展生存率[1–10, 13, 17]。

每个患者的最佳治疗策略都应在多学科合作的框架下进行讨论，并应考虑以下关键因素来确定手术方案：①颅底解剖特征，如气化程度；②肿瘤与重要结构的关系；③硬膜内扩展的程度；④肿瘤特征，如起源、质地、钙化和生长范围；⑤患者特征和临床状况；⑥既往活检、手术和放射治疗情况。

海绵窦，也被称为鞍旁腔隙，由硬膜构成上壁、外侧壁和后壁。其内侧壁不完整，将海绵窦的内容物与垂体隔开[29-31]。海绵窦内侧壁的薄弱也解释了斜坡肿瘤为何容易长入海绵窦。1992年，El-Kalliny将海绵窦肿瘤分为3种类型：Ⅰ型为海绵窦内，起源于海绵窦内（罕见）；Ⅱ型为硬膜间，为海绵窦外侧壁肿瘤，起源并保持在两层硬膜之间生长；Ⅲ型为侵袭性肿瘤，来源于海绵窦外结构，穿过窦壁或沿神经血管结构侵犯海绵窦[32]。脊索瘤和软骨肉瘤通常表现为Ⅲ型，多从内侧壁和后壁侵犯海绵窦。此分型有助于外科医生预测肿瘤切除的可能性及程度，在经颅或内镜入路之间做出选择，并预测神经功能结果和肿瘤预后[32]。如今，各种MRI序列已被证实能生成高分辨率图像，实现脑神经、硬膜和血管及其被邻近病变受累程度的可视化，因此对于手术策略的制订十分重要[28]。

Knosp分类法[33]（KS分级）根据冠状位上肿瘤朝窦内–窦上颈内动脉连线由内向外生长的范围，将垂体腺瘤对海绵窦的侵犯程度分为四个级别。同样，Cottier等[34]描述了一种方法用于预测肿瘤包裹海绵窦段颈内动脉的百分率。有趣的是，Patrona等[8]介绍了他们对累及海绵窦的非垂体瘤、非脑膜瘤性病变，如脊索瘤和软骨肉瘤的手术结果，结果表明KS分级和颈内动脉包裹程度有助于预测海绵窦内肿瘤的切除范围。

毋庸置疑，颈内动脉包裹仍然是海绵窦脊索瘤和软骨肉瘤治疗的限制因素之一。考虑到这些肿瘤常常伴有颈内动脉包裹，术中务必使用微型多普勒。如果颈内动脉完全包裹，甚至在颈内动脉狭窄的情况下，应行BTO，且术前应考虑行颈内动脉闭塞。另外，当脊索瘤和软骨肉瘤在T_2像上表现为均匀高信号时，肿瘤通常较软，易于在颈内动脉周围分离和吸除。

考虑到肿瘤的侵袭性，以及有些肿瘤在长到很大时才出现症状，颅底外科医生经常不得不计划多次手术，以实现最大限度地安全切除。1997年，Al Mefty和Borba[7]提出了一种基于肿瘤生

长范围的颅底脊索瘤分型，包括Ⅰ型为局限于颅底单腔内，即孤立解剖区域（如蝶窦、海绵窦、下斜坡或枕髁）的肿瘤；Ⅱ型为扩展到两个或以上的相邻颅底区域，可采用单一颅底入路进行根治性切除；Ⅲ型为扩展到几个邻近的颅底区域，需要两种或多种颅底手术操作来达到根治性切除。该作者在研究中发现，64%的Ⅱ型脊索瘤患者，12%的Ⅲ型患者和24%的复发患者均不止涉及一个解剖区域。

术者必须根据患者特点和既往治疗情况来制订手术计划，尤其是脊索瘤，即使在放射治疗后也有很高的局部复发率，且长期预后不佳[4]。相反，软骨肉瘤的复发率较低，预后较好[1-4]。复发性脊索瘤治疗十分困难，因为肿瘤与神经血管结构粘连更紧，解剖结构扭曲更厉害，放射治疗后血管往往脆性更大，通常存在颅颈固定，以及血管化的软组织如带蒂鼻中隔瓣或帽状腱膜不可再用于重建，从而增加了脑脊液漏和脑膜炎的风险。因此，必须充分评估和权衡手术切除的获益程度和手术风险。此外，手术难度在于不仅仅要进行广泛的肿瘤切除，还要为患者保留功能和获得足够的生活质量。因此，这类疾病必须由专门的中心收治，以便在首次发病时能尽可能地获得根治性切除。

五、手术入路

颅中窝和海绵窦的多种经颅和经面入路在文献中已有描述[2-5, 7, 11, 13, 17, 32, 35]。自Parkinson早期尝试经海绵窦手术治疗颈动脉–海绵窦瘘以来，海绵窦手术在若干年内有了显著的发展[36]。额颞或眶颧硬膜外[37]入路使用所谓的Dolenc、Hakuba和Kawase技术，被广泛用于海绵窦手术[38-40]。对于海绵窦外侧壁肿瘤，采用这些从外到内路径的经颅入路可获得最佳的手术效果。而对于起源于中线并长至海绵窦内的侵袭性肿瘤，经颅入路不太有利，因为穿过脑神经操作的风险较高，可能导致神经功能障碍[18]。因此，有学者报道采用显微经蝶[41, 42]和扩大经蝶入路[43]切除

硬膜外肿瘤，如局限于上斜坡、伴或不伴海绵窦侵犯的脊索瘤和软骨肉瘤[7]。

在过去的数十年中，内镜经鼻技术的发展彻底改变了这类肿瘤的手术策略。目前，扩大经鼻入路通常是脊索瘤和软骨肉瘤的首选入路[8, 16, 44-49]。经鼻的直线视野和从内到外的入路可直接进入病变，无须对通常位于肿瘤外侧的脑神经和血管进行操作。使用角度内镜，可达整个斜坡、海绵窦、岩尖和颅颈交界处，从而能够在颈内动脉、

椎动脉、基底动脉和后神经上以较低风险进行肿瘤剥离[8, 16, 46, 50]。已有文献发表了一些描述各种海绵窦内镜经鼻技术的尸体研究[50-54]（图 26-1）。

然而，当肿瘤生长至海绵窦、岩尖和颈静脉孔以外时，由于距离很远，而且必须在脑神经和颈内动脉之间进行操作，因此扩大经鼻入路变得更加困难。在这些情况下，应首选经颅入路或两者的联合入路（见第 22 章）。

扩大经鼻入路是单纯硬膜外切除脊索瘤和软

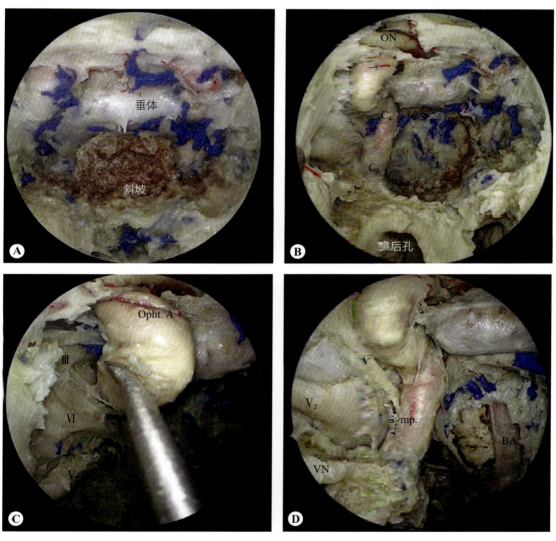

▲ 图 26-1　尸头解剖显示海绵窦内镜下经鼻入路 30° 镜下的解剖图像

A. 内镜下经鼻入路显示内侧的鞍底和斜坡（部分磨除）、海绵窦内侧壁及外侧的颈内动脉海绵窦段；B. 从内向外剥离，显露颈内动脉海绵窦段、斜坡旁段和破裂孔段；C. 将颈内动脉前膝向内侧移位后的海绵窦外侧壁内镜下图像；D. 从外侧显示磨除岩尖并打开硬膜后的展神经走行

ON. 视神经；VN. 翼管神经；Opht. A. 眼动脉；Symp. N. 交感神经丛；BA. 基底动脉

骨肉瘤的理想入路，但当肿瘤表现为大范围硬膜侵犯和硬膜内部分较大时，脑脊液漏的风险显著增加，在复发肿瘤病例中甚至更高。已有文献描述多种重建技术[14]，其中包括带蒂鼻中隔瓣[55]、多层带蒂技术[56]、垫片封堵技术[57]及颞顶筋膜瓣[58]（见第 10 章）等。最近的 3F（Fat，Flap，Flash）技术[59]表明，不仅精确封闭是减少脑脊液漏的关键，早期颅内压控制和尽早下床活动也十分重要。无论如何，有效的硬膜重建仍然是扩大经鼻入路的主要问题，术后脑脊液漏对患者来说风险非常严重；但是，在三级医疗中心，颅底脊索瘤扩大经鼻术后脑脊液漏发生率已降至 11%[14]。

六、辅助治疗

脊索瘤全球共识[6]小组指出，推荐在手术切除后进行辅助放射治疗。放射治疗前应进行神经系统检查、视野检查、测听检查和垂体功能检查。鉴于脊索瘤对常规放射治疗的放射抵抗，应采用大剂量光子、质子和碳离子疗法[6]。质子的物理特性允许更精确的定位，并最大限度地减少周围结构的辐射显露。为了避免不可接受的损伤，通常计划实施分割治疗，同时仔细调整靠近功能区的靶区体积，如海绵窦和脑干[6]。对于脊索瘤来说，粒子治疗和靶区体积内足够均匀的剂量可获得更好的局部控制。

2011 年，北美伽马刀联盟一项 71 例脊索瘤患者的报告[60]表明，作为综合治疗的一部分，伽马刀是小型脊索瘤的有效治疗选项，尤其是针对年轻患者。然而，最近一项研究对 12 例术后残留的斜坡脊索瘤患者进行了分析，结果表明伽马刀对残留肿瘤的局部控制效果不佳，不应被视为有效的治疗方法[61]。

总之，随着对脊索瘤发生机制和预后因素的进一步了解，基于肿瘤的生长、放射学特征、细胞遗传学和分子特征，未来有望出现更多的个体化治疗策略。

相反，目前对于颅底软骨肉瘤的切除范围和附加放射治疗的建议并不明确。与脊索瘤相比，Ⅱ级软骨肉瘤趋向于采取不那么激进的治疗策略，只在完全切除后进行影像学随访。低级别软骨肉瘤应仅行根治性手术切除，目的是最大限度地减少手术致残率及其对长期存活患者生活质量的影响[3, 9, 62]。对于 WHO Ⅱ级软骨肉瘤，如果已行根治性切除但仍复发，也建议继续辅助放射治疗[63]。对于紧邻重要结构（如海绵窦）的病例，考虑到预后良好，且即使复发也能再次手术和（或）行辅助治疗，应行次全切除，以避免术后神经功能障碍[62, 64-66]。相反，对于高级别软骨肉瘤，如未分化和间充质变异型肿瘤，必须行辅助治疗[12]。对于软骨肉瘤，因其存在放射抵抗，可选择质子治疗，伽马刀则似乎是残留或新发小肿瘤患者的合理选择方案[64-66]。伽马刀治疗还可以改善脑神经功能，尤其适用于展神经麻痹导致的复视患者[66]。

对于老年脊索瘤和软骨肉瘤患者，或者对于手术风险太大的肿瘤，单独使用大剂量放射治疗可以可作为一种替代的首次治疗方式[62]。

累及海绵窦的脊索瘤和软骨肉瘤的治疗流程如图 26-2 所示。

七、病例

（一）病例 1：累及海绵窦的斜坡脊索瘤

26 岁女性，以间歇性左展神经麻痹为临床表现。CT 显示溶骨性肿块侵蚀左岩斜区，MRI 显示斜坡区一大型占位，病变在硬膜外从下斜坡生长至蝶窦，伴左侧海绵窦完全侵犯和颈内动脉移位，在硬膜内从桥前池向脚间池生长，脑干严重受压。病变 T_2 加权像呈高信号，伴低信号区和分隔（图 26-3）。内镜下经鼻活检术证实为典型脊索瘤。

因此，我们计划采用分期手术，通过两个不同的手术入路分别切除肿瘤的硬膜外和硬膜内部分。分期手术的基本原则是先通过经鼻入路切除肿瘤的硬膜外部分，然后通过经颅入路切除肿瘤的硬膜内部分，后者采用显微镜下双手分离方

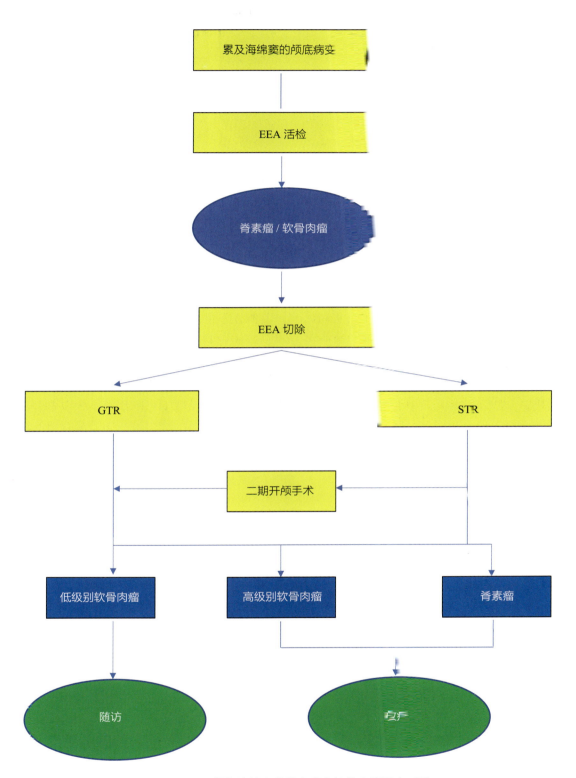

▲ 图 26-2　侵犯海绵窦的脊索瘤和软骨肉瘤治疗流程

EEA. 内镜下经鼻入路；GTR. 大体全切除；STR. 次全切除

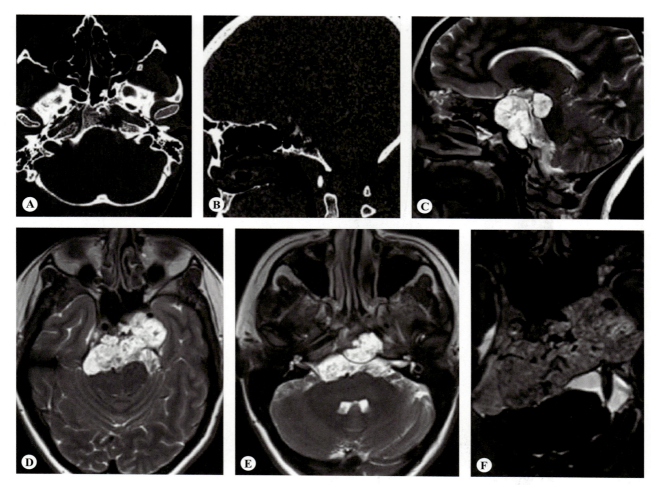

▲ 图 26-3 病例 1 术前检查

A 和 B. 术前轴位和矢状位 CT 显示溶骨性病变侵蚀左侧岩斜交界处和斜坡；C 至 E. 术前矢状位和轴位 T$_2$ 加权 MRI 显示一个高信号的大型硬膜内、外肿瘤累及左侧海绵窦；F. 术前矢状位 FIESTA 序列突出显示左侧海绵窦完全侵犯，伴左侧颈内动脉前移，肿瘤硬膜内部分长至右侧小脑脑桥三角区

式，以减少脑神经损伤和脑脊液漏的风险。首先，借助于神经监测、神经导航和微型多普勒，在单鼻孔微创经鼻入路下采用筷子技术[67]切除所有硬膜外肿瘤成分，在硬膜缺损处停止切除，肿瘤通过该处向硬膜内生长。用 Tachosil® 与自体脂肪填充瘤床和蝶窦，以纤维蛋白胶固定，从而封闭颅底。术后 MRI 显示肿瘤硬膜外和海绵窦内部分全部切除，病理证实为典型脊索瘤。2个月后行右侧经岩骨联合入路手术，采用从下至上、从后至前、由外到内的手术通道进入脑干前外侧和脚间池。最终的 MRI 显示肿瘤全切除（图 26-4）。

术后患者诉下视时复视，与右侧滑车神经部分受损有关，2 个月后消失。患者随后接受质子束治疗。

（二）病例 2：累及海绵窦的岩斜软骨肉瘤

入院患者为 41 岁女性，表现为复视，经 CT 及 MRI 检查发现左岩斜区硬膜外溶骨性病变，并扩展至整个斜坡及海绵窦，伴颈内动脉前移。病变在 T$_2$ 加权像上呈高信号，伴低信号区，强化不均匀（图 26-5）。内镜下经鼻活检术证实为软骨肉瘤。

鉴于肿瘤的硬膜外属性和海绵窦侵犯，我们采用了单鼻孔扩大经鼻入路。术中显露蝶窦和斜

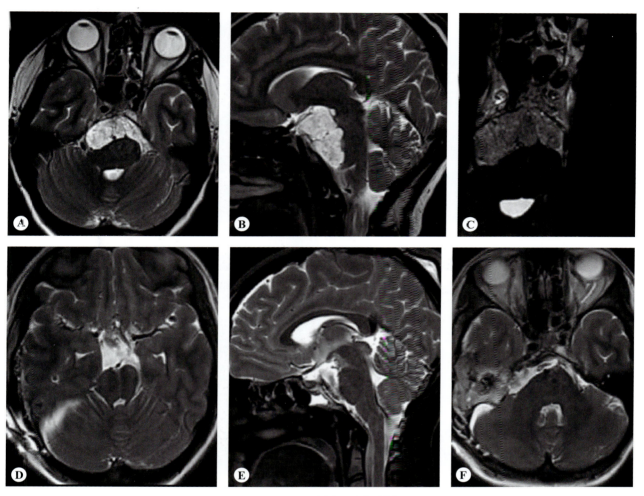

▲ 图 26-4 病例 1 手术过程

A 至 C. 内镜经鼻术后 MRI 显示肿瘤的硬膜外和海绵窦内部分完全切除；D 至 F. 右侧岩骨联合入路术后 MRI 显示肿瘤硬膜内部分完整切除，脑干得到减压

坡，通过翼管神经确认左侧颈内动脉破裂孔段。肿瘤质软，术者可以安全切除，肿瘤海绵窦内部分按照由内到外的手术路径切除。最后使用自体脂肪覆以带蒂鼻中隔瓣封闭颅底。术后 MRI 显示肿瘤全切除（图 26-5），确诊为低级别软骨肉瘤，因此未行辅助放射治疗。术后患者出现左侧展神经部分麻痹，10 天内恢复。

八、总结

脊索瘤和软骨肉瘤是罕见的、浸润性的、生长缓慢的肿瘤，发生于颅底的斜坡和岩斜区，并可累及海绵窦。手术全切除、保留功能和生活质量是脊索瘤和软骨肉瘤治疗的金标准。通过扩大内镜下经鼻入路切除硬膜外部分，以及可能的二期开放颅底入路切除硬膜内部分，可以成功实现这一目标。虽然根治性手术有望治愈低级别软骨肉瘤，但高级别软骨肉瘤和脊索瘤仍需行术后放射治疗。由于初次根治性手术是唯一的治愈机会，因此需将这些患者转诊至同时擅长显微和内镜技术的专业医疗中心，并由多学科团队支持，这一点十分重要。

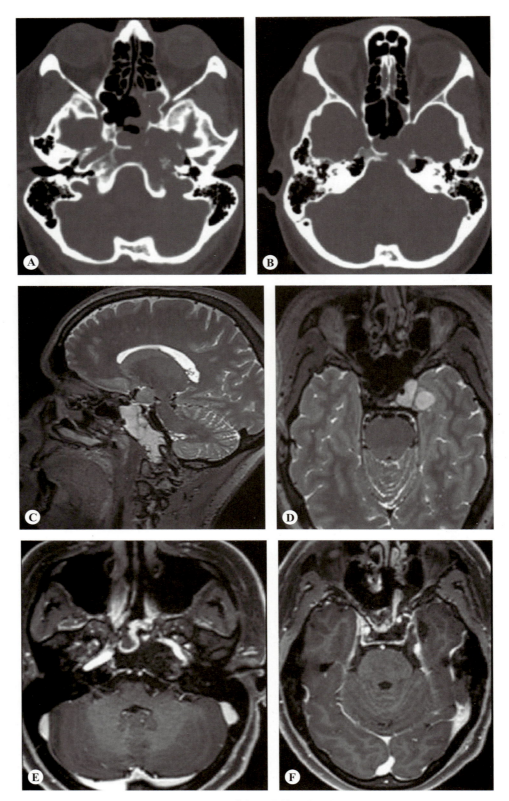

▲ 图 26-5　病例 2 术前和术后检查

A 和 B. 术前轴位 CT 显示以左侧岩斜区为中心的溶骨性病灶；C 和 D. 术前矢状位和轴位 T₂ 加权 MRI 显示左岩斜区硬膜外病变累及左侧海绵窦；E 和 F. 术后轴位 MRI 显示肿瘤全切除

参考文献

[1] Almefty K, Pravdenkova S, Colli BO, Al-Mefty O, Gokden M. Chordoma and chondrosarcoma: similar, but quite different, skull base tumors. Cancer. 2007;110(11):2467-77.

[2] Crockard HA, Steel T, Plowman N, Singh A, Crossman J, Revesz T, et al. A multidisciplinary team approach to skull base chordomas. J Neurosurg. 2001;95(2):175-83.

[3] Crockard HA, Cheeseman A, Steel T, Al E. A multidisciplinary team approach to skull base chondrosarcoma. J Neurosurg. 2001;95(2):175-83.

[4] Gay E, Sekhar LN, Rubinstein E, Wright DC, Sen C, Janecka IP, Snyderman CH. Chordomas and chondrosarcomas of the cranial base: results and follow-up of 60 patients clinical study. Neurosurgery. 1997;36(5):887-97.

[5] Arnold H, H. DH. Skull base chordoma with cavernous sinus involvement. Partial or radical tumour-removal? Acta Neurochir. 1986;51:48-51.

[6] Stacchiotti S, Sommer J. Building a global consensus approach to chordoma: a position paper from the medical and patient community. Lancet Oncol. 2015;16(2):e71-83. https://doi.org/10.1016/S1470- 2045(14)71190- 8.

[7] Al-Mefty O, Borba LAB. Skull base chordomas: a management challenge. J Neurosurg. 1997;86(2):182-9.

[8] Patrona A, Patel KS, Bander ED, Mehta A, Tsiouris AJ, Anand VK, et al. Endoscopic endonasal surgery for nonadenomatous, nonmeningeal pathology involving the cavernous sinus. J Neurosurg. 2017;126(3):880-8.

[9] Wanebo JE, Bristol RE, Porter RR, Coons SW, Spetzler RF. Management of cranial base chondrosarcomas. Neurosurgery. 2006;58(2):249-54.

[10] George B, Bresson D, Herman P, Froelich S. Chordomas: a review. Neurosurg Clin N Am. 2015;26(3):437-52.

[11] Goel A, Muzumdar DP, Nitta J. Surgery on lesions involving cavernous sinus. J Clin Neurosci. 2001;4:71-7.

[12] Kremenevski N, Schlaffer SM, Coras R, Kinfe TM, Graillon T, Buchfelder M. Skull base chordomas and chondrosarcomas. Neuroendocrinology. 2020;110(9-10):836-47.

[13] Lanzino G, Dumont AS, Lopes MB, Laws ER. Skull base chordomas: overview of disease, management options, and outcome. Neurosurg Focus. 2001;10(3):1-9.

[14] Wang EW, Zanation AM, Gardner PA, Schwartz TH, Eloy JA, Adappa ND, et al. ICAR: endoscopic skull-base surgery. Int Forum Allergy Rhinol. 2019;9(S3):S145-365.

[15] Abdel Razek AAK, Castillo M. Imaging lesions of the cavernous sinus. Am J Neuroradiol. 2009;30(3):444-52.

[16] Koutourousiou M, Guimaraes Filho FV, Fernandez-Miranda JC, Wang EW, Stefko ST, Snyderman CH, Gardner PA. Endoscopic endonasal surgery for tumors of the cavernous sinus: a series of 234 patients. World Neurosurg. 2017;103:713-32. https://doi.org/10.1016/j.wneu.2017.04.096.

[17] Lanzino G, Sekhar LN, Hirsch WL, Sen CN, Pomonis S, Snyderman CH. Chordomas and chondrosarcomas involving the cavernous sinus: review of surgical treatment and outcome in 31 patients. Surg Neurol. 1993;40(5):359-71.

[18] Pamir MN, Kilic T, Özek MM, Özduman K, Türe U. Non-meningeal tumours of the cavernous sinus: a surgical analysis. J Clin Neurosci. 2006;13(6):626-35.

[19] Tang Y, Booth T, Steward M, Solbach T, Wilhelm T. The imaging of conditions affecting the cavernous sinus. Clin Radiol. 2010;65(11):937-45. https://doi.org/10.1016/j.crad.2010.06.009.

[20] Zada G, Lopes MB, Mukundan S, Laws ER, editors. Atlas of sellar and parasellar lesions: clinical, radiologic, and pathologic correlations. Springer; 2016.

[21] Al-Mefty O. Chordoma. Acta Neurochir. 2017; 159(10):1869-71.

[22] Salisbury JR, Deverell MH, Cookson MJ, Whimster WF. Three-dimensional reconstruction of human embryonic notochords: clue to the pathogenesis of chordoma. J Pathol. 1993;17 (1):59-62.

[23] Vujovic S, Henderson S, Presneau N, Odell E, Jacques TS, Tirabosco R, et al. Brachyury, a crucial regulator of notochordal development, is a novel biomarker for chordomas. J Pathol. 2006;209(2):157-65.

[24] Sebro R, DeLaney T, Hornicek F, Schwab J, Choy E, Nielsen CP, et al. Differences in sex distribution, anatomic location and MR imaging appearance of pediatric compared to adult chordomas. BMC Med Imaging. 2016;16(1):1-7. https://doi.org/10.1186/s12880- 016-0149-5.

[25] Heffelfinger MJ, Dahlin DC, MacCarty CS, Beabout JW. Chordomas and cartilaginous tumors at the skull base. Cancer. 973;32(2):410-20.

[26] Tachibana E, Saito K, Takahashi M, Fukuta K, Yoshida J. Surgical treatment of a massive chondrosarcoma in the skull base associated with Maffucci's syndrome: a case report. Surg Neurol. 2000;54(2):165-70.

[27] Lustig LR, Sciubba J, Holliday MJ. Chondrosarcomas of the skull base and temporal bone. J Laryngol Otol. 2007;121 8 :725-35.

[28] Zamora C, Castillo M. Sellar and parasellar imaging. Neurosurgery. 2017;80(1):17-38.

[29] Dietemann JL, Kehrli P, Maillot C, Diniz R, Reis M, Neugroschl C, et al. Is there a dural wall between the cavernous sinus and the pituitary fossa? Anatomical and MRI findings. Neuroradiology 1998;40(10):627-30.

[30] Gonçalves MB, De Oliveira JG, Williams HA, Alvarenga RMP, Landeiro JA. Cavernous sinus medial wall: Dural or fibrous layer? Systematic review of the literature. Neurosurg Rev. 2012; 5 2):147-54.

[31] Kehrli L, Ali M, Reis M, Maillot C, Dujovny M, Ausman J, et al. Anatomy and embryology of the lateral sellar compartment (cavernous sinus) medial wall. Neurol Res. 2017;20 7)585-92.

[32] El-Kalliny M, Van Loveren H, Keller JT, Tew JM. Tumors of the lateral wall of the cavernous sinus. J Neurosurg. 1992;77(1): 08-14.

[33] Knosp E, Steiner E, Kitz K, Matula C. Pituitary adenomas with invasion of the cavernous sinus space: a magnetic resonance imaging classification compared with surgical findings. Neurosurgery. 1993;33(4):610-8.

[34] Cottier JP, Destrieux C, Brunereau L, Bertrand P, Moreau L, Jan M, et al. Cavernous sinus invasion by pituitary adenoma: MR imaging. Radiology. 2000;215(2):463-9.

[35] Sekhar LN, Moller AR. Operative management of tumors involving the cavernous sinus. J Neurosurg. 1986;64(6):879-89.

[36] Parkinson D. A surgical approach to the cavernous portion

of the carotid artery. Anatomical studies and case report. J Neurosurg. 1965;23(5):474-83.

[37] Dolenc VV. Transcranial epidural approach to pituitary tumors extending beyond the sella. Neurosurgery. 1997; 41(3):542-52.

[38] Kawase T, Shiobara R, Toya S. Anterior transpetrosal-transtentorial approach for sphenopetroclival meningiomas: surgical method and results in 10 patients. Neurosurgery. 1991;28(6):866-9.

[39] Hakuba A, Tanaka K, Suzuki T, Nishimura S. A combined orbitozygomatic infratemporal epidural and subdural approach for lesions involving the entire cavernous sinus. J Neurosurg. 1989;71(5 Pt 1):699-704.

[40] Dolenc V. Direct microsurgical repair of intracavernous vascular lesions. J Neurosurg. 1983;58(6):824-31.

[41] Laws ERJ. Transsphenoidal surgery for tumors of the clivus. Otolaryngol Neck Surg. 1984;92(1):100-1.

[42] Fatemi N, Dusick JR, De Paiva Neto MA, Kelly DF. The endonasal microscopic approach for pituitary adenomas and other parasellar tumors: a 10-year experience. Neurosurgery. 2008;63(4 Suppl):244-56.

[43] Lalwani AK, Kaplan MJ, Gutin PH. The transsphenoethmoid approach to the sphenoid sinus and clivus. Neurosurgery. 1992;31(6):1008-14. discussion 1014.

[44] Carrabba G, Dehdashti AR, Gentili F. Surgery for clival lesions: open resection versus the expanded endoscopic endonasal approach. Neurosurg Focus. 2008;25(6):1-8.

[45] Chibbaro S, Cornelius JF, Froelich S, Tigan L, Kehrli P, Debry C, et al. Endoscopic endonasal approach in the management of skull base chordomas - clinical experience on a large series, technique, outcome, and pitfalls. Neurosurg Rev. 2014;37(2):217-25.

[46] Fraser JF, Nyquist GG, Moore N, Anand VK, Schwartz TH. Endoscopic endonasal transclival resection of chordomas: operative technique, clinical outcome, and review of the literature-clinical article. J Neurosurg. 2010; 112(5): 1061-9.

[47] Zoli M, Milanese L, Bonfatti R, Faustini-Fustini M, Marucci G, Tallini G, et al. Clival chordomas: considerations after 16 years of endoscopic endonasal surgery. J Neurosurg. 2018;128(2):329-38.

[48] Hasegawa H, Shin M, Kondo K, Hanakita S, Mukasa A, Kin T, et al. Role of endoscopic transnasal surgery for skull base chondrosarcoma: A retrospective analysis of 19 cases at a single institution. J Neurosurg. 2018;128(5):1438-47.

[49] Frank G, Sciarretta V, Calbucci F, Farneti G, Mazzatenta D, Pasquini E. The endoscopic transnasal transsphenoidal approach for the treatment of cranial base chordomas and chondrosarcomas. Neurosurgery. 2006;59(1 SUPPL. 1):10-2.

[50] Fernandez-Miranda JC, Zwagerman NT, Abhinav K, Lieber S, Wang EW, Snyderman CH, et al. Cavernous sinus compartments from the endoscopic endonasal approach: anatomical considerations and surgical relevance to adenoma surgery. J Neurosurg. 2018;129(2):430-41.

[51] Doglietto F, Lauretti L, Frank G, Pasquini E, Fernandez E, Tschabitscher M, et al. Microscopic and endoscopic extracranial approaches to the cavernous sinus: anatomic study. Neurosurgery. 2009;64(5 Suppl 2):412-3.

[52] Cavallo LM, Cappabianca P, Galzio R, Iaconetta G, de Divitiis E, Tschabitscher M. Endoscopic transnasal approach to the cavernous sinus versus transcra-nial route: anatomic

study. Neurosurgery. 2005;56(2 Suppl):379-89.

[53] Alfieri A, Jho HD. Endoscopic endonasal cavernous sinus surgery: an anatomic study. Neurosurgery. 2001;48(4):827.

[54] Truong HQ, Lieber S, Najera E, Alves-Belo JT, Gardner PA, Fernandez-Miranda JC. The medial wall of the cavernous sinus. Part 1: surgical anatomy, ligaments, and surgical technique for its mobilization and/or resection. J Neurosurg. 2019;131(1):122-30.

[55] Kassam AB, Thomas A, Carrau RL, Snyderman CH, Vescan A, Prevedello D, et al. Endoscopic reconstruction of the cranial base using a pedicled nasoseptal flap. Neurosurgery. 2008;63(1 Suppl 1):ONS44-52; discussion ONS52-3.

[56] Simal-Julián JA, Miranda-Lloret P, Mena LP, Sanromán-Álvarez P, García-Piñero A, Sanchis-Martín R, Botella-Asunción C, Kassam A. Impact of multilayer vascularized reconstruction after skull base endoscopic endonasal approaches. J Neurol Surg B Skull Base. 2020;81(2):128-35.

[57] Garcia-Navarro V, Anand VK, Schwartz TH. Gasket seal closure for extended endonasal endoscopic skull base surgery: efficacy in a large case series. World Neurosurg. 2013;80(5):563-8.

[58] Thomas R, Girishan S, Chacko AG. Endoscopic transmaxillary transposition of temporalis flap for recurrent cerebrospinal fluid leak closure. J Neurol Surg B Skull Base. 2016;77(6):445-8.

[59] Cavallo LM, Solari D, Somma T, Cappabianca P. The 3F (fat, flap, and flash) technique for Skull Base reconstruction after endoscopic endonasal suprasellar approach. World Neurosurg. 2019;126:439-46.

[60] Kano H, Iqbal FO, Sheehan J, Mathieu D, Seymour ZA, Niranjan A, et al. Stereotactic radiosurgery for chordoma: a report from the north American gamma knife consortium. Neurosurgery. 2011;68(2):379-89. https://doi.org/10.1227/NEU.0b013e3181ffa12c.

[61] Hafez RFA, Fahmy OM, Hassan HT. Gamma knife surgery efficacy in controlling postoperative residual clival chordoma growth. Clin Neurol Neurosurg. 2019;178:51-5. https://doi.org/10.1016/j. clineuro.2019.01.017.

[62] Sbaihat A, Bacciu A, Pasanisi E, Sanna M. Skull base chondrosarcomas: surgical treatment and results. Ann Otol Rhinol Laryngol. 2013;122(12):763-70.

[63] Simon F, Feuvret L, Bresson D, Guichard JP, El Zein S, Bernat AL, et al. Surgery and protontherapy in grade I and II skull base chondrosarcoma: A comparative retrospective study. PLoS One. 2018;13(12):1-12.

[64] Hasegawa T, Ishii D, Kida Y, Yoshimoto M, Koike J, Iizuka H. Gamma Knife surgery for skull base chordomas and chondrosarcomas. J Neurosurg. 2007;107(4):752-7.

[65] Kim JH, Jung HH, Chang JH, Chang JW, Park YG, Chang WS. Gamma knife surgery for intracranial chordoma and chondrosarcoma: radiosurgical perspectives and treatment outcomes. J Neurosurg. 2014;121(December):188-97.

[66] Kano H, Sheehan J, Sneed PK, McBride HL, Young B, Duma C, et al. Skull base chondrosarcoma radiosurgery: report of the North American Gamma Knife Consortium. J Neurosurg. 2015;123(5):1268-75.

[67] Labidi M, Watanabe K, Hanakita S, Park HH, Bouazza S, Bernat AL, et al. The chopsticks technique for endoscopic endonasal surgery-improving surgical efficiency and reducing the surgical footprint. World Neurosurg. 2018; 117:208-20.

第五篇　颅中窝：Meckel 腔

Middle Cranial Fossa: Meckel's Cave

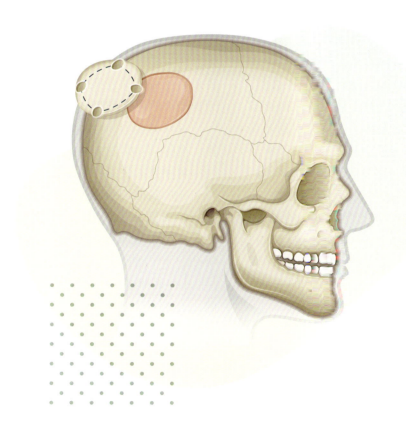

第27章　Meckel 腔的开颅手术入路 ❶

Open Surgical Approaches to Meckel's Cave

Akal Sethi　A. Samy Youssef　著

王　海　译

即使对有经验的外科医生来说，涉及 Meckel 腔的病变也充满挑战，因为病变邻近重要神经血管结构，如海绵窦后部、颈内动脉和第Ⅲ～Ⅷ对脑神经。很多病变可原发于或累及 Meckel 腔，并伴有各种不同形式的神经受累。了解每种病变的细微差别及其累及 Meckel 腔的模式十分必要，有助于指导选择最直接的入路且能最终保留神经血管结构[1]。最大限度地保留三叉神经束是涉及 Meckel 腔及周围结构手术成功的关键。三叉神经鞘瘤（见第 29 章）和上岩斜脑膜瘤（见第 37 章）是最常见侵袭 Meckel 腔的肿瘤。颞下颅中窝入路为进入 Meckel 腔提供了最直接、最短的通道，且操作空间广阔。硬膜结构在这个区域较为独特，对其复杂解剖结构的透彻理解是通过颅中窝入路对 Meckel 腔内或周围病变进行手术的关键。

一、解剖学

Meckel 腔处于颅中窝，位于蝶骨嵴和视交叉沟的后侧，岩骨嵴、鞍背和后床突分界线的前方（见第 3 章）。海绵窦位于蝶鞍外侧，其复杂的硬膜解剖结构增加了该区域手术的复杂性。Meckel 腔位于海绵窦后部的后外侧。

硬膜由两层组成：外层骨膜层和内层脑膜层（固有硬膜）。这两层紧密融合在一起，但在硬膜静脉窦、静脉丛和穿过鞍旁区的脑神经的部位除外。固有硬膜和蛛网膜通常跟随脑神经离开颅腔并伴行一定距离[2, 3]。伴行每条脑神经的固有硬膜最后变成了神经外膜，而软膜和蛛网膜则延续为神经束的束膜[3-7]。

三叉神经从颅后窝穿过岩尖的三叉神经切迹，携带颅后窝发出的蛛网膜和固有硬膜，行于颅中窝硬膜的骨膜层和脑膜层之间。Meckel 腔起源于颅后窝的固有硬膜，是位于颅中窝两层硬膜之间的裂隙状硬膜囊[3, 8-15]。Meckel 腔内包括三叉神经的感觉根和运动根、神经节和蛛网膜层。Meckel 腔内的蛛网膜下腔位于 Gasserian 神经节（半月神经节）后方，构成三叉神经池的实际腔隙。在神经节前凸缘，Meckel 腔的固有硬膜延续成为三叉神经各分支的外膜；软膜 – 蛛网膜成为三叉神经各分支的束膜（图 27-1）。这种膜性结构与脊神经节及脊神经的结构相同[6]，固有硬膜和软膜 – 蛛网膜分别延续成为神经外膜和神经束膜。

三叉神经节和三叉神经根在背外侧有两层固

---

❶ 第 27 章配有视频，请登录网址 https://doi.org/10.1007/978–3–030–99321–4_27 观看

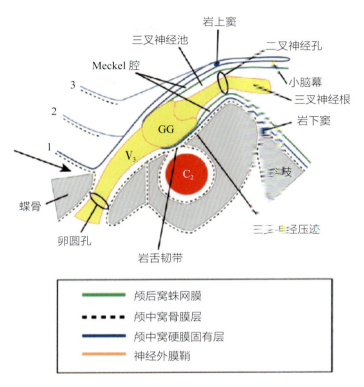

▲ 图 27-1　三叉神经孔与卵圆孔连线的冠状面示意图，显示硬脑膜层

经许可转载，引自 Operative Neuro……

有硬膜。内层固有硬膜构成 Meckel 腔的背外侧壁，外层为颅中窝固有硬膜。这两层固有硬膜之间的界面向远端延续为三叉神经分支的外鞘与颅中窝固有硬膜之间的界面。理解此平面是硬膜间显露 Meckel 腔的解剖学基础[16-19]。

岩段（C_2）[6] 颈内动脉经破裂孔段（C_3）移行至海绵窦段（C_4），位于半月节的腹内侧（图27-2）。Meckel 腔腹内侧壁前部可分为两部分，上 1/3 和下 2/3。上 1/3 覆盖了 Gasserian 的一部分神经节，发出眼支（V_1），下 2/3 与颈内动脉破裂孔段（C_3）和岩骨段水平部内侧面分别通过岩舌韧带和覆盖颈动脉管顶的骨膜分隔开（图27-3）。展神经经蝶岩韧带（Gruber 韧带）下方通过后，沿 Meckel 腔内侧壁上部向海绵窦内颈内动脉垂直段的后外侧走行，在岩尖部有一向下、向前的成角[20]。

三叉神经孔是 Meckel 腔后侧的一个椭圆形开口，与颅后窝相连。两层固有硬膜（来自中、颅后窝）行至三叉神经孔顶。岩上窦位于这两层固有硬膜之间。三叉神经孔顶部的双层固有硬膜在后部延续为小脑幕。在覆盖三叉神经节及神经根背外侧的两层固有硬膜之间，向后分离到达三叉神经孔即可打开岩上窦（图27-3）。海绵窦静脉丛通过以 Meckel 腔上缘为下界、滑车神经为上界之间的空间（即 Parkinson 三角的后部）发出岩上窦[2, 22]。

脑膜中动脉通过卵圆孔后外侧的棘孔进入颅内，此动脉走行于颅中窝硬膜的骨膜层[2]。因此，在棘孔附近分离这条动脉可以引导找到骨膜和脑膜层之间的分离平面，有助于保护在两层硬膜之间走行的岩浅大神经。

对上述复杂解剖学特点的了解是实施颅中窝入路治疗 Meckel 腔内或周围病变的关键。

二、Meckel 腔的开颅入路

侧方开颅手术入路可为 Meckel 腔提供最直

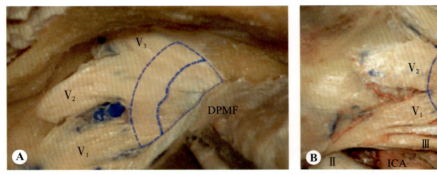

▲ 图 27-2　**A.** 经颞下硬膜间入路显露 Meckel 腔前缘后的背外侧壁（虚线）；**B.** 切除固有层硬膜、海绵窦外侧壁和 Meckel 腔背外侧壁后，可显示三叉神经脑干出口

经许可转载，引自 Operative Neurosurgery [1]

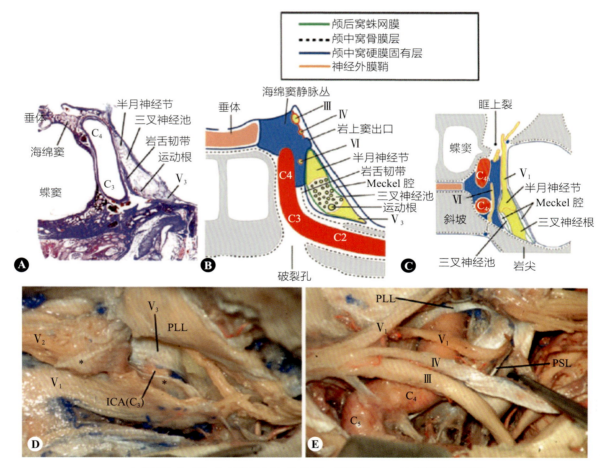

▲ 图 27-3　Meckel 腔与 ICA 的关系，沿岩段 ICA 的斜行冠状切面

A. 通过破裂孔的组织学切片，显示腹内侧壁与周围解剖的关系。B. Meckel 腔腹内侧壁的上 1/3 构成海绵窦后下部的外侧壁，下 2/3 位于颈动脉管顶的骨膜和岩舌韧带上。C. 通过 V_1 走行的轴向切面，海绵窦后部直接接触 Meckel 腔腹内侧壁上部。D. 在 V_1、V_2、V_3 之间切开神经节（GG）和根部，GG 的中部向前翻开，显示 Meckel 腔腹内侧壁（星号）、岩舌韧带（PLL）和 ICA 的 C_3 段。此壁的上 1/3 构成海绵窦后下部的外侧壁。E. 将 Meckel 腔上部和 V_1 向下后牵开，显示 ICA 的 C_4 段。展神经从蝶岩韧带下穿入 Meckel 腔内侧壁上部

经许可转载，引自 Operative Neurosurgery [1]

接的显露。经颅中窝入路非常适用于以 Meckel 腔为中心并扩展到颅中窝的病变，因为该入路经硬膜间进行，可以更好保护神经（通常在病变内侧）。在真正的岩斜膜瘤中，神经可能被肿瘤推向外侧，在切开岩上窦和小脑幕时即可能遇到。

对于主体位于颅后窝并通过三叉神经孔向 Meckel 腔小范围延伸的病变，后方入路很容易显露三叉神经，因为该神经从脑干发出，该入路包括标准的乙状窦后入路加岩尖磨除（见第28章和第34章）。

在本章中，我们将重点介绍到达 Meckel 腔的颅中窝入路。

（一）颞下 / 中窝硬膜间入路

1. 体位　患者通常取仰卧位，头部转向对侧，使矢状缝与地面平行。颈部活动度受限患者和年龄较大或肥胖患者可能需要垫肩。患者头部固定于头架上，以标准方式进行神经导航注册。

2. 开颅　摆好体位后，做问号切口，切口拐至耳郭后方再拐向前方，切开颞肌并向前下方翻开。在外耳道后方 1cm 乳突上嵴处钻孔后，形成 1 个额颞小骨瓣。不必离断颧弓，除非肿瘤体积大且明显向颞下扩展。在这种情况下，颧弓离断后附着于咬肌上，可以更好地向下方牵开颞肌，从而最大限度地减少颞叶牵拉。向下至眶下裂磨平蝶骨嵴外侧可获得更好的显露角度。

3. 颅中窝解剖及硬膜脑膜层的分离（视频 27-1）　硬膜的分离与扩大颅中窝入路相似（见第31章）。从后向前分离硬膜，以保护岩浅大神经。在后方确认弓状隆起，并在棘孔处电凝和离断脑膜中动脉，以便更好地在硬膜外对颞叶进行牵拉。脑膜中动脉离断后，可更好地识别两层硬膜，小心钝性剥离以分开固有硬膜和骨膜层硬膜。沿卵圆孔和圆孔方向可剥离固有硬膜和 V_3、V_2 的神经外膜，在骨孔前缘切开硬膜骨膜层，可以更好地分离固有硬膜和 V_2、V_3 神经外膜之间的平面。继续向眶上裂上方和内侧剥离硬膜，显露外膜鞘中的 V_1，该神经与海绵窦外壁的内层相连续。通过这种方式，在三叉神经所有 3 个分

支的各自出颅处将固有硬膜从神经鞘膜上分离下来，以便放置牵开器并进行下一阶段的骨质磨除（图 27-4）。确认岩骨嵴，并在硬膜和岩骨嵴之间放置牵开器。对于哑铃形神经鞘瘤，硬膜间分离可以显露并且从硬膜外切除颅中窝肿瘤。切除前岩骨并切开硬膜和小脑幕后，可在硬膜内显露并切除肿瘤的颅后窝部分。通常情况下，肿瘤对岩尖骨质的重塑及扩张创造了一个通往颅后窝的通道。在这种情况下，可以通过该通道切除肿瘤的颅后窝部分，而无须磨除岩骨前部。

4. 前岩骨切除术　一旦放置固定牵开器并充分剥离直至以实现显露，便可开始进行颅中窝底磨除。看见岩尖（Kawase 四边形）的位置，并按第31章所述进行骨质磨除。

5. 硬脑膜 / 天幕切开术　从岩尖至弓状隆起平行于岩上窦切开硬膜后，开始硬膜下操作。在岩上窦下方向三叉神经孔外侧切开颅后窝硬膜。使用止血夹结扎岩上窦，同时保留岩静脉回流。锐性离断结扎的岩上窦，同时注意不要切到正下方的三叉神经根。对于起源于小脑幕的岩斜脑膜瘤，因小脑幕非常厚，应分段切开，直至三叉神经根束得到确认和保护。将离断岩上窦的切口向小脑幕切迹延伸，需留意滑车神经的位置。切开的两个小脑幕分叶用缝线牵开（图 27-4）。

6. 打开三叉神经孔　三叉神经根穿过三叉神经孔处，应沿切断的岩上窦下外侧缘切开三叉神经根周围的硬膜裂隙。切口沿 Meckel 腔的背外侧壁延伸，可以将小脑幕缘及三叉神经孔的顶壁向内侧牵拉，从而避免滑车神经损伤。

7. 肿瘤切除　切除前岩骨并切开硬膜和小脑幕后，颅中窝和颅后窝合并为一个腔室，此时肿瘤得以完全显露。在最大限度地保留三叉神经束的前提下，分块切除肿瘤。

8. 关颅　颞部凸面硬膜可以做到基本闭合。外露的岩骨气房以骨蜡封闭。采用肌肉片封堵岩骨缺损以行颅后窝硬膜重建，并铺上基于胶原的人工硬膜，还可以进一步喷涂硬膜密封剂或纤维蛋白胶。以标准方式固定骨瓣，用骨水泥填充骨

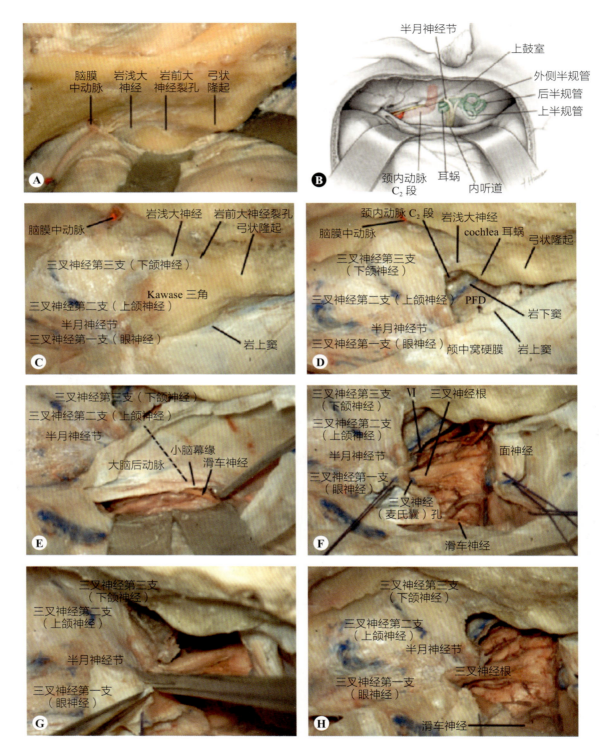

▲ 图 27-4　分步进行颞下硬膜间入路

A. 由后向前分离颅中窝硬膜，保护 GSPN。B. 岩段 ICA、GSPN、IAC、滑车神经与弓状隆起的关系。C. 硬膜间分离及牵开颅中窝硬膜后显露 Kawase 四边形。D. 前岩骨切除，显示 ICA、岩下窦和颅后窝硬膜。E. 中、颅后窝硬膜切开后确认滑车神经；岩上窦间切开小脑幕。F. 岩上窦横断后，缝线牵开切开的天幕小叶。G. 切口沿 Meckel 腔背外侧延伸。H. 三叉神经孔顶壁向内侧牵开

经许可转载，引自 Operative Neurosurgery[1]

瓣与颅骨的间隙。

（二）病例（视频 27-1）

40 岁女性，诊断为三叉神经鞘瘤，大小 3.6cm×2.8cm，位于颅中窝，并在 Meckel 腔中有一小部分（图 27-5），表现为 V_2 分布区的感觉减退。该患者接收了经颅中窝入路手术切除，术中采用保留三叉神经束技术，达到肿瘤大体全切除。术后病程平稳，V_2 有一过性感觉异常，最终在 6 个月内改善。在 3 年的随访中，未见复发。

三、总结

Meckel 腔病变可通过颞下颅中窝硬膜间入路直接显露，并最大限度地保留三叉神经束及其功能。颞下入路为多用途入路，可用于多种病变和不同大小肿瘤的处理。对于三叉神经鞘瘤，颅中窝部分肿瘤可在硬膜外切除，并最大限度保留功能。

声明

资助：本研究未获任何有关其阐述的资金资助。

利益冲突关系：ASY 是 Stryker 公司的顾问，并从 Mizuho 公司获得版税。

伦理批件和知情同意（参与和发表）：鉴于本研究的设计，当地伦理委员会认为无须知情同意和伦理批准，且本研究未获任何资金资助。

数据和材料的可用性（数据透明度）：本稿件的全部或部分内容均未发表，亦未提交于任何杂志审查。

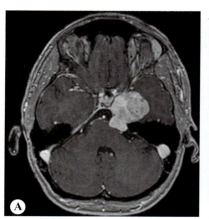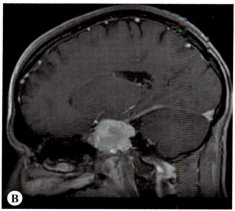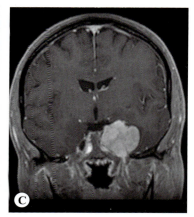

▲ 图 27-5　轴位 T_1 加权 MRI（A）、矢状位（B）和冠状位（C）增强像显示颅中窝三叉神经神经鞘瘤伴小部分肿瘤组织侵入 Meckel 腔

参考文献

[1] Youssef S, et al. The subtemporal interdural approach to dumbbell-shaped trigeminal schwannomas: cadaveric prosection. Operative Neurosurg. 2006;59:270-6.

[2] Clemente CD. Gray's anatomy. 30th ed. Philadelphia: Lea & Febiger; 1984. p. 1121-33.

[3] Taptas JN. The so-called cavernous sinus: a review of the controversy and its implications for neurosurgeons. J Neurosurg. 1995;82:719-25.

[4] Asbury AK. Peripheral nerves. In: Haymaker W, Adams RD, editors. Histology and histopathology of the nervous system. Springfield: Charles C. Thomas; 1982. p. 1566-70.

[5] Parent A. Carpenter's human neuroanatomy. 9th ed. Baltimore: Williams & Wilkins; 1996. p. 264-8.

[6] Romanes GJ. The central nervous system. In: Romanes GJ, editor. Cunningham's textbook of anatomy. 12th ed. Oxford: Oxford University Press; 1981. p. 729-33.

[7] Shanthaveerappa TR, Bourne GE. Perineural epithelium: a new concept of its role in the integrity of the peripheral nervous system. Science. 1966;154:1464-7.

[8] Burr HS, Robinson GB. An anatomical study of the gasserian ganglion, with particular reference to the nature and extent of Meckel's cave. Anat Record. 1925;29:269-82.

[9] Frazier CH, Whitehead E. The morphology of the gasserian ganglion. Brain. 1925;48:458-75.

[10] Goel A. Infratemporal fossa interdural approach for trigeminal neurinomas. Acta Neurochir. 1995;136:99-102.

[11] Goel A, Muzumdar D, Raman C. Trigeminal neuroma: analysis of surgical experience with 73 cases. Neurosurgery. 2003;52:783-90.

[12] Hakanson S. Transoval trigeminal cisternography. Surg Neurol. 1978;10:137-44.

[13] Henderson WR. The anatomy of the gasserian ganglion and the distribution of pain in relation to injections and operations for trigeminal neuralgia. Ann R Coll Surg Engl. 1965;37:346-73.

[14] Kaufman B, Bellon EM. The trigeminal nerve cistern. Radiology. 1973;108:597-602.

[15] Kehrli P, Maillot C, Wolff MJ. Anatomy and embryology of the trigeminal nerve and ints branches in the parasellar area. Neurol Res. 1997;19:57-65.

[16] Al-Mefty O, Ayoubi S, Gaber E. Trigeminal schwannomas: removal of dumbbell-shaped tumors through the expanded Meckel cave and outcomes of cranial nerve function. J Neurosurg. 2002;96:453-63.

[17] El-Kalliny M, van Loveren HR, Keller JT, Tew JM Jr. Tumors of the lateral wall of the cavernous sinus. J Neurosurg. 1992;77:508-14.

[18] Kawase T, van Loveren HR, Keller JT, Ter JM Jr. Meningeal architecture of the cavernous sinus. Clinical and surgical implications. Neurosurgery. 1996;39:527-36.

[19] Yoshida K, Kawase T. Trigeminal neurinomas extending into multiple fossae: surgical methods and review of the literature. J Neurosurg. 1999;91:202-11.

[20] Umansky F, Elidan J, Valarezo A. Dorello's canal: a microanatomical study. J Neurosurg. 1991;74:837-44.

[21] Volenc VV. Anatomy and surgery of the cavernous sinus. Vienna: Springer-Verlag; 1989. p. 28-35.

[22] Parkinson D. A surgical approach to the cavernous portion of the carotid artery. Anatomical study and case report. J Neurosurg. 1965;23:474-83.

第28章 Meckel 腔的内镜下经鼻入路

Endoscopic Endonasal Approach to Meckel's Cave

Carl H. Snyderman　Paul A. Gardner　著

樊　俊　译

经鼻入路的具体方案取决于颅中窝和与颈内动脉在冠状位上的关系。颅中窝的内镜下经鼻入路（EEA）包括颈内动脉鞍旁和斜坡旁段内、外侧入路[1]。Meckel 腔位于颈内动脉斜坡旁段的外侧及岩骨水平段的上方，其上界为外侧海绵窦和展神经，前界为翼管神经和圆孔[2]（图 28-1）。

Meckel 腔的经鼻入路最常用于不明病变的活检和良性肿瘤的切除，如脑膜瘤和三叉神经鞘瘤（图 28-2），也可用于切除生长至该腔内神经周围的鼻窦恶性肿瘤，如腺样囊性癌和鳞状细胞癌（图 28-3）。Meckel 腔的经鼻入路通常与其他入路亚型相结合，为邻近区域如外侧海绵窦、内侧岩尖和颅中窝底提供显露。经翼突入路（见第 35 章）是显露 Meckel 腔的先决条件。

一、手术技巧

• 对于右利手术者（站在患者右侧），患者取仰卧位，Mayfield 头架固定头部。头部略向术者偏转，头顶向外倾斜并稍微后仰，以使入路符合人体工程学（见第 5 章）。右颅中窝入路可能需要偏转更多。

• 用 CTA 的图像进行导航系统注册，可为颈内动脉和骨性标志（圆孔、卵圆孔、翼管等）提供良好的定位。根据病变情况，还可与 MRI 融合。

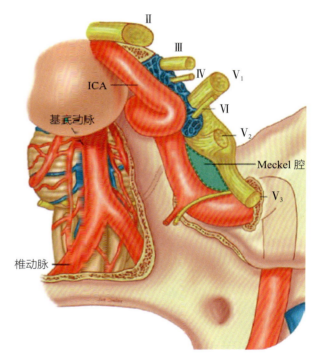

▲ 图 28-1　Meckel 腔的内下界为颈内动脉（ICA），外侧界为上颌神经（V_2），上界为外侧海绵窦及展神经（CN VI）。采用经翼突入路时，翼管神经和动脉是颈内动脉岩骨段的重要标志。Meckel 腔位于翼突孔和圆孔之间

经许可转载，引自 Kassam 等[1]

• 除躯体感觉诱发电位（SSEP）外，神经监测还可包括三叉神经第三支和展神经的肌电图监测（见第 7 章）。

• 非过敏患者预防性使用第三代头孢菌素。

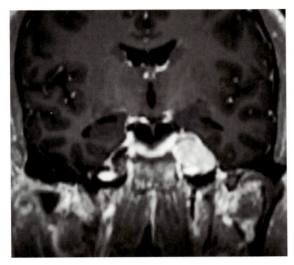

▲ 图 28-2　起源于上颌神经（V₂）的三叉神经鞘瘤 MRI（冠状位）

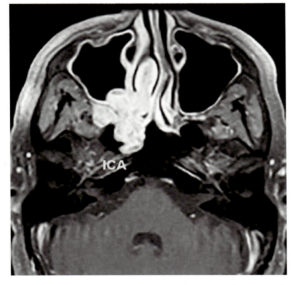

▲ 图 28-3　右侧鼻窦腺样囊性癌 MRI（轴位），肿瘤沿三叉神经分支的神经周围生长。注意肿瘤毗邻岩段颈内动脉（ICA）

• 鼻腔内放置 0.05% 羟甲基唑啉溶液浸泡过的棉片，用于收缩鼻黏膜。

• 面中部以聚维酮碘消毒（保护好眼睛），常规铺巾，气管导管固定于左侧。必要时鼻前庭也可消毒，但通常不对鼻腔进行消毒液灌洗，因其对黏膜纤毛功能和嗅觉有不良影响。

• 对于大多数病例，采用双鼻孔入路。对于有限的显露和活检，可以考虑单鼻孔入路。

• 经翼突入路需切除术侧中鼻甲下部，后方的残端应仔细电灼以防止蝶腭动脉分支出血。

• 如预期有硬膜缺损，掀取对侧带蒂鼻中隔瓣，这样血管蒂不会被经翼突入路破坏（见第 10 章）。

• 将鼻中隔后半部分的软骨和骨质切除至蝶嘴，以提供双鼻腔通道，并构建翻转的带蒂鼻中隔瓣[3]。松解切口，将与黏膜瓣相对的后鼻中隔黏膜转移覆盖供区软骨，可促进快速愈合，并可防止少数患者术后出现鞍鼻畸形。

• 双侧鼻腔插入 SPIWay 鼻套，以保护鼻中隔和鼻甲黏膜免受器械通过时造成的创伤和电凝器械造成的灼伤[4]。

• 去除蝶嘴骨质，用 Kerrison 咬骨钳从两侧充分开放蝶窦。咬骨钳或磨钻去除蝶窦内分隔，去除外侧分隔时需小心，因其可能指向颈内动脉[5]。剥除蝶窦内黏膜以显露下方骨质，在导航帮助下确认关键的骨性标志。

• 在病变侧打开上颌窦，并尽可能地向后方扩大开口。在筛嵴下方掀开鼻外侧壁的黏骨膜，可见蝶腭孔处的蝶腭动脉。

• 用 Kerrison 咬骨钳咬除蝶腭孔和上颌窦后壁的骨质，以显露翼腭窝内容物（图 28-4）。

• 用双极电凝烧灼蝶腭动脉及其远端分支，切除黏膜组织，显露翼内"楔"，即蝶窦底与翼体及翼突内侧板的交界处。

• 为进入翼管（翼管神经在此发出），还需要电凝和离断蝶腭动脉的腭蝶支，该血管穿过一个横贯蝶窦下方的骨管，容易被误认为是翼管神经。离断该血管后，翼管可见于外侧。

• 然后，沿骨膜下将翼腭窝内容物从翼突基部由内向外掀开。翼突神经（有时是动脉）直接位于蝶腭动脉残端的后方。对于气化良好的蝶窦，在蝶窦底部可见翼管的走行。翼管向外弯曲，与岩骨水平段颈内动脉会合，并与岩浅大神经和岩深神经相连。沿翼管上外侧的翼突基部进一步解

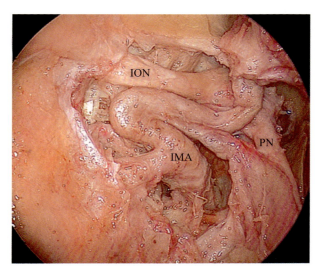

▲ 图 28-4　上颌窦后壁切除后显露翼腭窝内容物

离断颌内动脉（IMA）分支可显露上颌神经分支，包括眶下神经（ION）和腭降神经（PN）

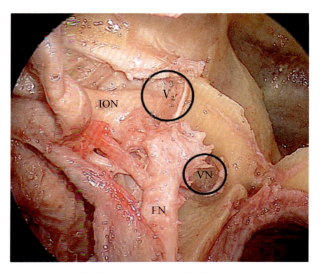

▲ 图 28-5　翼管神经（VN）出翼管处（小圈）。V₂ 的圆孔（大圈）位于蝶窦外侧隐窝的上外侧。上颌神经的主要分支包括眶下神经（ION）和腭降神经（PN）

剖，可在圆孔处显露上颌神经（图 28-5）。

• Meckel 腔位于斜坡旁段颈内动脉的外侧及岩骨水平段颈内动脉的上方。上颌神经和翼突神经会聚于 Meckel 腔。对于气化良好的蝶窦，上颌神经在蝶窦的外侧壁上的走行清晰可见。外侧隐窝气化越厉害，翼突神经与上颌神经之间的距离越大[6]。在不牺牲翼突神经和动脉的情况下，进入 Meckel 腔的入路会受限。离断翼突神经后，用 4mm 粗金刚砂钻头在翼管周围磨除翼突基部骨质。磨除翼管外侧的骨质有助于确定岩骨段颈内动脉的深度；在翼管内侧使用磨钻时须小心，以避开斜坡旁段颈内动脉和破裂孔。

• 接下来用磨钻将覆盖于上颌神经的骨质（在圆孔处最厚）磨薄，小心掀开以显露下面的硬膜。磨除翼突神经和上颌神经之间的骨质，以显露 Meckel 腔的硬膜。必要时可同法磨除海绵窦外侧和颈内动脉表面的骨质，这样可提供更大的解剖游离度。磨除圆孔下外侧的骨质，以显露卵圆孔内的下颌神经。神经刺激器探针可用于识别三叉神经的运动成分（V₃）。

• 平行于上颌神经切开硬膜，以避免切断神经

纤维。硬膜开口向后延伸至 Meckel 腔，向下延伸至卵圆孔，向上延伸至鞍旁段颈内动脉。

• 可通过三叉神经孔进入颅后窝来继续剥离肿瘤，但除非三叉神经孔明显扩张，否则视野会受限。大部分剥离操作需使用刺激器，以定位展神经，该神经标志着 Meckel 腔经鼻入路的上界，同时以避免损伤下颌神经（V₃）纤维。较大的肿瘤应在包膜剥离前分块切除，以避免损伤与该入路相关的重要结构（展神经、颈内动脉、未受累的三叉神经纤维）。在圆孔进入 Meckel 腔处减少剥离可有效避免脑脊液漏，并为侵袭性鼻窦恶性肿瘤提供足够的手术切缘。

• 颈内动脉定位对 Meckel 腔的安全切除至关重要，可以通过加长多普勒探头、神经导航、吲哚菁绿荧光血管造影或以上所有方法来完成。在颈内动脉附近或外侧进行剥离时，应在手术间备好单轴动脉瘤夹钳和动脉瘤夹。

• 病变切除后，即使没有脑脊液漏，也应首选用带血管的组织重建缺损。带蒂黏膜瓣可用于覆盖硬膜缺损和颈内动脉。如果有硬膜缺损，则进行多层重建，内层嵌以胶原补片，外层以带蒂鼻中隔瓣覆盖。对于较大的缺损，可以插入阔筋膜

补片或脂肪。脂肪对颅后窝内的大型缺损特别有用，且术后脑脊液漏发生率极低[7]。

• Merocel 棉条支撑重建材料，鼻中隔用硅橡胶夹板保护。术后 5～7 天取出鼻腔填塞物和夹板。鼻腔填塞期间口服抗生素（第二代头孢菌素）。

• 鉴于术后脑脊液漏发生率低，不常规使用腰大池引流，除非重建效果欠佳或患者有高危因素。

二、病例

45 岁，男性，诊断为右鼻窦肿瘤（图 28-3）。活检证实为腺样囊性癌。MRI 显示肿瘤沿上颌神经分支生长。采用内镜下经右侧翼突入路将肿瘤连同翼腭窝内容物一并切除（图 28-6），深面达翼管中的翼管神经和圆孔处的上颌神经（图 28-7）。裸露的硬膜用对侧带蒂鼻中隔瓣覆盖。

三、总结

Meckel 腔的内镜下经鼻入路是一种颅中窝的岩上入路，需要采用经翼突入路来确定关键的解剖标志（翼管处的翼管神经和圆孔处的 V_2）并充分显露蝶窦外侧隐窝。该入路通常用于良性肿瘤，如脑膜瘤、三叉神经鞘瘤，也可用于生长至 Meckel 腔神经周围的鼻窦恶性肿瘤。

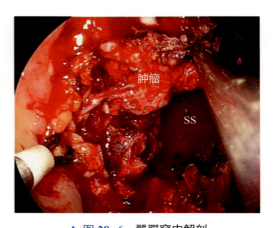

▲ 图 28-6　翼腭窝内解剖
离断眶下神经近端和远端（星号）；用双极电凝烧灼颌内动脉分支
SS. 蝶窦

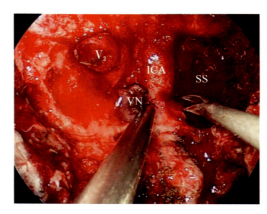

▲ 图 28-7　肿瘤切除后，将上颌神经（V_2）和翼管神经（VN）残端送冰冻切片活检
注意三叉神经和翼管神经与颈内动脉（ICA）之间的关系
SS. 蝶窦

参考文献

[1] Kassam AB, Prevedello DM, Carrau RL, Snyderman CH, Gardner P, Osawa S, Seker A, Rhoton AL Jr. The front door to Meckel's cave: an anteromedial corridor via expanded endoscopic endonasal approach - technical considerations and clinical series. Neurosurgery. 2009;64(3 Suppl):71-82. discussion 82-83.

[2] Pinheiro-Neto CD, Fernandez-Miranda JC, Rivera Serrano CM, Paluzzi A, Snyderman CH, Gardner PA, Sennes LU. Endoscopic anatomy of the palatovaginal canal (palatosphenoidal canal): a landmark for dissection of the vidian nerve during endonasal transpterygoid approaches. Laryngoscope. 2012;122(1):6-12.

[3] Caicedo-Granados E, Carrau R, Snyderman CH, Prevedello D, Fernandez-Miranda J, Gardner P, Kassam A. Reverse rotation flap for reconstruction of donor site after vascular pedicled nasoseptal flap in skull base surgery. Laryngoscope. 2010;120(8):1550-2.

[4] Velasquez N, Ahmed OH, Lavigne P, Goldschmidt E, Gardner PA, Snyderman CH, Wang EW. Utility of nasal access guides in endoscopic endonasal skull base surgery: assessment of

use during cadaveric dissection and workflow analysis in surgery. J Neurol Surg B Skull Base. 2020;82(5):540-6.

[5] Fernandez-Miranda JC, Prevedello DM, Madhok R, Morera V, Barges-Coll J, Reineman K, Snyderman CH, Gardner P, Carrau R, Kassam AB. Sphenoid septations and their relationship with internal carotid arteries: anatomical and radiological study. Laryngoscope. 2009;119(10):1893-6.

[6] Vaezi A, Cardenas E, Pinheiro-Neto C, Paluzzi A, Branstetter BF 4th, Gardner PA, Snyderman CH, Fernandez-Miranda JC. Classification of sphenoid sinus pneumatization: relevance for endoscopic skull base surgery. Laryngoscope. 2015;125(3):577-81.

[7] Shin SS, Gardner PA, Stefko ST, Madhok R, Fernandez-Miranda JC, Snyderman CH. Endoscopic endonasal approach for nonvestibular schwannomas. Neurosurgery. 2011;69(5):1046-57.

第 29 章 三叉神经鞘瘤
Trigeminal Schwannoma

Wei Huff　Benjamin K. Hendricks　Aaron A. Cohen-Gadol　著
张喜安　译

缩略语

CN	cranial nerve	脑神经
CP	cerebellopontine	小脑
CSF	cerebrospinal fluid	脑脊液
CT	computed tomography	计算机体层成像
CTA	computed tomography angiography	计算机体层血管成像
MR	magnetic resonance	磁共振
SRS	stereotactic radiosurgery	立体定向放射外科
TS	trigeminal schwannoma	三叉神经鞘瘤

三叉神经鞘瘤为罕见的良性肿瘤，是最常见的非前庭神经鞘膜瘤性神经鞘瘤类型，占颅内肿瘤的 0.07%～0.36% [1]。肿瘤可散发，但病例报告表明，除了更常见的前庭神经鞘膜瘤外，2 型神经纤维瘤病患者形成该肿瘤的概率增加。恶性三叉神经鞘瘤很少报道，最常与 1 型神经纤维瘤病相关 [2]。

神经鞘瘤起源于周围神经鞘，位于少突胶质细胞 - 施万细胞连接部远端 [3]。三叉神经（小脑脑桥三角区）和半月神经节（海绵窦和 Meckel 腔）是颅内神经鞘瘤最常见的起源部位，仅次于前庭神经（图 29-1）。单纯硬膜外起源的三叉神经鞘瘤非常罕见，其起源于三叉神经节后的三个分支之一，其中又以眼支起源比上颌支或下颌支起源

更常见 [4]。与前庭神经鞘膜瘤相似，三叉神经鞘瘤全切除后可获得良好的长期无瘤生存预后。然而，如果仅实现部分切除，通常容易复发 [1]。

一、分类

目前已有作者提出了几种三叉神经鞘瘤的分类系统。第一个分类系统由 Jefferson 于 1955 年提出 [5]，这一分类将三叉神经鞘瘤分为 3 种不同类型：A 型起源于颅中窝半月神经节的肿瘤；B 型起源于三叉神经颅后窝神经根的肿瘤；C 型即所谓的沙漏瘤，占据了颅中窝、颅后窝。有些作者增加了第 4 个分类，即 D 型，将伴有颅外扩展的肿瘤单独分出 [6-8]。这些三叉神经鞘瘤分类汇

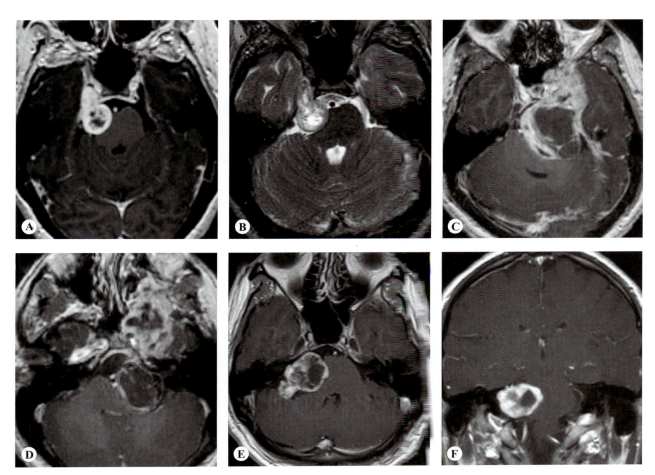

▲ 图 29-1　神经鞘瘤表现为边界清晰、不均匀强化的病变，在 MR 的 T₁ 加权像上表现为等信号或低信号，T₂ 加权像上为高信号。它们没有脑膜瘤的硬脑膜尾征。内听道的扩大则预示着前庭神经鞘膜瘤的诊断
A 和 B. 典型的三叉神经鞘瘤，已扩展到 Meckel 腔；C 和 D. 巨大三叉神经鞘瘤，已扩展到眶内、颅外或颞下窝；E 和 F. 完全局限于小脑脑桥三角区内的三叉神经鞘瘤

总在表 29-1 中。Yoshida 和 Kawase[9] 将三叉神经鞘瘤分为 6 型：P 型起源于三叉神经根的颅后窝肿瘤；M 型起源于半月神经节或海绵窦外侧壁的外周分支的颅中窝肿瘤；E 型起源于三叉神经外周支颅外段的肿瘤；以及由 P、M 和 E 肿瘤不同组合而成的 MP 型、ME 型和 MPE 型。三叉神经鞘瘤的手术入路和手术难度主要取决于肿瘤在三叉神经上的位置。

二、临床表现

三叉神经鞘瘤患者在就诊时几乎均有三叉神经功能障碍的临床表现[9, 10]。症状通常包括感觉

表 29-1　Jefferson 三叉神经鞘瘤分类[5]	
类　型	描　述
神经根型（A）	神经根起源累及颅后窝
神经节型（B）	半月神经节起源累及颅中窝
哑铃型（C）	同时累及颅中窝、颅后窝
分支型（D）	周边段受累
V_1	眶内
V_2	翼腭窝
V_3	颞下窝

减退，累及区域的大小取决于三叉神经纤维受累的范围和程度。角膜炎是一个重要特征，预示着角膜反射减弱导致的三叉神经功能丧失。运动神经纤维支配咀嚼肌，包括张肌、二腹肌和下颌舌骨肌，这些肌肉有时会出现临床上明显的功能障碍或萎缩。三叉神经病变的病程缓慢，与肿瘤生长缓慢相对应[9, 10]。

面部疼痛也是三叉神经鞘瘤的症状之一。这种疼痛与三叉神经痛的表现不同[10, 11]。虽然发作时也呈抽搐样，但疼痛持续时间长，且缺乏明确的诱发因素是三叉神经鞘瘤引起面部疼痛的特征。而且，这些患者的疼痛对卡马西平，以及其他用于三叉神经痛的神经源性疼痛药物效果不佳。尽管如此，文献表明，一小部分三叉神经鞘瘤患者所体验的疼痛具有符合三叉神经痛诊断的特征。对于这部分患者，在肿瘤全切除或次全切除后，检查整个神经根是否存在血管压迫，是缓解疼痛症状的关键[10]。在出现临床症状时，三叉神经的3个分支都受到不同程度的影响。

其他临床症状可归因于占位效应对周围脑神经的影响。较大的肿瘤可能会出现面部运动、前庭功能和听觉功能障碍。复视是因肿瘤对动眼神经或展神经的压迫所致，也可因肿瘤对眼球的压迫导致眼球突出性复视。

三、评估

三叉神经鞘瘤患者应进行详细的神经系统检查，特别是三叉神经感觉和运动功能的检查。术前听力图可确定蜗神经的基线功能状态。

与此类肿瘤切除相关的颅底解剖十分复杂，需要进行详尽的影像学评估。MRI 能反映肿瘤的大小和扩展范围，并能对毗邻的脑神经和脑血管结构进行定位（图 29-1）。完全局限于小脑脑桥三角区的前庭神经鞘膜瘤、面神经鞘瘤，以及动眼神经鞘瘤有时难以与三叉神经鞘瘤鉴别。

影像学评估还包括通过 CT 确定颅底的骨性解剖以及由此造成的骨质侵蚀。应评估肿瘤与颈动脉管、耳蜗以及内听道的距离，以确定患者的手术风险。

CTA 可明确受累动脉结构的管径，并显示主要血管的移位情况。

四、一般治疗注意事项

由于此类病变是良性的，生长缓慢，可以考虑多种处理策略[12]。最保守的方法是利用影像学检查动态观察。选择这种策略时，初诊和首次随访的影像学检查应间隔 6～12 个月，此方法最适用于小肿瘤患者或手术风险大于肿瘤继续增长风险的老年患者。

显微或经鼻内镜手术是此类病变最确切的治疗方式。如果达到全切除，复发风险很低。对于为保留功能而导致的次全切除，可辅以放射外科治疗。在通过系列影像学检查证实肿瘤生长的小肿瘤，可以单独采用立体定向放射外科（SRS）治疗。

在患有双侧三叉神经鞘瘤的特殊情况下，通常见于神经纤维瘤病 2 型患者，外科医生应该只对症状最明显的一侧进行手术。对侧无症状的肿瘤可采取动态观察或 SRS 进行处理。

五、术前注意事项及手术入路

三叉神经鞘瘤的显微或内镜手术入路选择主要取决于肿瘤的位置。Jefferson 的分类简化了此类肿瘤的手术规划。表 29-2 列出了每型肿瘤的最佳手术入路。那些位于神经节或外周支的肿瘤可以有效地通过硬膜外入路切除，以最大限度地减少邻近脑神经损伤的风险。

由于三叉神经鞘瘤的质软特性，对于主体位于颅中窝的大型、多腔隙肿瘤，通过颅中窝的单一硬膜外入路可以实现全切除（见第 27 章）。这种原则同样适用于以颅后窝扩展为主，同时具有颅中窝部分的肿瘤，此时可通过改良乙状窦后入路并打开扩大的 Meckel 腔切除肿瘤。

然而，从颅后窝手术通道显露颅中窝的范围非常有限。因此，颅中窝和颅后窝扩展同样显著的肿瘤应首先采用颅中窝入路手术，并尝试切除

表 29-2　三叉神经鞘瘤的最佳手术入路

类　型	手术入路
神经根型（A）	乙状窦后入路
神经节型（B）	硬膜外颞下入路
	硬膜外额颞入路
	硬膜外颞下入路
哑铃型（C）	硬膜外颞下或经岩前入路
	硬膜外改良眶颧入路
	联合经岩骨入路
分支型（D）	
V₁	改良眶颧入路
V₂	翼点 / 内镜入路
V₃	硬膜外颞下 / 内镜入路

全部肿瘤。但是如果在第一次手术中不能安全切除颅后窝部分，则可能需要二期经乙状窦后入路切除残余肿瘤。

术前应放置腰大池引流管或脑室外引流管，以促进脑组织松弛。神经电生理监测的应用可提高术者保留脑神经功能的成功率。这些监测工具包括躯体感觉诱发电位和脑干听觉诱发电位。

六、手术解剖

三叉神经根起源于脑桥腹外侧面，分别向上、向外及向前朝岩尖走行，经三叉神经压迹进入麦氏囊，仅位于岩上窦的下方。上述第一段从脑干行至 Meckel 腔被称为脑池段或小脑脑桥三角区段。

三叉神经根被少突胶质细胞形成的髓鞘包裹，自脑干发出点至中央髓鞘 - 外周髓鞘移行区，在此处出现施万细胞。神经鞘瘤起源于外周髓鞘区。进入三叉神经压迹后，神经在两层硬膜之间的腔隙内走行，也称为 Meckel 腔。

三叉神经鞘瘤累及神经节（颅中窝）、神经根（小脑脑桥三角区角）和神经的 3 个分支（颅

中窝）。如预想的那样，一些肿瘤可扩展至两个或以上解剖腔隙，遂表现为典型的哑铃形。很少有肿瘤通过眶内和颞下窝的颅外神经分支侵犯颅外区域。这些肿瘤一般通过眶上裂到达眼眶，通过卵圆孔或圆孔到达颞下窝。

肿瘤最常见于颅中窝（50%），其次为颅后窝（30%），以及哑铃型（20%），长入海绵窦者也比较常见。这些神经鞘瘤并不浸润周围结构，而是造成其移位。因此，进入外侧海绵窦进行切除适用于大多数病例（图 29-2 至图 29-4）。

七、三叉神经鞘瘤的显微手术入路切除

（一）乙状窦后入路

扩大乙状窦后入路适用于小脑脑桥三角区内的神经根型肿瘤（图 29-5）。扩大乳突后入路是对标准乙状窦后开颅的改良，包括去除横窦和乙状窦上方的部分骨质。乙状窦的"松解"使其在硬膜打开后可通过缝线向外牵拉移位，从而扩大了到达小脑脑桥三角区的外侧手术通道，同时减少了小脑半球所需的牵拉。对于无梗阻性脑积水的患者，在切口铺单前可进行腰椎穿刺，引流 35～40ml 的脑脊液，以实现颅后窝减压。该步骤可降低颅内压，同时在早期硬膜下分离过程中，还可显著提高打开硬膜，以及经小脑到达小脑脑桥三角区池的安全性。

道上结节正好位于内听道口上方、三叉神经后方。在切除道上结节表面的硬膜后，磨除道上结节，可扩大乙状窦后入路的显露范围，并获得沿三叉神经走行的额外显露，从而得以切除少量长入 Meckel 腔内的肿瘤。考虑到颈内动脉非常接近，CTA 三维重建有助于指导骨切除范围。此外，内镜可辅助 Meckel 腔内的肿瘤切除及检查切除程度。

（二）翼点 / 额颞入路

扩大翼点或额颞开颅适用于小型三叉神经鞘瘤。作为幕上颅底入路的主要方法，扩大翼点开颅对于神经外科医生治疗前颅中窝病变具有简单、灵活、高效和熟悉的特点。与常规额颞开颅

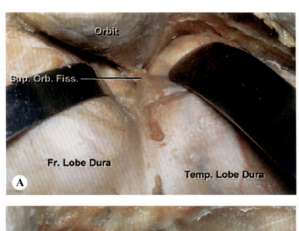
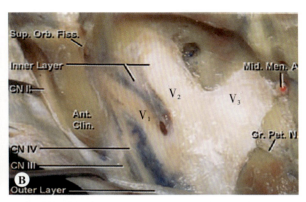
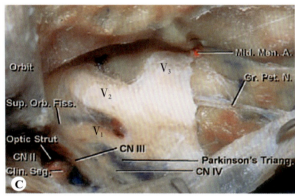
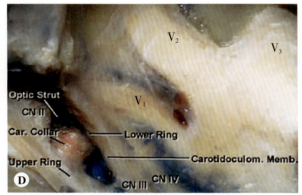
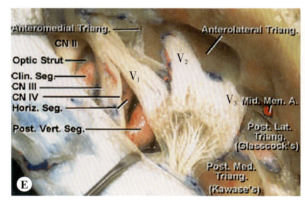
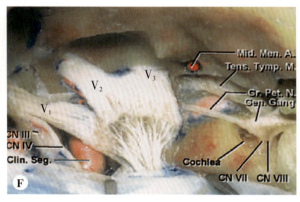

▲ 图 29-2　经眶颧开颅硬膜外切除前床突入路硬膜外解剖海绵窦的解剖学研究

A. V₃ 后缘外侧处切断脑膜中动脉。在眶上裂外缘部分切断眶脑膜带后，将海绵窦外侧壁的外层与内层剥离。经过这些步骤，当脑膜外层被剥离开后，就显露了包裹于内层中的神经。B. 颅中窝硬膜继续向后和内侧抬起，就会显露岩浅大神经。C 和 D. 硬膜外切除前床突后的放大视图。切除海绵窦外侧壁的内层，以显露通常被肿瘤向内侧移位的相关结构。在实际手术中，此步骤被取而代之的，是在 V₁ 和 V₂ 之间的肿瘤包膜上作平行于神经的线性切口。肿瘤扩大了 Meckel 腔的开口，并创造了一条通向颅后窝的通道，这样外科医生就可以切除位于小脑脑桥三角区内的肿瘤。肿瘤表面的切开可以沿着肿瘤主体向颅后窝延伸，电凝并切断岩上窦。E. 注意颅中窝三角区的大致位置，前内侧三角（在 V₁ 和 V₂ 之间），前外侧三角（在 V₂ 和 V₃ 之间），后外侧三角，也称为 Glasscock 三角（在 V₃ 和岩浅大神经之间），后内侧三角，也称为 Kawase 三角（在三叉神经外侧和岩浅大神经后侧）。F. 于岩浅大神经下方显露岩骨段颈内动脉

Sup. Orb. Fiss：眶上裂；Fr.：额；Mid. Men. A.：脑膜中动脉；Ant. Clin.：前床突；Gr. Pet. N.：岩浅大神经；Clin. Seg.：床突段；Triang：三角；Car：颈内动脉；Carotidoculom. Memb：颈动脉动眼神经膜；Horiz. Seg：水平段；Post. Vert. Seg：后垂直段；Post. Lat：后外侧；Post. Med.：后内侧；Tens. Tymp. M：鼓膜张肌；Gen. Gang：膝状神经节

经许可转载，图片由 A. L. Rhoton, Jr. 提供

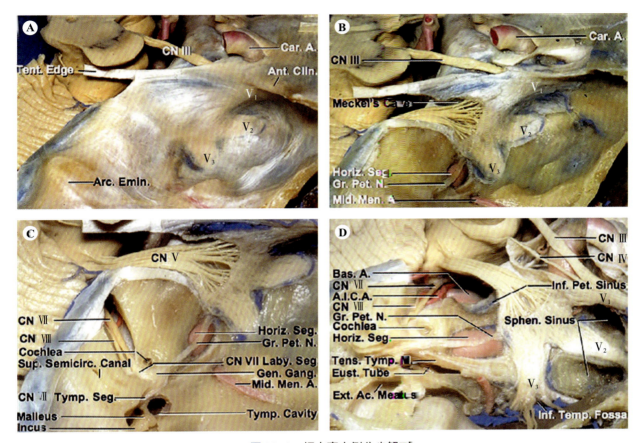

▲ 图 29-3　颅中窝内侧分步解剖

A. 显示颅中窝硬脑膜的固有外观；B. 切除岩骨段颈内动脉上方的颅中窝硬脑膜和骨质显示岩骨段颈内动脉与 Meckel 腔的关系；C. 进一步的岩骨切除即可显露内听道及其与岩浅大神经的关系；D. 更进一步的岩骨切除揭示了岩骨内其他结构的位置，尽管它们在手术中通常不会被显露。显微解剖时应保护这些结构。注意在通过颅中窝 Meckel 腔周围显露小脑脑桥三角区时，需要切断岩上窦

Tent. Edge.：小脑幕缘；Car. A.：颈内动脉；Ant. Clin.：前床突；Arc. Emin.：弓状隆起；Horiz. Seg.：水平段；Gr. Pet. N.：岩浅大神经；Mid. Men. A.：脑膜中动脉；Sup. Semicirc. Canal：上半规管；Tymp. Seg.：鼓室段；Laby. Seg.：迷路段；Gen. Gang.：膝状神经节；Tymp. Cavity.：鼓室；Bas. A.：基底动脉；A.I.C.A.：小脑前下动脉；Tens. Tymp. M.：鼓膜张肌；Eust. Tube.：咽鼓管；Ext. Ac. Meatus：外耳道；Inf. Pet. Sinus：岩下窦；Sphen. Sinus：蝶窦；Inf. Temp. Fossa：颞下窝

经许可转载，图片由 A. L. Rhoton, Jr. 提供

相比，扩大入路包括：①沿蝶骨嵴外侧切除至眶上裂水平；②沿眶顶磨除使其表面平坦；③向颅中窝底方向咬除颞骨鳞部。这些改良可为大部分前颅中窝区域提供无阻碍的手术操作角度，同时使所需的脑牵拉最小化。

患者取仰卧位，屈膝，床头抬高 15°～20°。头部以头钉头架牢固固定，从入路侧向对侧转向 20°～45°，适度过伸以使额叶离开颅前窝底。对于海绵窦上方的小型三叉神经鞘瘤，体位要求为头部略微过伸和更大幅度的头部旋转，以使眶嵴

位于最高水平。

（三）眶颧入路或经颧弓颞下窝入路

额骨或眶颧切开最适用于累及三叉神经海绵窦内不同节段的神经鞘瘤。当肿瘤长入眶内时，应在眶颧打开去除眼眶的上壁和侧壁。如果术者需要更宽的手术野来显露 V₁ 病变，可以打开视神经管顶壁并从硬膜外行前床突切除（图 29-6 至图 29-8）。

（四）颞下入路

颞下入路为颅中窝底和上岩斜区提供了一条

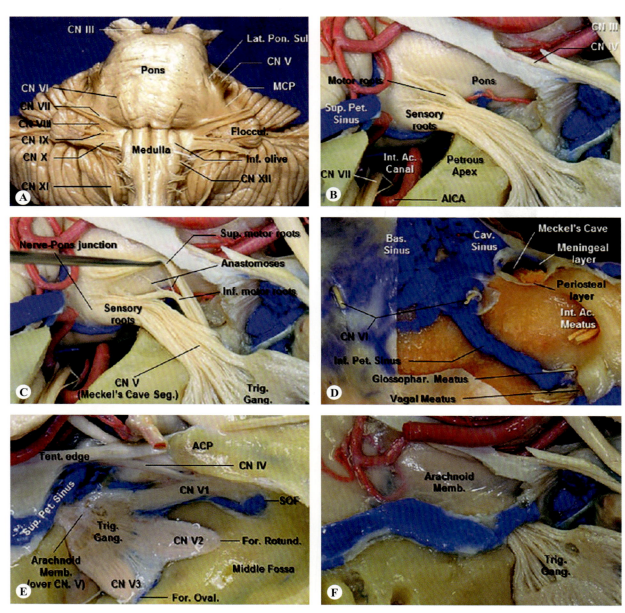

▲ 图 29-4　三叉神经起源于脑干的解剖

A. 三叉神经的起源点是确定脑桥与小脑中脚边界的合理标志。B. 分离小脑幕和枕叶，以显露三叉神经通过岩尖上的三叉神经压迹的路线。C. 三叉神经的两个明显的运动根，即上运动根和下运动根。颅中窝、颅后窝的硬脑膜被剥去，显露出基底神经丛、海绵窦和岩下窦。D. Meckel 腔位于硬膜的脑膜层（固有硬膜）和骨膜层之间的三叉神经压迹处。E 和 F. 岩上窦跨过 Meckel 腔上方，与海绵窦汇合。打开 Meckel 腔的顶壁需要在夹闭或电凝岩上窦后切断此窦以避免静脉窦出血

Lat. pon. Sul. 脑桥外侧沟；MCP. 小脑中脚；Floccul. 绒球；Inf. Olive. 下橄榄；Sup. Pet. Sinus. 岩上窦；Int. Ac. Canal. 内听道；AICA. 小脑下前动脉；Sup. motor roo. 上运动根；Inf. 下；Seg. 段；Trig. Gang. 三叉神经节；Bas. 基底；Cav. 海绵；Inf. Pet. Sinus. 岩下窦；Glossophar. Meatus. 舌咽神经口；Tent. Edge. 小脑幕缘；Arachnoid Memb. 蛛网膜；ACP. 前床突；SOF. 眶上裂；For. Rotund. 圆孔；For. Oval. 卵圆孔

经许可转载，图片由 A. L. Rhoton, Jr. 提供

宽阔的手术通道。此入路应用灵活，可显露通过 Meckel 腔扩展至颅后窝的颅中窝病变。如果 Meckel 腔开口不足以进入颅后窝，可以通过在

Meckel 腔硬膜上向岩上窦方向切开扩大显露。通过包膜外和蛛网膜内分离，可以切除颅后窝的肿瘤部分。

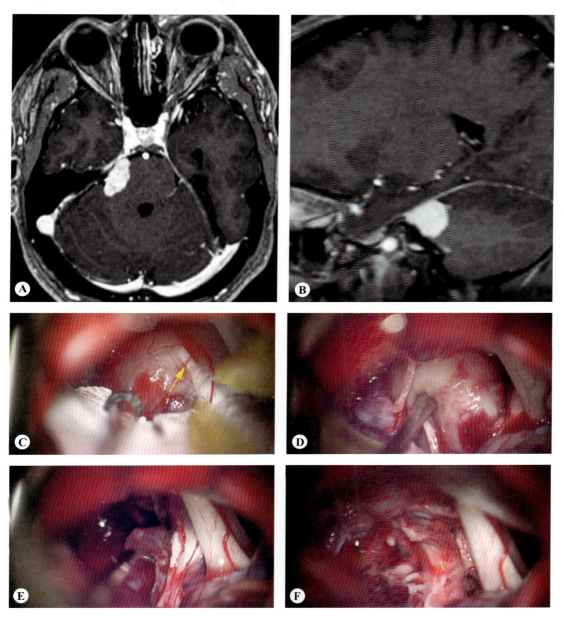

▲ 图 29-5　A 和 B. 1 例主要位于小脑脑桥三角区的三叉神经鞘瘤；C. 通过右侧乙状窦后开颅显露；D. 注意嵌入肿瘤的神经上束（黄箭），肿瘤自脑干分离开；E. 此变细的嵌入的三叉神经束被细致地松解；F. 最终保留了三叉神经（V）的大部分

该入路还可通过海绵窦外侧壁进入海绵窦，以切除海绵窦壁内的肿瘤，通常是较大的三叉神经鞘瘤（图 29-9）。注意需确定岩骨段颈内动脉的位置，以便在解剖过程中对海绵窦段颈内动脉进行近端控制。海绵窦内分离肿瘤时应尽可能减少对脑神经的操作，以避免术后出现神经功能障碍。在充分瘤内减压后，沿周边分离肿瘤。在这一过程中需将肿瘤包膜与周围的三叉神经纤维显微分离。将完全嵌入肿瘤的部分三叉神经纤维切除。

（五）岩骨前部切除入路

岩骨前部切除是颞下开颅的扩展，包括切除岩尖骨质，以显露岩斜区上部和脑干腹外侧（图 29-9）。结合其他手术入路，该手术路径非常适

343

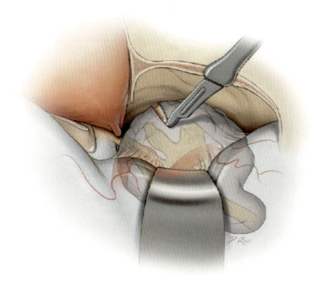

▲ 图 29-6 眶颧部颅切开术完成后，翻起颞部硬膜或海绵窦外侧壁（Kawase 法），显露被内海绵窦壁硬膜覆盖的肿瘤。部分横断眶裂外侧缘的脑膜 - 眶硬膜带，行硬膜外斜交切除术。在岩大神经被发现和牺牲的同时，硬脑膜中窝继续向后和内侧抬高。在海绵窦硬脑膜上的一个线状切口，位于 V₁ 和 V₂ 之间并平行，揭开肿瘤包膜。肿瘤常常使 Meckel 腔扩大，并形成一条通向颅后窝的路径，这样外科医生就可以将小脑脑桥三角区内的肿瘤部分送入颅中窝术腔。硬脑膜上的切口可以通过凝固和横断岩上窦，在 Meckel 腔内的肿瘤包膜上延伸到后窝
经许可转载，引自 The Neurosurgical Atlas

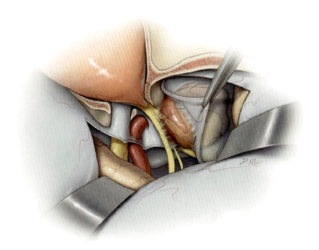

▲ 图 29-7 另一种可选的方法是 Dolenc 入路，它使用动眼神经作为进入海绵窦的中心点。在眶颧部开颅和硬膜外前床突切除后，磨除圆孔和卵圆孔外侧和前方骨质，以便在肿瘤操作过程中能够移位神经。沿侧裂切开硬脑膜，此切口向内侧延伸至颈内动脉硬膜远环水平。然后，松解远环，进入海绵窦前部。找到动眼神经进入天幕缘处，用蛛网膜刀在神经表面打开硬膜。滑车神经位于动眼神经的后外侧。V₁ 位于眶上裂附近，将其与覆盖的硬脑膜分离，这种沿神经的解剖完成了海绵窦外侧壁的显露。展神经是唯一的海绵窦内神经，恰位于颈内动脉的外侧。在解剖分离肿瘤内侧的包膜时应注意保护
经许可转载，引自 The Neurosurgical Atlas

用于同时累及中、颅后窝的大型多腔隙病变。由于岩骨前部切除所提供的操作空间有限，且考虑到术中扩展的灵活性有限，需对术前 MR 和 CT/CTA 图像进行仔细评估以制订合适的术前计划，这一点至关重要，如需采用联合入路以充分显露肿瘤，应在术前就规划好。术中对面神经（肌电图）和脑干听觉诱发电位的神经电生理监测有助于对面神经进行定位，并对可能危及脑干的操作发出警报。

小心设计硬膜切口，通常采用 T 形方式。向后切开小脑幕至三叉神经进入硬膜处，以便从颅中窝扩大显露至颅后窝。岩上窦周围的硬膜缺损可在切除肿瘤后用带蒂颞筋膜修复。术中需要一定程度的颞叶牵拉，强烈建议使用腰大池引流，

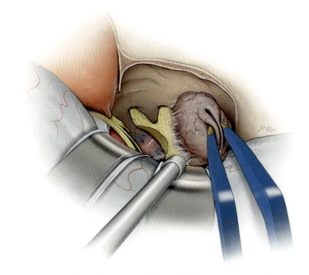

▲ 图 29-8 肿瘤减压后自海绵窦内邻近的神经血管结构分离。通常，V₁ 是神经鞘瘤的来源，必须牺牲部分神经。患者很有可能术前即有 V₁ 麻木，因此这种操作是合理的
经许可转载，引自 The Neurosurgical Atlas

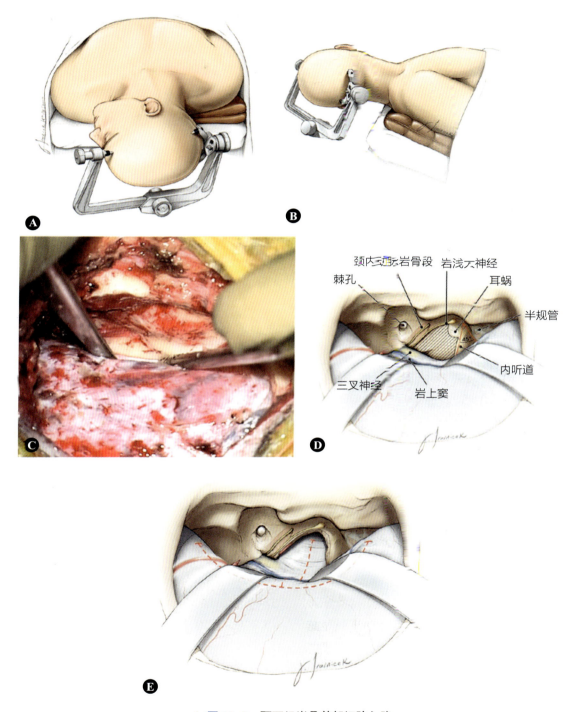

▲ 图 29-9　颞下经岩骨前部切除入路

A 和 B.患者头位，术野以颧弓为最高点。三钉头架的单头钉往往必须放在患者的前额部，以避免头钉影响切口。患者头部的顶点向地面略微倾斜。这个动作最大限度地发挥了重力对颞叶的影响。C 和 D. Kawase 三角的显露（用 D 图中的短虚线记表示）。随着硬脑膜抬起至岩骨嵴水平，Kawase 四边形的标志清晰可见：外侧是岩浅大神经（通常是岩浅小神经），后方为弧状隆起，前方为半月神经节的后缘，内侧岩骨嵴　E. 硬脑膜开口计划为 T 形切口。第一个切口沿颞底硬脑膜平行于开颅手术的边缘。第二个切口垂直于第一个切口，通过岩上窦进入颅后窝硬脑膜。然后用 Weck 夹夹闭岩上窦，此时硬膜切开汇合。注意三叉神经在硬脑膜与 F 位置

经许可转载，引自 The Neurosurgical Atlas

尤其是对优势侧的病变。此外，腰大池引流可持续几天以减少脑脊液漏的风险。总之，此入路的关键之处在于患者的合理选择、术前的周密计划、耐心的骨质磨除及谨慎的硬膜开放。

八、术后注意事项

在术后早期，患者会因术中对神经的操作而出现三叉神经功能障碍，该功能障碍会在术后逐渐改善。特别令人担忧的是角膜反射的减弱或丧失，因为如果这种缺陷未得到重视，且未及时实施适当的眼部护理，有可能发生角膜炎。

动眼神经、滑车神经及展神经在海绵窦手术中经常会被骚扰。因此，这些眼球运动神经单根或全部麻痹导致的术后复视并不少见。这些功能障碍一般为一过性，通常在 3 个月内改善。

手术并发症取决于肿瘤大小、位置和入路的选择，但最常见的术后并发症除了第 III ～ VI 对脑神经的麻痹，还包括脑膜炎、脑脊液漏、咬肌萎缩、三叉神经痛和面部感觉异常 [13]。由于三叉神经鞘瘤切除术后的高致残率，该领域正逐步向使用微创技术发展。

九、内镜经鼻手术入路

近年来，内镜经鼻手术入路被认为适用于累及 V_2 和 V_3 分支的病变。该术式可显露中线旁、鞍旁、Meckel 腔肿瘤，以及分别累及颅后窝、颅中窝、翼腭窝及颞下窝的肿瘤 [14-16]。该入路的倡导者认为，其颞叶或小脑牵拉更少，并可良好显露脑干周围结构。然而，内镜手术脑脊液漏和血管并发症的发生率较高 [17]。

十、立体定向放射外科

对于无法切除的病变或不适合手术的患者来说，放射外科逐步成为一种替代治疗方案，其应用是一项革命性的进步。放射外科的治疗目的是在无须开颅手术的情况下控制肿瘤的生长，由此最大限度地减少手术相关风险和神经功能障碍。小型肿瘤一般用 SRS 治疗，大型肿瘤也可采用分期 SRS 成功治疗，5 年和 10 年的肿瘤控制良好 [18]。最近对 18 项研究的 Meta 分析发现，总共 564 例患者采用 SRS 治疗，长期肿瘤控制率为 92.3%（90.1%～94.5%），肿瘤缩小率为 62.7%（54.3%～71%），肿瘤进展率为 9.4%（6.8%～11.9%）；三叉神经痛的平均临床改善率为 63.5%（52.9%～74.1%），动眼神经功能改善率为 48.2%（36%～60.5%）；临床症状恶化率为 10.7%（7.6%～13.8%）[11]。因此，SRS 治疗三叉神经鞘瘤具有较高的肿瘤控制率和良好的临床疗效，尤其是对于三叉神经痛和动眼神经功能障碍，但同时应告知患者肿瘤进展和潜在临床恶化的风险。

当根据经验选择无创 SRS 治疗时，仅根据临床和影像学诊断来确定适应证存在误诊的风险，因为该部位肿瘤的鉴别诊断还包括其他类型的肿瘤，如脑膜瘤、表皮样囊肿、转移瘤、软骨肉瘤、脊索瘤、软骨瘤、其他神经鞘瘤和上颌窦肿瘤。需要注意的是，这种未经组织病理学检查的治疗有时会导致初始治疗方式不当或正确诊断延误。

经皮穿刺活检很少使用，但可为 Meckel 腔或三叉神经第三支的病变提供一种诊断选项。活检可以采用类似于三叉神经痛经皮入路的技术，并且可以在辅助治疗（如 SRS）之前进行 [19]。Sindou 等 [20] 报道了 50 例接受皮穿刺活检的患者，病理诊断显示该方法的灵敏度为 83%，特异度为 100%。在这 50 例因影像学不典型而进行活检的患者中，仅有 3 例确诊为神经鞘瘤。该结果证实，对于非外科性病变，一个小小的操作即可避免行开颅手术。

十一、总结 / 要点和难点

• 三叉神经鞘瘤很少见，但却是除前庭神经鞘膜瘤外最常见的神经鞘瘤。三叉神经鞘瘤在大小、形状和位置上可能存在显著差异，其分类有助于治疗方案和入路的选择。

• 就三叉神经鞘瘤而言，熟悉各种颅底手术入路对于最佳治疗策略的选择十分必要。

• 对于无脑积水的患者，腰大池引流有助于最大限度地减少脑牵拉和促进肿瘤显露。

• 显微手术是三叉神经鞘瘤的确切治疗方式，

但对于高危患者来说，放射外科也是控制肿瘤的有效方法。

• 适当的颅底硬膜修补是减少脑脊液漏并发症的关键。

参考文献

[1] Neves MWF, de Aguiar PHP, Belsuzarri TAB, de Araujo AMS, Paganelli SL, Maldaun MVC. Microsurgical management of trigeminal schwannoma: cohort analysis and systematic review. J Neurol Surg B. 2019;80:264-9.

[2] Jusué-Torres I, Martinez-Gutierrez JC, Elder BD, Olivi A. Giant trigeminal schwannoma presenting with obstructive hydrocephalus. Cureus. 2015;7:e386.

[3] Peker S, Bayrakli F, Kiliç T, Pamir MN. Gamma-knife radiosurgery in the treatment of trigeminal schwannomas. Acta Neurochir. 2007;149:1133-7.

[4] Pollack IF, Sekhar LN, Jannetta PJ, Janecka IP. Neurilemomas of the trigeminal nerve. J Neurosurg. 1989;70:737-45.

[5] Jefferson G. The trigeminal neurinomas with some remarks on malignant invasion of the gasserian ganglion. Clin Neurosurg. 1955;1:11-54.

[6] Goel A, Muzumdar D, Raman C. Trigeminal neuroma: analysis of surgical experience with 73 cases. Neurosurgery. 2003;52:783-90. discussion 790.

[7] Guthikonda B, Theodosopoulos PV, van Loveren H, Tew JM Jr, Pensak ML. Evolution in the assessment and management of trigeminal schwannoma. Laryngoscope. 2008;118:195-203.

[8] Samii M, Migliori MM, Tatagiba M, Babu R. Surgical treatment of trigeminal schwannomas. J Neurosurg.1995; 82:711-8.

[9] Yoshida K, Kawase T. Trigeminal neurinomas extending into multiple fossae: surgical methods and review of the literature. J Neurosurg. 1999;91:202-11.

[10] Neff BA, Carlson ML, O'Byrne MM, Van Gompel JJ, Driscoll CLW, Link MJ. Trigeminal neuralgia and neuropathy in large sporadic vestibular schwannomas. J Neurosurg. 2017;127:992-9.

[11] Peciu-Florianu I, Régis J, Levivier M, Dedeciusova M, Reyns N, Tuleasca C. Tumor control and trigeminal dysfunction improvement after stereotactic radiosurgery for trigeminal schwannomas: a systematic review and meta-

analysis. Neurosurg Rev. 2020;44(5):2391-403. https://doi.org/10.1007/s10143-020-01433-w.

[12] Makarenko S, Ye V, Akagami R. Natural history, multimodal management, and quality of life outcomes of trigeminal schwannomas. J Neurol Surg B Skull Base. 2018;79:586-92.

[13] Samii M, Alimohamadi M, Gerganov V. Endoscope-assisted retrosigmoid intradural suprameatal approach for surgical treatment of trigeminalschwannomas. Neurosurgery. 2014;10(Suppl 4):565-75. discussion 575.

[14] Raza SM, Donaldson AM, Mehta A, Tsiouris AJ, Anand VK, Schwartz TH. Surgical management of trigeminal schwannomas: defining the role for endoscopic endonasal approaches. Neurosurg Focus. 2014;37:E17.

[15] Park HH, Hong SD, Kim YH, Hong C-K, Woo KI, Yun I-S, Kong D-S. Endoscopic transorbital and endonasal approach for trigeminal schwannomas: a retrospective multicenter analysis (KOSEN-005). J Neurosurg. 2020;133:467-76.

[16] Di Somma A, Langdon C, de Notaris M, Reyes L, Ortiz-Perez S, Alobid I, Enseñat JJ. Combined and simultaneous endoscopic endonasal and transorbital surgery for a Meckel's cave schwannoma: technical nuances of a mini-invasive, multiportal approach. Neurosurgery. 2020;134(6):1836-45.

[17] Raza SM, Amine MA, Anand V, Schwartz TH. Endoscopic endonasal resection of trigeminal schwannomas. Neurosurg Clin N Am. 2015;26:473-9.

[18] Champ CE, Mishra MV, Shi W, Siglin J, Werner-Wasik M, Andrews DW, Evans JJ. Stereotactic radiotherapy for trigeminal schwannomas. Neurosurgery. 2012;71:270-7. discussion 277.

[19] Janjua RM, Wong KM, Parekh A, van Loveren HR. Management of the great mimicker: meckel cave tumors. Neurosurgery. 2010;67(2 Suppl Operative):416-21.

[20] Sindou M, Messerer M, Alvernia J, Saint-Pierre G. Percutaneous biopsy through the foramen ovale for parasellar lesions: surgical anatomy, method, and indications. Adv Tech Stand Neurosurg. 2012;38:57-73.

第六篇　内听道型前庭神经鞘膜瘤

Intracanalicular Vestibular Schwannoma

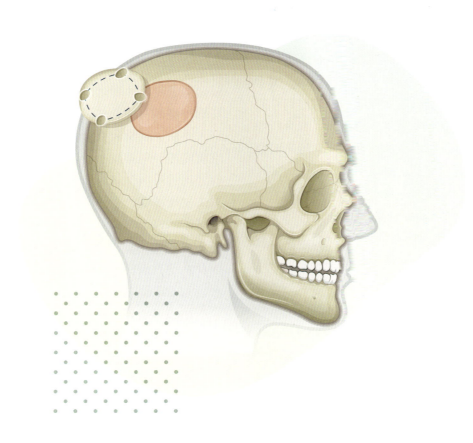

第 30 章　保留听力的颅中窝入路
Middle Fossa Approach for Hearing Preservation

Nathan D. Cass　Samuel P. Gubbels　著

张喜安　译

一、历史回顾

在早期，前庭神经鞘膜瘤手术的死亡率和致残率非常高（见第 38 章）。随着外科手术的目标从保留生命发展至保留面部功能，外科医生自然而然地将其努力转向（双耳）听力的保留，听力障碍为该肿瘤最常见的连带损害[1]。通过双耳冗余、头影效应和双耳降噪等多种机制，双耳听觉的好处包括三维音源定位和在存在背景噪声时能够检测重要声音信号[2]。伴单侧听力丧失的成年人会出现整体生活质量下降[3]。保留听力代表了前庭神经鞘膜瘤手术的最后一个前沿，即"圣杯"，除了肿瘤本身固有的单侧前庭功能缺失之外，患者不再新增其他神经功能障碍。前庭神经鞘膜瘤听力保留手术的主要进展之一为颅底颅中窝入路的开发和改良。

颅中窝入路是由神经外科医生 Victor Horsley, Frank Hartley, Fedor Krause, Charles Frazier 和 Harvey Cushing 在 19 世纪 90 年代开创，当时用于三叉神经切断术[4-9]。1904 年，RH Parry 对一位眩晕和耳鸣患者进行了颅中窝前庭切断术[10]。不幸的是，患者不仅症状无明显改善，而且术中面神经迷路段被离断，从而使得作者对从该入路进一步进入内听道的兴趣大大减少。1900—1950 年，颅中窝入路主要用于慢性岩尖炎的岩尖切除、上半规管破坏（治疗梅尼埃病）、上半规管开窗（治疗耳硬化症或慢性中耳炎），以及外伤性面瘫的面神经移植[11]。

1961 年，William House 介绍了 14 例经颅中窝显露内听道及其内容物的手术方式[12]。该术式最初用于晚期耳硬化症，设法对疑似压迫内听道耳蜗神经的耳硬化斑块进行减压。House 将颅中窝入路用于眩晕和听力丧失患者（疑似梅尼埃病或前庭神经鞘膜瘤）的诊断和治疗手段。显露并打开内听道后，如果发现肿瘤，就予以切除；如果未发现肿瘤，则诊断为梅尼埃病，并行前庭神经切断术以缓解眩晕。X 线、椎管造影术和乙状窦后入路均不能准确诊断内听道内的小型肿瘤，因此在此类病例中，颅中窝入路被视为术中诊断和决策的最佳方式。

1963 年，House 报道了最初的 50 例颅中窝入路手术病例，手术指征包括去除耳硬化症斑块、前庭神经切断、岩尖切除、面神经减压和前庭神经鞘膜瘤切除[13]。尽管前庭神经鞘膜瘤只有 10 例（10/50），但作者在全世界范围内重新激起了大家对这一入路的兴趣。用观众评论员、神经外科医生 Norman Dott 的话来说，他成功"打开了一扇通往迄今无法进入的领域大门"。

5 年后，House 发表了采用颅中窝入路切除前庭神经鞘膜瘤并尝试保留现有听力的结果[14]，在 5 例管内肿瘤患者中，4 例（80%）患者的听力得以保留，但在肿瘤仅少量扩展至小脑脑桥三角区的 14 例患者中，只有 3 例（21.4%）听力保留。此外，作者还指出了该入路的局限性：难以进入颅后窝以控制出血，并且在这种基于上方显露的入路中，由于面神经在内听道内处于前上位，增加了面神经损伤的风险。该作者据此得出结论，完全位于管内的肿瘤是颅中窝入路的理想选择，但对于扩展到小脑脑桥三角区的肿瘤，首选经迷路入路。

二、听力保留

保留听力的问题取决于什么是"听力"和"保留"。对此，人们提出了很多种定义，其中一个更严格的定义是：与术前相比，术后听力变化的纯音听阈均值（pure tone average，PTA）在 10~15 分贝、言语识别率（word recognition score，WRS）在 15% 内[15, 16]。1988 年，Gardner 和 Robertson 提出了一个分级系统（GR），用于记录前庭神经鞘膜瘤手术患者的听力保留情况，采用的指标包括 PTA 和 WRS 的阈值[17]。1995 年，美国耳鼻咽喉头颈外科学会（American Academy of Otolaryngology-Head and Neck Surgery，AAO-HNS）听力和平衡委员会针对同一主题制订了指南，其中之一就是使用 PTA 和 WRS 的类似听力分类量表[18]（表 30-1）。Mario Sanna 提出的分级系统尺度更细，分类更多[19]。爱荷华州的团队使用了一种更简化的听力分类方法，他们认为无论纯音电测听结果如何，单独 WRS 更能表明耳朵的可听性和可用性[20, 21]（表 30-2）。重要的是，无论是 GR、AAO、Sana 还是 WRS 分类量表，都未考虑术前听力，而是对术后绝对听力水平进行分类。由于这些分类之间的差异很大，2012 年 AAO-HNS 提倡用散点图报告个体化结果，这确实考虑了术前听力水平，因为它显示了 PTA 和 WRS 灵敏度的变化[22]。虽然每个患者的预期目标不同，但术后总体听力水平（和对听力的影响），以及较术前听力的变化对患者来说可能都

表 30-1　AAO-HNS 听力分级量表

听力分类	PTA（分贝）	WRS（%）
A	＜30	70~100
B	31~50	50~69
C	＞50	50~69
D	任何级别	＜50

PTA. 纯音听阈均值；WRS. 言语识别率

表 30-2　WRS 分级量表

听力分类	WRS（%）
I	70~100
II	51~69
III	1~50
IV	0

WRS. 言语识别率

很重要。本章将讨论应用最广的 1995 年 AAO-HNS 分类的结果，并部分提及 WRS 评分。未来可积累足够多的个体化数据以使用聚合散点图进行记录。

鉴于将个体患者按照严格定义分为不同听力水平组的局限性，务必根据患者的选择性来解释整体听力结果。虽然大多数研究团队主要对 AAO A 级或 B 级（AAO-A/B）听力的患者进行手术，但有些更严格，另一些则更自由。例如，Sanna 只在 AAO-A 级听力的患者中选择颅中窝入路保留听力[19]，而爱荷华州的团队更倾向于对未触及脑干的所有大小肿瘤均使用颅中窝入路，只要患者年龄＜65 岁且 WRS＞0%[21]；House 团队已表示愿意为任何希望保留听力的患者采用颅中窝入路，无论术前听力水平如何，只要肿瘤直径≤2cm[23]。

（一）颅中窝入路术后初期听力保留

对于术前 AAO-A/B 听力的患者，在大宗病例系列报道中，AAO-A/B 听力的保留率从

48%～74%：Brackmann 等 的 63%[23]，Meyer 等 的 57%[20]，Arts 等 的 73%[24]，De Freitas 等 的 48%[25]，Hillman 等 的 59%[26]，Hilton 等 的 65%[27]，Kutz 等 的 63%[28]，DeMonte 和 Gidley 的 73%[29]，Ginzkey 等 的 74%[30]，Kosty 等 的 54%[31]，Ahmed 等 的 70%[32]。上述结果迥异可归因于多种因素；在我们看来，最有可能的两个因素包括：①由于不同的患者选择而导致的患者群体异质性；②手术经验和技能，该因素对这种技术上具有挑战性的解剖操作可能会产生深远的影响。如上文所述，一些作者仅对 AAO-A 级听力甚至术前 WRS 为 100% 的患者实施颅中窝入路听力保留手术，而另一些作者则要求肿瘤<10mm、15mm 或 20mm。与那些手术患者中有更多 AAO-B 级听力或较大肿瘤的作者相比，这些作者可报道更高的 AAO-A/B 级听力保留率。此外，机构偏向性可能也有影响，在病例量很大的颅中窝颅底中心，许多前庭神经鞘膜瘤患者被认为适合行听力保留术，但如果在另一个机构，这些患者可能会被安排进行观察、立体定向放射外科治疗或非保留听力的显微外科手术。全世界范围的实际听力保留率可能会低于上述报道的比例，这是由于出版偏向性和较低病例量中心不大可能报道其较差的结果。

如果专门对术前 AAO-A 级听力的患者进行分析，上述报道中 AAO-A/B 级听力保留的比例会更高，分别为 70%[23]、79%[24]、71%[28]、57%[25]、67%[27] 及 71%[26]；而对于术前 AAO-B 级听力的患者来说，术后 AAO-A/B 级听力保留的机会要小得多，分别为 48%[23]、28%[25]、57%[27] 及 21%[26]。

（二）颅中窝入路术后远期听力保留

由于大多数采用观察或 SRS 治疗的前庭神经鞘膜瘤患者会发展为进行性听力下降[33, 34]，显微手术切除后的远期听力随访对于确定患者能否长期受益于听力保留术式至关重要。1990 年，House 团队中的 Shelton 对 25 例患者随访 3 年，发现 59% 的患者失去了一些听力（在听力下降

的患者中，SRT 平均为 12 分贝，WRS 平均为 25%）[35]。同一团队于 2003 年报道，在术后早期具有 AAO-A/B 级听力的患者中（n=23），70% 的患者在术后平均 5 年的随访中保持听力水平，另外一个有趣的发现是 WRS 比 PTA 下降得更快[15]。2010 年，Woodson 等更新了爱荷华州病例系列的长期随访结果，发现在术后早期 WRS Ⅰ级且随访时间≥5 年的 26 例患者中，88% 的患者保持了 WRS Ⅰ 级听力，96% 的患者保持了 WRS Ⅱ 级听力[21]。他们还开始尝试对侧非术耳听力衰退的 PTA 进行控制，该功能障碍可能发生于自然衰老过程中（老年性耳聋）。Ahmed 等在 2018 年更新了密歇根大学病例队列结果，发现 PTA 下降速度比 WRS 快，这与 House 团队结果形成鲜明对比[32]。他们分别绘制了 WRS 和 AAO 分级的生存曲线，并将随访病例队列（n=71）按照随访时间（3～5 年、6～8 年、9～11 年和 12 年以上）进行分组，发现采用 WRS 分级的各组听力保持率（保持 WRS Ⅰ／Ⅱ级听力分别为 98%、91%、88% 和 73%）显著优于 AAO 分级（保持 AAO-A/B 级听力分别为 82%、67%、68% 和 18%）。2019 年，Kosty 等同样发现，在 23 例术后早期保有 AAO-A/B 级听力的患者中，所有患者在平均 3 年的时间里均保持 AAO-A/B 级听力，尽管许多患者出现 PTA 下降[31]。2019 年，Dowling 等报道在 43 例术后早期保有 AAO-A/B 级听力的患者中，81% 的患者在 5 年内保持该水平[36]。Hilton 等对 19 例术后早期保有 AAO-A/B 级听力的患者进行了报道，随访超过 3 年，其中 84% 保持 AAO-A/B 级听力；根据其 78 例患者和可用听力丧失时间的 Kaplan-Meier 生存概率曲线，他们估计 AAO-A/B 级听力在 10 年内的保留率为 72%[27]。Hunt 等采用颅中窝入路切除前庭神经鞘膜瘤，并对术后长期听力结果进行了基于时间的系统评价，发现最终听力结果的记录时间与可用听力比例的下降无关，这一结果支持了术后保留的听力似乎可以持久保留这一假说[37]。

三、影响听力保留的因素

（一）肿瘤大小

一些作者发现肿瘤大小（通常以厘米为单位测量最大径）对听力保留没有显著影响[23, 29, 30]。然而，其他研究发现肿瘤大小与听力保留结局之间有明确的相关性。Meyer 等发现术前听力为 AAO-A/B 级的患者术后维持这一听力水平的，肿瘤大小<1cm（n=73）占 66%，1.1~1.4cm（n=26）占 46%，≥1.5cm（n=25）占 44%[20]。Kutz 等发现，肿瘤≤1cm 的患者 AAO-A/B 级听力保留率为 73%（n=30），而>1cm 者仅为 25%（n=8）[28]。Kosty 等在报道的患者（n=41）中同样发现，肿瘤<1cm 者的 AAO-A/B 级听力保留率为 54%，而肿瘤≥1cm 者的 AAO-A/B 级听力保留率为仅为 28%[31]。

（二）起源神经

神经鞘瘤的起源部位（前庭上神经或前庭下神经）可能会影响内听道内其他脑神经的相对位置。因此，有理由推断术后的脑神经预后可能因此而不同（尽管作者发现在实践中很难确定神经来源）。前庭下神经肿瘤可能会将面神经直接推挤至肿瘤的上方，从而增加了从颅中窝入路提供的上方通道进行操作的风险。此外，前庭下神经离内听道内的耳蜗神经更近，其肿瘤更有可能与耳蜗神经共享血供并与之神经外膜融合。相反，前庭上神经肿瘤可能将面神经向下推挤，使术者在肿瘤切除过程中能避免面神经或耳蜗神经的牵拉。除了非常小的肿瘤，影像学通常无法确定肿瘤的来源神经，因此术前冷热（温度）实验可能有助于推断。冷热实验用于评价前庭上神经支配的水平半规管，出现温度反应可能提示为前庭下神经肿瘤，也就意味着解剖学关系不利于手术。然而，冷热实验无反应对手术计划的帮助较小，因为它既可能见于前庭上神经肿瘤，也可能因前庭下神经肿瘤大到足以压迫前庭上神经降低其神经传导所致。

一些研究对神经来源确定的肿瘤进行了子集分析。Kosty 等发现，对 AAO-A/B 级听力的保留，前庭上神经组（56%，n=9）和前庭下神经组（50%，n=26）两组无差异[31]。然而，Brackmann 等则发现，52% 的前庭上神经源性患者（n=89）保留了 AAO-A/B 级听力，而只有 40% 的前庭下神经源性患者（n=67）达到这一结果，两者在统计学上有显著差异[23]。

（三）道底液帽

当肿瘤外侧未充满整个内听道时，内听道底和肿瘤之间存在脑脊液，这一现象被称为"道底液帽"。内听道底无肿瘤使术者可以更容易地将肿瘤由外向内翻转，一些研究团队已经研究了 MRI 上这一征象与听力保留的关系。Goddard 等（n=101）和 Kosty 等（n=19）均发现，道底液帽与听力的保留呈正相关[31, 38]。然而，Sun 等在更大的病例系列（n=138）中并未发现这种关联[39]。因此，尚不清楚是否存在真正的关联性，或者这种差异是否取决于其他因素。

（四）面神经转归

面神经位于内听道内的前上部，在颅中窝入路时，可能位于术者和肿瘤之间，需要精细的解剖以避免损伤。由于患者选择中固有的偏向性，很难对不同入路的面神经结果进行比较（更难剥离的大型肿瘤通常采用经迷路或乙状窦后入路，这可能会使面神经结果偏向于颅中窝入路）。最佳的研究应对肿瘤大小相似的队列进行比较，以消除肿瘤大小对结果的影响。

许多作者发现颅中窝入路前庭神经鞘膜瘤切除术可增加面神经功能障碍的风险。Sanna 团队将经颅中窝入路治疗的肿瘤（n=71）与经迷路入路（n=303）或经乙状窦后 - 迷路后入路（n=65）治疗的肿瘤进行了匹配，各组肿瘤大小类似并≤1cm，研究发现颅中窝入路组的远期 House-Brackmann（HB）Ⅰ~Ⅱ级比例（68%）显著低于经迷路入路组（86%）和经乙状窦后 - 迷路后入路组（97%）[40, 41]。因此 Sanna 更倾向于对大多数肿瘤采用扩大经迷路入路[19]。Ansari 等对 35 项研究中 5000 多例患者进行了系统性评估分析，发现采用颅中窝入路的管内肿瘤面神经功能不良（HB Ⅲ～Ⅵ）发生率增加，为17%；而乙状窦后入路者为4%，经迷路入路者为0%[42]。有趣的是，他们发现对于扩展到小脑脑桥三角区＜1.5cm的肿瘤，颅中窝入路导致的面神经功能障碍（3%）低于乙状窦后入路（7%）和经迷路入路（12%）。对于向小脑脑桥三角区扩展较多（1.5～3.0cm）的肿瘤，他们发现颅中窝入路（17%）和经迷路入路（16%）的面神经功能不良率高于乙状窦后入路（6%）。

然而，许多研究团队已证实，颅中窝入路引起的面神经功能障碍发生率与其他入路相似。Jacob等发现，在面神经功能预后方面，颅中窝入路达到HB Ⅰ～Ⅲ级的比例为94%（n=70），乙状窦后入路达到96%（n=53），经迷路入路达到89%（n=231），但该研究是少数几个将可接受的结果归类为HB Ⅰ～Ⅲ而非HB Ⅰ～Ⅱ的研究之一[43]。Ren等也同样未发现差异，HB Ⅰ～Ⅱ在颅中窝入路中为89%，乙状窦后入路中为95%，经迷路入路中为85%[44]。Isaacson等对按肿瘤大小进行匹配的队列（肿瘤＜10mm）进行比较研究，发现颅中窝入路HB Ⅰ～Ⅱ占比为94%（n=35），与经迷路入路的100%（n=8）无明显差异[45]。他们还指出，有2例患者出现了低于HB Ⅱ的远期面神经功能结果，但均为在该系列的头两年接受的手术，从而强调了手术经验和专长在这种精细手术中的重要性。

上述结果似乎支持了这样一个观点，即只要患者选择合适，并有足够的手术技巧和经验，通过颅中窝入路切除中等大小的前庭神经鞘膜瘤可以获得良好的面神经结果。

四、并发症

总的来说，颅中窝入路并发症发生率似乎与其他入路相近。2004年的Meta分析显示，在573例采用颅中窝入路的患者中，前庭神经鞘膜瘤切除后的脑脊液漏发生率为10.6%，而乙状窦后入路为10.6%（n=2273），经迷路入路为9.5%（n=3118），三者无显著差异[46]。2012年最新的Meta分析显示，

颅中窝入路术后脑脊液漏发生率为5.3%（n=436），与经迷路入路的7.1%相似（n=1623），低于乙状窦后入路的10.3%（n=1067）[42]。颞叶的复位可能与颅中窝入路脑脊液漏发生率较低有关。一些大宗病例系列的作者报道了他们在颅中窝入路切除前庭神经鞘膜瘤后，通过腰大池引流终止脑脊液漏的成功率。Meyer等注意到，在9例脑脊液漏患者中，8例对无创治疗有效，1例需要再次手术[20]。Arts等报道其全部6例脑脊液漏患者经腰大池引流治愈[24]。在Kosty等的报道中，3例脑脊液漏患者均经腰大池引流治愈[31]。与其他术后状况类似，与自发性脑脊液漏相比，颅中窝入路前庭神经鞘膜瘤切除术后的脑脊液漏大多对脑脊液分流有效。

由于肿瘤生长缓慢，缺乏长期或持续的随访，肿瘤复发率难以确定，且报道不一。"复发"也指手术时大体全切除或近全切除，术后即刻MRI扫描未见肿瘤残留，但在后期出现肿瘤；因此，那些接受次全切除治疗的患者被排除在外。鉴于肿瘤全切除的代价，治疗策略转变为脑神经保留可能会影响复发率，这取决于结果的发表日期。Meyer等报道的复发率为0.6%，Ahmed等为3.9%，Dowling等为4.7%，Kosty等为6.3%，Hilton等为6.4%[20, 27, 31, 32, 36]。

癫痫发作和语言障碍是颅中窝入路相对特有的并发症，主要由于在磨除内听道时需牵拉颞叶（尽管是在硬膜外）以充分显露所致。尽管理论上有风险，但现代文献中报道的癫痫发作发病率非常低：Colletti等（n=35）、Kutz等（n=46）和Kosty等（n=63）均为0%，Meyer等（n=162）为1.2%[20, 28, 31, 47]。Arts等报道了1例在数小时内自行消退的表达性失语症[24]。年龄较大的患者（＞65岁）被认为更容易受到颞叶牵拉的影响，加上其硬膜与颅中窝底亦粘连紧密，从而使得大多数术者对这一年龄段的患者选择其他治疗策略。一些术者主张通过腰大池引流进行脑脊液分流，以减少颞叶牵拉的需要。然而，根据我们的经验，保留脑脊液有助于作为硬膜外脑牵拉过程中的缓冲。

五、手术过程

采用保留听力的颅中窝入路时，患者取仰卧位，头转向对侧。围术期给予抗生素、抗癫痫药、利尿药和类固醇药物。根据手术团队的偏好，可以使用刚性颅骨固定。选择面神经和听力监测。标记耳前问号切口（不超过前发际线），少量剃发（图 30-1）。消毒铺单后，术者坐于手术床头，以便于下视时能获得颅中窝底的最佳视角。掀开皮瓣并翻向前下方，之后部分术者会选择留取颞筋膜移植物，以备关颅时所需。然后切开颞肌，须注意在颅骨上预留 1cm 宽的颞筋膜袖，以使肌肉能紧密缝合。用骨膜剥离子将颞肌剥离骨面，向下翻开，软组织用缝线或拉钩牵离术野。

开颅骨窗至少 2/3 位于外耳道前，1/3 位于外耳道后。前界如显露不足，则无法充分显露颅中窝底，从而严重影响其充分磨除。开颅前界的重要性（甚至需达到蝶骨大翼）再怎么强调也不为过，因为它是保障颅中窝底方形术野的关键，从而提供更好的内听道显露。取方形开颅骨窗，但在骨窗后下缘保留三角形的骨质，既可保证足够的颞叶牵拉，又可以最大限度地减少乳突气室的开放，后者会增加术后脑脊液漏的风险（图 30-2）。

向内侧继续剥离掀开硬膜，显露岩浅大神经和脑膜中动脉。向内侧推进时从后向前抬起硬膜，以避免岩浅大神经在面部裂孔处撕脱。岩浅大神经上的骨性覆盖个体差异大，有些人只覆盖该神经离开膝状神经节的前 1～2mm，而另一些人可向前覆盖至脑膜中动脉区域。如果脑膜中动脉限制了硬膜的抬起，可予以结扎。在显露内听道的颞骨操作阶段，一旦看到岩嵴，且岩上窦随颅中窝硬膜抬起，则用牵开器脑压板将颞叶牵向上方。应注意识别并将牵开器置于真正的岩嵴上，而不是由岩上窦形成的"假岩嵴"上。沿着岩嵴将牵开器尖端尽可能置于前内侧，可以改善颅中窝底的显露，从而更充分地磨除内听道。为

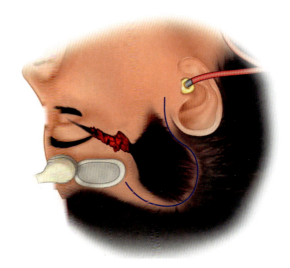

▲ 图 30-1　换着体位及切口

头部转向对侧，使术者能够坐在床头，沿着颅中窝底往下内侧看。声刺激耳探头（用于听觉脑干反应检查）导线向后摆放，以不妨碍耳前切口。切口以问号的方式从耳屏前区延伸至正好位于颞部发际线上方

此设计有多种牵开器。Fisch 和 House-Urban 牵开器与改良的 Vetlaner 牵开器类似，其两端嵌入开颅骨缘之间，然后以一个硬式牵开脑压板抬起颞叶。将 Greenberg 和 Budde Halo 系统（我们用的是 Budde Halo 系统）连接到 Mayfield 头架，并使用一个可塑形的颞叶牵开器。在颞骨磨除过程中，务必将牵开器板的尖端固定于岩嵴边缘下，以确保安全。值得注意的是，为使牵开器处于良好的位置，以便于精细地解剖内听道，应保持内耳门上方的岩嵴骨部完整，直至骨质磨除完成再予以摘除。颅中窝底解剖见图 30-3。

关于内听道的辨认方面，在颅中窝入路首次应用后的数十年以来，很多对初始入路的重要改进和替代方案得以开发。House 首次对岩浅大神经进行定位，从面神经裂孔向后磨除骨质到膝状神经节，然后再到迷路段并返回内听道[12]。1970 年，Ugo Fisch 描述了内听道的定位方法，即沿着与上半规管蓝线呈 60° 的切线及壶腹延长线找到内听道[48]。在 1980 年一篇关于 73 例患者通过颅中窝入路切断前庭神经的文章中，Garcia-Ibañez 主张在上半规管蓝线和岩浅大神经之间的

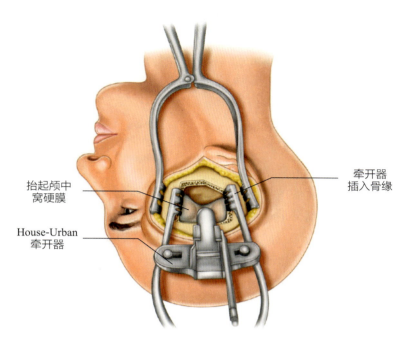

▲ 图 30-2　开颅和牵开器安装

该开颅使用了 House-Urban 或 Fisch 牵开器牵开颞叶，以充分显示颅中窝底。其他牵开系统利用一个单一的可塑形牵开器来完成同样的任务。将牵开器的尖端置于岩骨嵴内侧是成功磨开内耳门的关键

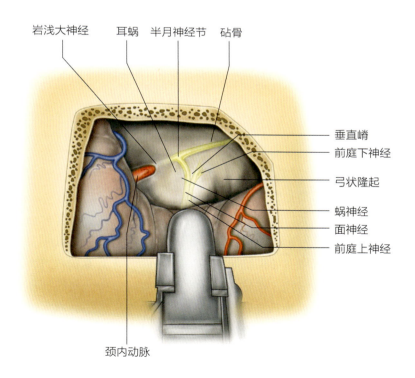

▲ 图 30-3　颅中窝底解剖

颅中窝底解剖显示上半规管弓形面与岩浅大神经的夹角为 120°。内听道的走行投影线等分这个夹角。岩后三角位于 IAC 的后方，Kawase 区位于其前方

120° 角平分线上找到内听道[49]。该方法为笔者所青睐。

如采用这种方法，骨质磨除的第一步是找到上半规管。由于弓形隆起并非上半规管的准确标志[50-52]，必须小心地用金刚砂钻头将蓝线磨除。如有必要，可以磨除一小块乳突盖板以帮助准确识别上半规管。显然，在任何位置进入上半规管都有很高的风险导致听力即刻和永久丧失。如果上半规管开放，应立即用骨蜡封堵，同时避免抽吸外淋巴液，可避免医源性听力丧失。接下来，使用岩浅大神经和上半规管作为定位标志，将内听道内侧部磨至"蓝线"，如前所详述。内听道上壁硬膜可向外显露至道底处的垂直嵴(Bill嵴)。从内侧向内耳门方向开始磨除内听道前、后的骨槽，以实现内听道周边 270° 的显露。在上半规管与内听道之间磨除内听道后壁，务必向外侧进

行磨牙　直至上半规管的内侧面和最前面达到轮廓化。可槽的磨除从内侧开始，然后磨除至内耳门与道后的中间位置。这些骨槽形成后，可在内侧充分显露颅后窝硬膜。前槽的外侧是磨除过程中最大的限制，因为该处非常接近耳蜗。可用直角钩插入骨性内听道，感触其前缘。耳蜗总是位于内听道前缘的前方，因此可以仔细地安全磨除内听道前壁以上的骨质。磨除面神经迷路段表面的骨质并正确识别后方的垂直嵴后，外侧骨性解剖便得以完成。通过上述方法，在内听道周围可获得 270° 的显露，在内听道底处可获得 90° 的显露。岩骨磨除后的最终外观见图 30-4。

在后上部打开内听道和颅后窝硬膜，释放脑脊液以使颅后窝硬膜和颞叶松弛。如前所述，面神经通常位于术者和肿瘤之间。将面神经从肿瘤上分离，并置于前方。然后进行瘤内减压，再沿

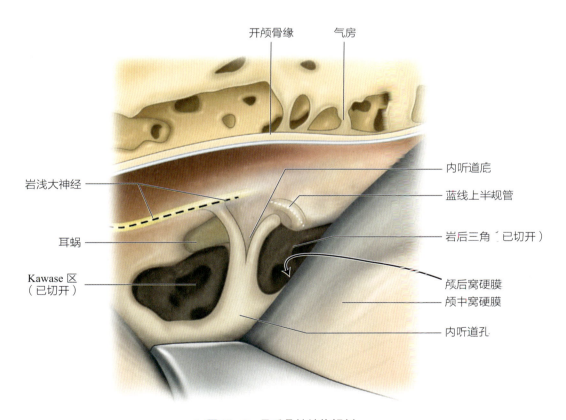

▲ 图 30-4　最后骨性结构解剖

充分的 MCF 骨磨削应在外侧显露内听道底的垂直嵴（Bill 嵴），并在内侧广泛显露岩后三角和 Kawase 区的颅后窝硬膜。注意 IAC 后方充分的外侧显露看到上半规管下方的"蓝线"，而耳蜗限制了 IAC 前方的外侧显露

包膜分离将残余肿瘤从周围结构中剥离出来。在此过程中，在肿瘤外侧离断上前庭神经或下前庭神经，后者更为常见。所有的手术操作均由内向外进行，以尽量减少在道孔和蜗轴处对面神经和耳蜗神经的牵张力。通常，小脑下前动脉襻会不同程度地进入内听道。使用温水冲洗，避免烧灼，并在听觉波形出现任何变化时暂停解剖操作，这些均有助于增加听力保留的机会。肿瘤切除后，以骨蜡封闭所有开放的岩尖气房，然后用脂肪或肌肉填塞于手术骨质缺损腔内，以防止术后脑脊液漏。然后放置颞筋膜移植物覆盖颅中窝底，并喷涂硬膜封闭胶。移除牵开器，颞叶复位。骨瓣复位固定，并对软组织进行不透水分层缝合。头部包扎可能有助于增加颅外压，防止脑脊液漏和假性脑膜膨出。麻醉苏醒后，患者在神经重症监护室予以观察，每小时进行神经系统检查并严格控制血压。

六、监测

在保留听力的颅中窝入路手术全过程中，听力状态监测与面神经监测有很大的不同（见第7章）。听脑干反应（ABR）测试需要电生理学技师或听力学家给予听觉刺激并向外科医生报告平均反应，潜伏期延长或波幅降低预示着听力预后不佳[53]。需要500～1000个声刺激才能产生一个平均的可解读反应描记，因为头皮（远场）记录电极所产生的电压波幅很小。获得这些电生理反应并计算其平均值的时间从15～45s，因此就产生了手术操作相关创伤和向术者进行反馈之间的延迟。双极电凝的信号也会对准确收集适当的电生理反应产生干扰，从而进一步延迟了结果的反馈。此外，ABR结果不仅与耳蜗神经损伤有关，还与内听道内迷路动脉的损害有关，后者可导致耳蜗内电位的丧失和内、外毛细胞的功能障碍[54, 55]。由于耳蜗内没有血管吻合，即使短暂的血流中断也可能导致永久性的终末器官损害和听力丧失。术中听力监测与术后听力结果存在相关性，但并不完全相关[56]。然而，与面神经功能不同的是，如果术后丧失听力，随着时间的推移不太可能恢复，这可能是由于血管受损，而不是短暂的神经失用。在前庭神经鞘膜瘤切除时尝试保留听力的过程中，术中ABR监测涉及的多种因素导致了难以捉摸、有时甚至是令人沮丧的结果。

术中耳蜗电描记术（electrocochleography，ECoG）和直接蜗神经动作电位（CNAP）监测是ABR的近场监测替代方法，其目的在于通过减少可解读描记所需的刺激数量来减少手术操作和结果反馈之间的时间，另一个好处为能够记录听力不良患者的反应信号。ECoG需在鼓膜上放置一个电极来测量蜗神经动作电位。CNAP需在岩骨磨除后将负极置于骨性内听道内、硬膜外及邻近耳蜗神经处[20, 57]。这些近场监测电极的一个局限性为在耳蜗神经解剖部位的远端进行记录，因此可能对耳蜗血供保留但耳蜗神经中断的情况不敏感。在Battista等的研究中（n=66），如采用CNAP监测，有40%的患者保留了听力，采用ECoG和ABR监测者则分别为17%和18%，但没有统计学差异[58]。据Jackson和Roberson报道，在≤20mm的肿瘤中，采用CNAP监测的患者有67%（n=18）的听力得以保留，而未采用CNAP监测的患者仅有25%（n=8）的听力保留，两者具有统计学差异[56]。

七、总结

颅中窝入路有着丰富的历史，在颅底外科医生的技术库中具有重要的地位。该入路可为内听道外侧部提供空前的显露，在选择性病例中可获得最佳的听力保护。颅中窝入路在骨性结构显露和肿瘤切除过程中均需要细致的手术技巧。年龄<65岁、肿瘤较小、听力正常的患者是理想的选择。颅中窝入路的发展、完善和改进使其能够应用于多种类型的病变，并大大拓展了现代颅底外科的治疗领域。

参考文献

[1] Wiegand DA, Fickel V. Acoustic neuroma--the patient's perspective: subjective assessment of symptoms, diagnosis, therapy, and outcome in 541 patients. Laryngoscope. 1989;99:179-87.

[2] Avan P, Giraudet F, Buki B. Importance of binaural hearing. Audiol Neurootol. 2015;20(Suppl 1):3-6.

[3] Sano H, Okamoto M, Ohhashi K, et al. Quality of life reported by patients with idiopathic sudden sensorineural hearing loss. Otol Neurotol. 2013;34:36-40.

[4] Cushing H. Tumors of the nervus acusticus and the syndrome of the cerebellopontine angle. Philadelphia and London: WB Saunders; 1917. p. 1-296.

[5] Dandy WE. Removal of cerebellopontile (acoustic) tumors through a unilateral approach. Arch Surg. 1934;29:337-44.

[6] Frazier C. Subtotal resection of sensory root for relief of major trigeminal neuralgia. Arch Neurol Psychiatr. 1925; 13(3):378-84.

[7] Horsley V. Remarks on the various surgical procedures devised for the relief or cure of trigeminal neuralgia (tic douloureux). Br Med J. 1891;2:1249-52.

[8] Krause F. The question of priority in devising a method for the performance of intra-cranial neurectomy of the fifth nerve. Ann Surg. 1893;18:362-4.

[9] Machinis TG, Fountas KN, Dimopoulos V, et al. History of acoustic neurinoma surgery. Neurosurg Focus. 2005;18:e9.

[10] Parry RH. A case of tinnitus and vertigo treated by division of the auditory nerve. 1904. J Laryngol Otol. 1991; 105:1099-100.

[11] Parisier SC. The middle cranial fossa approach to the internal auditory canal - an anatomical study stressing critical distances between surgical landmarks. Laryngoscope. 1977;87:1-20.

[12] House WF. Surgical exposure of the internal auditory canal and its contents through the middle, cranial fossa. Laryngoscope. 1961;71:1363-85.

[13] House WF. Middle cranial fossa approach to the petrous pyramid. Report of 50 cases. Arch Otolaryngol. 1963; 78: 460-9.

[14] House WF, Gardner G, Hughes RL. Middle cranial fossa approach to acoustic tumor surgery. Arch Otolaryngol. 1968;88:631-41.

[15] Friedman RA, Kesser B, Brackmann DE, et al. Long-term hearing preservation after middle fossa removal of vestibular schwannoma. Otolaryngol Head Neck Surg. 2003;129: 660-5.

[16] Shelton C, Brackmann DE, House WF, et al. Middle fossa acoustic tumor surgery: results in 106 cases. Laryngoscope. 1989;99:405-8.

[17] Gardner G, Robertson JH. Hearing preservation in unilateral acoustic neuroma surgery. Ann Otol Rhinol Laryngol. 1988;97:55-66.

[18] Monsell EM. New and revised reporting guidelines from the Committee on Hearing and Equilibrium. American Academy of Otolaryngology-Head and Neck Surgery Foundation, Inc. Otolaryngol Head Neck Surg. 1995;113:176-8.

[19] Samii M, Khrais T, Russo A, et al. Hearing preservation surgery in vestibular schwannoma: the hidden truth. Ann Otol Rhinol Laryngol. 2004;113:156-63.

[20] Meyer TA, Canty PA, Wilkinson EP, et al. Small acoustic neuromas: surgical outcomes versus observation or radiation. Otol Neurotol. 2006;27:380-92.

[21] Woolson EA, Dempewolf RD, Gubbels SP, et al. Long-term hearing preservation after microsurgical excision of vestibular schwannoma. Otol Neurotol. 2010;31:1144-52.

[22] Gurgel RK, Jackler RK, Dobie RA, et al. A new standardized format for reporting hearing outcome in clinical trials. Otolaryngol Head Neck Surg. 2012;147:803-7.

[23] Brackmann DE, Owens RM, Friedman RA, et al. Prognostic factors for hearing preservation in vestibular schwannoma surgery. Am J Otol. 2000;21:417-24.

[24] Arts HA, Telian SA, El-Kashlan H, et al. Hearing preservation and facial nerve outcomes in vestibular schwannoma surgery: results using the middle cranial fossa approach. Otol Neurotol. 2006;27:234-41.

[25] De Freitas MR, Russo A, Sequino G, et al. Analysis of hearing preservation and facial nerve function for patients undergoing vestibular schwannoma surgery: the middle cranial fossa approach versus the retrosigmoid approach-personal experience and literature review. Audiol Neurootol. 2012;17:71-81.

[26] Hillman T, Chen DA, Arriaga MA, et al. Facial nerve function and hearing preservation acoustic tumor surgery: does the approach matter? Otolaryngol Head Neck Surg. 2010;142:115-9.

[27] Hilton CW, Haines SJ, Agrawal A, et al. Late failure rate of hearing preservation after middle fossa approach for resection of vestibular schwannoma. Otol Neurotol. 2011;32:132-5.

[28] Kutz JW Jr, Scoresby T, Isaacson B, et al. Hearing preservation using the middle fossa approach for the treatment of vestibular schwannoma. Neurosurgery. 2012;70:334-40. Discussion 40-1.

[29] DeMonte F, Gidley PW. Hearing preservation surgery for vestibular schwannoma: experience with the middle fossa approach. Neurosurg Focus. 2012;33:E10.

[30] Ginzkey C, Scheich M, Harnisch W, et al. Outcome on hearing and facial nerve function in microsurgical treatment of small vestibular schwannoma via the middle cranial fossa approach. Eur Arch Otorhinolaryngol. 2013;270:1209-16.

[31] Kosty JA, Stevens SM, Gozal YM, et al. Middle fossa approach for resection of vestibular schwannomas: a decade of experience. Oper Neurosurg. 2019;16:147-58.

[32] Ahmed S, Arts HA, El-Kashlan H, et al. Immediate and long-term hearing outcomes with the middle cranial fossa approach for vestibular schwannoma resection. Otol Neurotol. 2018;39:92-3.

[33] Coughlin AR, Hunt AA, Gubbels SP. Is hearing preserved following radiotherapy for vestibular schwannoma? Laryngoscope. 2019;129:775-6.

[34] Kirchmann M, Karnov K, Hansen S, et al. Ten-year follow-

up on tumor growth and hearing in patients observed with an intracanalicular vestibular schwannoma. Neurosurgery. 2017;80:49-56.

[35] Shelton C, Hitselberger WE, House WF, et al. Hearing preservation after acoustic tumor removal: long-term results. Laryngoscope. 1990;100:115-9.

[36] Dowling EM, Patel NS, Lohse CM, et al. Durability of hearing preservation following microsurgical resection of vestibular schwannoma. Otol Neurotol. 2019;40:1363-72.

[37] Hunt AA, Cass ND, Coughlin A, et al. Time-based assessment of hearing preservation rates after microsurgical resection of vestibular schwannomas: a systematic review. Otol Neurotol. 2020;41:679-85.

[38] Goddard JC, Schwartz MS, Friedman RA. Fundal fluid as a predictor of hearing preservation in the middle cranial fossa approach for vestibular schwannoma. Otol Neurotol. 2010;31:1128-34.

[39] Sun DQ, Kung RW, Hansen MR, et al. Does a "fundal fluid cap" predict successful hearing preservation in vestibular schwannoma resections via the middle cranial fossa approach? Otol Neurotol. 2018;39:772-7.

[40] Falcioni M, Fois P, Taibah A, et al. Facial nerve function after vestibular schwannoma surgery. J Neurosurg. 2011;115:820-6.

[41] House JW. Facial nerve grading systems. Laryngoscope. 1983;93:1056-69.

[42] Ansari SF, Terry C, Cohen-Gadol AA. Surgery for vestibular schwannomas: a systematic review of complications by approach. Neurosurg Focus. 2012;33:E14.

[43] Jacob A, Robinson LL Jr, Bortman JS, et al. Nerve of origin, tumor size, hearing preservation, and facial nerve outcomes in 359 vestibular schwannoma resections at a tertiary care academic center. Laryngoscope. 2007;117:2087-92.

[44] Ren Y, MacDonald BV, Tawfik KO, et al. Clinical predictors of facial nerve outcomes after surgical resection of vestibular schwannoma. Otolaryngol Head Neck Surg. 2020;164(5):1085-93.

[45] Isaacson B, Telian SA, El-Kashlan HK. Facial nerve outcomes in middle cranial fossa vs translabyrinthine approaches. Otolaryngol Head Neck Surg. 2005;133:906-10.

[46] Selesnick SH, Liu JC, Jen A, et al. The incidence of cerebrospinal fluid leak after vestibular schwannoma surgery. Otol Neurotol. 2004;25:387-93.

[47] Colletti V, Fiorino F. Is the middle fossa approach the treatment of choice for intracanalicular vestibular schwannoma? Otolaryngol Head Neck Surg. 2005;132:459-66.

[48] Fisch U. Transtemporal surgery of the internal auditory canal. Report of 92 cases, technique, indications and results. Adv Otorhinolaryngol. 1970;17:203-40.

[49] Garcia-Ibanez E, Garcia-Ibanez JL. Middle fossa vestibular neurectomy: a report of 373 cases. Otolaryngol Head Neck Surg. 1980;88:486-90.

[50] Bulsara KR, Leveque JC, Gray L, et al. Three-dimensional computed tomographic analysis of the relationship between the arcuate eminence and the superior semicircular canal. Neurosurgery. 2006;59:ONS7-12; discussion ONS7.

[51] Kara E, Ozturk K, Oktay E, et al. The predictability precision of superior semicircular canal through radiological assessment and microanatomical dissection. JInt Adv Otol. 2018;14:290-4.

[52] Seo Y, Ito T, Sasaki T, et al. Assessment of the anatomical relationship between the arcuate eminence and superior semicircular canal by computed tomography. Neurol Med Chir (Tokyo). 2007;47:335-9. discussion 9-40.

[53] Attias J, Nageris B, Ralph J, et al. Hearing preservation using combined monitoring of extra-tympanic electrocochleography and auditory brainstem responses during acoustic neuroma surgery. Int J Audiol. 2008;47:178-84.

[54] Tabuchi K, Ito Z, Tsuji S, et al. The contribution of phospholipase A2 to the cochlear dysfunction induced by transient ischemia. Hear Res. 2000;144:1-7.

[55] Tabuchi K, Tsuji S, Fujihira K, et al. Outer hair cells functionally and structurally deteriorate during reperfusion. Hear Res. 2002;173:153-63.

[56] Jackson LE, Roberson JB Jr. Acoustic neuroma surgery: use of cochlear nerve action potential monitoring for hearing preservation. Am J Otol. 2000;21:249-59.

[57] Roberson J, Senne A, Brackmann D, et al. Direct cochlear nerve action potentials as an aid to hearing preservation in middle fossa acoustic neuroma resection. Am J Otol. 1996;17:653-7.

[58] Battista RA, Wiet RJ, Paauwe L. Evaluation of three intraoperative auditory monitoring techniques in acoustic neuroma surgery. Am J Otol. 2000;21:244-8.

第七篇　鞍后区

Retrosellar Region

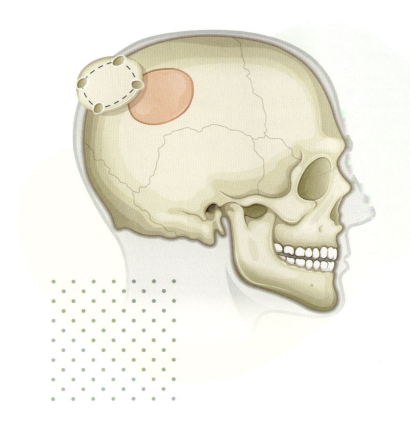

第31章 扩大颅中窝入路：硬膜外前岩骨切除

Expanded Middle Fossa Approach: The Extradural Anterior Petrosectomy

Lucas Troude Guillaume Baucher Pierre-Hugues Roche 著

潘 军 邹石生 译

硬膜外前岩骨切除是 Kawase 在 20 世纪 90 年代初提出的针对岩斜坡血管性和肿瘤性病变的手术入路[1]，其基本原理是避免术区离硬膜开口太远（缩短手术距离），同时避免术者穿过重要的神经间隙到达目标区域，并提供一个经腹外侧到达岩斜区的通道。硬膜外前岩骨切除克服了常规乙状窦后入路的局限性，避免了广泛的经颞联合入路（即经耳蜗入路/耳前、颞底和颞下入路）的负担。本章主要介绍了硬膜外前岩骨切除的理论基础和适应证、相关解剖结构、分步手术技巧，以及该入路的局限性和缺点。

一、手术解剖

除了诸如实验室培训、导师指导、参与病例讨论和结果评估等传统先决条件外，理解颞骨，以及中央颅底的复杂解剖是实现这一高难度手术入路的基础。

该入路的概念为显露岩骨上表面，以便磨除其最前内侧部分，即岩尖。菱形区[2]是岩骨上表面的一个四边形区域，构成了骨质切除的入口。其后缘为弓状隆起，内侧为岩上窦沟和岩脊，前缘为 V₃ 后缘和 Meckel 腔，外侧缘为跨过岩骨段

颈内动脉水平段的岩浅大神经。需注意的是，岩骨段颈内动脉水平段骨顶的内侧壁通常是开裂的。菱形区可根据从膝状神经节行向岩脊的内听道线分为两个三角，包括 Kawase 三角[3,4]（后内侧三角）和道后三角，前者为道前区的前界。硬膜外前岩骨切除即通过 Kawase 三角来进行。

外科医生应该牢记，内听道在岩骨上部内侧孔处位置深在，而在外侧岩骨基底部变得表浅。试图打开整个通道，尤其是基底部，可能会损害膝状神经节和深部的耳蜗。面神经向前进入面神经管的第一段即短段，止于发出岩浅大神经的膝状神经节水平。此处膝状神经节有时缺乏骨质覆盖（fallopian 裂孔）。在这种情况下，磨除面神经骨质时有潜在的神经损伤风险，或者从颞窝抬起硬膜时对岩神经的牵拉也可能连带损伤面神经。耳蜗的第一个转折正位于面神经的第一段下方；术者不应尝试去显露这个区域[4]。

岩下窦、岩上窦和乙状窦在覆盖岩骨后表面的硬膜内走行。部分颞叶静脉引流由岩上窦和小脑幕收集。在手术入路中决定显露和离断静脉窦或小脑幕之前，需要对个体特定的静脉引流模式有充分的了解[5,6]。在这一区域，即颅中窝和颅

后窝交界区的硬膜解剖十分复杂，因为该处硬膜由几个褶皱组成，特别是形成小脑幕的褶皱和覆盖 Meckel 腔的褶皱。而且，岩下窦和岩上窦行于这些硬膜褶皱中。在手术过程中，岩上窦的走行呈水平显露于术野中，而岩下窦通常在岩尖骨质磨除的最后才在术野深处显露，且其管径可能较为粗大，使得出血很难控制。硬膜本身的血管分布也比较复杂，可供应岩斜区的脑膜瘤。在入路过程中，有两条重要的动脉不可避免地需要处理，第一条是脑膜中动脉，通常是在手术早期电凝和离断；另一条是脑膜垂体干的小脑幕分支（Bernasconi 和 Cassinari 动脉），需要在小脑幕切开过程中在术野深部去处理。

二、手术技术

（一）患者体位和术前准备

1. 术前检查　通过如 MRI、CT、CTA 和 CTV 等的高质量多模态成像检查骨性解剖、静脉、动脉、手术目标区域、占位效应，以及可能对脑血管的影响。

2. 手术环境　手术室按颅底手术进行设置（如器械、显微镜、内镜、导航）。必须配置面神经监测设备。记录运动诱发电位和脑干听觉诱发电位。腹部需要预留区域用于关颅阶段留取自体脂肪移植物。神经导航有助于辨识隐藏在骨质下方的结构，尤其是乙状窦的走行、内听道的位置和耳蜗。

3. 患者体位　取仰卧位，上半身略微抬高 10°，头部以 Mayfield 三钉头架固定，向对侧旋转 80°～90° 并适度过伸，使颧骨根部置于术野最高处。

4. 浅部步骤　取常规的额颞部皮肤切口。剥离并掀开颞浅筋膜和颞肌后，翻向前方，显露颧弓后部（颞骨颧突）。

（二）硬膜外前岩骨切除术

入路可适当分为 4 个步骤（2 个骨性步骤和 2 个硬膜步骤）。

1. 骨性步骤一（图 31-1）骨瓣　紧邻颧弓根部二字钻孔。硬膜从内板剥离后铣刀形成游离骨瓣，显露颞翼点区，骨窗下缘平颅中窝底。

2. 硬膜步骤一（图 31-1）从颞窝逐渐抬起硬膜　辨识并保留硬膜解剖层次是保证手术过程安全和质量的关键。首先可见圆孔，然后是卵圆孔和棘孔。通常需对其外侧边界进行 180° 轮廓化。在距棘孔远端 2～3mm 处电凝并离断脑膜中动脉之后，将颞底硬膜的骨膜层从 V₃ 外侧壁和 Meckel 腔向内后一直剥离至岩骨嵴。这样做的目的有两个——一个是必要时打开并进入 Meckel 腔；另一个是在岩尖磨除时进行 V₃ 的移位。在抬起 V₃ 后面的硬膜时需要辨认岩浅大神经，该神经横跨颈动脉管的顶壁并指向三状神经节。通常可以用锋利而坚硬的剥离子将其从硬膜上分离。通过以上操作可以显露菱形区，该处也是岩尖骨质磨除的区域。

3. 骨性步骤二（图 31-1）磨除 Kawase 三角骨质　使用 5mm 的金刚砂钻头在菱形区范围内逐步向内磨除 Kawase 三角骨质。岩尖磨除范围以打开内听道顶并显露内听道孔前缘的硬膜为限。一旦确认内听道前区的硬膜，将 V₃ 略向前方牵开，十分有助于抬起 Meckel 腔底部的硬膜和磨除岩尖。需要注意 V₃ 和 Meckel 腔的过度牵拉可能会产生心动过缓，需要提前与麻醉科医师进行沟通。磨除深部骨质，直至岩下窦的蓝色纹理可辨。岩下窦向意外撕裂可能导致大量静脉出血，通常将氧化纤维素置于棉片下方压迫止血。

4. 硬膜步骤二（图 31-2）硬膜切开　必须注意避免损伤底面的脑神经，并控制静脉窦出血。T 形剪开侧裂上方硬膜一直到视神经管。打开颅后窝硬膜时，首先从 Meckel 腔到岩上区平行于岩上窦上方水平切开颞底硬膜。此时，术者应该记住，对三叉神经三角部以及半月经节位置的预测不一定准确，在岩上窦下方切开硬膜时，两者都可能受损。电凝并离断岩上窦后，切开硬膜直至小脑幕缘。在切开小脑幕缘时，需注意滑车神经。然后在岩上窦下方水平切开内听道前方硬膜，显露颅后窝。注意，小脑幕切开后才能显露

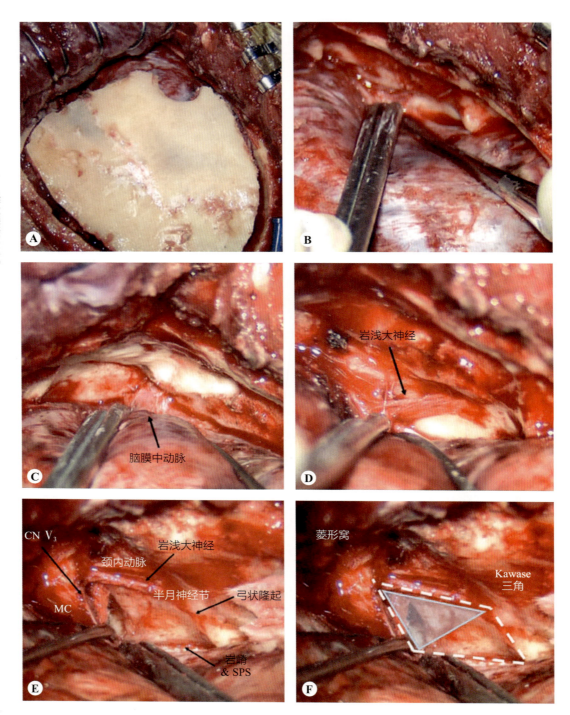

▲ 图 31-1　右侧硬膜外岩骨前部切除术的术中所见：显露菱形结构

A. 骨瓣。B. 从颞窝抬起硬脑膜，显露圆孔、卵圆孔和棘孔。C. 脑膜中动脉电凝后，自距棘孔远端 2～3mm 处离断。D. 颞底硬膜的骨膜层从 V₃ 侧壁和 Meckel 腔（MC）向内、向后一直剥离至岩嵴。用锋利而坚硬的剥离子从硬脑膜上剥离岩浅大神经（GSPN），以显露菱形（RC）结构，通过菱形结构进行骨质的磨除。E. 菱形结构的解剖边界，后方以弓状隆起为界，内侧以岩上窦（SPS）沟和岩嵴为界，向前以 V₃ 的后缘和 Meckel 腔为界，GSPN 下方勾勒了颈内动脉岩骨水平段的走行。F. 菱形窝可由从膝状神经节到岩脊的内听道线分为两个三角形，包括 Kawase 三角（后内侧三角）界定了前方的道前区，以及道后三角。而岩骨前部切除（EAP）即通过 Kawase 三角来完成

GG. 膝状神经节；MC. 麦氏囊

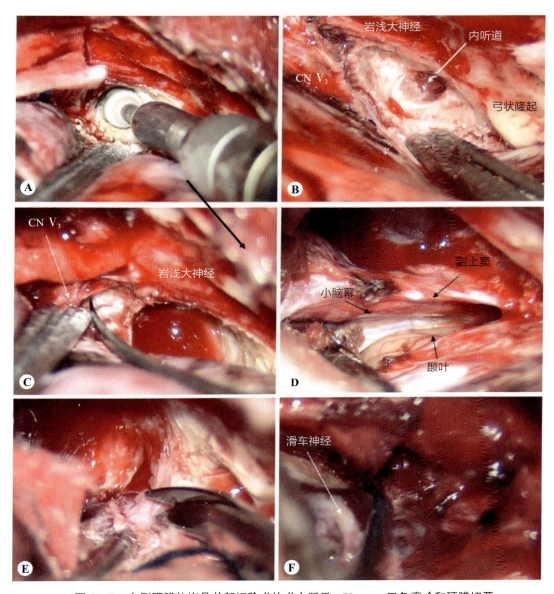

岩浅大神经　内听道

CN V₃　　弓状隆起

CN V₃　岩浅大神经

岩上窦　小脑幕　颞叶

滑车神经

▲ 图 31-2　右侧硬膜外岩骨前部切除术的术中所见：Kawase 三角磨除和硬膜切开

A. 在 Kawase 三角使用 5mm 金刚砂钻头以菱形（RC）为界逐步向内进行岩尖的骨质磨除。B. 打开弋表岩尖显露后界的内听道顶部骨质显露硬脑膜的前缘。C. 一旦确定了前内侧道前方区域的硬脑膜，轻微牵拉 V₃ 有助于 Meckel 腔底部区域的显露和岩尖的磨除。D. 在岩上窦上方平行于颞底硬膜，水平方向切开 MC 至道上区的硬膜从而打开颅后窝硬膜。对三叉神经半月神经节及三角部位置的预判是有不确定性；切开岩上窦下方硬膜时，两者都可能受损。E. 侧裂上的硬脑膜 "T" 型剪开至视神经管。电凝并离断 SPS，并切开硬膜直至天幕缘。天幕缘切开时注意避免损伤滑车神经（CN Ⅳ）。然后在 SPS 下水平切开内听道前方硬膜，显露颅后窝

脑桥的外侧和腹侧部分。如有必要，可以打开覆盖 Meckel 腔的硬膜内层，以显露占据该部位的肿瘤部分。

（三）硬膜内阶段（图 31-3）

合理优化硬膜打开方式是关键。硬膜打开和骨质切除范围之间的不协调将导致手术通道狭小，影响操作空间。岩前入路骨性磨除显露第 Ⅴ～Ⅵ 对脑神经神经根之间的脑桥腹外侧区域。面听神经复合体区域是该入路的后界。该入路还可显露基底动脉和小脑上动脉。

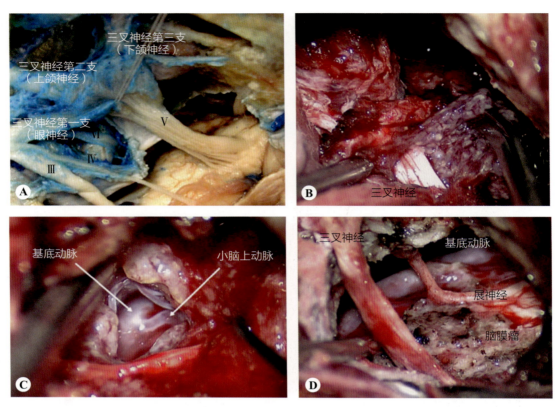

▲ 图 31-3　右侧硬膜外岩骨前部切除术的尸体解剖和手术中观察：硬膜内显露

A. 右侧尸体解剖，采用全侧颅底入路，包括中、后窝。海绵窦的结构及其与颅后窝的关系被显露。B. EAP 显露三叉神经感觉根、Meckel 腔开口，以及 Meckel 腔。C. 术野深部可见基底动脉。D. 肿瘤切除后的手术野。手术窗内提供了从上至三叉神经感觉根、下至展神经出脑处的脑桥腹外侧区。深部可见基底动脉和小脑上动脉

（四）关颅

用聚丙烯缝线缝合硬膜，试图进行水密闭合通常不太现实。局部腔隙可用取自腹部的脂肪条填塞并用纤维蛋白胶固定。注意需封闭岩尖及蝶骨大翼水平部的气房，以预防脑脊液漏。骨瓣复位后，用钛板固定，颞肌重新缝合于预留的肌袖上。

（五）肿瘤不同生长方向的入路变型

- 打开 Meckel 腔（见上图）[7]。
- 内听道开放术（经典岩上入路）。
- 内听道后方显露（需要磨除菱形区的前内侧三角）/ 联合岩骨前部切除[8]。
- 显露内听道周围（Glasscock 三角）。

（六）临床应用

1. 岩斜脑膜瘤（图 31-4） 岩斜脑膜瘤是适用硬膜外前岩骨切除的最常见疾病。肿瘤质地、

与神经的粘连程度、瘤周血管及穿支、Meckel 腔内三叉神经移位难以预测等因素均会影响肿瘤的切除程度。除非牺牲滑车神经，否则小脑幕的侵犯、岩斜韧带的浸润等也会阻碍肿瘤的全切除。对于较大肿瘤，有时予以部分残留是保留脑神经功能、避免血管损伤的唯一途径。残留的肿瘤可以接受单次（伽马刀）或多次分割放射外科治疗。

2. 哑铃状三叉神经鞘瘤（图 31-5） 硬膜外前岩骨切除可以同时处理肿瘤的中、颅后窝部分。鞘瘤质地通常柔软或伴有囊性变。主要问题是三叉神经本身的走行。部分病例三叉神经纤维可以被部分识别和保留，但也有肿瘤起源于神经根脑池段的核心部分，此时有必要残留部分肿瘤。

3. 岩斜区表皮样囊肿（图 31-6） 岩斜区表皮样囊肿可以通过硬膜外前岩骨切除或标准乙状窦后入路来处理，由于大部分囊肿质地偏软，可

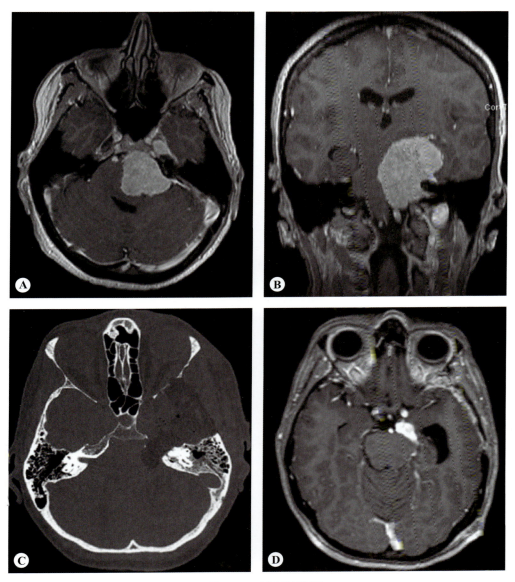

▲ 图 31-4　岩斜脑膜瘤

A 和 B. 54 岁女性，诉平衡性不稳定和单侧听力损害。术前增强 T_1 加权 MRI 显示左侧岩斜区脑膜瘤，并向幕上、下延伸，脑干有占位效应。C 和 D. 患者接受了经硬膜外岩前入路的次全切除。术中有意残留动眼神经入海绵窦口处的小部分肿瘤，该残留采用单次伽马刀放射治疗

以通过后一入路轻易吸除，部分病例可能需要内镜辅助。尽管如此，硬膜外前岩骨切除仍有利于在脑桥腹侧和基底动脉水平，以及三叉神经根内侧直接剥离囊壁。

4. 岩尖肿瘤　软骨肉瘤（图 31-7）、胆脂瘤、胆固醇肉芽肿是岩尖部常见的肿块类型。在生长过程中，它们通常侵蚀和破坏岩尖骨质，并且大部分仍位于硬膜外，因而使得采用硬膜外前岩骨

切除更加便利且合理。主要问题在于如何确保全切除。实际上，肿瘤的下极和延伸到翼腭窝的部分是无法直视下处理的。

5. 更多的适应证　脑桥海绵状血管瘤和后循环动脉瘤（如基底动脉顶端动脉瘤）。

（七）潜在风险

1. 关于脑脊液引流的争议　术前通常不需要行腰大池引流，因为经硬膜外抬起颞叶时脑脊液

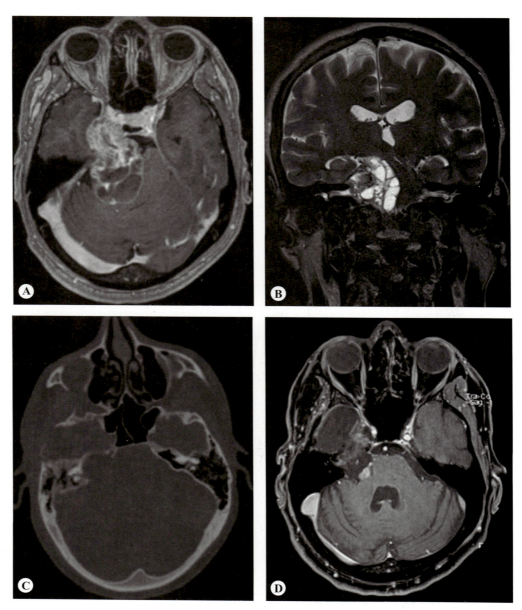

▲ 图 31-5　哑铃型三叉神经鞘瘤

A 和 B. 39 岁男性，表现为三叉神经第一、第二支感觉减退。术前轴位增强 T_1 加权 MRI 和冠状位 T_2 加权 MRI 显示为右侧哑铃形三叉神经鞘瘤。C 和 D. 采用岩骨前部切除联合硬膜外入路进入 Meckel 腔。术后增强 T_1 加权 MRI 显示三叉神经根处小的肿瘤残留。术后面部感觉减退消失。术后对残留肿瘤进行了前瞻性的伽马刀放射治疗，并保持稳定 11 年

可以起到保护作用（见下文）。在合并术前脑积水的情况下，需要讨论是否行术前脑室 - 腹腔分流或脑室外引流。

　　2. 骨性阶段　在岩骨上表面进行骨质磨除时，颈内动脉、耳蜗、岩浅大神经和内听道都有潜在的损伤风险。术前仔细评估岩骨解剖及其变异很有帮助。在这个关键步骤中，薄层 CT 骨窗像下钻头自身的联合注册和导航将指示钻头尖端的正确位置。在持续冲洗下进行金刚砂钻头操作十分重要。在使用钻头时，应小心进行渐进式磨削而非挖掘式磨除，足以去除顶壁并显露适当的手术通道。应根据特定病例的显露需求对骨质磨

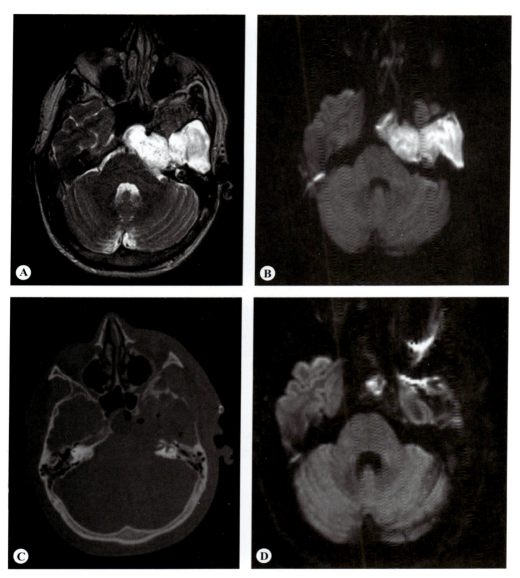

▲ 图 31-6 岩斜区表皮样囊肿

A 和 B. 34 岁男性，术前 T_2 加权 MRI 显示左侧岩斜区表皮样囊肿。术前表现为轻度三叉神经第二、第三支麻木，合并有三叉神经痛 2 年。C 和 D. 患者经硬膜外岩骨前部入路行量留次全切除。因三叉神经术中骚扰，患者出现术后一过性复视，并保留长期的下颌神经支配区面部感觉减退。术后 6 个月 MR 弥散加权成像（DWI）显示位于蝶窦水平的一小块肿瘤残留

除范围进行适当的调整，而不是进行激进的全部骨质去除。

3. 硬膜阶段 切开岩床韧带和小脑幕游离缘时，岩下窦和滑车神经处于危险之中。卵圆孔周围的静脉可能导致出血。在起源于三叉神经内侧的脑膜瘤病例中，三叉神经根可能会向小脑幕侧移位，导致在小脑幕打开时有很高的神经损伤风险。硬膜外静脉出血通常可以使用氧化纤维素或止血药（流体明胶或 Foseal）妥善控制。

4. 硬膜内脑池阶段 此时后循环、脑桥外侧/脑池静脉，以及 IV ～ VIII 脑神经根脑池段/颅后窝静脉处于危险之中。电生理监测（MEP 和脑神经记录 - 微量多普勒和 ECG）是有帮助的。颞叶水肿（视颞叶静脉引流的变异情况）是一个临床

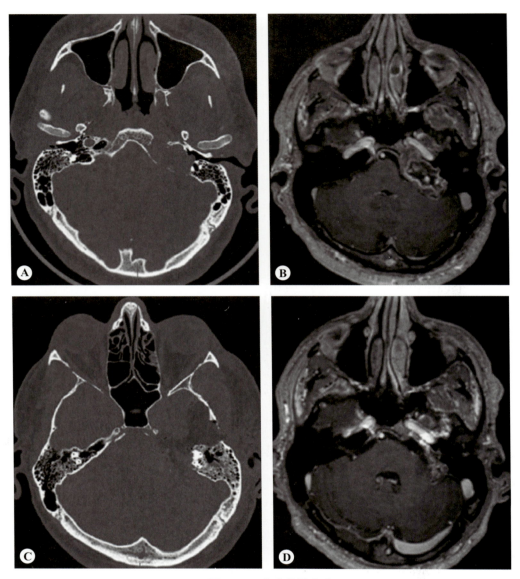

▲ 图 31-7 岩尖软骨肉瘤

A 和 B. 43 岁男性，因单侧听力丧失入院，诊断为岩尖软骨肉瘤。首先采取非手术治疗策略，后续的影像检查图像显示肿瘤有生长的证据，且患者出现了继发于左侧展神经麻痹的复视，以及一次面神经痛发作。术前 CT 显示肿瘤侵蚀岩尖骨质。术前轴位增强 T_1 加权 MRI 显示病灶后极向面听神经束后方延伸。C 和 D. 采用经硬膜外岩前入路次全切除肿瘤。肿瘤侵犯内听道后方迷路。患者术后出现短暂的面部感觉减退。展神经轻瘫术后缓解。术后增强 T_1 加权 MRI 显示肿瘤残留，并且术后 3 年保持稳定

问题，可能出现相应的一过性语言障碍、癫痫和嗜睡。术后 T_2 或液体抑制反转恢复序列（fluid attenuated inversion recovery sequence，FLAIR）大多可以提示由于颞叶抬升或静脉流出障碍引起的信号异常。大多数患者无症状，有症状者也不会遗留永久性损伤。我们确实调查了这种入路的神经心理学后果，并发现了持续注意力和灵活性的一过性功能障碍，尽管未设置对照人群（未发表的个人数据）。在肿瘤切除完毕时可显露脑桥腹外侧部；在这一步中，如果肿瘤与软膜或软膜下静脉或动脉穿支粘连，建议谨慎操作，并有意停止切除。

5. 神经 在处理后床突脑膜瘤时，CN Ⅵ 尤其危险，因其部分脑池段可能黏附于肿瘤包膜附近，甚至更棘手的情况是，神经被肿瘤完全包裹。一般来说，脑膜瘤通常会累及位于 Dorellos 管水平的神经进入处，正好在三叉神经孔的内下方。

三、解剖学局限

岩前入路的显露本身并不能显露滑车神经以上和内听道以下的病变。为了克服这些缺点，可以有意残留一些肿瘤（可能是策略的一部分）或采用联合入路（联合 Dolenc 或联合迷路后 / 经迷路入路）。更多细节请参见第 37 章。

四、总结

硬膜外前岩骨切除术是一种简洁而保守的侧颅底入路。作为血管或肿瘤性疾病的可选技术，该入路最近在其适应证领域的改进已有目共睹。硬膜外前岩骨切除术应该在颅底外科医生的技术库中占有突出位置，尤其是在处理岩斜区肿瘤和需要采用腹外侧入路显露脑桥前方病变时。此外，同时累及中、颅后窝的肿瘤是该入路的最佳适应证。根据需要处理病变的生长范围和生物学特性，在更为复杂的颅底手术中，硬膜外前岩骨切除术可作为唯一入路或核心入路。对于掌握该技术及其专用适应证的外科医生来说，硬膜外前岩骨切除术可以造福我们的患者。

利益冲突申明：无任何作者披露了与本研究有关的任何利益冲突和资金披露。本章使用的图片系原创，不受限于任何版权保护。

参考文献

[1] Kawase T, Toya S, Shiobara R, Mine T. Transpetrosal approach for aneurysms of the lower basilar artery. J Neurosurg. 1985;63:857-61.

[2] Day JD, Fukushima T, Giannotta SL. Microanatomical study of the extradural middle fossa approach to the petroclival and posterior cavernous sinus region: description of the rhomboid construct. Neurosurgery. 1994;34:1009-16.

[3] Kawase T, Shiobara R, Toya S. Anterior transpetrosal transtentorial approach for sphenopetroclival meningiomas: surgical method and results in 10 patients. Neurosurgery. 1991;28:869-76.

[4] Fournier HD, Mercier P, Roche PH. Surgical anatomy of the petrous apex and petroclival region. Adv Tech Stand Neurosurg. 2007;32:91-146.

[5] Shibao S, Toda M, Orii M, Fujiwara H, Yoshida K. Various patterns of the middle cerebral vein and preservation of venous drainage during the anterior transpetrosal approach. J Neurosurg. 2016;124(2):432-9.

[6] Muto J, Prevedello DM, Ditzel Filho LF, et al. Comparative analysis of the anterior transpetrosal approach with the endoscopic endonasal approach to the petroclival region. J Neurosurg. 2016;125(5):1171-86.

[7] Roche PH, Troude L, Peyriere H, Noudel R. The epidural approach to the Meckel's cave: a how I do it. Acta Neurochir (Wien). 2014;156(1):17-20.

[8] Troude L, Carissimi A, Lavieille JP, Roche PH. How I do it: the combined petrosectomy. Acta Neurochir (Wien). 2016;158(4):711-5.

第 32 章 颞前经海绵窦入路

The Pretemporal Transcavernous Approach

Vamsi P. Reddy　Arnau Benet　Mohamed Labib　A. Samy Youssef　著

彭俊祥　祝前超　译

缩略语

ACP	Anterior clinoid process	前床突
BA	Basilar artery	基底动脉
CS	Cavernous sinus	海绵窦
ICA	Internal carotid artery	颈内动脉
MMA	Middle meningeal artery	脑膜中动脉
ON	Optic nerve	视神经
OZ	Orbitozygomatic	眶颧
PCA	Posterior cerebral artery	小脑下后动脉
PCoA	Posterior communicating artery	后交通动脉
PCP	Posterior clinoid process	后床突
PTA	Pretemporal transcavernous approach	颞前经海绵窦入路
SCA	Superior cerebellar artery	小脑上动脉
SOF	Superior orbital fissure	眶上裂

　　鞍后区是众多脑干病变的重要解剖学区域，也是最难显露的区域之一。这种复杂性主要源自其周围的重要结构，包括视交叉、脉络膜上动脉、漏斗、脚间池、中脑、动眼神经和基底上动脉及其重要穿支。由于该区域处于中下斜坡水平，岩骨不能作为向中线方向磨除骨质的骨性标志，情况因此变得更加复杂。

　　颞前经海绵窦入路于 1985 年首次被描述，多年来已发展成为显露颅底中线深部病变的重要入路 [1-6]。该入路因其硬膜外操作的特点而特别具有吸引力，但神经外科医生需要一个缓慢的学习曲线才能掌握。类似的技术，如颞顶入路和 half-and-half 入路，已被用于基底动脉附近的手术 [7, 8]。

一、相关解剖

Rhoton 认为，斜坡的上 1/3 从鞍背向下延伸至一条假想的横线，该横线连接双侧展神经的出硬膜孔处[9, 10]。在实践中，我们用连接内听道的假想横线作为斜坡上 1/3 的下界。颞前经海绵窦入路术中遇到的主要解剖结构包含在前切迹间隙内，该间隙位于中脑前方和脑桥腹侧。其外侧界为平行于脑干的垂直线，该线与小脑幕和大脑脚的横截面相交。前切迹间隙止于垂体柄水平的鞍上区。对于任何准备行鞍后区手术的神经外科医生来说，充分了解该区域的解剖边界至关重要。

二、手术入路

额颞眶颧入路或其改良方法可用于颞前经海绵窦入路，采用何种手术入路取决于病变的病理性质、大小、生长方式、解剖特点和不同的手术目的。

（一）步骤 1：额颞眶颧开颅术

我们常规采用一体式额颞眶颧开颅[11, 12]（图 32-1 和图 32-2）。皮肤切口位于耳屏前、颧弓下缘 5mm，于发际内向上、向前延伸，止于中线

对侧 2～3cm。切开头皮后，行颞肌筋膜间分离，将颞筋膜浅层及脂肪垫保留于皮瓣上，以保护面神经额支。平行于颞上线切开颞肌，用双极电凝控制出血。保留颞深动脉的血供，可避免发生肌肉萎缩。用骨膜剥离子沿颞窝及蝶骨大翼剥离颞肌，直至显露眶下裂的后外侧。然后从眶周骨质中分离眶骨膜筋膜，沿眶外侧缘开始，然后沿眶上缘，最后内侧至眶上切迹。一旦将眶上神经从眶上切迹中分离出来，使用 Penfield 4 号剥离子可以穿过眶下神经的前外侧部分。在钻骨孔之前，应看到剥离子从眶下裂进入颞孔窝。然后用橡子钻头在额颧部后 1cm 的额蝶连接处钻 MacCarty 骨孔或关键孔，以显露额叶硬膜和眶周筋膜。MacCarty 锁孔骨孔是常规骨孔大小的 2 倍。颞骨锁孔骨孔应位于颞弓根部的上方，也就是蝶骨嵴上方。可在颞线上方另外再钻一额侧骨孔，用于进一步的硬膜剥离。

术者必须完成 6 个骨质切除步骤，才能实施一体式额颞眶颧入路（图 32-1）。

第一步：从颧弓根处的骨孔开始，用铣刀朝眼眶延伸截骨，止于眶上神经的外侧。快到达眶

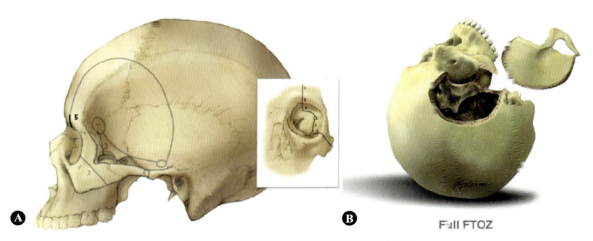

▲ 图 32-1　眶颧（OZ）开颅术中骨切口示意

实施 OZ 开颅手术的步骤

A. 第一个切口从颞孔到眶上切迹外侧点，返回颞孔，切口沿颞骨鳞状上向 MacCarty 关键孔骨孔的额部向前延伸；第二个切口起始于眶外侧壁，从 MacCarty 孔的额部向眶下裂延伸；第 3 个切口从颧骨面正上方开始，一直延伸到颧骨至眶下裂前外侧缘；第 4 个切口横穿颧骨颧根后部；第 5 个切口通过眶上嵴连接第 1 个切口，并连接眶上切迹；最后的切口从眶内穿过眶顶向 MacCarty 关键孔凿削，之后便可将眶颧开颅骨瓣整体取下。B. 去除骨瓣后的显露

经许可转载，引自 Glia Media | Mayfield Clinic

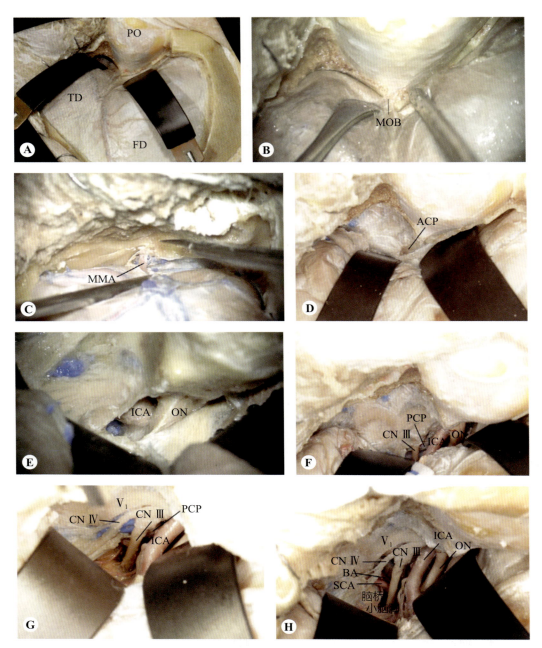

▲ 图 32-2　左侧行经海绵窦入路（PTA）分步解剖

A. 眶颧部切开完成后的手术视图。B. 眶 - 脑膜韧带（MOB）连接额颞基底硬膜与眶周筋膜。C. 将颞叶硬膜与颅中窝底相连的另一结构是脑膜中动脉（MMA）。硬膜脑膜层和骨膜层之间的分离界面包含动脉，务必予以辨认和离断。D. 通过分离眶 - 脑膜韧带和 MMA，可使颞叶脑膜自海绵窦外侧壁（CS）分离，进而可充分显露前床突（ACP）。E. 磨除 ACP，显露颈内动脉（ICA）和视神经（ON）。F. 低倍视图。打开动眼神经三角，可见 CN Ⅲ 通过 CS 外侧壁向眶上裂（SOF）走行。G. 从动眼神经附于 CS 外侧壁处向上锐性分离该神经至眶上裂，然后可将充分游离的动眼神经向外侧或内侧移位，以便充分显露后床突（PCP）和鞍背，显露 PCP 以备磨除。H. 在完全磨除 PCP 和部分鞍背骨质后，可以看到基底动脉（BA）、同侧 SCA、同侧和对侧第三脑神经

ACP. 前床突；BA. 基底动脉；CN Ⅲ. 动眼神经；CN Ⅳ. 滑车神经；FD. 额硬脑膜；ICA. 颈内动脉；MOB. 脑膜眶带；MMA. 脑膜中动脉；ON. 视神经；PCP. 后床突；PO. 眶周；SCA. 小脑上动脉；TD. 颞硬脑膜；V₁. 眼神经

经许可转载，引自 Barrow Neurological Institute, Phoenix, Arizona

上缘时，从颧骨根部向关键孔铣开颅骨。

第二步：使用铣刀，从眶外侧壁开始，从 MacCarty 锁孔的眶部延伸到眶下裂。

第三步：用摆动锯或螺旋钻头，从颧面孔上方开始，穿过颧骨至眶下裂前外侧边缘。

第四步：横穿颞骨颧弓根的后部；使用铣刀进行垂直切割，以使颧弓有更大的融合面。

第五步：用摆动锯或小儿钻头将第一步切口通过眶上嵴向外侧延长至眶上切迹。

第六步：用铣刀从眶内穿过眶顶将第五步切口连接至 MacCarty 锁孔的眶部，然后便可将额颞眶颧开颅骨瓣整块取下。

（二）步骤 2：显露和磨除前床突

正确显露海绵窦内的神经血管结构对于该区域的安全操作十分重要。术者首先以脑膜 – 眼眶硬膜皱襞为标志，剥离颞叶硬膜与海绵窦外侧壁之间的潜在平面。脑膜眼眶皱襞标志着眶上裂的外侧缘，该皱襞的分离对于海绵窦外侧壁的硬膜外移位必不可少。该褶皱和位于其内的动脉标志着颞叶脑膜层硬膜和海绵窦外侧壁的解剖起点。重点在于保持在这两层之间的平面内进行分离，以避免损伤眶上裂和海绵窦后壁的内容物。用半锐性剥离子将外脑膜层（颞叶硬膜）从前到后游离，直至前床突完全显露。前床突在外侧覆盖于眶上裂，在内侧覆盖于海绵窦顶部，应从下面的骨膜层硬膜上完全移除。这样可以在早期显露病变之前，更好的显露视神经和海绵窦神经结构并予以减压。必要时，可在棘孔水平处电凝和离断脑膜中动脉，使颞叶硬膜与海绵窦外侧壁进一步向后方分离。前床突的移除方法如第 22 章所述。

（三）步骤 3：神经血管结构的游离

接下来，术者须通过硬膜内 – 硬膜外联合入路游离特定的神经血管结构。T 形切开硬膜，垂直肢沿近端侧裂延伸，水平肢尽量低向颅底，穿过视神经内侧并向外侧延伸至颞窝底部。除非需要解剖远端侧裂，否则垂直肢不需要太长。在颈内动脉池中仔细辨认颈内动脉、视神经及动眼神经。

依次游离多个神经血管结构，为磨除后床突和鞍背创造一个安全窗口。为了游离颈内动脉，必须彻底切开远端硬膜环。为了获得显露，需锐性离断镰状韧带，并用直角微型钻石刀仔细解剖覆盖于视神经外侧和上部的蛛网膜。在切断镰状韧带之前，必须同时显露视神经颅内段和管内段，一旦到达远端硬膜环，围绕颈内动脉环形切开该环，直至其与海绵窦顶部的近端硬膜环相交。此时动眼神经三角已打开，可以通过切开硬膜蛛网膜鞘至眶上裂入口，以对神经进行松解。滑车神经也必须予以显露，并应注意避免滑车上三角狭窄尖端的任何损伤，因为滑车神经在进入眶上裂的内侧跨过此处。最后，充分分离近端侧裂，直至后交通动脉与小脑下后动脉的连接处。

（四）步骤 4：磨除后床突和鞍背（图 32-2 和图 32-3）

显露后床突后，沿鞍背向尾侧垂直切开硬膜，同时在垂直切口的上端和下端做两个横向切口，形成一个硬膜瓣，向动眼神经的外侧牵拉。可用吸引头轻轻遮挡动眼神经和颈内动脉，以利于安全磨除。获得适当的显露后，用 2～3mm 金刚砂磨钻磨除后床突和邻近的鞍背[6]。

最后的术中显露情况见图 32-3。

三、病例

该入路适用于基底动脉尖端动脉瘤和生长至脚间池的视交叉后病变，但在现代大多数基底动脉上端动脉瘤采用血管内介入治疗。

（一）病例 1

63 岁女性，8 年前曾有右侧海绵窦 I 级脑膜瘤内镜减瘤术及术后放射治疗的病史。患者表现为复视急性起病和右侧动眼神经麻痹。MRI 显示肿瘤进展，并向视交叉后鞍后区扩展。肿瘤团队建议获取新的组织标本，以排除向更高级别的肿瘤转化。

手术通过颞前经海绵窦入路进行。术中切除

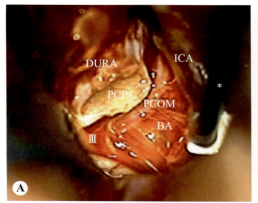
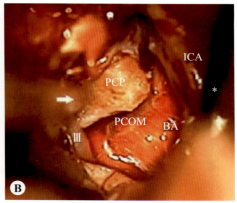
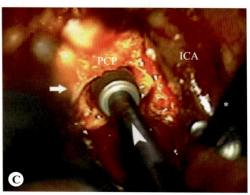

▲ 图 32-3　后床突（PCP）磨除

A. 左颞前经海绵窦显露；B. 显露后床突；C. 磨除 PCP 至显露鞍后区。在颈内动脉（ICA）上，星号标记血管牵开器，箭头表示金刚砂钻头

鞍后部分，并分块切除海绵窦部分（图 32-4）。

组织病理学证实为Ⅲ级晚期脑膜瘤，术后接受放射治疗。

（二）病例 2

43 岁女性，因基底动脉上端附近区域的动脉瘤破裂而出现蛛网膜下腔出血。动脉瘤起源于近端小脑上动脉，并骑跨基底动脉分叉部。

采用颞前经海绵窦入路行动脉瘤夹闭术，磨除后床突和鞍背，以实现近端动脉控制和尽可能扩大放置动脉瘤夹的手术空间（图 32-5）。

四、总结

颅底显微外科解剖学知识的进步使得神经外科深部颅底手术入路更加安全。颞前经海绵窦入路可进一步显露鞍后区基底动脉上端动脉瘤和脚间池病变，该区域在传统上很难到达。了解该入路的手术细微差别可使许多颅底病变的开颅手术更加便利，在神经外科医生培训的教育中也至关重要。

致谢　感谢 Barrow 神经研究所神经科学出版社的职员们在稿件准备上的帮助。

声明

资助：本研究未获任何有关其阐述的资金资助。

利益冲突关系：ASY 是 Stryker 公司的顾问，并从 Mizuho 公司获得版税。

伦理批件和知情同意（参与和发表）：鉴于本研究的设计，当地伦理委员会认为无须知情同意和伦理批准，且本研究未获任何资金资助。

数据和材料的可用性（数据透明度）：本稿件的全部或部分内容均未发表，亦未提交于任何杂志审稿。

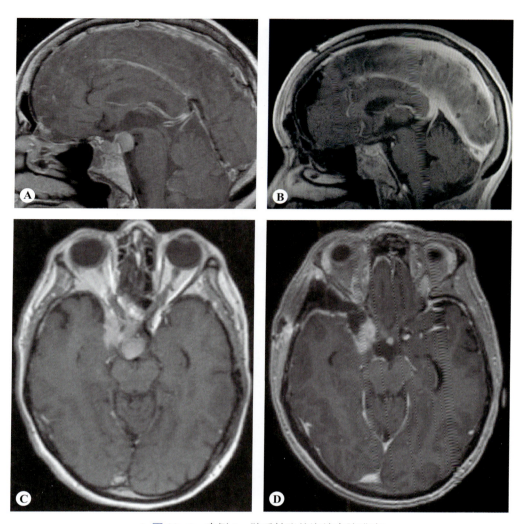

▲ 图 32-4　病例 1：鞍后扩张的海绵窦脑膜瘤
A 和 B. 术前矢状位和轴位增强 MRI；C 和 D. 术后矢状位和轴位增强 □RI 显示大体全□除

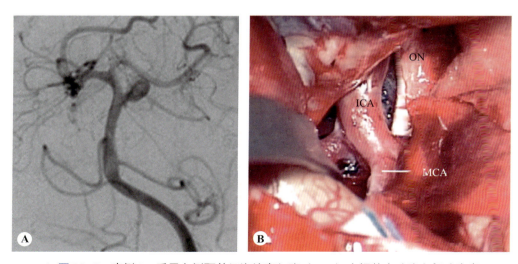

▲ 图 32-5　病例 2：采用左侧颞前经海绵窦入路（PTA）夹闭基底动脉上部动脉瘤
A. 脑血管造影显示起源于小脑上动脉（SCA）近端的动脉瘤，伴高骑跨基底动脉分叉；B. 左侧 P□术后的手术视图

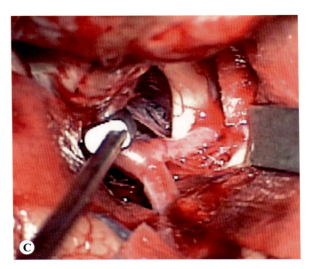

▲ 图 32-5（续） 病例 2：采用左侧颞前经海绵窦入路（PTA）夹闭基底动脉上部动脉瘤

C. 牵拉床突上颈内动脉（ICA）以打开颈动脉 – 动眼神经窗

参考文献

[1] Day JD, Giannotta SL, Fukushima T. Extradural temporopolar approach to lesions of the upper basilar artery and infrachiasmatic region. J Neurosurg. 1994;81:230-5.

[2] Dolenc VV, Škrap M, Šušteršič J, Škrbec M, Morina A. A transcavernous-transsellar approach to the basilar tip aneurysms. Br J Neurosurg. 1987;1:251-9.

[3] Krisht AF, Krayenbühl N, Sercl D, Bikmaz K, Kadri PA. Results of microsurgical clipping of 50 high complexity basilar apex aneurysms. Neurosurgery. 2007;60:242-52.

[4] Schmidt RF. Neuro-und Sinnesphysiologie. Springer-Verlag; 2013.

[5] Seoane E, Tedeschi H, De Oliveira E, Wen HT, Rhoton AL Jr. The pretemporal transcavernous approach to the interpeduncular and prepontine cisterns: microsurgical anatomy and technique application. Neurosurgery. 2000;46:891-9.

[6] Youssef AS, Van Loveren HR. Posterior clinoidectomy: dural tailoring technique and clinical application. Skull Base. 2009;19:183.

[7] Heros RC, Lee SH. The combined pterional/anterior temporal approach for aneurysms of the upper basilar complex: technical report. Neurosurgery. 1993;33:244-51.

[8] Sano K. Temporo-polar approach to aneurysms of the basilar artery at and around the distal bifurcation. Neurol Res. 1980;2:361-7.

[9] Funaki T, Matsushima T, Peris-Celda M, Valentine RJ, Joo W, Rhoton AL Jr. Focal transnasal approach to the upper, middle, and lower clivus. Oper Neurosurg. 2013;73:Ons155-91.

[10] Seker A, Inoue K, Osawa S, Akakin A, Kilic T, Rhoton AL Jr. Comparison of endoscopic transnasal and transoral approaches to the craniovertebral junction. World Neurosurg. 2010;74:583-602.

[11] Aziz KA, Froelich S, Cohen P, Sanan A, Keller J, Van Loveren H. The one-piece orbitozygomatic approach: the Maccarty burr hole and the inferior orbital fissure as keys to technique and application. Acta Neurochir (Wien). 2002;144:15-24.

[12] Shimizu S, Tanriover N, Rhoton AL Jr, Yoshioka N, Fujii K. Maccarty keyhole and inferior orbital fissure in orbitozygomatic craniotomy. Oper Neurosurg. 2005;57:152-9.

第 33 章　内镜下经鼻经海绵窦入路 ❶

Endoscopic Endonasal Transcavernous Approach

Stephen T. Magill　Daniel M. Prevedello　Ricardo L. Carrau　著
樊　俊　祝前超　译

一、鞍后区

鞍后区是一个具有挑战性的手术部位，因其四周都被重要的神经血管结构所包围[1]（图33-1）。鞍后区又称漏斗后或斜坡后区，位于鞍背后方，由脚间池和桥前池组成。从概念上讲，该区的外侧以第Ⅲ对脑神经、第Ⅳ对脑神经、第Ⅴ对脑神经和第Ⅵ对脑神经为界，后方以中脑为界，大脑脚分别位于两边，下方以脑桥为界。Willis环、双侧颈内动脉和基底动脉环绕脑池。上界由视神经、视交叉、下丘脑正中隆起、灰结节、三脑室底和乳头体构成。正中隆起的突起形成垂体漏斗，漏斗向前突向垂体。鞍后区的前界由蝶鞍、垂体及外侧的海绵窦构成。鞍背和斜坡上1/3形成鞍后区的骨性边界，后床突位于两侧的上外侧缘。

长入鞍后区的常见病变包括侵袭性垂体腺瘤、脑膜瘤、脊索瘤、颅咽管瘤、较少见的表皮样囊肿、转移癌、生殖细胞肿瘤及其他罕见病变。每个肿瘤的个体特征是决定最佳入路和入路改良的主要驱动因素。例如，侵袭性垂体瘤通常会使蝶鞍扩大，并通过蝶鞍形成一条通往鞍后区的通道，切除相对容易，因为术者可以通过标准的内镜经蝶鞍入路单纯跟随肿瘤到达鞍后区。同样，颅咽管瘤可有囊性突起向下长入鞍后区，可通过内镜经鼻经鞍结节鞍上入路到达下方并清除囊内容物，或者从上方抬起囊壁，借此切除该部分肿瘤。然而，从鞍后区起源的病变可能不会破坏周围的解剖形态。在这些病例中，没有手术通道可以"经肿瘤"到达鞍后区，而采用内镜下经鼻经海绵窦入路可切除这类病变。可受益于该入路的最常见病变有脑膜瘤（图33-2）、脊索瘤和一些颅咽管瘤，以及少见的主要起源于鞍后区的转移瘤。

内镜下经鼻经海绵窦入路是一种前中线入路，采用标准的经鼻入路进入蝶窦。手术通道的外侧范围受限于海绵窦内的颈内动脉和脑神经。垂体和鞍背直接挡在该入路到鞍后区的路径上，因此必须分别予以移位和切除。鞍背下部通常可以通过磨除斜坡后去除，同时将垂体部分移位。然而，有必要行全垂体移位（又称垂体移位术）或半垂体移位，以完全去除鞍背和后床突，这样方可充分显露鞍后区[2,3]。垂体移位可采用

---

❶ 第 33 章配有视频，请登录网址 https://doi.org/10.1007/978-3-030-99321-4_33 观看

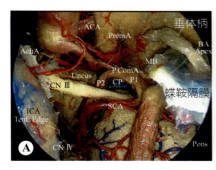
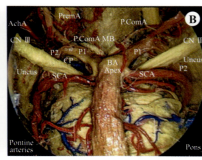
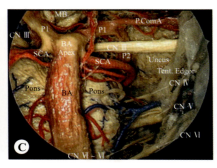

▲ 图 33-1　内镜下经鼻入路桥前池和脚间池神经血管结构尸头解剖

A. 用 45° 内镜观察右侧大脑脚旁间隙；B. 脚间池和桥前池神经血管结构；C. 用 45° 内镜观察左侧大脑脚旁间隙

ACA. 大脑前动脉；BA. 基底动脉；CN. 脑神经；CP. 大脑脚；ICA. 颈内动脉；MB. 乳头体；P1/P2. 小脑下后动脉；P. ComA. 后交通动脉；SCA. 小脑上动脉；Acha. 脉络膜前动脉；Tent. edge. 小脑幕缘；Uncus. 钩回；Pons. 脑桥；Pontine arteries. 桥脑动脉；BA Apex. 基底动脉尖端；Prem A. 乳头体前动脉

经许可转载，引自 Rejane-Heim 等 [1]

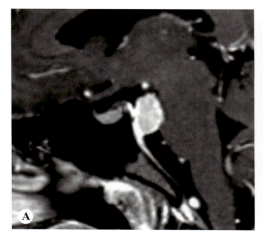
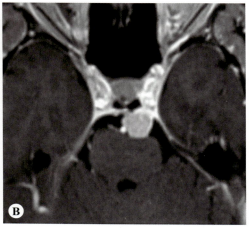

▲ 图 33-2　起源于鞍后间隙的脑膜瘤病例

A 和 B. 矢状位及轴位增强 T_1 加权 MRI 显示脑膜瘤起源于鞍背及斜坡上 1/3，压迫脑桥并生长至桥前池及脚间池。肿瘤位于鞍后动眼神经和展神经内侧，是经海绵窦入路的理想病例。由于肿瘤位于外侧，切除后床突可增加显露并扩大切除范围

硬膜外、硬膜内或硬膜间技术 [1, 2, 4]（图 33-3）。硬膜外移位只是单纯地进行垂体移位而不打开任何硬膜，可用于仅需切除鞍背下部时。硬膜内移位术适用于扩展到鞍上和鞍后区的病变，因为这样术者可使两个区域连通，并保留海绵窦内侧壁的完整，从而保护海绵窦及其内容物。硬膜间移位在硬膜的脑膜层和骨膜层之间进行，构成海绵窦内侧壁的硬膜脑膜层保留在垂体上。硬膜间技术适用于海绵窦后病变和向下生长且不需要解剖鞍上结构的病变（图 33-2）。硬膜间移位实现了真正的"经海绵窦"入路，而硬膜内移位从技术上来说属于经蝶鞍入路，因为海绵窦内侧壁保持完整。

如有可能，应行半垂体移位，从而最大可能保留垂体功能。此外，即使在进行硬膜内移位时，也应尽可能多地将硬膜留在垂体上，尤其是垂体的下部，这样可以较好地保留垂体的静脉引流。虽然有观点认为双侧垂体移位并牺牲双侧垂体下动脉导致的功能障碍发生率很低 [5]，但在以保留垂体功能为手术目标时，笔者还是尽量避免行双侧移位，因为在移位后已发现有患者出现全垂体功能障碍，且术中可见垂体静脉回流受损。

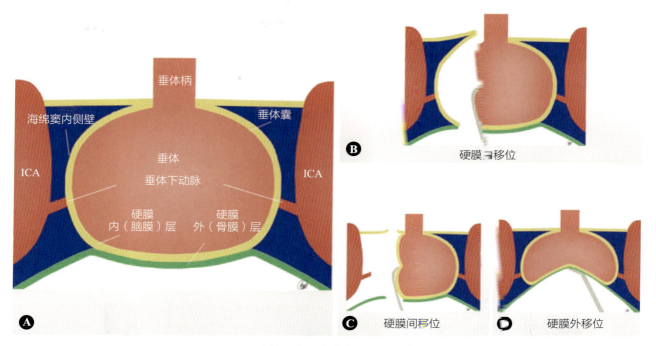

▲ 图 33-3 用于内镜经鼻经海绵窦入路的各种垂体移位方式

A. 鞍区内容物示意图；B. 硬膜内移位；C. 硬膜间移位；D. 硬膜外移位

ICA. 颈内动脉

经许可转载，引自 Rejane-Heim 等[1]

二、适应证和禁忌证

肿瘤与邻近脑神经的关系是鞍后区手术入路选择的主要驱动因素（图33-4）。术前高分辨率磁共振成像，以及深入了解解剖结构和病变病理对其影响，是选择入路的关键。内镜下经鼻经海绵窦入路是脑神经内侧病变的最佳手术入路，具体而言，动眼神经内侧入路适合向上生长的病变，展神经内侧入路适合向下生长的病变。动眼神经位于大脑脚池，Liliequist 膜将后者与脚间池隔开。如果病变起源于 Liliequist 膜的外侧，也就是位于动眼神经的外侧，可使动眼神经内移，这种情况是内镜经鼻经海绵窦入路的禁忌证。同样，起源于展神经外侧的下方病变可使展神经内移，此时禁忌使用内镜经鼻经海绵窦入路，因为必须穿过或环绕神经进行操作，会显著增加医源性损伤的风险。对于这类病变，侧方入路，如翼点/颞前入路（第32章），可以很好地显露鞍后区[6, 7]。根据病变的性质，可采用岩骨前部入路、经岩骨入路甚至乙状窦后入路[8, 9]。最后，内镜经鼻经海绵窦入路的一个重要替代入路是内镜经鼻经鞍背入路[2]。该入路采用经鼻通道穿过垂体直达鞍后区，其间可结合全垂体或半垂体移位，而无须进入海绵窦。对于术前已有全垂体功能低下的患者，此入路是鞍后病变一个极佳且安全的方案。

三、分步技术：内镜下经鼻经海绵窦入路

视频33-1展示了内镜下经鼻经海绵窦入路切除鞍背/斜坡脑膜瘤（图33-5）。尸头解剖的手术步骤详见 Rejane-Heim 等[1]与文献报道。关键步骤如下。

（一）经鼻入路

采用标准的内镜下经鼻入路进入蝶窦，包括下鼻甲骨折外移、切除右侧中鼻甲以留出内镜空间、获取带蒂鼻中隔瓣、切除鼻中隔后部和切开双侧蝶窦。充分开放蝶窦，用高速磨钻磨除窦内

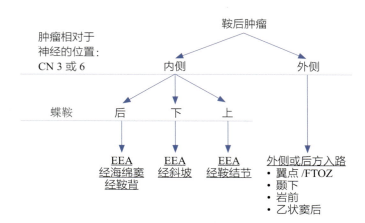

▲ 图 33-4　需手术切除的鞍后病变入路选择流程

实际上，许多病变会长到鞍后间隙之外，需要采用内镜经鼻联合入路（即对位于鞍后间隙并向下长至蝶鞍的肿瘤采用经海绵窦和经斜坡入路）

CN. 脑神经；EEA. 内镜下经鼻入路；FTOZ. 额颞眶颧

分隔，以显露鞍旁解剖结构。

（二）蝶鞍和斜坡骨质磨除

高速磨钻依次磨除鞍底和斜坡骨质（图 33-5），持续打磨直到显露与鞍底相连续的斜坡硬膜（图 33-6）。在显露斜坡硬膜时，注射止血基质有助于斜坡静脉丛的止血（视频 33-1）。显露上行斜坡旁段颈内动脉表面的硬膜和骨膜。继续磨除骨质，直到显露海绵窦和鞍底之间的分界。

（三）经海绵窦垂体半移位术

为采用硬膜间半移位技术游离垂体以显露后床突，用显微剪打开内侧海绵窦的硬膜骨膜层（图 33-7），切口位于海绵窦内侧壁外侧和颈内动脉内侧，声学多普勒超声可确定动脉位置。海绵窦初步开放后可用可注射止血基质进行止血。延长硬膜切口，直到垂体被松解和游离，后床突得以显露。将海绵窦内侧壁（硬膜脑膜层）留在垂体上，与垂体一起移位（图 33-3），注意需锐性分离所有垂体韧带。垂体下动脉必须予以电凝并锐性离断，因为牵拉可能会使其从海绵窦段颈内动脉发出处撕脱，导致灾难性的出血。在硬膜内移位技术中，原则保持不变，但硬膜切口位于海绵窦内侧壁的内侧（图 33-8）。

（四）后床突切除术

垂体移位后，可用 Cottle 剥离子从鞍背抬起硬膜。联合使用高速磨钻和 Kerrison 咬骨钳游离鞍背和后床突基部。我们通常从中线开始向上剥离，直到确认鞍背上缘，然后轻轻抬起后床突上方硬膜，向外侧缘剥离。动眼神经在后床突外侧的海绵窦内走行，因此任何移动后床突的操作都应按由外到内的方向进行。应注意轻柔地剥离和移动后床突，因为床突的小骨棘可能会挡住脑膜背侧动脉或垂体下动脉的分支（图 33-9），牵拉会将其从颈内动脉上撕脱。

（五）进入并显露鞍后区

鞍背硬膜显露之后，可用尖刀在预计的安全位置上锐性切开。切开点应通过立体定向导航确认，并远离重要结构。初步锐性切开硬膜后，Kerrison 咬骨钳有助于安全地继续切除硬膜。硬膜边缘的止血可采用射频消融和滴水双极电凝，有学者认为非常有效[10]。确定切开点的重要因素包括展神经和下方血管结构特别是基底动脉的位置。一旦进入鞍后区，就可以使用标准的显微剥离技术将病变从脑干和周围结构中剥离（图 33-10），达到全切除（图 33-11）。

（六）重建

各种重建技术已有文献描述[11, 12]，具体方法应采用术者成功率最高的那一种。无论采用何种技术，在放置带蒂黏膜瓣之前，都必须达

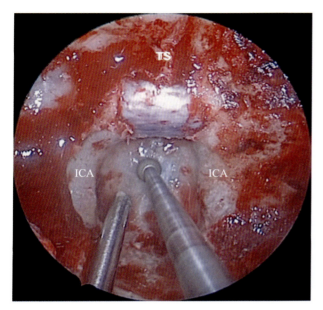

▲ 图 33-5　鞍底的初步显露。在半移位侧海绵窦上方从鞍结节向下显露硬膜至斜坡

TS. 鞍结节；ICA. 颈内动脉

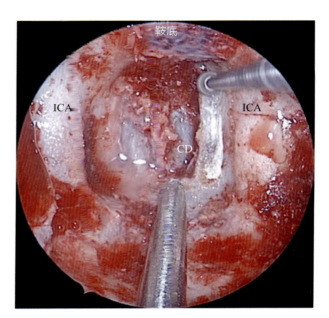

▲ 图 33-6　斜坡硬膜和斜坡旁颈内动脉升部的显露。磨除斜坡旁颈内动脉内侧的表面骨质至鞍背和后床突基底，同时去除海绵窦上方骨质

CD. 斜坡硬脑膜；ICA. 颈内动脉

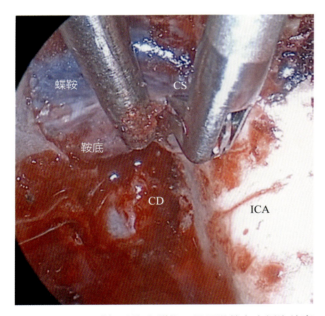

▲ 图 33-7　硬膜间垂体半移位。用显微剪在内侧海绵窦上方打开硬膜骨膜层。初步切开后，预计会有出血，可用止血基质控制。然后延长切口，确保切口位于海绵窦内侧壁的外侧，在硬膜间移位过程中，将海绵窦内侧壁保留于垂体上

CS. 海绵窦；CD. 斜坡硬膜；ICA. 颈内动脉

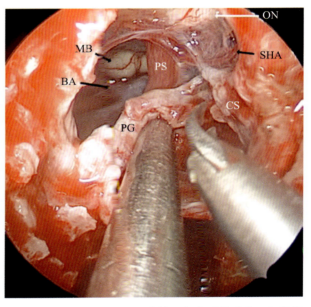

▲ 图 33-8　硬膜内垂体半移位。复发垂体腺瘤，复发部位位于鞍上和鞍后间隙，为切除肿瘤行硬膜内移位。在打开垂体上方的鞍底硬膜并显露鞍上间隙后，将垂体韧带从外侧的海绵窦内侧壁上锐性分离。垂体下动脉已被电凝和离断

ON. 视神经；SHA. 垂体上动脉；PS. 垂体柄；PG. 垂体；CS. 海绵窦；MB. 乳头体；BA. 基底动脉尖端，箭头下方为右侧小脑下后动脉

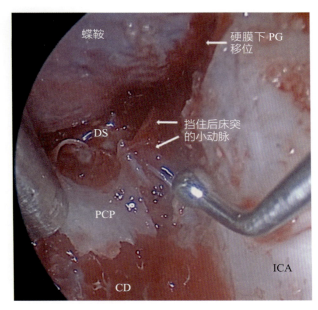

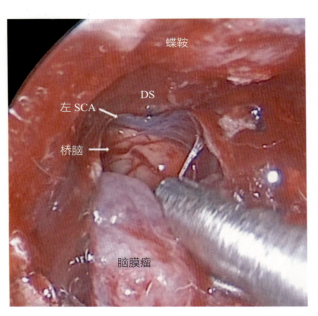

▲ 图 33-9　剥离并摘除后床突。从外向内解剖后床突，经过仔细剥离之后将其转入斜坡隐窝。可见一条小动脉被后床突的锯齿状骨棘钩住。必须将该血管安全游离，以防止其从颈内动脉上撕脱

DS. 鞍背硬膜；PCP. 后床突；PG. 垂体；CD. 斜坡硬膜；ICA. 颈内动脉

▲ 图 33-10　经海绵窦入路切除鞍后间隙脑膜瘤。从鞍后间隙分离 1 例斜坡上 1/3 脑膜瘤（图 33-2），显露脑桥表面

DS. 鞍背剩余的小块硬膜；SCA. 小脑上动脉

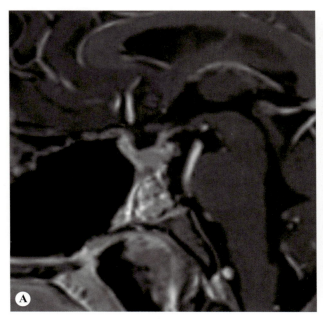

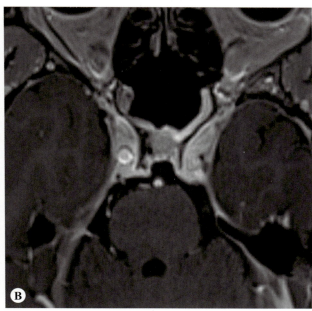

▲ 图 33-11　经海绵窦入路切除鞍后脑膜瘤的术后影像学

A 和 B. 矢状位和轴位增强 T₁ 加权 MRI 显示肿瘤全切除（图 33-2，视频 33-1）。注意持续增强的垂体柄和垂体，与患者完整的垂体功能一致。在蝶窦 / 斜坡隐窝内可见脂肪填塞物及其表面强化的带蒂鼻中隔瓣。随着脑桥恢复正常形态，脑干压迫得以解决

到水密性封闭[13]。我们倾向于使用一种内嵌的胶原基质，该基质充填吸收性明胶海绵以形成一个柔软的密封垫片，将其和脂肪组织一起覆盖于斜坡隐窝，并将带蒂鼻中隔瓣铺于修补处（视频33-1）。

四、并发症

尽管内镜经鼻经海绵窦入路涉及周边重要解剖结构，可能会导致灾难性的并发症，但如患者选择适当，该入路通常耐受性良好。在最近一项44例患者的系列研究中，无永久性并发症，10%的患者出现一过性动眼神经或展神经障碍[14]。在已行垂体移位的患者中，一过性尿崩症并不少见[5]。详细描述内镜经鼻经海绵窦入路术后并发症的文献相对较少，所遇到的并发症往往继发于肿瘤病理，如颅咽管瘤切除术后的垂体功能减退。然而，内镜经鼻经海绵窦入路确实存在视力丧失、主要血管损伤、垂体功能低下、脑神经功能障碍、脑脊液漏和脑膜炎的风险，术前应向患者告知这些情况。

在病例选择适当的情况下，内镜经鼻经海绵窦入路非常适用于鞍后区内动眼神经和展神经内侧的病变。充分了解周边解剖结构和细致的手术技术可以获得安全切除肿瘤的最佳结果。

五、技术要点

当计划采用内镜经鼻经海绵窦入路切除脑神经内侧的病变时，仔细分析术前高分辨率影像对了解病变与脑神经的关系和指导入路的选择至关重要。

• 早期通过斜坡硬膜丛和海绵窦的小开口使用可注射止血基质，可以快速止血，节省显露时间。

• 应将后床突从周边附着结构上小心游离出来，并由外向内进行剥离，以防止损伤邻近血管或在海绵窦内后床突外侧走行的动眼神经上操作。

• 动眼、滑车和展神经与肌电图监测在鞍后区的病变切除中非常有用，可在肿瘤分离过程中为神经即将受到的压迫提供早期预警，这种压迫通常发生在术者的视野之外。

• 在放置带蒂鼻中隔瓣之前，颅底重建应达到鼓气状态下的水密性封闭，以降低脑脊液漏的发生率。

参考文献

[1] Rejane-Heim TC, Silveira-Bertazzo G, Carrau RL, Prevedello DM. Surgical anatomy and nuances of the expanded endonasal transdorsum sellae and posterior clinoidectomy approach to the interpeduncular and prepontine cisterns: a stepwise cadaveric dissection of various pituitary gland transpositions. Acta Neurochir (Wien). 2021;163(2):407-13. https://doi.org/10.1007/s00701- 020-04590-5.

[2] Kassam AB, Prevedello DM, Thomas A, Gardner P, Mintz A, Snyderman C, Carrau R. Endoscopic endonasal pituitary transposition for a transdorsum sellae approach to the interpeduncular cistern. Neurosurgery. 2008;62(3 Suppl 1):57-72. https://doi.org/10.1227/01.neu.0000317374.30443.23.

[3] Silva D, Attia M, Kandasamy J, Alimi M, Anand VK, Schwartz TH. Endoscopic endonasal posterior clinoidectomy. Surg Neurol Int. 2012;3:64. https://doi.org/10.4103/2152-7806.97008.

[4] Fernandez-Miranda JC, Gardner PA, Rastelli MM, Peris-Celda M, Koutourousiou M, Peace D, Snyderman CH, Rhoton AL. Endoscopic endonasal transcavernous posterior clinoidectomy with interdural pituitary transposition: technical note. J Neurosurg. 2014;121:91-9.

[5] Truong HQ, Borghei-Razavi H, Najera E, Igami Nakassa AC, Wang EW, Snyderman CH, Gardner PA, Fernandez-Miranda JC. Bilateral coagulation of inferior hypophyseal artery and pituitary transposition during endoscopic endonasal interdural posterior clinoidectomy: do they affect pituitary function? J Neurosurg. 2019;131 141-6.

[6] Labib MA, Borba Moreira L, Zhao X et al. The side door and front door to the upper retroclival region: a comparative analysis of the open pretemporal and the endoscopic endonasal transcavernous approaches. J Neurosurg. 2019; 133: 1892-904.

[7] Dolenc VV, Škrap M, Šušteršič J, Škrbec M, Morina A. A transcavernous-transsellar approach to the basilar tip aneurysms. Br J Neurosurg 1987;1:251-9

[8] Al-Mefty O, Ayoubi S, Kadri PAS. The petrosal approach

for the resection of retrochiasmatic craniopharyngiomas. Neurosurgery. 2008;62(5 Suppl 2):ONS331-5. https://doi.org/10.1227/01. neu.0000326015.76692.3d.

[9] Kunihiro N, Goto T, Ishibashi K, Ohata K. Surgical outcomes of the minimum anterior and posterior combined transpetrosal approach for resection of retrochiasmatic craniopharyngiomas with complicated conditions: clinical article. J Neurosurg. 2014;120:1-11.

[10] Bram R, Fiore S, McHugh D, Samara GJ, Davis RP. Hemostasis in endoscopic endonasal skull base surgery using the Aquamantys bipolar sealer: technical note. J Clin Neurosci. 2017;41:81-5.

[11] Conger A, Zhao F, Wang X, Eisenberg A, Griffiths C, Esposito F, Carrau RL, Barkhoudarian G, Kelly DF. Evolution of the graded repair of CSF leaks and skull base defects in endonasal endoscopic tumor surgery: trends in repair failure and meningitis rates in 509 patients. J Neurosurg. 2019;130:861-75.

[12] Patel MR, Stadler ME, Snyderman CH, Carrau RL, Kassam AB, Germanwala AV, Gardner P, Zanation AM. How to choose? Endoscopic skull base reconstructive options and limitations. Skull Base. 2010;20:397-403.

[13] Hadad G, Bassagasteguy L, Carrau RL, Mataza JC, Kassam A, Snyderman CH, Mintz A. A novel reconstructive technique after endoscopic expanded endonasal approaches: vascular pedicle nasoseptal flap. Laryngoscope. 2006; 116: 1882-6.

[14] Ohata H, Goto T, Nagm A, Kannepalli NR, Nakajo K, Morisako H, Goto H, Uda T, Kawahara S, Ohata K. Surgical implementation and efficacy of endoscopic endonasal extradural posterior clinoidectomy. J Neurosurg. 2020;133:135-43.

第八篇　颅后窝

Posterior Fossa

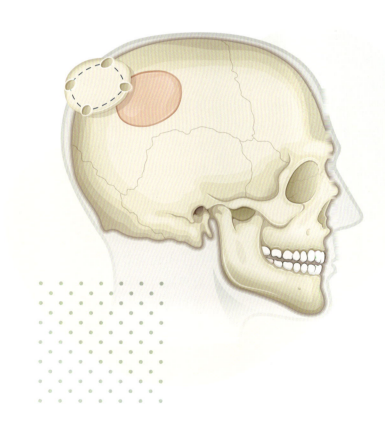

第 34 章　颅后窝开颅手术入路
Open Surgical Approaches to the Posterior Fossa

Angela M. Richardson　Burak Ozaydin　Mustafa K. Baskaya　著
王　海　译

颅后窝开放性手术入路需要详细了解该区域的解剖结构。根据与小脑的关系，相关神经血管结构可分为 3 个复合体（见第 2 和 3 章）。上复合体与小脑的小脑幕面相关，包括小脑上动脉和第 Ⅲ 对脑神经、第 Ⅳ 对脑神经、第 Ⅴ 对脑神经。小脑中脑裂和小脑上脚也位于此区域。中神经血管复合体包括小脑下前动脉和第 Ⅵ 对脑神经、第 Ⅶ 对脑神经和第 Ⅷ 对脑神经。该复合体与小脑岩骨面相关，包含小脑脑桥裂和小脑中脚。下神经血管复合体由小脑下后动脉和后组脑神经（第 Ⅸ～Ⅻ 对脑神经）组成。该复合体位于小脑枕下面，还包括小脑延髓裂和小脑下脚[1]。对于特定的病变，手术入路的选择取决于显露病变所需的角度，同时避免损伤该区域的神经血管结构。

一、乙状窦后入路

乙状窦后入路适用于小脑脑桥三角区病变，如前庭神经鞘膜瘤、脑膜瘤、表皮样瘤等。通过适当的个体化调整，该入路可以显露颅后窝的所有 3 个神经血管复合体[2, 3]。术前通常使用抗生素、地塞米松和甘露醇，通过麻醉进行过度通气。可考虑采用腰大池引流或外脑室外引流进行脑脊液分流，以在术中松弛小脑和（或）防止术后脑脊液漏。对于体型正常的患者，我们更喜欢采用仰卧位。对于脖子短或不能活动或体重指数

高的患者，可采用公园长椅位。头部固定于三钉头架中并转向对侧。必须注意确保下巴和胸骨之间保持两指宽的空间，以保证足够的静脉引流。骨性解剖标志可用于粗略估计横窦和乙状窦的位置。颧骨根部和枕外隆凸之间的连线对应于横窦下缘，乳突后缘大致对应乙状窦。采用立体定向导航确定硬膜窦的位置。根据开颅所需的范围，可以选择线形或 C 形切口。我们喜欢采用耳后 C 形切口，从耳郭上方开始，延伸到乳突尖以下，切口位于耳郭后两指宽处（图 34-1A）。头皮用 10 号刀片切开，单极电凝切开皮下组织。皮瓣分离后向前翻开，保留骨膜（在切口的上部）和枕下肌筋膜（在切口下部）（图 34-1B）。骨膜可以在手术结束时获取并用于硬膜修补。然后，用电刀将肌肉切开，与皮肤切口一致，并在骨膜下平面与颅骨分离并翻开。在术野前方显露二腹肌沟和乳突后表面（图 34-1C）。在切口的下方，尤其是使用电切时，应注意避免伤及椎动脉。为了帮助规划开颅，横窦和乙状窦的位置可以用骨性标志来粗略估计，或者用神经导航来确定。在星点正常硬膜上方钻孔，骨孔应处于乙状窦后、横窦下方。自硬膜剥离骨瓣并予以翻开。进一步磨除颅骨显露乙状窦和横窦的边缘。开颅的确切位置可根据具体的病变类型进行调整。当遇到导静脉时，可用双极电凝、骨蜡或小块吸收性明胶海

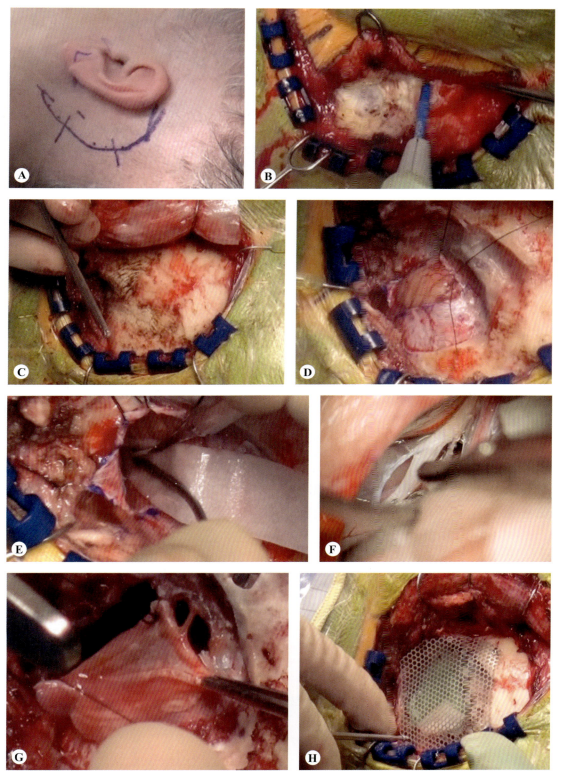

▲ 图 34-1　乙状窦后入路

A. 乳突尖至耳郭上方的切口设计；B. 在保留下面的肌筋膜和骨膜的情况下翻开头皮瓣；C. 颅骨显露范围，可见乳突和星点；D. 打开硬膜，上瓣朝向横窦，外侧瓣朝向乙状窦；E. 从小脑延髓池外侧释放脑脊液，使小脑松弛；F. 沿后组脑神经分离蛛网膜；G. 利用骨膜进行硬膜水密闭合；H. 钛网颅骨后成形术

绵来控制出血。乳突气房要用骨蜡仔细封闭，并且这一步骤应该在关颅时重复一次（入时涂骨蜡和出时涂骨蜡）[4]。

一旦止血完成，打开硬膜。可 C 形切开硬膜，基底翻向内侧，也可十字形切开，硬膜瓣分别翻向横窦和乙状窦（图 34-1D）。硬膜可以用 4-0 Nurolon 缝线悬吊，以增加小脑脑桥三角区的显露。为了促进小脑松弛，沿小脑半球岩骨面仔细解剖，以进入外侧小脑延髓池。在此处广泛打开蛛网膜，释放脑脊液（图 34-1E）。在外侧小脑延髓池和后组脑神经表面继续分离蛛网膜（图 34-1F）。随着蛛网膜分离向下方进行，小脑离开岩骨。在此过程中，采用动态牵拉可拓宽小脑脑桥三角区的空间，避免使用固定的牵开器。通过充分的蛛网膜分离，可以显露小脑脑桥三角区内的第Ⅴ～Ⅻ对脑神经，然后辨认并切除目标病变。必要时，可打开内听道后壁，以显露长入道内的病变。还可以磨除内听道上方，以进一步显露至上神经血管复合体 [2, 5]。

在手术结束时，关颅分 5 层进行。之前获取的骨膜用于硬膜修补，以实现水密缝合（图 34-1G）。硬膜密封药可用于加强封闭。骨瓣可用小连接片固定或采用钛网颅骨成形术（图 34-1H）。

肌肉、帽状腱膜和皮肤分层闭合。严密的皮下缝合对于防止切口脑脊液漏十分重要。

二、后路经岩骨入路

后路经岩骨入路的类型是根据骨质切除范围来定义的，包括迷路后入路、经迷路入路和经耳蜗入路。经迷路入路是最常用的后路经岩骨入路（图 34-2A）。该入路适用于直视内听道有助于手术且无听力保留指征的患者。术前给予抗生素和地塞米松。硬膜开放前 1h 滴注甘露醇。可放置腰大池引流或脑室外引流，以便在手术期间控制脑脊液和（或）术后防止脑脊液漏。患者取仰卧位，头向对侧偏转 60°～80°，颈部微屈，头部用三钉头架固定。设计 C 形头皮切口，从乳突尖下 2cm 延伸到颞上线上 2cm（图 34-2B），切口后段位于耳后沟后方 2～3cm 处，类似乙状窦切口的位置。用 10 号刀片切开头皮和帽状腱膜，然后自帽状腱膜下向前分离并保留颞肌筋膜（图 34-2C）。此筋膜获取后用于后面的关颅。肌肉用单极电刀切开，与皮肤切口一致，并向前方翻开。这样可显露二腹肌嵴、乳突、乙状窦后区和外耳道。外耳道的皮肤未损伤 [6, 7]。

利用磨钻行扩大乳突切除术，并将乙状窦轮

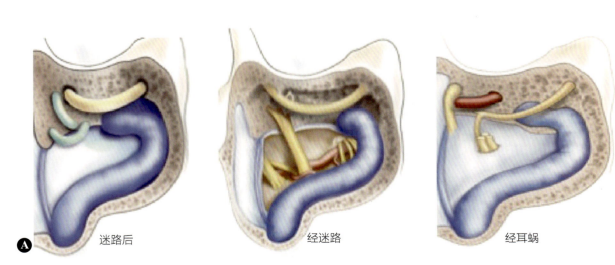

迷路后　　　　　　　　经迷路　　　　　　　　经耳蜗

▲ 图 34-2　经岩骨入路

A. 示出后迷路（绿色半规管）、经迷路（可视化 IAC 内容）和经耳蜗（骨骼化面神经）入路骨切除的示意图，经迷路入路的术中照片插入了尸体解剖图片；B. 从乳突尖延伸到耳郭上方的皮肤切口，在耳郭后 2～3cm 处

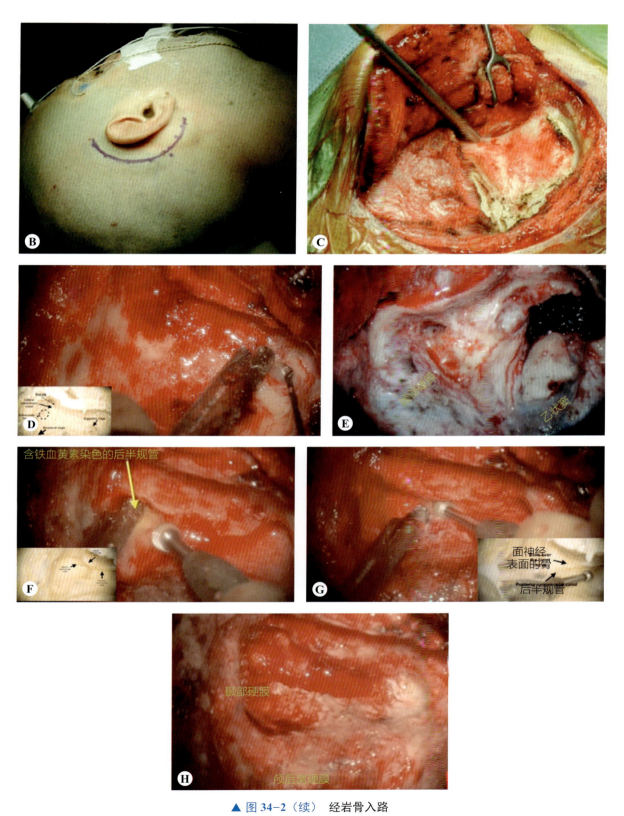

▲ 图 34-2（续） 经岩骨入路

C. 分离皮肤和软组织，保留颞筋膜用于闭合；D. 初步钻孔以确认侧半规管和砧骨，辨认颈静脉球；E. 显露乙状窦和颞部硬脑膜；F. 进一步钻孔确定后半规管；G. 使面神经骨骼化；H. 磨除骨质后显露颈静脉膜廓化。如有必要，乙状窦后的颅骨也可予以切除，以使乙状窦向内侧牵开。辨认下方的二腹肌嵴，切除乳突尖，将颈静脉球轮廓化。在上方，显露颅中窝硬膜，并将岩上窦轮廓化。在前方，确定外侧半规管和砧骨，并将面神经轮廓化（图34-2D）。行改良迷路切除术，切除后半规管、上半规管和总脚（图34-2E）。外侧半规管应最后切除，以保护面神经（图34-2F和G）。

　　磨除内听道周围骨质，在颈静脉球和内听道下缘之间磨出一个骨槽，打开耳蜗导水管，然后在内听道上缘和颅后窝硬膜之间磨除骨质。磨除内听道外侧骨质时，需确定面神经的迷路段以及垂直嵴和水平嵴（图34-2H）。一旦内听道周围骨质磨除范围达270°，便可打开内听道硬膜，将硬膜切口向后延伸至乙状窦。在硬膜上下做额外的松弛切口，以充分显露小脑脑桥三角区区，然后开始进行目标病变的切除[7]。

　　该入路不用进行硬膜闭合。用筋膜通过面神经隐窝对咽鼓管进行填塞。中耳和耳囊以筋膜和肌肉片封闭。骨性内听道、耳囊和岩尖用较大块的颞筋膜覆盖。自腹部获取脂肪移植物并修剪成条状，分层填入并封闭颅后窝硬膜缺损和乳突切除后形成的死腔。有作者主张采用钛网和（或）骨水泥进行重建，以防止术后脑脊液漏，但是我们不这么做[8]。

　　在需要保护听力的情况下，可采用迷路后入路。在这种入路中，需将3个半规管轮廓化，但应保持其完整。该入路可显露小脑脑桥三角区，在大多数情况下也可显露内听道。然而，这种有限的骨质切除范围无法显露脑干前部或岩斜区[9]。

　　也可采用扩大经迷路入路，以获得更大的显露。如果需要向上方的更大的显露，可以增加颞下入路。如果需要前方额外的显露，可以采用经耳蜗或经耳囊入路[9-11]。

三、远外侧入路

　　远外侧入路适用于需要更多腹侧显露的病变，包括枕骨大孔区前部和前外侧的病变。该入路还

可提供从下外侧到脑干前部的视角，同时避免了脑牵拉[12]。术前给予抗生素、地塞米松和甘露醇，动脉二氧化碳分压调至28～30mmHg。患者取侧位，头部屈曲并向对侧旋转，头顶向下倾斜（图34-3A）。将所有头部受压点垫好，在下方的手臂上夹脉氧仪。可以通过在腋下放置腋下垫来防止臂丛神经受压，下方小腿的腓神经在腓骨头处要用垫子保护。用胶带和安全带将患者固定于手术床上，将同侧肩牵离术野可改善工作角度。设计倒置曲棍球棒形切口，从中线C_2棘突向上延伸至项上线以上，再在项上线上方向外侧延伸至耳郭外侧2～3cm，然后向下延伸至乳突尖（图34-3B）。用10号刀片切开皮肤和帽状腱膜，在骨膜和枕部肌肉表面分离并翻开头皮瓣。在项上线处的附着部切开斜方肌和胸锁乳突肌，预留一个附着在颅骨上的肌袖（图34-3C）。将其他肌肉部分作为一个瓣打开，以避免产生死腔。沿中线无血管平面向深部打开切口内侧。然后将肌肉从颅骨和C_1椎板翻开，并固定于外侧（图34-3D）。在椎动脉通过C_1上方处注意避免损伤椎动脉。完成C_1半椎板切除和枕下开颅（图34-3E）。开颅应扩大至病变的最上端范围之上，并在下内侧枕骨大孔处过中线。然后将硬膜从颅骨内表面向外及向枕髁剥离。磨除枕髁的后内侧1/3和相应的C_1侧块，以形成一个平坦的表面，沿着该表面牵开硬膜（图34-3F）。根据所需显露的范围，可能需要行椎动脉移位。当在椎动脉周围操作时，必须谨记小脑下后动脉或脊髓后动脉硬膜外起源的可能性。

　　远外侧入路的变型可根据病变所需的骨质切除范围来实施，包括髁上、经髁和髁旁入路。这几种入路变型需要相继切除更多的骨质，包括枕髁、C_1侧块、颈静脉结节和颈静脉孔。进一步的骨质切除可提供额外的显露，但也增加了出现并发症的风险，如椎动脉损伤、颈静脉球损伤、寰枕关节不稳。术者必须对这些风险以及额外显露的收益进行权衡[13]。

　　U形剪开硬膜，基底朝向外侧（图34-3G和H）。可以切断齿状韧带，以获得额外的操作空

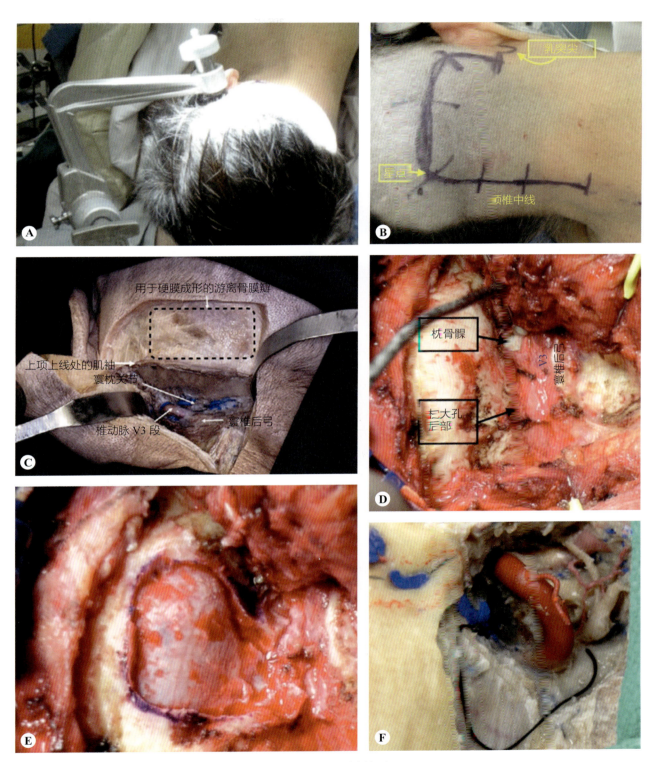

▲ 图 34-3 远外侧入路

A. 患者以 Mayfield 头架摆放体位，头部屈曲，向对侧旋转，顶点向下；B. 根据解剖标志设计切口；C. 尸体标本显示上项线处的肌肉袖套；D. 术中照片显示抬起肌皮瓣后的标志；E. 图示先行枕下开颅和 C_1 半椎板切除，然后将髁突完全磨除；F. 在尸体标本上设计硬膜切口标记，基底翻向外侧

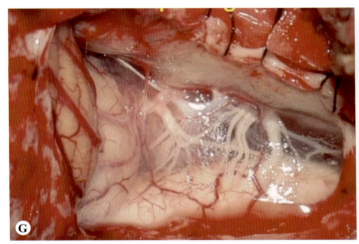

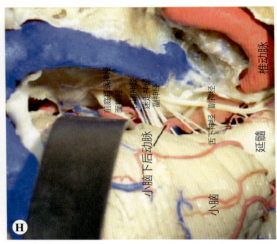

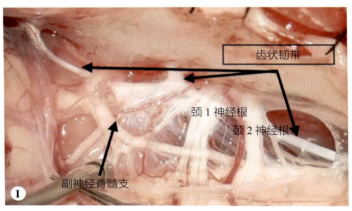

▲ 图 34-3（续） 远外侧入路

G. 硬膜内显露，注意由于枕骨髁部的充分磨除，硬膜瓣外侧留置平坦；H. 尸体标本显示在上述显露方式下可见的神经血管结构；I. 术中放大视图，明确齿状韧带和神经

间（图 34-3I）。手术切除主要利用脑神经和小脑脑桥三角区区动脉之间的间隙完成。第XI对脑神经的刺激会导致肩膀抽搐，从而导致对术野的干扰，尤其是在显微镜下工作时。将罂粟碱或利多卡因溶液滴在神经上会导致神经麻痹，可使术者的操作不受干扰，从而增加患者的安全[14]。

病变切除后，以水密方式缝合硬膜。可利用骨膜移植物或人工硬膜达到不透水闭合。然后依次分层缝合肌肉、筋膜、帽状腱膜和皮肤。如果担心出现后组脑神经功能障碍，患者可保持插管状态，直到功能评估完成再决定是否拔管。

四、联合经岩骨入路

对于累及多个区域的大型肿瘤，本章所述的入路可以联合应用以提供更大的显露。对于斜坡或脑干腹侧病变，若远外侧入路无法获得足够的显露，可以联合颞下开颅及岩骨后部切除[15]。

对于岩斜坡肿瘤，可以在经岩骨后部入路的基础上增加颅中窝开颅[16]。切口始于耳郭前上方，然后向下至乳突尖（图 34-4A）。头皮和颞肌翻向前方。行颅中窝开颅，并磨除乳突以扩大开颅范围，可以采用迷路后、经迷路或经耳蜗入路（图 34-4B）。一旦颅中窝硬膜和 Trautman 三角区硬膜得以显露，即可见岩上窦。

此入路离断岩上窦并切开小脑幕，可使乙状窦向后移位，从而扩大显露范围。Labbe 静脉在此入路中应加以辨认和保护。平行于岩上窦切开颞部硬膜，从岩上窦至颈静脉球切开颅后窝硬膜。此时，岩上窦可用血管夹或丝线双重结扎，然后将其在两个结扎点之间切断（图34-4C和D）。切开小脑幕至幕切迹，注意避免损伤滑车神经

（图34-4E）。将硬膜牵开后，术者可获得自三叉神经至静脉球的通畅视野（图34-4F）。通过上述充分显露后，即可进行目标病变的切除。

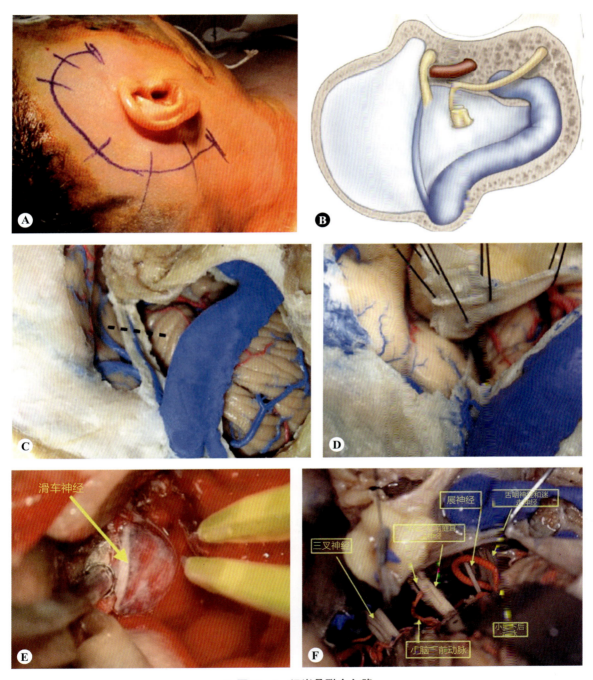

▲ 图34-4　经岩骨联合入路

A. 标记颞下 – 乙状窦前联合入路的皮肤切口；B. 颞下 – 经耳蜗联合入路示意图—乙状窦前的磨除范围因所需手术显露而异；C. 尸体解剖显示乙状窦和岩上窦及其计划离断的位置；D. 尸体解剖显示离断岩上窦后牵开硬膜，颞叶和小脑脑桥三角区均可见；E. 术中切开天幕的照片，确认第Ⅳ对脑神经在术野的深度；F. 尸体解剖显示该联合入路可获得的显露范围

关颅时，重新闭合幕上硬膜，颅中窝骨瓣复位固定。颅后窝硬膜无法缝合，需按照上述经迷路入路用筋膜和脂肪移植物闭合此区域。

五、经口入路

经口入路可显露从中线到枕骨大孔腹侧和颅颈交界区的硬膜外病变。此入路最适用于斜坡下1/3或其背侧，下界扩展范围不超过 C_2 的病变。虽然该入路可以用于硬膜下病变，但由于术后脑脊液漏和细菌性脑膜炎的风险，许多作者将其用于硬膜外手术。术前影像学评估是选择合适患者的关键。硬膜外中线病变、上下牙间开口宽度至少 2.5～3cm 且病变位于硬腭平面以下者，适用于此入路。术前务必评估颅颈稳定性，术后应再次评估是否需要行颅颈融合。如果患者存在不稳定、病变已侵蚀寰枕关节或计划切除 C_1 前弓或枢椎齿状突，则应进行后路固定[17]。

患者取仰卧位，头部置于头圈上。颈部稍过伸，以便于显露颅椎交界处。对于已有明显的呼吸功能障碍或后组脑神经功能障碍的患者，术前可能需要行气管切开术。可以使用经口牵开器来最大限度地显露。舌头以宽牵开板向下牵开，软腭向上牵开。用侧方的牵开板牵开咽部组织可扩大显露。术前给予抗生素，并用聚维酮碘进行术区消毒。

在咽后壁做一个中线切口，并以电刀向深部切开（图 34-5A）。沿中线切开咽部肌肉和前纵韧带。骨膜下向两侧剥离并显露下斜坡、C_1 前弓和 C_2 椎体（图 34-5B）。此时，可使用高速磨钻和咬骨钳切除斜坡和 C_1 前弓骨质（图 34-5C）。如有必要，切除骨质表面所有软组织附着，包括后表面，以辨认枢椎齿状突。然后用磨钻磨空齿状突，直至剩下蛋壳样骨皮质，最后将这层薄壳用磨钻或咬骨钳去除。如果遇到肿瘤，可使用刮圈、剥离子、双极电凝、吸引器或超声吸引进行切除。

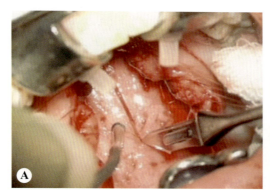
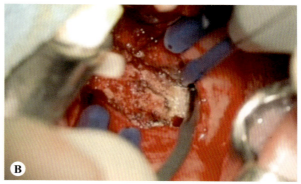
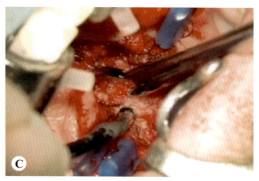

▲ 图 34-5 经口入路
A. 沿中线切开咽后部黏膜，术野边缘可见牵开器；B. 于中线离断后咽部肌肉并翻向外侧；C. 清除碎骨片

如果硬膜被手术操作或病变破坏，需注意避免损伤基底动脉及其穿支和脑干。如果存在脑脊液漏，可以采用多层修补的方法进行颅底重建，包括阔筋膜覆盖、纤维蛋白胶、脂肪、Surgicel 和纤维蛋白胶。在这种情况下，应行腰大池引流，以实现临时脑脊液改道，直至愈合。广谱抗生素覆盖应延长至 5 天。

咽后肌用 Vicryl 线缝合，其表面的黏膜组织也全部用 Vicryl 线缝合。

如果需要进一步显露，可通过额外的切口和面部骨切开术以获得所需的显露范围。经上颌入路、经上颌腭劈开入路或经腭入路可获得更好的中上斜坡显露。然而，内镜下经鼻入路已在很大程度上取代了经面入路。如果所需显露范围偏下，即从 C_2 到 C_4，可采用中间经下颌劈开入路[17]。

六、功能保留策略

功能保留由 3 个主要因素决定，包括手术入路的仔细选择、必要的手术辅助手段，以及并发症的避免和处理。

（一）入路选择

手术入路往往取决于病变的位置及其生长范围。下斜坡中线硬膜外病变最好采用经口入路；更靠上的病变可以通过内镜下经鼻入路显露。斜坡硬膜下病变的最佳治疗入路取决于斜坡的哪个或哪些部分受累。我们更倾向于把斜坡分成 4 部分，而不是用 Rhoton 的三分法。除内镜下经鼻入路外，斜坡上 1/4 的病变（从鞍背到岩骨嵴）最好采用前路入路，如翼点经海绵窦入路、扩大经颅中窝入路、颞下入路、眶颧入路、前岩骨前部切除入路或这些入路的联合使用。对于斜坡的第 2 个 1/4 段（从岩骨嵴到内听道水平），可采用经岩骨前部切除入路、联合经岩骨后部切除入路或乙状窦后入路。对于斜坡的第 3 个 1/4 段（从内听道到颈静脉结节），可采用远外侧入路或联合经岩骨后部切除入路来显露病变。对于斜坡下 1/4，远外侧入路为最佳入路。局限于小脑脑桥三角区的病变可通过乙状窦后入路或经迷路入路显露，取决于病变进入内听道的范围，还取决于是否以保留听力为手术目标。对于累及颅中窝和颅后窝的大型病变，如岩斜脑膜瘤，最好通过联合经岩骨入路来处理。

（二）外科辅助手段

在上述手术入路中，辅助手段可能有助于保留神经功能（见一般原则部分）。神经电生理监测常用于颅后窝的手术入路，必要时可监测脑神经和脑干听觉诱发电位，有时也有必要监测运动诱发电位和躯体感觉诱发电位。超声吸引器和长显微器械可用于肿瘤减压和解剖分离。内镜可用于观察腔深部的死角，并能探查有无肿瘤残余。

（三）并发症的预防与处理

即使手术计划周密并注重细节，仍有可能发生并发症。小脑损伤可因挫伤、血肿或水肿而发生。术前给予甘露醇、过度通气、正确的体位摆放以保证静脉回流通畅，以及早期从脑池释放脑脊液，均有助于减少严重损伤的概率。应特别注意保留桥静脉，以使正常的静脉回流不中断。术前或术中放置脑室外引流也可以控制脑脊液。如果出现血肿，应立即予以清除；如果存在疑问，超声有助于确定血肿的位置。如有挫伤，应切除挫伤组织。采取上述措施后，如果仍出现持续的小脑肿胀，可能需要行枕骨下孔减压。颅后窝手术时还可能出现静脉窦损伤，对于小的破损，可采用 Surgicel 或可吸收性明胶海绵覆盖以控制出血。应注意避免过度填塞和窦腔内填塞，因为这样可能导致静脉窦闭塞。窦壁的锐性撕裂可用 6-0 Prolene 缝合线修补，较大的撕裂可能需要用肌肉或硬膜修补，甚至不得不牺牲静脉窦。脑脊液漏是另一种严重的并发症。在可能的情况下，一期不透水的硬膜闭合有助于降低这种风险；如果无法一期闭合，可使用骨膜进行硬膜修复，或利用脂肪移植物填塞加腰大池引流。任何的气房开放都应该以骨蜡封闭。在适当的部位应对中耳进行填塞。手术时放置腰大池引流可在术后早期引流脑脊液，以促进愈合[3]。

七、总结

颅后窝的手术入路是神经外科医生技术库中的必要组成部分，此类入路可为颅后窝提供全方位的显露。靠近脑干和脑神经的手术通道需要对该区域的显微手术解剖有充分的了解。术前计划应注意解剖变异，并适当使用手术辅助手段（神经导航和神经监测），可提高这些手术入路的安全性。关颅时细致封闭以防止脑脊液漏，是所有这些手术的另一个必要步骤。通过适当的入路选择、术前计划和谨慎的手术操作，神经外科医生可以获得最佳的患者预后。

参考文献

[1] Rhoton AL Jr. The cerebellar arteries. Neurosurgery. 2000;47(3 Suppl):S29-68.

[2] Rhoton AL Jr. The cerebellopontine angle and posterior fossa cranial nerves by the retrosigmoid approach. Neurosurgery. 2000;47(3 Suppl):S93-129.

[3] Elhammady MS, Telischi FF, Morcos JJ. Retrosigmoid approach: indications, techniques, and results. Otolaryngol Clin N Am. 2012;45(2):375-97, ix

[4] Cikla U, Kujoth GC, Baskaya MK. A stepwise illustration of the retrosigmoid approach for resection of a cerebellopontine meningioma. Neurosurg Focus. 2014;36(1 Suppl):1.

[5] Seoane E, Rhoton AL Jr. Suprameatal extension of the retrosigmoid approach: microsurgical anatomy. Neurosurgery. 1999;44(3):553-60.

[6] Arriaga MA, Lin J. Translabyrinthine approach: indications, techniques, and results. Otolaryngol Clin N Am. 2012; 45(2): 399-415. ix

[7] Nickele CM, Akture E, Gubbels SP, Baskaya MK. A stepwise illustration of the translabyrinthine approach to a large cystic vestibular schwannoma. Neurosurg Focus. 2012;33(3):E11.

[8] Manjila S, Weidenbecher M, Semaan MT, Megerian CA, Bambakidis NC. Prevention of postoperative cerebrospinal fluid leaks with multilayered reconstruction using titanium mesh-hydroxyapatite cement cranioplasty after translabyrinthine resection of acoustic neuroma. J Neurosurg. 2013;119(1):113-20.

[9] Tummala RP, Coscarella E, Morcos JJ. Transpetrosal approaches to the posterior fossa. Neurosurg Focus. 2005;19(2):E6.

[10] Browne JD, Fisch U. Transotic approach to the cerebellopontine angle. Otolaryngol Clin N Am. 1992;25(2):331-46.

[11] House WF, Hitselberger WE. The transcochlear approach to the skull base. Arch Otolaryngol. 1976;102(6):334-42.

[12] Heros RC. Lateral suboccipital approach for vertebral and vertebrobasilar artery lesions. J Neurosurg. 1986;64(4):559-62.

[13] Wen HT, Rhoton AL Jr, Katsuta T, de Oliveira E. Microsurgical anatomy of the transcondylar, supracondylar, and paracondylar extensions of the far-lateral approach. J Neurosurg. 1997;87(4):555-85.

[14] Southwell DG, Breshears JD, Lyon WR, McDermott MW. A method for cranial nerve XI silencing during surgery of the foramen magnum region: technical case report. Oper Neurosurg (Hagerstown). 2019;16(4):E130-3.

[15] Baldwin HZ, Miller CG, van Loveren HR, Keller JT, Daspit CP, Spetzler RF. The far lateral/combined supra- and infratentorial approach. A human cadaveric prosection model for routes of access to the petroclival region and ventral brain stem. J Neurosurg. 1994;81(1):60-8.

[16] Janjua MB, Caruso JP, Greenfield JP, Souweidane MM, Schwartz TH. The combined transpetrosal approach: anatomic study and literature review. J Clin Neurosci. 2017;41:36-40.

[17] Liu JK, Couldwell WT, Apfelbaum RI. Transoral approach and extended modifications for lesions of the ventral foramen magnum and craniovertebral junction. Skull Base. 2008;18(3):151-66.

第 35 章　颅后窝的内镜经鼻经翼突入路❶

Endoscopic Endonasal Transpterygoid Approaches to the Posterior Fossa

Christina Jackson　Paul A. Gardner　著

俞　磊　祝前超　译

内镜下经鼻颅底入路已成为传统颅底开放入路的重要补充技术。随着外科手术技术的不断进步和科技的发展，内镜下经鼻入路的应用已从矢状面扩展到颅底冠状面的病变。冠状面入路主要用于处理颈内动脉外侧旁中线区域的病变（图 35-1A），可分为 3 个不同深度。前冠状面与颅前窝和眼眶密切相关，中冠状面与颅中窝和颞叶密切相关，后冠状面与颅后窝相关[1]。根据病变与颈内动脉岩骨段（岩下和岩上入路）的关系，中、后冠状面可进一步进行划分（图 35-1A）。这些区域可受多种不同病理类型的病变影响，包括胆固醇肉芽肿、软骨肉瘤、脊索瘤、神经鞘瘤、脑膜瘤、鼻窦肿瘤和转移瘤[2]。手术入路选择的关键在于病变的部位、病理性质，以及与周围神经血管结构的关系。这些部位的内镜下经鼻入路需要越过颈内动脉并可能需对其进行移位。因此，了解颈内动脉的解剖十分重要，以尽量减少该动脉的损伤风险。颈内动脉在颅底分为多段，包括床突旁段、斜坡旁段、破裂孔段、岩骨水平段和咽旁段，每段均有其特定的颅底解剖标志（图 35-1B）。在本章中，我们重点讨论颅后窝入路，包括岩尖、岩斜交界处、髁和颈静

脉孔的内镜下经鼻入路。这些解剖区域的初始解剖过程相同，内镜经鼻经翼突入路是显露后冠状面结构的第一步。

一、术前注意事项

详细的术前影像对计划和实施合适的手术入路至关重要。常规进行高分辨率 MRI 和 CT 以评估病变的性质及其与周围结构的关系。CT 可以提供与手术入路和通道相关的骨质解剖的详细视图，包括鼻旁窦、眼眶和颅底。我们还常规进行CTA，以进一步评估血管系统与病变及骨性标志的关系，特别是颈内动脉的走行。颅底 MRI 在增强与不增强的情况下，可以进一步了解病变与周围神经结构和软组织的关系。将这些影像资料融合，可用于六自由度框架立体定向影像导航[3]。

经翼突入路需要牺牲翼管神经，但通常耐受良好。对采用该入路的患者，应询问干眼的症状，可使用干眼症调查表（dry eye questionnaire，DEQ-5）甚至酚红线测试。术前有明显干眼症状的患者在翼管神经切除后可能会出现中重度干眼[4]。此外，除翼管神经损伤外，三叉神经（V_1）功能障碍也会导致出现角膜病变的风险，如果病

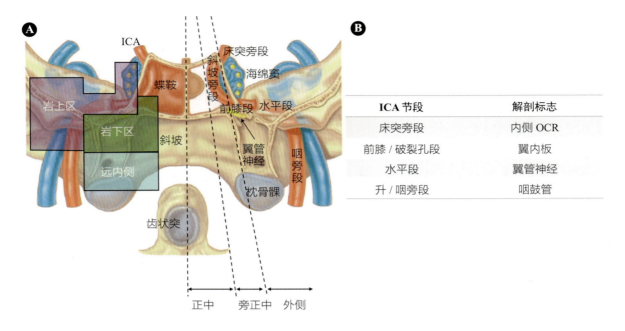

ICA 节段	解剖标志
床突旁段	内侧 OCR
前膝 / 破裂孔段	翼内板
水平段	翼管神经
升 / 咽旁段	咽鼓管

▲ 图 35-1　A. 扩大内镜下经鼻入路（EEA）正中、旁正中和外侧冠状面的示意图（虚线）和岩上、岩下和远内侧入路至中颅后窝（黑框）；B. 显示颈内动脉（ICA）各段相关 EEA 颅底解剖标志

变或手术可能引起 V_1 损伤，则应在选择入路时谨慎考虑。

二、手术过程

由颅底神经外科医生和耳鼻咽喉科医生组成的双人四手技术可对鼻内结构进行最佳处理，双手、双鼻孔技术使得术者可以采用传统的双手显微外科技术，而助手则可为手术目标提供连续的内镜视野。术者位于患者右侧，麻醉医师位于左侧。手术人员的位置朝向床尾，可使术者不受限制地接近面中线。

（一）患者体位

气管插管后，将患者尽可能置于手术台右侧边缘，3 钉 Mayfield 头架固定。患者的颈部略微伸展，头部向右旋转 15°～20°，如果颈部柔韧性允许，将头顶向左倾斜。在颈内动脉和后循环附近剥离时，应对皮质［躯体感觉诱发电位 SSEP，］和脑干［脑干听觉诱发电位（brain stem auditory evoked responses，BAER）］功能进行神经生理学监测。用 0.05% 羟甲唑啉浸泡的 0.5 英寸 ×3 英寸棉片来减少鼻腔充血。面中部以聚维酮碘溶液消毒，脐周以氯乙定消毒，为可能采用的自体脂肪移植做准备。如果预计颅后窝有较大的硬膜缺损，则应对一侧大腿消毒铺巾，以便留取阔筋膜。

入路从右侧鼻腔开始。首先辨认中鼻甲、下鼻甲和鼻中隔，通过下鼻甲骨折外移扩宽鼻道，然后切除中鼻甲，为内镜和器械的进入和移动增加空间。在中鼻甲残端可用电凝止血。

（二）带蒂鼻中隔瓣

一般在病变对侧制作带蒂鼻中隔瓣，留置于鼻咽部或上颌窦（如果是下斜坡肿瘤）。应于患侧对侧掀开带蒂鼻中隔瓣，因为在经翼突入路时，难免会牺牲供应患侧黏膜瓣的鼻后动脉和蝶腭动脉。在少数情况下，黏膜瓣必须置于患侧，以充分游离至翼腭间隙，但这样会有损伤供血血管的风险[5]。用带有绝缘头的单极电刀切割鼻黏膜。下切口位于后鼻孔处，沿犁骨向前延伸，在鼻中隔与鼻底交汇处向前取至下鼻甲的前方。对于较大的斜坡 / 岩斜病变，下切口可以扩展至整个鼻底[6]。上切口位于蝶窦开口的腹侧，先向前延伸至颅底下方 1cm 处的中鼻甲头部，以保留嗅黏膜和嗅觉功能，然后切口向上至鼻顶，沿鼻中隔向前延伸至黏膜皮肤连接处，与下切口会和（图 35-2）。黏膜瓣的大小应根据预期手术缺损来设计。在确保所有的切口都已穿透骨膜和软骨膜后，用 Cottle 剥离器从前到后掀开黏膜软骨膜。最后将带蒂鼻中隔瓣留置于鼻咽部或上颌窦，直至手术重建阶段。

（三）鼻中隔切开和双侧蝶窦开放

将对侧带蒂鼻中隔瓣血管蒂的后肢在近端离断，从鼻中隔后部游离。切开鼻中隔后部，使该处黏膜向前翻转，以覆盖因制作黏膜瓣而显露的鼻中隔软骨[7]，可将黏膜缝合至鼻中隔和鼻保护套放置的位置[8]。充分开放双侧蝶窦，以提供了一个宽阔的鼻腔操作通道。确定蝶窦开口，用 Kerrison 咬骨钳扩大，或者将蝶嘴折断并移除。用磨钻磨除蝶嘴以充分开放蝶窦，外侧至翼突内侧板水平及蝶窦外侧壁，上方至蝶骨平台水平，下方至蝶窦底部。然后再切除蝶窦腔内分隔，完成蝶窦的彻底开放。至此，双侧鼻腔通道已建立，重要结构得以显露，并可进行三手/四手操作（图 35-3A）。

（四）上颌窦开放与翼腭窝显露

接下来，确认钩突和上颌窦开口。可用窦口探针将钩突游离缘向外侧和前方移位。用上咬钳小心抓住钩突游离缘，进行钩突切除，注意不要损伤眶纸板。一旦钩突全部切除，上颌窦开口可完全显露。用咬切钳将窦口向后扩大至后壁，完成上颌窦开放。找到正好位于上颌窦后壁后方的筛嵴，用双极电凝蝶腭动脉并锐性离断。然后用 Kerrison 咬骨钳由内到外咬除上颌窦后壁至眶下神经边缘，注意保留骨膜的完整，并保留翼腭窝内的脂肪。在蝶腭孔水平确认翼腭窝内的软组织，并将其向外侧移位以找到腭骨蝶突前外侧的蝶腭动脉。用内镜双极电凝将腭鞘管末端血管电凝并离断，以便于后续将翼腭窝内容物外移并确认翼楔和翼管[9]。在外侧对翼腭窝后壁进行骨膜下分离，直到显露翼管（图 35-4）。

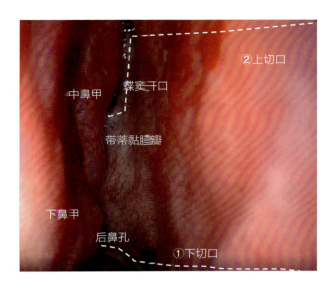

▲ 图 35-2　扩大带蒂鼻中隔瓣的制作，用虚线勾勒上、下切口并延伸至下鼻甲前部（虚线部分超出了图片范围）

（五）磨除翼管和确认水平段颈内动脉

确认翼管对于在冠状面上处理颅中窝和颅后窝至关重要，可安全识别破裂孔水平的岩骨段颈内动脉和斜坡旁段颈内动脉交界处[10]。"翼楔"（蝶骨底与翼内板相交形成的楔）与破裂孔成一直线。通常可以在翼楔底部找到翼管神经，该神经向外侧走行至破裂孔并跨越岩骨段颈内动脉[10]。影像导航可用于验证翼管的深度和位置。由于翼管神经仍连至翼管内，对整个翼腭窝内容物形成约束，因而阻碍了内容物的充分外移。对于极内侧入路（岩尖）来说，翼管神经可予以保留，但如果颈内动脉需要充分控制或外移，则需要牺牲翼管，以使翼腭窝内容物外移至腭降神经水平，从而充分显露翼突基部。然后便可根据需求磨除蝶骨底、翼楔和（或）翼突基部。即使牺牲翼管神经，也应保留其残端，以便在翼楔去除后能实时定位解剖位置。

经上述经经翼突显露后，便可完成后续的手术步骤和技术方法，根据病变的确切位置来显露颅后窝的特定区域。

三、岩尖

经斜坡入路可向外侧扩展至内侧岩尖，深达

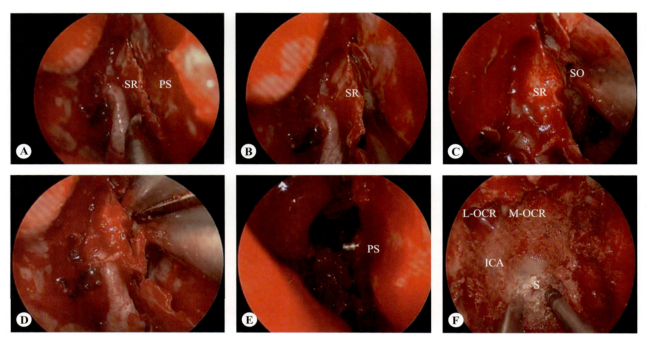

▲ 图 35-3　**A.** 用剥离子将鼻中隔后部（**PS**）从蝶嘴（**SR**）上剥离；**B.** 随后剥离对侧鼻中隔黏膜以确定蝶嘴（**SR**）；**C.** 确定蝶窦开口（**SO**）并予以扩大；**D.** 采用 Kerrison 咬骨钳和磨钻切除蝶嘴，显露蝶窦；**E.** 用反咬钳切除鼻中隔后部 1～2cm 的黏膜；**F.** 鼻中隔后部切除和双侧蝶窦切开完成，显露关键解剖标志，包括视神经颈动脉外侧隐窝（**L-OCR**）、视神经颈动脉内侧隐窝（**M-OCR**）、颈内动脉（**ICA**）和蝶鞍（**S**）

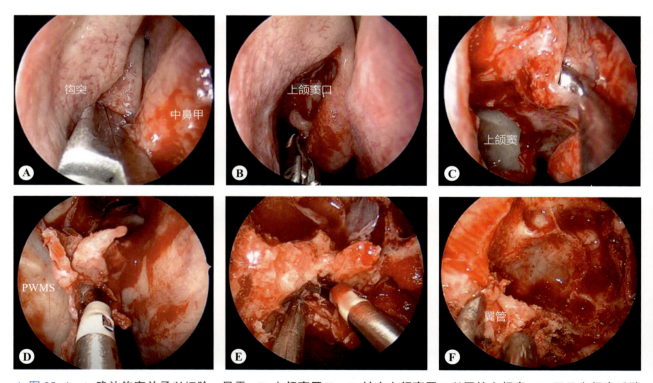

▲ 图 35-4　**A.** 确认钩突并予以切除，显露；**B.** 上颌窦开口；**C.** 扩大上颌窦开口以开放上颌窦；**D.** 可见上颌窦后壁（**PWMS**），确认蝶腭动脉并予以电凝；**E.** 切除上颌窦后壁，显露翼腭窝内容物，离断蝶腭动脉；**F.** 进一步磨除骨质和解剖 PPF 后壁，显露翼管

斜坡旁段颈内动脉[11]（图 35-1A）。这一区域常见的病变包括胆固醇肉芽肿，软骨肉瘤，岩斜脑膜瘤和一些脊索瘤。该区域的内镜下经鼻入路尤其适用于骨性解剖改变、岩尖向内侧扩大并侵入蝶窦的硬膜外病变，将经斜坡入路适度向外侧扩展便可实现显露。然而，当病变向外侧生长时，则需将斜坡旁段颈内动脉外移才能显露病变。一旦在破裂孔处确认并显露颈内动脉，将鞍底至破裂孔覆盖于斜坡段颈内动脉上的所有骨质予以磨除，以使动脉向外侧移位。将斜坡旁段颈内动脉外侧的骨质如蝶骨舌突磨除，可进一步增加移动范围。通向岩尖的标志是岩内侧三角（Gardner 三角），其前界为斜坡旁段颈内动脉，上界为展神经，下界为岩斜裂（图 35-5）。与此入路最为相关的解剖结构包括颈内动脉和展神经（视频 35-1）。

四、岩下入路

对于岩骨段颈内动脉水平部以下的病变，经翼突"岩下"入路（因其与水平段颈内动脉的关系而得名）可用于显露这些位于岩斜裂或以下的病变。该区域的常见病变包括软骨肉瘤、脊索瘤、颈静脉结节和岩斜脑膜瘤。该入路常与经斜坡入路联用，以获得更大的操作角度。该入路需

要完成上述的经翼突入路，并在破裂孔处剥离咽鼓管[1, 12]。在找到翼管神经并将其外移，剥离翼腭窝组织，并用高速磨钻磨除翼突内、外侧板，直至其与圆孔和卵圆孔平齐。然后通过轮廓化斜坡旁段颈内动脉的下段来确认破裂孔段颈内动脉，该动脉确认之后，为了便于进一步的颈内动脉移位，需锐性离断岩舌韧带，游离并切除颈内动脉前膝处的咽颅底筋膜和破裂孔下部的纤维软骨组织，以从外侧分离咽鼓管，从而显露下岩尖和岩斜裂的下侧（图 35-5）[13]。

五、颈静脉孔/经髁/舌下神经管入路

该区域的病变包括神经鞘瘤，侵袭性癌，副神经节瘤，颅颈交界区脊索瘤和脑膜瘤。在该入路手术中，咽鼓管是重要的解剖标志，用以确定咽旁段颈内动脉的位置[13]。如前一节所述，虽然咽鼓管游离后可显露下岩尖，但若要沿岩下区进一步向下显露，则可能需要离断咽鼓管软骨段。如前所述，浮破裂孔处的纤维软骨组织开始对咽鼓管进行剥离。切开岩舌韧带后，可切断咽鼓管与破裂孔段颈内动脉之间的连接，使颈内动脉向下外侧移位。然后，可在咽鼓管的外侧面确认并松解腭帆张肌，而腭帆提肌可沿咽鼓管的下表面松解。在沿上界、外侧界和下界分别对咽鼓管进

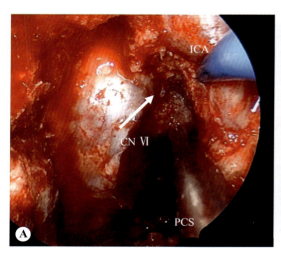
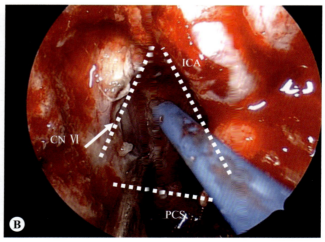

▲ 图 35-5　**A.** 采用对侧上颌窦（CTM）入路显露岩尖以处理软骨肉瘤；**B.** 经内侧进入岩内侧三角，上方以第Ⅵ对脑神经为界，前方以斜坡旁段颈内动脉（ICA）为界，下方以岩骨裂（PCS）为界

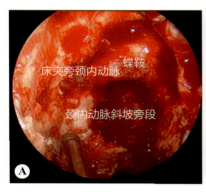 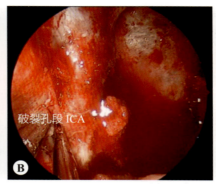 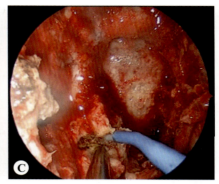

▲ 图 35-6　A 和 B. 磨除鞍旁、斜坡旁和破裂孔段 ICA 上的骨质，有利于 ICA 移位；C. 一旦确认破裂孔段 ICA，离断咽颅底筋膜和破裂孔下方的纤维软骨组织，以分离咽鼓管（ET），提供通往右下岩尖的通道

行游离后，可在破裂孔处先切一刀，再在鼻咽部切另一刀，便可完全离断咽鼓管。这样可充分显露破裂孔下方区域，并可显露整个岩斜区和咽旁段颈内动脉[14]。最近，有人提出一种咽鼓管离断的替代方案，包括前外侧移位策略，以尽量减少与咽鼓管离断相关的后遗症[15]。根据病变的位置和所需显露的范围，在咽鼓管移位或离断后，可采用"远内侧"经斜坡入路磨除岩斜裂到枕髁的所有骨质[16-18]。简而言之，切除鼻咽黏膜并显露椎前肌肉，然后切除这些长肌和直肌，显露下斜坡、枕骨大孔前缘和寰枕关节。如有可能，黏膜、肌肉和咽颅底筋膜应一起剥离，形成倒 U 形鼻咽组织瓣[19]。该瓣由咽升动脉供血，有助于分隔鼻咽部和口咽部，并为下斜坡或颅颈交界肿瘤提供重要的带蒂重建组织。远内侧经斜坡入路伴经翼突颈静脉结节和经髁入路，是从枕骨大孔到枕髁的一个自然外侧扩展。舌下神经管将颈静脉结节与枕髁分开，并可根据髁上沟处肌肉的附着点来定位。在不破坏任何神经结构的情况下可将颈静脉结节磨除至岩下窦。内侧枕髁至少 50% 可予以磨除，以显露舌下神经管而不会造成寰枕关节失稳[20]。枕髁磨除时要小心，避免损伤舌下神经和破坏关节囊。

在肿瘤累及咽旁段颈内动脉的病例中，可切开咽旁间隙。咽鼓管也是这个入路的关键标志，因为它正好在咽旁颈内动脉升段的内侧进入岩骨。因此，沿咽鼓管向外可以定位颈内动脉，且

颈静脉孔就在颈内动脉的后外侧。第 IX、X 和 XI 对脑神经位于颈内动脉和颈内静脉之间。为了获得颈内动脉的外侧显露，除了前述的上颌窦开放外，通常还需要进行同侧上颌骨前、内侧的广泛切除，以充分显露翼上颌裂、翼腭窝和颞下窝。一般来说，由于近端颈内动脉难以或无法控制，这一区域是内镜下经鼻入路的界限。这些入路通常可以辅以有限的内镜经颈解剖，以提供动脉近端控制和颅底组织剥离。

六、对侧经上颌入路

最近有人采用对侧经上颌入路作为替代入路，即从海绵窦到枕髁显露颅后窝外侧，可最大限度地减少颈内动脉的操作。该入路在病变对侧行前方和内侧上颌窦切除，形成一个手术通道，可为岩尖提供更宽的视角，几乎与水平部岩骨段颈内动脉平行，从而显著改善了外侧显露范围。应最大限度地行 Caldwell-Luc 截骨和内侧上颌切除，以允许器械的置入和操作，包括经上颌窦通道的磨除，从而可显露斜坡段颈内动脉后方和外侧的岩尖区域，这些区域在未充分解剖和游离颈内动脉的情况下无法通过经鼻入路显露[21-23]（图 35-7，视频 35-1）。

七、重建

用手术开始时获取的带蒂鼻中隔瓣覆盖多层重建是首选的重建方法。该黏膜瓣应与下层重建

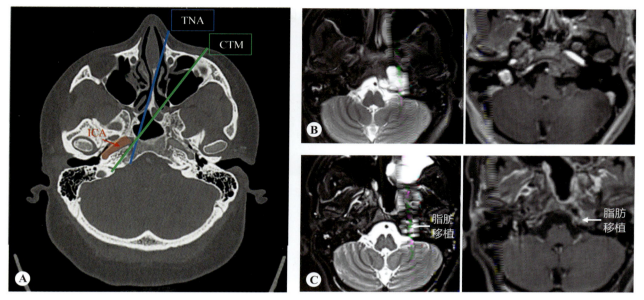

▲ 图 35-7　A. CTA 显示与传统的经鼻入路（TNA）相比，对侧经上颌入路（CTM）的入路角度比岩骨段颈内动脉（ICA）有所改善；B. 右侧岩尖软骨肉瘤的轴位 T_2 MRI 序列（左）及 T_1 增强序列（右）；C. 术后轴位 T_2 MRI 序列（左）及 T_1 增强序列（右）显示岩斜坡软骨肉瘤经 CTM 完全切除

材料［筋膜和（或）脂肪］或裸露的骨质接触，以促进修复。颅后窝深层重建修复包括硬膜下胶原基质的嵌体移植物、硬膜外大片阔筋膜和脂肪移植物，以支撑阔筋膜等的填充物，并在必要时填充残腔，如岩尖。重点在于勿在黏膜瓣和深层修复组织及骨窗边缘之间留下任何异物、组织胶或其他无血管组织（图 35-8）。

八、术后处理

术后应遵循脑脊液漏处理的基本原则。建议患者尽量减少增加颅内压的动作，如咳嗽、打喷嚏和紧张。然而，患者不能一直卧床休息，床头高度须 >30° 以确保较低的颅内压，这一点很关键。使用第三代头孢菌素直至鼻腔填塞物被移除，以最大限度地降低脑膜炎的风险。当术中遇到颅后窝高流量脑脊液漏 / 硬膜缺损时，应使用腰大池引流，一项随机对照试验表明，腰大池可显著减少术后脑脊液漏的发生率[24]。如果有鼻腔填塞，则在手术后 5~7 天取出，鼻中隔夹板在术后 1~2 周取出。建议患者用生理盐水冲洗鼻

腔，每 2~3 周在诊室清洗鼻控，直至结痂停止。

功能保留策略

功能保留在很大程度上取决于手术入路的合理选择和并发症的预防及处理。

九、并发症

除经鼻入路引起的一般并发症，如黏膜瓣坏死、鼻痂形成和复发性鼻窦炎外，经翼突入路还可导致与操作和相关神经血管结构损害有关的特异性潜在风险包括：①翼管神经离断引起的眼干或不舒服，尤其是先前存在干眼症或 V_1 功能障碍的患者；②因咽鼓管离断引起的分泌性中耳炎和传导性听力损失；③三叉神经腭降支受损引起的腭麻木[4, 25, 26]。更严重的是，硬膜下损伤、脑神经损伤和颈内动脉损伤继发的脑血管脑卒中等与入路相关的并发症较为罕见，且确实存在。例如，IV 级和 V 级远外侧的冠状面入路有明显更高的并发症风险，更长的手术时间和更长的住院时间[27]。然而，在 Zanation 等发表的研究系列中，作者对 20 例经内镜切除的岩尖病变病例进行回

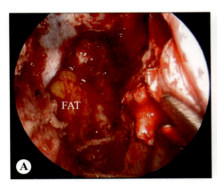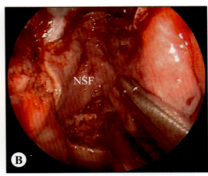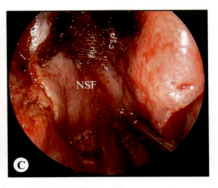

▲ 图 35-8　**A.** 用脂肪填充手术切除后残留的所有死腔；**B.** 将黏膜瓣（NSF）翻转覆盖颅底缺损；**C.** 将 **Surgicel** 置于顶部以固定鼻中隔皮瓣（NSF）

顾性分析，未出现颈内动脉或脑神经损伤[12]。在 Hofstetter 等发表的另一项 9 例患者的研究系列中，作者进行了翼腭窝、岩尖和 Meckel 腔的经翼突入路手术，未发现血管或脑神经损伤[28]。一项研究对经内镜治疗岩尖部胆固醇肉芽肿的手术结果进行了系统评估，经鼻入路的结果与外侧入路相当，其中经鼻入路的并发症发生率较低[29]。Filho 等最近对 10 篇文章中 26 例颅底软骨肉瘤内镜下经鼻入路切除术患者进行了回顾性分析，发现其并发症很少，其中 2 例出现脑脊液漏，1 例脑神经麻痹，无血管相关损伤[12, 30-39]。

十、入路选择

　　颅后窝肿瘤手术入路的选择取决于多种因素，因为每种入路对周围的脑实质和神经血管结构都有其固有的风险。肿瘤的位置和解剖关系是决定病灶是否适合采用内镜下经鼻入路入路的关键因素。一般来说，起源于脑神经内侧的肿瘤最好采用经内侧或经鼻入路。此外，当肿瘤向岩骨内侧三角扩张并形成通道，或肿瘤向内侧延伸至气化良好的蝶窦内，或者大部分病灶位于斜坡旁段颈内动脉的内侧或后方，选择内镜下经鼻入路入路更为合适，出现并发症的风险较低。对于更偏向颈内动脉外侧的病变，特别是沿岩骨段颈内动脉下方生长的硬膜外肿瘤，经翼突入路可能更为适用。硬膜内病变如脑膜瘤和神经鞘瘤更具挑战性，但同样的解剖学规则仍然适用（肿瘤内侧

与神经血管结构的关系）。这些肿瘤的入路选择可能更多地依赖于术者的经验和团队的学习曲线，内镜下经鼻入路应由可处理血管损伤和复杂颅底重建的经验丰富的外科团队来完成[40]。

　　这些经鼻入路的主要禁忌证是位于病变内侧或腹侧的重要神经血管结构，要求在显露和剥离时谨慎操作。例如，考虑到面神经相对于肿瘤的腹侧位置，向内侧延伸的前庭神经鞘膜瘤是内镜下经鼻入路的禁忌证。颈静脉孔肿瘤通常也会使后组脑神经向内侧移位。肿瘤大小、血管、纤维化或钙化不是这些入路的特定禁忌证，但可能显著增加手术难度和整体可切除性。因此，在考虑使用这些入路（或任何入路）时，术者的经验是一个关键因素。随着复杂性和学习曲线的增加，内镜下经鼻入路的难度可分为 5 个级别，冠状面入路（如硬膜内经翼突入路）被划为 V 级以下的最高级手术[41]。这些入路的并发症发生率最高，只有在颅底外科团队熟练掌握了较低水平的入路并掌握了复杂的解剖和颅底重建后才可以尝试[27]。最后，最佳的治疗和手术入路应在多学科背景下进行决策，包括手术的总体目标、疾病的自然病史、患者并发症和期望值，以及术者的经验。

十一、总结

　　前内侧经岩骨内镜下经鼻入路与开放的经岩骨入路并不冲突，而是互补的，认识这一点十分重要。前方经岩骨入路可为岩尖提供最佳显露，

但对岩底的显露欠佳，而内镜下经鼻经翼突或经上颌窦入路则与之相反。与远外侧入路相比，颈静脉结节和（或）枕髁的"远内侧"入路同样具有互补性。认识到这一点并充分利用开颅入路和经鼻入路的最大优势应该是每个颅底外科医生的最终目标。

参考文献

[1] Kassam AB, et al. Expanded endonasal approach: fully endoscopic, completely transnasal approach to the middle third of the clivus, petrous bone, middle cranial fossa, and infratemporal fossa. Neurosurg Focus. 2005;19(1):E6.

[2] Li KL, et al. Surgical approaches to the petrous apex. World J Otorhinolaryngol Head Neck Surg. 2020;6(2):106-14.

[3] Gardner PA, et al. Preoperative and intraoperative imaging for endoscopic endonasal approaches to the skull base. Otolaryngol Clin N Am. 2008;41(1):215-30, vii

[4] Wang EW, et al. Reduced tearing with stable quality of life after vidian neurectomy: a prospective controlled trial. Laryngoscope. 2021;131(7):1487-91.

[5] Pinheiro-Neto CD, et al. Extended dissection of the septal flap pedicle for ipsilateral endoscopic transpterygoid approaches. Laryngoscope. 2014;124(2):391-6.

[6] Choby GW, et al. Extended inferior turbinate flap for endoscopic reconstruction of skull base defects. J Neurol Surg B Skull Base. 2014;75(4):225-30.

[7] Caicedo-Granados E, et al. Reverse rotation flap for reconstruction of donor site after vascular pedicled nasoseptal flap in skull base surgery. Laryngoscope. 2010;120(8):1550-2.

[8] Velasquez N, Ahmed OH, Lavigne P, Goldschmidt E, Gardner PA, Snyderman CH, Wang EW. Utility of nasal access guides in endoscopic endonasal skull base surgery: assessment of use during cadaveric dissection and workflow analysis in surgery. J Neurol Surg B Skull Base. 2021;82(5):540-6.

[9] Pinheiro-Neto CD, et al. Endoscopic anatomy of the palatovaginal canal (palatosphenoidal canal): a landmark for dissection of the vidian nerve during endonasal transpterygoid approaches. Laryngoscope. 2012;122(1):6-12.

[10] Kassam AB, et al. Expanded endonasal approach: vidian canal as a landmark to the petrous internal carotid artery. J Neurosurg. 2008;108(1):177-83.

[11] Borghei-Razavi H, et al. Endoscopic endonasal petrosectomy: anatomical investigation, limitations, and surgical relevance. Oper Neurosurg (Hagerstown). 2019;16(5): 557-70.

[12] Zanation AM, et al. Endoscopic endonasal surgery for petrous apex lesions. Laryngoscope. 2009;119(1):19-25.

[13] Liu J, et al. Eustachian tube and internal carotid artery in skull base surgery: an anatomical study. Laryngoscope. 2014;124(12):2655-64.

[14] Mehta GU, et al. Endoscopic endonasal transpterygoid transnasopharyngeal management of petroclival chondrosarcomas without medial extension. J Neurosurg. 2018;131(1):184-91.

[15] Labib MA, et al. The endoscopic endonasal eustachian tube anterolateral mobilization strategy: minimizing the cost of the extreme-medial approach. J Neurosurg. 2020;13-(3):831-42.

[16] Morera VA, et al. "Far-medial" expanded endonasal approach to the inferior third of the clivus: the transcondylar and transjugular tubercle approaches. Neurosurgery. 2010;66(6 Suppl Operative):211-9; discussion 219-20.

[17] Vaz-Guimaraes F, et al. Endoscopic endonasal approach to the ventral jugular foramen: anatomical basis, technical considerations, and clinical series. Oper Neurosurg (Hagerstown). 2017;13(4):482-91.

[18] Vaz-Guimaraes Filho F, et al. Endoscopic endonasal "far-medial" transclival approach: surgical anatomy and technique. Oper Tech Otolaryngol Head Neck Surg. 2013;24(4):222-8.

[19] Champagne PO, et al. The rhinopharyngeal flap for reconstruction of lower clival and craniovertebral junction defects. J Neurosurg. 2021;135:1719-27.

[20] Kooshkabadi A, et al. Atlanto-occipital instability following endoscopic endonasal approach for lower clival lesions: experience with 212 cases. Neurosurgery. 2015;77(6):888-97; discussion 897.

[21] Patel CR, et al. Contralateral transmaxillary corridor: an augmented endoscopic approach to the petrous apex. J Neurosurg. 2018;129(1):211-9.

[22] Snyderman CH, et al. Experience with the endoscopic contralateral transmaxillary approach to the petroclival skull base. Laryngoscope. 2021;131(2):294-8.

[23] Mangussi-Gomes J, Alves-Belo JT, Truong HQ, Nogueira GF, Wang EW, Fernandez-Miranda JC, Gardner PA, Snyderman CH. Anatomical limits of the endoscopic contralateral transmaxillary approach to the petrous apex and petroclival region. J Neurol Surg B Skull Base. 2020;83(1):44-51.

[24] Zwagerman NT, et al. Does lumbar drainage reduce postoperative cerebrospinal fluid leak after endoscopic endonasal skull base surgery? A prospective, randomized controlled trial. J Neurosurg. 2018;131:1172-8.

[25] Freeman JL, et al. Expanding the endoscopic transpterygoid corridor to the petroclival region: anatomical study and volumetric comparative analysis. J Neurosurg. 2018; 128(6): 1855-64.

[26] Choi JE, et al. Morbidities associated with the endoscopic transnasal transpterygoid approach: focusing on postoperative sequelae. World Neurosurg. 2020;137:e43-51.

[27] Lavigne P, et al. Validation of training levels in endoscopic endonasal surgery of the skull base. Laryngoscope.

2019;129(10):2253-7.

[28] Hofstetter CP, et al. The endoscopic, endonasal, transmaxillary transpterygoid approach to the pterygopalatine fossa, infratemporal fossa, petrous apex, and the Meckel cave. J Neurosurg. 2010;113(5):967-74.

[29] Eytan DF, et al. Surgical outcomes after endoscopic management of cholesterol granulomas of the petrous apex: a systematic review. Neurosurg Focus. 2014;37(4):E14.

[30] Frank G, et al. The endoscopic transnasal transsphenoidal approach for the treatment of cranial base chordomas and chondrosarcomas. Neurosurgery. 2006;59(1 Suppl 1):ONS50-7; discussion ONS50-7

[31] Zhang Q, et al. Endoscopic endonasal surgery for clival chordoma and chondrosarcoma. ORL J Otorhinolaryngol Relat Spec. 2008;70(2):124-9.

[32] Ceylan S, Koc K, Anik I. Extended endoscopic approaches for midline skull-base lesions. Neurosurg Rev. 2009;32(3):309-19; discussion 318-19.

[33] Fernandez-Miranda JC, et al. Endoscopic endonasal transclival approach to the jugular tubercle. Neurosurgery. 2012;71(1 Suppl Operative):146-58; discussion 158-9.

[34] Chivukula S, et al. Endoscopic endonasal skull base surgery in the pediatric population. J Neurosurg Pediatr. 2013;11(3):227-41.

[35] Battaglia P, et al. Endoscopic endonasal transpterygoid transmaxillary approach to the infratemporal and upper parapharyngeal tumors. Otolaryngol Head Neck Surg. 2014;150(4):696-702.

[36] Mesquita Filho PM, et al. Endoscopic endonasal surgical management of chondrosarcomas with cerebellopontine angle extension. Neurosurg Focus. 2014;37(4):E13.

[37] Vellutini Ede A, et al. The endoscopic endonasal approach for extradural and intradural clivus lesions. World Neurosurg. 2014;82(6 Suppl):S106-15.

[38] Moussazadeh N, et al. Endoscopic endonasal resection of skull base chondrosarcomas: technique and early results. J Neurosurg. 2015;122(4):735-42.

[39] Ditzel Filho LF, et al. The endoscopic endonasal approach for removal of petroclival chondrosarcomas. Neurosurg Clin N Am. 2015;26(3):453-62.

[40] Koutourousiou M, et al. Outcomes of endonasal and lateral approaches to petroclival meningiomas. World Neurosurg. 2017;99:500-17.

[41] Snyderman C, et al. Acquisition of surgical skills for endonasal skull base surgery: a training program. Laryngoscope. 2007;117(4):699-705.

第 36 章　颅后窝锁孔入路

Keyhole Approaches to the Posterior Fossa

Zach Folzenlogen　Alexander Yang　A. Samy Youssef
李耀民　译

一、历史回顾

在 19 世纪早期，内镜被发明出来作为外科手术的辅助工具。然而，直到 20 世纪，该技术才变得更加实用，主要用于脑室内手术。随着 Karl Storz[1] 的光纤技术专利的获得和 CCD 图像传感器（charged-coupled device，CCD）的发明，内镜技术在 20 世纪末时出现了飞跃，在神经外科的应用更加广泛。内镜下垂体手术由经鼻鼻窦手术演变而来[2]，从单纯的显微手术到内镜手术已经发生了范式转移。

二、内镜的作用

内镜提供了全景式解剖视角，改善了照明条件，从而可清楚地显示病变解剖关系。随着神经导航的发展，很快神经外科医生就将内镜应用于颅内手术，标志着内镜辅助和锁孔显微手术的诞生[3-5]。通过适当的患者体位摆放、个体化的手术切口和小而精确的开颅，内镜神经外科可以减少脑牵拉，最大限度地减少正常组织的破坏，并具备足够大的深部操作角度。

Perneczky 等[5] 将内镜的应用总结为 4 种工作模式，内镜探查，即使用内镜显示是否有残余病变，但不用于外科切除；内镜辅助手术，主要使用显微镜，内镜用于边缘探查和残余病变切除；内镜控制手术，使用显微镜显示手术入路和内镜的置入，但主要操作部分都是借助内镜完成；单纯内镜手术，是利用内镜进行整个操作。

三、解剖

颅后窝有众多重要的神经血管结构，解剖结构错综复杂，可被视为一个以小脑和脑干为中心的宝盒。神经血管结构自然排列于小脑 / 脑干周围，根据 Rhoton 的三分法则可分为 3 个部分[6]。每 1/3 包括一段脑干、一个小脑脚、脑神经和一条动脉。上 1/3 包括中脑、小脑上脚、第 Ⅲ 对脑神经、第 Ⅳ 对脑神经和第 Ⅴ 对脑神经，以及小脑上动脉。中 1/3 包括脑桥、小脑中脚、第 Ⅵ 对脑神经、第 Ⅶ 对脑神经和第 Ⅷ 对脑神经，以及小脑下前动脉（AICA）。下 1/3 包括延髓、小脑下脚、第 Ⅸ～Ⅻ 对脑神经，以及小脑下后动脉。蛛网膜及其构成的腔隙有序分布于小脑和神经血管结构周围，以自然的解剖通道形式提供了安全的手术路径。

四、锁孔概念

根据所进入的脑池的不同，小脑周围天然存在几个外科手术通道，导向颅后窝内的不同区域。锁孔开颅术可以个体化设计，并可在神经导航下进行，以便进入每个提前规划的手术通道。

这些通道包括：①小脑上－幕下中线通道至松果体区；②小脑脑桥三角区上部通道至三叉神经区；③小脑脑桥三角区中间通道至前庭耳蜗区和内听道；④小脑脑桥三角区下部通道至颈静脉孔区和后组脑神经；⑤小脑下中线通道至枕骨大孔后部和颅颈交界区（图 36-1）。这些规划的手术通道可以根据病变、个体解剖特征和手术目标进行修改 [7]。

五、中线小脑上－幕下入路

小脑上－幕下入路可显露小脑上池、后切迹间隙、四叠体池和松果体区。内镜辅助可用于松

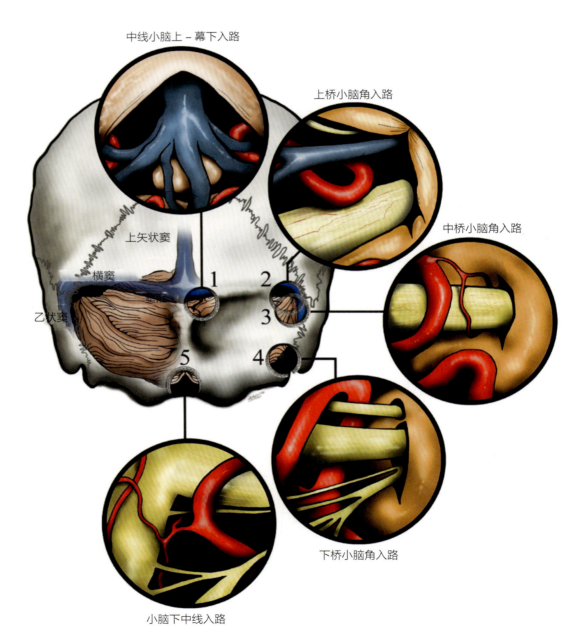

中线小脑上－幕下入路

上桥小脑角入路

中桥小脑角入路

上矢状窦

横窦

窦汇

乙状窦

下桥小脑角入路

小脑下中线入路

▲ 图 36-1　颅后窝锁孔入路

1. 中线小脑上－幕下入路显露松果体区；2. CPA 上入路显露三叉神经区；3. CPA 中入路显露前庭耳蜗区和内听道；4. CPA 下入路显露枕骨大孔区及后组脑神经；5. 中线小脑下入路显露枕骨大孔后及颅颈交界区
CPA. 小脑脑桥三角区

果体肿瘤（见第 41 章）、顶盖病变和血管畸形的切除。

患者取坐位，头部屈曲固定于头架。也可采用俯卧位或根据准确的入路位置和操作路径采取头部旋转的侧卧位。利用立体定向导航，小脑上 – 幕下入路可以通过 2cm 的锁孔开颅完成，开颅位于中线、旁中线（离中线＜1 英寸）或更远的外侧，取决于患者的解剖结构（小脑幕角度）和所需显露的目标。以松果体为参照，采用中线锁孔开颅的手术通道深度最短，此深度随开颅位置外移而增加。中线处的操作角度在矢状面上往往过于陡峭，并且随着入路位置外移而逐渐变得不那么陡峭[8, 9]。小脑幕本身的角度在个体间可能会有很大的差异，在采用这一入路时，必须予以考虑。内镜辅助可以更好地在小脑幕角度陡峭的情况下显示相关解剖[10]。

如前所述，锁孔开颅的位置应使骨窗上 1/3 覆盖横窦，下 2/3 覆盖小脑[10]（图 36-2）。U 形切开硬脑膜，注意勿伤及横窦，硬膜瓣用缝线向上向横窦牵开。切开蛛网膜并释放脑脊液，以使小脑松弛。将小脑向下牵开以显露小脑上池。借助显微镜，可以建立一个通向四叠体池和松果体区的深部通道。通道上可能存在多条汇入小脑幕的桥静脉，如有必要，需要电凝和离断。当锁孔

开颅位于横窦中 1/3 下方时，可能会遭遇较多的此类桥静脉[9]。

随着手术通道向深部推进，即可显露深静脉系统（图 36-2）。此时通常会遇到小脑前中央静脉，一般认为将其电凝和离断是相对安全的。对于采用中线入路或旁中线入路充分显露松果体区和四叠体，这一步通常是必要的。偏离中线的入路可显露松果体并避开深静脉系统的复杂属支。此外，绕过小脑蚓部的山顶可减少对小脑的牵拉。

由于小脑幕角度存在很大变异，显微镜视角可能会受到阻碍。将内镜（0°、30° 和 45°）置入小脑上通道，可以获得重要神经血管结构和目标病变的全景视图。在置入内镜之前，手术通道脑表面应以薄片覆盖。可在内镜辅助或内镜控制下通过显微镜完成病变切除。然后用 30° 或 45° 内镜最大限度地探查小脑中脑池，范围上自胼胝体压部，下至小脑舌叶和小脑上脚。两侧的结构包括丘脑枕、大脑脚近端，以及海马旁回均可探查。内镜探查可减少对小脑下后动脉和小脑上动脉小穿支的损伤风险。使用内镜通常需要更少的小脑牵拉，可减少静脉损伤和改善视野。Thaher 等采用旁正中幕下小脑上锁孔入路，与使用标准入路的历史对照数据（45%~88%）相比，90%

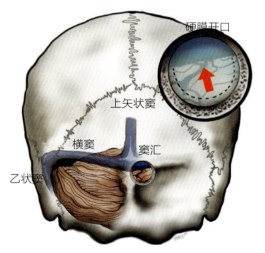
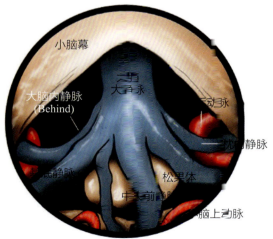

▲ 图 36-2　小脑上 – 幕下锁孔入路。松果体区的锁孔视图

的肿瘤达到全切除[11]。

（一）上小脑脑桥三角区入路

上小脑脑桥三角区通道可显露中、后切迹间隙、环池、第Ⅳ对脑神经和第Ⅴ对脑神经（从神经根进入区到三叉神经孔），以及脑桥－中脑交界区。内镜辅助可用于三叉神经痛微血管减压术、第Ⅳ对脑神经、第Ⅴ对脑神经区病变、松果体外侧显露、岩尖颅底病变，以及脑桥中脑交界区病变。

患者取患侧在上的侧卧位。也可采用仰卧位，头部向对侧旋转，但勿妨碍颈部静脉引流。头部抬高以促进静脉回流。借助立体定向导航，在横窦－乙状窦结合部下方，行上乙状窦后锁孔开颅，骨窗2cm（图36-3）。用高速钻头轮廓化横窦－乙状窦结合部下内侧。十字形切开硬膜，硬膜瓣以缝线悬吊牵向窦侧。在显微镜下，切开蛛网膜并释放脑脊液以使小脑自然松弛。

如果以上小脑脑桥三角区为目标区，可朝小脑中心点向下和向内牵开小脑。利用角度内镜（30°～45°）可从三叉神经孔到脑干充分显露三叉神经，并有助于沿着神经以360°的方式辨认血管结构。在道上结节突出的情况下，使用内镜可以避免将其磨除。尽管文献结果表明，内镜微血管减压术和显微镜微血管减压术的疼痛缓解率相

当，但也有报道称内镜微血管减压术后的并发症更少，术后头痛更少，手术时间更短[12, 13]。

通过轻柔的动态牵拉，或者将小脑半球向下固定牵拉，该入路可显露中/后切迹间隙、环池、中脑后外侧和松果体区。从这个位置显露松果体，可以避开后切迹间隙的大静脉结构，但可能会受到丘脑枕的阻碍。

（二）中小脑脑桥三角区入路

中小脑脑桥三角区入路通常用于显露桥前池、第Ⅵ～Ⅷ对脑神经，以及桥延交界部的上部。此处内镜辅助可用于面肌痉挛的微血管减压术、前庭神经鞘膜瘤的保听手术和表皮样肿瘤手术等。

患者取患侧在上的侧卧位。使用立体定向导航，采用标准乙状窦后切口和2cm骨窗的锁孔开颅，足以显露内听道、听神经和面神经（图36-4）。磨除乳突骨质至乙状窦边缘。C形切开硬膜，硬膜瓣用缝线牵向乙状窦。在显微镜下，切开桥延外侧池的蛛网膜并释放脑脊液，使小脑向内侧牵开。

在采用该入路治疗的几种情况下，内镜具有独特的优势。在面肌痉挛中，利用角度内镜可直视隐藏在前庭上神经前方的面神经，从而可在直视下识别责任动脉的压迫点和并予以移位。

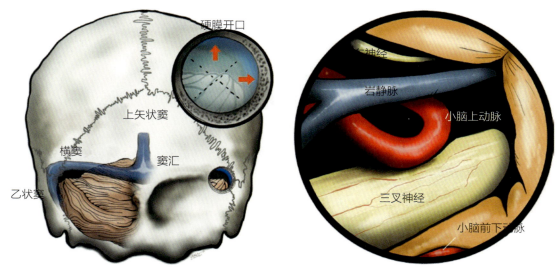

▲ 图 36-3　小脑脑桥三角区上区的锁孔视图

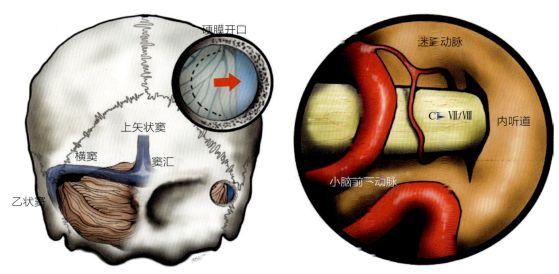

▲ 图 36-4　小脑脑桥三角区中区的锁孔观图
CN Ⅶ和Ⅷ. 面神经和听神经

在前庭神经鞘膜瘤切除术中，为了保留听力，内听道的磨除受到迷路的限制，更确切地说，是受到后半规管、总脚和内淋巴器的限制，由此导致内听道外侧 3mm 的显露受限。该限制可以通过角度内镜来克服，可直视内听道底，并因此可进一步切除肿瘤（图 36-5）。此外，还可通过内镜充分探查需要封闭的开放气房，以防止脑脊液漏。对于某些质软、向内听道底少量扩展的肿瘤，内镜下切除可以减少外侧骨质的磨除范围。这种方法也有利用软镜的文献描述[14]。一些作者已报道，当采用内镜下切除时，面神经功能预后更好且切除更彻底，住院时间更短，术后疼痛更轻[15]。

小脑脑桥三角区表皮样肿瘤（见第 39 章）随着中枢神经系统的发育而生长，通常与重要的神经血管有密切关系。借助角度内镜可显露在显微镜下处于观察死角的肿瘤包膜。Samii 等总结了 40 例小脑脑桥三角区表皮样囊肿切除术的患者资料，结果显示全切除率为 75%，25% 由于粘连未能全切除[16]。Schroeder 等提出了手术方式向内镜辅助的转变，凭借这种方法，作者能够用标准的锁孔开颅术完全切除所有肿瘤[17]。Tuchman 等对联合使用显微镜和双术者内镜技术

的结果进行了研究，结果显示，在 85% 的病例中，使用内镜可发现额外的残留肿瘤[18]。

（三）下小脑脑桥三角区入路

下小脑脑桥三角区入路可显露桥前池 / 小脑延髓池、颈静脉孔、第Ⅸ～Ⅻ脑神经，以及桥延交界区（图 36-6）。内镜辅助可用于舌咽神经 / 迷走神经痛的微血管减压术、小脑下后动脉动脉瘤夹闭术，以及指向后方的硬膜下颈静脉孔肿瘤如神经鞘瘤。

患者取患侧在上的侧卧位。利用立体定向导航，采取个体化的乙状窦后切口，在横窦 - 乙状窦交界处乙状窦下缘做 2cm 骨窗的锁孔开颅（图 36-6）。在显微镜下 Y 形切开硬膜，硬膜瓣以缝线牵离手术通道。切开蛛网膜，释放脑脊液，使小脑自然松弛。从下外侧向上内侧牵开小脑，以显露小脑脑桥三角区下部和颈静脉孔区。在显微镜引导下置入角度内镜，以显露显微镜下视线受阻的深部神经血管结构，特别是第Ⅸ～Ⅻ对脑神经和桥延交界区腹侧。

当颈静脉孔硬膜下肿瘤向外侧少量扩展进入颈静脉孔时，利用角度内镜可确定颈静脉孔后壁向外侧磨除的范围，并可直视观察颈静脉孔内肿瘤。Colasanti 等描述了一种改良的锁孔入路，即

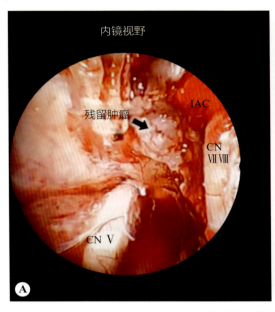
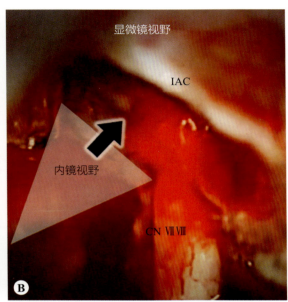

▲ 36-5　前庭神经鞘膜瘤内听道磨除后的术中观察

A. 30° 内镜向上观察；B. 显微镜观察

CN Ⅴ. 三叉神经；CN Ⅶ和Ⅷ. 面神经和听神经；IAC. 内听道

磨除内听道下岩骨以显露颈静脉孔和颞下窝[19]。在舌咽神经痛的病例中，使用角度内镜可以更深入地观察位于脑干腹侧的Ⅸ和Ⅹ脑神经[20]。

六、中线小脑下入路

此入路可显露枕大孔后部、枕大池、小脑延髓池、延髓、第四脑室和颅颈交界处后部，适用于 Chiari 畸形减压术、第四脑室和脑干后部病变以及枕骨大孔后部肿瘤。

患者取 3/4 侧俯卧位。利用立体定向导航在枕骨大孔处取小的中线皮肤切口和 2cm 骨窗的锁孔开颅（图 36-7）。如果病灶下缘位于枕大孔以下，可加行部分寰椎后弓切除术。在显微镜下 Y 形切开硬膜。根据病变部位完成小脑下或扁桃体下显露。此处使用内镜可缩小所需显露范围并增加显露。置入内镜，以获得更深、更广的视野，包括枕骨大孔外侧和前外侧部。Yang 等对第四脑室的枕下中线经小脑延髓裂锁孔入路中内镜和显微镜的显露范围进行了比较[21]。作者认为，使用内镜后，因切开蚓部导致的"后蚓部分裂综合征"发生率更低，还可减少寰椎后弓去除的

需求[22]。

在枕骨大孔病变中，使用内镜可以将视野从后部扩大到外侧，甚至扩大到枕骨大孔的前外侧，从而避免了远外侧或经髁入路的需要。Anachini 等在尸体解剖研究中报道，在经髁入路中使用 3D 内镜，可减少枕骨髁和颈静脉结节所需的磨除范围[23]。

七、总结

颅后窝的解剖结构复杂，需要采用不同的手术方式来处理不同的病变。随着技术的发展，外科手术的侵袭性越来越小，导致手术通道变得更加个体化和总体更小。手术显微镜和内镜均为个体化入路中有用的手术工具，但当两者结合使用时，可以弥补彼此的缺点，从而改善治疗结果。如本章所述，通过预先规划的通道，内镜辅助下的锁孔手术可提高颅后窝范围内手术的安全性和有效性。

声明

资助：本研究未获任何有关其阐述的资金资助。

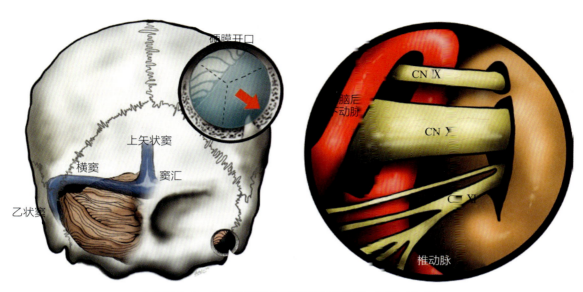

▲ 图 36-6　小脑脑桥三角区下区和颈静脉孔区锁孔视图
CN Ⅸ. 舌咽神经；CN Ⅹ. 迷走神经；CN Ⅺ. 副神经

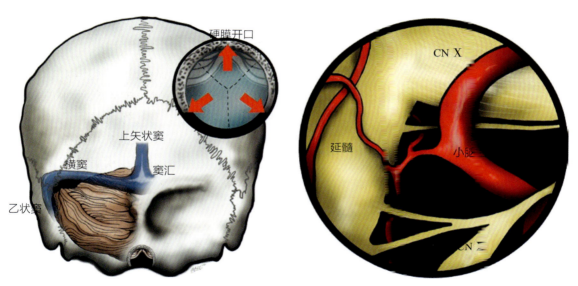

▲ 图 36-7　小脑下区中线锁孔视图
CN Ⅹ. 迷走神经；CN Ⅺ. 副神经

利益冲突关系：ASY 是 Stryker 公司的顾问，并从 Mizuho 公司获得版税。

伦理批件和知情同意（参与和发表）：鉴于本研究的设计，当地伦理委员会认为无须知情同意和伦理批准，且本研究未获任何资金资助。

数据和材料的可用性（数据透明度）：本稿件的全部或部分内容均未发表，亦未提交于任何杂志审稿。

参考文献

[1] Linder TE, Simmen D, Stool SE. Revolutionary inventions in the 20th century the history of endoscopy. Arch Otolaryngol Head Neck Surg. 1997;123(11):1161-3.

[2] Jankowski R, Auque J, Simon C, Marchal JC, Hepner H, Wayoff M. Endoscopic pituitary tumor surgery. Laryngoscope. 1992;102(2):198-202.

[3] Reisch R, Stadie A, Kockro RA, Hopf N. The keyhole concept in neurosurgery. World Neurosurg. 2013;79(2 Suppl):S17.e9-13.

[4] Crone KR. Endoscope-assisted brain surgery: part 2—analysis of 380 procedures. Neurosurgery. 1998;42(2):226-31.

[5] Perneczky A, Fries G. Endoscope-assisted brain surgery: part 1 - evolution, basic concept, and current technique. Neurosurgery. 1998;42(2):219-24.

[6] Rhoton J. The posterior cranial fossa: microsurgical anatomy and surgical approaches. Neurosurgery. 2000;48(5):1196.

[7] Yang A, Folzenlogen Z, Youssef AS. Minimally invasive endoscopic-assisted approaches to the posterior fossa. J Neurosurg Sci. 2018;62(6):658-66.

[8] Zaidi HA, Elhadi AM, Lei T, Preul MC, Little AS, Nakaji P. Minimally invasive endoscopic supracerebellar-infratentorial surgery of the pineal region: anatomical comparison of four variant approaches. World Neurosurg [Internet] 2015;84(2):257-66. Available from: https://doi.org/10.1016/j.wneu.2015.03.009.

[9] Matsuo S, Baydin S, Güngör A, Miki K, Komune N, Kurogi R, et al. Midline and off-midline infratentorial supracerebellar approaches to the pineal gland. J Neurosurg. 2017;126(6):1984-94.

[10] Youssef AS, Keller JT, Van Loveren HR. Novel application of computer-assisted cisternal endoscopy for the biopsy of pineal region tumors: cadaveric study. Acta Neurochir. 2007;149(4):399-406.

[11] Ebner FH, Roser F, Thaher F, Schittenhelm J, Tatagiba M. Balancing the shortcomings of microscope and endoscope: endoscope-assisted technique in microsurgical removal of recurrent epidermoid cysts in the posterior fossa. Minim Invasive Neurosurg. 2010;53(5-6):218-22.

[12] Zagzoog N, Attar A, Takroni R, Alotaibi MB, Reddy K. Endoscopic versus open microvascular decompression for trigeminal neuralgia: a systematic review and comparative meta-analysis. J Neurosurg. 2019;131(5):1532-40.

[13] Li Y, Mao F, Cheng F, Peng C, Guo D, Wang B. A meta-analysis of endoscopic microvascular decompression versus microscopic microvascular decompression for the treatment for cranial nerve syndrome caused by vascular compression. World Neurosurg [Internet]. 2019;126:647-655.e7. Available from: https://doi.org/10.1016/j.wneu.2019.01.220.

[14] Corrivetti F, Cacciotti G, Giacobbo Scavo C, Roperto R, Mastronardi L. Flexible endoscopic-assisted microsurgical radical resection of intracanalicular vestibular schwannomas by a retrosigmoid approach: operative technique. World Neurosurg [Internet]. 2018;115:229-33. Available from: https://doi.org/10.1016/j.wneu.2018.04.108.

[15] Hoshide R, Faulkner H, Teo M, Teo C. Keyhole retrosigmoid approach for large vestibular schwannomas: strategies to improve outcomes. Neurosurg Focus. 2018;44(3):1-8.

[16] Samii M, Tatagiba M, Piquer J, Carvalho GA. Surgical treatment of epidermoid cysts of the cerebellopontine angle. J Neurosurg. 1996;84(1):14-9.

[17] Schroeder HWS, Oertel J, Gaab MR. Endoscope-assisted microsurgical resection of epidermoid tumors of the cerebellopontine angle. J Neurosurg. 2004;101(2):227-32.

[18] Tuchman A, Platt A, Winer J, Pham M, Giannotta S, Zada G. Endoscopic-assisted resection of intracranial epidermoid tumors. World Neurosurg. 2014;82(3-4):450-4.

[19] Colasanti R, Tailor ARA, Gorjian M, Zhang J, Ammirati M. Microsurgical and endoscopic anatomy of the extended retrosigmoid inframeatal infratemporal approach. Oper Neurosurg. 2015;11(1):189.

[20] Roser F, Ebner F, Schuhmann MU, Tatagiba M. Glossopharyngeal neuralgia treated with an endoscopic assisted midline suboccipital subtonsillar approach: technical note. J Neurol Surgery A Cent Eur Neurosurg. 2013;74(5):318-20.

[21] Yang L, Zhang H, Wang X, Yan Z, Chen L, Ji X, et al. Midline suboccipital endoscopic transcerebellomedullary fissure keyhole approach. J Craniofac Surg. 2017; 28(6):1603-6.

[22] Bastian AJ, Mink JW, Kaufman BA, Thach WT. Posterior vermal split syndrome. Ann Neurol. 1998;44(4):601-10.

[23] Anichini G, Evins AI, Boeris D, Stieg PE, Bernardo A. Three-dimensional endoscope-assisted surgical approach to the foramen magnum and craniovertebral junction: minimizing bone resection with the aid of the endoscope. World Neurosurg. 2014;82(6):e797-805.

第 37 章　岩斜坡区脑膜瘤 ❶

Petroclival Meningiomas

Steve S. Cho　Mohamed Labib　A. Samy Youssef　著

张喜安　蔡永华　译

一、岩斜坡区

岩斜坡区脑膜瘤发生于内听道和三叉神经前内侧的斜坡上 2/3 区域。岩斜坡区是颅底最复杂的区域之一，因为它是后循环和大部分脑神经的交叉路口。因此，岩斜坡区脑膜瘤曾经被认为是不能手术的，因为手术显露这个复杂区域有很高的并发症率和死亡率。然而，随着现代手术设备和颅底入路的进步（见下文），岩斜坡区脑膜瘤已变得更易于手术切除，死亡率显著降低（<3%）[1-3]。

与其他脑膜瘤一样，手术切除程度的增加与岩斜坡区脑膜瘤患者存活率的提高相关，大体全切除（GTR）甚至有可能治愈。这些病变的根治性切除仍然很困难，手术并发症率仍然很高，从而使得该肿瘤成为神经外科医生遇到的最复杂的颅底病变之一。

岩斜坡区脑膜瘤的治疗一直是独断而非循证的，证据的水平仅限于单个机构的病例系列和专家意见。世界范围内多个机构的多项研究对采用不同手术入路和（或）辅助治疗的岩斜坡区脑膜瘤手术切除结果进行了回顾。GTR 率在不同的研究中差异很大，取决于肿瘤的大小、位置和手

术入路。肿瘤大小是影响手术切除率最重要的因素之一；肿瘤较大，如超于 20～30mm 则更具挑战性[3, 4]。在最近对 19 项回顾性研究 1000 例患者的一项综述中，GTR 率为 20%～80%，总的 GTR 率为 49%，在不同时间的随访中复发率高达 29%[5]。虽然手术期的并发症率很低，仅为 1.4%，但脑神经损伤的发生率为 20%～79%。因此，岩斜坡区脑膜瘤的手术治疗有明显的改进空间。随着功能保护的目标取代了更激进的手术，放射治疗也发展成为保守手术后的一种主要辅助治疗手段。

在本章中，我们回顾了岩斜坡区脑膜瘤的现代手术策略（表 37-1），并提出了评估岩斜坡区脑膜瘤的一种完整方案。本文还简要总结了不同系列岩斜坡区脑膜瘤病例的放射治疗结果。

二、流行病学

20% 的颅内肿瘤为脑膜瘤，其中只有 2%（即 0.4% 的颅内肿瘤）位于岩斜坡区[4, 6]。与所有脑膜瘤一样，岩斜坡区脑膜瘤在女性中的发病率为男性的 3 倍，平均发病年龄为 47.8—54.4 岁[7]。头痛和步态障碍是最常见的症状（在一些研究中

---

❶ 第 37 章配有视频，请登录网址 https://doi.org/10.1007/978-3-030-99321-4_37 观看

表 37-1　岩斜坡区不同手术入路总结

手术入路	理想肿瘤特征	优　势	缺　点	GTR 率	主要并发症
乙状窦后	• CP 角 • 中斜坡	• 快速显露 • 磨骨容易	• 通道狭窄 • CN Ⅶ / Ⅷ复合体处于危险中	30%～75% [1, 16-19]	CN Ⅶ麻痹（23.5%）[18]
经岩前	• 单侧，颅中窝 • 上 / 中斜坡	• CN Ⅶ / Ⅷ保留 • 听力保留	• 引流静脉损伤 • 颞叶牵拉损伤 • 对侧显露有限	53.8%～77.9% [18, 27, 28]	• CN Ⅳ麻痹（33.6%）[18] • CN Ⅵ麻痹（17.5%）[18]
经岩后	• 扩展至 IAC 外侧	• 工作距离短 • 可显露斜坡中下段肿瘤 • 最小脑牵拉	• 磨骨复杂 • CN Ⅶ 或耳蜗器官有危险 • 高脑脊液漏率	30%～85% [4, 26, 31, 38, 40, 41]	• 脑脊液漏（27.3%）[38] • CN Ⅶ麻痹（18%）[18]
联合经岩	• 上 2/3 斜坡 • 保留听力	• 听力保留 • 多个手术通道	• 脑干显露比经耳蜗 PT 入路少	＞50%～75% [7, 18, 46, 48-53]	• 脑脊液漏（＜15%）[7, 18, 46, 48-53] • CN Ⅳ～Ⅵ麻痹（25%～57%）[7, 18, 46, 48-53]
PTAP	• 向前扩展到海绵窦 • 上斜坡 • 保留听力	• 扩大显露视交叉前方 • 避免后方静脉听力保留	• 下斜坡显露受限 • CN Ⅲ 麻痹不可避免	77.8%[56]	• CN Ⅲ麻痹（100%; 短暂）[56] • CN Ⅳ / Ⅵ麻痹（28%）[56]
EEA	• 双侧扩展 • 双侧 IAC 内侧 • 沿斜坡上下扩展	• 斜坡矢状位宽阔的显露范围 • 无脑牵拉 • 双侧可视化	• 外侧显露有限 • CSF 漏常见 • 不熟悉 / 新技能学习	17.6%[17]	41.2%（脑脊液漏）[17]
PTAPE	• 巨大型 • 显著向前和部分向对侧扩展	见上文	见上文	N/A	N/A

CN. 脑神经；PTAP. 颞前经海绵窦经岩前入路；EEA. 内镜下经鼻入路；PTAPE. 颞前经海绵窦经岩前入路联合内镜下经鼻入路；N/A. 不适用；IAC. 内听道

超过 90%），而脑神经障碍也很常见（在一些研究中超过 85%）[2, 3, 8]。

三、病理学

在标准的 HE 染色上，岩斜坡区脑膜瘤与其他脑膜瘤并无不同，其病理特征为脑膜细胞漩涡状结构和钙化的砂粒体。在遗传学水平上，最常见的异常（40%～72%）是染色体 22q 上的神经纤维瘤蛋白 -2（NF2）基因杂合性缺失，导致非

功能性 Merlin 蛋白的产生[9, 10]。其他常见的突变包括 1p 缺失（通常与 22q 缺失同时发生）和金属蛋白酶 -3 基因组织抑制因子的失活[3]。

四、诊断

计算机断层扫描和磁共振成像在岩斜坡区脑膜瘤的诊断和评估中起着至关重要的作用。与其他脑膜瘤一样，岩斜坡区脑膜瘤在 CT 上表现为等 / 高密度。相关的表现包括钙化、囊变和骨

质增生（20%～40% 的病例）[9]。MRI 表现为 T_1 低 / 等信号和 T_2 高 / 等信号，有明显强化。多达 80% 的肿瘤可见脑膜尾征（图 37–1）[3]。

辅助影像也有助于岩斜坡区脑膜瘤的手术规划。如果计划经岩骨入路，颞骨 CT 必不可少。CT 血管造影有助于揭示肿瘤与后循环的关系。CT 静脉造影也可描绘静脉解剖，从而有助于确定理想的手术入路。如果 CT 血管造影 / 静脉造影不充分，或者海绵窦和（或）颈动脉和（或）基底动脉受累，可使用常规血管造影，以考虑是否需要进行术前栓塞[3] 或血管重建手术（见第 12 章）。

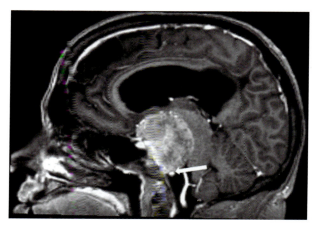

▲ 图 37–1 岩斜坡区脑膜瘤在 T_1 增强 MRI 序列上可见硬膜尾征（白箭）

五、治疗

（一）岩斜坡区脑膜瘤的手术入路

我们使用斜坡作为选择合适手术入路的指标。斜坡可分为以下 3 个部分。

上部：从鞍背向下到连接内听道的连线。

中间：从内听道平面向下到连接颈静脉孔的连线。

下部：从颈静脉孔平面向下至枕骨大孔和颅颈交界处。

每 1/3 对应一个岩斜坡区。上岩斜坡区的脑膜瘤通常采用岩骨前部入路显露，中 1/3 通过岩骨后部入路显露，下 1/3 则通过远外侧入路显露。上述方法的组合可用于占据多个斜坡部分的肿瘤。

历史上，乙状窦后入路一直被当成一种简单而通用的入路用于所有大小的小脑脑桥三角区病变，但对于岩斜坡区脑膜瘤有明显的限制。

（二）乙状窦后入路

1917 年 Harvey Cushing 首次提出枕下乙状窦后经小脑幕入路（retrosigmoid transtentorial approach，RTA）以显露小脑脑桥三角区[11]。从此该入路成了一个广泛用于治疗颅后窝病变的入路，如血管襻压迫脑神经或脑神经附近的肿瘤。1983 年，Samii 等描述了经典枕下乙状窦后入路的一种改良，命名为乙状窦后硬膜下内听道上入路（RISA），其特点是硬膜下磨除内听道上、下的岩骨，从而进入 Meckel 腔（图 37–2）。

多个尸体解剖研究探讨了 RTA 和 RISA 在显露岩斜区的效用。在由同一组作者进行的两项研究中，将 RTA 与 RISA 进行正面比较，RTA 入路显露的脑干腹侧面积明显更大（441mm² vs. 311mm²），而岩斜坡显露的差异不显著（696mm² vs. 716mm²）[12-13]。这显著大于岩前入路的显露范围。然而，在另一项将 RTA 与联合经岩骨入路和经岩骨后部切除经耳蜗入路进行比较的研究中（见下文），RTA 显露的脑干和岩斜坡面积最小（总面积分别为 469.8mm²、643.7mm² 和 1154.9mm²）[14]。

RTA 和 RISA 在临床研究中被证实是有用的手术入路。Samii 等于 1983 年提出了 RISA，在 12 例患者中使用 RISA，75% 的患者获得 GTR，随访 9 年，无死亡或严重并发症，无肿瘤复发[15]；3 例患者出现术后面瘫，但 2 例在几周内康复；2 例患者出现听力下降，但无耳聋。类似的，在 Chen 等的报道中，GTR 率为 64%（27/42），脑神经长期麻痹率为 26%（11/42），围术期死亡率为 2%（1/42）[16]。总体而言，在既往研究中，GTR 率为 30%～75%，脑神经功能障碍发生率为 10%～50%[1, 16-19]。其他并发症，如脑脊液漏或围术期死亡率均较低，在大多数研究中低于 10%。

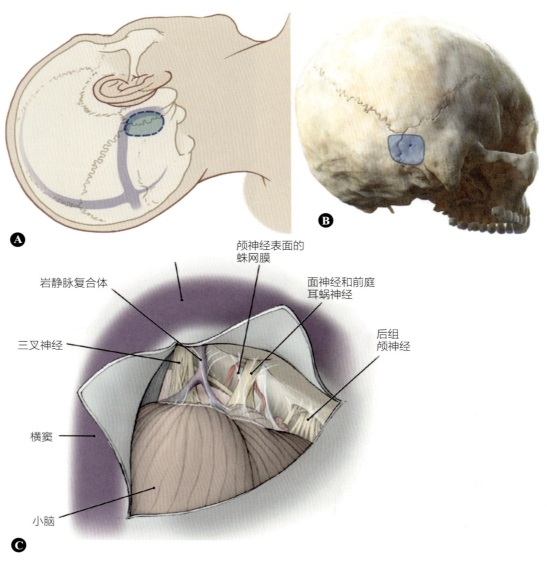

▲ 图 37-2　乙状窦后入路

A 和 B. 右侧乙状窦后入路的切口和骨开颅；C. 硬脑膜打开后，第Ⅶ～Ⅻ对脑神经，以及所有中斜坡肿瘤均可显露

经许可转载，引自 Barrow Neurological Institute, Phoenix, Arizona

乙状窦后入路与更复杂的经岩骨或经鼻入路相比，其主要优点在于可快速而充分地显露脑干腹侧。该入路避免了复杂的岩骨磨削和静脉窦处理，这些处理在更广泛的入路（见上文）中需要用到。同时，该入路还可早期释放脑脊液，从而在显露岩斜脑膜瘤的时对脑干进行减压，便于观察和肿瘤切除。

乙状窦后入路需要通过 CN Ⅶ / Ⅷ 复合体周围狭窄的通道，从而形成对听力损失和面瘫的担忧。例如，Di Carlo 等最近的一篇综述中的亚组分析表明，与前、后和联合经岩骨联合入路相比，CN Ⅶ 麻痹在 RISA 中更为常见[18]。此外，虽然 RISA 改良入路允许术者显露 Meckel 腔，但乙状窦后入路不能很好地显露颅中窝，使得切除前方扩展明显的岩斜脑膜瘤变得困难。

总的来说，RTA 和 RISA 是神经外科医生可用于显露岩斜区的熟悉入路，最适用于瘤体大部分位于小脑脑桥三角区和中斜坡区但未明显扩展到颅中窝的岩斜脑膜瘤。

（三）经岩前入路（Kawase 入路）

Kawase 等于 1985 年首次提出经岩前入路显露基底动脉复杂动脉瘤[20]，随后在 1991 年的论文[21]中将其应用于岩斜脑膜瘤。在这篇里程碑式的技术性论文中，Kawase 等提出了一种新的切除扩展至鞍旁区岩斜脑膜瘤的手术方法，10 例患者中 7 例全切除，无一例死亡。此后，Kawase 入路得到了广泛的应用和分析。Kawase 入路使得术者可以通过一个小骨窗从前外侧路径显露岩斜脑膜瘤，同时保留耳蜗器官和最大限度地减少颞叶牵拉的损害。该入路的详细步骤详见第 31 章[12, 21, 22]。

在入路完成时，术者可直接但狭窄地显露岩斜坡区，通道的上界为 CN Ⅲ / Ⅳ 和颞叶，下界为 CN Ⅵ 进入 Dorello 管处，前界为斜坡，后界为容纳 CN Ⅶ / Ⅷ 的内听道，内侧界为脑干（图 37-3）[21, 23, 24]。

多年来，在世界各地的多个中心对使用 Kawase 入路切除岩斜脑膜瘤的结果进行了很多研究。虽然早期的岩斜脑膜瘤研究中很少包括使用 Kawase 入路的患者[25, 26]，但 Hitselberger 等在 1993 年的一项研究是应用 Kawase 入路切除岩斜脑膜瘤的最早病例系列之一[22]。在 1984—

1992 年的 17 例手术患者中，作者报道无脑脊液漏或死亡病例，1 例永久性 CN Ⅵ 功能缺损，1 例永久性 CN Ⅶ 功能缺损，1 例永久性 CN Ⅷ 功能缺损；但肿瘤的切除程度未见报道。在最近的两项研究报告中，13 例和 21 例岩斜脑膜瘤患者的 GTR 率分别为 53.3% 和 57.1%[27, 28]。最后，Di Carlo 等在最近的对岩斜脑膜瘤切除术后结果和并发症的综述和 Meta 分析结果表明，采用 Kawase 入路的肿瘤全切率为 77.9%（95% 置信区间为 59.9%～95.9%）[18]。

除了临床研究外，多项尸体解剖研究对 Kawase 入路在显露岩斜区中的应用情况进行了评估[12, 23, 24]。Sharma 等注意到，Kawase 入路可显露（55.00 ± 24.1）mm² 的内侧脑干和（101.75 ± 43.01）mm² 的岩斜区，两者均显著低于乙状窦后入路（分别为 441mm² 和 696mm²）。相反，与内镜下经鼻入路相比，Kawase 入路被认为更适用于半有向前扩展的上岩斜区病变[24]。

Kawase 入路的一个主要优点在于避免了对 CN Ⅶ 和 Ⅷ 的干扰。在对手术入路和并发症的全面综述中，Di Carlo 等得出结论，Kawase 入路导致术后脑神经功能障碍的比例分别为，CN Ⅳ 33.6%，CN Ⅵ 17.5%，CN Ⅶ 50%，CN Ⅷ 3.4%[18]。由于 Kawase 入路避开了耳蜗复合体，听力和面

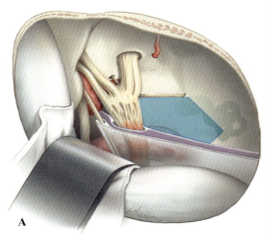
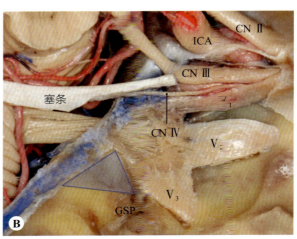

▲ 图 37-3　经岩前（Kawase）入路

在牵开颞叶硬膜后，即可显露 CN Ⅴ 和 Kawase 三角形 / 菱形区（蓝色区域）

经许可转载，引自 Barrow Neurological Institute, Phoenix, Arizona

部功能通常不会受到影响。此外，与其他更靠前的入路相比，该入路受颈内动脉位置的限制更小。

Kawase 入路的主要缺点包括引流静脉特别是优势侧 Labbe 静脉，以及蝶基底静脉有损伤的风险，一旦出现，可导致静脉引流阻塞。因此，术前结合 CT 静脉造影进行周密计划可能有助于预防静脉损伤[29]。此外，还可能发生牵拉导致的颞叶损害，且该复杂入路手术时间过长也可能是其局限之一。最后，脑干的前凸限制了对对侧的观察，因此中线成为 Kawase 入路的重要界限。

总的来说，Kawase 入路最适用于主要单侧生长伴显著颅中窝扩展和部分中斜坡扩展的岩斜脑膜瘤。

（四）经岩后入路

此入路最早由 Hakuba 等于 1985 年首次描述，用于视交叉后颅咽管瘤的切除[30]。按所需切除岩骨的顺序，经岩后入路包括迷路后入路、经迷路入路和经耳蜗入路几种变型。此后，经岩后入路被神经外科医生用于颅后窝和脑干肿瘤，如听神经瘤，并且是岩斜脑膜瘤的强大主力入路，因为该入路在广泛的颞骨磨除后可充分显露岩斜区。尽管更广泛的经岩骨入路会使 CN Ⅶ和Ⅷ处于危险之中，但它仍然是一种被广泛使用的入路，尤其是在术前听力已有障碍的患者中。广泛的岩骨磨除可使所需的脑牵拉最小，手术距离缩短，且术者可直视肿瘤[31]。经岩后入路的步骤在第 34章进行详述，并可见于图 37-4（包括该入路的联合经岩入路）[14, 31-33]。

经岩后入路的尸体解剖研究有以下发现。一项研究表明，迷路后入路显露的岩斜区范围最少（108mm²）、CN Ⅴ 的显露长度最短（10.2mm），而经迷路和经耳蜗入路需显露更大范围的岩斜（476～514mm²）和更长的 CN Ⅴ（14.0～14.3mm）[34, 35]。与乙状窦后入路（469.6mm²）或联合经岩入路（643.7mm²）（见下文）相比，经耳蜗入路显露岩斜区和脑干的范围更大（1154.9mm²），$P=0.007$，对 Dorello 管和小脑下前动脉起始处的

水平和垂直操作角度也更大[14]。此外，迷路后经岩后入路易于显露内听道外侧的区域，而不伤及耳蜗器官[36]。

上述发现似乎也可以转化为临床应用。1988年，Al-Mefty 等对 13 例经迷路后入路切除岩斜脑膜瘤的患者进行了报道，其中 11 例全切除，无死亡病例，1 例永久性 CN Ⅶ 损伤，1 例脑脊液漏[31]。1999 年 Tu 等对 39 例经岩骨入路手术患者进行了研究，报道了类似的高全切除率（＞87.5%），无围术期死亡[37]。此外，2003 年 Seifert 等对 22 例采用迷路后入路的岩斜脑膜瘤患者进行了研究（全部 52 例患者中，肿瘤 33 例，血管病变 19 例），全切率为 68.2%，仅 1 例出现永久性脑神经功能障碍（CN Ⅷ），脑脊液漏为最常见并发症，发生率为 27.3%[38]。再后来，一项259 例经不同入路切除的岩斜脑膜瘤大型研究表明，GTR 率在迷路后入路组中为 47.7%（62/130），与研究中所有入路的总 GTR 率（53%）相似[39]。总体而言，经岩后入路的研究或多种入路的较大宗病例研究的子集分析结果显示，GTR 率的范围大致在 30%～85%，比例取决于肿瘤的大小和特征[4, 26, 31, 38, 40, 41]。

经岩后入路的主要优点，首先，与经岩前（Kawase）入路不同，经岩后入路操作距离短，视野更广，观察角度更灵活。该入路尤其有助于处理上斜坡向脑干腹侧扩展的病变[42]，与 Kawase 入路相比可向下显露下斜坡的肿瘤[37]。其次，术中正确的体位和脑脊液引流可以最大限度地减少脑牵拉[37]。

然而，经岩后入路也确实存在一些缺点。由于需要在迷路和耳蜗器官周围仔细磨削，手术时间可能会延长，并需要高水平的专业知识和对颅底解剖的熟练掌握。CN Ⅶ或耳蜗器官可能会出现意外损伤，导致面瘫或听力丧失。虽然经迷路入路和经耳蜗入路显露范围更大，但对于术前听力完好者来说，需要以听力为代价。此外，在通过 CN Ⅶ/Ⅷ，以及后组脑神经平面切除肿瘤的腹侧部时，可能出现医源性神经损伤。此外，由

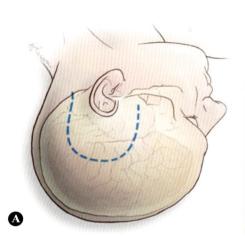

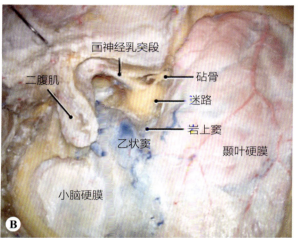

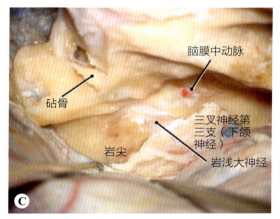

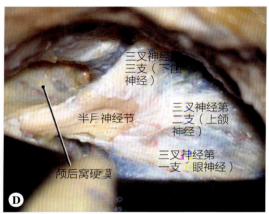

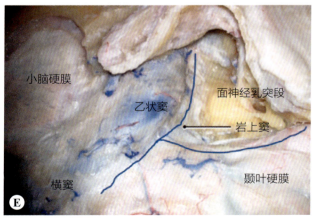

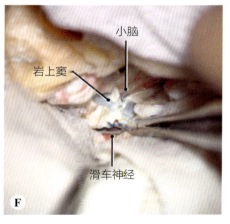

▲ 图 37-4　联合经岩入路

A. 左侧小脑脑桥三角区入路的切口；B. 翻开肌筋膜瓣和颞肌后，乙状窦（SS）和半规管轮廓化，通过肾形开颅显露颞部、顶下和乙状窦后硬膜；C. 切断脑膜中动脉（MMA），从骨上解剖分离 V₃ 和半月神经节（GG），显露岩尖（PA）；D. 岩骨前部切除显露 CN Ⅴ 进入 Meckel 腔段下方的硬膜；E. 沿蓝线打开硬脑膜；F. 在切开天幕的同时保留 CN Ⅳ

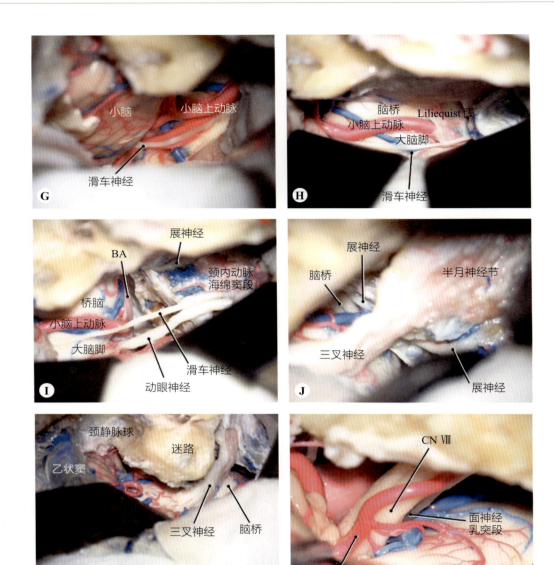

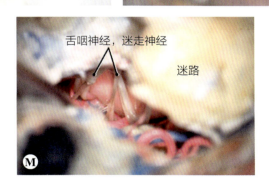

▲ 图 37-4（续） 联合经岩入路

G. 将切开的天幕向前牵开，显露 CN Ⅳ 及穿过环池的小脑上动脉（SCA）；H. 切开天幕可显示大脑
脚和脑桥的侧面，以及 Liliequist 膜（LM）；I. 磨除后床突（PCP），打开海绵窦后部，可显露 ICA
海绵窦段，并可增加对脑桥的显露；J. 显露 CN Ⅳ 脑池段和海绵窦段细节；K. 通过乙状窦前窗口可
直视 CN Ⅴ 的根进入区；L 和 M. 第Ⅶ～Ⅷ对脑神经复合体和后组脑神经
经许可转载，引自 Barrow Neurological Institute, Phoenix, Arizona

于在乙状窦前区难以通过直接缝合做到严密闭合，以及乳突气房的广泛破坏，导致脑脊液漏发生率较高[37, 38]。广泛的乳突切除也可能导致美容缺陷。

总的来说，经岩后入路是神经外科医生在颅后窝和岩斜坡区的强有力工具，可充分显露斜坡，以及内听道外侧区域。然而，渊博的解剖学知识是避免面瘫和听力丧失的关键。该入路很少被用作岩斜脑膜瘤的独立入路，因为此类肿瘤通常超出中岩斜区范畴，通常与其他入路联合使用，以显露大型岩斜区脑膜瘤。

（五）联合经岩入路

如前文所述，在用于显露岩斜区时，Kawase经岩前入路和迷路后经岩后入路各有优缺点。简而言之，Kawase入路最适用于单侧生长、无明显向下或向后扩展的上斜坡岩斜脑膜瘤。经岩后入路可显露更多的中下斜坡及内听道外侧区域。因此，在岩斜脑膜瘤切除中联合使用这两种入路，可以显露更大的颅底范围。1977年，Hakuba等首次描述了联合经岩入路，作者在3例患者中联合采用岩骨前部切除和部分迷路切除术，以增加斜坡的硬膜外显露[43]。1992年，Spetzler等报道了首个大宗病例系列，其中46例患者通过联合经岩入路治疗岩斜区病变（脑膜瘤、神经鞘瘤、及血管病变）[44]。从那时起，联合经岩入路已成为广泛应用的岩斜区入路。第34章介绍了联合经岩入路的手术步骤[45-47]，其术野显露情况见图37-4。

Siwanuwatn等对联合经岩入路进行了尸体解剖研究，结果显示，经耳蜗入路对岩斜区（756mm^{2}和354mm^2）和脑干（399mm^{2}和290mm^2）的显露范围大于联合经岩入路[14]，水平和垂直工作角度也显著大于后者。然而，与乙状窦后入路相比，联合经岩入路对岩斜区和脑干的显露范围更大。虽然联合经岩入路对岩斜区和脑干的显露范围小于经耳蜗入路，但可保留半规管和耳蜗的完整，非常适用于术前听力完好的患者。

在临床应用中，联合经岩入路已成为显露岩斜区最常用的方法之一[46]。许多研究报道了使用联合经岩入路切除岩斜脑膜瘤的手术结果，总体而言，GTR率为50%～75%[7, 18, 46, 48-53]。在这些研究中，围术期死亡率较低，最常见的并发症是脑脊液漏和脑神经麻痹，脑脊液漏发生率可高达15%，尽管许多研究报的比例为0%；脑神经麻痹最常发生于CN Ⅳ～Ⅵ（25%～57%），但大多数可自行恢复。由于适合采用联合经岩入路的岩斜脑膜瘤位于上岩斜区的位置，因此上述并发症的发生并不意外。其他不太常见的并发症包括颞叶牵拉导致的术后肿胀，可通过类固醇治疗得以解决。

总体而言，联合经岩入路兼具经岩前和经岩后入路的优点，既可为术者提供到达岩斜坡区和脑干腹侧的多个操作通道，又能保留神经耳结构。此入路最适合于听力尚存、肿瘤位于岩斜坡区较高位置的岩斜脑膜瘤患者，使得术者可以从外侧显露肿瘤，同时保留乙状窦和最大限度减少脑牵拉。

病例 35岁男性，初步诊断为前庭神经鞘膜瘤，并接受了经迷路岩后入路肿瘤切除术。术中表现和病理证实为不典型脑膜瘤。3个月随访时显示肿瘤复发（图37-5）。患者查体显示左面部麻木、无力和听力丧失，采用联合经岩入路切除增大的岩斜脑膜瘤（视频37-1）。术后患者保持稳定，无新增神经功能障碍。MRI显示强化的肿瘤全切除。患者接受了术后放射治疗。

（六）颞前经海绵窦经岩前入路

2015年，Tripathi等提出所谓的改良Dolenc-Kawase入路，即在Kawase经岩骨前部入路的基础上，增加了Dolenc前外侧海绵窦分离，并将其显露范围与Kawase入路进行了比较[54, 55]。在改良Dolenc-Kawase入路中，行颞部开颅加颧弓切开，将V$_3$向内侧移位，使Kawase三角扩大为菱形，并在岩上窦两侧打开硬膜，以更好地显露脑桥前区，从而增加了该入路的显露范围。Liao等在此基础上进一步提出了颞前经海绵窦经岩前

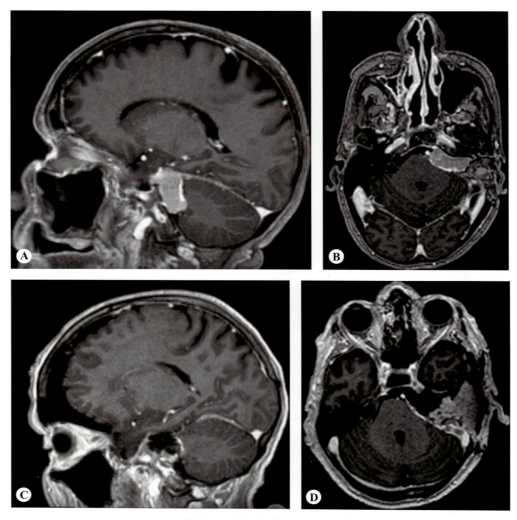

▲ 图 37-5　联合经岩入路病例示例

A 和 B. 矢状位和轴位增强 T_1 MRI 序列显示左侧岩斜区脑膜瘤，采用小脑脑桥三角区入路切除后；C 和 D. 矢状位和轴位 MRI 显示近全切除

入路（pretemporal transcavernous anterior petrosal，PTAP）入路，术中切除前床突，并将颈内动脉和视神经移位[56]。PTAP 入路的术野显露情况见图 37-6。

Tripathi 等在一项尸体解剖研究中证实，切除岩尖尖端可在 Dorello 管和斜坡上 2/3 处增加对 CN Ⅵ 的显露。总体而言，这一改良将显露面积和体积分别增加了 1.5 倍和 2 倍[55]。此外，我们既往的研究证实，PTAP 入路在硬膜下的斜坡磨除面积为（48.4±17.9）mm^2，占总面积的 35.6%[57]。与联合经岩入路相比，PTAP 入路对于同侧 CN Ⅳ、Ⅸ 和 Ⅹ 的显露较少，而对同侧 CN Ⅱ、Ⅵ 的显露较多。PTAP 可充分显露同侧后循环、同侧脑桥和中脑，以及同侧位置靠上的脑神经；而对侧神经血管结构不易显露。整体而言，PTAP 入路的前方工作角度为（34.8±7.51）°［大于联合经岩入路的（24.1±5.62）°］，后方为（18.3±6.51）°。因此，与经岩后入路或联合经岩入路相比，PTAP 入路对 CN Ⅵ Dorello 管入口前区的显露具有优势。

由于 PTAP 入路是颅底外科医生技术库中一个新的补充，临床上将 PTAP 入路用于切除岩斜

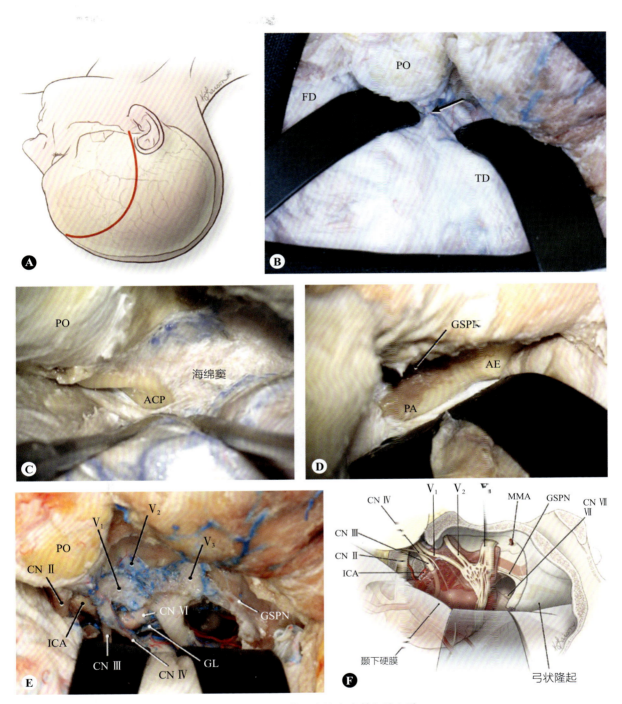

▲ 图 37-6　颞前经海绵窦岩前入路入路

A. 右侧 PTAP 入路的切口；B. 行眶颧开颅后，可见额部硬膜（FD）、颞部硬膜（TD）和眶筋膜（PO）；C. 由前向后抬起硬膜外层，直到显露前床突（ACP）并予以磨除；D. 显露 CN V后，显露岩尖（PA）和弓形隆起（AE）并予以磨除；E. 打开颞下硬膜、覆盖岩尖的硬膜和海绵窦，显露 CN Ⅲ、Ⅳ、Ⅴ 和在 Gruber 韧带（GL）下方走行的Ⅵ；F. 该视角的示意图也一并提供

PTAP. 颞前经海绵窦经岩前入路

经许可转载，引自 Barrow Neurological Institute, Phoenix, Arizona

脑膜瘤的研究少有报道。Liao 等对 2014—2017 年 18 例行 PTAP 入路切除术的岩斜脑膜瘤患者进行了分析，其中有 14 例达到 95%～100% 的肿瘤切除，无死亡病例；并发症包括所有患者出现的一过性 CN Ⅲ 麻痹（均 <3 个月）、2 例一过性 CN Ⅵ 麻痹、3 例部分性 CN Ⅳ 麻痹，以及 1 例脑脊液漏[56]。而在最近其他包含 PTAP 入路治疗的研究中，只有 5% 的患者接受了 PTAP 入路手术，因此难以对该入路进行分析。

与联合经岩入路相比，PTAP 入路的主要优势在于可提供更大的灵活性和前方工作角度。大型岩斜脑膜瘤经常向前长入 Meckel 腔（如在 Ichimura 等的研究中占 70.3%[58]），经岩前和经 Meckel 腔入路对大多数此类肿瘤的处理必不可少。重要的是，PTAP 可更大范围地显露视交叉前区，从而可能有助于向前扩展的岩斜脑膜瘤。此外，在后方静脉解剖结构不利的情况下（例如，优势乙状窦、高位颈静脉球、粗大静脉引流至小脑幕窦而不是横 - 乙状窦连接处），PTAP 入路可避免这些问题。最后，由于迷路复合体和耳蜗未处于危险之中，PTAP 入路听力损失的风险很小。

PTAP 入路无法良好显露斜坡下部，该区域更适合于联合经岩入路。此外，一过性 CN Ⅲ 麻痹在 PTAP 中很常见，因为术中需解剖分离 CN Ⅲ 以到达后床突或鞍后区。术前应充分告知患者可能出现的并发症。

整体而言，PTAP 入路是一种有用的手术入路，借助此入路，神经外科医生可切除侵犯海绵窦的肿瘤，最大限度地切除岩斜坡区前上部的肿瘤，避开不利的后方静脉解剖，同时保留听力。

病例 49 岁女性，有创伤性脑损伤和短期记忆障碍的病史，表现为频繁跌倒数月，右下肢无力 2 周。查体时，她右下肢肌力为 4/5 级，并伴有一些认知功能障碍。影像学显示左侧岩斜区脑膜瘤，扩展至左侧海绵窦后部，伴有严重的中脑压迫和梗阻性脑积水（图 37-7A 和 B）。患者入院接受了脑室外引流术。手术采用额颞开颅，行前床突切除和岩骨前部切除，然后切除肿瘤的上

外侧部分（视频 37-2）。肿瘤达到次全切除，在鞍上池、桥前池和海绵窦有少量残留。尽管脑室梗阻在术中已解除，但脑积水持续存在，患者需行脑室 - 腹腔分流术。患者术后出现 CN Ⅲ 完全麻痹，术后 9 个月逐步康复。残余肿瘤的大小保持稳定（图 37-7C 和 D）。

如出现肿瘤进展，前内侧残留肿瘤可通过更直接的内镜下经鼻入路行 Ⅱ 期手术切除，该入路在下文介绍。

（七）内镜下经鼻入路

内镜在神经外科的引进扩充了颅底神经外科医生的设备库。2008 年，Kassam 等提出利用内镜下经鼻垂体移位术显露脚间池，术中垂体移位后可显露后床突并将其磨除，最终显露岩斜区[59]。在最初的文章中，10 例患者的病例系列中包含了 2 例岩斜脑膜瘤患者，均达到部分切除。内镜手术为颅底手术开辟了一个新的时代，使得神经外科医生可将自然鼻腔通道作为手术通道来进行无切口手术。内镜下经鼻入路使术者可从正面、由前向后的方向到达上岩斜区，非常适用于许多内侧型岩斜脑膜瘤。近 10 年来，早期的内镜入路已被改进，以扩大岩斜坡区的覆盖范围。例如，切除咽鼓管和将颈内动脉外移可使岩尖的有效磨除量增加 6 倍以上[60]。岩斜区内镜下经鼻入路的步骤已经在前面详细说明，并在第 35 章进行了描述[23, 24, 36, 57, 59-66]。内镜下经鼻入路的术野显露情况见图 37-8。

在 Muto 等的一项尸体解剖研究中，采用内镜下经鼻入路时，利用角度镜和磨钻，两侧显露范围可达（41.2±3.4）mm，比双侧颈内动脉之间的骨窗宽 1.8 倍[24]。此外，内镜下经鼻入路伴双侧垂体移位能显露 100% 的上斜坡以行骨质磨除（而颞前经海绵窦入路仅为 35.6%），同时还可更大范围地显露脑干（211.4mm^2 vs. 157.7mm^2）[57]。在斜坡中、下段，内镜下经鼻入路伴垂体移位的显露范围明显大于开放性外侧入路[66]。

有多项研究采用内镜下经鼻入路切除岩斜脑膜瘤。如前所述，Kassam 等采用内镜下经鼻入路

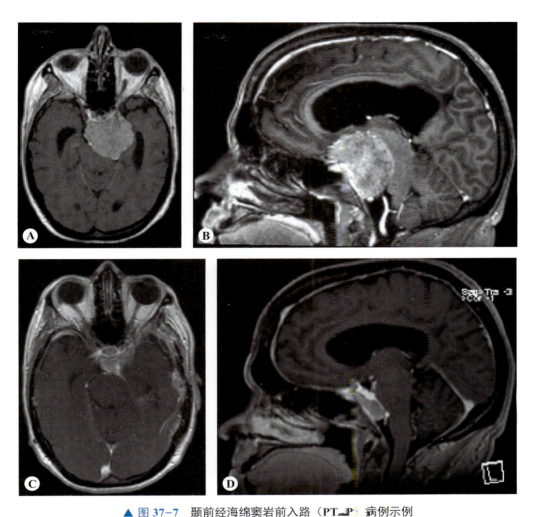

▲ 图 37-7　颞前经海绵窦岩前入路（PTAP）病例示例

A 和 B. 轴位和矢状位 T₁ 序列磁共振增强像显示左岩斜区大型脑膜瘤，肿瘤扩展至左侧海绵窦；C 和
D. 轴位和矢状位增强 T₁ MRI 序列显示 PTAP 入路切除术后少量肿瘤残留

部分切除 2 例岩斜脑膜瘤 [59]。再后来，同一机构的 Koutourousiou 等对 32 例岩斜脑膜瘤患者进行了病例系列研究，其中有 17 例内侧型肿瘤采用内镜下经鼻入路切除 [17]。内镜下经鼻入路的 GTR 率 为 17.6%，NTR＞90% 者 为 23.6%，STR＞70% 者为 35.3%，部分切除＜70% 者为 23.6%，这些结果与其他 11 例肿瘤位置偏外、采用侧颅底入路的患者相比无显著性差异（P=0.703）。而且，内镜下经鼻入路的平均 KPS 由术前的 72.4 提高至 88.7（P=0.002），优于侧方开颅入路。虽然两种入路在并发症方面无显著性差异，但术后脑脊液漏在内镜下经鼻入路（41.2%）比开放入路（18.2%）更常见。

内镜下经鼻入路相对于开放颅底入路的主要优势。首先，起源于中线附近的岩斜脑膜瘤通常会将 CN Ⅶ推向外侧，将 CN Ⅵ推向下方，内镜下经鼻入路这一中线入路比颅底入路安全。内镜下经鼻入路为上下轴沿中线提供了极好的扩展性，可沿斜坡的任何部分显露岩斜脑膜瘤，而开放颅底入路可能分别局限于上、中或下斜坡 [17]。其次，与 Kawase 入路或改良的 Dolenc-Kawase 入路不同，内镜下经鼻入路不需任何颞叶牵拉或移位，因此最大限度地减少了静脉瘀血和迟发性脑软化的风险。最后，侧颅底入路通常对脑干对

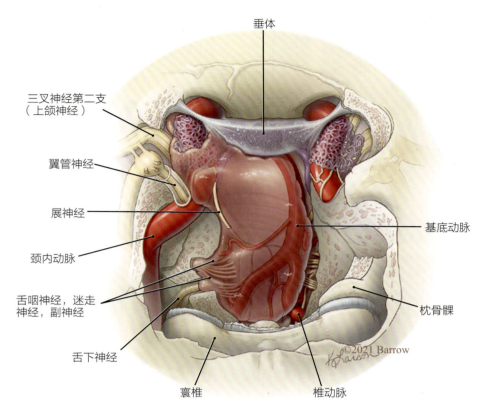

▲ 图 37-8　内镜下经鼻入路治疗岩斜区脑膜瘤示意

磨除斜坡后岩斜坡区的内镜视图，显露脑干、椎动脉（VA）和基底动脉（BA），以及 ICA 和 CN V、IX、X、XI 和 XII

经许可转载，引自 Barrow Neurological Institute, Phoenix, Arizona

侧的显露受限，而内镜下经鼻入路使用角度内镜，可进行双侧显露和环视角落，这在中线肿瘤手术中很重要[57]。

然而，内镜下经鼻入路也有很大的局限性。首先，与传统的侧方颅底入路相比，内镜下经鼻入路虽然有利于中线显露，但不利于侧方显露。第一，内镜下经鼻入路无法到达内听道外侧区域，这可能是该入路在向外侧扩展肿瘤切除中的限制因素，而传统的开放颅底入路，如迷路后入路则可以到达[36, 67]。第二，在经斜坡切除肿瘤外极时，CN VI 存在损伤风险。第三，尽管使用了复杂的带蒂黏膜瓣，但内镜扩大经鼻入路术后脑脊液漏仍较常见[24]。在一项临床研究中，侧颅底入路相比，内镜下经鼻入路术后脑脊液漏更为常见（41.2% vs. 18.2%）[17]。虽然在该研究中仅有 1 例患者（3.1%）发生脑膜炎，但需谨记内镜

下经鼻入路术后脑脊液漏的风险更高。第四，不同于开放颅底手术的方法，内镜下经鼻入路需要全新的技能、设备和新视角下的解剖学知识。因此，对于这种复杂的手术入路有一个缓慢的学习曲线，有抱负的内镜外科医生需要投入大量的时间和资源来学习这种新技术。

总的来说，内镜下经鼻入路是颅底神经外科医生的技术库中相对较新的技术，使术者可从一个新的角度显露中线岩斜脑膜瘤，而无须冒脑牵拉或损伤后方静脉系统的风险。术者还可显露侧方直至双侧内听道，且其沿斜坡的上下显露可能优于任何单一的开放颅底入路。

（八）颞前经海绵窦经岩前入路联合内镜下经鼻入路

正如前面几节所述，每种入路都有各自的优缺点。具体而言，PTAP 入路适用于向前方和侧

方扩展的岩斜脑膜瘤，但其下方和前方的显露范围有限。内镜下经鼻入路对中线两侧结构显露良好，但在侧方受到你颈内动脉和 CN Ⅲ～Ⅻ 的限制。为此，我们探索了颞前经海绵窦经岩前入路（PTAP）和内镜下经鼻入路（EEA）（PTAPE）的联合入路来显露岩斜区。对于 PTAPE，PTAP 和 EEA 的实施方法在前面的章节中已有详述。将这

两种入路结合在一起所提供的显露范围见图 37-9。

我们将 PTAPE 入路与联合经岩骨入路进行了比较，PTAPE 入路所能磨除的斜坡范围显著大于后者（817mm² vs. 695.3mm²）。对于同侧脑神经的显露，PTAPE 入路对 CN Ⅱ、Ⅴ、Ⅵ 的显露较多，而联合经岩骨入路对 CN Ⅳ 的显露较多，CN Ⅶ、Ⅷ和Ⅺ 则无明显差异。显露对侧 CN Ⅵ～Ⅻ

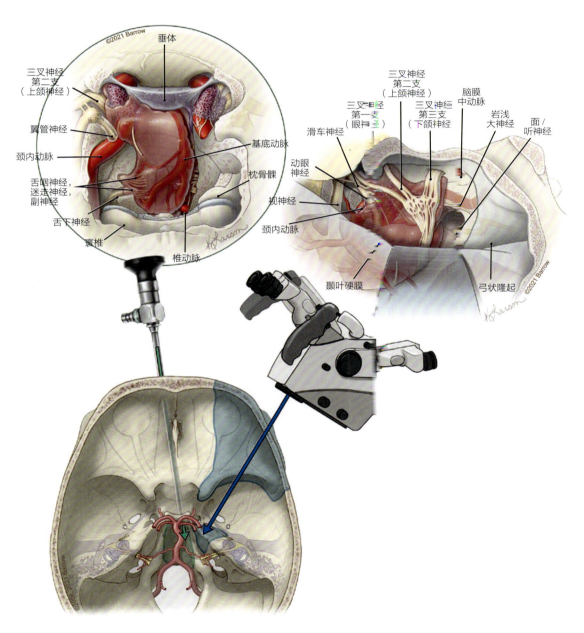

▲ 图 37-9 联合颞前经海绵窦 – 岩前入路和内镜下经鼻入路，并排显示各入路所提供的显露范围
经许可转载，引自 Barrow Neurological Institute, Phoenix, Arizona

和同侧 CN Ⅻ 只能在 PTAPE 入路的内镜经鼻部分才能实现。对于血管结构，联合经岩骨入路可良好显露同侧小脑上动脉，而 PTAPE 入路则能更好地显露对侧小脑上动脉、基底动脉和同侧椎动脉。最后，在脑干显露方面，联合经岩骨入路和 PTAP 入路显示出相似的显露范围，但在 PTAP 入路基础上添加内镜下经鼻入路后，脑干在桥延沟以上（1003mm² vs. 437.6mm²）和髓质（240.2mm² vs. 48.1mm²）的显露范围明显扩大。

当评估患者是否需要联合 PTAPE 入路时应考虑以下因素。第一，在 PTAP 入路中添加内镜下经鼻入路最适用于处理向对侧生长，以及向前、下扩展至 CN Ⅴ～Ⅸ 水平的肿瘤。第二，PTAPE 更适用于乙状窦粗大、颈静脉球高位和（或）小脑幕窦静脉引流粗大的患者，所有这些因素均对经岩后入路或联合经岩入路造成限制。第三，在听力保留的患者中，与迷路后联合经岩骨入路相比，PTAPE 入路能提供更好和更直接的脑干腹侧显露。第四，对于伴有显著海绵窦扩展的岩斜脑膜瘤来说，PTAPE 入路在海绵窦外侧壁减压以及视神经/管减压方面非常理想。在我们机构，PTAPE 入路以分期的方式进行。内镜经鼻部分通常在 PTAP 术后 2 周至 3 个月进行，视患者恢复情况而定。今后的研究和病例系列将对 PTAPE 入路的效果进行深入研究。

总的来说，PTAPE 入路结合了 PTAP 入路和内镜下经鼻入路的优点，两者相辅相成，以提高术者切除大型岩斜脑膜瘤的能力。

病例 36 岁男性，以精神状态改变及复视为表现。CT 和 MRI 显示左侧大型岩斜脑膜瘤，位于内听道内侧，包裹 CN Ⅴ，填满 Meckel 腔和双侧海绵窦。病变上极累及蝶鞍，使视路结构向前上移位；病变下极扩展至斜坡下 1/3（图 37-10A-C）。实验室检查显示，该患者因抗利尿激素分泌不适当综合征而出现低钠血症。计划采用两阶段的 PTAPE 入路，首先进行 PTAP（视频 37-3），术后 MRI 显示脑干前方肿瘤残留（图 37-10D 至 F）。3 个月后采用内镜下经鼻入路（图

37-10G 和 I）处理残余肿瘤。一期手术后，患者出现部分 CN Ⅵ 麻痹，之后功能有所改善，但在 2 期手术后功能障碍再次恶化。

六、枕骨大孔脑膜瘤

斜坡下 1/3 的岩斜脑膜瘤亚型起源于或累及枕骨大孔前区。枕骨大孔岩斜脑膜瘤患者常以头痛、上颈痛、手臂和腿的运动障碍为主要表现。未经治疗的病例可因延髓受压而进展为完全麻痹和呼吸停止。由于肿瘤在这种狭小空间内的生长可能是致命的，因此需要及时治疗[68, 69]。

迄今所涵盖的入路往往不足以用于治疗这些枕骨大孔岩斜脑膜瘤，因为其位置太低。取而代之的是远外侧（± 经髁）入路，此入路为枕骨大孔岩斜脑膜瘤提供了极好的显露和通道，而并发症的风险较低。后组脑神经功能障碍最为常见，其近期并发症发生率较高（＞40%），而远期为 3%[68, 70, 71]。远外侧入路的细节详见第 34 章。

病例

42 岁女性，有 2 年的头痛病史。患者查体显示右上肢感觉减退。影像学显示左侧枕骨大孔脑膜瘤（图 37-11A 至 C）。手术采用左侧远外侧入路（视频 37-4）。术后患者保持稳定，无新发功能障碍。影像学显示肿瘤全切除（图 37-11D 至 F）。

七、放射治疗的作用

尽管上述开颅和内镜颅底技术不断发展，但岩斜脑膜瘤的全切除仍然十分困难，目前的文献报道比例大部分为 20%～80%。广泛切除经常造成严重的脑神经病变。因此，手术的目标往往不是实现全切除，而是最大安全地切除尽可能多的肿瘤，并通过影像学和（或）症状监测患者肿瘤的进展。

在迄今为止最大宗的岩斜脑膜瘤 SRS 治疗研究中，Starke 等于 20 年内一期放射治疗 140 例，手术切除后辅助放射治疗 114 例[72]。在 SRS 治疗后 6～252 个月（平均 71 个月）的最新随访中，研究显示 39% 的肿瘤体积缩小，52% 保持稳定，9% 增大。3 年及 12 年无进展生存率分别为 97%

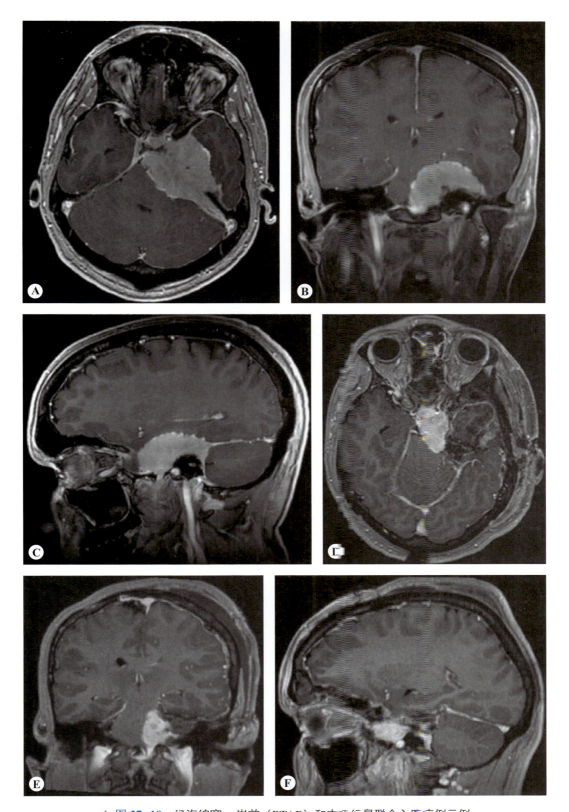

▲ 图 37-10　经海绵窦 - 岩前（PTAP）和内镜经鼻联合入路病例示例

A 至 C. 轴位、冠状位和矢状位增强 T_1 序列 MRI 显示左侧大型岩斜脑膜瘤充满左侧海绵窦腔，使视路结构向上位移位，向下扩展至斜坡的下 1/3；D 至 F. 一期 PTAP 联合的术后 MRI 显示脑干前方肿瘤残留

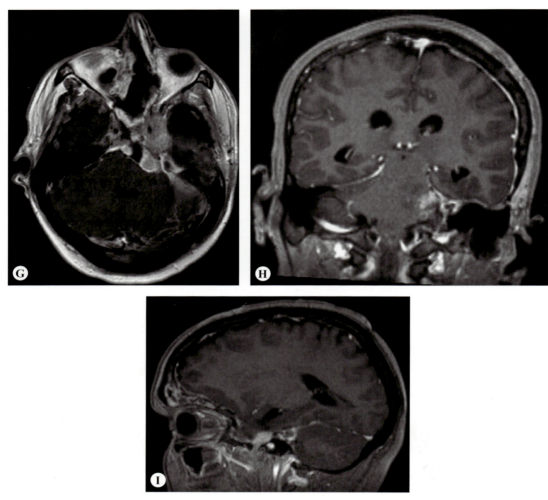

▲ 图 37–10（续）　经海绵窦－岩前（PTAP）和内镜经鼻联合入路病例示例

G 至 I. 3 个月后采用内镜下经鼻入路切除残余肿瘤，该例大型岩斜脑膜瘤达到次全切除

和 80%，作者还发现体积＞8ml 的肿瘤更有可能出现肿瘤进展（HR=2.77，P=0.022）。与这种良好肿瘤控制相关的不良事件很少，6% 的患者出现神经功能下降，以新发或恶化的第 V 对脑神经功能障碍最为常见（3.9%），而其他神经功能障碍则较为少见，无血管损伤或脑干缺血。总体来看，作者观察到 87% 的患者 SRS 治疗结果良好，那些肿瘤较小的患者最有可能从 SRS 中受益。这些病例的子集也被单独发表，显示了类似的结果 [73]，而其他较小的研究也表明 SRS 可以充分控制肿瘤 [74-76]。

其他研究集中于岩斜脑膜瘤引起的三叉神经痛和 SRS 对该症状缓解的影响。Sadik 等对 53 例 SRS 治疗岩斜脑膜瘤患者的回顾性研究表明，7 年随访时肿瘤控制率为 93%，且在 SRS 治疗 3 年后，高达 70% 的患者三叉神经痛症状得到改善 [77]。相比之下，Park 等对行 SRS 治疗或手术切除的原发岩斜脑膜瘤伴三叉神经痛（术前两者的严重程度或分级无差异）患者进行比较，结果显示，在最后一次随访中，手术患者的三叉神经痛症状改善情况更好（SRS 组无须药物治疗者占 24%，而手术组为 88%）[78]。

虽然 SRS 的方案因机构而异，但在 Starke 等的大型多中心研究中，患者接受的最大剂量为 18～80Gy，平均最大剂量为（27.6±5.5）Gy。接受最大剂量＞31Gy 的患者预后良好的可能性降低

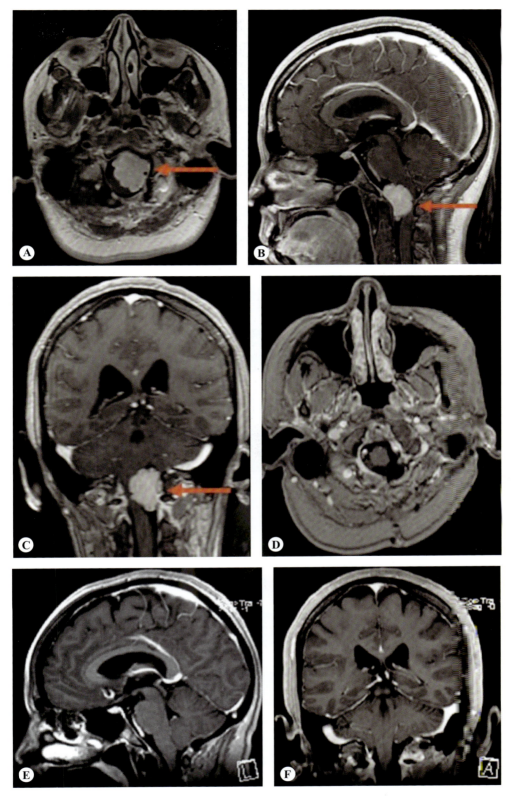

▲ 图 37-11　远外侧入路病例示例

A 至 C. 轴位、矢状位和冠状位的 T₁ 序列 MRI 增强像显示枕骨大孔区脑膜瘤；D 至 F. 采用三侧远外侧入路手术切除，术后 MRI 显示肿瘤全切除

84%（*P*<0.001），提示最大剂量不应超过 31Gy[72]。

　　总体而言，SRS 是一种安全而有力的工具，对岩斜脑膜瘤患者的肿瘤生长控制有显著效果。SRS 既可作为主要治疗手段也可作为辅助治疗方式。随着 SRS 的广泛应用，神经外科医生可能会谨慎切除可安全切除的肿瘤，残余部分留给 SRS。

级别（WHO Ⅰ）肿瘤残留的情况下，可以用系列影像学检查动态监测，如果有明显生长，建议行放射治疗。

　　我们在图 37-12 总结了岩斜脑膜瘤的外科治疗方法，而表 37-1 汇总了关于岩斜脑膜瘤所有主要手术入路的数据。

八、治疗流程

　　图 37-12 概括了我们对岩斜脑膜瘤的总体治疗流程，我们提出了一种最大安全切除的策略。在大体全切除后，如病理诊断符合 WHO Ⅰ 级，可行系列 MRI 动态监测。对于级别更高的肿瘤，不论手术切除程度大小都要进行放射治疗。在低

九、总结

　　尽管现代外科技术和设备不断进步，岩斜坡区脑膜瘤仍然具有挑战性。由于重要神经血管结构复杂而密集，且受到周围骨性结构的保护，岩斜脑膜瘤的手术切除较为困难。很多时候，没有一种单一的方法可以解决肿瘤的所有方面，再次

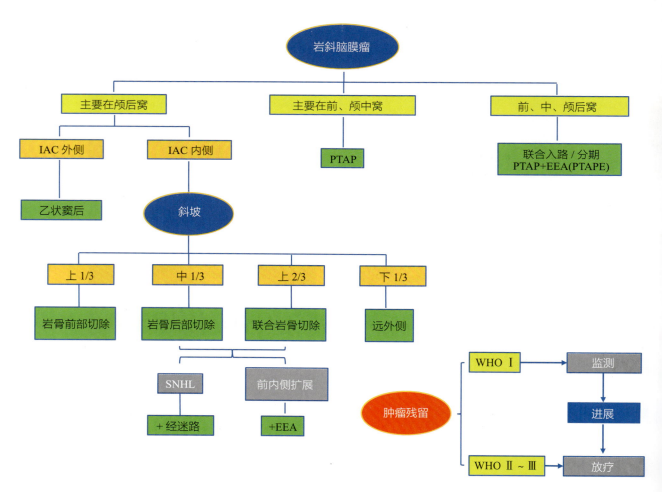

▲ 图 37-12　岩斜脑膜瘤处理策略流程
最初目标是最大安全切除，后期的处理取决于是否有残留肿瘤和病理
EEA. 内镜下经鼻入路；IAC. 内听道；PTAP. 颞前经海绵窦经岩前入路；SNHL. 感觉神经性听力损失

手术和（或）放射治疗成为必要。在许多情况下，尽可能安全地切除肿瘤并依赖放射治疗可能更为理想。然而，手术仍然是岩斜脑膜瘤主要的治疗手段，在本章中，我们列举了岩斜坡区所有可能采用的手术入路以及各自的优缺点。对这些不同的入路的了解将有助于颅底外科医生做出最恰当的选择来帮助他们的患者。

声明

资助：本研究未获任何有关其阐述的资金资助。

利益冲突关系：ASY 是 Stryker 公司的顾问，并从 Mizuho 公司获得版税。

伦理批件和知情同意（参与和发表）：鉴于本研究的设计，当地伦理委员会认为无需知情同意和伦理批准，且本研究未获任何资金资助。

数据和材料的可用性（数据透明度）：本稿件的全部或部分内容均未发表，亦未提交于任何杂志审稿。

参考文献

[1] Li D, et al. Surgical management of medium and large petroclival meningiomas: a single institution's experience of 199 cases with long-term follow-up. Acta Neurochir. 2016;158:409-25.

[2] Couldwell WT, Fukushima T, Giannotta SL, Weiss MH. Petroclival meningiomas: surgical experience in 109 cases. J Neurosurg. 1996;84:20-8.

[3] Little KM, Friedman AH, Sampson JH, Wanibuchi M, Fukushima T. Surgical management of petroclival meningiomas: defining resection goals based on risk of neurological morbidity and tumor recurrence rates in 137 patients. Neurosurgery. 2005;56:546-58.

[4] Natarajan SK, Sekhar LN, Schessel D, Morita A. Petroclival meningiomas: multimodality treatment and outcomes at long-term follow-up. Neurosurgery. 2007;60:965-79.

[5] Diluna ML, Bulsara KR. Surgery for petroclival meningiomas: a comprehensive review of outcomes in the skull base surgery era. Skull Base. 2010;20:337-42.

[6] Nanda A, Javalkar V, Banerjee AD. Petroclival meningiomas: study on outcomes, complications and recurrence rates - clinical article. J Neurosurg. 2011;114:1268-77.

[7] Morisako H, Goto T, Ohata K. Petroclival meningiomas resected via a combined transpetrosal approach: surgical outcomes in 60 cases and a new scoring system for clinical evaluation. J Neurosurg. 2015;122:373-80.

[8] Almefty R, Dunn IF, Pravdenkova S, Abolfotoh M, Al-Mefty O. True petroclival meningiomas: results of surgical management. Clinical article. J Neurosurg. 2014;120:40-51.

[9] Campbell BA, Jhamb A, Maguire JA, Toyota B, Ma R. Meningiomas in 2009. Controversies and future challenges. Am J Clin Oncol Cancer Clin Trials. 2009;32:73-85.

[10] Mawrin C, Perry A. Pathological classification and molecular genetics of meningiomas. J Neuro-Oncol. 2010;99:379-91.

[11] Cushing H. Tumors of the Nervus Acusticus and the syndrome of the Cerebellopontile angle. W.B. Saunders Company; 1917.

[12] Sharma M, Ambekar S, Guthikonda B, Nanda A. A comparison between the kawase and extended retrosigmoid approaches (Retrosigmoid Transtentorial and Retrosigmoid Intradural Suprameatal approaches) for accessing the petroclival tumors. A cadaveric study. J Neurol Surg Part B Skull Base. 2014;75:171-6.

[13] Ambekar S, Amene C, Sonig A, Guthikonda B, Nanda A. Quantitative comparison of retrosigmoid intradural suprameatal approach and retrosigmoid transtentorial approach: implications for tumors in the petroclival region. J Neurol Surg Part B Skull Base. 2013;74:300-4.

[14] Siwanuwatn R, et al. Quantitative analysis of the working area and angle of attack for the retrosigmoid, combined petrosal, and transcochlear approaches to the petroclival region. J Neurosurg. 2006;104:137-42.

[15] Samii M, Tatagiba M, Carvalho GA. Retrosigmoid intradural suprameatal approach to Meckel's cave and the middle fossa: surgical technique and outcome. J Neurosurg. 2000;92:235-41.

[16] Chen LF, Yu XG, Bu B, Xu BN, Zhou B. The retrosigmoid approach to petroclival meningioma surgery. J Clin Neurosci. 2011;18:1656-61.

[17] Koutourousiou M, et al. Outcomes of endonasal and lateral approaches to petroclival meningiomas. World Neurosurg. 2017;99:500-17.

[18] Di Carlo DT, et al. Petroclival meningiomas: the risk of post-operative cranial nerve deficits among different surgical approaches—a systematic review and meta-analysis. Acta Neurochir. 2020;162:2135-43.

[19] Kim JW, et al. Petroclival meningiomas: long-term outcomes of multimodal treatments and management strategies based on 30 years of experience at a single institution. J Neurosurg. 2020;132:1675-82.

[20] Kawase T, Toya S, Shiobara R, Mine T. Transpetrosal approach for aneurysms of the lower basilar artery. J Neurosurg. 1985;63:857-61.

[21] Kawase T, Shiobara R, Toya S. Anterior transpetrosal-transtentorial approach for sphenopetroclival meningiomas. Neurosurgery. 1991;869 https://doi.org/10.1097/00006123-

199106000-00014.

[22] Hitselberger WE, Horn KL, Hankinson H, Brackmann DE, House WF. The middle fossa transpetrous approach for petroclival meningiomas. Skull Base Surg. 1993;3:130-5.

[23] Jacquesson T, Simon E, Berhouma M, Jouanneau E. Anatomic comparison of anterior petrosectomy versus the expanded endoscopic endonasal approach: interest in petroclival tumors surgery. Surg Radiol Anat. 2015;37:1199-207.

[24] Muto J, et al. Comparative analysis of the anterior transpetrosal approach with the endoscopic endonasal approach to the petroclival region. J Neurosurg. 2016; 125: 1171-86.

[25] Samii M, Tatagiba M. Experience with 36 surgical cases of petroclival meningiomas. Acta Neurochir. 1992;118:27-32.

[26] Bricolo AP, Turazzi S, Talacchi A, Cristofori L. Microsurgical removal of petroclival meningiomas: a report of 33 patients. Neurosurgery. 1992;31:813-28.

[27] Danner C, Cueva RA. Extended middle fossa approach to the petroclival junction and anterior cerebellopontine angle. Otol Neurotol. 2004;25:762-8.

[28] Xiao X, et al. Surgical resection of large and giant petroclival meningiomas via a modified anterior transpetrous approach. Neurosurg Rev. 2013;36:587-94.

[29] Mizutani K, Toda M, Yoshida K. The analysis of the petrosal vein to prevent venous complications during the anterior Transpetrosal approach in the resection of Petroclival Meningioma. World Neurosurg. 2016;93:175-82.

[30] Hakuba A, Nishimura S, Inoue Y. Transpetrosal-transtentorial approach and its application in the therapy of retrochiasmatic craniopharyngiomas. Surg Neurol. 1985;24:405-15.

[31] Al-Mefty O, Fox JL, Smith RR. Petrosal approach for petroclival meningiomas. Neurosurgery. 1988;22:510-7.

[32] Graffeo CS, et al. Anatomical step-by-step dissection of complex skull base approaches for trainees: surgical anatomy of the posterior petrosal approach. J Neurol Surg Part B Skull Base. 2019;80:338-51.

[33] Aum D, Rassi MS, Al-Mefty O. Petroclival meningiomas and the petrosal approach. Handbook of clinical neurology, vol. 170. Elsevier B.V; 2020.

[34] Horgan MA, et al. Classification and quantification of the petrosal approach to the petroclival region. J Neurosurg. 2000;93:108-12.

[35] Chanda A, Nanda A. Partial labyrinthectomy petrous apicectomy approach to the petroclival region: an anatomic and technical study. Neurosurgery. 2002;51:58-72.

[36] Mason E, Van Rompaey J, Solares CA, Figueroa R, Prevedello D. Subtemporal Retrolabyrinthine (posterior petrosal) versus endoscopic endonasal approach to the Petroclival region: an anatomical and computed tomography study. J Neurol Surg Part B Skull Base. 2016;77:231-7.

[37] Tu YK, Yang SH, Liu HM. The transpetrosal approach for cerebellopontine angle, petroclival and ventral brain stem lesions. J Clin Neurosci. 1999;6:336-40.

[38] Seifert V, et al. Conservative (labyrinth-preserving) transpetrosal approach to the clivus and petroclival region - indications, complications, results and lessons learned. Acta Neurochir. 2003;145:631-42.

[39] Li D, et al. Surgical management and outcomes of petroclival meningiomas: a single-center case series of 259 patients. Acta Neurochir. 2013;155:1367-83.

[40] Nishimura S, Hakuba A, Jang BJ, Inoue Y. Clivus and apicopetroclivus meningiomas - report of 24 cases. Neurol Med Chir (Tokyo). 1989;29:1004-11.

[41] Ammirati M, Samii M. Presigmoid sinus approach to petroclival meningiomas. Skull Base. 1992;2:124-8.

[42] Baldin HZ, et al. The far lateral/combined supra- and infratentorial approach. A human cadaveric prosection model for routes of access to the petroclival region and ventral brain stem. J Neurosurg. 1994;81:60-8.

[43] Hakuba A, Nishimura S, Tanaka K, Kishi H, Nakamura T. Clivus meningioma: six cases of total removal. Neurol Med Chir (Tokyo). 1977;63-77 https://doi.org/10.2176/nmc.17pt1.63.

[44] Spetzler RF, Daspit CP, Pappas CTE. The combined supra- and infratentorial approach for lesions of the petrous and clival regions: experience with 46 cases. J Neurosurg. 1992;76:588-99.

[45] Troude L, Carissimi M, Lavieille JP, Roche PH. How I do it: the combined petrosectomy. Acta Neurochir. 2016;158:711-5.

[46] Janjua MB, Caruso JP, Greenfield JP, Souweidane MM, Schwartz TH. The combined transpetrosal approach: anatomic study and literature review. J Clin Neurosci. 2017;41:36-40.

[47] Hanakita S, Watanabe K, Champagne PO, Froelich S. How I do it: combined petrosectomy. Acta Neurochir. 2019;161:2343-7.

[48] Cho CW, Al-Mefty O. Combined petrosal approach to petroclival meningiomas. Neurosurgery. 2002;51:708-18.

[49] Mathiesen T, Gerlich Å, Kihlström L, Svensson M, Bagger-Sjöbäck D. Effects of using combined transpetrosal surgical approaches to treat petroclival meningiomas. Neurosurgery. 2007;60:982-91.

[50] Shibao S, Borghei-Razavi H, Orii M, Yoshida K. Anterior transpetrosal approach combined with partial posterior petrosectomy for petroclival meningiomas with posterior extension. World Neurosurg. 2015;84:574-9.

[51] Polster SP, Horowitz PM, Awad IA, Gluth MB. Combined petrosal approach. Curr Opin Otolaryngol Head Neck Surg. 2018;26:293-301.

[52] Bambakidis NC, et al. Evolution of surgical approaches in the treatment of petroclival meningiomas: a retrospective review. Neurosurgery. 2008;62:202.

[53] Kusumi M, et al. Tentorial detachment technique in the combined petrosal approach for petroclival meningiomas: clinical article. J Neurosurg. 2012;116:566-73.

[54] Dolenc VV. A combined epi- and subdural direct approach to carotid-ophthalmic artery aneurysms. J Neurosurg. 1985;62:667-72.

[55] Tripathi M, et al. Quantitative analysis of the Kawase versus the modified Dolenc-Kawase approach for middle cranial fossa lesions with variable anteroposterior extension. J Neurosurg. 2015;123:14-22.

[56] Liao CH, et al. Pretemporal trans-Meckel's cave transtentorial approach for large petroclival meningiomas. Neurosurg Focus. 2018;44:1-7.

[57] Labib MA, et al. The side door and front door to the upper

retroclival region: a comparative analysis of the open pretemporal and the endoscopic endonasal transcavernous approaches. J Neurosurg. 2019;1-13 https://doi.org/10.3171/2019.6.jns19964.

[58] Ichimura S, Kawase T, Onozuka S, Yoshida K, Ohira T. Four subtypes of petroclival meningiomas: differences in symptoms and operative findings using the anterior transpetrosal approach. Acta Neurochir. 2008;150:637-45.

[59] Kassam AB, et al. Endoscopic endonasal pituitary transposition for a transdorsum sellae approach to the interpeduncular cistern. Neurosurgery. 2008;62:57-74.

[60] Freeman JL, et al. Expanding the endoscopic transpterygoid corridor to the petroclival region: anatomical study and volumetric comparative analysis. J Neurosurg. 2018;128:1855-64.

[61] Vaz-Guimaraes F, et al. Endoscopic endonasal approach to the ventral jugular foramen: anatomical basis, technical considerations, and clinical series. Oper Neurosurg. 2017;13:482-90.

[62] Morera VA, et al. 'Far-medial' expanded endonasal approach to the inferior third of the clivus: the transcondylar and transjugular tubercle approaches. Neurosurgery. 2010;66:211-20.

[63] Borghei-Razavi H, et al. Endoscopic endonasal petrosectomy: anatomical investigation, limitations, and surgical relevance. Oper Neurosurg. 2019;16:557-70.

[64] Simal-Julián JA, Miranda-Lloret P, Botella-Asunción C, Kassam A. Full endoscopic endonasal expanded approach to the petroclival region: optimizing the carotid-clival window. Acta Neurochir. 2014;156:1627-9.

[65] Jacquesson T, Berhouma M, Tringali S, Simon E, Jouanneau E. Which routes for Petroclival Tumors? A comparison between the anterior expanded endoscopic Endonasal approach and lateral or posterior routes. World Neurosurg. 2015;83:929-36.

[66] Doglietto F, et al. Transnasal endoscopic and lateral approaches to the Clivus: a quantitative anatomic study. World Neurosurg. 2018;113:e659-71.

[67] Benet A, et al. Comparative analysis of the transcranial 'far lateral' and endoscopic endonasal 'far medial' approaches: surgical anatomy and clinical illustration. World Neurosurg. 2014;81:385-96.

[68] Flores BC, Boudreaux BP, Klinger DR, Mickey BE, Barnett SL. The far-lateral approach for foramen magnum meningiomas. Neurosurg Focus. 2013;35:1-10.

[69] Bruneau M, George B. Classification system of foramen magnum meningiomas. J Craniovertebr Junction Spine. 2010;1:10-7.

[70] Ethods M. CLINICA L surgical results for Meningiomas of the craniocervical junction. Neurosurgery. 1996;39:1086-95.

[71] Talacchi A, Biroli A, Soda C, Masotto B, Bricolo A. Surgical management of ventral and ventrolateral foramen magnum meningiomas: report on a 64-case series and review of the literature. Neurosurg Rev. 2012 35:359-68.

[72] Starke R, et al. Stereotactic radiosurgery of petroclival meningiomas: a multicenter study. J Neuro-Oncol. 2014;119:169-76.

[73] Flannery TJ, et al. Long-term control of petroclival meningiomas through radiosurgery. J Neurosurg. 2010;112:957-64.

[74] Roche PH, Pellet W, Fuentes S, Thomassin JM, Régis J. Gamma knife radiosurgical management of petroclival meningiomas results and indications. Acta Neurochir. 2003;145:883-8.

[75] Jung HW, Yoo H, Paek SH, Cho ES. Long-term outcome and growth rate of subtotally resected petroclival meningiomas: experience with 38 cases. Neurosurgery. 2000;46:567-75.

[76] Subach BR, Lunsford LD, Kondziolka D, Maitz AH, Flickinger JC. Management of petroclival meningiomas by stereotactic radiosurgery. Neurosurgery. 1998;42:437-45.

[77] Sadik ZHA, Te Lie S, Leenstra S, Hanssens PEJ. Volumetric changes and clinical outcome for petroclival meningiomas after primary treatment with Gamma Knife radiosurgery. J Neurosurg. 2018;129:1623-9.

[78] Park HH, et al. Radiosurgery vs. microsurgery for newly diagnosed, small petroclival meningiomas with trigeminal neuralgia. Neurosurg Rev. 2020; https://doi.org/10.1007/s10143-020-01346-8.

第 38 章　前庭神经鞘膜瘤
Vestibular Schwannomas

Kunal Vakharia　Brian Neff　Matthew Carlson　Colin Driscoll　Michael J. Link　著

张喜安　林 杰　译

一、历史回顾

前庭神经鞘膜瘤以前被称为听神经瘤或听神经鞘瘤，是小脑脑桥三角区最常见的肿瘤，占该部位肿瘤的 75% 以上，占所有颅内肿瘤的 6%[1-3]。尽管这一部位的鉴别诊断包括脑膜瘤、表皮样瘤和一些更罕见的肿瘤，但前庭神经鞘膜瘤有特征性的影像学表现和考虑因素，这对确诊并纳入治疗计划和为患者提供咨询十分重要。尽管第一例前庭神经鞘膜瘤是在 1777 年的尸检研究中发现的，但在手术入路、长期处理、放射治疗和影像学方面的研究已有很多，这些研究显著影响了对该病流行病学的认识，以及治疗时机[4]。然而，前庭神经鞘膜瘤的"最佳"处理策略仍然存在很大争议。

前庭神经鞘膜瘤源于听神经中形成髓鞘的施万细胞，可位于内听道或小脑脑桥三角区内，这取决于特定患者中央髓鞘和周围髓鞘之间的过渡区位置。组织病理学诊断的重点是识别梭形细胞肿瘤中的 Verocay 小体，并伴有不同程度的多细胞区（Antoni A）和空泡区（Antoni B）[5]。此外，组织病理学可显示 S-100 胞质和核广泛浓染，以及 SOX10 表达。确认面神经和耳蜗神经的位置是实现肿瘤切除、保留听力和面神经功能的关键。

双侧前庭神经鞘膜瘤是神经纤维瘤病 2（NF2）患者的典型表现。此外，NF2 患者可能在颅内其他部位、脊髓和周围神经上发生多发神经鞘瘤，颅内和椎管内脑膜瘤，以及脊髓室管膜瘤。这类患者的决策和治疗更为复杂，超出了本章讨论的范围。50% 的 NF2 患者是 22 号染色体上 *NF2* 基因两个等位基因的新的自然突变的结果，无家族史。

二、临床表现

散发性前庭神经鞘膜瘤的临床表现取决于肿瘤大小。但是大多数患者由于肿瘤对第Ⅷ对脑神经和内耳结构的直接影响，仍以单侧听力丧失、耳鸣和平衡失调为主要症状[6, 7]。有些令人惊讶的是，听力丧失的程度并不总与肿瘤大小相关，一些内听道内前庭神经鞘膜瘤可能会出现严重的同侧耳聋，而另一些巨大肿瘤患者可能会保留非常有用的听力。最有可能的是，随着 MRI 应用的普及，患者在因非特异性头痛或其他无关神经系统症状而进行筛查时，将越来越多的因影像检查的偶然发现而被检出患有前庭神经鞘膜瘤。术前的主要表现为单侧听力丧失，发生于 25%～95% 的患者，该症状最好通过听力评估来确定[6, 7]。确诊时间从 3 个月到 7.6 年，主要是因为这种肿瘤通常进展缓慢，且无症状。从术前计划的角度来看，重点在于了解听力丧失的程度，以助于规划最合适的入路。语言辨别是这个临床决策过程的关键部分。美国耳鼻咽喉头颈外科学会（AAO-HNS）听力分类根据四音纯音听阈均值和语言辨别得分将听力分为 A～D 类（见第 30 章）[8]。大多数研究者认为 A 类和 B 类听力是可用的听力。虽然该临床指南很有帮助，但最近的一篇论文表明，从患者的角度来看，单词识别分数＜70% 会使耳失去大部分功能[9]。此外，当出现单侧听力损失时，只有当纯音听力图显示健侧听力在 30分贝以内时，患耳的剩余听力才对语音识别有用[10, 11]。术前纯音电测听和单词识别不仅对评估前庭神经鞘膜瘤对患耳的影响很重要，而且对确定对侧有无跟肿瘤无关的听力丧失也很重要。例如，对于一位非肿瘤侧耳听力不良的老年患者，即使患耳的单词识别得分较差，也仍可能受益于双耳声音输入。

大多数前庭神经鞘膜瘤患者的听力丧失模式为高频感音神经性听力丧失，其特征是单词识别评分更差，与纯音听力丧失不成比例。然而，我们在前庭神经鞘膜瘤患者中已经观察到所有的感音神经性听力丧失模式。AAO-HNS 建议在任何一个测试频率上纯音损失＞15 分贝，或者在两个相邻频率听力丧失＞10 分贝的患者中进行 MR 筛查[12]。一些患者可发生突发性听力丧失，但非常罕见。突发性听力丧失，即使是自发恢复或在口服或经鼓膜注射类固醇后恢复，也应评估前庭神经鞘膜瘤的可能性。

如果肿瘤变得非常大，邻近结构越来越广泛地受压，从手术策略的角度考虑也很重要。与三叉神经病变相关的面部感觉症状是第二常见的首发症状，见于 3% 的患者。15% 的患者可出现角膜反射丧失，且沿三叉神经下方起源的肿瘤经常引起三叉神经 V_2 和 V_3 区的受压[2, 3, 6, 10]。虽然因三叉神经根进入区受压导致的感觉症状常见，但面肌无力很少见。因面神经本身受压或被牵张而导致的面神经症状不常见，但面肌痉挛是一个已知的发生于极少数患者的首发症状。

最后，除了邻近的脑神经受压，脑干和第四脑室受压还会导致严重的平衡失调、顽固性恶心、呕吐和脑积水，如果不及时治疗，甚至有可能致命[13]。除了这个明显的问题，在任何外科干预之前识别任何形式的脑脊液循环紊乱并设法（脑室外引流，腰大池引流或脑室腹腔分流）使之缓解非常重要，这可使手术更安全和更有效。

三、影像学评估

在过去的几十年里，计算机断层扫描和磁共振成像的质量得到了提高。正因为如此，检出较小的、偶发的前庭神经鞘膜瘤变得越来越普遍，从而需要确定无症状患者的正期处理方法[13]。尽管在某些情况下，CT 影像对术前评估有好处，但 MRI 仍是金标准和首选的检查方法。前庭神经鞘膜瘤的典型 CT 表现是以内听道为中心的低密度或等密度病变。增强 CT 有助于描绘肿瘤，但通常无法突出必要的细节来理解面神经和耳神经复合体的复杂性。

CT 和组织密度成像有助于显示脑积水的早期征像和脑室周围室管膜下水肿，以及与脑膜瘤相符的内听道周围骨质增生或肿瘤内钙化。此外，CT 可以很好地显示增宽的内听道，这是前庭神经鞘膜瘤极具特征性的征象。CT 还有助于详细显示颞骨的气化模式，有且于确定乙状窦后入路或颅中窝入路术后脑脊液漏的潜在风险[14]。薄层 CT 还可以突出半规管和前庭的细节，以指导听力保留手术时骨质磨除的范围（图 38-1）。然而，我们通常在术前不进行常规 CT。

MRI 是前庭神经鞘膜瘤的最佳影像学检查方式。T_1 成像通常显示低或等信号病变，增强后肿瘤明显强化[15]。T_2 成像通常为高信号，T_2 和液体抑制反转恢复序列（FLAIR）序列有助于显示累及小脑或脑干的瘤周水肿。超薄层重 T_2 加权稳态成像（FIESTA、CISS 或 Space 序列）有时可以帮助辨别起源神经并显示内听道的细节，以助于规划最佳手术入路，特别是在一些较小的道内肿瘤拟采用保留听力的入路时（图 38-2）[16]。

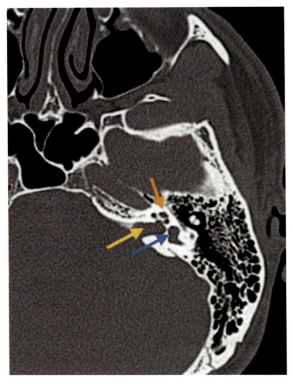

▲ 图 38-1　左侧颞骨薄层 CT 显示一些重要解剖发现
黄箭指向内听道，蓝箭指向前庭，橙箭指向耳蜗

Koos 分级用于前庭神经鞘膜瘤的影像学分类如下。

- 1 级：小型内听道内肿瘤。
- 2 级：小型肿瘤，突入小脑脑桥三角区池；与脑干无接触。
- 3 级：占据小脑脑桥三角区池的肿瘤，无脑干移位。
- 4 级：大型肿瘤伴脑干和脑神经移位。

四、解剖难点

小脑脑桥三角区的解剖学边界为，外侧界为颞骨岩骨面，上界为小脑幕，内侧界为脑桥，后界为小脑脚。滑车神经和三叉神经位于小脑脑桥三角区的上部，颈静脉孔与第Ⅸ～Ⅺ对脑神经通常代表小脑脑桥三角区的下缘[17, 18]。展神经虽然不常受到前庭神经鞘膜瘤的影响，但在该区域的大多数大型肿瘤中，展神经位于肿瘤前方，一直到 Dorello 管[19]。面神经和听神经从桥延交界部发出[20]。在脑干，听神经来自脑桥下部的外

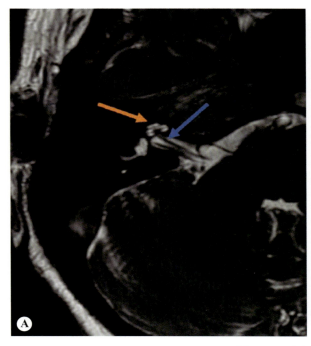

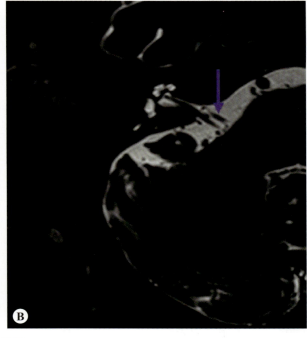

▲ 图 38-2　右侧颞骨 FIESTA MRI
结果突出了内听道内脑神经的解剖细节，可以用于辅助术前计划。橙箭指向耳蜗，蓝箭指向耳蜗神经，因其朝向耳蜗，紫箭指向面神经

侧，恰位于第四脑室外侧隐窝上方。面神经起于听神经下方及腹侧数毫米的桥延沟。在前庭神经鞘膜瘤手术中，了解这种关系对于在解剖分离的早期安全识别这些结构至关重要，即使在较大的肿瘤中也是如此。同样地，当神经接近内听道底部时，它们的关系也是恒定的。在道底处有横嵴，此嵴将上方的面神经和前庭上神经与下方的下前庭神经和耳蜗神经分开。位于前上方的面神经与前庭上神经由垂直嵴（或 Bill 嵴）隔开。因此道底神经的解剖关系为：面神经在前上，耳蜗神经在前下，前庭上神经在后上，前庭下神经在后下[20]。

在较大的肿瘤，正常解剖被推挤扭曲，尤其是在肿瘤周边。恒定的解剖标志有助于在小脑脑桥三角区池内定位并确保沿肿瘤包膜进行剥离，同时保留与脑干相关的重要结构[17]。桥延交界处的绒球下入路可以很好地观察面神经在脑干的起源。在大多数前庭神经鞘膜瘤，小脑下前动脉经常穿过手术通道。小脑下前动脉发出迷路动脉，并经常有其他穿支血管至邻近的脑干。保留迷路动脉对听力保留很重要。弓下动脉也可以覆盖于较大的肿瘤上，可以安全地离断，而不损害面神经功能或听力。该动脉不同于迷路动脉，因为其不进入内听道，而是通过内听道上后方的弓下窝进入颞骨。

这一区域的静脉解剖也非常重要。来自脑桥、小脑中脚和小脑半球的静脉汇入岩上静脉复合体[21]。如有可能，应尽可能保留此静脉复合体。如果需要明显的小脑牵拉，早期牺牲该静脉复合体可以防止牵张和撕脱，否则更难以处理。此外，桥延沟和小脑脑桥裂的几条静脉需与脑干一起予以保留，并小心地从肿瘤包膜中解剖出来。

五、术前注意事项

前庭神经鞘膜瘤术前有几个影响临床决策的注意事项。治疗方案包括通过系列神经影像学检查动态监测的非手术治疗，显微外科切除和立体定向放射外科。年龄、肿瘤大小、术前听力状况和解剖特点，尤其是肿瘤在内听道底或小脑脑桥三角区池扩展的距离，决定了治疗策略和是否应该尝试保留听力。此外，应该对患者的生活质量进行个体化评估，将其纳入决策过程中。

对于任何前庭神经鞘膜瘤患者，远期治疗的主要目标是功能保护。当患侧听力良好、肿瘤大小中等或偏小，或者肿瘤主要位于内听道时，听力保留为重要的考虑因素。颅后窝直径<2.0cm且听力良好的肿瘤患者（A 级和 B 级）通常选择听力保留手术。此外，对于仅有单耳听力的患者，显然应考虑采取保留听力或听力重建的策略[22-24]。现有强有力的证据表明，手术可以达到良好的长期听力保留（见第 30 章）。

治疗决策流程见图 38-3。

六、手术入路

前庭神经鞘膜瘤有 3 种常见的手术入路，包括乙状窦后、颅中窝和经迷路（罕见的情况下还包括经耳囊或经耳蜗）（图 38-4）入路。虽然在肿瘤的最佳手术入路方面并不总能达成共识，但了解每种入路的潜在利弊十分重要，以符合患者的预期和手术目标。

乙状窦后入路为最常用的入路，主要是因为该入路在神经外科实践中应用广泛且为人所熟知。乙状窦后入路可从小脑幕到枕骨大孔充分显露小脑脑桥三角区，然后由后向前切除此区肿瘤。该手术通道可显露多个脑池，包括枕大池，从而易于释放脑脊液以使小脑松弛。乙状窦后入路还可为任何大小的肿瘤提供保留听力的机会。

此外，采用该入路可相对较早地在脑干端识别面神经、三叉神经和进入颈静脉孔的后组脑神经。

颅中窝入路是一种由上至下显露前庭神经鞘膜瘤的入路，特别适用于较小的道内型肿瘤。颅中窝入路常被标榜为保留听力的最佳手术方法，其技术细节和结果在第 30 章详述。

最后，经颞骨入路，主要是经迷路入路。可

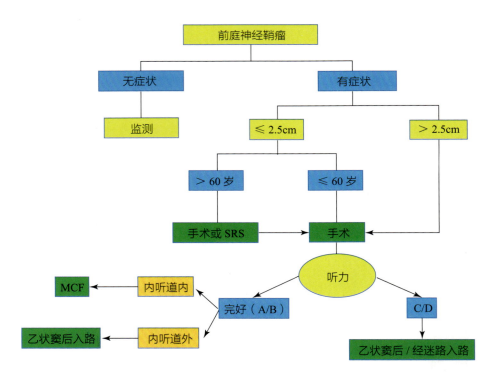

▲ 图 38-3　前庭神经鞘膜瘤的处理和手术入路选择的决策流程图。无症状、无生长迹象的肿瘤应观察，直到肿瘤进展或出现症状。有症状的肿瘤应积极治疗。年轻患者（<60 岁）倾向于手术，但也可考虑立体定向放射外科（SRS）治疗。对于小型道内型肿瘤，可通过经颅中窝入路（MCF）完成保听手术；而对道外伴有小脑脑桥三角区池扩展的肿瘤，可通过乙状窦后入路完成听力保留手术。伴有占位效应的大型肿瘤应采取乙状窦后入路或经迷路入路手术治疗。本图简要描述了前庭神经鞘膜瘤的处理决策，但是肿瘤处理的细微差别很难用图表形式表现

从外到内显露肿瘤。在极少数情况下，这种入路可以进行个体化经耳囊改良，将外耳道封闭，也可磨除耳蜗，为向前移位的较大肿瘤提供更腹侧的显露。无论患者术前听力如何，经迷路入路会引起患耳听力的即刻丧失，因而适用于无可用听力的患者或预期肿瘤全切后听力无望保留的大型肿瘤患者。经迷路入路的优点之一在于能够早期显露面神经，因为广泛磨除骨质后可显露内听道底。此外，和其他入路类似，术前影像有助于确定此入路是否适合这个潜在的手术通道。在这些情况下，应特别注意乙状窦和颈静脉球的位置，乙状窦非常靠前或大型高位颈静脉球可能会明显限制操作空间。然而，对于大多数患者来说，该入路的显露已十分充分，许多术者认为，此入路另一个优势是在肿瘤切除的初始瘤内减压阶段需要的小脑牵拉更少。

前次术后前庭神经鞘膜瘤的翻修手术或放射治疗后的肿瘤手术可能会特别困难。鉴于瘢痕组织和模糊不清的蛛网膜界面，可选择一种新的入路进行补救性治疗，以至少在部分剥离过程中能找到潜在未破坏的新手术界面，从而最大限度地减少新增神经功能障碍的风险[25]。

七、手术技术

（一）乙状窦后入路

标准的乙状窦后开颅可用于许多前庭神经鞘膜瘤（见第 34 章）。在手术显微镜下打开硬膜，从显露的下缘开始，锐性打开小脑脑桥三角区池下部，以释放脑脊液使小脑松弛。硬膜的其余部分剪开至横窦和乙状窦交界处。在典型的小脑脑桥三角区入路切除前庭神经鞘膜瘤过程中，首先充分剥离蛛网膜，以辨认颈静脉孔和后组脑神

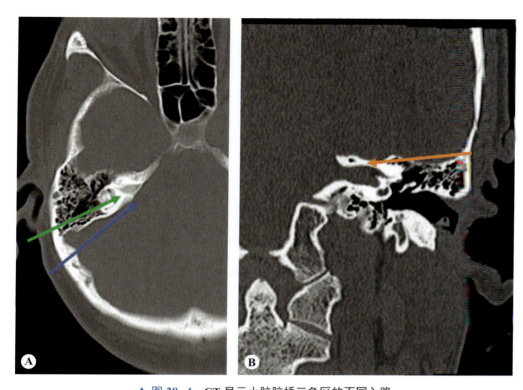

▲ 图 38-4　CT 显示小脑脑桥三角区的不同入路
A. 右侧颞骨轴位 CT 显示经迷路与乙状窦后入路。绿箭表示经迷路入路，蓝箭表示乙状窦后入路。
B. 冠状位 CT 显示颅中窝入路的入路角度，橙箭表示颅中窝入路

经，并松解其与小脑绒球相连的蛛网膜。电刺激副神经使斜方肌收缩是一种好的方法，以确保患者未被麻醉科医师无意施加的药物麻痹而导致神经监测无效。然后，进行绒球下分离，以在脑干处找到面神经（图 38-5），但对于巨大肿瘤来说，在未行充分的瘤内减压之前，可能很难做到这一点。需注意小脑下前动脉的走行和邻近的静脉结构，如有可能，在计划保留听力的病例中需辨认与第八神经伴行的行迷路动脉。三叉神经在肿瘤上极的前上方，同样，在大型肿瘤中，该神经会被完全遮盖。对显露的肿瘤后极给予 1～2mA 的电刺激，以明确肿瘤不是面神经鞘瘤或面神经行于肿瘤后表面的罕见走行。用显微剪刀在没有明显的第Ⅷ对脑神经纤维的区域打开肿瘤后部，通常使用超声吸引器来进行瘤内减压，切除大部分肿瘤。然后，仔细将肿瘤包膜与邻近的小脑和血管解剖分离，并确认第Ⅶ和第Ⅷ对脑神经在脑干的起始部。如果要挽救听力，则需要采用锐性剥

离方式将肿瘤与第Ⅷ对脑神经的纤维分开。立从脑干至内听道方向进行剥离，以免对远端耳蜗神经纤维最脆弱的部位过度牵拉。我们一般可以分辨出在肿瘤最上极走行的前庭上纤维，这些纤维可以安全离断，但当想要保留听力时，我们会尽最大努力保留每一根纤维。这样做的好处之一在于第Ⅷ神经纤维通常有助于第Ⅶ对脑神经的保护。如果听脑干反应（ABR）丧失或术前听力已不可用，可在脑干处切断前庭耳蜗神经，以进一步游离肿瘤，从而可直视面神经走向部。随后，将肿瘤从面神经上锐性剥离，同样应从近端向远端分离。在剥离过程中，用超声吸引器或显微剪刀间断进行瘤内减压。面神经通常附着于肿瘤前腹侧面或多或少地由下向上走行，最终从上方进入内听道。根据我们的经验，面神经与第Ⅷ对脑神经的耳蜗支分开的越远，听力保留的机会就越小。与那些一直行于肿瘤腹侧的面神经相比，如果面神经由下向上走行陡峭，在肿瘤上极走行很

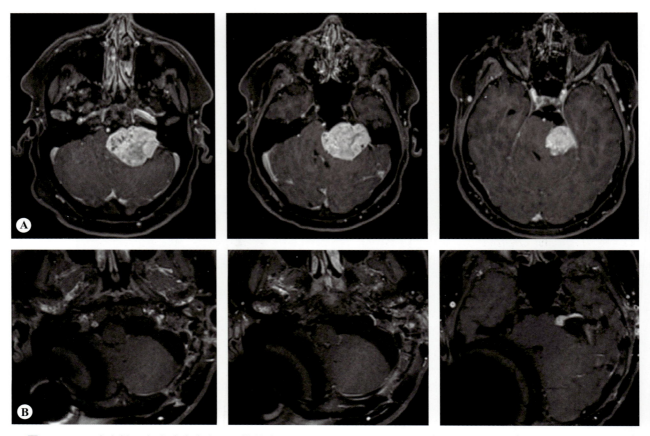

▲ 图 38-5　**58 岁女性，有乳腺癌病史，以往曾接受过乳房切除术和化学治疗，近期开始出现进行性听力下降和步态障碍，左耳无可用听力**

A. 轴位增强 MRI 显示左侧大型前庭神经鞘膜瘤，最大径 4.5cm，严重压迫脑干和第四脑室，扩展至三叉神经和天幕。患者有脑积水，急诊行脑室外引流置管，之后接受了左乙状窦后开颅手术。B. 术后轴位增强 T_1 MRI 显示术腔良好，在最后一张图像上可见一些沿面神经分布的残余肿瘤。患者保留了 House-Brackmann 1 级的面肌功能，听力未恢复。术后 3 个月的影像还可见分流管伪影

长距离才进入内听道，我们认为这类面神经存在最高的损伤风险。

一旦肿瘤的小脑脑桥三角区部分已最大限度地被切除，电凝覆盖内耳门的硬膜，可采用小金刚砂磨钻或超声骨刀磨除内听道后壁并显露内听道硬膜。注意不要磨入后半规管、总脚或内淋巴管，尤其是对于行听力保留手术的病例。根据后半规管的结构，内听道通常可以安全磨开 6～7mm。一般将内听道后壁向外磨除至距离道底 <3mm 的位置。术前薄层颞骨 CT 和三维重建有助于识别重要的解剖结构变异。上述显露使面神经和耳蜗神经的远端和近端后续均可与肿瘤剥离。在小的道外脑池肿瘤，可以先磨开内听道以

早期识别道内神经。利用角度内镜可以克服内听道磨除的外侧限制，并能够直视并将最后一块肿瘤自道底分离。切除肿瘤后，一期缝合硬膜，骨瓣用微型连接片和螺钉固定，切口用可吸收的缝线分层缝合。

（二）颅中窝入路

颅中窝入路可选择性地用于道内型肿瘤，主要针对小肿瘤。开颅方法参见第 30 章。有几个通用的解剖标志来确定内听道位置。一般先磨除岩尖（Kawase 三角），在内听道前显露颅后窝硬膜；然后继续向后磨除，以确定内耳门，逐步用小金刚砂磨钻小心磨开内听道顶壁。需注意，内听道在内耳门附近更深，越靠近道底越浅。继续

向外侧显露至面神经迷路段，然后可打开内听道硬膜以显露其内容物。最好沿着内听道上方的后缘后打开硬膜，以保护下方的面神经，后者一般位于前上象限。在大多数道内型肿瘤中，可以通过直接观察识别面神经，并可通过用极低阈值（0.05mA）的术中直接电刺激证实。务必将面神经从肿瘤的上部锐性剥离，并向前移位，以便能按由近到远的顺序从下方的耳蜗神经剥离肿瘤。我们一贯离断前庭上神经以帮助游离肿瘤，大多数时候也会离断前庭下神经。在肿瘤切除后，我们仔细对开放的气房进行骨蜡封闭，并通常在骨缺损处放置一小块自体脂肪移植物，以防止术后脑脊液漏。

（三）经迷路入路

经迷路入路为乙状窦前入路，无保留听力的可能。患者取仰卧位，头部转向对侧45°～60°。对于较大肿瘤，我们通常用三钉头架固定，这样便可使用 Budde Halo 牵开器（Mayfield, Integra, Plainsboro, New Jersey, USA）。对于直径<2.5cm 的颅后窝肿瘤，我们通常只将头部置于软质头枕上。做曲线切口，始于耳郭上方1cm处，向后拐至二腹肌沟，然后向下至乳突尖下方。将胸锁乳突肌和二腹肌向下翻开，骨膜下分离显露乳突和外耳道边界。随后行广泛乳突切除术，使乙状窦从横-乙状窦交界处至颈静脉球部完全减压。辨认中耳的鼓窦，以及水平半规管。将面神经乳突降段轮廓化，但保留于面神经骨管内。显露乙状窦前硬膜和颅中窝硬膜，然后行迷路全切除以内听道。在内听道的上方和下方磨出骨槽，以使其180°～270° 减压。通常脑脊液会从耳蜗导水管流出，有助于降低颅内压。在岩上窦下方平行切开乙状窦前硬膜，并延长至内听道上方骨槽；然后在颈静脉球上方尽可能低的位置做一平行切口，向深部延长至内听道下方骨槽。两个硬膜切口在内听道口处相连，将硬膜向后翻起至乙状窦上，以显露小脑脑桥三角区内肿瘤。直线切开内听道硬膜至道底，硬膜瓣分别向上、下翻开。之后便可进行肿瘤切除，如乙状窦后入路所述（图38-

6）。需注意，与乙状窦后入路视角相比，从乙状窦前入路视角来看，面神经将以更锐利的角度进入内听道。在切除肿瘤并上口后，用小块颞肌和筋膜填塞咽鼓管，并以腹部游离脂肪移植物填塞乳突切除后产生的缺损。可用钛板或可吸收板将脂肪固定于适当的位置，也可行多层闭合，两者的脑脊液漏发生率均较低。

八、神经监测

在此类手术中，一般采用自由肌电图对第Ⅴ、Ⅶ和Ⅺ对脑神经进行监测。在听力保留的病例中监测脑干听觉诱发电位（BAER），特别是Ⅰ波、Ⅴ波，以及波间潜伏期；也可直接监测蜗神经动作电位，该指标被视为可能反映耳蜗神经功能的更敏感指标。对于压迫或接近脑干的较大肿瘤，运动诱发电位或躯体感觉诱发电位可用于脑干操作的监测，尤其是对于术前已表现出脑干压迫症状的患者。

连续的面神经监测可以识别神经，以及牵拉或操作引起的神经传导放电的程度。在整个过程中还需定期地刺激面神经，以了解作为神经正常参数的最小刺激阈值[26, 27]。此外，如果肿瘤与面神经粘连并考虑行次全切除，则在手术过程中的不同时间点进行近端至远端的超强电刺激。已已证实，超强电刺激下降>69% 提示远期面神经预后不佳[26, 27]。

九、面神经保留技术

保留面神经仍然是前庭神经鞘膜瘤手术治疗的主要目标。肿瘤可能会使面神经扭曲或移位，但术者必须准备好处理各种困难，包括神经变薄或拉长、神经被包裹或神经偶尔位于术者和肿瘤之间。虽然很少计划处理断裂的神经，但在少数情况下除外，如多次重复手术，此时应立即对断裂的神经进行重建，如有可能，可一期端-端吻合或用一段神经移植物连接断端[28]。

因为大多数前庭神经鞘膜瘤生长缓慢，所以面神经对肿瘤浸润和因肿瘤牵张导致的功能障

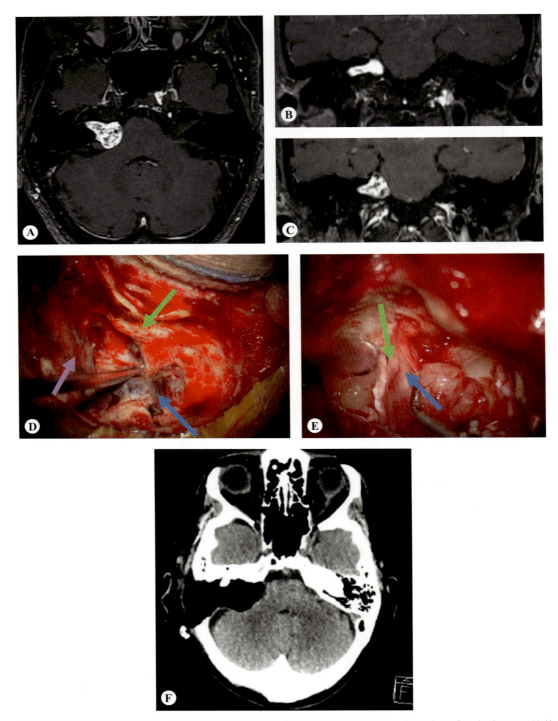

▲ 图 38-6　50 岁女性患者，因右侧前庭神经鞘膜瘤增大而出现严重的右侧听力下降，仅有 30% 的单词识别率，其 V₂ 分布区有一些疼痛和麻木。肿瘤最大径略＞2cm，有一粗大岩静脉覆盖于肿瘤上表面，并压迫三叉神经背根进入区。患者接受了经迷路入路切除此肿瘤

A 至 C. 术前轴位和冠状位 T₁ 增强 MRI 显示了道外肿瘤的位置，以及肿瘤扩展到 IAC 的道底。D. 经迷路入路的显露，可见面神经保留于术野前方的骨管中。绿箭突出标记保留于骨管中的面神经，蓝箭表示已显露的乙状窦位置，紫箭表示颅中窝硬膜，以助于定位。E. 用显微剥离子辨认前庭上神经和面神经，并使内听道内远端的肿瘤能够安全切除。绿箭突出标记面神经在内听道前上方的位置，蓝箭突出标记内听道内的前庭上神经。F. 术后 CT 显示无肿瘤残留，还可见用腹部脂肪填充的手术通道

碍十分耐受[29]。理论上，House-Brackmann 1 级面神经功能仅需 10% 的运动神经元功能即可维持[30]。但即便如此，过度的牵拉或术中操作仍会影响神经的正常功能。术中神经监测已成为较大肿瘤面神经保护策略的基石。连续面神经监测可用于早期定位面神经，在解剖分离中使创伤最小化，并在肿瘤切除期间和之后确认功能完整性[31]。当近端刺激为 0.05～0.1mA 且超强电刺激阈值下降不超过 69% 时，通常可预期获得良好的功能[26, 27]。

除了面神经监测，还有几种术中技巧可以帮助保护面神经。更宽的手术通道有利于从更大的范围打开肿瘤并进行瘤内减压。特别是在较大的肿瘤中，面神经在两个部位最为恒定，分别是内听道底部和脑干起始部[20]。使用绒球下入路可以早期沿脑干识别面神经近端，磨开内听道则可以识别面神经远端。大多数术中面神经损伤是由于牵拉或双极电凝的热损伤导致。在肿瘤包膜上识别面神经上缘或下缘，对于将面神经从肿瘤上抬起并将其从肿瘤剥离至关重要。当术中注意到明显的神经传导放电时，应立即停止刺激性操作，有助于减少对可能无法预知的面神经部分的损害。

此外，虽然大体全切除预示着最低的复发率，是显微手术的目标，但保留神经结构的次全切除和近全切除可能是一种更好的方案。在术中，当肿瘤的主要部分已被切除，并已经尝试从

面神经的近端和远端解剖分离肿瘤后，有理由选择不完全切除。当感觉继续剥离重要神经结构上粘连的肿瘤会损害神经功能时，可以进行近全切除。近全切除定义为一小片肿瘤残留不超过 5mm×5mm×2mm，可利用 Rhoton 剥离子的末端来测量，其复发机会比次全切术低近 13 倍[32]。Monfared 等在一项前瞻性多中心研究中发现，次全切除肿瘤再生长的可能性高 3 倍[33-39]（表 38-1）。此外，一项对 73 例肿瘤＞2.5cm 患者的研究强调，再生长的肿瘤在放射治疗后仍有 36% 的概率需要行挽救性手术，该结果凸显了首次手术尽力实现近全切除或大体全切除的重要性[36]。

十、保留听力手术

颅中窝入路和乙状窦后入路是保留听力病例的治疗方案。一般来说，充分显露和早期识别肿瘤周围的前庭神经纤维十分关键，可为肿瘤减瘤提供充分显露并保留耳蜗神经[30]。重要的是要认识到，上述神经识别和可行性在很大程度上取决于肿瘤的大小和显露，通常仅在肿瘤＜2.5cm 且术前语音识别率＞50% 的肿瘤中尝试保留听力[40, 41, 42-48]（表 38-2）。

长期结果和并发症见表 38-3[-4, 49-54]。

保留听力的长期结果和并发症差异较大。Sughrue 等发现，颅中窝入路是保留听力的最佳方案[55]。同样，Noudel 等发现，乙状窦后入路

	年　份	患者人数	手术入路（% 乙状窦后）	GTR 率（%）	面神经保留率 %（HB1-2）	肿瘤控制率（%）	平均随访（月）
表 38-1　2010 年后行次全切除和立体定向放射外科治疗患者的研究							
Liu S[49]	2015	106	100	821	78.3	100	24
Turel[53]	2016	179	100	86	352	100	181
Zhang[54]	2016	404	46.1	59.4	68.4	96.6	54
Huang[52]	2017	657	100	84.6	32.9	100	59.6
Boublata[50]	2017	151	100	834	82	100	28
Breun[51]	2019	320	100	61.3	58.5	100	NA

表 38-2　2013 年后 100 例以上行颅中窝和乙状窦后入路手术并检测长期听力保留情况的当代研究

	年　份	患者人数	手术入路	随访时间中位数（个月）	PTA A 级或 B 级听力（%）
Dowling[43]	2019	407	RS/MCF	37	23.4
Ahmed[42]	2018	174	MCF	NA	70
Zhu[48]	2018	110	RS	6	50
Huang[44]	2017	1167	RS	NA	12
Scheller[45]	2016	102	RS	NA	23
Sepehmia[46]	2015	446	RS	NA	54
Wang[47]	2013	103	MCF	>5 年	84.4

表 38-3　2015 年后 100 例以上的大型听神经瘤切除术后并具有长期预后结果的当代研究

	年　份	患者人数	肿瘤控制率（%）	平均随访（个月）	HB1-2（%）
Van de Langenberg [39]	2011	50	90	33.8	94
Haque [34]	2011	151	87	72	97
Pan [37]	2012	18	100	57	89
Iwai [35]	2015	40	90	66	95
Radwan [38]	2015	22	100	28	87
Monfared [36]	2016	73	79	38	81
Daniel [33]	2017	32	91.6	29	100

与颅中窝入路无显著差异[56]。由于报道各异和对患者和入路选择的困难性，这类选择会不可避免的带有偏差，因此，很难对听力保留率进行客观比较[55-61]。这些研究中唯一一致的结论是，肿瘤越大，保留听力的机会越低。

同样，文献 [31, 57, 59, 60, 62-66] 报道的面神经功能结果各异，取决于入路和肿瘤大小。一般说来，如手术结束时刺激结果良好，则长期面神经功能良好的可能性很高，House-Brackmann 分级通常在术后 3~6 个月提高 1~2 级 [65, 66]。大多数研究发现的关键点在于，当肿瘤体积较小并采用术者最熟悉的入路时，面神经功能的保留通常更好。

此外，显微手术治疗前庭神经鞘膜瘤有可能发生脑脊液漏、脑卒中、感染和手术部位出血。经迷路、乙状窦后或颅中窝入路脑脊液漏的风险<1%，感染率也是如此 [67-70]。此外，与脑卒中或手术部位出血相关的病残率或死亡率< 0.5%[70]。

术后复发率很大程度上取决于肿瘤大小、辅助放射治疗和切除率。尽管大多数研究估计的术后肿瘤控制率很高，可超过 90%，但由于多种因素的影响，其差异很大。显微手术全切除在大型前庭神经鞘膜瘤的总体肿瘤控制率为 99.8%[71]。显微手术次全切除大型前庭神经鞘膜瘤的肿瘤进展率为 30%~80%[71]。对于术后早期 MRI 所示的线样强化残余肿瘤，可通过系列 MRI 动态观察，最早可在术后 3 个月进行。结节样强化有较高的进展率，宜对残留肿瘤提前进行放射治疗。

十一、放射外科

伽马刀放射外科是另一种应用越来越多的治疗手段，主要用于中小型肿瘤、老年患者肿瘤以及更具侵袭性的残留或复发肿瘤。对于 A 级或 B 级听力患者，通常使用 12.5Gy 至 50% 等剂量线的边缘剂量[72, 73]。多个等中心点常被用于提供最适形的计划和限制耳蜗和脑干的剂量。MRI 和 CT 用于共定位规划，其高度精确性可获得近 93% 的极佳肿瘤控制率，而面神经损伤＜1%。近 93% 的长期控制率确实给放射治疗后肿瘤的显微手术带来了一些困难[72, 73]。总体而言，50% 的患者在 5 年内能保留可用听力，25% 的患者在 10 年内能保留可用听力[74]。

关于前庭神经鞘膜瘤的放射外科治疗的更多细节见第 11 章。

十二、总结

前庭神经鞘膜瘤是小脑脑桥三角区内最常见的病变。该肿瘤虽然为良性，但由于靠近如脑神经和脑干等重要的颅脑结构，为其治疗带来了重大挑战。手术目标应侧重于面神经的保留，且当言语辨别在有用范围内（AAO-HNS A 和 B 级）时，应尝试保留听力。

参考文献

[1] Harner SG, Laws ER Jr. Diagnosis of acoustic neurinoma. Neurosurgery. 1981;9(4):373-9.

[2] Kleijwegt M, Ho V, Visser O, Godefroy W, van der Mey A. Real incidence of vestibular Schwannoma? Estimations from a National Registry. Otol Neurotol. 2016;37(9):1411-7.

[3] Marinelli JP, Lohse CM, Grossardt BR, Lane JI, Carlson ML. Rising incidence of sporadic vestibular Schwannoma: true biological shift versus simply greater detection. Otol Neurotol. 2020;41(6):813-47.

[4] Harner SG. Acoustic neuromas: yesterday, today, and tomorrow. N Y State J Med. 1987;87(12):640-1.

[5] Brodhun M, Stahn V, Harder A. Pathogenesis and molecular pathology of vestibular schwannoma. HNO. 2017;65(5):362-72.

[6] Lees KA, Tombers NM, Link MJ, Driscoll CL, Neff BA, Van Gompel JJ, et al. Natural history of sporadic vestibular Schwannoma: a volumetric study of tumor growth. Otolaryngol Head Neck Surg. 2018;159(3):535-42.

[7] Tos M, Charabi S, Thomsen J. Clinical experience with vestibular schwannomas: epidemiology, symptomatology, diagnosis, and surgical results. Eur Arch Otorhinolaryngol. 1998;255(1):1-6.

[8] Chandrasekhar SS, Tsai Do BS, Schwartz SR, Bontempo LJ, Faucett EA, Finestone SA, et al. Clinical practice guideline: sudden hearing loss (update). Otolaryngol Head Neck Surg. 2019;161(1_suppl):S1-S45.

[9] Peris-Celda M, Graffeo CS, Perry A, Kleinstern G, Kerezoudis P, Driscoll CLW, et al. Beyond the ABCs: hearing loss and quality of life in vestibular Schwannoma. Mayo Clin Proc. 2020;95(11):2420-8.

[10] Plotkin SR, Merker VL, Muzikansky A, Barker FG 2nd, Slattery W 3rd. Natural history of vestibular schwannoma growth and hearing decline in newly diagnosed neurofibromatosis type 2 patients. Otol Neurotol. 2014; 35(1): e50-6.

[11] Yoshimoto Y. Systematic review of the natural history of vestibular schwannoma. J Neurosurg. 2005;103(1):59-63.

[12] Caces F, Braccini F. Comparative study using AAO-HNS guidelines for conductive hearing loss and Glasgow Benefit Plot to evaluate results of stapes surgery for otosclerosis: results of 129 cases. Rev Laryngol Otol Rhinol (Bord). 2007;128(1-2):47-53.

[13] Reznitsky M, Petersen M, West N, Stangerup SE, Caye-Thomasen P. The natural history of vestibular Schwannoma growth - prospective 40-year data from an unselected national cohort. Neuro-Oncology. 2021;827.

[14] Wong BY, Capper R. Incidence of vestibular schwannoma and incidental findings on the magnetic resonance imaging and computed tomography scans of patients from a direct referral audiology clinic. J Laryngol Otol. 2012;126(7): 658-62.

[15] Yoshino M, Kin T, Ito A, Saito T, Nakagawa D, Ino K, et al. Combined use of diffusion tensor tractography and multifused contrast-enhanced FIESTA for predicting facial and cochlear nerve positions in relation to vestibular schwannoma. J Neurosurg. 2015;123(6):1430-8.

[16] Kamal N, Reddy RK, Kohli G, Lee H, Ying YM, Jyung RW, et al. The role of Fast Imaging Employing Steady-State Acquisition (FIESTA) magnetic resonance imaging for assessment of delayed enhancement of fat graft packing on postoperative imaging after vestibular Schwannoma surgery. World Neurosurg. 2018;114:e1066-72.

[17] Rhoton AL Jr. The cerebellopontine angle and posterior fossa cranial nerves by the retrosigmoid approach. Neurosurgery. 2000;47(3 Suppl):S93-129.

[18] Rhoton AL Jr, Tedeschi H. Lateral approaches to the cerebellopontine angle and petroclival region (honored guest lecture). Clin Neurosurg. 1994;41:517-45.

[19] Joo W, Yoshioka F, Funaki T, Rhoton AL Jr. Microsurgical anatomy of the abducens nerve. Clin Anat. 2012;25(8):1030-42.

[20] Yang SH, Park H, Yoo DS, Joo W, Rhoton A. Microsurgical anatomy of the facial nerve. Clin Anat. 2021;34(1):90-102.

[21] Broussole T, Berhouma M. Letter to the editor regarding: "on the importance of a thorough analysis of pre-operative imaging: variations of posterior fossa venous sinus anatomy". Neurochirurgie. 2020;67:518.

[22] Cha D, Shin SH, Kim SH, Choi JY, Moon IS. Machine learning approach for prediction of hearing preservation in vestibular schwannoma surgery. Sci Rep. 2020;10(1):7136.

[23] Labib MA, Inoue M, Banakis Hartl RM, Cass S, Gubbels S, Lawton MT, et al. Impact of vestibular nerve preservation on facial and hearing outcomes in small vestibular schwannoma surgery: a technical feasibility study. Acta Neurochir. 2021;163:2219.

[24] Lovato A, Garcia Ibanez E, Garcia Ibanez L, de Filippis C. Tumor growth rate: a new prognostic indicator of hearing preservation in vestibular schwannoma surgery. Laryngoscope. 2019;129(10):2378-83.

[25] Perry A, Graffeo CS, Copeland WR 3rd, Carlson ML, Neff BA, Driscoll CL, et al. Microsurgery for recurrent vestibular Schwannoma after previous gross total resection. Otol Neurotol. 2017;38(6):882-8.

[26] Breen JT, Carlson ML, Voss SG, Link MJ, Driscoll CL, Neff BA. Intracranial supramaximal facial nerve stimulation: a murine model. Am J Otolaryngol. 2014;35(2):164-70.

[27] Schmitt WR, Daube JR, Carlson ML, Mandrekar JN, Beatty CW, Neff BA, et al. Use of supramaximal stimulation to predict facial nerve outcomes following vestibular schwannoma microsurgery: results from a decade of experience. J Neurosurg. 2013;118(1):206-12.

[28] Ozmen OA, Falcioni M, Lauda L, Sanna M. Outcomes of facial nerve grafting in 155 cases: predictive value of history and preoperative function. Otol Neurotol. 2011;32(8):1341-6.

[29] Porter RG, LaRouere MJ, Kartush JM, Bojrab DI, Pieper DR. Improved facial nerve outcomes using an evolving treatment method for large acoustic neuromas. Otol Neurotol. 2013;34(2):304-10.

[30] Axon PR, Ramsden RT. Facial nerve injury caused by vestibular Schwannoma compression: severity and adaptation to maintain normal clinical facial function. Am J Otol. 1999;20(6):763-9.

[31] Falcioni M, Fois P, Taibah A, Sanna M. Facial nerve function after vestibular schwannoma surgery. J Neurosurg. 2011;115(4):820-6.

[32] Jacob JT, Carlson ML, Driscoll CL, Link MJ. Volumetric analysis of tumor control following subtotal and near-total resection of vestibular schwannoma. Laryngoscope. 2016;126(8):1877-82.

[33] Daniel RT, Tuleasca C, George M, Pralong E, Schiappacasse L, Zeverino M, et al. Preserving normal facial nerve function and improving hearing outcome in large vestibular schwannomas with a combined approach: planned subtotal resection followed by gamma knife radiosurgery. Acta Neurochir. 2017;159(7):1197-211.

[34] Haque R, Wojtasiewicz TJ, Gigante PR, Attiah MA, Huang B, Isaacson SR, et al. Efficacy of facial nerve-sparing approach in patients with vestibular schwannomas. J Neurosurg. 2011;115(5):917-23.

[35] Iwai Y, Ishibashi K, Watanabe Y, Uemura G, Yamanaka K. Functional preservation after planned partial resection followed by Gamma Knife radiosurgery for large vestibular Schwannomas. World Neurosurg. 2015;84(2):292-300.

[36] Monfared A, Corrales CE, Theodosopoulos PV, Blevins NH, Oghalai JS, Selesnick SH, et al. Facial nerve outcome and tumor control rate as a function of degree of resection in treatment of large acoustic neuromas: preliminary report of the Acoustic Neuroma Subtotal Resection Study (ANSRS). Neurosurgery. 2016;79(2):194-203.

[37] Pan HC, Sheehan J, Sheu ML, Chiu WT, Yang DY. Intracapsular decompression or radical resection followed by Gamma Knife surgery for patients harboring a large vestibular schwannoma. J Neurosurg. 2012;117(Suppl):69-77.

[38] Radwan H, Eisenberg MB, Sandberg Knisely JP, Ghaly MM, Schulder M. Outcomes in patients with vestibular Schwannoma after subtotal resection and adjuvant radiosurgery. Stereotact Funct Neurosurg. 2016;94(4):216-24.

[39] van de Langenberg R, Hanssens PE, van Overbeeke JJ, Verheul JB, Nelemans PJ, de Bondt BJ, et al. Management of large vestibular schwannoma. Part I. Planned subtotal resection followed by Gamma Knife surgery: radiological and clinical aspects. J Neurosurg. 2011;115(5):875-84.

[40] Arts HA, Telian SA, El-Kashlan H, Thompson BG. Hearing preservation and facial nerve outcomes in vestibular schwannoma surgery: results using the middle cranial fossa approach. Otol Neurotol. 2006;27(2):234-41.

[41] Yamakami I, Yoshinori H, Saeki N, Wada M, Oka N. Hearing preservation and intraoperative auditory brainstem response and cochlear nerve compound action potential monitoring in the removal of small acoustic neurinoma via the retrosigmoid approach. J Neurol Neurosurg Psychiatry. 2009;80(2):218-27.

[42] Ahmed S, Arts HA, El-Kashlan H, Basura GJ, Thompson BG, Telian SA. Immediate and long-term hearing outcomes with the middle cranial fossa approach for vestibular Schwannoma resection. Otol Neurotol. 2018;39(1):92-8.

[43] Dowling EM, Patel NS, Lohse CM, Driscoll CLW, Neff BA, Van Gompel JJ, et al. Durability of hearing preservation following microsurgical resection of vestibular Schwannoma. Otol Neurotol. 2019;40(10):1363-72.

[44] Huang X, Ji KY, Xu J, Shao CH, Wang W, Xu M, et al. The surgical management of giant intracranial vestibular schwannoma via retrosigmoid approach: a retrospective review of 657 cases. Zhonghua Er Bi Yan Hou Tou Jing Wai Ke Za Zhi. 2016;51(6):401-7.

[45] Scheller C, Wienke A, Tatagiba M, Gharabaghi A, Ramina KF, Ganslandt O, et al. Stability of hearing preservation and regeneration capacity of the cochlear nerve following vestibular schwannoma surgery via a retrosigmoid approach. J Neurosurg. 2016;125(5):1277-82.

[46] Sepehrnia A, Borghei-Razavi H. Vestibular schwannoma between 1 and 3 cm: importance of the tumor size in surgical and functional outcome. Clin Neurol Neurosurg. 2015;129:21-6.

[47] Wang AC, Chinn SB, Than KD, Arts HA, Telian SA, El-Kashlan HK, et al. Durability of hearing preservation after microsurgical treatment of vestibular schwannoma using the middle cranial fossa approach. J Neurosurg. 2013;119(1):131-8.

[48] Zhu W, Chen H, Jia H, Chai Y, Yang J, Wang Z, et al. Long-term hearing preservation outcomes for small vestibular Schwannomas: Retrosigmoid removal versus observation. Otol Neurotol. 2018;39(2):e158-e65.

[49] Liu SW, Jiang W, Zhang HQ, Li XP, Wan XY, Emmanuel B, et al. Intraoperative neuromonitoring for removal of large vestibular schwannoma: facial nerve outcome and predictive factors. Clin Neurol Neurosurg. 2015;133:83-9.

[50] Boublata L, Belahreche M, Ouchtati R, Shabhay Z, Boutiah L, Kabache M, et al. Facial nerve function and quality of resection in large and Giant vestibular Schwannomas surgery operated by Retrosigmoid Transmeatal approach in semi-sitting position with intraoperative facial nerve monitoring. World Neurosurg. 2017;103:231-40.

[51] Breun M, Nickl R, Perez J, Hagen R, Lohr M, Vince G, et al. Vestibular Schwannoma resection in a consecutive series of 502 cases via the Retrosigmoid approach: technical aspects, complications, and functional outcome. World Neurosurg. 2019;129:e114-e27.

[52] Huang X, Xu J, Xu M, Chen M, Ji K, Ren J, et al. Functional outcome and complications after the microsurgical removal of giant vestibular schwannomas via the retrosigmoid approach: a retrospective review of 16-year experience in a single hospital. BMC Neurol. 2017;17(1):18.

[53] Turel K. Vestibular schwannoma: a benign tumor in a "malignant" location. Neurol India. 2016;64(3):372.

[54] Zhang Z, Nguyen Y, De Seta D, Russo FY, Rey A, Kalamarides M, et al. Surgical treatment of sporadic vestibular schwannoma in a series of 1006 patients. Acta Otorhinolaryngol Ital. 2016;36(5):408-14.

[55] Sughrue ME, Yang I, Aranda D, Kane AJ, Parsa AT. Hearing preservation rates after microsurgical resection of vestibular schwannoma. J Clin Neurosci. 2010;17(9):1126-9.

[56] Noudel R, Gomis P, Duntze J, Marnet D, Bazin A, Roche PH. Hearing preservation and facial nerve function after microsurgery for intracanalicular vestibular schwannomas: comparison of middle fossa and retrosigmoid approaches. Acta Neurochir. 2009;151(8):935-44. discussion 44-5.

[57] Hillman T, Chen DA, Arriaga MA, Quigley M. Facial nerve function and hearing preservation acoustic tumor surgery: does the approach matter? Otolaryngol Head Neck Surg. 2010;142(1):115-9.

[58] Holsinger FC, Coker NJ, Jenkins HA. Hearing preservation in conservation surgery for vestibular schwannoma. Am J Otol. 2000;21(5):695-700.

[59] Phillips DJ, Kobylarz EJ, De Peralta ET, Stieg PE, Selesnick SH. Predictive factors of hearing preservation after surgical resection of small vestibular schwannomas. Otol Neurotol. 2010;31(9):1463-8.

[60] Sameshima T, Fukushima T, McElveen JT Jr, Friedman AH. Critical assessment of operative approaches for hearing preservation in small acoustic neuroma surgery: retrosigmoid vs middle fossa approach. Neurosurgery.

2010;67(3):640-4; discussion 4-5.

[61] Staecker H, Nadol JB Jr, Ojeman R Ronner S, McKenna MJ. Hearing preservation in acoustic neuroma surgery: middle fossa versus retrosigmoid approach. Am J Otol. 2000;21(3):399-404.

[62] Jackson LE, Roberson JB Jr. Acoustic neuroma surgery: use of cochlear nerve action potential monitoring for hearing preservation. Am J Otol. 2000;21(2):249-59.

[63] Rinaldi V, Casale M, Bressi F, Potena M, Vesperini E, De Franco A, et al. Facial nerve outcome after vestibular schwannoma surgery: our experience. J Neurol Surg B Skull Base. 2012;73(1):21-7.

[64] Seo JH, Jun BC, Jeon EJ, Chang KH. Predictive factors influencing facial nerve outcomes in surgery for small-sized vestibular schwannoma. Acta Otolaryngol. 2013;133(7): 722-7.

[65] Seol HJ, Kim CH, Park CK, Kim CH, Lim DG, Chung YS, et al. Optimal extent of resection in vestibular schwannoma surgery: relationship to recurrence and facial nerve preservation. Neurol Med Chir (Tokyo). 2006;46(4):176-80; discussion 80-1.

[66] Sobieski C, Killeen DE, Barnett SL, Mickey BE, Hunter JB, Isaacson B, et al. Facial nerve outcomes after vestibular Schwannoma microsurgical resection in neurofibromatosis type 2. Otolaryngol Head Neck Surg. 2020;194599820954144

[67] Angeli RD, Ben Ammar M, Sanna M. Perioperative complications after translabyrinthine removal of large or giant vestibular schwannoma: outcomes for 123 patients. Acta Otolaryngol. 2011;131(11):1237-8.

[68] Betka J, Zverina E, Balogova Z, Profant O, Skrivan J, Kraus J, et al. Complications of microsurgery of vestibular schwannoma. Biomed Res Int. 2014;2014:315952.

[69] Merkus P, Taibah A, Sequino G, Sanna M. Less than 1% cerebrospinal fluid leakage in 1300 translabyrinthine vestibular schwannoma surgery cases. Otol Neurotol. 2010;31(2):276-83.

[70] Sanna M, Taibah A, Russo A, Falcioni M, Agarwal M. Perioperative complications in acoustic neuroma (vestibular schwannoma) surgery. Otol Neurotol. 2004; 25(3): 379-86.

[71] Starnoni D, Giammattei L, Cossu G, Link MJ, Roche PH, Chacko AG, et al. Surgical management for large vestibular schwannomas: a systematic review, meta-analysis, and consensus statement on behalf of the EANS skull base section. Acta Neurochir. 2020;162(11):2595-617.

[72] Jacob JT, Link MJ, Pollock BE. Role of stereotactic radiosurgery in meningiomas and vestibular schwannomas. Curr Treat Options Neurol. 2014;16(6):308.

[73] Link MJ, Driscoll CL, Foote RL, Pollock BE. Radiation therapy and radiosurgery for vestibular schwannomas: indications, techniques, and results. Otolaryngol Clin N Am. 2012;45(2):353-66, viii-ix.

[74] Carlstrom LP, Jacob JT, Graffeo CS, Perry A, Oldenburg MS, Foote RL, et al. Impact of cochlear modiolus dose on hearing preservation following stereotactic radiosurgery for non-vestibular schwannoma neoplasms of the lateral skull base: a cohort study. J Neurosurg. 2019:1-6.

第 39 章　小脑脑桥三角区表皮样肿瘤 ❶

Cerebellopontine Angle Epidermoid Tumors

Ehab El Refaee　Henry W. S. Schroeder　著

汪潮湖　译

表皮样肿瘤是少见的外胚层来源的胚胎性病变，占所有颅内肿瘤的 1%[1]。表皮样囊肿起源于异位的鳞状上皮[2]，因其表面带有光泽，被称为"珍珠瘤"。小脑脑桥三角区表皮样囊肿可绕过脑神经生长，并可与脑神经粘连，还可通过 Meckel 腔或小脑幕切迹向颅中窝扩展，这是其手术困难的主要原因[3-6]。

理想的治疗方法是将肿瘤连同包膜全部切除，但不能以永久性神经功能障碍为代价[4, 7, 8]。在每例手术中，必须根据包膜与神经血管的粘连情况决定切除程度。一过性功能障碍可以接受，但永久功能障碍应该避免[4, 9]。

一、病理学

表皮样囊肿并非真正的肿瘤，因为它们生长非常缓慢，类似于皮肤表皮细胞的生长模式[10]，该肿瘤通过脱屑产生的细胞碎片的积累而增大[11]。表皮样肿瘤是有上皮覆盖的囊肿[2]，源自胚胎第 3 周至第 5 周神经管闭合时，外胚层上皮成分被卷入神经管[12]。该肿瘤组织学上为良性，但在罕见的情况下可发生恶变，据报道其恶变率为 0.011%～0.045%，并与不良预后相关[11-13]。发生于硬膜下的原发性颅内表皮样肿瘤较硬膜外者更多见。硬膜下表皮样囊肿多位于颅底脑池内，40% 位于小脑脑桥三角区池[14]。颅内表皮样囊肿占颅内肿瘤的 1%，其中小脑脑桥三角区表皮样肿瘤占所有小脑脑桥三角区肿瘤的 5% 以上。它们沿蛛网膜下腔生长，并可能向对侧或颅中窝扩展[3, 4]。

二、临床表现

由于多种原因，随着 MRI 应用的不断增加，表皮样囊肿越来越多地被偶然检出。头痛是所有表皮样囊肿最常见的症状。在小脑脑桥三角区表皮样囊肿中，患者通常表现为脑神经受累，如听神经受累（可引起耳鸣、眩晕和听力减退）、三叉神经受累（可引起三叉神经痛或面部感觉异常或感觉过敏）、展神经受累（复视）和面神经受累（面肌痉挛）[3, 15-17]。在严重的情况下，由于神经过度牵拉或崁顿，可能会出现面瘫[16]。当表皮样囊肿压迫小脑或脑干时，可能会出现小脑功能障碍，表现为共济失调和平衡障碍或脑干征象[18]。在某些情况下，患者还可能表现出脑积水的临床征象。

---

❶ 第 39 章配有视频，请登录网址 https://doi.org/10.1007/978-3-030-99321-4_39 观看

三、影像学检查

MRI 是准确诊断表皮样囊肿的首选影像学检查方法。在标准 T_1 和 T_2 加权像中，表皮样囊肿本身很难被识别，因为它们与脑脊液信号相同，只能间接通过其占位效应辨识（图 39-1A 和 B）。CISS 序列（构造稳态干扰）是显示病变的扩展范围及其与脑神经、血管关系的最好方式（图 39-1C）。表皮样囊肿的特征性表现是弥散加权成像中的弥散受限，该序列可以准确地与蛛网膜囊肿相鉴别。我们使用的 B1000 图像显示病变为高信号（图 39-1D），还可用于术后影像学对照[3, 12, 19]。

四、治疗方案

（一）非手术治疗

表皮样囊肿是缓慢生长的病变。因此，对偶然发现的小肿瘤进行随访为管理方案。我们随访的多位患者多年来病变保持稳定。对于术后少量残留的患者，或者有伴发疾病会增加手术风险的患者，也可建议非手术治疗[5, 8, 19]。

（二）手术切除

手术适用于有相关症状的患者，而与肿瘤大小无关。

1. **手术入路**　小脑脑桥三角区表皮样囊肿通

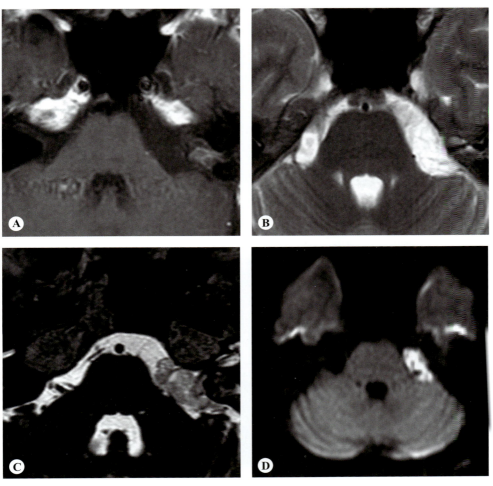

▲ 图 39-1　表皮样囊肿的 MRI

A. T_1 加权像增强轴位 MRI 显示左侧小脑脑桥三角区占位性病变，无强化，信号与脑脊液相同；B. T_2 加权像轴位 MRI 显示左侧小脑脑桥三角区占位性病变，信号与脑脊液相同；C. 轴位 CISS（构造稳态干扰）MRI 能准确显示病灶的大小；D. DWI（弥散加权成像）序列的轴位 B1000 图像显示弥散受限，证实为表皮样囊肿

常采用简单的乙状窦后开颅来显露。如果肿瘤扩展到小脑幕切迹，则联合远外侧小脑上 – 幕下入路。如果肿瘤扩展到枕骨大孔，通常不需要扩大开颅，因为在内镜辅助下，可将这部分肿瘤切除。

2. 术中注意事项　手术目的为全切除，包括所有包膜。只有完全切除包膜，才能避免复发。然而，由于至少在某些部位，包膜常常与脑神经、血管、脑干表面存在粘连，因此必须权衡永久性神经功能障碍的风险和切除程度。因此，近全切除是表皮样囊肿最常被选择的手术方式。首先，彻底清除囊肿内容物。然后，当肿瘤和神经血管结构之间存在良好界面时，可以切除包膜。如果肿瘤与周围结构粘连，而全切除可能导致重要结构或其血供受损时，则终止切除[16]。

术中务必进行神经功能的电生理监测。根据表皮样囊肿的扩展范围确定第Ⅲ、Ⅴ、Ⅵ、Ⅶ、Ⅷ、Ⅸ、Ⅹ、Ⅺ和Ⅻ对脑神经中有哪些需要监测。对于脑干受压严重者，还需监测 MEP 和 SSEP。

既往有作者提出围术期应用糖皮质激素预防化学性脑膜炎，包括术中用氢化可的松冲洗[20, 21]。虽然我们不在手术中常规应用糖皮质激素，但很少见到术后化学性脑膜炎。肿瘤切除后，我们用大量生理盐水冲洗术野，清除所有外溢的表皮样囊肿内容物碎片。

3. 内镜辅助显微镜下切除　内镜的使用十分有助于切除处于手术显微镜死角的肿瘤部分（视频 39–1）。在手术前期阶段，采用手术显微镜直视下分离肿瘤，可提供良好的光学分辨率和对浅表结构的最佳照明[3, 7]。由于表皮样囊肿沿蛛网膜下腔扩展，可钻入内听道或 Meckel 腔等隐蔽角落，如果不扩大入路，这些区域无法用显微镜观察到，此时便应使用内镜。我们用 2.7mm Hopkins® 硬镜，带有成角目镜，并连接到高清摄像机（Karl Storz SE & Co.KG, Tuttlingen,Germany）。镜头角度有 0°、30°、45° 和 70° 多种选择（图 39–2A）。这些内镜很容易进入脑神经间隙，并具有优异的图像质量。当然，如果肿瘤只有在角度内镜下才能看到，要想予以切除，则需要采用带角度的器械。我们设计了几个弯头刮匙，能够在转角处切除肿瘤（图 39–2B）。

大多数时候术者通过手持内镜来探查术野或切除小的残余肿瘤。当切除较大的肿瘤部分时，将内镜固定于内镜固定臂上（图 39–3A），术者可以解放双手进行肿瘤分离（图 39–3B）。

虽然单纯内镜技术切除小脑脑桥三角区表皮样囊肿已有报道[6, 22]，我们仍然推荐内镜辅助下的显微手术。当肿瘤直视下可见时，使用显微镜可以实现最佳的三维显示和从周围神经血管结构中精确分离肿瘤。虽然也可使用 3D 内镜，但显微镜的光学图像质量仍然优于内镜。只有当残留

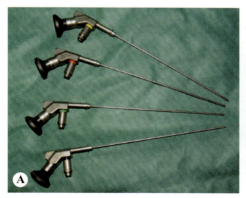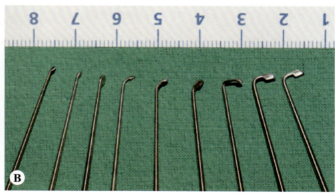

▲ 图 39–2　内镜设备

A. 不同角度的 2.7mmHopkins Ⅱ® 硬镜；B. 肿瘤切除用弯刮匙

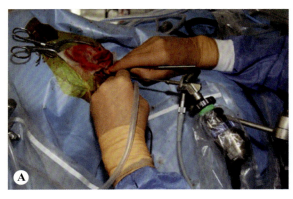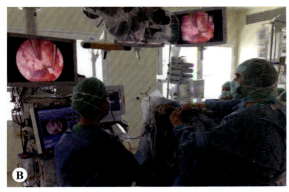

▲ 图 39-3 内镜手术布局

A. 将内镜固定于机械臂上，允许双手剥离肿瘤；B. 手术室布局中符合人体工程学的内镜屏幕位置摆放

肿瘤隐藏于骨缘或神经血管结构后方时，我们才建议使用内镜[4, 9, 23]。内镜辅助技术使术者能够同时发挥两种光学工具的优势。

4. 分期手术 由于表皮样肿瘤具有绕过神经血管结构周围并沿蛛网膜下腔缓慢生长的特性，肿瘤可以体积巨大并累及多个区域。小脑脑桥三角区表皮样囊肿可扩展至对侧或颅中窝。在这些情况下，即使使用内镜，一期手术也可能不足以安全地切除整个肿瘤。因此，分期手术可以达到最好的切除，而无须面临重大并发症。

5. 手术技巧 全身麻醉诱导后，静脉注射头孢呋辛 1.5g 预防感染。患者取仰卧位，头部向对侧旋转 45°（图 39-4A）。颈部稍微屈曲，允许小脑在重力作用下下垂，避免在肿瘤切除时使用脑压板（图 39-4B）。从皮肤切开开始，整个手术床向对侧旋转 30°。放置用于监测的电极。根据 MRI（上肿瘤的位置规划乙状窦后开颅的类型，可采用上、中、下或联合开颅（图 39-5A 至 C）（见第 36 章）。本章的示例选择了 1 例乙状窦上部开颅，可显露小脑的岩骨面和小脑幕面。标记横窦/乙状窦的走行和皮肤切口（图 39-6A）。乙状窦后开颅分别显露横窦和乙状窦的下缘和内侧缘（图 39-6B）。平行于乙状窦切开硬膜并释放脑脊液后，小脑在重力作用下下垂，切除肿瘤时无须牵开器（图 39-7A）。在蛛网膜下腔即可见珍珠样光泽的肿瘤（图 39-7B 至 D）。切开包膜，

借助吸引器和取瘤钳清除大部分柔软的囊内容物（图 39-7E）。在解剖分离与囊肿壁粘连的脑干小穿支和基底动脉时，最重要的方法是采用双手的牵拉-反牵拉技术。用取瘤钳夹住肿瘤，在蛛网膜界面内用解剖镊分离穿支（图 39-7F 至 G）。最后，将肿瘤从脑干小心分离（图 39-7H）并予以切除（图 39-7I）。我们在实践中一贯尝试完全切除包膜。如果存在良好的蛛网膜界面，有可能将小脑脑桥三角区内肿瘤连同包膜全部切除。然而，当包膜紧密粘连于神经血管结构上时，只能残留部分包膜，以避免神经功能障碍。当显微镜下可见的所有肿瘤均已切除后，置入内镜检查瘤腔以排除肿瘤残留（图 39-7J 至 L）。然后用 45° 内镜检查 Meckel 腔是否有肿瘤残留（图 39-8A 和 B）。使用弯头刮匙和吸引器，在内镜下清除残余肿瘤（图 39-8C 和 D）。对于其他患者，可利用 30° 和 45° 内镜切除内听道、小脑幕裂孔缘后方或脑干对侧的肿瘤。生长于岩尖后面的隐藏肿瘤也可通过注射器用力冲水来清除。最后的探查目的为排除 Meckel 腔（图 39-8E）和小脑脑桥三角区的肿瘤残留（图 39-8F）。术区用大量盐水冲洗，以清除所有溢出的囊内容物，避免无菌性脑膜炎。硬膜以水密的方式缝合（图 39-8G 和 H）。确认乳突气房是否开放（图 39-8I）。硬膜缘用 Tachosil®（Takeda,Linz,Austria）封闭（图 39-8J），开放的气房用肌肉和 Tisseel® 纤维蛋白

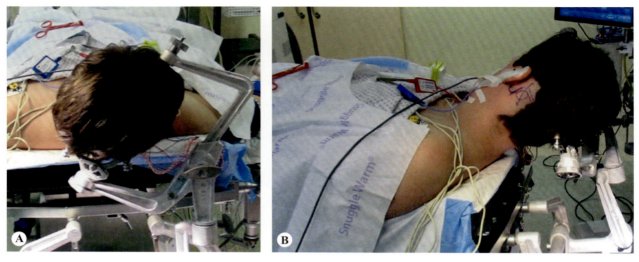

▲ 图 39-4　患者体位

A. 患者取仰卧位，头部向对侧旋转 45°，采用三钉头架固定；B. 头部稍微抬高，颈部屈曲，使小脑能借重力下垂。术中手术床向对侧旋转达 30°

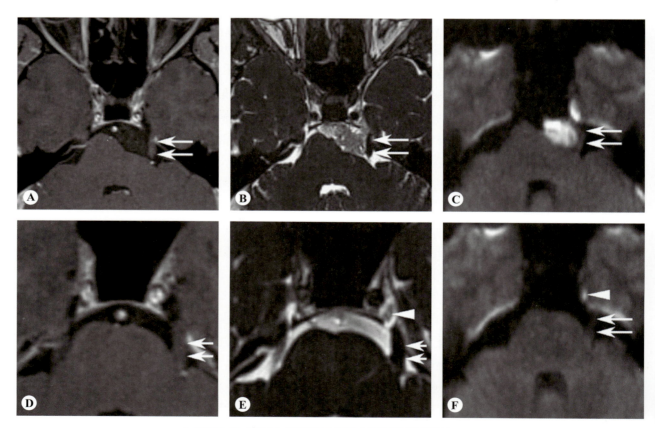

▲ 图 39-5　左侧小脑脑桥三角区上部表皮样囊肿的 MRI

患者为 31 岁男性，主诉左脸反复出现感觉异常。术后患者无症状，情况良好

A 至 C. 显示术前影像，在左侧小脑脑桥三角区有一个无强化的占位性病变；D 至 F. 显示术后影像，表皮囊肿达到近全切除，Meckel 腔内可见微小残留（箭头）。双箭头表示左侧三叉神经的走行

A 和 D. 轴位 T_1 增强 MRI；B 和 E. 轴位 CISS MRI；C 和 F. 轴位 B1000 DWI

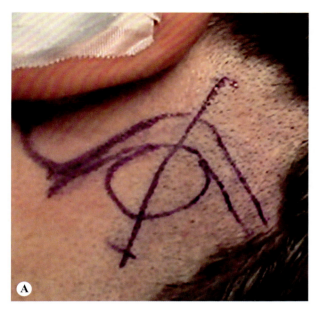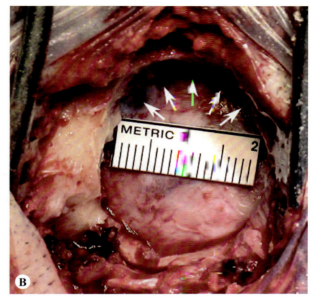

▲ 图 39-6 **A.** 标记皮肤切口并勾画开颅骨瓣轮廓，可显露小脑的岩骨面和小脑幕面；**B.** 行乙状窦后开颅，分别显露乙状窦外侧缘和横窦下缘（箭）

胶（Baxter, Unterschleißheim, Germany）封闭（图 39-8K）。骨瓣采用 Lorenz® 微型钛板（BiMet, Dordrecht, Netherlands）固定（图 39-8L），切口分层闭合。

患者在过渡监护病房观察一晚。术后行包括 DWI 在内的 MR 检查以评估切除范围（图 39-5D 至 F）。下一次 MR 检查于术后 3 个月进行，然后每两年复查一次。少量肿瘤残余或复发先予以观察，直至出现症状或体积增大并产生小脑或脑干压迫时再考虑手术。我们的处理流程见图 39-9。

五、功能保留策略

在小脑脑桥三角区表皮样囊肿中，乙状窦后入路是手术切除的主要途径，功能保留的主要目的为避免并发症。小脑脑桥三角区表皮样囊肿的并发症多与切除粘连包膜或小脑过度牵拉有关。Samii 等给出了永久性建议，不要勉强切除粘连的包膜，以避免出现严重并发症[3, 5]。我们如果发现包膜与脑神经严重粘连，预计包膜切除会损伤神经或其血供，则停止剥离，留下包膜。如

果有轻微粘连，监测提示有轻微神经刺激，可能会导致暂时性神经功能障碍，我们就继续切除包膜。如果包膜与脑干软膜粘连，我们会尝试找到一个界面；如果切除会对软膜造成损伤，我们则立即停止。此外，脑神经可因小脑牵拉或直接操作引起的神经牵拉而导致功能障碍，直接操作通常发生于脑干和颅底之间非常狭窄时。当表皮样囊肿主要起源于内侧并向后方外侧推挤脑干时，就会出现上述情况。使用角度内镜有助于减少这些操作，并能更好地观察，而无须牵拉小脑或脑干[24]。

六、总结

小脑脑桥三角区表皮样囊肿是一种少见的胚胎性病变，可在生命后期出现多种症状，通常为神经功能障碍。大多数情况下，将肿瘤连同包膜全部切除是手术的目标，除非包膜与神经血管结构粘连。手术一般通过内镜辅助显微镜下乙状窦后入路完成。借助角度内镜可探查隐蔽的角落，并有助于在无须扩大入路或增加小脑牵拉情况下获得根治性肿瘤切除。

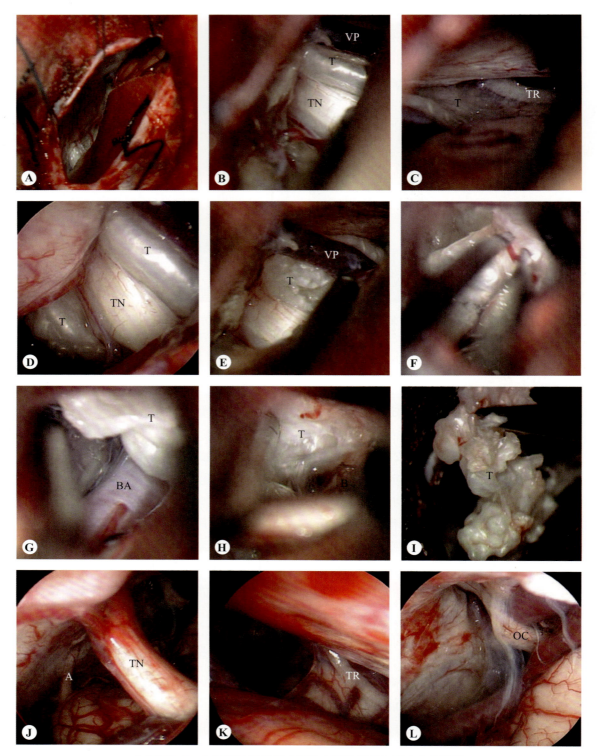

▲ 图 39-7　内镜辅助显微手术切除小脑脑桥三角区表皮样囊肿

A. 开放基底池并释放脑脊液后的术野，小脑在重力作用下下垂，无须使用牵开器就可以进行手术；B. 显露被肿瘤（T）推挤的三叉神经（TN）和岩静脉（VP）；C. 采用小脑上 - 幕下入路显露至肿瘤后部，显露滑车神经（TR）；D. 内镜下视图显示肿瘤（T）压迫三叉神经（TN）；E. 显微切除岩静脉（VP）下方肿瘤（T）；F. 双手操作，用解剖镊从肿瘤包膜上剥离一个小穿支；G. 从基底动脉（BA）上剥离肿瘤（T）；H. 从脑干（B）上剥离肿瘤（T）；I. 从小脑脑桥三角区切除肿瘤（T）；J 至 L. 最后用内镜探查小脑脑桥三角区，证实肿瘤全部切除，并显示展神经（A）、三叉神经（TN）、滑车神经（TR）和动眼神经（OC）

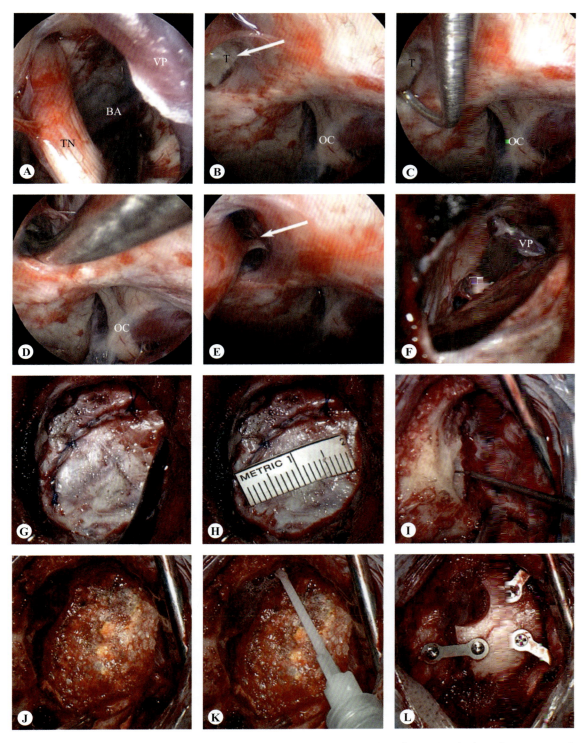

▲ 图 39-8 A. 30° 内镜下显示三叉神经（TN）、岩静脉（VP）和基底动脉（BA），但未见肿瘤；B. 45° 内镜下显示动眼神经（OC）和 Meckel 腔内的肿瘤（T）残余（箭）；C. 在 45° 内镜下，借助 90° 刮匙切除肿瘤（T）；D. 借助可塑形吸引器进一步切除肿瘤；E. 最后 Meckel 腔内的内镜视图（箭）显示没有肿瘤；F. 最后用显微镜探查，证实小脑脑桥三角区内肿瘤全部切除，显示三叉神经（TN）和完整的岩静脉（VP）；G. 水密缝合硬脑膜；H. 开颅骨窗的大小；I. 检查开放的气房；J. 用 Tachosil® 封闭缝合缘；K. 用肌肉和纤维蛋白胶封闭开放的气房；L. 微型钛板固定骨瓣

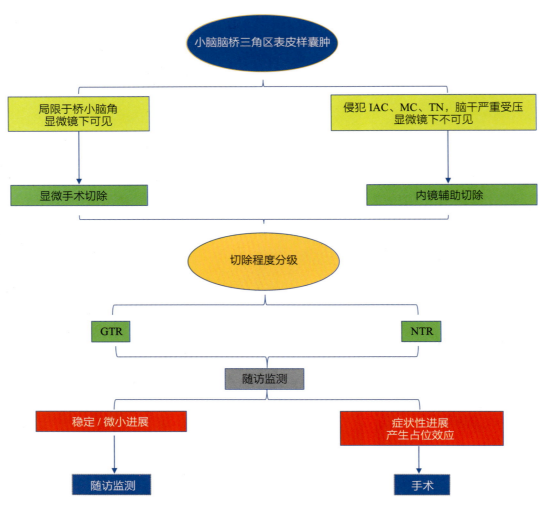

▲ 图 39-9　小脑脑桥三角区表皮样囊肿的治疗决策流程
IAC. 内听道；MC. Meckel 腔；TN. 幕切迹

参考文献

[1] Ahmed I, Auguste KI, Vachhrajani S, Dirks PB, Drake JM, Rutka JT. Neurosurgical management of intracranial epidermoid tumors in children: clinical article. J Neurosurg Pediatr. 2009;4(2):91-6.

[2] Toglia JU, Netsky MG, Alexander E. Epithelial (epidermoid) tumors of the cranium: their common nature and pathogenesis. J Neurosurg. 1965;23(4):384-93.

[3] Samii M, Tatagiba M. Assessment and surgical management of posterior fossa epidermoid tumors: report of 28 cases. Neurosurgery. 1998;42(2):252.

[4] Schroeder HWS, Oertel J, Gaab MR. Endoscope-assisted microsurgical resection of epidermoid tumors of the cerebellopontine angle. J Neurosurg. 2004;101(2):227-32.

[5] Samii M, Tatagiba M, Piquer J, Carvalho GA. Surgical treatment of epidermoid cysts of the cerebellopontine angle. J

Neurosurg. 1996;84(1):14-9.

[6] Gopakumar S, Srinivasan VM, Sharma H, Cherian J, Patel AJ. Fully endoscopic resection of an epidermoid cyst of the cerebellopontine angle: bilateral resection via a unilateral approach. Oper Neurosurg [Internet]. [Cited 2020 Oct 3]. Available from: https://academic.oup.com/ons/advance-article/doi/10.1093/ons/opaa291/5911004.

[7] Akar Z, Tanriover N, Tuzgen S, Kafadar AM, Kuday C. Surgical treatment of intracranial epidermoid tumors. Neurol Med Chir (Tokyo). 2003;43(6):275-80; discussion 281.

[8] Caldarelli M, Massimi L, Kondageski C, Di Rocco C. Intracranial midline dermoid and epidermoid cysts in children. J Neurosurg. 2004;100(5 Suppl Pediatrics):473-80.

[9] Trivelato FP, Giannetti AV. Endoscope-controlled microneurosurgery to treat middle fossa epidermoid cysts:

technical case report. Oper Neurosurg. 2008; 62(Suppl_1): ONSE105-7.

[10] Patibandla MR, Yerramneni VK, Mudumba VS, Manisha N, Addagada GC. Brainstem epidermoid cyst: an update. Asian J Neurosurg. 2016;11(3):194-200.

[11] Aboud E, Abolfotoh M, Pravdenkova S, Gokoglu A, Gokden M, Al-Mefty O. Giant intracranial epidermoids: is total removal feasible? J Neurosurg. 2015;122(4):743-56.

[12] Vion-Dury J, Vincentelli F, Jiddane M, Van Bunnen Y, Rumeau C, Grisoli F, et al. MR imaging of epidermoid cysts. Neuroradiology. 1987;29(4):333-8.

[13] Link MJ, Cohen PL, Breneman JC, Tew JM. Malignant squamous degeneration of a cerebellopontine angle epidermoid tumor: case report. J Neurosurg. 2002; 97(5): 1237-43.

[14] Salazar J, Vaquero J, Saucedo G, Bravo G. Posterior fossa epidermoid cysts. Acta Neurochir. 1987;85(1):34-9.

[15] deSouza CE, deSouza R, da Costa S, Sperling N, Yoon TH, Abdelhamid MM, et al. Cerebellopontine angle epidermoid cysts: a report on 30 cases. J Neurol Neurosurg Psychiatry. 1989;52(8):986-90.

[16] Hasegawa M, Nouri M, Nagahisa S, Yoshida K, Adachi K, Inamasu J, et al. Cerebellopontine angle epidermoid cysts: clinical presentations and surgical outcome. Neurosurg Rev. 2016;39(2):259-66; discussion 266-67.

[17] Busch CM, Prickett JT, Stein R, Cuoco JA, Marvin EA, Witcher MR. Meckel cave epidermoid cyst presenting as multiple cranial nerve deficit due to indirect tumoral compression of the cavernous sinus: a case report and literature review. World Neurosurg. 2019;121:88-94.

[18] Rajeev R, Harsha KJ, Easwer HG. Unusual case of cerebellopontine angle epidermoid causing cerebellar atrophy. Asian J Neurosurg. 2018;13(1):195-6.

[19] Liu P, Saida Y, Yoshioka H, Itai Y. MR imaging of epidermoids at the cerebellopontine angle. Magn Reson Med Sci. 2003;2(3):109-15.

[20] Berger MS, Wilson CB. Epidermoid cysts of the posterior fossa. J Neurosurg. 1985;62(2):214-9.

[21] Sabin HI, Bordi LT, Symon L. Epidermoid cysts and cholesterol granulomas centered on the posterior fossa: twenty years of diagnosis and management. Neurosurgery. 1987;21(6):798-805.

[22] Hu Z, Guan F, Kang T, Huang H, Dai E, Zhu G, et al. Whole course neuroendoscopic resection of cerebellopontine angle epidermoid cysts. J Neurol Surg A Cent Eur Neurosurg. 2016;77(5):381-8.

[23] Vaz-Guimaraes F, Gardner PA, Fernandez-Miranda JC. Endoscope-assisted retrosigmoid approach for cerebellopontine angle epidermoid tumor. J Neurol Surg B Skull Base. 2018;79(Suppl 5):S419-13.

[24] Abolfotoh M, Bi WL, Hong CK, Al-Mefty KK, Boskovitz A, Dunn IF, et al. The combined microscopic- endoscopic technique for radical resection of cerebellopontine angle tumors. J Neurosurg. 2015;123:1301-11.

第 40 章 颅后窝脊索瘤和软骨肉瘤
Chordomas and Chondrosarcomas of the Posterior Fossa

Thibault Passeri   Lorenzo Giammattei   Paolo di Russo   Stefan Lieber   Arianna Fava
Rosaria Abbritti   Anne Laure Bernat   Sébastien Froelich   著
樊 俊 邹石生 译

脊索瘤和软骨肉瘤是一种异质性的罕见原发性骨肿瘤，起源于中轴骨骼，经常累及颅底。尽管生长缓慢，脊索瘤，尤其是高级别软骨肉瘤，具有局部破坏性，预后较差。脊索瘤和软骨肉瘤是两种不同的肿瘤实体，在起源部位、分子基因学和临床结果方面有显著差异。然而，这两种肿瘤通常被归为一类，因为两者的影像学和组织学表现类似，并且通常采取相同或相近的治疗策略。这些罕见肿瘤同时也具有相似的自然病史，从颅底开始逐渐侵犯重要的神经血管结构，并在大体全切除（GTR）和辅助放射治疗后有复发的趋势[1-4]。鉴于其位置深在、浸润性生长特征，以及与重要神经血管结构和邻近脑干的密切关系，这两种肿瘤的手术治疗往往极具挑战性[5, 6]。大体全切除的目标需要与相关的手术致残率相权衡。近来趋向于采用一种不那么激进的治疗策略，即与脊索瘤相比，Ⅱ级软骨肉瘤在完全切除后仅进行影像学随访。同样，脊索瘤的一些适应性治疗策略也逐渐显现，这些策略基于每例肿瘤的生长概况、影像学特征、细胞基因学和分子预后特征。

尽管手术技术尤其是斜坡区的内镜下经鼻入路不断进步[7-9]，各种放射治疗方式也在不断发展，这些肿瘤的长期预后仍然很差。

与其他间叶肿瘤和肉瘤相比，晚期脊索瘤和软骨瘤对常规的系统性化学治疗大部分不敏感[10, 11]。随着对脊索瘤和软骨肉瘤分子改变和基因通路的深入认识，目前已开发出有效的靶向治疗方法，为这些肿瘤患者带来了新的希望，尤其是晚期病变患者。

一、胚胎学与历史

脊索瘤的起源一直存在争议。1856年，Virchow描述了斜坡上的"果冻样"小突起，并将其称为"颅内脊索瘤"。他认为这种肿瘤是来自蝶枕软骨联合的软骨源性肿瘤，就像软骨肉瘤一样。1858年，Muller证实了这些斜坡内含物起源于脊索[12]。

脊索是一个重要的棒状结构，它协调了中轴骨骼的发育。脊索的形成发生于胚胎发育的第3周，通过产生并向周围组织分泌信号因子来指导器官发生，从而发挥重要作用[13]。脊索从尾骨延伸至Rathke囊，该囊下方后来形成垂体，这解释了脊索瘤可从尾骨到颅底沿整个中轴骨骼生长。之后脊索逐渐消失，被一种硬质骨，即脊柱的前体和部分颅底所取代。然而，正如在人类颅底尸检中观察到的，一些脊索遗迹可在整个成年阶段持续存在[14]，且1857年Virchow提出"颅内脊索瘤"的命名，这一现象引发了脊索瘤起源于这些脊索残迹的假说。

软骨肉瘤是由英国神经病理学家 Frederick Walker Mott 爵士提出的[15]，这些肿瘤通常发生于中轴骨和周围骨[16]，但也可发生于斜坡区。它们通常起源于蝶斜软骨联合中的未分化细胞[17-19]，因此与脊索瘤相比，呈现出更偏外侧的生长模式[20]。尽管绝大多数软骨肉瘤病例都是新生肿瘤，但也可能是罕见疾病的一部分，如 Ollier 病、Paget 病、Maffucci 综合征和骨软骨瘤[21, 22]；在这些罕见的情况下，它们更多发生于中线[23]。

二、流行病学

脊索瘤在所有颅内肿瘤中的发病率<0.2%[24]，发病率为每年 0.8～5/100 万。就诊时的中位年龄为 60 岁，发病率随年龄增长而进行性增加[25, 26]。斜坡区是仅次于骶骨的第二好发部位，性别分布相等[27]。

软骨肉瘤更为少见，占颅内肿瘤的 0.15%，颅底肿瘤的 6%[28]。普通型软骨肉瘤是最常见的颅底软骨肿瘤[29]。发病高峰期为 40—60 岁，无性别差异。

三、组织学

（一）脊索瘤

脊索瘤被认为是具有脊索分化的恶性肿瘤。肉眼下，脊索瘤呈蓝白色或灰色；其组织学特点为内含纤维束的小叶结构，由密集排列的纺锤形成纤维样细胞组成，包裹着大量的高嗜酸性和空泡样细胞，也被称为"空泡细胞"，常伴有坏死。WHO 于 2020 年发布了更新的组织学分类，描述了 3 种不同的脊索瘤类型。

1. **普通型脊索瘤**　包括典型脊索瘤和软骨样脊索瘤。典型脊索瘤仅由"空泡细胞"和明显的黏液基质组成。相比之下，软骨样脊索瘤的基质与透明软骨瘤相似。与其他类型的脊索瘤相比，后一亚型的长期预后更好[27]。然而，这一现象可能是由于在免疫组织化学分析时代之前的组织病理学误诊为软骨肉瘤[27]。

2. **去分化型脊索瘤（罕见）**　这种类型同时包含未分化（或肉瘤样）区和普通区。新生的去分化脊索瘤较为罕见，多见于放射治疗后复发病例的晚期[30]。去分化型特征为明显的恶性表现，如同骨肉瘤。

3. **低分化型脊索瘤**　这种类型的脊索瘤首次在儿童中被描述，并进行了特别积极的临床治疗[31]。低分化脊索瘤的特点是缺乏 SMARCB1（SNF5- 同源物 /SMARCB1，又称 INI1），该基因是 SWI/SNF 染色质重塑复合物的一个亚基，可影响基因表达[32]。

在免疫组织化学中，脊索瘤表达上皮标志物，如泛细胞角蛋白、细胞角蛋白 19、EMA（上皮膜抗原）、波形蛋白和 S100 蛋白。诊断的困难之一是这些标志物有些并不在每个肿瘤中都普遍表达。"短尾畸形"是近年来发现的一种对脊索瘤具有高度灵敏度和特异度的标志物，已成为区分脊索瘤和其他软骨样肿瘤的主要诊断工具[33]。

（二）软骨肉瘤

软骨肉瘤的特征是透明软骨基质和新生软骨细胞的存在[34]。骨小梁浸润是该肿瘤的组织学特征，且在肿瘤中可见周围软组织侵犯[27, 35]。软骨肉瘤可分为 4 个组织学类型[36]，包括普通型、间充质型、透明细胞型和去分化型。

根据 WHO 的组织学发现，软骨肉瘤有 3 个级别[36]，包括 I 级（高分化）、Ⅱ级（中分化）、Ⅲ级（低分化），I ～Ⅱ级比Ⅲ级有更好的预后[37]。

与脊索瘤不同，软骨肉瘤不表达短尾基因[33]和上皮标志物，但 S100 蛋白和波形蛋白染色呈阳性。

四、影像学特征

脊索瘤和软骨肉瘤具有共同的影像学特征，仅根据影像学通常无法诊断。

在 CT 上，与正常脑组织相比，斜坡脊索瘤和软骨肉瘤呈等密度或略低密度。两种肿瘤均可有瘤内钙化，但软骨肉瘤更多见，可表现为完全钙化的肿瘤[27]。

在脊索瘤和软骨肉瘤中，MRI 是评价肿瘤与邻近结构关系最重要的影像学手段，应包括以下序列的三轴平面成像，未增强的 T_1 加权序列，脂肪饱和或短 T_1 反转恢复序列的 T_2 加权序列，脂肪抑制的增强 T_1 加权序列。为了准确评估颅后窝硬膜的浸润及其与脑神经或血管的关系，需要行 FIESTA-C/CISS 序列成像。肿瘤通常边界清楚，在自旋回波 T_1 加权 MR 上呈等信号或低信号，T_1 加权序列上的高信号病灶代表瘤内出血或黏液腔。两种肿瘤的主要特征是在 T_2 加权序列上呈高信号。在脊索瘤中，T_2 加权序列可显示肿瘤的分叶结构和分隔。在增强 T_1 加权序列上，肿瘤通常显示轻度或中度的不均匀强化。脂肪饱和 T_2 加权序列有助于区分肿瘤和周围的骨质或软组织。此外，T_2 加权序列还有助于预测肿瘤的质地（质软或质韧），高 T_1 和低 T_2 信号的脊索瘤通常可能更加坚韧，富含血管、钙化、碎骨片或纤维分隔 [38]。相反，高 T_2 信号的肿瘤可能更软，采用内镜下经鼻入路更容易切除。

颅底脊索瘤和软骨肉瘤是罕见的肿瘤，影像学表现存在重叠，但某些特征可能有助于鉴别。在弥散加权 MRI 中，脊索瘤的 ADC 值要高于软骨肉瘤 [39]。此外，脊索瘤常发生于中线，而软骨肉瘤更加偏外 [40]。

如病变有严重钙化，则软骨肉瘤的可能性更大。

相关鉴别诊断还包括以下内容。

• 颅内脊索瘤，是一种起源于脊索的良性肿瘤，位于桥前池。这种病变很少见，很难与硬膜内脊索瘤相鉴别。有利于这一诊断的表现为＜2cm 的无症状病灶，无溶骨性改变，斜坡和病灶之间没有骨桥，以及 T_1 增强像没有强化。

• 良性脊索细胞瘤，是一种在 MRI 上没有骨质破坏和硬膜内生长的斜坡内病变。CT 显示病灶周围有外周骨硬化。

五、预后因素

对于脊索瘤来说，与肿瘤复发和生存期缩短相关的临床、分子学、组织病理学和影像学因素 [2, 6, 27, 41-46]，包括不完全切除、术前功能障碍、Karnofsky 行为状态评分低、高龄、术后并发症、肿瘤体积大、硬膜内侵犯、血管包绕、既往治疗、去分化类型和 SMARCB 1 丢失、Ki-67 LI≥6% 和 p53≥25%，以及分子标志物，如 1p36 缺失和纯合 9p21 缺失。大体全切除和辅助质子治疗的患者显示出更好的局部控制和生存期 [2]。脊索瘤起源于脊索，在骨内生长，并逐渐侵犯周围软组织，最终穿过硬膜进入硬膜下腔。血管和神经的包裹增加了手术难度。在风险可接受、切除范围（extent of resection, EOR）合理的情况下，肿瘤大多可以切除 [47]，因其质地通常较软。对肿瘤生长速度等术前肿瘤特征的研究有助于识别复发风险更高的侵袭性肿瘤 [48]。肿瘤转移较为罕见，最常见于复发后 [49]。

对于软骨肉瘤来说，不完全切除、高组织学分级和间充质 / 去分化的组织学亚型与明显较差的预后相关 [50]。切除范围和辅助放射治疗可影响普通型软骨肉瘤 2 级和 3 级患者的无进展生存率（PFS），并对间充质 / 去分化亚型有积极作用 [50]。Raza 等 [50] 的研究还表明间充质 / 去分化型软骨肉瘤的额外化学治疗（新辅助或辅助）可改善 PFS 并减少全身转移。然而，局部复发被认为是患者总死亡率的最重要预测因素 [4, 51, 52]。

脊索瘤和软骨肉瘤的 5 年生存率分别为 65% 和 82%，10 年生存率分别为 32% 和 50% [53]。

六、治疗方案

手术是斜坡脊索瘤的首选治疗方法，应尽可能以全切除为目标。放射治疗，特别是质子束治疗（proton beam therapy，PBT）是脊索瘤的辅助治疗方案 [2]。

对于软骨肉瘤，同样应以全切除为手术目标。然而，在过去的几年里，已倾向于对 Ⅱ 级软骨肉瘤采取不那么积极的治疗策略，像 Ⅰ 级软骨肉瘤那样在全切除后仅进行随访 [54]。

考虑到脊索瘤最常见于中线部位并起源于硬

膜外，内镜下经鼻入路被认为是手术入路的金标准[55]。对于岩尖、颈静脉孔区软骨肉瘤，因其位置更偏外侧，适合采用开颅入路或开颅与内镜经鼻联合入路。

（一）手术

手术仍然是最好的治疗方案，根据我们的经验，首次根治性手术是唯一的治愈机会。因此，手术策略应在多学科团队中讨论，包括专业颅底神经外科医生、耳鼻咽喉科医生、神经影像学医生和放射肿瘤学医生。在多学科中心对肿瘤进行初始治疗可优化临床治疗，并降低复发的风险[56]。

根据专家共识，应避免首次活检[2]，因为肿瘤有沿手术途径播散的风险。但对组织学诊断存在合理怀疑时例外，因为这会影响手术策略。同样，在三级转诊中心，在肿瘤治疗中可将根治性切除前的活检作为第一步[56]。

在过去，可采用多种开颅入路来治疗这些颅后窝肿瘤，涉及斜坡、岩尖和颅颈交界。该区域解剖和功能复杂，且这些扩大入路有一定的致残率，这些技术性困难导致了可替代技术的发展，如内镜下经鼻入路可提供一个直通斜坡区的通道。

脊索瘤和软骨肉瘤的治疗较为困难[20,57]，鉴于其浸润性特点及与神经血管结构和脑干的密切关系，通常不太可能达到整体切除，同时须在大体全切除与手术风险和术后生活质量之间进行权衡。

1. 斜坡区的内镜手术解剖

斜坡区在内镜下可分为3段[58,59]（图40-1）。

(1) 上斜坡（图40-1B）：由鞍背和蝶骨后床突形成，下界为鞍底，外侧界为岩斜裂的最上点。为使内镜手术进入这一区域，可能需要进行垂体移位，可采用硬膜外、硬膜间或硬膜内方式[60]。经上斜坡入路可进入脚间池，包括基底动脉分叉、乳头体和三脑室底。显露区域的外侧界为动眼神经，后界为后交通动脉，上界为视交叉下区和结节漏斗区。为了获得更大的外侧显露范围，可采用硬膜间经海绵窦入路，该手术通道内侧以垂体为界，外侧以海绵窦内鞍旁颈内动脉段为界。

(2) 中斜坡（图40-1E）：也称为蝶骨段。该段从鞍底延伸到蝶窦底，外侧界为起始于破裂孔和岩斜裂上方的斜坡旁段颈内动脉。翼管神经在翼管内穿过翼突行向破裂孔外下部，可被视为经中斜坡入路的外下界。磨除中斜坡骨质后，显露斜坡硬膜。硬膜由骨膜层和脑膜层组成，基底静脉丛贯穿其间。该静脉丛很发达，在经斜坡入路时可有大量出血，尤其是在肿瘤切除后。在外侧，Dorello管中的展神经进入海绵窦后下腔，在切开中斜坡硬膜时尤其危险。

该入路可显露桥前池及其内容物，包括基底动脉、小脑下前动脉、穿支血管、展神经池内段和脑桥腹侧面。为进入岩斜裂和岩尖，需采用翼管上经翼突入路，并将斜坡旁颈内动脉向外侧移位。

(3) 下斜坡（图40-1F）：从蝶窦底（后鼻孔顶部）延伸至枕骨大孔。切开附着于下斜坡腹侧面的头直肌和头长肌后，可见枕骨大孔、C$_1$前弓和寰枕关节囊。下斜坡的外侧界为咽鼓管。下斜坡入路可显露延髓前池及其神经血管内容物：椎动脉、椎基底动脉连接部、小脑后下动脉、脊髓前动脉、舌下神经、后组脑神经和延髓腹侧。为显露岩斜裂的下腹侧段直至颈静脉孔，需将咽鼓管横断并移位。舌下神经管在下斜坡外侧分为2个区域，包括结节部（上部）和髁部（下部）。磨除结节部可显露后组脑神经进入颈静脉孔之前的脑池段。为显露岩斜交界及髁上段，需采用翼管下经翼状突入路。离断破裂孔下方的软组织（破裂孔下入路），磨除咽鼓管与颈内动脉水平段之间的骨质（即岩下骨）（岩下入路），并横断咽鼓管，可显露岩下区。然后，磨除岩骨段颈内动脉骨管可充分显露颈内动脉水平段。沿颈静脉孔方向顺着颈内动脉可显露颈静脉孔内侧。横断咽鼓管还可显露咽旁间隙。

下斜坡入路受到硬腭的限制，可予以部分磨

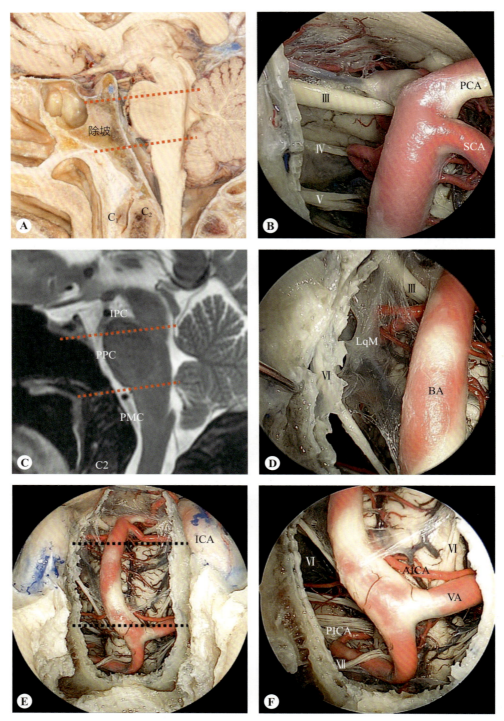

▲ 图 40-1 斜坡各分段手术解剖

A. 矢状位半切面观（以福尔马林固定、硅胶灌注的人尸头标本）；B. 上 / 鞍斜坡，45° 内镜硬膜内视图（以福尔马林固定、硅胶灌注的人尸头标本）；C. 矢状位 T₂ 加权磁共振图像显示斜坡分段；D. 中 / 蝶斜坡，45° 内镜硬脑膜内视图（以福尔马林固定、硅胶灌注的人尸头标本）；E. 鼻内镜下的 3 个斜坡分区（以福尔马林固定、硅胶灌注的人尸头标本）；F. 下 / 鼻咽斜坡，30° 内镜硬脑膜内视图（以福尔马林固定、硅胶灌注的人尸头标本）

Cliv. 斜坡；C_1. 寰椎前弓；C_2. 齿状突；IPC. 脚间池；PPC. 桥前池；PMC. 延髓前池；LQM. Lillequist 膜；Ⅲ. 动眼神经；Ⅳ. 滑车神经；Ⅴ. 三叉神经；Ⅵ. 展神经；Ⅻ. 舌下神经；VA. 椎动脉；BA. 基底动脉；ICA. 颈内动脉；PCA. 小脑下后动脉；SCA. 小脑上动脉；AICA. 小脑下前动脉；PICA. 小脑下后动脉

除以提供最大限度的显露。

2. 术前注意事项

从内镜角度全面了解颅底解剖是安全有效地开展内镜手术所必需的。

应进行全面的临床检查，以评估脑神经或其他神经功能障碍。常见主诉为眼肌麻痹和复视，尤其是外视麻痹（展神经麻痹），有时是一过性麻痹，然后是永久性和完全性麻痹。必须对垂体功能的完整性进行评估，尤其是在上斜坡和（或）鞍旁肿瘤中，但脊索瘤和软骨肉瘤术前垂体功能不全较少见。

在这些颅底肿瘤中，大多数可能出现的并发症可以通过术前仔细检查和制订达到目标的路线图来预判。术前对影像学检查，包括 CT 和 MRI 进行精确分析十分重要。在有血管包裹的情况可行血管造影。术前必须对骨性解剖、重要神经血管结构和解剖变异进行综合分析。CT 血管造影也可为血管走行和受累情况提供有价值的信息。CT 还可评估骨质破坏和术后颅颈不稳的风险，尤其是下斜坡肿瘤。

高分辨率 T_2 加权序列（如 FIESTA、CISS）最适合评估硬膜侵犯情况，这在考虑采用内镜下经鼻入路时十分重要，通常可观察到薄层硬膜将肿瘤与蛛网膜下腔隔开。当肿瘤向硬膜内生长时，应准确分析脑神经、血管、脑组织和肿瘤之间的关系，对于向外侧生长或有脑干和血管包裹的病例，应考虑采用开颅入路。此外，还需对颈动脉间隙进行评估，因为狭窄的颈动脉间隙或扭曲的颈内动脉走行可能增加该血管损伤的风险[61]。

术中应采用躯体感觉诱发电位、运动性脑神经肌电图、皮质脊髓束和皮质延髓束运动诱发电位等神经电生理监测技术，以减少手术并发症。整合术前 MRI、CT 及术中多普勒的计算机辅助影像导航系统对于复发病例特别有用。

3. 内镜经鼻经斜坡入路

在具备相应专长的中心，颅后窝脊索瘤和软骨肉瘤大多采用内镜下经鼻入路切除，它可提供一个直达肿瘤的中线通道，适用于中线硬膜外斜坡肿瘤[62]。随着内镜经鼻颅底入路[63,64]已被纳入手术治疗范畴，其扩大入路进一步增加了前后和两侧的显露[64]。例如，经中鼻甲切除和前后组筛窦切除用于扩大经蝶入路的显露。切除咽旁肌肉后磨除下斜坡、髁突和舌状突，可以显露下斜坡和颅颈交界。在外侧，开放上颌窦、经翼突入路和切除咽鼓管可以显露翼腭窝、颈内动脉破裂孔段、咽旁间隙、岩尖、枕髁及颈静脉孔。然而，这些入路变型，也称内镜扩大经鼻入路，破坏性更大，需要切除正常的鼻内结构，从而显著降低鼻窦生活质量[65]。对内镜扩大经鼻入路的分步描述详见 35 章和 45 章。

用于封闭颅底的带蒂鼻中隔瓣的剥离也可对患者产生一些不良术后结果。文献报道的鼻科并发症包括鼻结痂、鼻塞、鼻窦炎、鼻腔粘连、嗅觉障碍、鼻塞、黏膜纤毛清除功能受损和咽鼓管切除后的慢性耳炎[66]。虽然这些症状通常只在术后早期较重，但有些症状可以持续 6～9 个月，因此需要在几个月内每天多次洗鼻[67]。务必对这些医源性并发症和该入路在操作空间、安全性和肿瘤控制方面提供的好处进行权衡。一些作者[68]报道了可减少鼻窦并发症的技术改良，如保留中鼻甲、筷子技术[69]、黏膜下入路，以及避免使用带蒂鼻中隔瓣的新型封闭技术[70]。

鉴于脊索瘤和软骨肉瘤对于神经血管结构的浸润性属性，有可能会发生一些神经血管并发症，包括颈内动脉损伤、脑神经麻痹（第Ⅵ～Ⅻ对脑神经）、脑干损伤和卒中。根据最近的一项内镜颅底共识，脊索瘤手术的致残率估计为 7.8%[71]。

在计划手术时，对重建的规划，特别是带蒂黏膜瓣的选择至关重要。尽管大体全切除（GTR）可减少复发，但扩大切除也可能会导致更高的致残率和术后脑脊液漏的风险。文献报道的脑脊液漏发生率差别很大，但在一流的医学中心颅底脊索瘤经鼻术后的发生率为 11.8%[72]。脑脊液漏可增加脑膜炎或颅内感染的风险，从而导致致残率和死亡率显著增加。因此，预防脑脊液漏一直是内镜下经鼻入路的一个主要挑战。现已确认有一些危险因素可能导致重建失败率和术后脑脊液漏发生率增加[71]，如术前 BMI 高（腹内压升高导致颅内压升高），颅后窝部位（斜坡缺损），既往的手术和（或）放射治疗，以及术者缺乏经验（见第10章）。术中脑脊液漏也与术后脑脊液漏的风险增高密切相关[72]。目前，对于内镜经鼻术后的最佳重建技术还没有达成共识，但自体材料，尤其是带血管蒂的黏膜瓣可显著降低大型颅底缺损或高流量缺损的脑脊液漏发生率[73, 74]。此外，多层带血管蒂技术（包括脂肪、阔筋膜和带蒂鼻中隔瓣）与单层技术相比，可降低术后脑脊液漏发生率[75]。Garcia-Navarro 等[76] 首次报道的"垫片密封"技术和双层纽扣技术结合带蒂鼻中隔瓣已被证实可有效控制术后脑脊液漏[77]。Cavallo 等[78] 最近报道的 3F 技术（fat、flap、flash）在带蒂鼻中隔瓣（第二层）覆盖的死腔内填塞脂肪，手术之后立即抬高头部 / 下床活动（flash），这是一项将重建技术和颅内压控制相结合的技术，很有发展前景。

为防止损伤黏膜和血管蒂，通常在手术开始时留取带蒂鼻中隔瓣，然后置于鼻咽部或上颌窦。切除黏膜瓣会显露大量的骨和软骨区域，从而导致鼻腔结痂、有难闻的气味和鼻道阻塞数月。将黏膜瓣覆盖于显露的软骨作为"拯救性黏膜瓣"[79]"反向黏膜瓣"[80] 或游离黏膜瓣[81] 已被用于促进快速上皮化。

在鼻腔带蒂黏膜瓣不可用的情况下（既往手术、留取失败、黏膜瓣坏死、放射治疗等），可选用带血管的游离组织或带颞浅动脉血管蒂的转移颞顶筋膜瓣[82]。术后腰大池引流仍然存在争议，因其有出现并发症的风险，包括脑膜炎、颅内积气或硬膜外血肿[71, 72]。

4. 开放 / 经颅入路

表面看来，经鼻蝶斜坡入路及其变型的中线通道似乎是显露斜坡、颅颈交界和上颈椎脊索瘤最直接和最合理的入路。然而，经颅入路，如后外侧 / 远外侧经髁入路和前外侧 / 极外侧入路可为颅颈交界和下斜坡区提供良好的手术通道。对于向髁外侧和硬膜内生长的中线病变，远外侧入路是一个很有价值的术式，可同时行颅颈交界固定术（见第 34 章）。枕骨髁侵犯等是选择此入路的标准之一。只有部分病例需磨除枕骨髁，因为枕骨髁通常已被肿瘤浸润破坏。将椎动脉移位可显露 C_1 侧块。对于向两侧生长的病变，则可在内镜下（30°、45°、70° 镜）切除对侧肿瘤的前部[83]。在双侧椎动脉包裹的情况下，也可采用双侧经髁入路更安全地控制椎动脉。

咽后前外侧入路可提供一个更直接的外侧通道，从一侧到另一侧显露前方的硬膜外骨性结构，对副神经的处理和椎动脉移位是该入路的关键[84]。联合乳突切除和迷路下入路可额外显露颈静脉孔[85]。使用角度内镜，可将肿瘤从斜坡下部和中部切除，也可以向对侧切除[86]。前外侧入路特别适用于颅颈交界延伸至 C_2 及以下的病变。

与上斜坡脊索瘤相比，下斜坡和颅颈交界脊索瘤的一个特殊问题是颅颈不稳定。虽然一些作者建议在单侧枕骨髁磨除 >50% 时进行枕颈融合[87]，但其他作者报道即使在单侧枕骨髁完全磨除后仍能保持稳定性[88]，突出韧带成分的重要性。然而，目前的共识是，当 C_1 前弓、齿状突和双侧枕骨髁完全切除时，必须进行融合。后外侧入路的主要优点之一在于可以同期完成融合。当采用前外侧入路或内镜下经鼻入路时，必须二期进行固定手术，其时机取决于不稳定程度和辅助放射治疗。钛质植入物的存在可引起质子束的散射和偏转，降低靶体积的精度和剂量，从而导致某些区域治疗剂量不足的风险。此时可采用延迟固定这一替代策略，通过密切的临床 - 影像学随访来监测颅颈不稳定，从而实现有效的辅助放射治疗[89]。使用碳纤维 - 聚醚醚酮（polyetheretherketone, PEEK）制成的可透射线材料也可缓解这些问题[90]。

岩斜区较难用内镜下经鼻入路显露。在累及神经血管结构的情况下，采用内镜下经鼻入路切除该部位的肿瘤仍然较为困难，在合适的病例中，经岩骨前后联合入路可能是一种有价值的替代方法[91, 92]，可在显微镜下更好地控制脑神经和血管（见第 34 章）。此外，对位于斜坡旁段颈内动脉后方和（或）外侧并延伸至颅中窝的脊索瘤或软骨肉瘤，这些入路也优于内镜下经鼻入路[93]。然而，经岩骨入路也有重要缺陷就是耗时，并有脑神经损伤和脑脊液漏的风险。

经颅入路和内镜下经鼻入路是互补的，可以单独或联合使用，以最大限度地提高这些复杂颅底病变的切除范围和安全性[93, 94]。

（二）放射治疗

辅助放射治疗可提高脊索瘤的局部控制率及患者的总生存期[2, 3]，即使在肉眼下大体全切除后也是如此。由于脊索瘤细胞被认为在常规分割放射治疗时具有相当的放射耐受性，应以大剂量质子束治疗（PBT）（至少 74Gy 的剂量）作为金标准[2]。质子的物理性质使得靶点更精确，并可最大限度减少周围结构的辐射显露[95]。也可选择行调强放射治疗，可向靶体积传递有效剂量[96]。一些作者还观察到放射外科可有效治疗小型肿瘤[3, 97]。对于初次手术切除和质子束治疗后复发的小型肿瘤患者，也可选用放射外科治疗[95]。所有放射性并发症（恶心、呕吐、疲劳、脱发、黏膜炎、放射性坏死、认知能力下降、脑神经病变等）的毒性远非微不足道，而且比一般认为的更普遍。最近的研究表明，与伽马刀和常规放射治疗相比，术后碳离子束治疗（CIBT）在生存率方面有更好的效果[98]，其 5 年生存率与质子束治疗相似，但 10 年生存率更差[99]。然而，CIRT 的高成本限制了这种治疗方式的推广使用。

低级别软骨肉瘤生长缓慢，最大限度的手术切除可提供最佳的治愈机会[55]。对于 WHO Ⅰ / Ⅱ 级的软骨肉瘤，如果已达根治性切除，建议保留辅助放射治疗以治疗复发病例[5]。在治疗高级别软骨肉瘤时，辅助放射治疗仍然是必需的[40]。

（三）系统治疗

脊索瘤或高级别软骨肉瘤的复发率仍然很高。对于手术和放射治疗无法控制的晚期疾病，需要进行全身治疗[11, 100]。不同于其他软组织肿瘤或肉瘤，各种化学治疗药物在脊索瘤中并不能有效控制病变[11, 100]。同样，酪氨酸激酶抑制子[100-107]、

免疫疗法[108]和鼠短尾突变体表型酵母疫苗[109]对肿瘤最多也只有部分建立，效果仍然远远不够。脊索瘤和软骨肉瘤的有效靶向治疗的发展仍然受阻于对其致癌机制和信号通路的认识不足。

病例 1：颅颈交界脊索瘤——内镜辅助下单侧远外侧入路（图 40-2 和图 40-3）

26 岁男性，表现为明显吞咽障碍。神经系统检查显示右侧舌下神经完全麻醉病半舌萎缩，左侧部分麻痹。MRI 显示肿瘤广泛不均匀增强，伴硬膜内侵犯、双侧椎动脉包绕及脑干受压（图 40-2A 和 B）。

CT 骨扫描显示双侧枕骨髁侵蚀，提示颅颈不稳定（图 40-2C 和 D）。

考虑到双侧枕骨髁侵蚀和肿瘤主体偏右，选择右侧远外侧经髁入路，采用曲棍球形切口。将右侧椎动脉移位，以便于进入枕骨髁并部分显露 C₁ 侧块（图 40-2E），然后磨除枕骨髁，显露舌下神经管。切除右侧肿瘤，再在内镜辅助下用 45° 和 70° 镜切除对侧肿瘤（图 40-2F 和 G），最终达到大体全切除。留取腹壁脂肪，连同 Tachosil® 人工硬膜一起封闭前方硬脑膜开口。考虑到术前颅颈不稳定和术中枕骨髁的进一步切除，采用弯棒进行枕颈融合，以便于辅助质子束放射治疗。将同种异体骨水泥移植物（Palacos®）置于枕骨和 C₁ 侧块之间。术后立即行气管切开术，以消除术后因吞咽困难进一步恶化导致的肺部感染的风险。术后 MRI 显示肿瘤全切除（图 40-3C）。术后左侧舌下神经功能恶化，但术后 3 个月可拔除气管切开管。患者接受了 73.8Gy 的辅助质子束治疗。

病例 2：斜坡脊索瘤——内镜下经鼻蝶入路（图 40-4）

29 岁女性，因间歇性复视入院。MRI 显示斜坡肿瘤伴硬膜内生长及基底动脉包裹（图 40-4A 和 B）。临床检查显示右侧展神经部分麻痹。考虑到肿瘤位于中线，选择内镜下经鼻入路（图 40-4C 至 F）。获取左侧带蒂鼻中隔瓣用于封闭颅底，并将其留置于口咽部。右侧中鼻甲外移后，

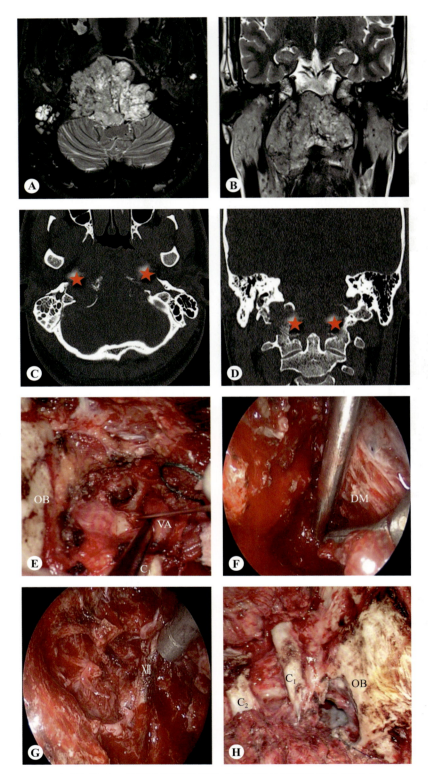

▲ 图 40-2　颅颈交界脊索瘤的内镜辅助单侧远外侧入路手术

A 至 D. 术前影像（MRI 和 CT）显示侵犯双侧颅颈交界的巨大病变，T_2 加权序列呈高信号，高度提示脊索瘤。枕骨髁和下斜坡均受累（红色星号）。E. C_1 右半椎板切除后，将基底动脉 V_3 段游离、移位以显露右侧枕骨髁。F 和 G. 采用角度（45° 和 70°）内镜切除左侧肿瘤，显露对侧舌下神经管周围区域。H. 固定前的最终图像

CCJ. 颅颈交界；OB. 枕骨；Ⅻ. 舌下神经；DM. 硬膜

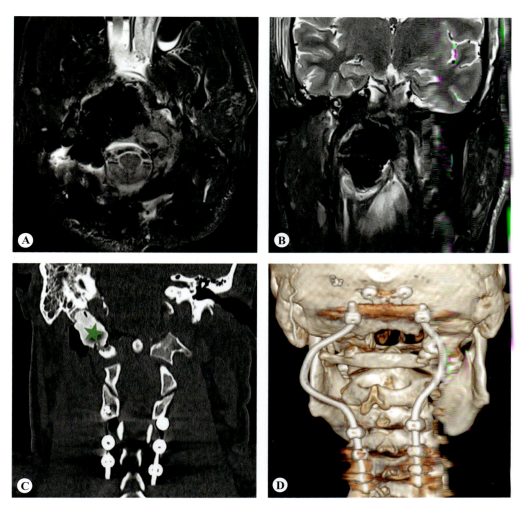

▲ 图 40-3　颅颈交界脊索瘤的术后影像，采用内镜辅助下单侧远外侧入路手术

A 和 B. 术后 T₂ 加权 MRI 显示肿瘤全切除；C 和 D. 枕颈融合后的术后 CT。将固定棒向外侧弯曲，以利于辅助质子束治疗。在枕骨和 C₁ 侧块之间放置一片骨水泥（绿色星号）

打开蝶窦。确认双侧斜坡旁段颈内动脉（图 40-4C），磨除斜坡以显露肿瘤。分块切除肿瘤，将肿瘤从基底动脉主干和分支上小心剥离（图 40-4D 至 F）。采用 3F 技术进行颅底重建，从腹部取出一块脂肪置于瘤床内，再用带蒂鼻中隔瓣覆盖。嘱患者取半坐位 2 周。术后 MRI 显示肿瘤全切除（图 40-4G 和 H）。术后展神经部分麻痹无明显改变。患者接收了辅助质子束治疗，剂量 73.8Gy。随访 14 个月未见复发。

病例 3：颈静脉孔软骨肉瘤——内镜下经鼻入路（图 40-5）

22 岁男性，因右侧颈静脉孔区病变疑似软骨肉瘤入院。临床检查发现右侧舌下神经麻痹和副神经麻痹。MRI 和 CT 表现为紧靠颈静脉孔内侧和岩蝶缝前方的溶骨症病变（图 40-5A 和 B）。选择经左侧鼻孔（对侧）的内镜下经鼻入路。中鼻甲外移，打开蝶窦并确认右侧斜坡旁段颈内动脉后，通过追踪翼管神经定位找到破裂孔位置（图 40-5C）。在破裂孔后下方显露肿瘤，用 30°、45° 和 70° 内镜切除（图 40-5D）。组织病理学证实为 I 级软骨肉瘤。考虑到术后 MRI 显示肿瘤全切除（图 40-5E 和 F），不建议行辅助放射治疗。

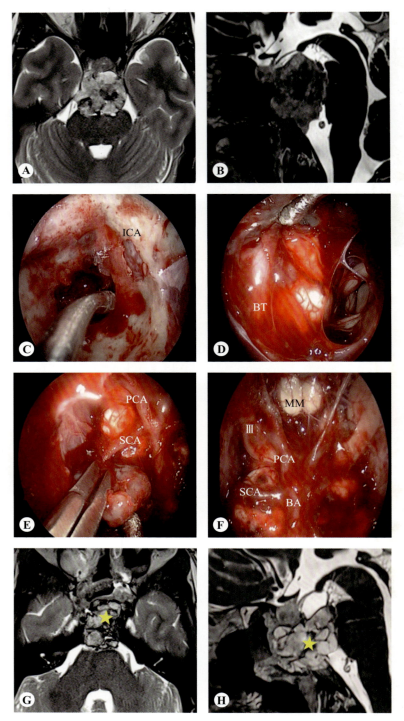

▲ 图 40-4　大型中斜坡脊索瘤的内镜下经鼻入路手术

A 和 B. 术前轴位和矢状位 T₂ 加权 MRI 表现为典型的中斜坡溶骨性脊索瘤，侵犯硬膜内并累及多支血管和脑神经。C 至 E. 30° 内镜下的术中图像。在确定双侧斜坡旁颈内动脉和鞍底后，磨除蝶斜坡以显露肿瘤。将肿瘤从基底动脉主干及其穿支上小心剥离。F. 肿瘤切除后 45° 内镜下的术区最终图像。可见双侧乳头体、基底动脉尖端和主干、动眼神经（Ⅲ）、小脑下后动脉和小脑上动脉。G 至 H. 术后轴位和矢状位 T₂ 加权 MRI 显示肿瘤全切除。为了重建和预防脑脊液漏，有意在术腔放置一个过大的游离脂肪移植物（黄色星号）

PCA. 小脑下后动脉；BT. 基底动脉主干；BA. 基底动脉尖端；PCA. 小脑下后动脉；SCA. 小脑上动脉；ICA. 颈内动脉；Ⅲ. 动眼神经；MB. 乳头体

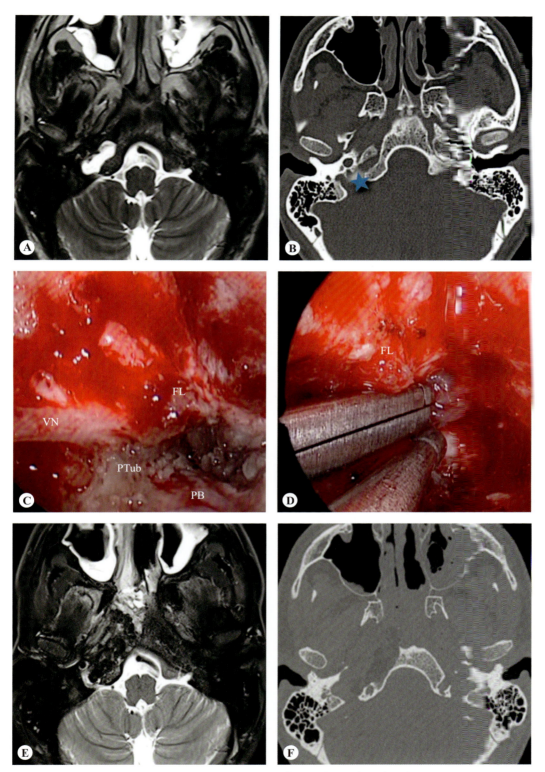

▲ 图 40-5　颈静脉孔软骨肉瘤的内镜下经鼻入路手术

A 和 B. 术前轴位 T₂ 加权 MRI 和轴位骨 CT 显示右侧颈静脉孔内侧溶骨性病变（蓝色星号）；C 和 D.30°
内镜下的手术图像，沿右侧翼管神经显露破裂孔，可见肿瘤位于破裂孔后下方；E 和 F. 术后轴位 T₂ 加
权序列和轴位骨 CT 显示肿瘤全切除

VN. 翼管神经；PTub. 翼肌粗隆；FL. 破裂孔；PB. 咽颅底筋膜

七、总结

脊索瘤和软骨肉瘤是罕见而独特的肿瘤类型，在临床和影像学上有一些相似之处。脊索瘤通常起源于斜坡，而软骨肉瘤好发于岩斜区的更外侧。事实上，这两种肿瘤的长期预后并不相同，脊索瘤的复发率更高。最佳治疗策略仍然是最大限度地切除肿瘤，并应在专门的颅底中心进行治疗。尽管颅底外科不断发展，并增加了扩大内镜下经鼻入路这一技术手段，这些病变的手术仍然极具挑战性。辅助放射治疗，特别是质子束治疗，对于脊索瘤十分必要，但对于低级别软骨肉瘤并不推荐。尽管采取积极治疗，脊索瘤和高级别软骨肉瘤的复发率仍然较高。迄今为止，尚无系统的医疗方法被证明对治疗晚期病变有效。

参考文献

[1] Sbaihat A, Bacciu A, Pasanisi E, Sanna M. Skull base chondrosarcomas: surgical treatment and results. Ann Otol Rhinol Laryngol. 2013;122:763-70. https://doi.org/10.1177/000348941312201206.

[2] Stacchiotti S, Sommer J, Chordoma Global Consensus Group. Building a global consensus approach to chordoma: a position paper from the medical and patient community. Lancet Oncol. 2015;16:e71-83. https://doi.org/10.1016/S1470-2045(14)71190- 8.

[3] Alahmari M, Temel Y. Skull base chordoma treated with proton therapy: a systematic review. Surg Neurol Int. 2019;10:96. https://doi.org/10.25259/SNI- 213-2019.

[4] Weber DC, Murray F, Combescure C, Calugaru V, Alapetite C, Albertini F, et al. Long term outcome of skull-base chondrosarcoma patients treated with high-dose proton therapy with or without conventional radiation therapy. Radiother Oncol. 2018;129:520-6. https://doi.org/10.1016/j.radonc.2018.06.040.

[5] Simon F, Feuvret L, Bresson D, Guichard J-P, El Zein S, Bernat A-L, et al. Surgery and protontherapy in Grade I and II skull base chondrosarcoma: a comparative retrospective study. PLoS One. 2018;13:e0208786. https://doi.org/10.1371/journal. pone.0208786.

[6] Wang L, Wu Z, Tian K, Wang K, Li D, Ma J, et al. Clinical features and surgical outcomes of patients with skull base chordoma: a retrospective analysis of 238 patients. J Neurosurg. 2017;127:1257-67. https://doi.org/10.3171/2016.9.JNS16559.

[7] Oishi Y, Tamura R, Takahashi S, Morimoto Y, Sato M, Horikoshi T, et al. A comparative study between traditional microscopic surgeries and endoscopic endonasal surgery for skull base chordomas. World Neurosurg. 2020;134:e1099-107. https://doi. org/10.1016/j.wneu.2019.11.113.

[8] Ditzel Filho LFS, Prevedello DM, Dolci RL, Jamshidi AO, Kerr EE, Campbell R, et al. The endoscopic endonasal approach for removal of petroclival chondrosarcomas. Neurosurg Clin N Am. 2015;26:453-62. https://doi.org/10.1016/j. nec.2015.03.008.

[9] Bossi Todeschini A, Montaser AS, Hardesty DA, Carrau RL, Prevedello DM. The limits of the endoscopic endonasal transclival approach for posterior fossa tumors. J Neurosurg Sci. 2018;62:322-31. https://doi.org/10.23736/S0390-5616.18.04411-9.

[10] Diaz RJ, Cusimano MD. The biological basis for modern treatment of chordoma. J Neuro- Oncol. 2011;104:411-22. https://doi.org/10.1007/s11060- 011-0559-8.

[11] Italiano A, Mir O, Cioffi A, Palmerini E, Piperno-Neumann S, Perrin C, et al. Advanced chondrosarcomas: role of chemotherapy and survival. Ann Oncol. 2013;24:2916-22. https://doi.org/10.1093/annonc/mdt374.

[12] Sahyouni R, Goshtasbi K, Mahmoodi A, Chen JW. A historical recount of chordoma. J Neurosurg Spine. 2018;28:422-8. https://doi.org/10.3171/2017.7.SPINE17668.

[13] Yakkioui Y, van Overbeeke JJ, Santegoeds R, van Engeland M, Temel Y. Chordoma: the entity. Biochim Biophys Acta. 1846;2014:655-69. https://doi.org/10.1016/j.bbcan.2014.07.012.

[14] Stewart MJ, Burrow J l F. Ecchordosis physaliphora spheno-occipitalis. J Neurol Psychopathol. 1923;4:218-20. https://doi.org/10.1136/jnnp. s1- 4.15.218.

[15] Mott FW. Chondrosarcoma springing from the sella turcica. Arch Neurol Psychiatry. 1899;1:432-3.

[16] Chow WA. Chondrosarcoma: biology, genetics, and epigenetics. F1000Res. 2018;7. https://doi. org/10.12688/f1000research.15953.1.

[17] Güneş M, Günaldi O, Tuğcu B, Tanriverdi O, Güler AK, Cöllüoğlu B. Intracranial chondrosarcoma: a case report and review of the literature. Minim Invasive Neurosurg. 2009;52:238-41. https://doi. org/10.1055/s-0028-1128117.

[18] Oruckaptan HH, Berker M, Soylemezoglu F, Ozcan OE. Parafalcine chondrosarcoma: an unusual localization for a classical variant. Case report and review of the literature. Surg Neurol. 2001;55:174-9. https://doi.org/10.1016/s0090-3019(01)00329- 9.

[19] Chandler JP, Yashar P, Laskin WB, Russell EJ. Intracranial chondrosarcoma: a case report and review of the literature. J Neuro-Oncol. 2004;68:33-9. https://doi.org/10.1023/b:neon.0000024728.7299 8.7d.

[20] Almefty K, Pravdenkova S, Colli BO, Al-Mefty O, Gokden M. Chordoma and chondrosarcoma: similar, but quite different, skull base tumors. Cancer. 2007;110:2457-67. https://doi.org/10.1002/cncr.23073.

[21] Ferreira RM, Vieira L, Pimenta S, Pinto J, Costa L. Chondrosarcoma as inaugural manifestation of monostotic

Paget's disease of bone. Acta Reumatol Port. 2019;44: 163-4.

[22] Oushy S, Peris-Celda M, Van Gompel JJ. Skull base enchondroma and chondrosarcoma in Ollier disease and Maffucci syndrome. World Neurosurg. 2019;130:e356-61. https://doi.org/10.1016/j. wneu.2019.06.087.

[23] Tachibana E, Saito K, Takahashi M, Fukuta K, Yoshida J. Surgical treatment of a massive chondrosarcoma in the skull base associated with Maffucci's syndrome: a case report. Surg Neurol. 2000;54:165-9; discussion 169-70. https://doi.org/10.1016/s0090- 3019(00)00252- 4.

[24] Dorfman HD, Czerniak B. Bone cancers. Cancer. 1995;75:203-10. https://doi.org/10.1002/1097-0142(19950101)75:1+<203::aid- cncr2820751308>3.0.co;2- v.

[25] McMaster ML, Goldstein AM, Bromley CM, Ishibe N, Parry DM. Chordoma: incidence and survival patterns in the United States, 1973-1995. Cancer Causes Control. 2001;12:1-11.

[26] Mukherjee D, Chaichana KL, Adogwa O, Gokaslan Z, Aaronson O, Cheng JS, et al. Association of extent of local tumor invasion and survival in patients with malignant primary osseous spinal neoplasms from the surveillance, epidemiology, and end results (SEER) database. World Neurosurg. 2011;76:580-5. https://doi. org/10.1016/j.wneu.2011.05.016.

[27] George B, Bresson D, Bouazza S, Froelich S, Mandonnet E, Hamdi S, et al. Chordoma. Neurochirurgie. 2014;60:63-140. https://doi. org/10.1016/j.neuchi.2014.02.003.

[28] Cianfriglia F, Pompili A, Occhipinti E. Intracranial malignant cartilaginous tumours. Report of two cases and review of literature. Acta Neurochir. 1978;45:163-75. https://doi.org/10.1007/BF01774391.

[29] Korten AG, ter Berg HJ, Spincemaille GH, van der Laan RT, Van de Wel AM. Intracranial chondrosarcoma: review of the literature and report of 15 cases. J Neurol Neurosurg Psychiatry. 1998;65:88-92. https://doi.org/10.1136/jnnp.65.1.88.

[30] Hung YP, Diaz-Perez JA, Cote GM, Wejde J, Schwab JH, Nardi V, et al. Dedifferentiated chordoma: clinicopathologic and molecular characteristics with integrative analysis. Am J Surg Pathol. 2020;44:1213-23. https://doi.org/10.1097/PAS.0000000000001501.

[31] Shih AR, Cote GM, Chebib I, Choy E, DeLaney T, Deshpande V, et al. Clinicopathologic characteristics of poorly differentiated chordoma. Mod Pathol. 2018;31:1237-45. https://doi.org/10.1038/s41379- 018-0002-1.

[32] Bracken AP, Brien GL, Verrijzer CP. Dangerous liaisons: interplay between SWI/SNF, NuRD, and Polycomb in chromatin regulation and cancer. Genes Dev. 2019;33:936-59. https://doi.org/10.1101/ gad.326066.119.

[33] Romeo S, Hogendoorn PCW. Brachyury and chordoma: the chondroid-chordoid dilemma resolved? J Pathol. 2006;209:143-6. https://doi.org/10.1002/path.1987.

[34] Vrionis FD. Chordomas and chondrosarcomas of the skull base and spine. Neuro-Oncology. 2004;6:166-7. https://doi.org/10.1215/S1152851703200065.

[35] Suster D, Hung YP, Nielsen GP. Differential diagnosis of cartilaginous lesions of bone. Arch Pathol Lab Med. 2020;144:71-82. https://doi.org/10.5858/arpa.2019- 0441- RA.

[36] Fletcher CDM. The evolving classification of soft tissue tumours- an update based on the new 2013 WHO classification. Histopathology 2014;64:2-11. https://doi.org/10.1111/his.12267.

[37] Gay E, Sekhar LN, Rubinstein E, Wright DC, Sen C, Janecka IP, et al. Chordomas and chondrosarcomas of the cranial base: results and follow-up of 60 patients. Neurosurgery. 1995;36:887-96; discussion 896-7. https://doi. org/10.1227/00006123-199505000-00001.

[38] Heffelfinger MJ, Dahlin DC, MacCarty CS, Beabout JW. Chordomas and cartilaginous tumors at the skull base. Cancer. 1973;32:410-20. https://doi.org/10.1002/1097-0142(197308)32:2<410::aid- cncr2820320219>3.0.co;2- s.

[39] Yeom KW, Lober RM, Mobley BC, Harsh G, Vogel H, Allagio R, et al. Diffusion-weighted MRI: distinction of skull base chordoma from chondrosarcoma. AJNR Am J Neuroradiol. 2013;34:1056-61, S1. https://doi.org/10.3174/ajnr.A3333.

[40] Kremenevski N, Schlaffer S-M, Coras R, Kinfe TM, Graillon T, Buchfelder M. Skull base chordomas and chondrosarcomas. Neuroendocrinology 2020;110:836-47. https://doi.org/10.1159/000509386.

[41] Bakker SH, Jacobs WCH, Pondaag W, Gelderblom H, Nout RA, Dijkstra PDS, et al. Chordoma: a systematic review of the epidemiology and clinical prognostic factors predicting progression-free and overall survival. Eur Spine J. 2018;27:3043-58. https://doi.org/10.1007/s00586-018-5764-0.

[42] Di Maio S, Temkin N, Ramanathan D, Sekhar LN. Current comprehensive management of cranial base chordomas: 10-year meta-analysis of observational studies. J Neurosurg. 2011;115:1094-105. https://doi.org/10.3171/2011.7.JNS11355.

[43] Tauziède-Espariat A, Bresson D, Polivka M, Bouazza S, Labrousse F, Aronica E, et al. Prognostic and therapeutic markers in chordomas: a study of 287 tumors. J Neuropathol Exp Neurol. 2016; 75:111-20. https://doi.org/10.1093/jnen/nlv010.

[44] Zhai Y, Bai J, Li M, Wang S, Li C, Wei X, et al. A nomogram to predict the progression-free survival of clival chordoma. J Neurosurg 2019:1-9. https://doi.org/10.3171/2019.10.JNS192414.

[45] Sakai K, Hongo K, Tanaka Y, Nakayama J. Analysis of immunohistochemical expression of p53 and the proliferation marker Ki-67 antigen in skull base chordomas: relationships between their expression and prognosis. Brain Tumor Pathol. 2007;24:57-62. https://doi.org/10.1007/s10014-007-0222-4

[46] Yeter HG, Kosemehmetoglu K, Soylemezoglu F. Poorly differentiated chordoma: review of 53 cases. APMIS. 2019;127:607-15. https://doi.org/10.1111/apm.12978.

[47] Champagne P-O, Passeri T, Jabre R, Benat A-L, Voormolen EH, Froelich S. Vertebrobasilar artery encasement by skull base chordomas: surgical outcome and management strategies. Oper Neurosurg (Hagerstown). 2020. https://doi.org/10.1093/ons/opaa091.

[48] Passeri T, di Russo P, Champagne P-O, Berna A-L, Cartailler J, Guichard JP et al. Tumor growth rate as a new predictor of progression-free survival after chordoma surgery. Neurosurgery. 2021;89(2):291-9 https://doi.

org/10.1093/neuros/nyab164. PMID: 33989415.

[49] Chambers PW, Schwinn CP. Chordoma. A clinicopathologic study of metastasis. Am J Clin Pathol. 1979;72:765-76. https://doi.org/10.1093/ajcp/72.5.765.

[50] Raza SM, Gidley PW, Meis JM, Grosshans DR, Bell D, DeMonte F. Multimodality treatment of skull base chondrosarcomas: the role of histology specific treatment protocols. Neurosurgery. 2017;81:520-30. https://doi. org/10.1093/neuros/nyx042.

[51] Bloch OG, Jian BJ, Yang I, Han SJ, Aranda D, Ahn BJ, et al. Cranial chondrosarcoma and recurrence. Skull Base. 2010;20:149-56. https://doi. org/10.1055/s-0029-1246218.

[52] Bloch OG, Jian BJ, Yang I, Han SJ, Aranda D, Ahn BJ, et al. A systematic review of intracranial chondrosarcoma and survival. J Clin Neurosci. 2009;16:1547-51. https://doi. org/10.1016/j. jocn.2009.05.003.

[53] Bohman L-E, Koch M, Bailey RL, Alonso-Basanta M, Lee JYK. Skull base chordoma and chondrosarcoma: influence of clinical and demographic factors on prognosis: a SEER analysis. World Neurosurg. 2014;82:806-14. https://doi. org/10.1016/j. wneu.2014.07.005.

[54] Edem I, DeMonte F, Raza SM. Advances in the management of primary bone sarcomas of the skull base. J Neuro-Oncol. 2020;150:393-403. https://doi. org/10.1007/s11060-020-03497-6.

[55] Zanoletti E, Mazzoni A, Martini A, Abbritti RV, Albertini R, Alexandre E, et al. Surgery of the lateral skull base: a 50-year endeavour. Acta Otorhinolaryngol Ital. 2019;39:S1-146. https://doi.org/10.14639/0392-100X-suppl.1- 39-2019.

[56] Freeman JL, DeMonte F, Al-Holou W, Gidley PW, Hanna EY, Kupferman ME, et al. Impact of early access to multidisciplinary care on treatment outcomes in patients with skull base chordoma. Acta Neurochir. 2018;160:731-40. https://doi. org/10.1007/s00701-017-3409-4.

[57] Al-Mefty O, Borba LAB. Skull base chordomas: a management challenge. J Neurosurg. 1997;86:182-9. https://doi.org/10.3171/jns.1997.86.2.0182.

[58] Rhoton AL. The cerebellar arteries. Neurosurgery. 2000;47:S29-68. https://doi.org/10.1097/00006123-200009001-00010.

[59] Kassam A, Snyderman CH, Mintz A, Gardner P, Carrau RL. Expanded endonasal approach: the rostrocaudal axis. Part II. Posterior clinoids to the foramen magnum. Neurosurg Focus. 2005;19:E4.

[60] Fernandez-Miranda JC, Gardner PA, Snyderman CH, Devaney KO, Mendenhall WM, Suárez C, et al. Clival chordomas: a pathological, surgical, and radiotherapeutic review. Head Neck. 2014;36:892-906. https://doi.org/10.1002/hed.23415.

[61] Cebula H, Kurbanov A, Zimmer LA, Poczos P, Leach JL, De Battista JC, et al. Endoscopic, endonasal variability in the anatomy of the internal carotid artery. World Neurosurg. 2014;82:e759-64. https://doi.org/10.1016/j.wneu.2014.09.021.

[62] Komotar RJ, Starke RM, Raper DMS, Anand VK, Schwartz TH. The endoscope-assisted ventral approach compared with open microscope-assisted surgery for clival chordomas. World Neurosurg. 2011;76:318-27; discussion 259-62. https://doi.org/10.1016/j.wneu.2011.02.026.

[63] Jho HD, Alfieri A. Endoscopic endonasal pituitary surgery: evolution of surgical technique and equipment in 150 operations. Minim Invasive Neurosurg. 2001;44:1-12. https://doi. org/10.1055/s-2001-13590.

[64] Kassam A, Snyderman CH, Mintz A, Gardner P, Carrau RL. Expanded endonasal approach: the rostrocaudal axis. Part I. Crista galli to the sella turcica. Neurosurg Focus. 2005;19:E3.

[65] Little AS, Kelly D, Milligan J, Griffiths C, Prevedello DM, Carrau RL, et al. Predictors of sinonasal quality of life and nasal morbidity after fully endoscopic transsphenoidal surgery. J Neurosurg. 2015;122:1458-65. https://doi. org/10.3171/2014.10. JNS141624.

[66] Cappabianca P, Cavallo LM, Colao A, de Divitiis E. Surgical complications associated with the endoscopic endonasal transsphenoidal approach for pituitary adenomas. J Neurosurg. 2002;97:293-8. https://doi.org/10.3171/ jns.2002.97.2.0293.

[67] Gallagher MJ, Durnford AJ, Wahab SS, Nair S, Rokade A, Mathad N. Patient-reported nasal morbidity following endoscopic endonasal skull base surgery. Br J Neurosurg. 2014;28:622-5. https://doi. org/10.3109/02688697.2014.887 656.

[68] Thompson CF, Suh JD, Liu Y, Bergsneider M, Wang MB. Modifications to the endoscopic approach for anterior skull base lesions improve postoperative sinonasal symptoms. J Neurol Surg B Skull Base. 2014;75:65-72. https://doi. org/10.1055/s-0033-1356492.

[69] Labidi M, Watanabe K, Hanakita S, Park HH, Bouazza S, Bernat A-L, et al. The chopsticks technique for endoscopic endonasal surgery-improving surgical efficiency and reducing the surgical footprint. World Neurosurg. 2018;117:208-20. https://doi.org/10.1016/ j.wneu.2018.05.229.

[70] Shin M, Kondo K, Kin T, Suzukawa K, Saito N. Endoscopic transnasal interseptal approach for invasive clival tumors: development of an approach method regarding maximal preservation of the nasal anatomy. Neurol Med Chir (Tokyo). 2015;55:336-44. https://doi.org/10.2176/nmc.oa.2014-0280.

[71] Wang EW, Zanation AM, Gardner PA, Schwartz TH, Eloy JA, Adappa ND, et al. ICAR: endoscopic skull-base surgery. Int Forum Allergy Rhinol. 2019;9:S145-365. https://doi. org/10.1002/alr.22326.

[72] Hannan CJ, Kelleher E, Javadpour M. Methods of skull base repair following endoscopic endonasal tumor resection: a review. Front Oncol. 2020;10: 1614. https://doi.org/10.3389/ fonc.2020.01614.

[73] Harvey RJ, Parmar P, Sacks R, Zanation AM. Endoscopic skull base reconstruction of large dural defects: a systematic review of published evidence. Laryngoscope. 2012;122:452-9. https://doi. org/10.1002/lary.22475.

[74] Kassam AB, Thomas A, Carrau RL, Snyderman CH, Vescan A, Prevedello D, et al. Endoscopic reconstruction of the cranial base using a pedicled nasoseptal flap. Neurosurgery. 2008;63:ONS44-52; discussion ONS52-53. https://doi. org/10.1227/01. neu.0000297074.13423.f5.

[75] Simal-Julián JA, Miranda-Lloret P, Pérez de San Román Mena L, Sanromán-Álvarez P, García-Piñero A, Sanchis-

Martín R, et al. Impact of multilayer vascularized reconstruction after skull base endoscopic endonasal approaches. J Neurol Surg B Skull Base. 2020;81:128-35. https://doi. org/10.1055/s-0039-1677705.

[76] Garcia-Navarro V, Anand VK, Schwartz TH. Gasket seal closure for extended endonasal endoscopic skull base surgery: efficacy in a large case series. World Neurosurg. 2013;80:563-8. https://doi. org/10.1016/j.wneu.2011.08.034.

[77] Luginbuhl AJ, Campbell PG, Evans J, Rosen M. Endoscopic repair of high-flow cranial base defects using a bilayer button. Laryngoscope. 2010; 120:876-80. https://doi. org/10.1002/lary.20861.

[78] Cavallo LM, Solari D, Somma T, Cappabianca P. The 3F (fat, flap, and flash) technique for skull base reconstruction after endoscopic endonasal suprasellar approach. World Neurosurg. 2019;126:439-46. https://doi.org/10.1016/ j.wneu.2019.03.125.

[79] Rivera-Serrano CM, Snyderman CH, Gardner P, Prevedello D, Wheless S, Kassam AB, et al. Nasoseptal "rescue" flap: a novel modification of the nasoseptal flap technique for pituitary surgery. Laryngoscope. 2011;121:990-3. https:// doi. org/10.1002/lary.21419.

[80] Caicedo-Granados E, Carrau R, Snyderman CH, Prevedello D, Fernandez-Miranda J, Gardner P, et al. Reverse rotation flap for reconstruction of donor site after vascular pedicled nasoseptal flap in skull base surgery. Laryngoscope. 2010;120:1550-2. https:// doi.org/10.1002/lary.20975.

[81] Yoo F, Kuan EC, Bergsneider M, Wang MB. Free mucosal graft reconstruction of the septum after nasoseptal flap harvest: a novel technique using a posterior septal free mucosal graft. J Neurol Surg B Skull Base. 2017;78:201-6. https://doi.org/10.1055/s-0036-1597086.

[82] Thomas R, Girishan S, Chacko AG. Endoscopic transmaxillary transposition of temporalis flap for recurrent cerebrospinal fluid leak closure. J Neurol Surg B Skull Base. 2016;77:445-8. https://doi.org/10.1055/s-1581065.

[83] Fava A, di Russo P, Tardivo V, Passeri T, Câmara B, Penet N, et al. Endoscope-assisted far-lateral transcondylar approach for craniocervical junction chordomas: a retrospective case series and cadaveric dissection. J Neurosurg. 2021:1-12. https://doi.org/1 0.3171/2020.9.JNS202611.

[84] Bruneau M, Cornelius JF, George B. Anterolateral approach to the V1 segment of the vertebral artery. Neurosurgery. 2006;58:ONS-215-9; discussion ONS-219. https://doi. org/10.1227/01. NEU.0000204650.35289.3E.

[85] Bruneau M, George B. The juxtacondylar approach to the jugular foramen. Neurosurgery. 2008;62:75-8; discussion 80-1. https://doi.org/10.1227/01. neu.0000317375.38067.55.

[86] Di Carlo DT, Voormolen EH, Passeri T, Champagne P-O, Penet N, Bernat AL, et al. Hybrid antero-lateral transcondylar approach to the clivus: a laboratory investigation and case illustration. Acta Neurochir. 2020;162:1259-68. https://doi.org/10.1007/s00701- 020-04343-4.

[87] Vishteh AG, Crawford NR, Melton MS, Spetzler RF, Sonntag VK, Dickman CA. Stability of the craniovertebral junction after unilateral occipital condyle resection: a biomechanical study. J Neurosurg. 1999;90:91-8. https://doi. org/10.3171/spi.1999.90.1.0091.

[88] Shiban E, Török E, Wostrack M, Meyer B, Lehmberg J. The far-lateral approach: destruction of the condyle does not necessarily result in clinically evident craniovertebral junction instability. J Neurosurg 2016;125:196-201. https:// doi.org/10.3171/2015.5. JNS15175.

[89] Champagne P-O, Voormolen EH, Mammar H, Bernat A-L, Krichen W, Penet N, et al. Delayed instrumentation following removal of cranial vertebral junction chordomas: a technical note. J Neurol Surg B Skull Base. 2020;81:694-700. https:// doi.org/10.1055/s-0039-1694053.

[90] Nevelsky A, Borzov E, Daniel S, Bar-Deroma R. Perturbation effects of the carbon fiber-PEEK screws on radiotherapy dose distribution. J Appl Clin Med Phys. 2017;18:62-8. https://doi.org/10.1002/acm2.12096.

[91] Komotar RJ, Starke RM, Raper DMS, Anand VK, Schwartz TH. Endoscopic skull base surgery: a comprehensive comparison with open transcrania approaches. Br J Neurosurg. 2012;26:637-48. https://doi.org/10.3109/026886 97.2012.654837.

[92] Spiessberger A, Baumann E, Stieffer A, Marbacher S, Kothbauer KF, Fandino J, et al. Extended exposure of the petroclival junction: the combined anterior transpetrosal and subtemporal/transcavernous approach. Surg Neurol Int. 2018;9:259. https://doi.org/10.4103/sni.sni_298_18.

[93] Muto J, Prevedello DM, Do Filho LFS, Tang IP, Oyama K, Kerr EE, et al. Comparative analysis of the anterior transpetrosal approach with the endoscopic endonasal approach to the petroclival region. J Neurosurg. 2016;125:1171-86. https://doi.org/10. 3171/2015. 8.JNS15302.

[94] Koechlin NO, Simmen D, Briner HR, Reisch R. Combined transnasal and transcranial removal of a giant clival chordoma. J Neurol Surg Rep. 2014;75:e98-102. https://doi. org/10.1055/s-0034-1373668.

[95] Ares C, Hug EB, Lomax AJ, Bossi A, Timmerman B, Rutz HP, et al. Effectiveness and safety of spot scanning proton radiation therapy for chordomas and chondrosarcomas of the skull base: first long-term report. Int J Radiat Oncol Biol Phys. 2009;75:1111-8. https://doi.org/10.1016/ j.ijrobp.2008.12.055.

[96] Sahgal A, Chan MW, Atenafu EG, Masson Cote L, Bahl G, Yu E, et al. Image-guided intensity-modulated radiation therapy (IG-IMRT) for skull base chordoma and chondrosarcoma: preliminary outcomes. Neuro-Oncology. 2015;17:889-94. https://doi.org/10.1093/neuonc/not247.

[97] Kano H, Sheehan J, Sneed PK, McBride HL, Young B, Duma C, et al. Skull base chondrosarcoma radiosurgery: report of the North American Gamma Knife Consortium. J Neurosurg. 2015;123:268-75. https://doi. org/10.3171/2014.12.JNS132580.

[98] Schulz-Ertner D, Tsujii H. Particle radiation therapy using proton and heavier ion beams. J Clin Oncol . 2007;25:953-64. https://doi.org/10.1200/JCO.2006.09.7816.

[99] Williams D, Ford C. Carbon ion beam therapy for chordoma: a review of clinical effectiveness, cost-effectiveness, and guidelines. Ottawa: Canadian Agency for Drugs and Technologies in Health; 2018.

[100] Frezza AM, Botta L, Trama A, Dei Tos AP, Stacchiotti S. Chordoma: update on disease, epidemiology, biology

and medical therapies. Curr Opin Oncol. 2019;31:114-20. https://doi.org/10.1097/CCO.0000000000000502.

[101] Colia V, Stacchiotti S. Medical treatment of advanced chordomas. Eur J Cancer. 2017;83:220-8. https://doi.org/10.1016/j.ejca.2017.06.038.

[102] Stacchiotti S, Longhi A, Ferraresi V, Grignani G, Comandone A, Stupp R, et al. Phase II study of imatinib in advanced chordoma. J Clin Oncol. 2012;30:914-20. https://doi.org/10.1200/JCO.2011.35.3656.

[103] Stacchiotti S, Tamborini E, Lo Vullo S, Bozzi F, Messina A, Morosi C, et al. Phase II study on lapatinib in advanced EGFR-positive chordoma. Ann Oncol. 2013;24:1931-6. https://doi.org/10.1093/annonc/mdt117.

[104] Stacchiotti S, Gronchi A, Fossati P, Akiyama T, Alapetite C, Baumann M, et al. Best practices for the management of local-regional recurrent chordoma: a position paper by the Chordoma Global Consensus Group. Ann Oncol. 2017;28:1230-42. https://doi.org/10.1093/annonc/mdx054.

[105] Hindi N, Casali PG, Morosi C, Messina A, Palassini E, Pilotti S, et al. Imatinib in advanced chordoma: a retrospective case series analysis. Eur J Cancer. 2015;51:2609-14. https://doi.

org/10.1016/j. ejca.2015. 07. 038.

[106] George S, Merriam P, Maki RG, Van den Abbeele AD, Yap JT, Akhurst T, et al. Multicenter phase II trial of sunitinib in the treatment of nongastrointestinal stromal tumor sarcomas. J Clin Oncol. 2009;27:3154-60. https://doi.org/10.1200/ JCO.2008.20.9890.

[107] Bompas E, Le Cesne A, Tresch-Bruneel E, Lebellec L, Laurence V, Collard O, et al. Sorafenib in patients with locally advanced and metastatic chordomas: a phase II trial of the French Sarcoma Group (GSF/GETO). Ann Oncol. 2015;26:2168-73. https://doi.org/10.1093/annonc/mdv300.

[108] Migliorini D, Mach N, Aguiar D, Vernet R, Landis BN, Becker M, et al. First report of clinical responses to immunotherapy in 3 relapsing cases of chordoma after failure of standard therapies. Onco Targets Ther. 2017;6:e1338235. https://doi.org/10.1080/216 2402X.2017.1338235.

[109] Heery CR, Singh BH, Rauckhorst M, Marté JL, Donahue RN, Grenga I, et al. Phase I trial of a yeast-based therapeutic cancer vaccine (GI-6301) targeting the transcription factor brachyury. Cancer Immunol Res. 2015;3:1248-56. https://doi.org/10.1158/2326-6066.CIR- 15-0119.

第 41 章　松果体区肿瘤
Pineal Tumors

Rafael Martinez-Perez　Angela Downes　A. Samy Youssef　著

宋　烨　张华荣　译

一、历史回顾

自 20 世纪初以来，松果体肿瘤一直是神经外科医生面临的巨大挑战。这些肿瘤的罕见发病率和治疗策略的多次变化使得在每次遇到松果体肿瘤时都会产生争议。在世纪之交，现代神经外科的发展催生了最初的手术热情，但到 21 世纪中叶，又演变成为一场历史性的怀疑论运动。在显微外科手术时代前，早期的颅底冒险尝试面临着灾难性的命运。神经外科先驱通过对松果体肿瘤等致命性病变的手术治疗，建立了松果体外科的自由主义。1910 年，Horsley 爵士首次尝试对松果体区进行手术探查。但这种尝试并未取得成功，这位因对医学的贡献于 1902 年被封为爵士的神经外科先驱承认，他采用的幕下入路效果不佳[1]。1913 年，Brunner 采用了半球间经胼胝体入路，但由于瘤床视野有限和静脉出血，该入路无法完全切除肿瘤[2]。

这些结果不佳的首次病例推动了该领域的先驱们对该区域的勇敢探索。Dandy 首次报道了松果体区肿瘤的"完全切除"，他声称 3 例患者中有 2 例实现了完全切除，且均采用半球间经胼胝体入路[3]。然而，尽管切除了肿瘤，这 2 例患者中有 1 例 48h 后死亡，另 1 例也在 8 个月后死亡。1936 年，在另一篇松果体系列文章中，Dandy 显然收回了最初关于肿瘤完全切除的说法，他说这不是第一个系列的患者，而是他进行了第一次完全切除术后 10 年的病例[4]。Dandy 声称完全切除并存活的说法引发了怀疑，并加剧了竞争。1929 年，密歇根州的 Peet 对 1 例 13 岁的男孩采用了 Dandy 的入路，由于患者术后 Parinaud 综合征最终得到解决，这一经验被报道为完全切除。然而，患者也接受了术后放射治疗，从而使上述结果变得复杂[5]。1931 年，Van Wagenen 报道了一种新的入路，作者发展了一种经灰质、经右顶叶和右侧脑室的三孔入路，但其能够不完全切除松果体肿瘤[6]。Van Wagenen 和 Dandy 的方法在 20 世纪 40 年代和 50 年代得到了测试和改良，但没有成功。Poppen 认为这是灾难性的，并于 1966 年首先描述了枕部经小脑幕入路，后来由 Yasargil 改进[7, 8]。尽管有这一新的发展，Poppen 仍提倡使用测试剂量放射疗法。这种疗法在 20 世纪 70 年代前普及[9, 10]，并在回归到有限实践之前的数十年来一直作为标准方法而采用，尤其是在亚洲。然而，这种策略导致放射治疗抵抗性肿瘤的患者接受不必要的照射，这些肿瘤在松果体肿瘤病理类型中占很大比例。放射治疗失败后的手术切除因新生血管解剖改变、推迟和伤口愈合不良而变得复杂。

松果体区手术在外科入路的历史进程中被冠

以"灾难性"结局的标志，但神经放射学、麻醉和显微手术的进步帮助人们重新定义了手术在松果体肿瘤治疗中的作用。手术策略已经证实了松果体区肿瘤的组织学多样性，以及确保组织学诊断准确的重要性。辅助治疗、预后和随访护理都依赖于精确的手术病理[11]。

在本章中，我们回顾了松果体区肿瘤的不同病理类型及其肿瘤策略，并根据显微外科技术的最新进展和神经外科技术库中复杂技术的大量结合，对松果体区肿瘤不同的默认手术入路进行了描述。对松果体区解剖结构尤其是静脉引流的透彻了解是松果体开颅手术显露的关键。

二、解剖

松果体位于第三脑室后部、幕上腔和幕下腔交界处。该区域位置深在，为重要神经血管结构所包围，是大脑中最复杂的区域之一。深静脉的保留是手术的基石，也是肿瘤切除成功的限制因素。

幕上和幕下腔在后切迹间隙汇合，也称为四叠体池[12]。此脑池位于上小脑上池的前方、蚓部与直窦之间的中线部位，向外侧开放，在小脑半球上方进入蛛网膜下腔。通过小脑上幕下通道来看，松果体区类似于一个洞穴，与四叠体池相对应，有顶壁、底壁、前壁和侧壁（图 41-1）。松果体腔通道由小脑上池构成，位于蚓部上部与直窦下蛛网膜之间的中线[11]。

Galen 静脉是深引流静脉与直窦的交汇，起自松果体后数毫米处，与距松果体 10mm 处的直窦相连[13]。Galen 静脉由 3 组成对静脉在四叠体池中线汇聚而成。第一组是两条大脑内静脉，由前间隔静脉和丘脑纹状静脉汇合，起源于侧脑室额角。它们穿过第三脑室顶的中间帆，在松果体上方汇入 Galen 静脉。第二组静脉为 Rosenthal 基底静脉，进入四叠体池，引流至 Galen 静脉或汇入大脑内静脉。第三组是引流至 Galen 静脉的枕内静脉，具有手术意义。枕内静脉起源于距状骨和顶枕沟，引流枕叶内侧表面，向前内侧走

行，从侧面汇入 Galen 静脉。于中线部位剖开四叠体池蛛网膜后，可在松果体后方发现小脑中脑静脉，其经小脑上脚汇入上蚓静脉或直接汇入 Galen 静脉。上蚓静脉（或前中央静脉）接受小脑中脑静脉和小脑静脉，然后向前穿过松果体上方到达 Galen 静脉（图 41-1）。由于松果体肿瘤常位于该静脉和 Galen 静脉之间，因此这是一个重要的标志。同时，在小脑上静脉和岩静脉有足够侧支引流的情况下，该静脉也是唯一可以切除而不会导致缺血的静脉[13-15]。

大脑深静脉及其与大静脉的汇合对任何松果体手术入路都是一个巨大的挑战。根据侧支循环的不同，阻断这些主要血管中的任何一条都会产生不同的后果[16]。Dandy 在他的一系列松果体肿瘤研究中指出，单根大脑内静脉，以及在少数情况下，大脑内静脉和大脑大静脉都可以结扎而没有持久的影响[4]。最近的大多数文献证实了 Dandy 之前的这些发现，尽管大多数患者最初有感觉中枢的改变，但通常恢复良好，并有良好的功能[17, 18]。少数情况下可有持续性神经功能障碍，如间脑水肿、精神症状、昏迷、高热、心动过速、呼吸急促、瞳孔缩小、四肢僵硬和深腱反射增强[19-24]。上蚓静脉是唯一可以阻断而不会有影响的静脉结构[19, 21]。在手术前，术者必须对该区域的神经血管解剖有详细的了解。上述不同的结果表明，这些深静脉必须予以保留，但上蚓静脉可以阻断，以增加松果体区的手术显露。

松果体区的血供主要来自两条动脉的分支，即小脑下后动脉和小脑上动脉（图 41-1），它们进入四叠体池并走行于松果体的下方和外侧。小脑上动脉位于小脑中脑裂中的游离小脑幕边缘下方，供应小脑幕表面[11]。如果计划采用经小脑幕入路，此时幕窦具有非常重要的意义，可能会影响静脉引流和颅内压。Matsushima 等将小脑幕窦分为 4 组，分别为 I 组主要引流大脑半球；II 组引流小脑；III 组引流整个小脑幕；IV 组将大脑半球和（或）脑干引流至小脑幕边缘[25]。为了能在术中阻断小脑幕窦前予以辨识，有必要进行术前

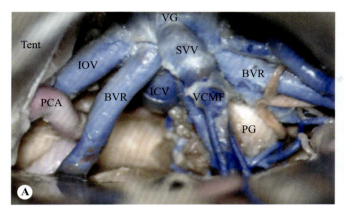
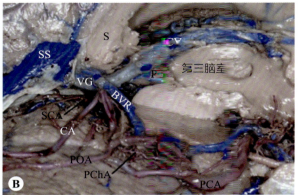
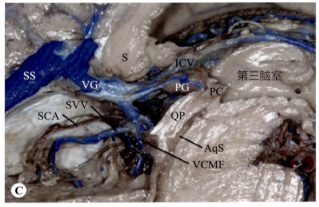

▲ 图 41-1　松果体区的神经和血管结构

A. 通过幕下小脑上通道观察；B. 切除顶枕叶和部分中脑后的松果体区侧视图；C. 部分切除小脑后经正中矢状面
AqS. 中脑导水管；BVR. Rosenthal 基底静脉；CA. 矩状动脉；ICV. 大脑内静脉；IOV. 枕内静脉；PC. 后连合；PCA. 小脑下后动脉；
PChA. 脉络膜后动脉；PG. 松果体；POA. 顶枕动脉；QP. 四叠体；S. 胼胝体压部；SCA. 小脑上动脉；SS. 直窦；SVV. 小蚓静脉；
Tent. 小脑幕；VCMF. 小脑中脑裂静脉；VG. Galen 静脉

静脉造影。

三、流行病学和病理学

　　松果体肿瘤罕见，大多数文献报道其仅占颅内肿瘤的不到 1%[26, 27]，亚洲人群中的发病率相对较高[28]。松果体肿瘤通常发生于 20 岁以下的男性（4 : 1）[29, 30]。超过 17 种不同的肿瘤类型起源于松果体区，反映了松果体组织的复杂性和异质性[31-35]。松果体区肿瘤的 3 种主要类型，包括，生殖细胞肿瘤、松果体实质肿瘤和邻近组织肿瘤（表 41-1）。生殖细胞瘤是最常见的类型，在日本和欧美人群中分别占松果体区肿瘤的 43%～70% 和 21%～44%，其次是星形细胞瘤、松果体细胞瘤 / 松果体母细胞瘤、畸胎瘤，以及其他肿瘤[36-38]。

　　在松果体肿瘤中，室管膜瘤、生殖细胞肿瘤和松果体实质肿瘤（取决于分级）容易通过脑脊液播散。根据 WHO 的分类，松果体实质肿瘤可分为 3 种组织学类型，包括松果体细胞瘤、松果体母细胞瘤和中分化的松果体实质肿瘤[39, 40]。松果体细胞瘤是起源于松果体上皮的良性（WHO Ⅰ）和分化良好的肿瘤[41]。松果体母细胞瘤是恶性（WHO Ⅲ）肿瘤，被认为起源于神经外胚层[42]。生殖细胞肿瘤对放射治疗高度敏感[43]，且组织学类型与预后相关[25, 41]。据此可以将其分为 3 组，良好预后组包括生殖细胞瘤和成熟畸胎瘤，中等预后组包括未成熟畸胎瘤。其余的非生殖细胞瘤性生殖细胞肿瘤（non germinoma germ cell tumors，NGGCT）预后较差。邻近腺体

表 41-1　松果体肿瘤的病理分类	
肿瘤类别	特定类型
生殖细胞肿瘤	生殖细胞瘤（不典型畸胎瘤），畸胎瘤和畸胎样肿瘤（皮样和表皮样），绒毛膜上皮瘤，胚胎性癌［内胚窦瘤（EST）或卵黄囊癌］，横纹肌肉瘤，同时含有多种上述成分的混合性肿瘤
松果体实质细胞肿瘤	松果体母细胞瘤，松果体细胞瘤和混合型（中级）
支持（胶质间质）或邻近组织肿瘤	胶质瘤（星形细胞瘤、海绵状母细胞瘤、室管膜瘤、脉络丛乳头状瘤）、神经节神经瘤和神经节胶质瘤、脑膜瘤、血管外皮细胞瘤、化学感受器瘤、黑色素瘤（恶性）
非肿瘤性囊肿和血管病变	退行性囊肿、蛛网膜囊肿、血管病变（Galen 静脉瘤、动静脉畸形、囊虫病）

的其他病变有星形细胞瘤、少突胶质细胞瘤、胶质囊肿（松果体囊肿）、脑膜瘤、蛛网膜囊肿、室管膜瘤、乳头瘤、表皮样瘤、皮样瘤、转移瘤、Galen 静脉瘤、动静脉畸形、囊尾蚴病[11, 45]。其中大多数（除了一些类型的转移瘤，如小细胞肺癌）是良性或相对放射治疗抵抗的。

四、诊断

高达 90% 的患者在就诊时有脑积水，临床上表现为高颅压的体征和症状，如头痛、恶心、呕吐、视盘水肿和嗜睡[46]。脑积水继发于导水管受压。Parinaud 综合征、收缩性眼球震颤或向上凝视麻痹也是中脑顶盖受压引起的常见症状[47]。儿童松果体区肿瘤常伴有青春期发育异常[47]。目前的证据表明，这种早熟状态的发生是由于生殖细胞肿瘤，特别是畸胎瘤产生人绒毛膜促性腺激素（human chorionic gonadotropin，β-hCG）所致。其他相关症状不太常见，一些报道认为松果体肿瘤会引起睡眠障碍，包括发作性睡病[48]。

头颅 MRI 是松果体肿瘤术前评估的金标准。然而，除了一些例外，松果体病变的影像学诊断是困难的，很少能获得准确的诊断[49]。某些影像学特征与部分松果体区肿瘤有关。例如，钙化为松果体区肿瘤的常见表现，但大多数松果体实质肿瘤表现为多发钙化，而生殖细胞肿瘤则表现为单个吞噬性钙化[49, 50]。双侧丘脑的瘤周水肿是某些生殖细胞瘤的典型表现[49]（图 41-2）。一些作者创造了"蝶形征"这个术语来定义松果体肿瘤周围广泛的双侧性水肿[51]。此外，生殖细胞瘤往往表现为弥散受限，反映高细胞密度[52]。很少有研究描述磁共振波谱成像（magnetic resonance spectroscopy，MRS）在松果体肿瘤中的潜在诊断作用，但特异性的 MRS 尚有待阐明[35]。鉴于某些松果体区肿瘤容易引起播散种植转移，在松果体区肿瘤的术前检查中，强烈建议进行全脊髓 MRI 检查。

肿瘤标志物可用于临床辅助鉴别不同类型的生殖细胞肿瘤。生殖细胞肿瘤可在脑脊液中特征性地（但并非总是如此）产生某些肿瘤标志物[53]。虽然可以通过对这些标志物连续监测以评估治疗效果和提示复发，但其作为唯一治疗工具的作用仍值得怀疑[11]。每种类型的生殖细胞肿瘤中标志物的分类如表 41-2 所示。一些生殖细胞肿瘤是混合型的，可以识别几种生物标志物，而另一些则不能识别特定的标志物。

五、手术过程

（一）立体定向活检

立体定向活检具有微创的优势，但可获得的组织数量有限。此外，15% 的松果体肿瘤往往为混合细胞型，样本量小可能导致误诊[54]。由于该区域静脉解剖结构复杂，出血也是活检的风险之一。松果体区立体定向活检有两种经典的通道：经内囊前肢的前外侧 – 额外侧通道和后部经顶枕

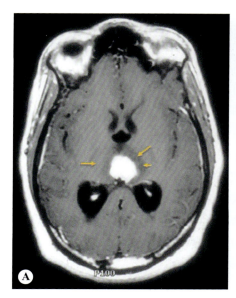
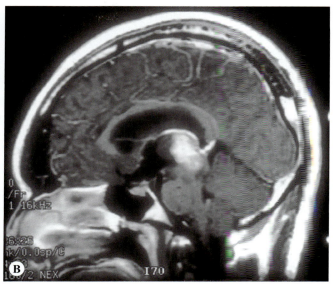

▲ 图 41-2　MRI 显示位于松果体区的强化病变，显示丘脑水肿（黄箭），提示为生殖细胞瘤

表 41-2　松果体生殖细胞肿瘤脑脊液肿瘤标志物的表达			
肿　瘤	β-hCG	AFP	PLAPª
生殖细胞瘤	10%～50%	–	+
绒毛膜癌	100%	–	–
胚胎性癌	–	+	–
卵黄囊瘤	–	+	–
成熟畸胎瘤	–	–	–
未成熟畸胎瘤	–	+	–

β-hCG. β– 人绒毛膜促性腺激素；AFP. 甲胎蛋白；PLAP. 胎盘碱性磷酸酶
a. 血液中的肿瘤标志物也可升高

通道。经额是首选的轨迹，因为规划的进针点和靶点可使通过室管膜表面和邻近血管结构的路径最小化。对于向外侧扩展的病灶，经顶枕后部通道为更合适的通道[11, 55, 56]。

（二）内镜活检

活检技术还包括内镜检查，内镜可以在直视下观察，电凝肿瘤包膜，还可选择进行第三脑室造瘘[57]。内镜的使用允许在有脑积水的情况下通过脑室进行无框架导航。一些研究描述了立体定向和内镜技术的联合使用；然而，这些现代技术的有效性还有待证实[11, 5, 5, 5]。我们提出了一种通过内镜直视下幕下小脑上锁孔微创入路进行松果体区活检的技术。因此，我们建议使用所谓的计算机辅助脑池内镜检查（computer assisted cisternal endoscopy，CACE）对小脑室患者的松果体区肿瘤进行活检[11]。

（三）手术入路

松果体肿瘤的手术有 3 个主要目标，一是获得明确的组织诊断，而不存在采样误差的问题。二是梗阻性脑积水通常存在于松果体肿瘤中，可以通过肿瘤减瘤或同时进行第三脑室造瘘术来有效治疗。需要注意的是，肿瘤切除前治疗积水可导致松果体区出血，从而可能致命。三是肿瘤细胞减少可改善恶性病变对辅助治疗的反应。

神经外科技术库中有多种松果体区手术入路。目前已建立 3 种主要的默认入路，可以根据病理或新生血管解剖变异的情况对它们进行组合或修改。这些入路包括幕下小脑上入路、枕叶经小脑幕入路和幕上下联合入路。在松果体肿瘤的治疗中，选择合适的入路是保留功能的关键。为了对肿瘤进行术前评估，需行高分辨率增强

MRI，可具体显示肿瘤大小、周围神经血管结构受累情况，以及是否存在脑积水。可以推断 MRI 上的静脉解剖，但通常只在术中才明显。CT 静脉造影有助于精确显示肿瘤的深静脉解剖结构。血管造影有助于排除静脉畸形，但通常没有必要，除非周围深静脉系统的通畅性有问题，或者为了更好地研究血流和窦优势而计划行横窦结扎，从而有助于决定手术入路[13]。

（四）幕下小脑上入路

幕下小脑上入路通常是松果体区肿瘤最适用的手术方式，该入路安全、有效，并能很好地显示深静脉系统。手术入路必须根据肿瘤的大小、与小脑幕的关系，以及术者的经验而定[60]。采用这种入路可能难以显露小脑幕上方、胼胝体外侧或三角区后方的肿瘤。出现脑积水的患者可以在术中进行内镜下第三脑室造瘘或留置脑室引流。如有可能，应避免脑室 – 腹腔分流，因为存在腹膜种植的风险[54, 61]。

手术技巧 在经典的双侧幕下小脑上入路中，患者取坐位，头部屈曲，颏和锁骨之间保持两指宽间距。这种体位具有重力的优势，可使小脑离开小脑幕，从而减少了所需的牵拉，还可减少术区的血液淤积。这种体位有空气栓塞和脑室塌陷的风险，可通过心前区多普勒监测来检测静脉系统中的空气和潮气末 CO_2 监测来降低和减少这些风险[62]。虽然坐位是该入路的经典体位，但侧斜位或公园长椅位在避免空气栓塞风险的同时也具有重力优势，而且也更容易摆放。侧卧位或公园长椅位是最常用的体位，因为它为术者和助手提供了一个舒适的体位，并且不会使头部解剖结构倒置（见第 5 章）。

采用枕下显露，枕骨外隆突上方 3～5cm 处取简单正中切口，一直到枕骨下韧带，向下至 C_1 和 C_2 棘突。不需要去除 C_1 和 C_2 上的肌肉。显露枕骨下部，随后用两个弯型自固定牵开器牵开肌肉。制作枕下骨瓣，双侧横窦下缘外侧钻孔，骨孔正好位于乳突沟内侧和枕骨大孔上方 1～2cm 处，然后用铣刀将骨孔连接起来。开颅范围应向

上扩展，以高速钻磨薄骨质并用咬骨钳咬除内板，显露出窦汇和横窦的边缘。骨窗缘应广泛涂抹骨蜡，并控制其他静脉出血，以尽可能保持术野清晰。骨瓣拿开后，可评估颅后窝压力，并可通过脑室外引流或甘露醇降低颅内压。随后移入显微镜开始硬膜切开。弧形剪开硬膜，使用无创缝线将硬膜瓣紧靠横窦和窦汇处向上方牵开。剪开硬膜后，打开枕大池周围蛛网膜，释放脑脊液。放置自固定 Budde Halo 牵开器脑压板以压低小脑半球并抬高小脑幕。此时，小脑和小脑幕之间的桥静脉应予以电凝，并在靠近小脑侧锐性离断。这样可使小脑松弛，并在重力作用下降至小脑幕下 1～2cm 处。显露四叠体池蛛网膜，找到小脑上蚓（小脑前中央）静脉并用双极电凝和剪刀离断，以改善视野。此时，可在松果体肿瘤的背侧看到 Galen 静脉，松果体肿瘤通常被小血管和珍珠状蛛网膜层覆盖，这些小血管为脉络膜和小脑上动脉的小分支，可予以电凝。使用手术显微镜，必须将手术通道降低几度，以使 Galen 静脉位于术野上极。通过蛛网膜刀、显微剪、双极烧灼加冲洗分离四叠体池的蛛网膜粘连，以打开四叠体池。显露肿瘤表面，覆盖的蛛网膜可予以烧灼和分离。然后进入肿瘤，并获取病理标本。用超声吸引器行肿瘤内减压（图 41–3）。大多数良性肿瘤可以建立一个组织分离界面，但如果没有分离平面或肿瘤高度恶性，次全切除较为合适。将肿瘤从中脑下部切除时，须由助手对肿瘤进行温和的对抗牵拉以形成分离界面。小心将肿瘤上极从深静脉中切除，如果出现静脉破裂，只能用止血材料填塞。肿瘤充分减容后可进入第三脑室后部，以获得更大空间并释放脑脊液。在第三脑室开放的情况下，瘤床止血对于避免血凝块进入脑室至关重要。收缩肿瘤包膜，并电凝和离断其与小脑的粘连。逐渐分离肿瘤，显露下丘和滑车神经。最后，将剩余肿瘤与小脑前蚓部分离并切除。可在小脑和瘤床上放置长条 Surgicel，推荐使用 Surgicel，因其移位和导致脑脊液通路堵塞的风险较低。枕下开颅按标准方式闭合

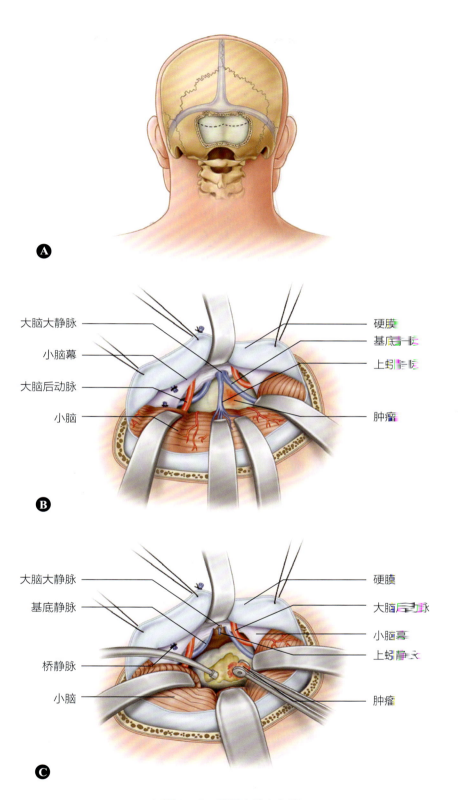

大脑大静脉
小脑幕
大脑后动脉
小脑

硬膜
基底静脉
上蚓静脉
肿瘤

大脑大静脉
基底静脉
桥静脉
小脑

硬膜
大脑后动脉
小脑幕
上蚓静脉
肿瘤

▲ 图 41-3　幕下小脑上入路

A. 枕骨下骨瓣，在横窦下方开颅，然后向上延伸，露出横窦边缘。B. 硬膜内正中放置脑压板以牵开小脑和小脑幕。电凝上蚓静脉（小脑前中央静脉）并离断，显露肿瘤。C. 先行肿瘤内减压，再将肿瘤囊与周围的神经血管结构剥离

（图 41-4 ）。

（五）枕叶半球间经小脑幕入路

枕部幕上入路最早由 Poppen 描述并采用坐位 [9]。Jamieson 将患者置于侧卧位，头部和左侧肢体朝下，并离断小脑幕，这一方法为现在的枕叶半球间经小脑幕入路奠定了基础 [37]。当肿瘤向幕上、幕后延伸至胼胝体、大脑半球、丘脑或第三脑室时，可采用此入路。在这些病例中，幕上入路提供了一个更广泛的视野和更直接的入路以处理主体部分上移的肿瘤。该入路的最大范围可显露松果体、深静脉、上蚓部、四叠体池、第三脑室后段、胼胝体压部和小脑幕裂孔后段。此外，还可以切开小脑幕，以获得更大的手术窗口。侧卧位和 3/4 俯卧位是该入路的标准体位，两者都避免了与坐位相关的风险，但其缺点是深静脉位于肿瘤切除的直接路径上，因此必须予以绕行。虽然可以通过切开小脑幕扩大通道，但仍过于狭窄，从而使静脉和周围结构的分离更加烦琐。枕叶半球间入路可经胼胝体后部入路或经胼胝体入路。大多数起源于松果体的肿瘤向后上延伸，无须破坏胼胝体便可轻易显露，在这些情况下可采用胼胝体后部入路。对于扩展到第三

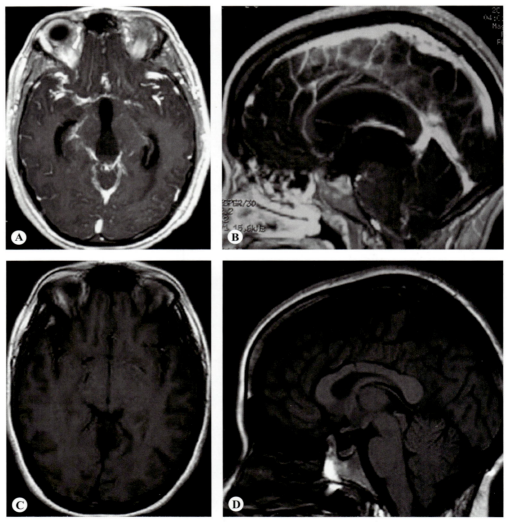

▲ 图 41-4　松果体细胞瘤 1 例

A 和 B. 术前 MRI 显示松果体病变位于直窦前下方；C 和 D. 经幕下小脑上入路术后 MRI 显示松果体肿块全切除

脑室后部或压部前下方的肿瘤，可采用经胼胝体入路。由于胼胝体后部入路或经胼胝体入路会对患者体位造成影响，因此需在术前决定是否采用该入路。在后一种入路中，应在压部前方切开胼胝体，以避免左半失读症，即左侧视野无法阅读[63]。如果需要切开压部以显露肿瘤，则应注意避免损伤左枕叶。压部和左枕叶的病损均可导致失读但无失写，这对任何有文化的人来说都是不可接受的缺陷。然而，切开胼胝体后部而保留胼胝体压部不一定会导致轻度功能障碍，如暂时性缄默、听觉改变和可能的触觉交互缺陷[64,65]。

手术技巧　侧卧位或俯卧位是最常选用的体位。头部正中矢状面水平抬高30°，枕部向上旋转30°，头部以Mayfield三钉头架固定。如采用经胼胝体入路，头部正中矢状面保持水平，仅枕部向前旋转30°。此外，根据术者的经验和舒适度，也可以采用3/4俯卧位。再次摆放患者体位，右侧向下，并向前支撑，正中矢状面水平旋转45°，前屈30°，然后向外侧抬高15°。在右侧进行开颅手术，以避免牵拉优势半球。皮肤切口始于中线左侧枕骨粗隆处，如Yasargil所述倒U形切开[66]。中线侧切口向上延伸7~8cm，再向外侧延伸5~7cm，向下转向横窦。皮瓣整层向下翻转。于中线两侧各钻两个孔，横跨上矢状窦，将上矢状窦与下方骨质及两个骨孔剥离，形成横穿正中线的旁正中矩形骨瓣。如果采用经胼胝体入路，开颅位置应从窦汇向前延长10cm。然后，用高速铣刀切开骨瓣，依次连接骨孔，最后铣开穿过静脉窦侧的颅骨。在显微镜下沿对角线T形剪开硬膜，形成三角形硬膜瓣，翻向上矢状窦和横窦，并用缝线固定。如果不小心损伤静脉窦，须用缝线予以缝合。采用俯卧位时，在显微镜下打开硬膜后，枕叶可自然塌陷并离开大脑镰。此外，显露基底池和给予甘露醇有助于进一步减轻脑肿胀。必要时，可以将Budde Halo和自固定牵开器脑压板置于棉片上，轻柔地向外侧和上方牵拉。应注意避免将牵开器置于距状裂上，内侧枕叶可用第二个牵开器脑压板垫上棉片固定。枕

叶至矢状窦的桥静脉较为少见，因此，不用太担心该处的出血。显露胼胝体压部，找到中脑背侧和胼胝体后部脑池，将其打开以释放脑脊液。中脑背侧脑池颜色较深，应予与汇入Galen静脉的Rosenthal基底静脉准确鉴别。然后，在直窦外侧2cm处平行于直窦从后向前切开小脑幕，此距离可使术者避开上小脑和直窦之间的汇静脉，这些静脉在小脑上幕下入路中通常需离断。小脑幕可能有很多血管，术者应做好遭遇静脉出血的准备，并用双极或止血夹控制。小脑幕内侧切缘可缝回大脑镰，外侧切缘用保留的缝线牵拉。如果需要进一步显露，也可跨越下矢状窦切开大脑镰，该静脉窦必须予以夹闭并电凝。随着小脑幕的打开，可以在厚厚的蛛网膜下看到深静脉。当在四叠体上切开蛛网膜时，首先看到的静脉通常是Galen静脉，Rosenthal基底静脉从一侧汇入该静脉（图41-5）。小脑前中央静脉向后方走行，必要时可将其离断。根据肿瘤位置的不同，深静脉结构可向不同的方向移位。如果它们移位至肿瘤前方或隐藏于肿瘤下方，务必由外向内小心对肿瘤进行分块切除。随着肿瘤体积的减小，可以继续解剖蛛网膜和识别静脉。

一般情况下应尝试全切除，除非肿瘤表现为高度恶性，在这种情况下，次全切除加化学治疗和放射治疗较为合适。术中可进入第三脑室后部以完成肿瘤切除并提供更大范围的显露。肿瘤达到最大限度的切除并止血后，以水密方式缝合硬膜，骨瓣复位。保留脑室引流管以监测ICP并决定是否需要行永久性脑脊液分流。

（六）幕上下联合入路

此入路用于显露扩展至小脑幕上方的大型肿瘤、包裹重要静脉结构的肿瘤以及在包膜剥离前无法行内部减压的血管性肿瘤[67,68]。其优点是将松果体区和深静脉由狭窄至深部显露变为更宽敞的浅部显露，主要缺点为需要离断非优势侧横窦、显露时间长和窦汇损伤的风险等。

手术技巧　患者取3/4侧卧位，待离断的一侧静脉窦位于下方。制作U形皮瓣。先行枕下开

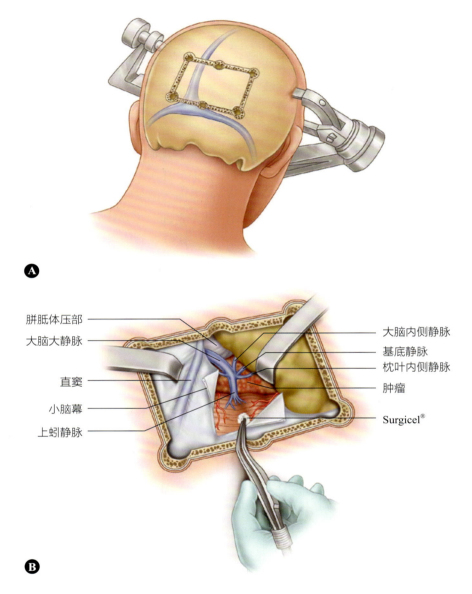

胼胝体压部
大脑大静脉
直窦
小脑幕
上蚓静脉

大脑内侧静脉
基底静脉
枕叶内侧静脉
肿瘤
Surgicel®

▲ 图 41-5 枕叶半球间经小脑幕入路

设计跨中线开颅骨瓣，通过钻孔横跨矢状窦。硬膜内显露显示小脑幕切口平行于直窦。
牵开右枕叶，切开小脑幕并向外翻起后，显露肿瘤与深静脉的关系

颅，再进行枕部开颅。开颅分为两部分进行，枕部旁正中开颅和枕下开颅，骨孔骑跨静脉窦。耐心将静脉窦从颅骨内板剥离对安全显露至关重要。水平切开横窦两侧的硬膜，切口在枕部上矢状窦外侧平行于该窦延长为 L 形。结扎横窦并在结扎线或止血夹之间剪断。一些研究报道，在结扎前临时夹闭静脉窦有助于判断是否会出现静脉高压和脑肿胀[67]，测量窦内压力是评价窦结扎术安全性的另一种策略。轻轻牵开枕叶和小脑，显露小脑幕，并于直窦外侧平行切开（图 41-6），切口向前延长至小脑幕裂孔，从而将幕上腔和幕下腔变为肿瘤周围的一个大腔。剥离覆盖于肿瘤

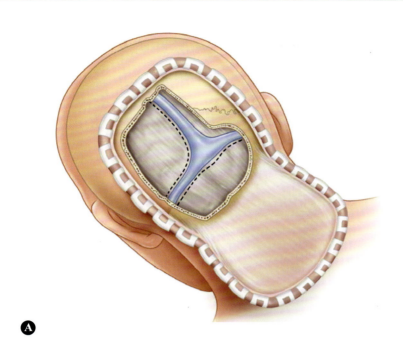

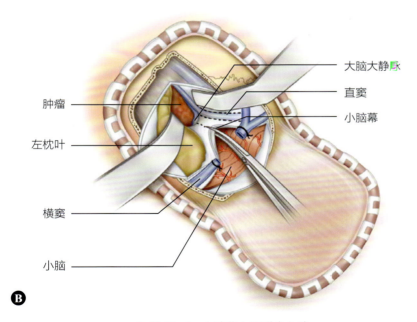

▲ 图 41-6　小脑幕上下联合入路

A. 将 U 型皮瓣向下翻转，行枕骨、枕下骨瓣开颅，沿静脉窦剪开硬脑膜（虚线）；B. 夹闭非优势横窦并于两个止血夹之间予以离断，小脑幕切口向前延伸至小脑幕裂孔

上的厚层蛛网膜，按标准方式切除肿瘤，直至达到大体全切除（图 41-7）。

六、术后处理

松果体区的手术入路已变得非常精细，因此

总体死亡率为 3%～4%[54]。坐位的使用日益减少，术后气颅、硬膜下出血和水肿的发生率大大降低。眼外肌运动障碍通常为一过性，一般在几周内恢复。CT 可以早期发现术后血肿。术后常规 MRI 可以发现无症状的出血，CT 随访监测

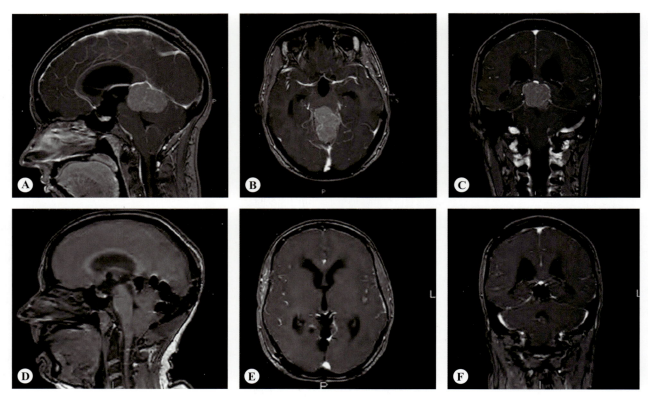

▲ 图 41-7　A 至 C. 位于小脑幕切迹的松果体区脑膜瘤；D 至 F. 采用幕上下联合入路实现肿瘤大体全切除

有助于早期发现严重的血肿进展。术后充分补液可优化血流动力学状态，可能有助于预防主要深静脉的血栓形成。术中的残渣有可能引起分流管堵塞或三脑室脑脊液流动受阻，因此，必须密切观察任何神经功能恶化情况。如果术中放置了脑室引流管，应在 48h 内决定是否拔除或放置分流管。

七、松果体区肿瘤的综合治疗及辅助治疗

松果体区肿瘤在颅内位置深在，与深静脉系统关系密切，是松果体区手术入路选择的基础。复杂的显微手术解剖结构和该区域的深在位置一直使得松果体区肿瘤的治疗长期存在争议。

松果体区肿瘤的推荐治疗方案总结见图 41-8。肿瘤病理性质的明确可使术者根据肿瘤类型调整治疗方案，并可能改善患者预后。有时，某些生殖细胞肿瘤可通过与其相关的脑脊液生物标志物做出诊断。肿瘤标志物可能有助于指导生殖细胞肿瘤或松果体细胞瘤的治疗，但仍有必要进行肿瘤活检，以便根据特定的肿瘤病理调整手术和辅助治疗方案。伴有脑积水时，可通过内镜下脑室造瘘术进行活检，无脑积水时可采用计算机辅助脑池内镜检查（CACE）进行活检[11]。NGGCT 和良性肿瘤可能需要最大限度的手术切除，而生殖细胞瘤往往可以考虑单独行放射治疗。肿瘤与邻近静脉结构的特殊解剖关系和脑室大小决定了病变切除的手术入路。

所有生殖细胞肿瘤和中、高级别松果体细胞瘤（成熟和未成熟畸胎瘤除外）均需要进行放射治疗，并仔细考虑放射治疗剂量。辐射的范围和剂量根据具体的病理而定。例如，由于脊髓播散的风险高，所有松果体母细胞瘤都应考虑对整个神经轴进行额外放射治疗。以铂类为基础的多药化学治疗改善了 NGGCT 患者的预后。

预后和总生存期很大程度上取决于肿瘤类型

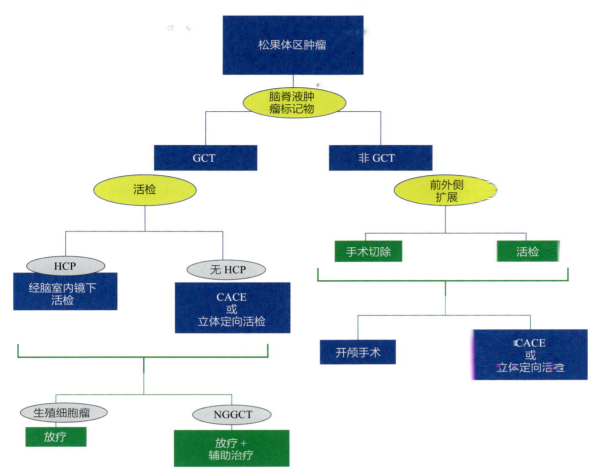

▲ 图 41-8　松果体区肿瘤治疗策略

CACE. 计算机辅助脑池内镜检查；GCT. 生殖细胞瘤；HCP. 脑积水；NGGCT. 非生殖细胞瘤性生殖细胞肿瘤

和辐射剂量[69]。NGGCT 和未放射治疗与生存率呈负相关[27]。据报道，松果体区肿瘤的 5 年生存率为 65%[27]。其中生殖细胞瘤的 5 年生存率最高（78.9%），其次是胶质瘤（5 年生存率为 61%）和松果体瘤（5 年生存率为 47%）[27]。松果体母细胞瘤是原发性神经外胚层肿瘤，预期生存率低于髓母细胞瘤（不到 1 年）。

八、总结

组织学诊断是松果体区肿瘤治疗的前提，经验性放射治疗松果体肿瘤已经过时，现代微创技术使神经外科医生能够安全地对松果体肿瘤进行活检。对于良性肿瘤和放射治疗抵抗的肿瘤，手术的作用已很明确。松果体区手术入路的自然发展演变为两种标准入路：幕下小脑上入路和枕叶纵裂经小脑幕入路。根据肿瘤的性质、大小和位置，有时可采用联合入路。显微外科技术的不断进步显著提高了手术效果。超过 1/3 的松果体区肿瘤为良性肿瘤并具有包膜，从而使得可以成功手术切除。辅助治疗的最新进展减少了良性或生殖细胞肿瘤根治性手术的作用。个人经验和对手术入路的熟悉程度是影响手术良好疗效的主要因素。

声明

资助：本研究未获任何相关其阐述的资金资助。

利益冲突关系：ASY 是 Stryker 公司的顾问，并从 Mizuho 公司获得版税。

伦理批件和知情同意（参与和发表）：鉴于本研究的设计，当地伦理委员会认为无须知情同意和伦理批准，且本研究未获任何资金资助。

数据和材料的可用性（数据透明度）：本稿件的全部或部分内容均未发表，亦未提交于任何杂志审稿。

参考文献

[1] Tan T-C, Black PM. Sir Victor Horsley (1857-1916): pioneer of neurological surgery. Neurosurgery. 2002;50(3):607-11; discussion 611-12.

[2] Zülch KJ. Reflections on the surgery of the pineal gland (a glimpse into the past). Gleanings from medical history. Neurosurg Rev. 1981;4(3):159-63.

[3] Dandy WE. An operation for the removal of pineal tumors. Surg Gynecol Obstet. 1921;33:113-9.

[4] Dandy WE. Operative experience in cases of pineal tumor. Arch Surg. 1936;33:19-46.

[5] Khan E. Surgical treatment of pineal tumor. Arch Neurol Psychiatr. 1937;38:833.

[6] Wagenen V. A surgical approach for the removal of certain pineal tumors. Surg Gynecol Obstet. 1931;37:216-20.

[7] Yasargil MG. AVM of vein of Galen region. In: Yasargil MG, editor. Microneurosurgery. Stuttgart: George Thieme Verlag; 1988. p. 323-57.

[8] Yasargil MG. Pineal area tumors. In: Yasargil MG, editor. Microneurosurgery. Stuttgart: George Thieme Verlag; 1988. p. 29-68.

[9] Poppen JL. The right occipital approach to a pinealoma. J Neurosurg. 1966;25(6):706-10.

[10] Jenkin RD, Simpson WJ, Keen CW. Pineal and suprasellar germinomas. Results of radiation treatment. J Neurosurg. 1978;48(1):99-107.

[11] Youssef AS, Keller JT, van Loveren HR. Novel application of computer-assisted cisternal endoscopy for the biopsy of pineal region tumors: cadaveric study. Acta Neurochir. 2007;149(4):399-406.

[12] Ammirati M, Bernardo A, Musumeci A, Bricolo A. Comparison of different infratentorial-supracerebellar approaches to the posterior and middle incisural space: a cadaveric study. J Neurosurg. 2002;97(4):922-8.

[13] Giordano M, Wrede KH, Stieglitz LH, Samii M, Lüdemann WO. Identification of venous variants in the pineal region with 3D preoperative computed tomography and magnetic resonance imaging navigation. A statistical study of venous anatomy in living patients. J Neurosurg. 2007;106(6):1006-11.

[14] Chaynes P. Microsurgical anatomy of the great cerebral vein of Galen and its tributaries. J Neurosurg. 2003;99(6):1028-38.

[15] Yamamoto I, Kageyama N. Microsurgical anatomy of the pineal region. J Neurosurg. 1980;53(2):205-21.

[16] Winkler O, Brinjikji W, Lanfermann H, Brassel F, Meila D. Anatomy of the deep venous system in vein of Galen malformation and its changes after endovascular treatment depicted by magnetic resonance venography. J Neurointerv Surg. 2019;11(1):84-9.

[17] Benifla M, Laughlin S, Tovar-Spinoza ZS, Rutka JT, Dirks PB. Unilateral postoperative deep cerebral venous thrombosis with complete recovery: a report of 2 cases. Pediatr Neurosurg. 2017;52(3):205-10.

[18] Tan AP. Postoperative unilateral internal cerebral vein thrombosis with venous watershed infarcts: case report and review of the literature. World Neurosurg. 2020;138:158-62.

[19] Yamamoto I. Pineal region tumor: surgical anatomy and approach. J Neuro-Oncol. 2001;54(3):263-75.

[20] Stern WE, Batzdorf U, Rich JR. Challenges of surgical excision of tumors in the pineal region. Bull Los Angel Neurol Soc. 1971;36(4):105-18.

[21] Rhoton AL. The posterior fossa veins. Neurosurgery. 2000;47(3 Suppl):S69-92.

[22] Kunicki A. Operative experiences in 8 cases of pineal tumor. J Neurosurg. 1960;17:815-23.

[23] Bailey P. Peculiarities of the intracranial venous system and their clinical significance. Arch Neurol Psychiatry. 1934;32(1105).

[24] Suzuki J, Iwabuchi T. Surgical removal of pineal tumors (pinealomas and teratomas). Experience in a series of 19 cases. J Neurosurg. 1965;23(6):565-71.

[25] Matsutani M, Sano K, Takakura K, Fujimaki T, Nakamura O, Funata N, et al. Primary intracranial germ cell tumors: a clinical analysis of 153 histologically verified cases. J Neurosurg. 1997;86(3):446-55.

[26] Poppen JL, Marino R. Pinealomas and tumors of the posterior portion of the third ventricle. J Neurosurg. 1968;28(4):357-64.

[27] Al-Hussaini M, Sultan I, Abuirmileh N, Jaradat I, Qaddoumi I. Pineal gland tumors: experience from the SEER database. J Neuro-Oncol. 2009;94(3):351-8.

[28] Araki C, Matsumoto S. Statistical reevaluation of pinealoma and related tumors in Japan. J Neurosurg. 1969;30(2):146-9.

[29] Regis J, Bouillot P, Rouby-Volot F, Figarella-Branger D, Dufour H, Peragut JC. Pineal region tumors and the role of stereotactic biopsy: review of the mortality, morbidity, and diagnostic rates in 370 cases. Neurosurgery. 1996;39(5):907-12; discussion 912-14.

[30] Ostrom QT, Cioffi G, Gittleman H, Patil N, Waite K, Kruchko C, et al. CBTRUS statistical report: primary brain and other central nervous system tumors diagnosed in the United States in 2012-2016. Neuro Oncol. 2019;21(Suppl 5):v1-100.

[31] Edwards MS, Hudgins RJ, Wilson CB, Levin VA, Wara WM. Pineal region tumors in children. J Neurosurg. 1988;68(5):689-97.

[32] Chapman PH, Linggood RM. The management of pineal area

tumors: a recent reappraisal. Cancer. 1980;46(5):1253-7.

[33] Yu L, Orazmyradov B, Qi S, Song Y, Fang L. Reinvestigation of the origins of pineal meningiomas based on its related veins and arachnoid membranes. BMC Neurol. 2020;20(1):200.

[34] Carr C, O'Neill BE, Hochhalter CB, Strong MJ, Ware ML. Biomarkers of pineal region tumors: a review. Ochsner J. 2019;19(1):26-31.

[35] Tamrazi B, Nelson M, Blüml S. Pineal region masses in pediatric patients. Neuroimaging Clin N Am. 2017;27(1):85-97.

[36] Oi S, Matsumoto S. Controversy pertaining to therapeutic modalities for tumors of the pineal region: a worldwide survey of different patient populations. Childs Nerv Syst. 1992;8(6):332-6.

[37] Jamieson KG. Excision of pineal tumors. J Neurosurg. 1971;35(5):550-3.

[38] Haldeman KO. Tumors of the pineal gland. Arch Neurol Psychiatr. 1927;18:724-54.

[39] Louis DN, Ohgaki H, Wiestler OD, Cavenee WK, Burger PC, Jouvet A, et al. The 2007 WHO classification of tumours of the central nervous system. Acta Neuropathol. 2007;114(2):97-109.

[40] Louis DN, Perry A, Reifenberger G, von Deimling A, Figarella-Branger D, Cavenee WK, et al. The 2016 World Health Organization classification of tumors of the central nervous system: a summary. Acta Neuropathol. 2016;131(6):803-20.

[41] Han SJ, Clark AJ, Ivan ME, Parsa AT, Perry A. Pathology of pineal parenchymal tumors. Neurosurg Clin N Am. 2011;22(3):335-40, vii.

[42] Sin-Chan P, Li BK, Ho B, Fonseca A, Huang A. Molecular classification and management of rare pediatric embryonal brain tumors. Curr Oncol Rep. 2018;20(9):69.

[43] Kurucu N, Akyüz C, Varan A, Zorlu F, Aydin B, Söylemezoglu F, et al. Primary intracranial germ cell tumors in children 36-year experience of a single center. J Cancer Res Ther. 2020;16(6):1459-65.

[44] Sawamura Y. Current diagnosis and treatment of central nervous system germ cell tumours. Curr Opin Neurol. 1996;9(6):419-23.

[45] Mayol Del Valle M, De Jesus O. Pineal gland cancer. In: StatPearls [Internet]. Treasure Island: StatPearls Publishing; 2020 [cited 2021 Jan 19]. Available from: http://www.ncbi.nlm.nih.gov/books/NBK560567/.

[46] Wong T-T, Chen H-H, Liang M-L, Yen Y-S, Chang F-C. Neuroendoscopy in the management of pineal tumors. Childs Nerv Syst. 2011;27(6):949-59.

[47] Rousselle C, des Portes V, Berlier P, Mottolese C. Pineal region tumors: clinical symptoms and syndromes. Neurochirurgie. 2015;61(2-3):106-12.

[48] Nishino S, Kanbayashi T. Symptomatic narcolepsy, cataplexy and hypersomnia, and their implications in the hypothalamic hypocretin/orexin system. Sleep Med Rev. 2005;9(4):269-310.

[49] Awa R, Campos F, Arita K, Sugiyama K, Tominaga A, Kurisu K, et al. Neuroimaging diagnosis of pineal region tumors—quest for pathognomonic finding of germinoma. Neuroradiology. 2014;56(7):525-34.

[50] Nakamura M, Saeki N, Iwadate Y, Sunami K, Osato K, Yamaura A. Neuroradiological characteristics of pineocytoma and pineoblastoma. Neuroradiology. 2000; 42(7): 509-14.

[51] Blakeley JO, Grossman SA. Management of pineal region tumors. Curr Treat Options in Oncol. 2006;7(6):505-16.

[52] Osborn AG. Pineal and germ cell tumor. In: Osborn's brain. 1st ed. Salt Lake: Amirsys; 2013

[53] Caemaert J, Abdullah J. Diagnostic and therapeutic stereotactic cerebral endoscopy. Acta Neurochir. 1993;124(1):1-3.

[54] Bruce J. Pineal tumors. In: Winn H, editor. Youman's neurological surgery. Philadelphia: WB Saunders Company; 2004. p. 1011-29.

[55] Bruce J, Stein B. Pineal tumors. Neurosurg Clin N Am. 1990;1(1):123-38.

[56] Bruce JN, Stein BM. Surgical management of pineal region tumors. Acta Neurochir. 1995;134(3-4):130-5.

[57] Fukushima T. Endoscopic biopsy of intraventricular tumors with the use of a ventriculofiberscope. Neurosurgery. 1978;2(2):110-3.

[58] Rhoten RL, Luciano MG, Barnett GH. Computer-assisted endoscopy for neurosurgical procedures: technical note. Neurosurgery. 1997;40(3):632-7 discussion 638.

[59] Einhorn LH. General motors cancer research prize winners laureates lectures. Charles F. Kettering prize. Clinical trials in testicular cancer. Cancer. 1997;(70):3182-4.

[60] Hernesniemi J, Romani R, Albayrak BS, Lehto H, Dashti R, Ramsey C, et al. Microsurgical management of pineal region lesions: personal experience with 119 patients. Surg Neurol. 2008;70(6):576-83.

[61] Goodman RR. Magnetic resonance imaging-directed stereotactic endoscopic third ventriculostomy. Neurosurgery. 1993;32(6):1043-7; discussion 1047

[62] Bruce J, Stein B. Supracerebellar approaches in the pineal region. In: Apuzzo MLJ, editor. Brain surgery: complication avoidance and management. New York: Churchill Livingstone; 1993. p. 511-36.

[63] Hoffman HJ, Yoshida M, Becker LE, Hendrick EB, Humphreys RP. Pineal region tumors in childhood. Experience at the Hospital for Sick Children. 1983 Pediatr Neurosurg. 1994;21(1):91-103; discussion 104.

[64] Patel PG, Cohen-Gadol AA, Mercier P, Boop FA, Klimo P. The posterior transcallosal approach to the pineal region and posterior third ventricle: intervenous and paravenous variants. Oper Neurosurg (Hagerstown) 2017;13(1):77-88.

[65] Davidson L, Krieger MD, McComb JG. Posterior interhemispheric retrocallosal approach to pineal region and posterior fossa lesions in a pediatric population. J Neurosurg Pediatr. 2011;7(5):527-33.

[66] Yasargil MG. Surgical, approaches. In: Yasargil MG, editor. Microneurosurgery. Stuttgart: George Thieme Verlag; 1988.

[67] Sekhar LN, Goel A. Combined supratentorial and infratentorial approach to large pineal region meningioma. Surg Neurol. 1992;37(3):197-201.

[68] Ziyal IM, Sekhar LN, Salas E, Olan WJ. Combined supra/infratentorial-transsinus approach to large pineal region tumors. J Neurosurg. 1998;88(6):1050-7.

[69] Schild SE, Scheithauer BW, Haddock MG, Wong WW, Lyons MK, Marks LB, et al. Histologically confirmed pineal tumors and other germ cell tumors of the brain. Cancer. 1996;78(12):2564-71.

第 42 章 脑干海绵状血管畸形

Brainstem Cavernous Malformations

Visish M. Srinivasan　Joshua S. Catapano　Vamsi P. Reddy　Michael T. Lawton　著

康慧斌　王　刚　译

缩略语

BSCM	brainstem cavernous malformation	脑干海绵状血管畸形
CM	cavernous malformation	海绵状血管畸形
DVA	developmental venous anomaly	发育性静脉畸形
MCP	middle cerebellar peduncle	小脑中脚
MRI	magnetic resonance imaging	磁共振成像
SCIT	supracerebellar infratentorial	小脑幕下

海绵状血管畸形是一种罕见的脑血管异常，发生于中枢神经系统的不同区域。海绵状血管畸形是由血管内皮细胞排列形成的异常血管通道网络[1]。由于海绵状血管畸形的不同生理学表现，患者在临床上可能会出现多种多样的症状和体征，往往需要及时的手术治疗。海绵状血管畸形在普通人群中少见，总发病率为 0.5%；男女性别差别不大，发病年龄普遍在 20—50 岁[2, 3]。

在本章中，我们主要讨论发生于脑干的海绵状血管畸形，包括临床表现和外科治疗。脑干海绵状血管畸形包括中脑、脑桥 – 中脑交界处、脑桥、脑桥 – 延髓交界处和延髓等部位的海绵状血管畸形，占颅内海绵状血管畸形总数的 20%，由于脑干部位特殊，该部位症状性海绵状血管畸形的发生率更高。

一、脑干海绵状畸形的历史

在 19 世纪 50 年代早期，Virchow 报道了一例偶然发现的脑桥血管瘤[4]。这些脑干病变后来被称为"隐匿性血管畸形"[5, 6]。Finkelburg 是第一个系统性研究脑干血肿的外科医生，Mangiardi 根据病因不同将脑干血肿与其他颅内出血进行区分。1928 年，Dandy 首次准确诊断并切除脑桥延髓海绵状血管畸形[4, 7]。在早期，外科医生设计了各种手术入路，包括经小脑脑桥三角区的中线入路和外侧入路[4]。

二、病理生理学

海绵状血管畸形在脑干中表现为一个桑葚样的血管性肿块，直径可达数厘米。血管内血栓形成和钙化是海绵状血管畸形常见的组织病理表现。

现已在 3 个不同的基因群体中发现了数个基因突变，如 KRIT1（曾称 CCM1）、Malcavernin（CCM2）和 PDCD10（CCM3）[8]。这些基因负责维持血管的完整性，防止异常毛细血管网的形成。然而，在这 3 个基因中可能会发生双等位基因突变，这些突变可能是内在的，甚至可能是零星发生的。例如，由环境触发如辐射引起的突变[9]。在其他中枢神经系统部位的脑干海绵状血管畸形和海绵状血管畸形中也存在同样的病理生理学和遗传变异。

三、临床表现

海绵状血管畸形是否会危及生命取决于它在中枢神经系统中的具体部位。脑干海绵状血管畸形占所有幕下海绵状血管畸形的 35%，其中脑桥海绵状血管畸形最为常见。急性起病并不常见，病变压迫可引起脑脊液循环通路受阻，进而引起脑积水。头痛是一种常见的临床症状，无论是脑积水还是出血本身均可引起头痛。此外，由于脑神经核团和其他脑干结构的损害，可引起步态障碍、共济失调、眩晕、呕吐、复视、吞咽困难、关节炎、面部麻木和偏瘫等症状。

这些血管病变有中高风险的颅内出血（每年 2%～14%）可能，在临床上属于严重并发症。同时，该病变有较高的再出血风险（22%），导致预后极差[1, 10, 11]。此外，再次出血与神经功能障碍恶化呈正相关[12]。

四、诊断

MRI 是诊断脑干海绵状血管畸形最精确的成像技术，病变通常表现为多分叶肿块。然而，在 MRI 上 ≤1cm 的血管畸形可能很难诊断，尤其是在缺乏出血或钙化的情况下[3, 13]。根据影像学表现，海绵状血管畸形按 Zabramski 分类可分为 4 类[14]：①亚急性出血；②降解性出血（"爆米花"病损）；③慢性出血；④点状微出血。

五、复发性病变

术后评估的金标准是延迟增强 MRI。由于术后的术区渗血或其他伪影可能会掩盖残留病变或复发的病灶，在急性期很难对手术切除的效果做出有效评估。然而，在 6 个月或更长时间的磁共振随访中，患者可能表现为 T1 加权高信号（急性出血）和 T2 低信号（新发出血）。由于复发病变继发性出血的发生率为 9%；因此，对脑干海绵状血管畸形患者进行影像学监测随访十分必要。

六、Lawton 脑干海绵状血管畸形分级系统

Lawton 脑干海绵状血管畸形分级系统（图 42-1）用于对脑干海绵状血管畸形进行分类，病变根据以下特征可分为 0～Ⅷ级[15]：①患者年龄（≤40 岁或 >40 岁）；②病灶大小（≤2cm 或 >2cm）；③相关静脉异常；④病变跨越轴位中点；⑤出血（急性、亚急性或慢性）。

这些评分标准中有一些比较直观，并已用于其他分级评分（如将年龄纳入 Lawton-Young 动静脉畸形增补分级评分）[16]。在这个分级系统中，病变大小也是一个评分标准，由于脑干空间有限，所以界值为 2cm。发育性静脉畸形的存在对手术技术的要求更加严格，因为该畸形引流正常脑实质，因此必须予以保留。此外，切除发育性静脉畸形周围的脑干海绵状血管畸形在技术上较为困难，取决于病变在狭窄术区内的位置。如果病变跨越轴位中点，无论选择何种入路，都需要长距离的深部手术通道，而且这也是整个脑干大神经核团的重要区域，损伤往往引起双侧临床症状。最后，与动静脉畸形一样，前次出血有助于鉴别脑干海绵状血管畸形。在脑干海绵状血管畸形中，出血可使病灶凸出于软膜表面，这在一定程度上减少了皮质切开的损伤。然而，如前所述，随着时间的推移，这种现象逐渐消失，大部分在出血后 3 周消失。因此，我们应在这个时间窗内进行手术。

七、手术治疗

目前，脑干海绵状血管畸形的主要治疗方案包括保守观察或显微手术切除[17]。虽然立体定向

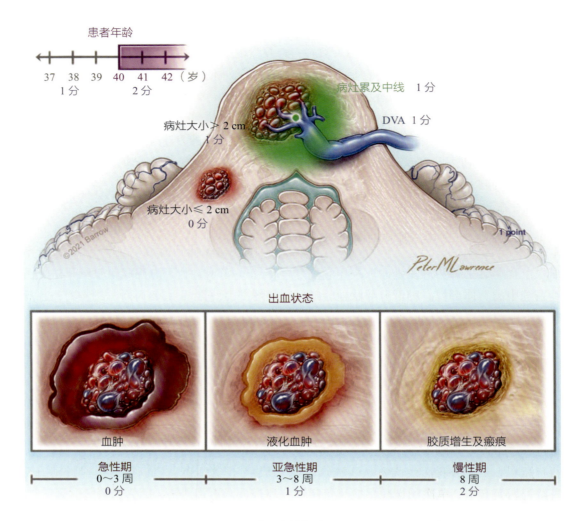

患者年龄

37 38 39 40 41 42（岁）
1分   2分

病灶累及中线 1分

DVA 1分

病灶大小≥ 2 cm
1分

病灶大小≤ 2 cm
0分

©2021 Barrow

出血状态

血肿   液化血肿   胶质增生及瘢痕

急性期   亚急性期   慢性期
0～3周   3～8周   8周
0分   1分   2分

▲ 图 42-1   Lawton 脑干海绵状畸形（BSCM）分级系统
根据患者年龄、海绵状血管畸形（CM）大小、是否存在发育性静脉畸形（DVA）、CM 是否跨越轴中点，以及出血年龄，Lawton BSCM 分级系统可分为 8 个等级（0～Ⅶ）
经许可转载，引自 Barrow Neurological Institute, Phoenix, Arizona

放射治疗已被用于一些神经外科病例中，但对于海绵状血管畸形或脑干海绵状血管畸形的治疗并无明显效果。此外，辐射效应对脑干的神经核团有明显的损伤可能，而且辐射可能会使将来的手术治疗更加复杂。

（一）手术干预标准

不同时期对于脑干海绵状血管畸形患者的手术治疗指征有着细微差别。30 年前，脑干被视为手术禁区，神经外科医生对试图切除脑干病变持谨慎态度。在过去的 30 年里，这种立场发生了变化，在有明确手术指征的情况下，越来越多的证据支持经验丰富的医生进行手术切除。

一般来说，我们建议对无临床症状的海绵状血管畸形进行观察，可不行手术治疗，因为大多数血管畸形在患者一生中出血的风险很低。此外，手术并发症的潜在高风险是主要的禁忌证[18]。然而，对于病变进展或反复出现临床症状的患者，手术切除仍然是唯一的选择。早期和后期的干预措施建议如下。

1. 早期干预 根据病变的大小、软膜或室管膜的突破情况以及安全手术入路的可行性，一些作者倾向于在首次出血后进行手术[19]。神经眼征是紧急手术切除的主要指征[20]。

2. 后期干预 其他专家认为，早期手术干预的术后并发症风险超过了手术获益。此外，在第一次出血后，患者的神经功能大多可以康复。因此，一些外科医生认为手术切除应该推迟，直到发生第二次出血；也可在二次出血之前进行救命手术，以防止因未行干预而导致的更高致残率和死亡率[12]。

（二）手术时机：一次出血还是两次出血

出血事件或出血事件的次数是手术干预的必要条件，但在经验丰富的外科医生中一直存在争议。脑干海绵状血管畸形破裂会造成脑干的反复损伤；出血有时局限在囊内（向内扩大），有时可蔓延到新的脑干实质区域。出血会导致暂时的神经功能障碍，随着时间的推移症状会有所改善。但正是这种临床症状的改善带来了一个关于何时手术的难题，要么是在患者一般状况差时，血肿提供了一些手术优势，要么是在患者临床症状恢复时，不进一步手术可能自然预后更差。一些外科医生通常会在有两次明确的出血事件之后才手术，将再次出血视为脑干海绵状血管畸形不良预后的指标[21]。其他外科医生认为，只要有一个相对安全的切除通道，单次出血事件足以考虑手术。这种早期干预让患者获益最大，因为可避免后续出血造成永久性损伤的风险，但也确实需要提前承担医源性损伤的风险[15]。

（三）"主力"手术入路

迄今为止，已有学者提出许多治疗脑干海绵状血管畸形的手术入路（表 42-1 和图 42-2），这些入路主要取决于手术部位和血管病变的个体特征。90% 以上的脑干海绵状血管畸形可以完全切除[10]。是否完全切除由术者进行观察评估，并根据术后 MRI 进一步验证。

八、中脑海绵状血管畸形

（一）前外侧病变

眶颧开颅可充分显露中脑前外侧。术中应显露动眼神经（第 Ⅲ 对脑神经），并在无牵拉情况下进行操作。该入路和经侧裂 – 颞前入路的安全进入区（图 42-3）包括脚间区和前中脑区。一些作者也主张对前外侧病变采用颞下或经侧裂颞下入路，可优先显露外侧和下方，但这两种入路都存在颞叶牵拉的风险。

（二）后外侧病变

幕下小脑上外侧入路是进入中脑后外侧的首选入路，安全进入区位于中脑外侧沟。其他手术入路如颞下经小脑幕入路也有主张，该入路可减少小脑牵拉。相反，外侧小脑上入路小侧小脑上入路的手术通道更长，视野更暗，且需牵拉更重。对于小脑幕十分陡峭的患者，可以考虑采用枕部经小脑幕入路或小脑上经小脑幕入路（图 42-4）。我们发现这种入路既美观又方便，术中可以使用动脉瘤夹将小脑幕缘牵拉至浅面小脑幕表面上[21, 22]。

（三）后内侧病变

后内侧脑干病变可经窦汇处开颅，采用中线幕下小脑上入路进行切除。根据病变累及外侧的范围，可考虑采用对侧幕下小脑上入路，需行窦汇处开颅，以便同时利用同侧和对侧手术通道[21]。

九、脑桥海绵状血管畸形

（一）前外侧病变

前外侧病变需要采用乙状窦后入路，为脑桥前部提供由外到内的手术通道。通过小脑脑桥三角区显露脑桥前部正面比较困难。因此，我们采用扩大乙状窦后入路，在该入路中进行乳突部分切除，同时将乙状窦轮廓化，这样可以为脑桥前"腹"提供更好的角度视野。在脑池内和脑实质内走行的展神经、面神经和前庭蜗神经（第 Ⅵ、Ⅶ 和 Ⅷ 对脑神经）必须予以保留。对于偏外侧的病变，可采用经小脑中脚入路，分离小脑岩裂，以充分显露小脑中脚的外侧面。这样可防止小脑组织过度牵拉，并为术区提供一个安全方便的进入区[21]。对于不在脑室或软膜表面的脑桥病变，小脑中脚入路为主力入路。这一入路一般耐受良好，主要不良反应为轻度一过性共济失调。

（二）后部病变

位于四脑室底或小脑下脚内侧的后部病变可

类型，病变部位	相关病理学	临床表现	安全进入区	手术入路
表 42-1　脑干海绵状血管畸形的手术入路				
中脑病变				
前外侧	Weber 综合征	凝视麻痹、复视、上睑下垂和对侧偏瘫或偏瘫	脚间，中脑前部	改良眶颧
后外侧	Parinaud 综合征	凝视麻痹、复视和阿罗瞳孔	中脑外侧沟，丘间	颞下或小脑上幕下
后内侧	Claude 综合征	凝视麻痹与小脑共济失调	中脑外侧沟	经侧裂颞下入路
脑桥病变				
前外侧和后方	Marie-Foix 综合征	脑桥腹侧综合征、对侧偏瘫、偏瘫、同侧半感觉丧失、面瘫、听力损失和眩晕	硬脑膜上、硬脑膜周围、脑桥外侧	乙状窦后入路和经岩骨入路
	闭锁综合征	全身上下运动功能丧失		
		复视，凝视无力，对侧轻偏瘫和偏瘫		
	桥背综合征	复视	第四脑室正中沟，旁正中小脑下，旁正中小脑上，上三角中央凹	
		共济失调	中小脑脚	
延髓病变				
前方和前外侧	Wallenberg 综合征	凝视无力，复视，眩晕、眼球震颤、对侧半身感觉丧失、偏瘫、声音嘶哑、吞咽困难、构音障碍	延髓前外侧沟、延髓外侧、橄榄、延髓后正中沟	远外侧、经髁或迷路后
	Dejerine 综合征	对侧感觉运动无力与舌下神经损伤		
后侧	Babinski-Nageotte 综合征	霍纳综合征，共济失调，对侧偏瘫和半感觉丧失	延髓后正中沟	枕下经脑室或枕下端腹
外侧	Wallenberg 综合征	凝视无力，复视，眩晕、眼球震颤、对侧半感觉丧失、偏瘫、声音嘶哑、吞咽困难、构音障碍	延髓外侧	乙状窦后

经许可转载，引自 Spetzler 等 [38]

采用经脑室入路。当病变未完全位于脑室表面时，考虑到菱形窝内结构的重要性，应选择其他的安全进入区和手入路。经脑室入路可以通过经典的枕下正中入路实现，如果病变位于中线旁，可采用经膜髓帆入路 [23]。该入路的其他变型包括经扁桃体中央裂或外侧裂入路。

十、延髓海绵状血管畸形

（一）前方和前外侧病变

远外侧经髁入路是切除延髓前外侧病变的最

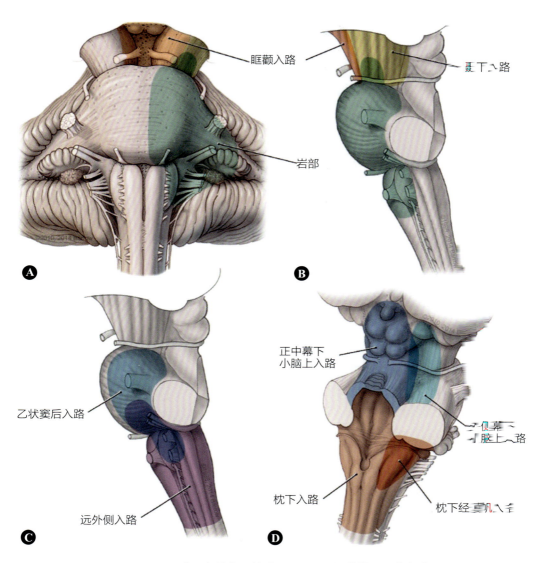

眶颧入路

颞下入路

岩部

乙状窦后入路

正中幕下
小脑上入路

侧幕下
小脑上入路

远外侧入路

枕下入路

枕下经膜帆入路

▲ 图 42-2　脑干海绵状血管畸形（BSCM）的常见手术入路
A. BSCM 手术入路的前视图；B 和 C. 侧视图；D. 后外侧视图
BSCM 所采用的这些手术入路与动脉瘤和颅底肿瘤相同
经许可转载，引自 Barrow Neurological Institute, Phoenix, Arizona

佳入路。该区域的另一个主力入路是乙状窦后入路。在这两种入路中，乙状窦后入路适用于更前方的病变，而远外侧入路适用于更下方和外侧的病变。远外侧入路与延髓的成角可以通过枕骨髁磨除来优化。乙状窦后入路也可用于脑桥前海绵状血管畸形的切除。枕下正中入路是显露延髓后方病变的最佳入路[10, 24–28]。

（二）后外侧病变

对位于第四脑室的海绵状血管畸形，可采用枕下正中经脑室入路，此入路与脑桥背侧病变的入路相似。

十一、技术要点

（一）脑干海绵状血管畸形切除原则

脑干海绵状血管畸形的切除需要多种技术的结合，每种技术都需独立掌握，然后一起应用，以应对这一高难度手术。蛛网膜下腔剥离技术由动脉瘤手术发展而来，进入基底池，释

501

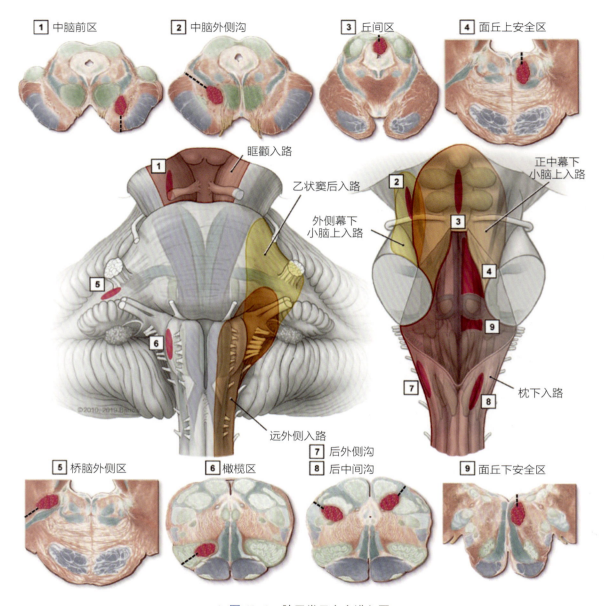

▲ 图 42-3　脑干常见安全进入区

安全进入区是指可以不需穿越软膜或室管膜面显露脑干海绵状畸形（BSCM）。这些进入区虽然不是绝对"安全的"，但可以最大限度减少为显露目标 BSCM 而需穿过数毫米正常组织可能导致的并发症。在这九个安全进入区（紫色区域；虚线表示进入通道）中，3 个位于中脑（#1～3），2 个位于脑桥（#4、5），4 个位于延髓（#6～9）。并非所有的安全进入区都是同等安全的；有些区域比其他区域相对更安全，更可靠

经许可转载，引自 Barrow Neurological Institute, Phoenix, Arizona

放脑脊液，扩大手术通道。动脉可用来引导术者在神经导航失败的情况下到达海绵状血管畸形的预期位置；因此，这些动脉标志应在术前影像中提前辨认。表面标志同样重要，因为它们有助于在打开硬膜前引导初始显露。在进入脑干并试图切除病变之前，应充分评估术区的各种解剖三角，以及如何利用每个解剖三角来最大限度地利用每一点空间。了解正常解剖结构、可能移位情况和安全进入区对于规划和安全进入脑干至关重要。此外，这些知识基础还可指导术者进行病变切除，帮助其识别切除边缘，以及确定安全边界。

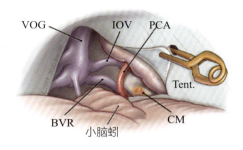

▲ 图 42-4　幕下小脑上入路示意

图片显示小脑幕动脉瘤夹牵拉技术。此入路可用于脑干海绵状血管畸形（特别是中脑四叠体病变），也可用于丘脑枕部海绵状血管畸形

BVR. 基底静脉；CM. 海绵状血管畸形；IOV. 枕叶内侧静脉；PCA. 小脑下后动脉；Tent. 小脑幕；VOG.Galen 静脉

经许可转载，引自 Barrow Neurological Institute, Phoenix, Arizona

（二）两点手术法

两点手术法可指导术者选择最佳手术路径[29]。通过分析术前 MRI 定位病灶中心点，另一点标记于软膜或室管膜表面，此点为到达病变最安全的可能入口。这两个标记点之间的连线决定了手术切除脑干海绵状血管畸形的最佳路径。

（三）直角规则

直角方法是将手术路径与海绵状血管病变的长轴以直角连接[29]，这种手术规划可为术者提供广阔的手术视野，即使盲区残留的海绵状血管畸形也能清楚地发现。

（四）手术器械

行脑干海绵状血管畸形切除时，标准的显微外科手术器械可能不足以在深暗的手术通道中进行操作。Lawton 深部海绵状血管畸形工具包，包括了脑干区域进行手术所需的所有专用工具[30]。一套不同大小的圆刀用于进入脑干，枪状照明双极镊和吸引器是该手术器械包的其他重要组成部分。这些专用器械使神经外科医生能够通过微创入路进行剥离。

十二、现代治疗进展

（一）显微外科技术的作用

显微外科已经彻底改变了脑干手术介入的概念，以至于大多数神经外科中心都采用这项尖端

技术广泛开展手术[31, 32]。显微神经外科不仅通过提高术者的技术水平以使之受益，而且还催生了其他的微侵袭手术技术，所有这些技术都获得了良好手术效果[33]。

（二）围术期影像学

像术中 MRI 这样的诊断工具在神经外科中变得越来越普遍，因为它们有助于术者获得更好的手术结果。影像学研究可以准确地评估病变的空间关系，这对安全进入区的显露改变有益。弥散加权成像是另一种有价值的工具，在术中皮质脊髓束定位中起关键作用，从而可防止脑干白质损伤[14]。

（三）微创内镜入路

经鼻内镜手术在垂体瘤和几种前颅底病变的治疗中已得到广泛应用。然而，内镜手术在脑干血管性病变的治疗方面还缺乏广泛研究。尽管如此，一些术者已经发现内镜入路可用于显露脑桥内的血管性病变[34]。

（四）放射外科：谨慎

一些人建议将放射外科作为一种"微创"方法来治疗难以企及的病变或那些手术致残率可能很高的病变。然而，放射外科治疗脑干海绵状血管畸形可能会导致脑干重要功能区不可逆性损伤[35]。虽然在大部分情况下这种治疗方式可能是安全的，但其有效性仍不确定。总的来说，立体定向放射外科治疗海绵状血管畸形并不能改变患者的自然生存期。

（五）手术技术优化

近几十年来，除了手术技术和影像学的进步外，手术室的变化也为神经外科带来了进步。手术室的许多改进都集中于肿瘤手术和动脉瘤方面[36]。但是，这些改进同样也可用于脑干海绵状血管畸形的切除。照明双极和吸引器的出现使术者能够获得最佳的手术视野。显微镜操控和照明设备的改进使得术者在狭窄的术区操作更容易，在提供更大范围操作角度的同时，也使术者的舒适度得到了改善。嘴控和脚控使术者的动作与显微镜的操作更加同步[36]。这些工具的使用对于轻柔和安全的切除脑干海绵状血管畸形均至关

重要。

（六）脑干海绵状血管畸形复发的预测因素

有 7% 的患者需要二次手术治疗。越来越多的共识表明，以下几个因素是海绵状血管畸形复发，即术后不良预后的重要预测因素[17]。

- 年龄的增长。
- 入院时的运动障碍。
- 术后新发运动障碍。
- 病变大小和最大出血时间间隔。
- 病变横跨脑干中心点。
- 伴有发育性静脉畸形。
- 入院时机。
- 持续随访时间。

如有病变残留（术后 MRI 诊断），则需尽快通过同样的手术入路再次手术，大部分患者都有较高的成功率。

十三、预后

与疾病预后不良相关的因素包括女性性别、病变部位和既往颅内出血史。预后数据表明，在这些病变中，幕上海绵状血管畸形（0.4%）的颅内出血年发生率显著低于幕下者（3.8%）[37]。患者发生出血后，仅 33% 能够完全康复，其余患者为中等康复或病情恶化[37]。即使在术后初期出现神经功能缺损，及时的手术干预也会使大多数患者的病情逐渐好转[24]。完善的长期随访也显示高达 90% 的患者无复发性出血[25]。最后，对再出血的可能性、预后和症状进行临床随访将有助于及时干预和改善预后。

十四、总结

脑干海绵状血管畸形的手术是一项具有挑战性的工作，需要精湛的技术，以及颅底和显微外科原理的应用。应根据自然病史、术者和团队经验以及预期的病残率进行治疗决策。本章对该病变的现代治疗进行了概述，这一技术性主题值得深入研究。对于符合手术指征的患者，采用这些最新的技术和手术技巧可以获得良好的手术效果和较低的病残率。

致谢 感谢 Barrow 神经研究所神经科学出版社的员工们在稿件准备上的帮助。

声明

资助：本研究未获任何有关其阐述的资金资助。

利益冲突关系：ASY 是 Stryker 公司的顾问，并从 Mizuho 公司获得版税。

伦理批件和知情同意（参与和发表）：鉴于本研究的设计，当地伦理委员会认为无须知情同意和伦理批准，且本研究未获任何资金资助。

数据和材料的可用性（数据透明度）：本稿件的全部或部分内容均未发表，亦未提交于任何杂志审稿。

参考文献

[1] Atwal GS, Sarris CE, Spetzler RF. Brainstem and cerebellar cavernous malformations. Handb Clin Neurol. 2017;143: 291-5.

[2] Maraire JN, Awad IA. Intracranial cavernous malformations: lesion behavior and management strategies. Neurosurgery. 1995;37(4):591-605.

[3] Mouchtouris N, Chalouhi N, Chitale A, Starke RM, Tjoumakaris SI, Rosenwasser RH, et al. Management of cerebral cavernous malformations: from diagnosis to treatment. Sci World J. 2015;2015:808314.

[4] Morcos JJ, Haines SJ. History of brain stem surgery. Neurosurg Clin N Am. 1993;4(3):357-65.

[5] Crawford JV, Russell DS. Cryptic arteriovenous and venous hamartomas of the brain. J Neurol Neurosurg Psychiatry. 1956;19(1):1-11. https://doi.org/10.1136/jnnp.19.1.1.

[6] Russell DS, Rubinstein LJ. Pathology of the Nervous System. 2nd ed. New York: Williams & Wilkins; 1963.

[7] Porter RW, Detwiler PW, Spetzler RF, Lawton MT, Baskin JJ, Derksen PT, et al. Cavernous malformations of the brainstem: experience with 100 patients. J Neurosurg. 1999;90(1):50-8.

[8] Choquet H, Pawlikowska L, Lawton M, Kim H. Genetics of cerebral cavernous malformations: current status and future prospects. J Neurosurg Sci. 2015;59(3):211.

[9] Stapleton CJ, Barker FG. Cranial cavernous malformations: natural history and treatment. Stroke. 2018;49(4):1029-35.

[10] Gross BA, Batjer HH, Awad IA, Bendok BR. Brainstem

cavernous malformations. Neurosurgery. 2009; 64(5): E805-E18.

[11] Xie M-G, Li D, Guo F-Z, Zhang L-W, Zhang J-T, Wu Z, et al. Brainstem cavernous malformations: surgical indications based on natural history and surgical outcomes. World Neurosurg. 2018;110:55-63.

[12] Petr O, Lanzino G. Brainstem cavernous malformations. J Neurosurg Sci. 2015;59(3):271-82.

[13] Batra S, Lin D, Recinos PF, Zhang J, Rigamonti D. Cavernous malformations: natural history, diagnosis and treatment. Nat Rev Neurol. 2009;5(12):659-70.

[14] Zabramski JM, Wascher TM, Spetzler RF, Johnson B, Golfinos J, Drayer BP, et al. The natural history of familial cavernous malformations: results of an ongoing study. J Neurosurg. 1994;80(3):422-32.

[15] Garcia RM, Ivan ME, Lawton MT. Brainstem cavernous malformations: surgical results in 104 patients and a proposed grading system to predict neurological outcomes. Neurosurgery. 2015;76(3):265-78.

[16] Lawton MT, Kim H, McCulloch CE, Mikhak B, Young WL. A supplementary grading scale for selecting patients with brain arteriovenous malformations for surgery. Neurosurgery. 2010;66(4):702-13.

[17] Lee C-C, Pan DH-C, Chung W-Y, Liu K-D, Yang H-C, Wu H-M, et al. Brainstem cavernous malformations: the role of Gamma Knife surgery. J Neurosurg. 2012;117(Special_Suppl):164-9.

[18] Tarnaris A, Fernandes R, Kitchen N. Does conservative management for brain stem cavernomas have better long-term outcome? Br J Neurosurg. 2008;22(6):748-57.

[19] Bruneau M, Bijlenga P, Reverdin A, Rilliet B, Regli L, Villemure J-G, et al. Early surgery for brainstem cavernomas. Acta Neurochir. 2006;148(4):405-14.

[20] Tsuji Y, Kar S, Bertalanffy H. Microsurgical management of midbrain cavernous malformations: predictors of outcome and lesion classification in 72 patients. Operative Neurosurg. 2019;17(6):562-72.

[21] Kalani MYS, Yagmurlu K, Martirosyan NL, Spetzler RF. The retrosigmoid petrosal fissure transpeduncular approach to central pontine lesions. World Neurosurg. 2016;87:235-41.

[22] Sun Q, Zhao X, Gandhi S, Meybodi AT, Belykh E, Valli D, et al. Quantitative analysis of ipsilateral and contralateral supracerebellar infratentorial and occipital transtentorial approaches to the cisternal pulvinar: laboratory anatomical investigation. J Neurosurg. 2019;133(4):1172-81.

[23] Brown A. The two-point method: evaluating brain stem lesions. BNI Quarterly. 1996;12:20-4.

[24] Abla AA, Lekovic GP, Turner JD, De Oliveira JG, Porter R, Spetzler RF. Advances in the treatment and outcome of brainstem cavernous malformation surgery: a single-center case series of 300 surgically treated patients. Neurosurgery. 2011;68(2):403-15.

[25] Abla AA, Turner JD, Mitha AP, Lekovic G, Spetzler RF. Surgical approaches to brainstem cavernous malformations. Neurosurg Focus. 2010;29(3):E8.

[26] Asaad WF, Walcott BP, Nahed BV, Ogilvy CS. Operative management of brainstem cavernous malformations. Neurosurg Focus. 2010;29(3):E10.

[27] Gross BA, Dunn IF, Du R, Al-Mefty O. Petrosal approaches to brainstem cavernous malformations. Neurosurg Focus. 2012;33(2):E10.

[28] Zhang S, Li H, Liu W, Hui X, You C. Surgical treatment of hemorrhagic brainstem cavernous malformations. Neurol India. 2016;64(6):1210.

[29] Garcia RM, Oh T, Cole TS, Hendricks BK, Lawton MT. Recurrent brainstem cavernous malformations following primary resection: blind spots, fine lines, and the right-angle method. J Neurosurg. 2020; (op):1-12.

[30] Frischer JM, Gatterbauer B, Hochern S, Stavrou I, Gruber A, Novak K, et al. Microsurgery and radiosurgery for brainstem cavernomas: effective and complementary treatment options. World Neurosurg. 2014;81(3-4):520-.

[31] Badie B, Brooks N, Souweidane MM. Endoscopic and minimally invasive microsurgical approaches to treating brain tumor patients. J Neuro-Oncol. 2004;69(1):209-19.

[32] Zhang F, Hong W, Guo Y, Guo Q, Hu X. Multimodal neuronavigation in microsurgery resection of brainstem tumors. J Craniofac Surg. 2016;27(8):769-772.

[33] Lee C-C, Wang W-H, Yang H-C, Lin C-J, Wu H-M, Lin Y-Y, et al. Gamma Knife radiosurgery for cerebral cavernous malformation. Sci Rep. 2019;9(1):1-7.

[34] Essayed WI, Singh H, Lapadula G, Almodovar-Mercado GJ, Anand VK, Schwartz TH. Endoscopic endonasal approach to the ventral brainstem: anatomical feasibility and surgical limitations. J Neurosurg. 2017;127:1139-45.

[35] Park K, Kim JW, Chung H-T, Paek SH, Kim DG. Long-term outcome of gamma knife radiosurgery for symptomatic brainstem cavernous malformation. World Neurosurg. 2018;116:e1054-e9.

[36] Davies JM, Lawton MT. Advances in open microsurgery for cerebral aneurysms. Neurosurgery. 2014; 74(suppl_1): S7-S16.

[37] Khakhar R, You F, Chakkalakal D, Dobelstein D, Picht T. Hands free adjustment of the microscope in microneurosurgery. World Neurosurg. 2020;143:e155-63.

[38] Spetzler RF, Kalani MYS, Lawton MT. Surgery of the Brainstem. New York: Thieme; 2020.

第43章 伴或不伴肿瘤或血管压迫的脑神经激惹综合征

Cranial Nerve Hyperfunction Syndromes With and Without Vascular Compression and Tumor

Robert S. Heller　Siviero Agazzi　Harry R.Van Loveren　著

黄传平　祝前超　译

　　脑神经激惹综合征是颅底手术中经常遇到的症状。按照发病率和手术经验的顺序排列，依次为三叉神经痛、面肌痉挛和舌咽神经痛。斜颈也是一种由神经激惹引起的疾病，将在其他章节中讨论，本章不做阐述。本文所述综合征的特征在于刺激产生的神经症状超出了基于刺激所预期的功能，例如，轻微刺激而引起三叉神经痛和舌咽神经痛中的剧烈疼痛，以及面肌痉挛的不自主反复发作性面部肌肉收缩。

一、三叉神经痛

　　Dandy 首先提出血管压迫是三叉神经痛的病因，由 Gardener 进行首例减压手术，然后由 Jannetta 推广。尽管对三叉神经痛的病因已达成广泛共识，但有足够证据表明，1/3 的三叉神经痛患者不存在血管压迫[1]。前景性研究已明确三叉神经痛与基因突变密切相关，尤其是电压门控钠离子通道的获得性功能突变[2, 3]。

　　尽管神经短路机制有待进一步研究，大量证据已证实三叉神经减压术具有很好的疗效。显微镜下将责任血管（主要是动脉，也有静脉）牵离三叉神经，并将海绵材料或可压缩纤维垫入两者之间，可使大多数患者的症状获得缓解。其原因是神经表面电荷的改变，还是手术对神经的轻微挫伤，抑或由于缓冲材料的化学或物理反应，尚待未来进一步研究阐明。

（一）三叉神经痛：微血管减压术

　　微血管减压术是根据血管压迫理论对三叉神经痛采取病因治疗的唯一外科治疗方法，并且对神经不造成损伤。其他的外科治疗方法都是不管病因，通过控制性损毁神经达到改变神经传导的目的。除了肿瘤压迫神经、多发性硬化（包括核内硬化斑块）和无法耐受手术的患者，我们的策略是对每一例典型三叉神经痛患者都选择微血管减压术（microvascular decompression，MVD）。我们认为 MVD 是最佳治疗方法，因其效果立竿见影，持续时间最长，症状缓解的概率最大，而面部麻木的发生率很低[4]。永久性面部麻木可对一些患者造成困扰，但仅有少部分较为严重，1%～3% 的患者可因面部麻木出现无法忍受的痛觉缺失[5, 6]。

　　每例三叉神经痛患者均需行术前 MRI 评估（图 43-1），在评估病理性质方面影像学的作用不可替代。三叉神经痛的准确诊断和治疗必须与

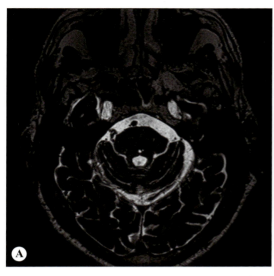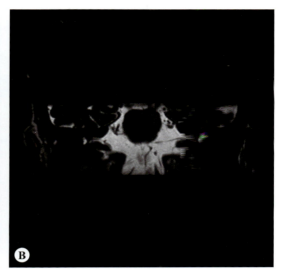

▲ 图 43-1　A 和 B. MRI FIESTA 轴位和冠状位图像显示右三叉神经有血管压迫

其他面部疼痛的原因相鉴别，如肿瘤、血管畸形等压迫神经，以及多发性硬化。普通的磁共振平扫通常没有薄层扫描 T_2 序列（根据不同品牌的 MRI 机器被称为 FIESTA、CISS 或其他名称），但这一序列对于识别三叉神经与血管之间的关系至关重要。

如果影像上所有血管都跟三叉神经毫无关系，我们建议勿行 MVD 手术。影像上仅有轻微或极少的血管压迫，我们会与患者商讨是否进行手术探查。术中如果未发现明显的血管压迫，我们会考虑待患者减压术后苏醒时进行射频消融术，有利于提高疼痛的缓解率。有几种方法可以用于破坏神经，从而改善面部疼痛。如患者疼痛局限于 V_3 分布区，通过术中刺激皮肤定位 V_3 神经根，可行 V_3 神经根消融或切断术使患者获益。也可将甘油直接注入神经内使神经坏死，但会导致不同程度的面部麻木，这种麻木偶尔会对患者造成困扰。其他可用于破坏三叉神经的方法包括用双极电凝镊夹持神经、用棉片在神经上摩擦，以及将三支神经根进行解剖梳理。每种方法都会产生不同程度的面部麻木，可能有助于达到治疗效果。

多发性硬化相关三叉神经痛患者的治疗方式有所不同。传统观点认为射频消融术是唯一合适

的治疗方法，因为血管压迫一是其根本原因，因此 MVD 没有效果[7]。但这一观点受到了挑战，因为有成功的病例表明 MVD 可治疗多发性硬化相关三叉神经痛患者，尽管疗效不佳且持续时间较短[8]。我们认为，如果影像上有血管压迫的证据，在多发性硬化患者中可以尝试使用减压术，但在术前必须对患者强调，多发性硬化的诊断意味着疗效较低和复发时间较短。

手术细节　三叉神经的微血管减压术需采取公园长椅体位，患侧朝上。患者的头部弯曲，胸部抬高，头部向地面倾斜并向术者轻微后旋，肩部远离术者轻度下垂。如果患者颈部活动度较大，也可取仰卧位进行手术，但并非首选。切口形状与耳郭相似，在耳郭后移三者直。开颅位置需显露横窦 - 乙状窦交界的边缘（图 43-2）。横窦和乙状窦的交界处可以通过两条交叉线估计，一条从颧根延长至枕外隆凸以大略标记横窦，第二条沿乳突中点垂直于第一条线后延。

枕下颅骨显露后，需要确定三者相汇缝，人字缝和顶乳缝组成的星点。星点位于横窦与乙状窦交界处的底部，或者在交界处之前 13 以上。如果术中难以辨认，可用过氧化氢其呈"棕色七"。首先在星号的下方和后方各钻一孔，然后用咬骨钳向外侧和上方扩大，直到清楚地看到横窦和乙

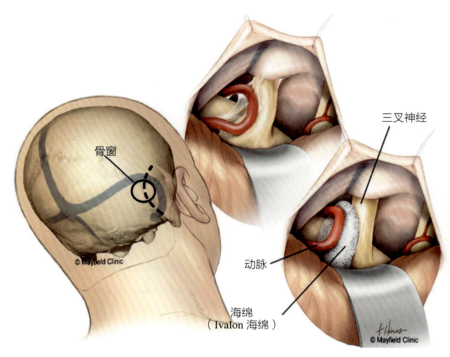

三叉神经

动脉

海绵
（Ivalon 海绵）

▲ 图 43-2　微血管减压术

左图 . 开颅的位置和类似耳郭的皮肤切口线；中间图 . 显示有明显的血管压迫；右图 . 在从神经根和脑桥根进入区分离小脑上动脉后，在血管与神经之间插入小片 Ivalon 海绵，完成减压术

经许可转载，引自 ©Mayfield Clinic

状窦的边缘。一般乳突气房会有少许开放，可以用骨蜡封堵。这些气房是骨窗前外侧界的良好定位标志。十字剪开硬膜，并向横窦和乙状窦方向缝线牵开固定。

沿岩幕交界线向下行硬膜下剥离，在此线下的任何偏离可导致剥离过于靠近面 - 前庭 - 耳蜗神经复合体，增加听力受损的风险。岩静脉或穿过蛛网膜的静脉在岩幕交界处进入岩上窦，我们一般予以电凝和离断，以提供最大限度地显露和安全牵拉小脑半球。离断静脉时要靠近小脑而不是静脉窦，窦旁静脉残端过短，一旦撕裂可导致大出血。在少数情况下，如果不影响三叉神经显露的话，可以不用离断岩静脉。牺牲这些血管是安全的，只要手术过程中没有误伤任何动脉。

锐性解剖和分离覆盖三叉神经根的蛛网膜，明显的血管压迫处可见神经压痕。一些病例只有无压痕的动脉接触，使人们逐渐意识到有些三叉神经痛的病因并非为血管压迫。还有些病例仅有

静脉接触，这更令人怀疑三叉神经痛另有其因。在这些情况下，我们开始考虑采用上述其他策略之一来加强微血管减压术的效果。

当发现明显的血管压迫时，我们解剖松解动脉并将其推离神经根和脑桥根进入区，然后嵌入小片 Ivalon 棉片使动脉远离这些结构（图 43-2）。大多数神经外科医生更喜欢从聚四氟乙烯血管补片中剥取小片作为垫片。两者效果一样，同时也都有可能出现罕见的纤维形成，从而导致迟发性神经功能障碍 [9]。在少数情况下，小脑上动脉在神经的上方或下方形成一个襻，将其分离后推开，使其从神经下方通过，这是一种效果极佳的显微手术方法。

彻底减压后，骨表面用骨蜡密封以防止脑脊液漏。蛛网膜下腔灌满温热的冲洗液，硬膜水密缝合，根据个人习惯用钛板或骨水泥修复骨窗。在所有三叉神经痛的治疗中，除放射外科治疗外，术前三叉神经痛的治疗药物可以减至一种，

且减为半量，以防止戒断综合征。

（二）三叉神经痛：射频损毁术

在选择损毁方案时，术者应该根据每个患者的需要、背景和情况制订个体化治疗计划（图43-3）。与选择药物治疗相似，我们需充分权衡治疗的有效率、获益程度及不良反应，该过程有些烦琐但有时很有用。射频损毁术不采用电热设备，而是使用射频诱导神经纤维发生振动从而产生热损伤，可以选择性地损伤位于 Meckel 腔后部三叉神经根的节后神经纤维。

无髓鞘的 C 纤维比有髓鞘的 α 纤维和 β 纤维对热凝更为敏感。在大多数情况下，这种差异可以在不造成面部麻木的情况下产生镇痛效果。此外，当患者清醒并能正常交流时，可以将电极置于三叉神经的特定区域，刺激该部位可以引出类似疼痛。我们的治疗目标为，首先在疼痛区形成明确的痛觉减退，然后在触发疼痛的扳机点区域产生轻微的痛觉减退。举个例子，如果患者轻触鼻翼侧面即可引发 V_3 区出现剧烈疼痛，我们会在 V_3 区造成明确的痛觉减退，并在扳机点的 V_2 区产生轻微的痛觉减退。

当涉及 V_1 时，由于存在角膜感觉消失的风险，应避免使用射频损毁术[10]。这种不良反应可使角膜反射迟钝，从而导致长期的眼部轻度不适，偶尔可导致严重的角膜擦伤、瘢痕或神经营养性角膜病而引起视力丧失。

手术过程　带导引器电极套管的皮肤穿刺点为口角外侧 2.5cm（图 43-3）。将通道导航标记置于眼球下方的瞳孔中线处，可在直视下设置穿刺通道由内向外的角度。穿刺的靶点位于耳屏前 3cm 处。利用这些标记，带套管电极可到达颅底卵圆孔处，然后可穿刺卵圆孔。在穿刺过程中，术者要将戴手套的手指放在患者口中，以确保穿刺针从口腔黏膜深面和下颌骨支的内侧之间穿过。

在穿刺卵圆孔前，需通过侧位透视确认套管针位于鞍底下方和岩骨上部。一旦穿入卵圆孔，可见行于卵圆孔内侧的运动支受到刺激后产生的

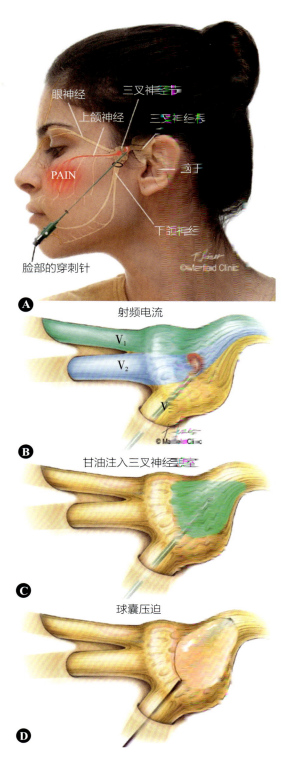

▲ 图 43-3　脑神经激惹综合征的经皮穿刺技术

A. 图示 TEW 射频电极皮肤穿刺点位于口角外侧 2.5cm，电极穿刺通道位于下颌骨升支内侧、口腔黏膜深部，在进入卵圆孔前，用 C 臂侧位透视定位。B 至 D. 治疗三叉神经痛的三种经皮穿刺技术分别为射频损毁术、甘油注射术和球囊压迫术。经许可转载，引自 ©Mayfield Clinic

下巴痉挛反射。可以使用侧位透视进行定位，套管针插入到卵圆孔平面下 5mm 处为 V_3（弯曲电极指向下，略微外侧），卵圆孔平面为 V_2（弯曲电极指向下，略微外侧），卵圆孔平面上 5mm 为 V_1（弯曲电极指向上，略微内侧）。

然后将患者从麻醉中短暂唤醒，逐渐增加电极的刺激强度，直到患者感受到刺激并能够说出电极所在的分支。我们一般问以下一些简单的问题。

- 你感觉到震动了吗？
- 左边还是右边？
- 在前额，脸颊，还是下巴？
- 这和你疼痛的位置是一样的吗？

如果刺激了错误的分支，需要对电极重新定位。一旦定位正确，患者被再次麻醉，并进行第一次 60℃射频损毁，持续 90s。在这个温度下，蛋白质变性，神经轴突断裂。当患者再次苏醒时，用安全针头测试面部感觉，评估疼痛分支中的镇痛和痛觉减退程度，以及扳机点分支轻度痛觉减退。如果未达到预计效果，可以根据术者的偏好和具体情况，增加 5～10℃进行再次损毁。

（三）三叉神经痛：球囊压迫

一般在三支神经根都受累情况下，才会出现 V_1 疼痛。在这种情况下，我们首选球囊压迫，因为这种技术比射频有更好的机会保留角膜反射（图 43-3）[11, 12]。另一个原因是控制角膜反射的纤维可耐受机械压迫而对热凝更为敏感。使用球囊压迫治疗 V_1 区疼痛不需要在全身麻醉术中唤醒，患者更容易接受。因为这减轻了术中唤醒带来的痛苦，尽管大多数患者很少或根本不记得有这经历，因为麻醉状态下会产生遗忘效应。

手术细节　　FDA 已将球囊压迫专用包剔除出美国市场，因此难以开展该技术[13]。目前只能用 4 号法国 Fogarty 球囊导管代替；其 0.75ml 的体积与 Meckel 腔的平均容积相同。然而，Fogarty 球囊的问题是球囊壁的刚性较大，即使给予 1.6 个标准大气压的压力，球囊会抵住卵圆孔后方的平台上，但不对其他任何结构造成压迫。以前手术包中的"三叉神经球囊"更为柔韧，一旦达到这个压力就会对三叉神经根部形成压迫。三叉神经球囊在卵圆孔处形成"梨"状或"苹果核"状就说明压迫位置正确，如果在压力不高时形成球型说明球囊位置不正确，此时反复充气会引起破裂。

采用与射频损毁术相同的方法插入带套管的 16 号针。穿刺成功后，C 臂前后位透视确认针头位于卵圆孔的中部或内侧 1/3，这样可以避免因针尖穿过 Meckel 腔侧壁进入颅中窝的罕见并发症。由于不能通过麻醉唤醒定位，故需要采取上述预防措施。通过套管插入 Fogarty 球囊，并用对比剂填充。一般用压力监测注射器控制压力。我们一般用 1.4～1.6 个标准大气压压迫 90s。

（四）三叉神经痛：甘油损毁术

甘油最初被作为钽尘溶剂用于 Meckel 腔显影，后来发现其可作为神经溶解药用于治疗。甘油损毁术的主要缺点是早期复发，随着麻木感消退，平均 3 年复发（图 43-3）。然而，我们认为这一缺点恰好是双侧三叉神经痛患者使用该技术的一个正性指征。在治疗双侧三叉神经痛患者时，我们希望在治疗另一侧之前，一侧麻木消退而且不会复发（双侧口腔麻木会对进食造成严重的影响）。甘油损毁术对那些同意进行损毁手术但对面部麻木非常恐惧的患者也有帮助。手术过程比其他经皮穿刺技术更麻烦，而且没有现成的试剂盒。甘油损毁术发生咀嚼无力和复视的风险较其他损毁术低[14]。

手术细节　　我们使用与 Forgarty 球囊压迫技术相同的 16 号针进行甘油损毁术。透视引导下将套管针插入 Meckel 腔，与其他经皮穿刺技术相比，有更多的辅助方法进行定位。我们根据以下的操作步骤来确定正确的位置，射频损毁术通过术中唤醒后刺激定位，球囊压迫术通过球囊形状和充气压力进行定位（对于 Fogarty 球囊定位法详见前文）。甘油损毁术无法使用以上定位方法。一般使用 Pantopaque（一种含碘的对比剂）通过 C 臂透视确定针头在 Meckel 腔的位置。

Omnipaque（碘海醇）因在透视中缺乏足够的对比度而无法用于针头定位。

为了针头的准确定位，我们在术中使用无框架立体定向导航系统。顺着定位针置入套管针并确认在 Meckel 腔里的确切位置。我们一般采用薄层 T$_2$ 加权 MRI 序列作为导航影像。虽然这么做费用更高且更耗时，但为了保证针头的准确放置还是很有必要的。

一旦针头到位，我们就调整手术台，让患者处于坐位。患者颈部屈曲，使头部和颧骨根与水平线呈下 15°，这样可以使甘油存留于 Meckel 腔中。如果定位不准确，就会发生甘油通过 Meckel 腔进入颅后窝蛛网膜下腔。我们一般注射 0.75ml 甘油，大致相当于 Meckel 腔的平均容积，然后撤出穿刺针。注射位置正确的另一个表现是患者出现龇牙咧嘴；这种疼痛几秒便消失。

注射后患者以头下垂姿势在手术室观察 1h。是的，整整 1h。根据我们的经验，如果将患者以这种姿势转运至复苏室，不仅不可行，而且头部一直处于摇晃状态。因此，我们在手术室里坐等 1h。

（五）三叉神经痛：放射外科

尽管放射外科治疗在获得即刻和持久的疼痛缓解方面不如微血管减压有效，但仍得到广泛使用[15]。由于不需开颅或经皮穿刺，放射外科技术也是三叉神经痛创伤最小的治疗方案（图 43-4）。

对于有手术或全身麻醉禁忌证的患者，如依赖抗凝药物、严重的其他脏器功能障碍（如不稳定的心脏病），或无法耐受麻醉的患者，我们更倾向于采取放射外科技术。一项系统性综述证实，伽马刀放射外科、射波刀放射外科和直线加速器放射外科的治疗效果无显著差异[16]。

确切的治疗剂量仍存在争议。Kondziolka 等发现，与低剂量照射相比，剂量≥70Gy 能更好地控制疼痛，而并发症发生率相似[17]。80～90Gy 的剂量可更好地控制疼痛，但一些研究证实更高剂量会增加面部麻木的发生率[18, 19]。

三叉神经放射外科治疗的最佳靶点尚不明确。传统的靶点为三叉神经的 REZ 区（三叉神经脑桥根部），新的靶点则选在三叉神经进入 Meckel 腔处。Wilson 等的 Meta 分析显示，选择远端靶点可取得更高的疼痛控制率，而且不会引起烦人的面部麻木。远端靶点可以用更高的辐射剂量（86Gy vs. 83Gy）治疗，可能是因为它们与脑干的距离较大，有利于进行更高的剂量规划[20]。基于以上研究资料，我们把放射外科治疗靶点逐步演变为三叉神经进入 Meckel 腔处。

手术细节　放射外科的治疗计划要比其他三叉神经痛的治疗方式简单很多。首先需要完成必要的影像学检查，一般采用 T$_2$ 和增强 T$_1$ 的薄层 MRI。在确认三叉神经后，根据放射外科治疗设备（即伽马刀、射波刀）的具体要求，对三叉神经根靶点进行单次剂量的放疗治疗（图 43-4）。放射外科治疗靶点通常为三叉神经池段。但有些团队主张将神经进入 Meckel 腔（Marseille 靶点）处作为靶点。

二、面肌痉挛

面肌痉挛的发生率低于三叉神经痛，一般认为与面神经根出脑桥区（root exit zone，REZ）的血管压迫有关。面肌痉挛无有效的药物治疗方法。肉毒素注射可以局部和暂时性麻痹面神经肌肉连接，如果长期使用，会导致不同程度的毁容，而且疗效越来越差[21]。面肌痉挛的鉴别诊断主要采用磁共振检查排除小脑脑桥角区面/前庭耳蜗神经复合体的肿瘤、动静脉畸形或基底动脉异常扩张等少见疾病。最常见的原因是小脑下前动脉的一个分支紧靠并压迫面/前庭-耳蜗神经复合体。

手术细节

我们对所有面肌痉挛的病例进行手术均使用公园长椅体位。开颅位置类似于三叉神经痛但略低，骨窗直径 20mm（25 美分硬币大小）。骨窗位置偏低可以避免显露横窦边缘。硬膜下沿岩骨面直接向下找到面/前庭-耳蜗神经复合体，最终目的为以略微向上的视角显露绒球小结叶。拉

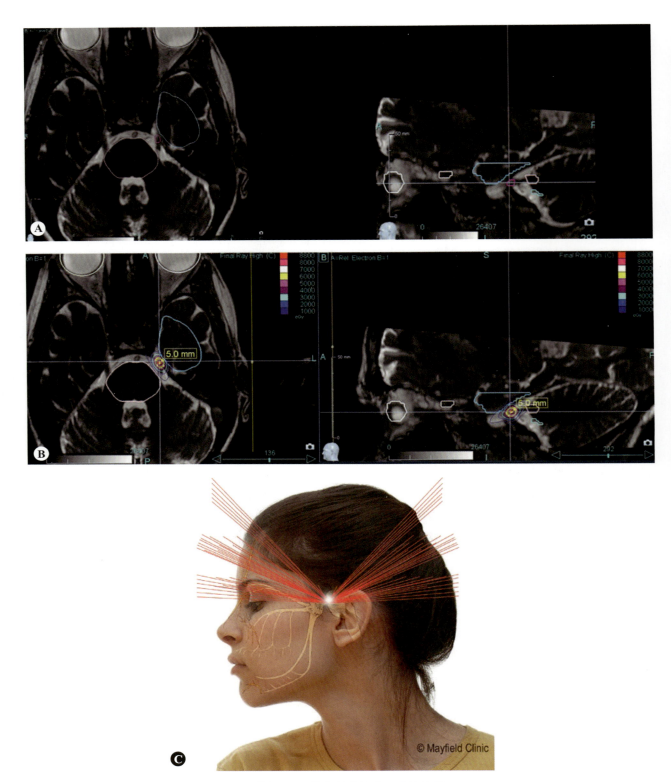

▲ 图 43-4　放射外科治疗三叉神经痛

A. 在 1 例放射外科手术计划中，在轴位和矢状位 MRI 上标记出左侧三叉神经靶点（紫色）、脑干（粉红色）和邻近的颞叶（蓝色）；B. 通过周边邻近结构辐射剂量分布曲线在三叉神经上设置 5.0mm 的靶点，完成放射外科治疗规划；C. 示意图为根据放射外科治疗设备（即伽马刀、射波刀）的具体情况对三叉神经靶点进行单剂量照射

经许可转载，引自 ©Mayfield Clinic

开绒球小结叶便可显露面 / 前庭 – 耳蜗神经复合体深部的面神经 REZ 区。结合位置，以及发亮的白色髓鞘，很容易识别面神经，同时可以通过直接刺激予以确认。导致面肌痉挛的血管压迫发生于面神经根脑桥出口区的腋部，术者必须细致准确地显露该区域。

在减压手术过程中，通过显微技术将动脉与神经分离，并在两者之间插入棉片材料。对于面肌痉挛，我们更喜欢使用 Teflon 棉片，因其比 Ivalon 棉片更为安全和方便。关键的第一步是通过将 Teflon 棉片撕成团状即"绒毛状"，然后塞入已经分离的动脉与神经之间，这些纤维可轻易置入所需部位。

减压前，刺激面神经时会出现侧向扩散反应。侧向扩散反应是指面肌对面神经刺激的一种异常的电生理反应，受刺激分支肌肉无反应而非刺激分支支配的肌肉有反应，这是面肌痉挛的标志。在减压过程中，要监测面神经的侧向扩散情况。侧向扩散反应消失可视为压迫血管已得到充分减压 [22]。应行脑干听觉诱发电位（BAER）监测，设定停止进一步减压的阈值。一旦 BAER 波幅出现变化或者潜伏期延长，出现听力下降的风险急剧升高 [23]。如果微血管减压术因 BAER 变化而中止但侧向扩散反应未消失，则复发的概率比较高。

三、舌咽神经痛

舌咽神经痛的特征为扁桃体窝疼痛。除了舌咽神经外，迷走神经的上根也常涉及这种疼痛。这种尖锐的刺痛可以由吞咽动作诱发，但也可以自行发生。舌咽神经痛偶尔可引起心动过缓和低血压而导致迷走性晕厥。心脏起搏器可以预防阵发性心动过缓，但不能治疗与低血压相关的晕厥。与其他血管压迫综合征相比，目前尚无药物治疗方案。只有当患者有真紧张、有诱惑的舌咽部疼痛发作时，才能确定诊断。如在扁桃体窝用局部麻醉药物可以缓解舌咽疼痛，有助于确诊。

舌咽神经痛有两种手术治疗方法 [25]。较老的手术方法包括切断颅后窝舌咽神经，以及伴随的迷走神经两个上根，甚至是背侧的上 1/3 的迷走神经根，以较高的数目为准。可以通过直接刺激气管导管上带有的声带刺激器对声带反射进行电生理监测。声带反射和吞咽动作的主要支配神经为迷走神经下根。但这种手术有导致声带麻痹或吞咽困难的可能。较新的手术方法是在确定存在血管受压时，从舌咽神经根和迷走神经根对小脑下后动脉进行微血管减压。

手术细节

手术体位与三叉神经痛和面肌痉挛微血管减压术相同。舌咽神经痛的骨窗暴露乙状窦与枕骨大孔，但不打开枕骨大孔。硬膜下手术通道直接朝向后组脑神经。小脑下后动脉经常出现在该位置，几乎总是与神经根接触。因此，我们先行神经与血管减压术，再以舌咽神经和迷走神经二根的切断作为减压的补充。

四、总结

血管压迫导致的脑神经激惹综合征仍然是神经外科医生感兴趣的疾病。术者需要对减压术和射频消融术的风险和缺点进行评估，以选择最佳手术方式。在神经外科手术中，手术适应证的合理应用可以确保较高的治疗成功率。

参考文献

[1] Magown P, Ko AL, Burchiel KJ. The spectrum of trigeminal neuralgia without neurovascular compression. Neurosurgery. 2019;85(3):E553-E9. https://doi. org/10.1093/neuros/nyz048.

[2] Bendtsen L, Zakrzewska JM, Abbott J, Braschinsky M, Di Stefano G, Donnet A, et al. European academy of neurology guideline on trigeminal neuralgia. Eur J Neurol. 2019;26(6):831-49. https://doi.org/10.1111/ene.3950.

[3] Siqueira SR, Alves B, Malpartida HM, Teixeira MJ, Siqueira

JT. Abnormal expression of voltage-gated sodium channels Nav1.7, Nav1.3 and Nav1.8 in trigeminal neuralgia. Neuroscience. 2009;164(2):573-7. https://doi.org/10.1016/j.neuroscience.2009.08.037.

[4] Barker FG 2nd, Jannetta PJ, Bissonette DJ, Larkins MV, Jho HD. The long-term outcome of microvascular decompression for trigeminal neuralgia. N Engl J Med. 1996;334(17):1077-83. https://doi.org/10.1056/NEJM199604253341701.

[5] Elawamy A, Abdalla EEM, Shehata GA. Effects of pulsed versus conventional versus combined radiofrequency for the treatment of trigeminal neuralgia: a prospective study. Pain Physician. 2017;20(6):E873-E81.

[6] Kanpolat Y, Savas A, Bekar A, Berk C. Percutaneous controlled radiofrequency trigeminal rhizotomy for the treatment of idiopathic trigeminal neuralgia: 25-year experience with 1,600 patients. Neurosurgery. 2001; 48(3):524-32.; discussion 32-4. https://doi. org/10.1097/00006123-200103000-00013.

[7] Ariai MS, Mallory GW, Pollock BE. Outcomes after microvascular decompression for patients with trigeminal neuralgia and suspected multiple sclerosis. World Neurosurg. 2014;81(3-4):599-603. https://doi. org/10.1016/j.wneu.2013.09.027.

[8] Paulo DL, Lopez AM, Jermakowicz WJ, Yu H, Shah H, Konrad PE, et al. Microvascular decompression for trigeminal neuralgia in patients with multiple sclerosis: predictors of treatment success. World Neurosurg. 2020;136:e165-e70. https://doi.org/10.1016/j.wneu.2019.12.081.

[9] Pressman E, Hasegawa H, Farooq J, Cohen-Cohen S, Noureldine MHA, Kumar JI, et al. Teflon versus ivalon in microvascular decompression for trigeminal neuralgia: a 2-center 10-year comparison. World Neurosurg. 2021;146:e822-e8. https://doi.org/10.1016/j.wneu.2020.11.027.

[10] Orhurhu V, Khan F, Quispe RC, Huang L, Urits I, Jones M, et al. Use of radiofrequency ablation for the management of facial pain: a systematic review. Pain Physician. 2020;23(6):E559-E80.

[11] Asplund P, Blomstedt P, Bergenheim AT. Percutaneous balloon compression vs percutaneous retrogasserian glycerol rhizotomy for the primary treatment of trigeminal neuralgia. Neurosurgery. 2016;78(3):421-8.; discussion 8. https://doi.org/10.1227/NEU.0000000000001059.

[12] Chen JF, Tu PH, Lee ST. Long-term follow-up of patients treated with percutaneous balloon compression for trigeminal neuralgia in Taiwan. World Neurosurg. 2011;76(6):586-91. https://doi. org/10.1016/j.wneu. 2011. 05.021.

[13] Scranton RA, Shah K, Cohen-Gadol AA. Alternative customized instrumentation and technique for percutaneous balloon compression rhizotomy for trigeminal neuralgia. J Neurosurg. 2019;132(6):1938-41. https://doi.org/10.3171/2019.2. JNS182896.

[14] Texakalidis P, Xenos D, Tora MS, Wetzel JS, Boulis NM. Comparative safety and efficacy of percutaneous approaches for the treatment of trigeminal neuralgia: a systematic review and meta-analysis. Clin Neurol Neurosurg. 2019;182:112-22. https://doi. org/10.1016/j.clineuro.2019.05.011.

[15] Mendelson ZS, Velagala JR, Kohli G, Heir GM, Mammis A, Liu JK. Pain-free outcomes and durability of surgical intervention for trigeminal neuralgia: a comparison of gamma knife and microvascular decompression. World Neurosurg. 2018;112:e732-e46. https://doi.org/10.1016/j.wneu.2018.01.141.

[16] Tuleasca C, Regis J, Sahgal A, De Salles A, Hayashi M, Ma L, et al. Stereotactic radiosurgery for trigeminal neuralgia: a systematic review. J Neurosurg. 2018;130(3):733-57. https://doi.org/10.3171/2017.9. JNS17545.

[17] Kondziolka D, Lunsford LD, Flickinger JC, Young RF, Vermeulen S, Duma CM, et al. Stereotactic radiosurgery for trigeminal neuralgia: a multiinstitutional study using the gamma unit. J Neurosurg. 1996;84(6):940-5. https://doi.org/10.3171/jns.1996.84.6.0940.

[18] Pollock BE, Phuong LK, Foote RL, Stafford SL, Gorman DA. High-dose trigeminal neuralgia radiosurgery associated with increased risk of trigeminal nerve dysfunction. Neurosurgery. 2001;49(1):58-62; discussion 4. https://doi.org/10.1097/00006123-200107000-00008.

[19] Boling W, Song M, Shih W, Karlsson B. Gamma knife radiosurgery for trigeminal neuralgia: a comparison of dose protocols. Brain Sci. 2019;9(6):134. https://doi.org/10.3390/brainsci9060134.

[20] Wilson TA, Karlsson B, Huang L, Ramanathan D, Oyoyo U, Boling W. Optimizing radiosurgery for trigeminal neuralgia: impact of radiation dose and anatomic target on patient outcomes. World Neurosurg. 2020;143:e482-e91. https://doi.org/10.1016/j. wneu.2020.07.206.

[21] Duarte GS, Rodrigues FB, Castelao M, Marques RE, Ferreira J, Sampaio C, et al. Botulinum toxin type a therapy for hemifacial spasm. Cochrane Database Syst Rev. 2020;11:CD004899. https://doi. org/10.1002/14651858.CD004899.pub3.

[22] Thirumala PD, Altibi AM, Chang R, Saca EE, Iyengar P, Reddy R, et al. The utility of intraoperative lateral spread recording in microvascular decompression for hemifacial spasm: a systematic review and meta- analysis. Neurosurgery. 2020;87(4):E473-E84. https://doi.org/10.1093/neuros/nyaa069.

[23] Park SK, Joo BE, Kwon J, Kim M, Lee S, Lee JA, et al. A prewarning sign for hearing loss by brainstem auditory evoked potentials during microvascular decompression surgery for hemifacial spasm. Clin Neurophysiol. 2021;132(2):358-64. https://doi. org/10.1016/j.clinph.2020.10.027.

[24] Du T, Ni B, Shu W, Hu Y, Zhu H, Li Y. Neurosurgical choice for glossopharyngeal neuralgia: a benefit-harm assessment of long-term quality of life. Neurosurgery. 2020;88(1):131-9. https://doi.org/10.1093/neuros/nyaa325.

第九篇　颈静脉孔区

Jugular Foramen Region

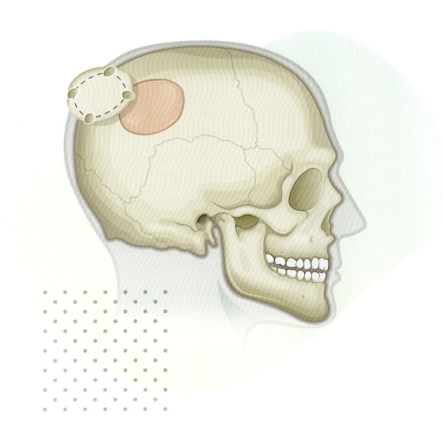

第 44 章　颈静脉孔区开颅手术入路
Open Surgical Approaches to the Jugular Foramen

Angela M. Richardson　Burak Ozaydin　Mustafa K. Baskaya　著

欧毅超　译

颈静脉孔（见第 3 章）由颞骨岩部的前外侧和枕骨的后内侧形成，位于颈动脉管的外侧，该孔被一个骨性或纤维性分隔分成两部分。后外侧部称为静脉部，其内结构包括颈内静脉、颈静脉球、咽升动脉脑膜后支、CN X、CN X 的耳支（又称 Arnold 神经）和 CN XI。颈静脉孔的前内侧部为神经部，其内结构包括 CN IX、CN IX 的鼓室支（Jacobsen 神经）和岩下窦。除了孔内神经血管结构外，颈静脉孔周围还有其他的神经和血管。面神经乳突段位于外侧，岩骨段颈内动脉位于前内方，椎动脉位于下方，舌下神经位于内侧 [1, 2]。

颈静脉孔肿瘤的几种手术入路已有文献描述。对于颈静脉突外侧的肿瘤，脑神经更常向内侧移位，从而增加功能性神经保留的概率。而对于纤维骨性分隔内侧的病变，神经向外侧移位，使之位于术者和肿瘤之间，从而使功能保存更为困难。一些作者主张将颈静脉孔区入路分为前外侧入路和后外侧入路。前外侧入路包括耳后经颞入路和耳前颞下 – 颞下窝入路，后外侧入路包括乙状窦后入路和远外侧入路及其变型 [3]。根据肿瘤的大小和范围，可以采取一期或分期切除 [4]。

一、术前注意事项

术前对受累脑神经功能的检查有助于手术规划。应进行听力图检查以评估是否有可用听力。在听力丧失的情况下，可考虑采用牺牲外耳道，或采用经迷路或经耳蜗乳突广泛磨除的入路。由于该区域的肿瘤与后组脑神经密切相关，通常需使用神经电生理监测，可考虑行脑干听觉诱发电位和运动诱发电位的监测以及面神经、CN IX、X、XI 和 XII 的监测。应告知患者和家属术后后组脑神经功能障碍的风险。对于术前有严重后组脑神经功能障碍的患者，术前行气管切开和留置胃管（或鼻肠管）可防止误吸，并确保术后摄入足够的热量。薄层 CT 有助于明确骨性解剖，并可提供诊断线索。颈静脉窝扩大、边缘光滑硬化提示神经鞘瘤，而骨质增生提示脑膜瘤。如有虫蚀样骨质破坏，副神经节瘤的可能性更大。术前诊断性血管造影可以评估病变血管，对于副神经节瘤，还可考虑术前栓塞。血管内栓塞可显著减少这些肿瘤的血流量 [5]。然而，即使采用超选择性动脉栓塞术，仍可能发生面神经和后组脑神经功能障碍 [6]。如果肿瘤累及颈动脉并预计会有损伤或需要牺牲，可进行球囊闭塞试验 [7]。

二、手术入路

颈静脉孔一般通过前外侧或后外侧入路进行显露。前外侧入路通过颞骨乳突部和鼓室部可显露颈静脉孔前面和外侧面，后方入路，包括乙状窦后入路及其远外侧和经枕髁变型，所需骨质磨除较少，可显露颈静脉孔后面。Anterolateral 的前外侧入路由 Fisch 首次提出，可分为耳前入路和耳后入路。

（一）后外侧入路

1. 乙状窦后入路 如果目标病灶主要位于硬膜下，乙状窦后入路虽然不常用于该部位的病变，但可为手术切除提供足够的显露。枕下外侧开颅的手术通道进入小脑脑桥三角区，可显露后组脑神经进入颈静脉孔前的颅内部分，必要时可磨除颈静脉结节以提供额外的显露。乙状窦后开颅的手术步骤详见第 34 章。

2. 远外侧入路及其变型 如果目标病变位于硬膜下并向下扩展至枕骨大孔或脑干下部的前方，额外的骨质切除将有助于获得足够的显露。此入路特别适用于累及骨质的病变，如脊索瘤或软骨肉瘤。远外侧入路的方法详见第 34 章，其几种变型可针对具体病变进行调整。经枕髁入路切除部分（后内侧 1/3）枕髁。髁上入路包括磨除在枕髁上方和后方的骨质，包括颈静脉结节，使得术者可以在不牵拉脑干的情况下显露更远的延髓前方区域。通过磨除枕骨颈内静脉突和头外直肌的附着部，髁旁入路可显露颈静脉孔的后部[3, 8]。

（二）前外侧入路

1. 耳后颞下入路 经典的颞下入路由 Fisch 提出，用于显露颞骨迷路下区和岩尖的肿瘤。患者取仰卧位，头转向对侧，以三钉头架固定。腹部和大腿应予以备皮，以便在必要时留取脂肪移植和阔筋膜。在 Fisch A 型入路中，取 Y 形耳前切口，向下至颈部，带耳后支线切口，此入路可以完全从耳后切口实施。该 C 形切口位于耳后沟后两横指处，至乳突尖，向下至下颌角下 2cm 处。如需颞部显露，可将切口向上延长。皮肤和骨膜向前翻开。外耳道在骨软骨交界处的内侧予以离断。将外耳道的皮肤向前翻开。外耳道分两层封闭，一层为皮肤，一层为向前翻开的骨膜瓣，使外耳道形成盲囊。将外耳道的皮肤、锤骨和砧骨连同鼓膜一并予以切除。然后行乳突切除

术，显露颅中窝硬膜、颅后窝硬膜和乙状窦（图 44-1）。找到从茎乳孔到膝状神经节的面神经并将其轮廓化。

为了显露肿瘤的颅外部分，切口可沿胸锁乳突肌前缘向下延伸，并进行颈部层次分离（图 44-1）。胸锁乳突肌自乳突附着部予以离断，并将其与颈肌筋膜和颞肌筋膜一起向后翻开。结扎并离断颈外静脉和面静脉。二腹肌显露后，在其上缘辨识面神经，舌下神经位于二腹肌后下缘。然后找到 C_1 横突，借助其定位椎动脉和副神经，该神经向后下走行。在位于胸锁乳突肌前缘前方的颈总动脉鞘内辨识颈动脉与颈内静脉。沿着二腹肌一直到乳突尖，可在茎乳孔处找到面神经。于乳突尖离断二腹肌，手术至乳突尖。确定颈外动脉及其分支，包括咽升动脉、耳后动脉和枕动脉，以便于结扎，从而在肿瘤切除后最大限度地减少失血[8, 9]。

确认后组脑神经、颈动脉和颈静脉。去除面神经周围的残余骨质，其中鼓室段和第二膝周围的去除程度需达到 180°，乳突段周围需达到 270°。将面神经及其骨膜一起向前移位。在移位过程中须小心松解神经前方附着部，以防止损伤，然后将面神经沿着腮腺放置。如需更大的显露范围，可将下颌支向前翻开，并切除下颌骨髁突。先磨除茎突和鼓室骨质，再离断、结扎咽鼓管并显露颈动脉管。乙状窦和颈静脉予以双重结扎。切除乙状窦侧壁，检查管腔内肿瘤。Labbe 静脉从上方引流至横窦乙状窦交界处，应予以保留。保留乙状窦内侧壁以保护后组脑神经，并将肿瘤从管腔游离至颈静脉。在摘除颈静脉球部肿瘤时，常会遇到岩下窦静脉汹涌出血。在检查管内无肿瘤后，可用明胶海绵填塞来控制出血，且过度填塞可能会使后组脑神经受压，从而导致术后功能障碍。接下来打开硬膜，处理硬膜下肿瘤（图 44-1）。肿瘤切除后，开始关闭。咽鼓管内用颞肌填塞。条件允许时应缝闭硬膜。脂肪移植物填塞于乳突缺损处，注意不要压迫移位的面神经[10]。

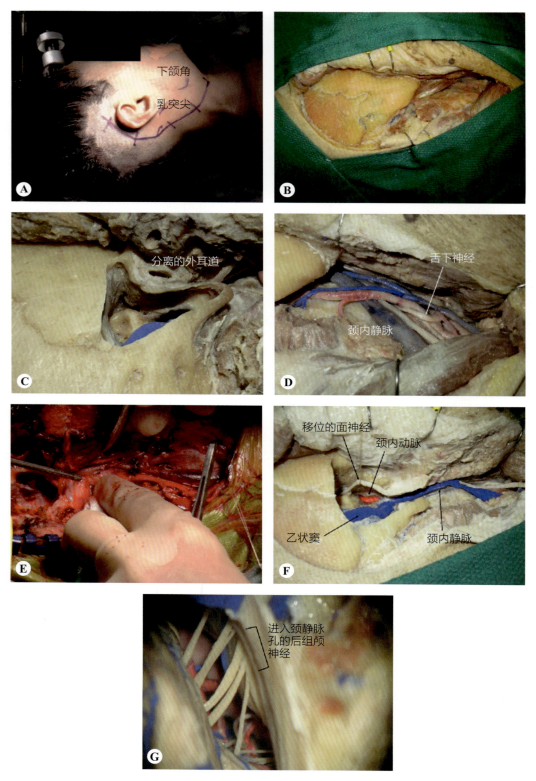

▲ 图 44-1　颈静脉孔颞下入路

A. 皮肤切口设计；B. 尸体标本中软组织打开后显露颞骨；C. 尸体标本中乳突磨除及外耳道离断后；D. 尸体标本显示颈部解剖；E. 颈部解剖的术中图片；F. 尸体标本中向前移位的面神经和静脉解剖；G. 尸体标本中硬膜下显露后组脑神经

面神经管桥技术是 Fisch 入路的一种改进，它不移动面神经，而是将面神经保留在原位，并由骨壳保护。此入路术后面神经麻痹的发生率低于传统的 Fisch 入路[11]。患者体位与 Fisch A 型入路相同，取耳后切口，可向前延伸，以便于颞部的显露。向前翻开皮肤和骨膜，切断外耳道。颧弓离断后，将颞肌向前翻开。为了近端控制颈动脉和颈静脉，可进行适度的颈部分离。在显露乙状窦和颅中窝底的盖板的情况下行乳突切除。将面神经自茎乳孔到第二膝的垂直段轮廓化。向前翻开皮瓣，磨除骨性外耳道后壁。切除鼓膜、砧骨和锤骨。彻底磨除迷路下间隙的骨质和面神经后气房，以清除迷路周围气房。继续向前磨除鼓室骨和茎突，并切断咽鼓管，即可见颈动脉管。游离下颌支并牵开。如果需要额外的前方显露，可以切除髁突（图 44-2）。肿瘤切除从后 / 上向前内侧方向进行。如果需要切开硬膜，应在面神经管桥后方进行。肿瘤切除后，关颅过程同传统的 Fisch 入路[12]。

2. 耳后经颞入路 在所需显露范围更小的情况下，耳后经颞入路的颈部分离可用可不用。该入路提供了一个从外侧经乳突入路的手术通道，可用于切除脑膜瘤、脊索瘤或软骨肉瘤，在这些情况下必须显露颈静脉孔外侧部分。

患者取仰卧位，头转向手术对侧，以三钉头架固定。腹部和大腿应予以备皮，以便在必要时留取脂肪移植和阔筋膜。做 C 形耳后切口，如果需要颈部分离，切口可以向下延伸。向前翻开皮肤和软组织。如需向前方扩大显露，可切断外耳道。行部分乳突切除，其重点为彻底切除迷路下方的骨质，以显露颈静脉球。将乙状窦、迷路和面神经的乳突段轮廓化。继续磨除骨质即可看到颈静脉球。部分乳突切除可显露颈静脉孔后部和后外侧部。行乙状窦后开颅。在乙状窦两侧打开硬膜，然后用 2-0 丝线结扎乙状窦，并在乳突静脉的近端切断乙状窦，同时注意确保 Labbe 静脉的完整性。在颈部找到颈静脉并予以结扎，然后切断。沿颈静脉孔方向延长乙状窦两侧的硬膜

切口，从颈静脉球部切除肿瘤。岩下窦通常出血汹涌，可通过吸收性明胶海绵在其内填塞来控制出血。将肿瘤与后组脑神经仔细分离并予以切除。条件允许时应缝闭硬膜，乳突缺损用脂肪移植物填充，迷路以筋膜覆盖（图 44-3）。放置腰大池引流管用于脑脊液外引流，以防止术后脑脊液漏[13, 14]。

3. 耳前颞下 – 颞下窝入路 耳前颞下 – 颞下窝入路适用于沿颈内动脉岩骨段、经咽鼓管扩展或进入岩尖的肿瘤[8]。取耳前半冠状切口，类似翼点切口。切口向下至耳屏水平，如果需要行颈部分离，则继续向下延长至颈部。翻开皮瓣，颞肌翻向下方。在注意保护面神经额支的同时，将颧弓摘除或随肌肉一起翻向下方。于额颞部开颅，开颅范围可包括眶上壁和（或）眶外侧壁。摘除颞下颌关节的关节盂和下颌骨髁突以及关节囊或将其翻向下方。抬起颅中窝硬膜，以继续切除关节盂内侧的颅底骨质，直至颈动脉管。在这个骨质磨除过程中，需切断位于颈内动脉前方的咽鼓管和鼓膜张肌。切除茎突，将岩骨段颈动脉从颈动脉管游离后翻向前方，可显露舌下神经。在颈静脉孔颅外出口处该神经位于后组脑神经的最外侧。如果还需显露颅后窝，可行岩骨前部切除[8]。

（三）功能保留策略

选择合适的手术入路和避免并发症是获得最佳手术效果和功能保留的关键。

（四）入路选择

颈静脉孔的手术入路可以想象为搭积木过程中的单个选用或结合使用，以获得必要的手术显露范围，同时尽可能减少并发症。根据肿瘤的位置和扩展范围，分别选择外侧、后方或前方通道，并选择相应的手术入路。需要额外的上方显露，则行颅中窝开颅；如需额外的下方显露，则进行颈部解剖分离。经乙状窦后或乙状窦外侧入路可显露硬膜下病变[8]。副神经节瘤（见第 52 章）是血管极为丰富的病变，术前应进行血管造影，并尝试栓塞和颈动脉球囊闭塞试验。Fisch A 型入路伴颈部分离可以有效地控制颈动脉和颈静脉。

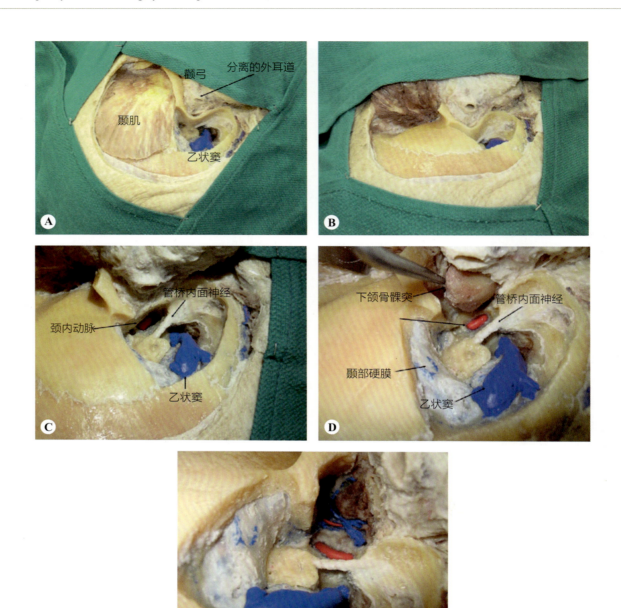

▲ 图 44-2　尸体标本显示面神经管桥技术

A. 打开皮肤和软组织后行乳突切除术；B. 离断颧弓，将颞肌向前方翻开；C. 将面神经留于骨管内，继续磨除乳突；D. 将软组织向前继续翻开，并继续磨除骨质，可以显示下颌骨髁突；E. 切除下颌骨髁状突可以增加颈动脉的显露范围

对于骨性病变，如软骨肉瘤，远外侧入路可为切除提供足够的显露，除非肿瘤向腹内侧扩展（见第 49 章）。

三、预防并发症

脑脊液漏是一种可怕的并发症。由于这些入路几乎不可能实现水密性硬膜闭合，需采用阔筋膜和（或）脂肪填塞进行封闭，有助于减少脑脊液漏的发生。有些作者主张术后 1 周进行腰大池引流以降低脑脊液漏发生率[15]。

颈静脉孔肿瘤切除后后组脑神经功能障碍较为常见。术前已有功能障碍的患者在术后可能会

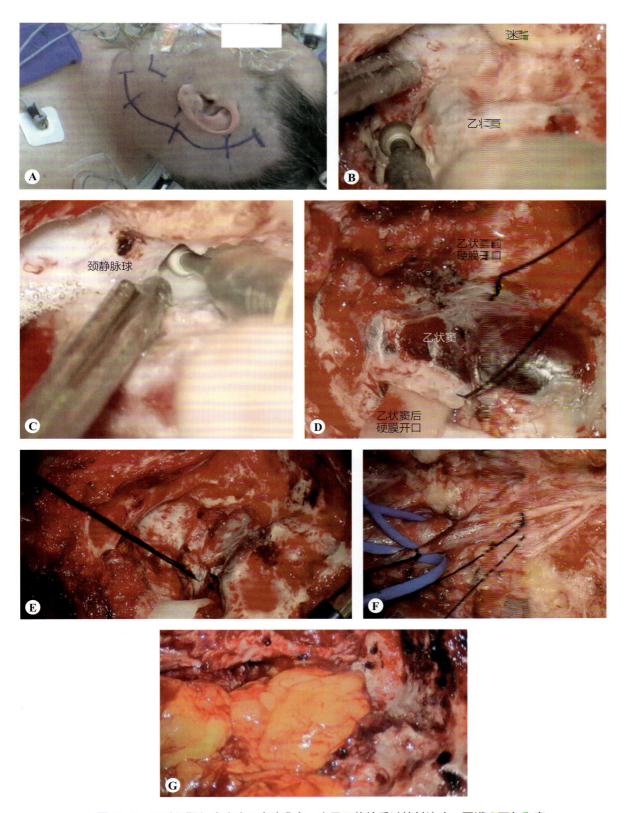

▲ 图 44-3　耳后经颞入路迷路下磨除乳突，由于既往接受过放射治疗，不进行乙音剥离

A. 设计皮肤切口；B. 磨除乳突以显露乙状窦，迷路轮廓化；C. 通过进一步的骨质磨除显露颈静脉球 D. 在乙状窦前后打开硬膜，双重结扎乙状窦；E. 在结扎处离断乙状窦；F. 在颈部离断颈静脉；G. 脂肪移植

出现呼吸困难、吞咽困难和声音嘶哑。这些功能障碍的症状在术前进展缓慢并有一些代偿机制，因此对术后功能恶化的处理不算困难。相比之下，术前那些后组脑神经功能完全正常的患者，如果出现急性功能减退，则难以耐受术后的功能障碍。术后务必密切监测吞咽和呼吸功能。对于术后新发脑神经损伤或长期吞咽困难的患者，应降低气管切开和（或）胃造瘘术的指征[15]。面瘫也是一种可能出现的问题，在需要面神经改道的患者中甚至均会发生。避免采用需要面神经移位的手术入路可以减少这些风险[11]。医源性面神经损伤的处理方法，请参见第 13 章。

四、总结

颈静脉孔位置深，包含重要的静脉和神经结构。这个区域的病变可以从小型的脑膜瘤到大型血管旁胶质瘤。鉴于不同的肿瘤类型和血管神经移位，术前仔细的影像学分析必须结合显微外科解剖学知识来确定最佳手术入路。脑神经监测和术中立体定向导航是有用的辅助手段。在必要时，包括耳鼻咽喉科在内的多学科医护团队可以确保最佳的结果。

参考文献

[1] Rhoton AL Jr, Buza R. Microsurgical anatomy of the jugular foramen. J Neurosurg. 1975;42(5):541-50.

[2] Ayeni SA, Ohata K, Tanaka K, Hakuba A. The microsurgical anatomy of the jugular foramen. J Neurosurg. 1995; 83(5): 903-9.

[3] Griessenauer CJ, McGrew B, Matusz P, De Caro R, Loukas M, Tubbs RS. Surgical approaches to the jugular foramen: a comprehensive review. J Neurol Surg B Skull Base. 2016;77(3):260-4.

[4] Oghalai JS, Leung MK, Jackler RK, McDermott MW. Transjugular craniotomy for the management of jugular foramen tumors with intracranial extension. Otol Neurotol. 2004;25(4):570-9. discussion 9

[5] White JB, Link MJ, Cloft HJ. Endovascular embolization of paragangliomas: a safe adjuvant to treatment. J Vasc Interv Neurol. 2008;1(2):37-41.

[6] Gartrell BC, Hansen MR, Gantz BJ, Gluth MB, Mowry SE, Aagaard-Kienitz BL, et al. Facial and lower cranial neuropathies after preoperative embolization of jugular foramen lesions with ethylene vinyl alcohol. Otol Neurotol. 2012;33(7):1270-5.

[7] Makiese O, Chibbaro S, Marsella M, et al. Jugular foramen paragangliomas: management, outcome and avoidance of complications in a series of 75 cases. Neurosurg Rev. 2012;35(2):185-94. discussion 94

[8] Katsuta T, Rhoton AL Jr, Matsushima T. The jugular foramen: microsurgical anatomy and operative approaches.

Neurosurgery. 1997;41(1):149-201; discussion -2.

[9] Constanzo F, Coelho Neto M, Nogueira GF, Ramina R. Microsurgical anatomy of the jugular foramen applied to surgery of glomus jugulare via craniocervical approach. Front Surg. 2020;7:27.

[10] Fisch U. Infratemporal fossa approach to tumours of the temporal bone and base of the skull. J Laryngol Otol. 1978;92(11):949-67.

[11] Chen JQ, Tan HY, Wang ZY, Zhu WD, Chai YC, Jia H, et al. Strategy for facial nerve management during surgical removal of benign jugular foramen tumors: outcomes and indications. Eur Ann Otorhinolaryngol Head Neck Dis. 2019;136(3S):S21-S5.

[12] Pensak ML, Jackler RK. Removal of jugular foramen tumors: the fallopian bridge technique. Otolaryngol Head Neck Surg. 1997;117(6):586-91.

[13] Al-Mefty O, Fox JL, Rifai A, Smith RR. A combined infratemporal and posterior fossa approach for the removal of giant glomus tumors and chondrosarcomas. Surg Neurol. 1987;28(6):423-31.

[14] Aydin I, Sayyahmelli S, Pyle M, Baskaya MK. Gross total resection of a jugular foramen thyroid medullary metastasis via a transjugular transsigmoid approach. J Neurol Surg B Skull Base. 2018;79(Suppl 5):S424-S5.

[15] Samii M, Babu RP, Tatagiba M, Sepehrnia A. Surgical treatment of jugular foramen schwannomas. J Neurosurg. 1995;82(6):924-32.

第 45 章　颈静脉孔内镜下经鼻入路
Endoscopic Endonasal Approaches to the Jugular Foramen

Daniel Kreatsoulas　Takuma Hara　Ricardo L. Carrau　Douglas A. Hardesty　Daniel M. Prevedello　著

俞　磊　张华荣　译

颈静脉孔是颅底的一个复杂、深在而又难以显露的解剖区域。该区域的重要结构包括前外侧的后组脑神经（IX、X、XI、XII）、颈静脉球、颈内动脉、下内侧的舌下神经管，以及上内侧的迷路。颈静脉孔病变的传统手术入路包括从外侧切口的开放解剖，通常涉及耳鼻咽喉科和神经外科团队的专业知识。开放入路包括后外侧入路和前外侧入路，前者如乙状窦后入路、远外侧入路，后者如耳后经颞下入路和耳前颞下入路，并根据患者个体的手术特点调整技术[1, 2]。耳前入路的应用是为了显露颈静脉孔腹内侧病变。然而，由于需要对外耳道、下颌骨、面神经、咽鼓管和岩骨段颈内动脉／颈动脉鞘，以及后组脑神经等重要解剖结构进行移位，该手术入路风险较高。已发表的一系列报道表明，6.6%～50%的颈静脉孔肿瘤患者在手术切除后出现新发脑神经损伤[3-6]。虽然有些症状为一过性，但潜在的发病率足以使人寻求不同的入路显露颈静脉孔区域。随着经鼻内镜技术的兴起，扩大的经鼻内镜入路可用于显露部分旁中线和侧颅底区域。由于内镜颅底手术的进步，扩大经鼻入路可以处理下斜坡和颈静脉孔区域腹内侧病变，且并发症发生率低，切除率高。在这一章中，我们将介绍颈静脉孔区肿瘤的内镜下经鼻入路手术治疗。

一、颈静脉孔的解剖

颈静脉孔位于颞骨岩部与枕骨髁部交界处的颅后窝内，从后外侧至前内侧走行。颈静脉孔由两个相邻的部分组成：神经部和静脉部。神经部包括舌咽神经（IX）、Jacobson 神经（鼓室神经）、岩下窦和咽升动脉脑膜支。静脉部包括迷走神经（X）、副神经（XI）、Arnold 神经、乙状窦和咽升动脉脑膜后支。了解这些解剖结构十分重要，它们在复杂分离过程中可作为解剖标志，因此极具价值。

颈静脉孔解剖详见第3章。对于外科医生来说，了解与颈静脉孔相关各种结构的关系至关重要。

二、颈静脉孔内镜入路

内镜"远内侧入路"于 2010 年的一项尸体研究中首次被描述[7]。该入路通过磨除下斜坡外侧，显露颈静脉结节和枕髁，扩大了对中线颅底的显露范围，可用于经颈静脉结节入路，显露后组脑神经接近静脉孔区的自然走行[7]。从此，扩大经鼻内镜入路被用于许多颅底区域，包括颞下窝、咽旁间隙和颈静脉孔。

在本节中，我们将描述经鼻入路显露颈静脉孔区病变的适应证、影像学特征和手术技术，这些内容通过内镜下图片逐步进行讨论。我们还将叙述已发表文献中关于该入路的报道结果，并讨论术者在采用该内镜入路时应注意避免的误区。

适应证

起源于颈静脉孔区的病变相对罕见，通常为颈静脉孔区副神经节瘤（60%～80%），后组脑神经鞘瘤（占所有颅内神经鞘瘤的 3%～4%）和脑膜瘤（较少见）[3, 8, 9]。原发性恶性颅底肿瘤（脊索瘤、软骨肉瘤）或转移性肿瘤也可起源于此区域[8, 9]。一般说来，尽管颈静脉孔区肿瘤大多为良性病变，但肿瘤的治疗目的是达到积极的局部控制，因为该区域血管和神经解剖结构密集，且肿瘤易于局部侵犯，可能会导致进行性神经功能缺损[4, 8–10]。这些病变通常富含血管，在局部结缔组织中根深蒂固，并与局部血管结构和神经相粘连。

颈静脉孔区肿瘤患者最常见的主诉是搏动性鼻炎、传导性听力丧失、吞咽困难，随后可能侵犯第Ⅶ～Ⅻ对脑神经致声音嘶哑、眩晕或面瘫[4, 8, 9]。通常，患者首先接受耳鼻咽喉科医生的检查，然后接受 MRI 检查和评估听力情况，从而诊断为旁中线或侧颅底肿块。此时，如果肿瘤体积较小或症状没有恶化，患者将在连续影像监测下随访 3～6 个月。如果症状严重，肿瘤很大或连续影像学复查肿瘤有生长的迹象，患者应该转诊治疗。在我们机构，放射治疗、开颅切除和（或）内镜切除等治疗措施的选择主要取决于肿瘤生长特点。

提示内镜下经鼻入路可能比开放入路更合适的影像学特征包括：肿瘤向颅底内侧延伸（即进入斜坡、蝶窦或咽旁区域），肿瘤生长向外侧推挤重要结构，或者病变延伸到岩尖下部[11–13]。所有这些特征都表明，开放入路必须从侧方穿过颞下窝并从外侧进入颈静脉孔，不如从内侧显露更具优势，也意味着内镜入路在这种情况下更适合。

当考虑内镜下经鼻入路时，对于其是否能达到与开放的侧颅底入路相同的结果一直存在争

议，并且关于侧颅底病灶的 EEA 的许多工作已作为尸体标本的解剖研究发表[1, 7, 12–23]。然而，根据解剖学研究和文献报道的少数系列病例，其结果与经颅入路对相似肿瘤的治疗相当。

解剖文献在颅底研究中非常重要，以证明各种狭窄解剖部位手术入路的可行性。在内镜经鼻手术中尤其重要，表明看似狭窄的通道可在深部部位的得到广泛显露，有时经颅手术是无法实现的。迄今为止的许多临床研究表明，在神经血管结构的破坏很少的情况下进入翼腭窝、颞下窝和咽旁间隙是可行的[19, 20, 24]。另外，经颅通道去显露颈静脉孔区可以通过经斜坡、经髁、经颈静脉结节及经岩骨实现。[14, 16, 17, 24]。

Fernandez-Miranda 等报道使用内镜经鼻经颈静脉孔入路切除了 31 个不同组织学的病变，取得了令人满意的结果[25]，而 Vaz-Guimaraes 及其同事在 18 例患者中有 10 例（55%）实现了完全切除，另外 6 例（33%）患者实现了近全切除[22]。Shin 及其同事的另一项研究表明，他们的团队能够在 10 例患者中实现 8 例患者的岩尖外侧病变的全切除，术后神经功能得到改善[11]。EEA 联合经颅入路进行了研究，Raza 等对 49 例颅底脊索瘤研究（不通顺），其中 EEA 单独与联合经颅入路的切除率有统计学意义上的显著提高。他们指出，EEA 允许切除延伸至颈内动脉岩骨段以下的肿瘤[26]。迄今发表的利用 EEA 进行的颈静脉孔病变的临床病例摘要见表 45-1。

经鼻内镜入路到达旁中线和侧颅底区域的手术在实施前需要在外科实验室进行大量实践训练。扩大的内镜下经鼻入路对于颅底外科医生进入颈静脉孔和切除其他难以触及的病变是一个重要的选择。

三、手术技巧与显露

（一）患者体位和外科辅助设备

患者全身麻醉诱导，经气管插管。建立动脉导管和足够的静脉通路，然后将患者置于仰卧位，头部用三点头架固定。头部向术者微旋，颈

表45-1 内镜下经鼻入路进入颅底极内侧、旁正中和颈静脉孔区的已发表病例总结

作者和出版年份	患者数量	临床症状	肿瘤病理	年龄（岁）（平均值、范围）	肿瘤解剖位置	手术入路	全切除	并发症
Revuelta Barbero 等 2018[14]	n=3	左侧听力丧失(n=1), CN Ⅵ麻痹(n=1), 平衡障碍和眼球震颤(n=1)	低级别软骨肉瘤(n=1), 中等级别软骨肉瘤(n=1), 高级别软骨肉瘤(n=1)	70 (64~76)	岩斜裂和岩尖	EEA经翼突内听道下入路(n=3)	66.7% (n=2)	脑脊液漏(n=1), 肿瘤复发(n=1)
Borghei-Razavi 等 2019[16]	n=4	进行性头痛(n=1); 复视(n=1); 复视伴CN Ⅵ部分麻痹(n=1); 进行性复视伴左V1麻痹(n=1)	胆固醇肉芽肿(n=1), 中级别软骨肉瘤(n=1), 斜坡脊索瘤(n=1), 岩斜脑膜瘤(n=1)	42 (32~61)	岩斜裂和尖	EEA加岩骨内下方切除(n=4)	50% (n=2)	一例患者展神经麻痹加重
Fernandez-Miranda 等 2011[25]	n=4	头痛(n=3); 进行性体重增加和高血压(n=1)	颈静脉结节脑膜瘤(n=1); 软骨样瘤(n=1), 脊索瘤(n=1); ACTH 腺瘤(n=1)	59 (40~73)	颈静脉结节	EEA经翼突经颈静脉结节入路	100% (n=4)	右侧展神经部分麻痹(n=1); 肿瘤复发再切除(n=1)
Mesquita Filho 等 2014[27]	n=5	CN麻痹(n=3); 吞咽困难(n=2)	软骨肉瘤(Ⅰ~Ⅲ级)	55 (40~66)	岩尖、旁中线颅底及全CP角	EEA至岩尖和岩斜区(n=5), 其中两位患者还需更进一步的手术显露	40% (n=2)	残余肿瘤再切除(n=2) (一人拒绝手术)
Raza 等 2018[26]	n=49(16, 32.6%采用EEA)	脑神经功能损(最常见的Ⅵ和Ⅸ)	软骨肉瘤	44 (7~78)	16例EEA患者中, 蝶斜区(n=10), 蝶窦(n=2), 蝶窦内筛窦(n=3), 蝶枕(n=1)	16例EEA中: 经翼突(n=9); 经筛(n=2); (仅经蝶窦(n=3); 经蝶经枕(n=1); 经蝶窦/开放的眶颧及岩骨切除术(n=1)	67.3% (n=33)	硬膜外血肿(n=1), 脑脊液漏(n=1), 呼吸衰竭(n=1), 游离皮瓣血栓形成(n=1), 脑神经功能缺损(n=1)。
Shin 等 2017[11]	n=10	复视(n=8)、面瘫(n=1)、耳鸣(n=2)	软骨肉瘤(n=7), 脊索瘤(n=3) 脑膜瘤	50 (32~77)	岩骨包括IAC, 大部分向斜坡旁和海绵窦	内镜下经蝶岩前入路	81.8% (n=9)	一过性展神经麻痹(n=3), 脑脊液漏(n=1)
Tulugichi 等 2016[19]	n=4	头晕、听觉、视物改变(n=1); 甲状腺功能减退(n=1)	脊索瘤(n=3), 软骨肉瘤(n=1)	56 (29~67)	岩尖下方	内镜下经翼突岩斜入路	75% (n=3)	干
Youssef 等 2020[1]	n=1	吞咽困难1年	软骨肉瘤	32	岩斜交界处和颈静脉窝	内镜经鼻近内侧入路至颈静脉孔前方	0	无
Vaz-uimaraes 等 2017[22]	n=18	CN麻痹(88%), 传导性听力损失(28%)	软骨肉瘤(n=10), 脊索瘤(n=7), 腺瘤(n=1)	49 (4~73)	前内侧颈静脉窝	经鼻内镜极内侧入路至颈静脉孔	56% (n=10)	脑炎(n=2), 耳科并发症(n=12), 新发CN麻痹(n=2)

ACTH. 促肾上腺皮质激素; CN. 脑神经

部向前平移。床头也略微抬高，以控制静脉出血。在这个位置稍微弯曲颈部是一个小的改良，允许手术医生对颈静脉孔区有一个更好的工作角度。在对患者摆放体位时要注意显露出包括大腿前外侧和下腹股沟区域，因为如果术中需要可获取脂肪和肌肉／扩筋膜等游离移植物。我们单位在侧颅底手术过程中，常规监测靠近术区的脑神经。此外，我们常规使用基于可融合薄层计算机断层扫描和磁共振图像的立体定向导航，使得在颅底手术中的对解剖结构的定位更加精确。

（二）手术器械

在我们单位如 Barbero 等所述，我们主要采用经髁和经颈静脉孔的极内侧入路来实现颈静脉孔区的手术显露[15]。为了方便入路，我们使用0、30 和 45 度镜与高清晰度摄像机和监视器（Karl Storz-Endoskope）相连。在入路过程中，使用标准颅底神经外科内镜器械和带有 2mm、3mm 和 4mm 金刚砂的高速钻头进行解剖。我们发现，在磨颈静脉结节时，需要一个小的钻头（直径＜3mm），以获得足够的控制和钻头的精度。如果可能的话，一个延长的转动轴驱动磨钻是理想的解决办法，因为需要穿过很长的距离才能成功地磨除侧颅底的骨质。本章介绍的尸体解剖是在我们的颅底实验室使用上面列出的所有器械进行的。

（三）入路说明

在这一节当我们描述入路的手术步骤时采用一系列内镜照片，这些照片详细说明了在颈静脉孔手术入路中可以看到的一些关键解剖标志。为了便于尸体解剖和最大限度地显露解剖结构，在我们的尸体上识别和切除了鼻咽黏膜、咽颅底筋膜、寰枕筋膜、头长肌和头前直肌。图 45-1 显示了当我们切除前颅底的肌肉和筋膜时逐步显露的结构。

首先，采用标准入路进入蝶窦。0° 镜通常用于鼻窦操作阶段。我们进行中鼻甲和下鼻甲切除术，以获得最大的内镜操作空间（下鼻甲外侧移位损伤小一些，是入路中的另一种选择）。然后，扩大后鼻孔，观察蝶窦后壁，行双侧蝶窦开放和筛窦开放。这样可以识别蝶窦的后壁和斜坡的中 1/3 结构。为了后期的重建，应为硬脑膜缺损量身定制一个带血管蒂的带蒂鼻中隔瓣，位于肿瘤的对侧，然后在手术中隐藏在下鼻咽部以确保安全。

一旦看到蝶窦后壁，就可以识别上颌窦，并扩大上颌窦开口以进入该区域。行标准的钩突切除术和上颌窦内侧壁切除以充分显露上颌窦后壁[14]。完全没有必要切断鼻泪管以增加显露[15, 19]。然后通过切除上颌窦后壁显露翼腭窝内侧。在内镜下有些关键的神经血管结构提供了解剖标志，其中包括翼管和翼管神经，三叉神经的上颌支（V₂）和圆孔，包括颌内动脉的分支包括蝶腭动脉和腭鞘动脉，翼腭神经节和岩大神经。翼管神经和翼管是一个重要解剖标志，位于破裂孔段颈内动脉垂直部的外侧和岩骨段颈内动脉水平段的内下方[14, 15, 19]。这些结构位于翼腭窝内，必须将它们解剖分离并向外移，以便更好进入颅底。

在翼腭窝内容物外移后，确认翼管，磨除翼管和圆孔下的骨质，进入破裂孔的纤维软骨部分。它位于颈内动脉水平段的下方，翼管的外侧。解剖分离至此后显露翼突内侧板，咽鼓管（ET）向鼻咽部内侧延伸。下一步，向下磨除翼突内侧板和外侧板，显露连接到 ET 的破裂孔纤维软骨（图 45-2）。图中我们可以看到向下磨除翼突内侧板后的翼内肌。这些是 V₃ 及其分支的解剖标志，仔细的解剖分离有助于保护 V₃ 功能。当这部分手术完成后，外科医生可以采取措施扩大手术通道以改善视野。

一旦 ET 整体被显露，将翼内肌移位磨除翼突内侧板，蝶骨底部必须显露清楚后才能继续磨除。这包括完全切除破裂孔纤维软骨和处理 ET。处理 ET 有多种策略，包括将其移位和切除／横断[22]。Labib 等主张对 ET 进行前外侧移位，来获得一个与切除 ET 类似的工作通道[13]。ET 的切除与很多并发症相关，包括慢性中耳炎和传导性听力损失[13]。为了最大限度观察尸体解剖，我

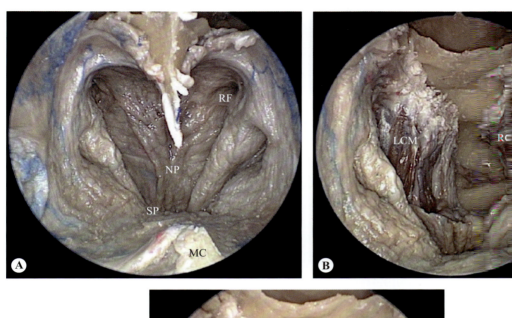

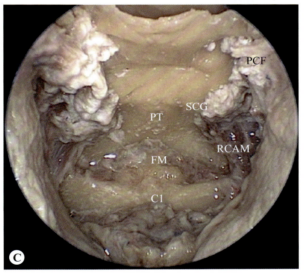

▲ 图 45-1　A. 经鼻内镜视图显示中线腹侧颅底鼻咽部。鼻中隔已切除，在图片底部中央可见上颌嵴（MC）。同时可见咽隐窝（Rosenmuller，RF）、鼻咽部（NP）和软腭（SP），黏膜完整。B. 中线腹侧颅底的内镜视图。咽颅底筋膜和鼻咽黏膜均已切除。图片左侧可见头长肌（LCM），图片右侧可见 LCM 深面的头前直肌（RCAM）。咽鼓管（ET）在图片的左侧。C. 继续解剖中腹侧颅底的中线内镜影像。鼻咽黏膜、咽颅底筋膜和寰枕膜在切除，以获得最大的显露。此时，C₁ 前弓、枕骨大孔（FM）、咽结节（PT）、岩斜裂（PCF）和髁上沟（SCG）均可显示。同样，头直肌前肌（RCAM）可以在图片的右侧被显示

们选择横断切除 ET。然后，翼内板被磨除至蝶骨基底部，然后磨除蝶骨基底部显露颞下窝内的后组脑神经。现在可以显露中斜坡，以及下 1/3 斜坡，颈内动脉的咽旁段和破裂孔段，以及后组脑神经（Ⅸ～Ⅻ）已经完成（图 45-3）。

　　一旦侧颅底像上述那样显露，就可以开始进入颈静脉孔区。必须向内显露内侧斜坡骨质，以确认舌下神经管、枕髁和颈静脉结节。我们的解剖是双侧进行的（图 45-4）。根据 Taniguchi 等的描述，主要磨除的范围是咽鼓管上三角。该三角由颈内动脉上内侧和 ET 下外侧构成[17]。为了识别舌下神经管，髁上沟可以作为一个初步的标

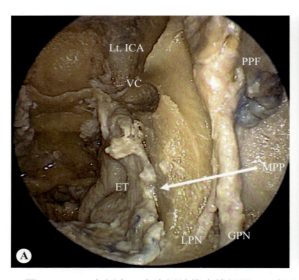 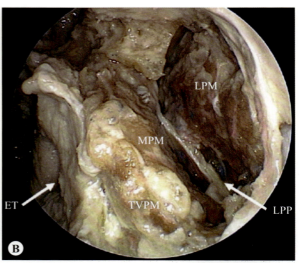

▲ 图 45-2　A. 左侧旁正中腹侧结构内镜视图。已行上颌窦后壁切除及上颌窦开放。图中头直肌前肌已完全切除，可见咽鼓管（ET）与翼内板（MPP）并列。左侧颈内动脉（Lt. ICA）位于翼管（VC）上方，此处翼管已磨除。浅面可见腭大神经（GPN）和腭小神经（LPN）从照片右侧的翼腭神经节发出，翼腭窝（PPF）位于照片右上角。左侧颈内动脉内侧可见蝶窦后壁。B. 磨除翼内板和翼外板（LPP）后的内镜视图显示翼内肌和翼外肌（MPM 和 LPM），以及下方的腭帆张肌（TVPM）。破裂孔的软骨部分紧靠翼内肌上方。此时通过小心将 MPM 移位，术者可保留 V₃ 的功能并到达蝶骨底部

志 [22]。这可以通过部分切除寰枕关节囊形成，一旦确定，在舌下神经管上方将颈静脉结节的骨质的磨除，而在舌下神经管下方磨除枕髁 [22]。需要注意的是，为了充分显露颈静脉孔，颈静脉结节和枕髁必须进行部分磨除。图 45-4 描绘了部分切除颈静脉结节和枕髁被磨除后的内镜视图。图 45-4 显示更多的放大视图，以及颈静脉孔的内容物（第Ⅸ～Ⅻ对脑神经，颈内动脉）。

在颈静脉结节（jugular tubercle，JT）（完全磨除困难）和下斜坡骨质被磨除后显露颅后窝腹侧硬膜，可以确定岩下窦与颈静脉球腹内侧部的连接处（图 45-5）。位于两层硬脑膜之间的基底窦出血应及时用氧化纤维素或吸收性明胶海绵处理，因为可能会有汹涌的静脉出血。如果需要在硬膜内操作，从中线切开硬脑膜，然后根据需要向外侧缩回或切除。所有后组第Ⅸ、Ⅹ、Ⅺ、Ⅻ对脑神经，以及基底动脉都可以看到，神经部和静脉部通常可以用 30° 或 45° 内镜在岩下窦后直接显露（图 45-6）。到此，从内镜下经鼻入路显

露颈静脉孔已经完成。

四、临床病例

一位 32 岁的女性由她的初级保健医生转诊来到头颈部肿瘤诊所。主诉鼻塞 3 年，伴随着嗅觉变化、吞咽疼痛、鼻塞、打鼾和头晕。在非手术治疗没有改善症状后，进行了 CT 鼻窦和头 MRI 检查，显示了一个巨大的破坏性右侧岩尖肿块，此后被转诊到头颈外科。

在初步评估中，患者无神经功能缺损，包括听力、吞咽、面部运动或耸肩都没有障碍。临床进行的床旁内镜检查显示右鼻腔大块息肉，但其他黏膜和鼻结构正常。头颈部的 CTA 评估血管结构正常。根据 CTA 和增强 MRI（图 45-7）提示病变是一个进行性增长的病变。由于肿块主要位于颈静脉孔内侧，因此采用内镜入路。

患者在经过严格的术前评估后接受手术，并接受了经右侧蝶窦和翼突入路至腹侧颅底的内镜下的经鼻手术。术中，翼管神经和腭降动脉被横

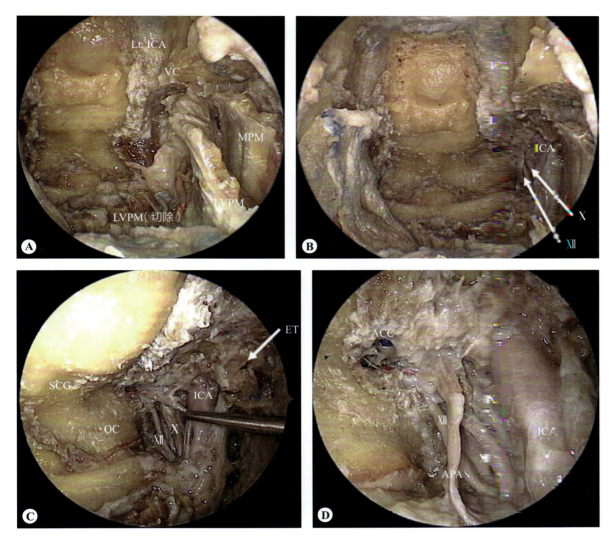

▲ 图 45-3　A. 切除整个破裂孔纤维软骨组织和咽鼓管，以及切断腭帆张肌（LVPM）后的左侧旁中线后底视图。图片右下方可见被剥离和外移的翼内肌（LVPM），照片中上部可见翼管（VC）和左侧颈内动脉（Lt. ICA）。此时，蝶骨基底已充分显露，可开始将其磨除以显露后组脑神经。B. 左侧极内侧入路内镜下图显示蝶骨基底部已完全磨除。在照片右下方的颞下窝里可见颈内动脉（ICA），破裂孔（FL）几乎被全部磨除，其上方延续为颅内段 ICA。此时在颞下窝可见脑神经 X 和 XII。C. 内镜左视图下的极内侧入路。照片右上方可见横断的咽鼓管（ET），其中 ICA 的颞下窝部分位于脑神经 X 和 XII 外侧，与枕髁（OC）和髁上沟（SCG）非常接近。髁上沟是一个重要标志，位于舌下神经管附近。D. 左侧极内侧内镜入路的放大视图和后组脑神经束的整体视图显示神经束紧邻左侧颈内动脉（ICA）。照片左上方可见脑神经 IX～XII，以及咽升动脉（APA）和前髁束（ACC）。

断，以允许翼腭窝内容物向外移位。除岩尖外，肿瘤还累及蝶鞍下外侧。为了显露岩斜坡区，在此入路中横断切除 ET，并在 ET 深处发现肿瘤。

除了右侧颈内静脉（internal jugular vein，IJV）外，枕髁与肿块非常接近。左颈内动脉可见，右颈内动脉因肿块移位。肿瘤位于硬膜外并

局部侵犯骨质，因此术中采用非角度的磨钻去除所有病变的颅骨骨质。手术全切病灶，颅底缺损采用带蒂鼻中隔瓣、腹部脂肪移植、硬脑膜修补和鼻夹板支撑相结合的方式修复。术中冰冻提示与软骨肉瘤有关。患者顺利拔管，并被转移到重症监护室进行夜间监护。术后无异常出院了。

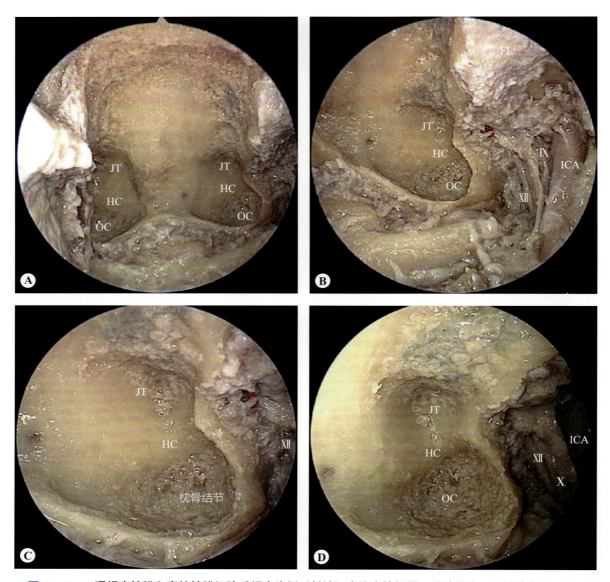

▲ 图 45-4　A. 咽颅底筋膜和寰枕筋膜切除后颅底腹侧（斜坡）中线内镜视图。咽结节位于上斜坡中线，并开始向颈静脉结节 – 枕髁复合体两侧磨开。部分磨除颈静脉结节（JT）两侧，确认磨除范围保持于舌下神经管（HC）的前方，该管构成颈静脉结节磨除区的下界。同样磨除枕髁（OC）两侧。B. 内镜左视图显示颈静脉窝极内侧入路。部分磨除颈静脉结节（JT）、舌下神经管（HT）和枕髁（OC）。该图显示这些骨性结构靠近颞下窝内容物的腹外侧。可见Ⅸ、Ⅻ和左侧颈内动脉（ICA）。C. 局部放大视图。颈静脉结节（JT）、舌下神经管（HC）和枕骨结节被部分磨除。D. 内侧至外侧视图。颈静脉结节（JT）、舌下神经管（HC）和枕骨髁部均被部分磨除。腹侧可见颞下窝内容物

在手术后 4 年的随访中，头部 MRI 显示没有任何肿瘤残留或复发。术前和术后 MRI 对比见图 45-8。患者预后良好，无并发症，目前正在进行每年定期随访。

五、总结

颈静脉孔是位于旁中线腹侧颅底的一个复杂区域，亦是颅后窝的入口。因其邻近多条脑神经和重要血管，故该部位的病变可表现为多种症

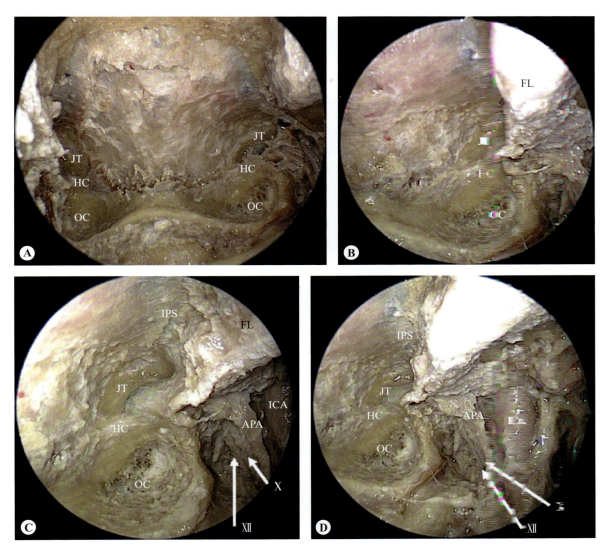

▲ 图 45-5　**A.** 腹侧颅底结构中线内镜视图，其中双侧颈静脉结节（JT）、舌下神经管（HC）和枕髁均被部分磨除。完全磨除斜坡中线，以显露颅后窝硬膜腹侧。**B.** 颈静脉孔极内侧入路的内镜左视图。部分磨除颈静脉结节（JT）、舌下神经管（HC）和枕髁（OC）。术野中可见残留的破裂孔（FL）软骨。完全磨除斜坡骨质后可见颅后窝硬膜。**C.** 颈静脉孔极内侧入路的内镜左视图，图中可见颈静脉结节（JT）、舌下神经管（HC）和枕髁（OC）被充分磨除。同样，在腹外侧可见破裂孔（FL）和颞下内容物。照片顶部中央可见岩下窦（IPS）。**D.** 颈静脉孔极内侧入路的腹 - 背侧定位视图。图中可见颈静脉结节（JT）、舌下神经管（HC）和枕髁（OC）被充分磨除。同样，在腹外侧可见破裂孔（FL）和颞下内容物。照片顶部中央可见岩下窦（IPS）

状。在内镜下经鼻入路出现之前，开放入路是侵袭性病变的标准治疗方法，常用于岩斜裂和岩尖的旁中线颅底病变。如果由熟练的颅底外科团队开展手术，内镜下经鼻入路可以对某些特定病灶进行完美切除，从而避免开放的外侧或后外侧入路所带来的潜在并发症。

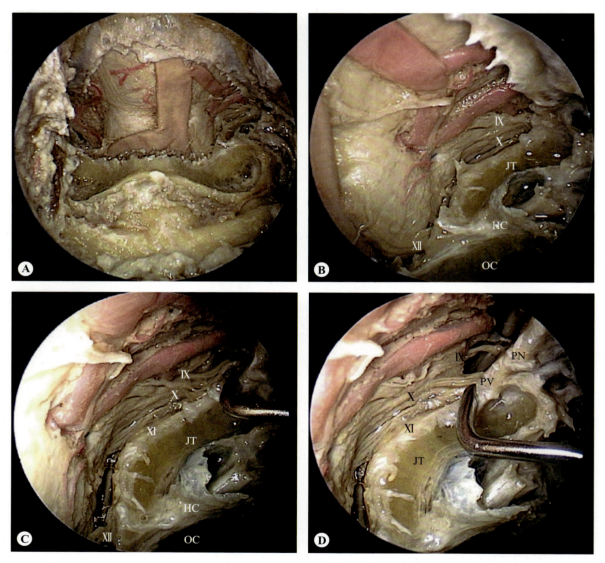

▲ 图 45-6　A. 去处斜坡及硬膜后的颅后窝腹侧中线结构内镜视图。图中可见两条椎动脉汇合为基底动脉。脑干位于基底动脉深面。在图片的中下方可见 C₁ 前弓。B. 内镜左视图显示颈静脉孔硬膜内和颅外内容物。在图片的左下方和中下方可见舌下神经（XII）进入舌下管（HC）。颈静脉结节（JT）在此处完全被磨除。可见舌咽神经（IX）和迷走神经（X）颅内段。C. 与图 45-6B 类似视角，放大倍数更大。再次可见颈静脉窝内容物的颅内走行，副神经（XI）在迷走神经（X）下方走行。舌下神经（XII）进入舌下神经管（HC）。D. 颈静脉孔内镜左视图。去除颈静脉结节（JT），显露颈静脉孔静脉部（PV）和神经部（PN）。可见舌咽神经（IX）进入神经部，迷走神经（X）进入静脉部

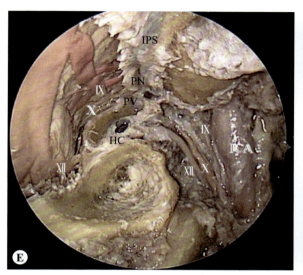 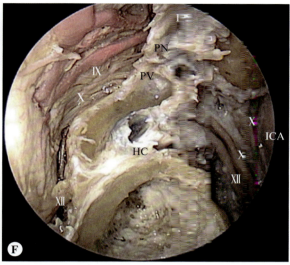

▲ 图 45-6（续） E. 颈静脉孔极内侧入路的缩小左视图。此时，颈静脉结节已完全切除，使得颈静脉孔内容物全部可见。再次可见神经部（PN）和静脉部（PV），舌咽神经（Ⅸ）和迷走神经（Ⅹ）夹杂其中，其颅外段可进入颞下窝，与颈内动脉（ICA）和舌下神经（Ⅻ）密切接触。还可见岩下窦（IPS）进入颈静脉孔区。F. 类似 45-6E 视角。放大后的上方视图可以更清楚地显示颈静脉孔区解剖结构在颅内外的延续

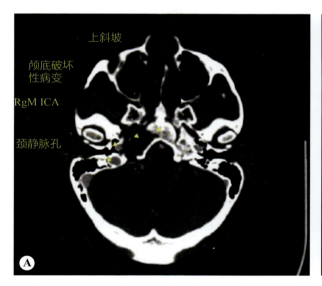 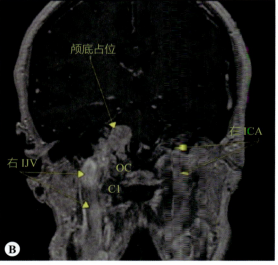

▲ 图 45-7 A. 术前轴位 CT 的上斜坡和蝶骨基底层面。图像显示右侧岩尖 / 颈静脉孔区溶骨性病变，毗邻右侧颈内动脉（ICA），考虑为原发侵袭性病变。B. 冠状位增强 MRI 显示占位与其他重要颅底结构的关系

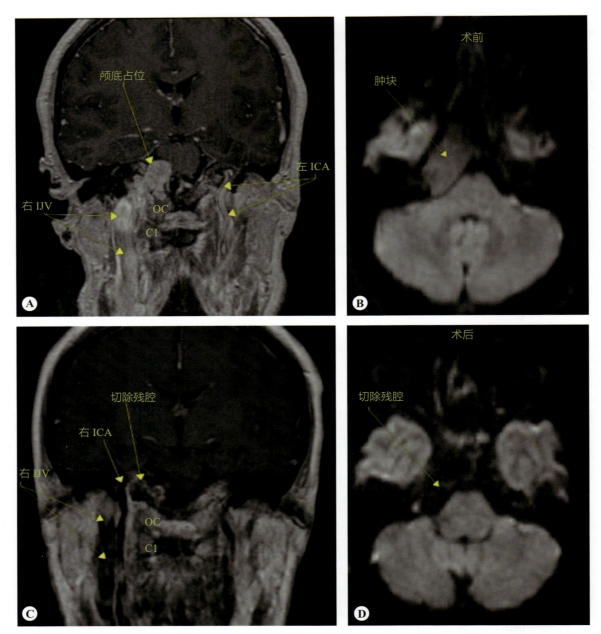

▲ 图 45-8　A. 侵蚀性颅底肿块的术前冠状位增强像。B. 术前轴位弥散加权 MRI 显示右侧颅底肿块从颈静脉孔区延伸至蝶骨基底腹侧，病变存在中度弥散受限。C. 术后冠状位增强 MRI 显示岩尖和颈静脉孔区极内侧入路手术后的术腔。图中可见枕髁（OC）和右颈内静脉（IJV），此时右颈内动脉（ICA）清晰可见。影像学显示完全切除。D. 术后腹侧颅底轴位磁共振弥散加权成像。腹侧颅底骨质内未见弥散性肿块，提示大体全切除

参考文献

[1] Youssef AS, Arnone GD, Farell NF, Thompson JA, Ramakrishnan VR, Gubbels S, et al. The combined endoscopic endonasal far medial and open postauricular transtemporal approaches as a lesser invasive approach to the jugular foramen: anatomic morphometric study with case illustration. Oper Neurosurg (Hagerstown). 2020;19(4):471-9. https://doi. org/10.1093/ons/opaa080.

[2] Rhoton AL. Jugular foramen. Neurosurgery. 2000;47(3 Suppl):S267-85. https://doi. org/10.1097/00006123-200009001-00026.

[3] Wilson MA, Hillman TA, Wiggins RH, Shelton C. Jugular foramen schwannomas: diagnosis, management, and outcomes. Laryngoscope. 2005;115(8):1486-92. https://doi. org/10.1097/01. mlg.0000172196.76865.a1.

[4] Fayad JN, Keles B, Brackmann DE. Jugular foramen tumors: clinical characteristics and treatment outcomes. Otol Neurotol. 2010;31(2):299-305. https://doi.org/10.1097/ MAO.0b013e3181be6495.

[5] Makiese O, Chibbaro S, Marsella M, et al. Jugular foramen paragangliomas: management, outcome and avoidance of complications in a series of 75 cases. Neurosurg Rev. 2012;35(2):185-94.; discussion 94. https://doi.org/10.1007/ s10143-011-0346-1.

[6] Bakar B. The jugular foramen schwannomas: review of the large surgical series. J Korean Neurosurg Soc. 2008;44(5):285-94. https://doi.org/10.3340/jkns. 2008. 44.5. 285.

[7] Morera VA, Fernandez-Miranda JC, Prevedello DM, Madhok R, Barges-Coll J, Gardner P, et al. "Far-medial" expanded endonasal approach to the inferior third of the clivus: the transcondylar and transjugular tubercle approaches. Neurosurgery. 2010;66(6Suppl Operative):211-9.; discussion 9-20. https://doi. org/10.1227/01.NEU. 0000369926. 01891.5D.

[8] Sanna M, De Donato G, Di Lella F, Falcioni M, Aggrawal N, Romano G. Nonvascular lesions of the jugular foramen: the gruppo otologico experience. Skull Base. 2009;19(1):57-74. https://doi.org/10.1055/s-0028-1103124.

[9] Li W, Dai C. Lesions involving the jugular foramen: clinical characteristics and surgical management. Acta Otolaryngol. 2015;135(6):565-71. https://doi.org/10.3109/00016489.2014. 1003094.

[10] Ramina R, Maniglia JJ, Fernandes YB, Paschoal JR, Pfeilsticker LN, Neto MC, et al. Jugular foramen tumors: diagnosis and treatment. Neurosurg Focus. 2004;17(2):E5. https://doi.org/10.3171/foc.2004.17.2.5.

[11] Shin M, Kondo K, Hanakita S, Hasegawa H, Yoshino M, Teranishi Y, et al. Endoscopic transsphenoidal anterior petrosal approach for locally aggressive tumors involving the internal auditory canal, jugular fossa, and cavernous sinus. J Neurosurg. 2017;126(1):212-21. https://doi. org/10.3171/2016. 1.JNS151979.

[12] Van Gompel JJ, Alikhani P, Tabor MH, van Loveren HR, Agazzi S, Froelich S, et al. Anterior inferior petrosectomy: defining the role of endonasal endoscopic techniques for petrous apex approaches. J Neurosurg. 2014;120(6):1321-5. https://doi.org/10.3 171/2014. JNS 31773.

[13] Labib MA, Belykh E, Cavallo C, Zhao X, Prevedello DM, Carrau RL, et al. The endoscopic endonasal eustachian tube anterolateral mobilization strategy: minimizing the cost of the extreme-medial approach. J Neurosurg. 2020;134(3):831-42. https://doi. org/10.3171/2019.12. JNS192285.

[14] Revuelta Barbero JM, Noiphithak R, Yanez-Siller JC, Subramaniam S, Calha MS, Otto BA, et al. Expanded endoscopic endonasal approach to the inframeatal area: anatomic nuances with surgical implications. World Neurosurg. 2018;120:e1234-44. https://doi. org/10.1016/ j.wneu.2018.09.052.

[15] Dallan I, Bignami M, Battaglia P, Castelnuovo P, Tschabitscher M. Fully endoscopic transnasal approach to the jugular foramen: anatomic study and clinical considerations. Neurosurgery. 2010;67(3 Suppl Operative):ons1-7.; discussion ons-8. https://doi.org/10.1227/01. NEU. 0000354351.00684.B9.

[16] Borghei-Razavi H, Truong HQ, Fernandes Cabral DT, Sun X, Celtikci E, Wang E, et al. Endoscopic endonasal petrosectomy: anatomical investigation, limitations, and surgical relevance. Oper Neurosurg (Hagerstown). 2019;16(5):557-70. https://doi org/10.1093/ons/opy195.

[17] Taniguchi M, Akutsu N, Mizukawa K, Kohta M, Kimura H, Kohmura E. Endoscopic endonasal translacerum approach to the inferior petrous apex. J Neurosurg. 2016;124(4):1032-8. https://doi.org/10.3 171/2015. JNS142523.

[18] Falcon RT, Rivera-Serrano CM, Miranda JF, Prevedello DM, Snyderman CH, Kassam AB, et al. Endoscopic endonasal dissection of the infratemporal fossa: anatomic relationships and importance of eustachian tube in the endoscopic skull base surgery. Laryngoscope. 2011;121(1):31-41. https://doi. org/10.1002/lary.21341.

[19] Lee DL, McCoul ED, Anand VK, Schwartz TH. Endoscopic endonasal access to the jugular foramen: defining the surgical approach. J Neurol Surg B Skull Base. 2012;73(5):342-51. https://doi. org/10.1055/s-0032-1322796.

[20] Li L, London NR, Prevedello DM, Carrau RL. Endonasal endoscopic transpterygoid approach to the upper parapharyngeal space. Head Neck. 2020;42(9):2734-40. https://doi.org/10.1002/hed.26287.

[21] Roth J, Singh A, Nyquist G, Fraser JF, Bernardo A, Anand VK, et al. Three-dimensional and 2-dimensional endoscopic exposure of midline cranial base targets using expanded endonasal and transcranial approaches. Neurosurgery. 2009;65(6):1116-28.; discussion 28-30. https://doi. org/10.1227/01. NEU.0000360308.136.7A.

[22] Vaz-Guimaraes F, Nakassa AC, Gardner PA, Wang EW, Snyderman CH, Fernandez Miranca JC. Endoscopic endonasal approach to the ventral jugular foramen: anatomical basis, technical considerations, and clinical series. Oper Neurosurg (Hagerstown). 2017;13(4):482-91.

https://doi. org/10.1093/ons/opx014.

[23] Zhang X, Tabani H, El-Sayed I, Meybodi AT, Griswold D, Mummaneni P, et al. Combined endoscopic transoral and endonasal approach to the jugular foramen: a multiportal expanded access to the clivus. World Neurosurg. 2016;95:62-70. https://doi.org/10.1016/j. wneu.2016.07.073.

[24] de Lara D, Ditzel Filho LF, Prevedello DM, Carrau RL, Kasemsiri P, Otto BA, et al. Endonasal endoscopic approaches to the paramedian skull base. World Neurosurg. 2014;82(6 Suppl):S121-9. https://doi.org/10.1016/ j.wneu.2014.07.036.

[25] Fernandez-Miranda JC, Morera VA, Snyderman CH, Gardner P. Endoscopic endonasal transclival approach to the jugular tubercle. Neurosurgery. 2012;71(1 Suppl Operative):146-58.; discussion 58-9. https://doi. org/10.1227/NEU.0b013e3182438915.

[26] Raza SM, Gidley PW, Kupferman ME, Hanna EY, Su SY, DeMonte F. Site-specific considerations in the surgical management of skull base chondrosarcomas. Oper Neurosurg (Hagerstown). 2018;14(6):611-9. https://doi. org/10.1093/ons/opx171.

[27] Mesquita Filho PM, Ditzel Filho LFS, Prevedello DM, Martinez CAN, Fiore ME, Dolci RLL, et al. Endoscopic endonasal surgical management of chondrosarcomas with cerebellopontine angle extension. Neurosurg Focus. 2014;37(4):E13.

第 46 章　颈静脉孔脑膜瘤
Jugular Foramen Meningiomas

Kunal Vakharia　Jamie J. Van Gompel　著

张喜安　王　海　译

颈静脉孔（jugular foramen，JF）区肿瘤不常见，多数为副神经节瘤 / 血管球瘤亚型或神经鞘瘤。脑膜瘤在此部位是罕见的肿瘤，占所有颅后窝脑膜瘤的 0.7%～4%[1]。大多数关于颈静脉孔脑膜瘤的文献和经验是由单个病例报告和小样本病例系列组成的。然而，须知岩骨和岩斜坡脑膜瘤更常见，并经常扩展累及颈静脉孔，这很重要。与该区域的其他病变不同，脑膜瘤因其以硬膜为基底的特性、肿瘤的组织病理学性质和复发的可能性，以及病变本身的确切起源，而呈现出独特的挑战性。对于该区域内的副神经节瘤和神经鞘瘤，肿瘤的起源在颈静脉球外膜或邻近脑神经的施万细胞，可以帮助指导手术入路、手术和（或）辅助治疗的目标，以及长期预后的管理。同样，脑膜瘤的硬膜来源决定了必要的切除范围、硬膜重建的考虑，以及根据肿瘤可能的进展需要监测哪里。

一、临床表现

临床上，颈静脉孔脑膜瘤是由于占位效应影响脑干或邻近结构的症状而就诊的，其表现通常是由于其体积较大，可累及颈静脉孔、颈静脉窝、颅后窝和高颈区。颅外成分较大的肿瘤的一个可能症状包括颈部肿胀，尤其是位于颈静脉孔出口下的肿瘤[2]。如 Al-Mefty 所述，听力损失也

是颈静脉窝肿瘤的常见就诊症状[3]。然而，重要的是要认识到这种大肿瘤不寻常的表现模式，往往浸润在脆弱的脑神经之间，这可能会降低后组脑神经的初始症状。吞咽困难和声音嘶哑是不常见的就诊和起始症状，这一点被认为有助于发现这些肿瘤的潜在硬脑膜来源。

二、影像学评估

颈静脉孔脑膜瘤的动脉血供不像其他脑膜瘤那样丰富。CT 和 MRI 对于这些肿瘤的解剖细微差别至关重要。颈静脉孔脑膜瘤的典型影像学特征包括颅底周围的离心性肿瘤浸润和硬化性骨缘[2]。突出的硬膜尾征和骨质侵蚀并不罕见，因为该区域血供应有限，而且该部位的大多数肿瘤类似于 WHO Ⅰ 级脑膜瘤[1]。大多数涉及颈静脉孔的颅后窝手术都需要高质量薄层成像进行专门研究。Fiesta 序列 MRI 对准确识别手术入路和脑神经复合体，特别是面神经和听神经复合体的受累情况具有重要意义。这些神经通常于小脑脑桥三角区受累，这可决定这些肿瘤所需显露的上限。此外，根据颈静脉孔浸润的程度和腔内肿瘤的范围，包括 MR 弹性成像（MR elastography，MRE）在内的最新 MRI 技术可能是必要的，以帮助术前评估并发症率，以利于更好的知情同意[4, 5]。一般来说，均匀对比增强有利于脑膜瘤的诊断，而

相比之下，神经鞘瘤对比增强多变，副神经节瘤的特征是均匀强化伴流空。CT 对颞骨解剖和肿瘤类型的判断是至关重要的，脑膜瘤可能导致骨质增生，而颈静脉孔均匀斑驳的骨侵蚀是副神经节瘤的典型特征，颈静脉管光滑扩张提示可能是神经鞘瘤。

三、相关解剖

肿瘤的位置和范围是决定手术入路和可能的术后并发症的重要因素。颈静脉孔内的脑神经及通过颈静脉孔延伸的硬膜一般在肿瘤硬膜浸润中不受累[6, 7]。从小脑脑桥三角区（CPA）到颈静脉孔的脑神经与中胚层结缔组织有关。有作者认为 JF 区脑膜瘤的发生与蛛网膜绒毛中的蛛网膜帽细胞有关，并认为硬膜附着的主要部位在颈静脉窝[6, 7]。

颈静脉孔位于颅底后外侧，长轴方向为后外侧至前内侧。它由前外侧的颞骨岩部和后外侧的枕骨髁颈静脉突形成[8, 9]。传统上，颈静脉孔分为一个大的后外侧腔隙称为静脉部和一个前内侧腔隙称为神经部。Al-Mefty 将该区域进一步细分为 3 个从显微外科角度更适用的区域，两个静脉区域和一个位于两者之间的神经区域[10]。静脉区域主要由后外侧的乙状部和前内侧的岩部组成。交界处由两个骨性颈内突形成颈静脉孔内分隔[8, 10]。

颈静脉孔内隔上的硬膜有两个孔，通过后组脑神经：舌咽神经口通过舌咽神经，较大的迷走神经口通过迷走神经和副神经[11, 12]。在 90% 的患者，岩下窦在位于上外侧的舌咽神经与下内侧的迷走神经、副神经之间汇入颈静脉球[13]。在 10% 的患者，它直接引流到颈内静脉，术前利用血管造影或高质量磁共振成像识别相关解剖有助于为此做准备[14]。

四、术前注意事项

颈静脉孔脑膜瘤既有原发性的，也有继发性的。原发性颈静脉孔脑膜瘤通常以颈静脉孔为中心，并可侵犯迷路下颞骨和中耳。这些肿瘤通常可向颅内扩展至小脑脑桥三角区，并向外扩展至上颈部。继发性颈静脉孔脑膜瘤通常表现为尽管肿瘤起源于颅内，CPA 或岩骨其他部位，但肿瘤扩展进入颈静脉孔，可以向下扩展到咽旁间隙。

除了对肿瘤来源的识别外，术前影像学对周围和邻近结构的识别也很重要。脑膜瘤可能发生于蛛网膜绒毛，并可沿乙状窦、岩上窦和岩下窦、窦汇合部和颈静脉孔发生。了解静脉引流模式可以影响手术入路的规划，以及静脉窦的移位程度，以避免静脉损伤。术前岩下窦复合体栓塞有助于处理某些副神经节瘤的静脉出血[14]。但这对于此部位的脑膜瘤来说一般是不需要的，因为静脉侵犯并不常见。侵犯并进入静脉窦的肿瘤应根据术前影像学选择处理方式。慢性闭塞的静脉窦可能在肿瘤附近有发育良好的侧支静脉复合体，这些复合体需在术中保留。侵犯窦壁但窦腔通畅的肿瘤可能无法切除，应进行影像学随访或放射治疗[15]。

典型情况下，面神经和听神经复合体通常位于肿瘤的上缘，这主要是因为患者表现出 CPA 的症状。了解肿瘤的出口可以改变手术入路的选择。方法可以调整到处理肿瘤的主体。通过颈静脉孔出口的脑神经可以轮廓化，开放颈静脉孔，目的是保留神经部和静脉部之间的蛛网膜层。MRI Fiesta 序列成像还可以帮助了解每个后组脑神经的出口区。肿瘤通常将后组脑神经向下推挤移位，一般来说，舌下神经管与颈静脉孔之间正常有一个界面，可作为术中的标志。

除了影响风险和手术入路计划的解剖学考虑外，其他术前考虑还应包括对后组脑神经的评估。存在吞咽困难、咳嗽、误吸或保护气道困难的患者需要检查声带，以了解迷走神经或舌咽神经损伤的风险。向患者告知误吸的风险、经皮内镜下胃空肠造瘘（percutaneous enteral gastrostomy，PEG）管放置的必要性、声音嘶哑，甚至气管切开的可能性是很重要的。了解患者的风险耐受性是确定手术目标的关键。

处理决策应侧重于最大限度的功能保护。在年龄小、肿瘤体积大、对脑干有占位压迫、既往放射治疗失败、脑神经神经障碍等情况下，手术是更倾向的选择。然而，如果一个患者由于任何原因已经存在对侧后组脑神经功能障碍，避免手术以保留脑神经功能是患者的最大利益。如果侵袭性手术会危及脑神经功能，倾向于次全切除，术后定期监测并在残留肿瘤进展时进行放射治疗。

五、手术入路

手术入路是根据肿瘤的位置和肿瘤主体个体化制订的。根据肿瘤的扩展范围，已提出了多种手术入路（见第 44 和 45 章）。与颈静脉球瘤类似，脑膜瘤侵犯周围颅骨，明确静脉窦是被压迫还是已闭塞可能会改变手术通道的选择。

对于颈静脉孔区副神经节瘤和神经鞘瘤已有数种分类方法被提出，可用于颈静脉孔区脑膜瘤选择安全的入路。虽然颈静脉孔的神经血管内容物有助于引导解剖，但有时很难辨别脑膜瘤可能起源于哪里。另外，识别颅骨受累对于确定手术入路以实现最佳的切除有重要的作用。最初由 Franklin，Kaye 和 Samii 提出的分类系统，已由 Pellet 和 Al-Mefty 修改 [3, 16—20]。每个亚类都考虑到不同的术前因素。虽然最初是为神经鞘瘤分类量身定做的，但 Samii 和 Arnautovic 以及 Al-Mefty 分类的结合可以帮助指导手术入路的选择。

颈静脉孔区肿瘤根据最广泛被采用的分类系统可分为 4 种类型 [19, 20]，包括 A 型肿瘤主要位于颅内，很少扩展至骨内；B 型肿瘤主要位于骨内，并可能伴有颅内部分；C 型肿瘤主要见于颅外，颅内扩展很少或单纯起源于颈静脉孔；D 型肿瘤是由 Pellet 介绍的，包括鞍囊状肿瘤，既有颅内的，也有颅外的部分需要处理（图 46-1）。

Arnautovic 和 Al-Mefty[3] 重点研究颈静脉孔脑膜瘤，这些瘤通常起源于颈静脉球衬里的蛛网膜帽细胞，并向 3 个不同方向扩展：颈静脉球未闭的前方，颈静脉球后方或闭塞颈静脉球。这在

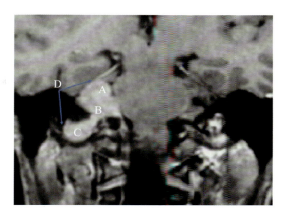

▲ 图 46-1　A～D 型肿瘤示意

B 型和 D 型肿瘤中起作用，其中颈静脉球和窦在手术显露中起着更大的作用。所有的入路并不旨在限制，而是允许根据颈静脉回流通畅程度进行颅颈入路改良。

对于 A 型肿瘤和向通畅的颈静脉球前扩展的肿瘤，常采用颈静脉球上入路或乙状窦前入路。对于主要位于颈静脉球后且窦未闭的 A 型和 B 型肿瘤，采用乙状窦后或远外侧入路变体途径的颈静脉球后入路。对于乙状窦或颈静脉球已闭塞的肿瘤，可采用经颈静脉球或岩枕穿乙状窦（petro-occipital trans-sigmoid，POTS）入路 [13]。对于 C 型和 D 型肿瘤，采用定制化的经颞骨入路联合经颈部解剖（Fisch A）可以充分地显露肿瘤的颈静脉孔内和颅外部分（图 46-2）。虽然这种类型的选择可以帮助选择入路，但重要的是认识到许多具有孔内成分的 A 型肿瘤可以从颈静脉球上入路联合磨除颈静脉球上区的岩骨来获得处理孔内肿瘤的通道。

六、手术技巧

典型的入路包括不同手术通道的结合。对于上颈部的肿瘤部分，通常与耳鼻咽喉科和头颈外科的同事联合采用经颈入路，解剖出颈内动脉、颈外动脉、颈内静脉和第 IX、X、XI、XII 对脑神经。分离胸锁乳突肌并翻向下，辨认 C_1 横突与椎动脉或通过多普勒识别。面神经颅外段自腮腺入口处解剖分离，以便轮廓化和保留这段神经。

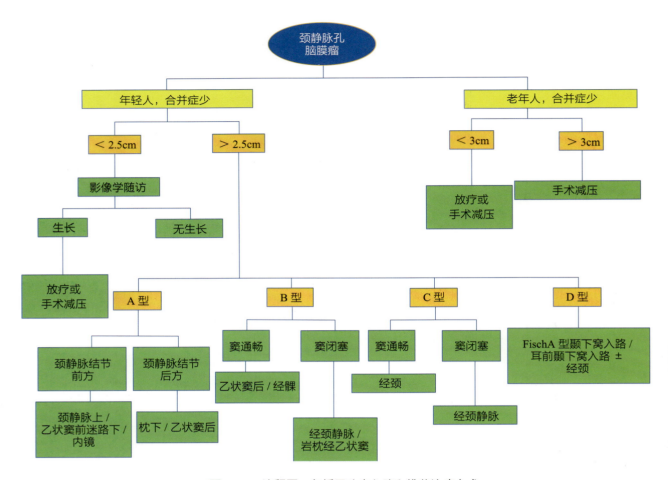

▲ 图 46-2 流程图，包括了改良入路和推荐治疗方式

对于位于 CPA 内或颅后窝岩区的肿瘤部分，通常采用乙状窦后硬膜下颈静脉上入路[21, 22]（图 46-3）。可以进行小的开颅手术，以显露枕骨髁的后部和颈静脉结节。这允许从背外侧到达并开放颈静脉孔。可以结扎非优势的乙状窦或颈静脉，以获得对肿瘤的下极的显露。这种入路的好处是可以进入颈静脉孔的孔内部分，同时限制入路的并发症（图 46-4）。先进行乳突切除术，然后行迷路下岩骨后部切除术。对于伴有耳聋的患者，迷路切除术可以提供额外的显露。切除枕骨颈静脉突后形成一个通往颈静脉孔后侧的通道，无论是使用内镜辅助，还是使用普通显微外科工具，均可更容易地从颈静脉孔内取出肿瘤，尤其是在 A 型和 B 型肿瘤中。

对于向下、向舌下神经管扩展较多的肿瘤，经乳突迷路下岩骨切除术可显露颈静脉球外侧缘。此外，这种入路允许显露颈静脉球的上部和外侧[23]。向下磨除至枕乳突缝，沿颈静脉突剥离附着的肌肉可拓展术野。

位于颈静脉孔后的肿瘤，可以主要通过枕下开颅或对远外侧入路基本型的改进方法来显露（图 46-5）。关键的一步是允许对附着于枕骨颈静脉突的肌肉进行充分的解剖。这将允许外科医生进入颈静脉孔的后下方，并获得显露肿瘤更宽的通道，而无须面神经转位。在某些情况下，面神经管桥技术可以获得更多的前方显露[24]。面神经管轮廓化而不移位，显露岩下窦、颈静脉球和中耳的交界处。这就使得可以开放乙状窦后和乙状窦前硬膜。外科医生必须知道耳囊的位置，因为它可能成为通过乙状窦前通道的障碍。

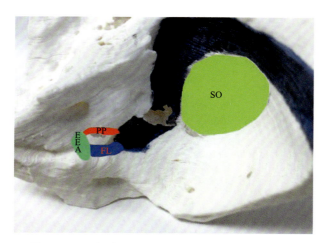

▲ 图 46-3　乙状窦后开颅术（SO）后右侧颞骨颅内视图 3D 打印模型，此入路可作为大多数颈静脉孔脑膜瘤的主要手术方法。该模型显示了根据肿瘤相对于颈静脉孔的位置可能采用的入路，主要是 A 型肿瘤。对于主要向颈静脉孔下方扩展至枕髁的肿瘤，可能需要添加远外侧入路（FL- 蓝色阴影）。对于主要位于颈静脉结节前的肿瘤，可以考虑采用扩大经鼻入路（EEA- 绿色阴影），可对应称为"远内侧"。对于主要累及颈静脉孔上方颞骨岩部并附着于骨内的肿瘤，采用经岩骨入路［岩骨后部切除（PP）- 红色阴影］可增加附着部的进一步切除，当然这也可以通过乙状窦后入路磨除

较大的肿瘤位于颈静脉结节的前面，可采用耳前入路显露颈静脉球和颈静脉孔的前缘（见第 44 章）。耳前颞下 / 颞下窝入路可显露颈静脉孔前外侧[25]。切除靠近卵圆孔、岩骨段颈动脉和岩下窦的颅中窝底，可以显露颈静脉球前缘和舌咽神经出口[26]。此入路也可扩大至切除茎突的一部分，以获得颈静脉球更靠前外侧的视野，但必须小心避免在此操作中损伤面神经[26]。耳前入路是广泛和易于引起医源性副损伤的入路，它们在治疗良性肿瘤中的作用，随着中线旁和侧颅底扩大内镜入路的发展而明显的变小了。内镜下切除这些肿瘤，特别是进入颈静脉孔前内侧部，在有所选择的病例是可行的[27, 28]。采用经鼻远内侧入路，沿咽鼓管向后剥离是可以完成的（见第 45 章）在有选择性的颈静脉孔良性肿瘤的病例中，开放和内镜联合入路作为一种相对微侵袭的治疗是可行的（见第 49 章）。

七、神经监测

类似于 CPA 的肿瘤，通常均会监测第 V、VI、VII、X、XI、XII 对脑神经和脑干听觉诱发反应（BAER），这已成为诊疗标准（见第 7 章）。根据肿瘤向 CPA 的扩展，需确定监测三叉神经和展神经的必要性，尽管当其向 CPA 的扩展显著时，这些神经可以分别向上和向前推齐，使早期识别这些神经非常重要。BAER 除了用于脑干监测外，主要用于听力保护。大多数病例系列和报告表明，许多患者术前已有听力损失。在扩展至 CPA 的较大肿瘤中，保留听力不是一个特别的目标。

八、面神经保留技术

对于需要颞下窝入路和经耳蜗入路相结合的肿瘤，可以将第二膝到茎乳孔之间的面神经轮廓化。处理完颈静脉、完成迷路切除、内听道磨开后，面神经从膝状神经节至茎乳孔均可显露[29]。然而，避免功能正常的面神经移位和应用面神经管桥技术降低了面神经损伤率。

如果肿瘤累及颅后窝的面神经，其入路显露方法通常与前庭神经鞘膜瘤相似。显露小脑脑桥三角区后，在脑干附近识别面神经。面神经通常位于肿瘤的上缘或后缘[30, 31]，锐性显微解剖从肿瘤包膜上解剖分离面神经，以减少面神经的操作和对其血供的骚扰。

九、后组脑神经保留技术

在枕乳突缝外侧切除部分枕骨，进行枕下外侧开颅手术。这种显露通常包括横窦和乙状窦，以及颈部的颈静脉球。乙状窦向头部颈静脉孔的方向移位，乳突与枕髁后部一起切除。这使得颈静脉孔的背外侧部能够从硬膜外打开[3, 30, 31]。

磨除颈静脉突，可以同时看到颈静脉孔的两个腔室，与前庭神经鞘膜瘤磨开内听道后见类似。这种观察可以保证更安全的蛛网膜层分离，以便保护后组脑神经的功能。从脑干追踪舌咽神

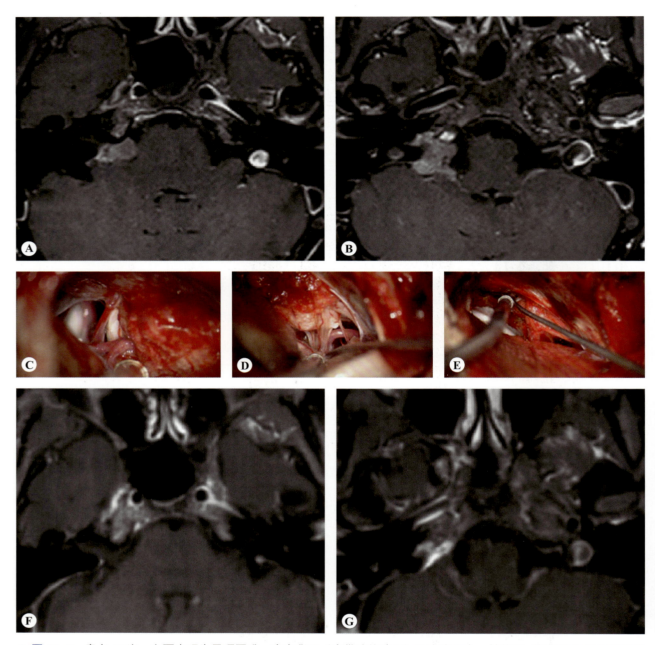

▲ 图 46-4　患者 42 岁，主要表现为吞咽困难、声音嘶哑（声带功能障碍）和右肩无力。轴位 T₁ 增强 MRI 显示颈静脉孔肿物

A 和 B. 显示 B 型颈静脉孔脑膜瘤，大多数肿瘤位于颅内，紧靠第Ⅶ和第Ⅷ对脑神经复合体，并延伸进入颈静脉孔。C. 术中早期识别第Ⅶ和第Ⅷ对脑神经复合体，可安全地循包膜分离脑膜瘤，同时保留功能。D. 术中早期辨认后组脑神经，使术者能够确定出肿瘤中容易减瘤的部分。注意肿瘤是如何撑开后组脑神经纤维的。E. 在大部分肿瘤减瘤后，用刮匙或钝钩进行显微剥离，可以清除孔内残留的肿瘤。F 和 G. 术后轴位 T₁ 增强 MRI 显示颈静脉孔内肿瘤残留极少，内听道附近无肿瘤

经、迷走神经和副神经的起源可以通过磨除颈静脉突和颈静脉结节来辅助。

在保留后组脑神经方面，B 型至 D 型肿瘤通常先切除颅外肿瘤，然后以典型的乙状窦前方式

打开硬膜，释放脑脊液（CSF）使小脑松弛。打开小脑脑桥三角区池并分离。在切除肿瘤的颅外部分后，通过变宽大的颈静脉孔可以改善手术通道。肿瘤腹侧的脑神经被识别并与肿瘤包膜分

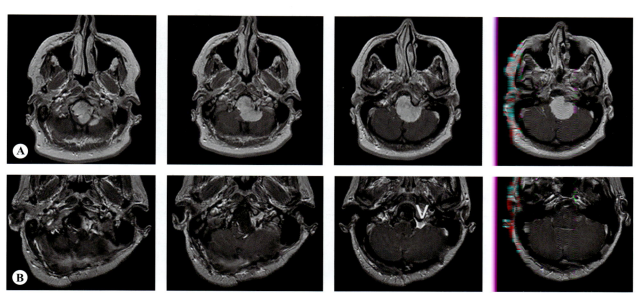

▲ 图 46-5　大型肿瘤，因向下扩展到椎动脉和高位颈椎管内，采用远外侧入路治疗
A 和 B. 术前和术后轴向增强 MRI 图像显示颈静脉孔管腔内（V）少量肿瘤残余

离 [3, 30, 31]。在脑膜瘤中，识别真正的蛛网膜界面并在后组脑神经周围保持此界面是至关重要的，因为后组脑神经的血供和静脉引流通常被包裹在这一层中（见第 6 章）。

硬膜重建可采用脂肪和阔筋膜等自体移植物或可缝合的异体移植物。确保开放的乳突气房用骨蜡封闭，并用肌肉或脂肪密封，以及使用纤维蛋白胶将其固定在适当的位置，而瘢痕形成可以防止脑脊液漏。

十、并发症

关于颈静脉孔脑膜瘤的文献中充满了并发症。这是一个常见的情况，主要是因为这些肿瘤的位置和颅骨受累 [1–3, 12, 19, 21, 30–37]。多发性后组脑神经功能障碍是手术切除后常见的后遗症，尤其是颈静脉孔脑膜瘤。

与副神经节瘤或神经鞘瘤相比，这些肿瘤的术后病程倾向于更差。与副神经节瘤的 30% 和颈静脉神经孔瘤的 15% 相比，这一区域的脑膜瘤有近 60% 的新增神经功能障碍率 [33, 35]。术后最常见的并发症是舌咽神经和迷走神经的功能障碍。尽管术前评估是至关重要的，但许多患者仍需要暂时的吞咽辅助、气道保护，通过同侧声带内移或注射术改善发音。

十一、长期结果

虽然颈静脉孔脑膜瘤有几个小的病例系列报道，但没有很好的长期研究来回顾复发率。大多数随访时间延长至 10 年的系列结果表明，辛普森 1 级切除后的肿瘤复发率低 [15]。虽然没有好的病例系列记录确切的复发率，但大多数组织病理学证据表明，这些肿瘤通常是 WHO Ⅰ 级，在近全切除和全切除的情况下复发率很低。已有数关于单纯采用包膜下次全切后肿瘤复发的报告。

十二、放射治疗

辅助性放射治疗也越来越多地用于此类病例 [15]。根据手术风险、并发症、年龄和患者舒适度选择合适的患者，有助于确定最佳的治疗方式。只有有限的文献研究此类单几肿瘤的单独放射治疗或回顾多模式治疗的复发率及并发症率 [38]。由于关于此类肿瘤放射治疗的文献有限，利用颅后窝放射治疗的资料结果来进行推断是合理的。Ⅰ 级脑膜瘤接受单次 12~ 治疗后有 90% 的机会停止生长[39]。这一结果受到肿瘤体积和可能接受辐射的周围结构的影响。关于后组脑神经出现功能障碍前所能耐受的剂量范围，以及这些剂量对后组脑神经的长期影响，目前尚无可靠的数据。永久性功能障碍的发生率，特别是后组脑神经，报道中为 1.6%～9.8%[30, 40]。

十三、总结

原发性颈静脉孔和颈静脉窝脑膜瘤是一类罕见的肿瘤。它们占颅后窝脑膜瘤的 4%，但对手术提出了重大挑战[1]。这些肿瘤通常是斑块样生长的肿瘤，有明显的骨质受累。虽然这些肿瘤以硬膜为基底，但已知这些肿瘤可扩展到颅外间隙，常包绕颈动脉或压迫颈静脉。通常在术前影像上可见硬化性骨缘，有计划的手术途径及适当的患者咨询对确保手术目标至关重要。后组脑神经功能障碍在手术后很常见，患者和家属为预期的术后病程做好准备可以设定适当的预期。

参考文献

[1] Ramina R, Neto MC, Fernandes YB, Aguiar PH, de Meneses MS, Torres LF. Meningiomas of the jugular foramen. Neurosurg Rev. 2006;29(1):55-60.

[2] Macdonald AJ, Salzman KL, Harnsberger HR, Gilbert E, Shelton C. Primary jugular foramen meningioma: imaging appearance and differentiating features. AJR Am J Roentgenol. 2004;182(2):373-7.

[3] Arnautovic KI, Al-Mefty O. Primary meningiomas of the jugular fossa. J Neurosurg. 2002;97(1):12-20.

[4] Hughes JD, Fattahi N, Van Gompel J, Arani A, Ehman R, Huston J 3rd. Magnetic resonance elastography detects tumoral consistency in pituitary macroadenomas. Pituitary. 2016;19(3):286-92.

[5] Hughes JD, Fattahi N, Van Gompel J, Arani A, Meyer F, Lanzino G, et al. Higher-resolution magnetic resonance elastography in meningiomas to determine intratumoral consistency. Neurosurgery. 2015;77(4):653-8; discussion 8-9.

[6] Sahm F, Schrimpf D, Olar A, Koelsche C, Reuss D, Bissel J, et al. TERT promoter mutations and risk of recurrence in meningioma. J Natl Cancer Inst. 2016;108(5)

[7] Lamszus K. Meningioma pathology, genetics, and biology. J Neuropathol Exp Neurol. 2004;63(4):275-86.

[8] Komune N, Matsuo S, Miki K, Matsushima K, Akagi Y, Kurogi R, et al. Microsurgical anatomy of the jugular process as an anatomical landmark to access the jugular foramen: a cadaveric and radiological study. Oper Neurosurg (Hagerstown). 2019;16(4):486-95.

[9] Ma SC, Liu S, Agazzi S, Jia W. The jugular process: a key anatomical landmark for approaches to the jugular foramen. World Neurosurg. 2020;135:e686-e94.

[10] Katsuta T, Rhoton AL Jr, Matsushima T. The jugular foramen: microsurgical anatomy and operative approaches. Neurosurgery. 1997;41(1):149-201; discussion -2.

[11] Mann WJ, Amedee RG, Gilsbach J, Perneczky A, Wolfensberger M. Transsigmoid approach for tumors of the jugular foramen. Skull Base Surg. 1991;1(3):137-41.

[12] Nowak A, Dziedzic T, Czernicki T, Kunert P, Marchel A. Surgical treatment of jugular foramen meningiomas. Neurol Neurochir Pol. 2014;48(6):391-6.

[13] Mizutani K, Akiyama T, Yoshida K, Toda M. Skull base venous anatomy associated with endoscopic skull base neurosurgery: a literature review. World Neurosurg. 2018;120:405-14.

[14] Warren FM 3rd, McCool RR, Hunt JO, Hu N, Ng PP, Buchmann LP, et al. Preoperative embolization of the inferior petrosal sinus in surgery for glomus jugulare tumors. Otol Neurotol. 2011;32(9):1538-41.

[15] Ito S, Saegusa T, Ozawa Y, Higuchi Y, Iwadate Y, Serizawa T, et al. Function-preserving multimodal treatment for jugular foramen meningiomas. J Neurol Surg B Skull Base. 2019;80(3):239-43.

[16] Franklin DJ, Moore GF, Fisch U. Jugular foramen peripheral nerve sheath tumors. Laryngoscope. 1989;99(10 Pt 1):1081-7.

[17] Kaye AH, Hahn JF, Kinney SE, Hardy RW Jr, Bay JW. Jugular foramen schwannomas. J Neurosurg. 1984;60(5):1045-53.

[18] Pellet W, Cannoni M, Pech A. The widened transcochlear approach to jugular foramen tumors. J Neurosurg. 1988;69(6):887-94.

[19] Samii M, Alimohamadi M, Gerganov V. Surgical treatment of jugular foramen schwannoma: surgical treatment based on a new classification. Neurosurgery. 2015;77(3):424-32; discussion 32.

[20] Samii M, Babu RP, Tatagiba M, Sepehrnia A. Surgical treatment of jugular foramen schwannomas. J Neurosurg. 1995;82(6):924-32.

[21] Matsushima K, Kohno M. Retrosigmoid transmeatal and suprajugular approach for cerebellopontine angle meningioma: operative video. Neurosurg Focus. 2017;43(VideoSuppl2):V3.

[22] Matsushima K, Kohno M, Nakajima N, Izawa H, Ichimasu N, Tanaka Y, et al. Retrosigmoid intradural suprajugular approach to jugular foramen tumors with intraforaminal extension: surgical series of 19 cases. World Neurosurg. 2019;125:e984-e91.

[23] Komune N, Matsushima K, Matsushima T, Komune S,

Rhoton AL Jr. Surgical approaches to jugular foramen schwannomas: an anatomic study. Head Neck. 2016;38 Suppl 1:E1041-53.

[24] Pensak ML, Jackler RK. Removal of jugular foramen tumors: the fallopian bridge technique. Otolaryngol Head Neck Surg. 1997;117(6):586-91.

[25] Sekhar LN, Schramm VL Jr, Jones NF. Subtemporal-preauricular infratemporal fossa approach to large lateral and posterior cranial base neoplasms. J Neurosurg. 1987;67(4):488-99.

[26] Sen CN, Sekhar LN. The subtemporal and preauricular infratemporal approach to intradural structures ventral to the brain stem. J Neurosurg. 1990;73(3):345-54.

[27] Komune N, Komune S, Matsushima K, Rhoton AL Jr. Comparison of lateral microsurgical preauricular and anterior endoscopic approaches to the jugular foramen. J Laryngol Otol. 2015;129 Suppl 2:S12-20.

[28] Lee DL, McCoul ED, Anand VK, Schwartz TH. Endoscopic endonasal access to the jugular foramen: defining the surgical approach. J Neurol Surg B Skull Base. 2012;73(5):342-51.

[29] House WF, Hitselberger WE. The transcochlear approach to the skull base. Arch Otolaryngol. 1976;102(6):334-42.

[30] Gilbert ME, Shelton C, McDonald A, Salzman KL, Harnsberger HR, Sharma PK, et al. Meningioma of the jugular foramen: glomus jugulare mimic and surgical challenge. Laryngoscope. 2004;114(1):25-32.

[31] Lustig LR, Jackler RK. The variable relationship between the lower cranial nerves and jugular foramen tumors: implications for neural preservation. Am J Otol. 1996;17(4):658-68.

[32] Bakar B. Jugular foramen meningiomas: review of the major surgical series. Neurol Med Chir (Tokyo). 2010;50(2):89-96; disucussion −7.

[33] Fayad JN, Keles B, Brackmann DE. Jugular foramen tumors: clinical characteristic and treatment outcomes. Otol Neurotol. 2010;31(2):299-30 .

[34] Molony TB, Brackmann DE, Lo WW. Meningiomas of the jugular foramen. Otolaryngol Head Neck Surg. 1992;106(2):128-36.

[35] Sanna M, Bacciu A, Falcioni M, Taibah A, Piazza P. Surgical management of jugular foramen meningiomas: a series of 13 cases and review of the literature. Laryngoscope. 2007;117(10):1710-9.

[36] Simpson D. The recurrence of intracranial meningiomas after surgical treatment. J Neuro Neurosurg Psychiatry. 1957;20(1):22-39.

[37] Tekkok IH, Ozcan OE, Turan E, Erol B. Jugular foramen meningioma. Report of a case and review of the literature. J Neurosurg Sci. 1997;41(3):283-92.

[38] Pollock BE, Link MJ, Foote RL, Stafford SL, Brown PD, Schomberg PJ. Radiosurgery as primary management for meningiomas extending into the internal auditory canal. Stereotact Funct Neurosurg. 2004;82(2-3):98-103.

[39] Combs SE, Ganswindt U, Foote RL, Kondziolka D, Tonn JC. State-of-the-art treatment alternatives for base of skull meningiomas: complementing and controversial indications for neurosurgery, stereotactic and robotic based radiosurgery or modern fractionated radiation techniques. Radiat Oncol. 2012;7:226.

[40] Starke RM, Williams BJ, Hiles C, Nguyen JH, Elsharkawy MY, Sheehan JP. Gamma knife surgery for skull base meningiomas. J Neurosurg. 2012;116(3):588-97.

第 47 章　颈静脉孔神经鞘瘤
Jugular Foramen Schwannomas

Kunal Vakharia　Luciano Cesar　Maria Peris-Celda　Michael J. Link　著

张喜安　译

颈静脉孔神经鞘瘤是一种罕见的疾病，其发生率为颅内神经鞘瘤的 3%～4%，占颅内肿瘤的 0.32%[1, 2]。此类肿瘤在女性中的发病率略高，平均发病年龄为 37 岁[3]。对于在生命的第 1 个或第 2 个 10 年中发病的患者，临床医生应该对 II 型神经纤维瘤病有合理的怀疑[1]。颈静脉孔神经鞘瘤临床表现差异大，因为他们的位置和颈静脉孔解剖特点，以及肿瘤的主体在何位置。根据肿瘤的位置可将其分为主要位于颅内小脑脑桥三角区（CPA），主要位于颞枕骨（颈静脉孔）内或颅外。当然，哑铃形肿瘤是常见的，通过颈静脉孔扩展累及多个解剖部位。

一、临床表现

尽管这些肿瘤起源自出颈静脉孔的后组脑神经，但近 60%～75% 的患者以听力损失为主要症状。多达 50% 的病例常累及后组脑神经，表现为声音嘶哑、吞咽困难和斜方肌无力。与颈静脉鼓室副神经节瘤不同，颈静脉孔神经鞘瘤通常不是在耳镜检查时发现，任何听力损失都归因于 CPA 内肿瘤对听神经的直接压迫，或很少见的情况下是直接侵蚀进入内耳所致，而不是由于肿瘤进入中耳引起的传导性听力损失。

二、解剖上的细微差别

颈静脉孔不是一个真正的孔，而是由颞、枕骨的软骨结合间隙形成的。颈静脉孔的边界由前上部的颞骨岩部和后部的枕骨颈静脉突构成。如 Rhoton 等所描述的，颈静脉孔位于外侧的枕乳突缝与内侧的岩枕裂之间[4, 5]。位于颅底后外侧的颈静脉孔，传统上被分为一个大的后外侧腔室，称为静脉部和一个前内侧腔室称为神经部。

更准确地说，颈静脉孔分为 3 个区域，岩下窦通过的岩部、乙状窦通过的乙状部和脑神经通过的颈静脉孔中间部。第三个腔室是颈内突存在的地方。颈内嵴自颈静脉突起，沿颈静脉球内侧缘向前延伸，与颈动脉管外侧缘的嵴相接[6]（图 47–1）。这个嵴略微朝向内侧，是舌咽神经沟的位置。如上所述，后组脑神经，包括舌咽神经、迷走神经和副神经，通过颈静脉孔的颈静脉孔中间部。

颈静脉孔内分隔上的硬膜有两个孔，穿过后组脑神经：舌咽神经口为舌咽神经，较大的迷走神经口为迷走神经和副神经[6]。舌咽神经所进入的舌咽神经道，位于迷走神经和副神经所进入的迷走神经道上方。颈静脉孔的解剖学详见第 3 章。

三、影像学评估

尽管大多数颈静脉孔区肿瘤的临床表现有一定的相似性，但根据影像学对其进行正确的诊断，对临床决策制订有重要的影响。术前 MRI 和 CT 相辅相成，可以对颈静脉孔病变进行最佳

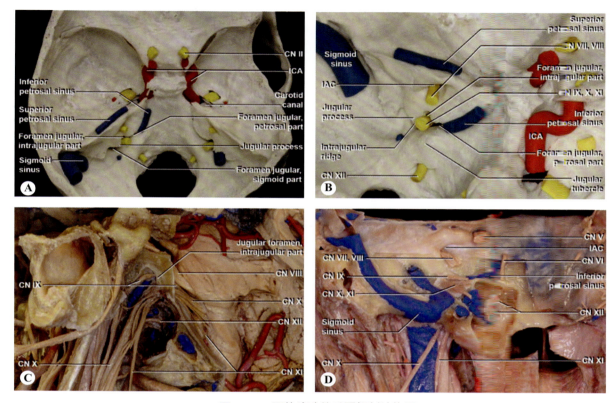

▲ 图 47-1　颈静脉孔的重要解剖结构图

A. 颅底缩小视图，显示关键的解剖标志，并突出了颈静脉孔岩部和中间部；B.同一标本的放大视图，显示颈动脉和静脉解剖的毗邻关系；C.颈静脉孔的尸体视图，去除孔周围的骨质，突出颈静脉孔的颈静脉内部分；D.颈静脉窝与颈静脉孔的尸体解剖，显示颈静脉孔与静脉窦的关系

Carotid canal：颈动脉管；CN Ⅱ：视神经；CN Ⅴ：三叉神经；CN Ⅶ：面神经；CN Ⅷ：前庭耳蜗神经；CN Ⅸ：舌咽神经；CN Ⅹ：迷走神经；CN Ⅺ：副神经；CN Ⅻ：舌下神经；Foramen jugular. intrajugular part：颈静脉孔内部；Foramen jugular. petrosal part：颈静脉孔岩部；Foramen jugular.sigmoid part：颈静脉孔乙状窦部；IAC：内听道；ICA：颈内动脉；Inferior petrosal sinus：岩下窦；Intrajugular ridge：颈内嵴；Jugular process：颈内突；Jugular tubercle：颈静脉结节；Sigmoid sinus：乙状窦；Superior petrosal sinus：岩上窦

的评估。重 T₂ 加权像、稳态 MRI（如 FIESTA 或 CISS 序列），以及增强后多平面序列和颅底薄层 CT 成像可以最好地了解颈静脉孔区肿瘤及其与周围关键结构的关系。

　　神经鞘瘤典型的 CT 表现为边缘平滑，肿瘤内无骨基质，有助于与软骨肉瘤或副神经节瘤鉴别。通常神经鞘瘤引起颈静脉孔扩张而不累及骨髓质[7]。在 MRI 上，神经鞘瘤典型地表现为 T₁ 加权像等信号，T₂ 加权像高信号，没有明显的流空，后者与副神经节瘤相反。此外，神经鞘瘤强化后罕有出现硬膜尾征，这有助于将其与该部位的脑膜瘤区分开来。此类肿瘤在给予钆后的

T₁ 加权像上明显增强，肿瘤内囊性变，这也有助于它们与脑膜瘤的鉴别。与较常见的前庭神经鞘膜瘤（vestibular schwannoma，VS）相似，颈静脉孔附近的神经鞘瘤是沿脑神经走行路径扩展的边界清晰的分叶状肿瘤。当它们扩展到硬膜下间隙时，它们通常位于延髓上部或脑桥下部附近。当然，它们很容易与 VS 区分开来，因为它们穿过颈静脉孔，不进入内听道，可沿颈静脉和颈内动脉旁的后组脑神经走行向颅外扩展，位于颈动脉鞘内。另一方面，副神经瘤常位于颈静脉管腔内，扩展至中耳，受累颅骨产生一种更"虫蚀"样的表现，在 T₁ 和 T₂ 加权 MRI 上常可

见明显的流空。

四、分类

由于颈静脉孔周围复杂的解剖结构，多年来已经发展了数种分类系统来帮助根据肿瘤形态特征和影像学类型来选择合适的入路。肿瘤通过颈静脉孔扩展已导致了几种分类。这些分类系统和手术入路策略通常会考虑骨性标志和术前影像学特点，而不是颈静脉孔神经血管的解剖。这主要是因为从传统的后外侧入路很难进入颈静脉窝和颈静脉孔，其原因是颈静脉球位于脑神经的后面，所以无法如同 VS 手术将内听道后壁切除那样将这部分切除。

最初的分类系统是由 Franklin、Kaye 和 Samii 提出的，Pellet 和 Al-Mefty 对这些分类系统进行了修改[1, 8-10]。Kaye 及其同事描述了 3 种颈静脉孔神经鞘瘤[9]。A 型肿瘤主要位于颅内，进入颈静脉孔的部分很小；B 型肿瘤主要位于骨和骨孔范围内；C 型肿瘤主要位于颅外，仅有少量扩展到骨孔和颅后窝。Pellet 及其同事提出了第 4 种类型，D 型，这种类型包括哑铃形肿瘤，同时具有颅内和颅外部分[10]（图 47-2）。

Arnautovic 和 Al-Mefty 提出了两个应予以考虑的重要问题[8]。虽然他们主要关注颈静脉孔脑膜瘤，但手术入路选择、高危手术区域和并发症处理背后的思维过程，建立在相同的原则上。Arnautovic 和 Al-Mefty 提出了一个独特的区域，即颈静脉窝，它是位于颈动脉管下开口后方的凹陷，容纳颈静脉球，颈静脉孔位于其前方[8]。他们所提出的分型强调肿瘤与颈静脉的位置关系及静脉系统的通畅程度。这仍然是一个重要的术前考虑因素，但在神经鞘瘤的重要性不如侵犯周围

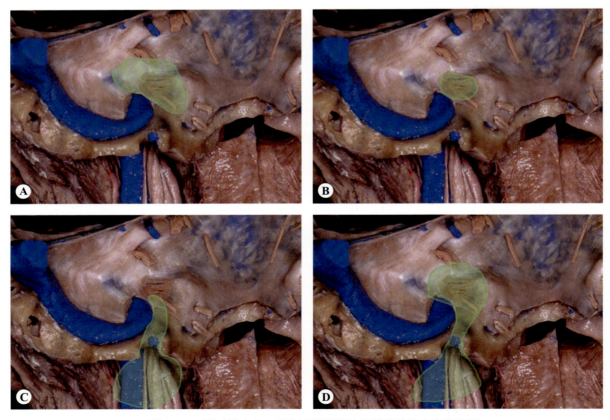

▲ 图 47-2　顺时针方向，我们可以看到神经鞘瘤分类方案的略图

A. A 型肿瘤主要位于颅内；B. B 型肿瘤位于颈静脉孔内；C. C 型肿瘤位于颈静脉孔内，颅外部分大；D. D 型肿瘤呈哑铃型外观

颅骨的肿瘤，如副神经节瘤和脑膜瘤。尽管如此，全面了解静脉瘀血、侧支吻合的静脉路径、手术通道，以及可能阻碍肿瘤周边分离的结构都是手术计划需考虑的因素。

五、治疗注意事项

"不伤害"

虽然神经鞘瘤在保留脑神经的情况下全切除是理想的手术目标，但根据我们的经验，对于颈静脉神经鞘孔瘤来说，这从来不是一个有现实的可能性，除非肿瘤很小，明显来自舌咽神经或副神经，或者仅与 CPA 中的迷走神经根丝之一粘连。了解术前功能基线可以帮助决定需要进行多大程度的手术切除，尤其是在同时有颅内和颅外部分的肿瘤中。切除的最佳方法是清除进入颈静脉孔的骨性障碍，并尽量减少在颈静脉窝外操纵后组脑神经。虽然在此讨论手术入路方法，特别是考虑到此类肿瘤的罕见性，外科医生必须认识到手术的目标并了解其在术后对患者潜在的影响。根据我们的经验，即使患者术前声带麻痹或吞咽困难，大颈静脉孔神经鞘瘤的完全切除几乎总是导致症状恶化。有了放射治疗这一局部控制的好选择，外科医生应该限制过分激进

的肿瘤切除，并将脑干减压作为外科治疗的目标（图 47-3）。

颈静脉孔神经鞘瘤的手术治疗对后组脑神经有很高的损伤风险。由于神经鞘瘤起源于脑神经外周髓鞘的施万细胞，与室管膜瘤不同，神经鞘瘤往往更多地发生在颈静脉孔内，通常更多见的是 D 型肿瘤，因为神经内的施万细胞成分更多地位于孔内的外周部[11]。有术前有吞咽困难或气道保护困难的患者应检查声带，以了解迷走神经基线功能。此外，正式的吞咽评估和内镜下的吞咽评估可以提供重要的功能基线评估。术前对患者进行语言治疗和康复治疗会诊，有助于术后恢复。向患者详细讲解短期声音困难、吞咽困难和（或）误吸的风险，以及可能需要经皮内镜下胃空肠造瘘（PEG）置管肠内营养或气管切开术是至关重要的。了解患者的基线承受能力是确定处理目标的关键。

六、手术入路 / 技巧

手术入路和技巧是根据肿瘤的位置和扩展范围而定的。根据肿瘤的位置，特别是肿瘤位于颞骨深处，扩展到 CPA 和脑干局部，以及累及颅外颅底部分，有许多入路选择需考虑的问题。这些

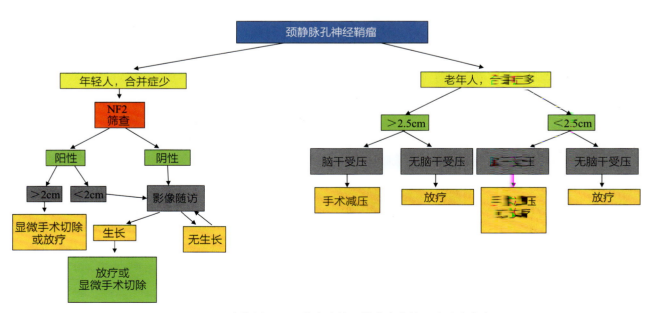

▲ 图 47-3 决策树显示颈静脉孔神经鞘瘤患者的可选治疗方案

入路包括后外侧入路，如乙状窦后入路、经乙状窦入路和远外侧入路，后者包括磨除或不磨除枕骨髁；前外侧入路，如经颞骨入路（经乳突、经迷路、经耳囊、经耳蜗）联合经颈入路（即 Fisch A 型、B 型和 C 型入路）。由于这些肿瘤累及多腔室的性质，并取决于手术计划有多激进，多种入路通常结合使用，以获得多个通道进行肿瘤的分块切除，以及安全地在功能完好的后组脑神经（lower cranial nerve，LCN）根丝周围和之间进行操作的能力。

了解肿瘤的主体部位在计划手术中是很重要的。Samii、Pellet、Kaye 和 Franklin 的分类系统主要关注肿瘤与颈静脉孔的关系以及肿瘤是颅内还是颅外，对于识别肿瘤与入路的关系也很重要 [9, 10, 12, 13]。Arnautovic 和 Al-Mefty 认为，较低的显露角度有助于增加颈静脉窝和颈静脉孔肿瘤的显露 [8]。对静脉解剖的认识也是手术计划所需的，特别是 B 型和 C 型肿瘤 [14]。除了静脉解剖和肿瘤的位置分类，就像在任何邻近脑干的手术中一样，术前与患者的讨论和计划决定了肿瘤切除的侵袭性（图 47-4）。

A 型肿瘤和延伸到颈静脉孔后上或后下的肿瘤，通常采用乙状窦后入路。这些入路可以根据肿瘤通过颈静脉孔的扩展范围来增加经颞骨或经颈入路，但 A 型肿瘤手术的焦点往往是切除邻近脑干的肿瘤和手术减压颅后窝。

颈静脉结节前的肿瘤可以采用颈静脉上或乙状窦前 / 迷路下入路显露。颈静脉球上岩骨磨除

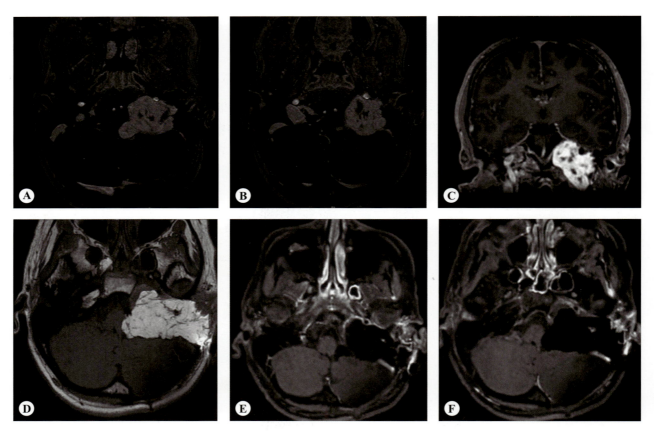

▲ 图 47-4　14 岁女性，以左侧 House-Brackmann Ⅱ级面部无力为主要表现，诊断为 D 型颈静脉孔神经鞘瘤，颞骨部分较大。患者无吞咽困难或发音困难，在其他医院行活检和放射治疗，但随后出现面肌痉挛，故行右侧经颞入路手术切除肿瘤
A 和 B. 轴位 T$_1$ 增强 MRI 显示巨大的颞部不均匀强化病灶；C. 冠状位 T$_1$ 增强序列显示肿瘤扩展至颞骨内；D. T$_1$ 平扫 MRI 显示用于封闭颞骨缺损的脂肪移植物；E 和 F. 术后轴位 T$_1$ 增强 MRI 显示肿瘤近全切除，无明显残留

可用于显露颈静脉孔内肿瘤，后者常将颈静脉球向下推挤[15]。磨除颈静脉结节释放了颈静脉孔周围更多的空间，有利于更容易的操作和牵拉后组脑神经。颈静脉球上区磨除安全有效，应类似于 VS 手术中的内听道后壁的磨除[4]。在这个部位使用带切割头的超声吸引器或金刚砂钻头可有效完成骨质磨除。在手术结束时，如果乳突气房被打开，应仔细以骨蜡封闭，并可能需使用纤维蛋白密封药或脂肪或肌肉移植物，以避免脑脊液漏。最重要的是，颈静脉球的位置必须很好地了解，术前 CT 在这方面很有帮助。这将避免无意中用钻头或超声波吸引器打开颈静脉球。

位于颈静脉结节前的大肿瘤可能需要更广泛的颞骨下分离，以进入颈静脉球和颈静脉孔的前缘。可利用耳前颞下 / 颞下窝入路可进入颈静脉孔前外侧[16]。

B 型肿瘤在骨孔范围内有很大一部分，必须考虑乙状窦和颈静脉球[14]。在影像学上显示肿瘤测侧的窦通畅，这也是典型的情况，在某些情况下可能需要牺牲窦，但包括乙状窦后、经髁和颈静脉后入路可以保证对此部位充分的显露而不必牺牲静脉。如果要牺牲一个通畅的颈静脉球，了解脑的侧支静脉流出通路是很重要的。在 CPA 中，

肿瘤较大时，静脉解剖会发生自由，部分静脉会因静脉流出量改变而充血[14]。内镜辅助技术，配合牙科镜和其他显微外科技术，可用于观察扩大的颈静脉孔内的肿瘤并将其从深处剥离出[3, 17]。在窦闭塞的肿瘤中，经颈静脉岩枕或经乙状窦入路可能有助于增加显露[18, 19]。该手术入路的关键步骤包括识别 Labbé 静脉，并确保该关键结构有流出途径。即使闭塞乙状窦远端或颈静脉球，岩下窦仍可出血至术野[6, 7]。在治疗前了解每个病例的静脉解剖是很重要的。

C 型肿瘤在静脉解剖可能上产生了类似的困难和挑战。这些肿瘤可以包含颈静脉孔内的肿瘤，但往往有很大一部分肿瘤位于颅底的颅外。此区域的肿瘤也需进行术前静脉窦通畅性评估，以帮助规划理想的手术入路[20]（图 47-5）。通常，我们更喜欢做一个全面的脑血管造影。经颈入路通常在头颈外科同事的协助下进行，以显露肿瘤的颅外部分[21]。为显露肿瘤下部，在咽旁间隙特别是茎突后间隙解剖分离时，颈内动脉、颈内静脉和面神经的辨别和保护是关键[22, 23]。这种类型的显露允许借助多个操作通道进行手术，包括颈动脉前、颈静脉前和颈静脉后通道，可进入颈静脉孔的深部区域。

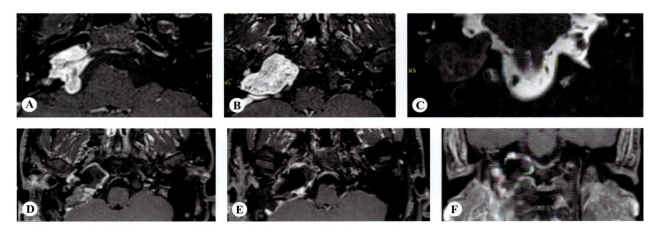

▲ 图 47-5 31 岁男性，有 1 年耳鸣病史，被发现患有 C 型颈静脉孔神经鞘瘤。患者无吞咽困难或发音困难，接受了右侧经颞 – 经颈静脉 – 经颈部入路手术切除病灶

A 和 B. 轴位 T_1 增强 MRI 显示肿瘤的颅内部分较小，而颅外部分和颞骨部分较大；C. 冠状位 Fiesta 后列 MRI 显示后组脑神经向内侧推挤较多，肿瘤的颅外部分较大；D 和 E. 术后 3 个月轴位 T_1 增强 MRI 显示肿瘤近全切除，无明显残留；F. 冠状位 T_1 增强 MRI 显示颅外术腔上部有一小块肿瘤，可能需要长期随访

D 型肿瘤具有与 C 型肿瘤相同的经颈、颈静脉入路。Fisch A 型入路和其他耳前颞下 / 颞下窝入路（Fisch B 型和 C 型入路）可用于切除颅内和颅外前部肿瘤部分均显著的哑铃型肿瘤[23, 24]（图 47–4）。

七、神经监测

神经监测在较大肿瘤的术中评估和减瘤中起着非常重要的作用。第 V、VI、VII、X、XI、XII对脑神经和脑干听觉诱发反应的监测有助于脑神经的保护。起源于颈静脉孔并扩展到内听道的肿瘤通常有面神经覆盖在肿瘤的前上面。直接刺激此神经可正确识别，并允许外科医生明确术区可用的用于减瘤和切除肿瘤的手术通道。展神经有时可被较大的肿瘤向前推挤，并自上内侧行向 Dorello 管，通常用钝性分离将其自神经鞘瘤囊壁剥离[25]。

通常在术中对迷走神经进行连续监测，类似于对面神经的监测。直接刺激可以评估神经的运动部分[26, 27]。监测中超强电刺激波幅如能保持在对照的 30% 以上，通常提示术后迷走神经功能无恶化风险[15, 19]。

八、面神经保留技术

颈静脉孔神经鞘瘤的面神经处理和保留主要应根据手术入路选择和手术通道而个体化[28]。面神经管桥技术和面神经移位技术，主要用于经颞骨入路切除颈静脉瘤，结果表明没有进行神经改道的患者有最好的长期面神经功能结果[29–31]。虽然面神经的向前移位可以改善肿瘤的显露，尤其是在肿瘤累及颈动脉管水平段的情况下，但限制该部位的神经移位可降低术后永久性面肌无力的风险。在此区域的实体瘤，如神经鞘瘤，往往血供较少，经颞骨入路显露的较小骨窗足以提供充分的手术通道，使面神经移位变得多余。

在切除颅外肿瘤前方部分时，颅底咽旁间隙周围的面神经处理也是一个重要因素。保留茎乳孔附近的面神经并将其保留在茎突后间隙内，有助于保留神经，并在沿肿瘤包膜进行分离时减少

对神经的牵拉[21]。在连续的面神经监测下，直接刺激可以更容易地识别神经的颅外走行，超强刺激下降超过 69% 可表明面神经在切开过程中受到过大牵拉[32]。

颅后窝内的大肿瘤可扩展至颈静脉孔以上，至内听道的下表面。用显微外科器械钝性解剖，将面神经下表面的肿瘤包膜分离开是可能的，特别是在此部位的神经鞘瘤[13]。锐性分离和充分的蛛网膜分离以减少对面神经的无形的牵拉是有益的，尤其是在较大的肿瘤顶部。

九、后组脑神经保留技术

与前庭神经鞘膜瘤的手术解剖分离操作相似，显露和识别分离平面是保存颈静脉孔内未受影响的神经的关键。在颈静脉突和颈静脉区磨除颅骨，可以看到颈静脉孔外的视野，这在某种程度上类似于前庭神经鞘膜瘤（VS）的内听道后壁磨除的效果。对于 A 型肿瘤，识别正常的神经远端，即可以使用圆刀或显微剪刀分别从远端和近端锐性剥离肿瘤。遗憾的是在实际情况中，这是非常罕见的。与脑膜瘤或副神经节瘤不同，神经鞘瘤可通过瘤内减瘤后牵开肿瘤包膜，以识别受影响的神经。从脑干起始部追踪舌咽神经、迷走神经和副神经的起源，可通过磨除颈静脉突和颈静脉结节来辅助。

B 型和 D 型肿瘤，通常首先针对肿瘤的颅外部分进行切除或对其充分减瘤。通过打开乙状窦前硬脑膜和释放脑脊液，使小脑松弛，这样蛛网膜剥离就更容易。识别肿瘤腹侧的脑神经并将其肿瘤包膜分离[8, 33, 34]。在神经鞘瘤手术中，确定肿瘤的范围和邻近神经的位置，以避免不必要的牵拉或意外损伤是至关重要的。

十、放射外科方案

关于颈静脉孔神经鞘瘤放射外科治疗的长期结果的系列研究数量有限。Hasegawa 等报道了 33 例颈静脉神经孔神经鞘瘤患者，其中 16 例接受伽马刀（Elekta AB, Stockholm, Sweden）放射外

科治疗[35]。平均周边剂量 13.3Gy，平均肿瘤体积 8.7cm³，随访 60 个月。33 例患者中 31 例肿瘤控制良好，吞咽障碍的 13 例患者中 10 例改善，声音嘶哑的 18 例患者中有 13 例改善。没有患者出现神经功能恶化。其他研究也表明，近 20% 的颈静脉孔神经鞘瘤患者先前存在的脑神经病变改善，77% 的患者保持稳定，2% 的患者在多个小病例系列中出现恶化[35-37]。来自国际伽马刀研究基金会的颈静脉孔神经鞘瘤最大的多中心放射外科病例系列研究纳入了 92 例患者，其中 41 例先接受手术切除[36]。肿瘤中位体积 4.1cm³，平均周边剂量 12.5Gy。27 例先前存在的神经病变在放射手术后得到改善，51 例肿瘤保持稳定，14 例恶化。

不做显微手术直接采用放射外科手术的理想指征是较小的肿瘤体积、具有更多并发症的患者、主要位于颈静脉孔内或颅外的较小肿瘤（图 47-6），以及术后证实复发的肿瘤。对于向下延伸至 C₂ 椎体中份水平的肿瘤，可以考虑伽马刀

放射外科手术，并可保证是 □ 与准确性。无脑干压迫的肿瘤应考虑进行放 □ 外 □ 手术。

外科医生必须认识到 □ 且脑神经病变患者在手术干预后会出现症状 □ □ 化 □ 单独放射治疗可能会有一些好处。脑干受 □ □ 程度，是判断手术切除或减压是否为理想 □ □ □ 略的第一步的关键考虑因素。

十一、远期结果

手术远期结果见表 47-1 □

颈静脉孔神经鞘瘤是良 □ 病变，比该区域脑膜瘤复发的可能性小。在 □ □ 手术系列报道中，5 年复发率为 9%～10%[1, □ 38 □]。在次全切除的情况下，似乎有一个较高复 □ □ 的轻微趋势，类似于在 VS 的文献中所见。□ □ 还没有很好的诊断研究，来表明哪些手术标 □ □ 有可能复发，但是与 VS 文献相似，放射治疗 □ 为复发肿瘤的辅助治疗可能是一个有效的选择 □。

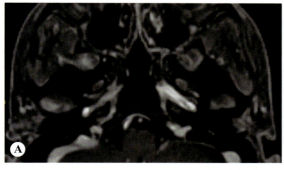
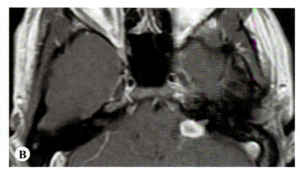
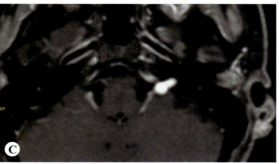

▲ 图 47-6 36 岁女性，在正常吞咽试验中发现有主观吞咽困难

A. 轴位 T₁ 增强 MRI 显示颈静脉孔内小型神经鞘瘤。B. 轴位 T₁ 增强 MRI 显示 2 年后的随访 □ 显示肿瘤生长，主要沿着延髓表面。患者接受了伽马刀治疗。剂量方案包括 14 个辐射等中心，覆盖肿瘤 □ 积 □ 7cm³。周边剂量为 14.5Gy，最大剂量为 29Gy。C. 轴位 T₁ 增强 MRI 显示 1 年后随访时肿瘤略有缩小。患者保 □ □ 功能稳定，未出现任何新的症状或体征

表 47-1　一些大宗手术病例系列的术后结果

	年　份	患者人数	GTR(%)	平均随访（个月）	复　发	术后功能障碍
Kaye 等[9]	1984	13	100	N/A	N/A	N/A
Sanna 等[40]	2006	23	95.5	N/A	N/A	面神经（7），听神经（2），舌咽神经（7），迷走神经（5），副神经（4）、舌下神经（2）
Abbasi 等[43]	2011	14	52.9	41.7	7.1%	面神经（0），听神经（0），舌咽神经（3），迷走神经（6），副神经（0），舌下神经（0）
Sedney 等[46]	2013	81	65.4	N/A	8.9%	面神经（6）、听神经（4）、舌咽神经和迷走神经（23），副神经（9），舌下神经（9）
Samii 等[13]	2015	16	100	24.8	0%	面神经（1）、听神经（0）、舌咽神经（3），迷走神经（0），副神经（0），舌下神经（0）
Zeng 等[44]	2016	133	80.5	108	9.9%	面神经（9），听神经（15），舌咽神经（23），迷走神经（19），副神经（21），舌下神经（18）
Ryu 等[45]	2017	29	31	66	10.3%	面神经（10）、听神经（10），舌咽神经（20）
Wang 等[42]	2020	31	93.1	26	N/A	面神经（4），听神经（0），舌咽神经（7），迷走神经（8），副神经（1）、舌下神经（3）

文献报道手术后后组脑神经功能障碍的发生率为15%～22.2%[3, 34]。此发生率较该区的其他肿瘤包括脑膜瘤和副神经节瘤低，其原因可能是因为外科医生在术中病理报告为神经鞘瘤的情况下采取次全切除。面神经移位可能导致中度术后面瘫，通常在6～12个月改善。然而，我们不主张将这种方法用于颈静脉孔神经鞘瘤。

十二、总结

颈静脉孔神经鞘瘤是罕见的肿瘤。它们只占颅后窝施万细胞瘤的一小部分，通常在术前后组

脑神经受累率最高。这些肿瘤通常通过颈静脉孔扩展，在磁共振静脉成像上似乎引起窦的闭塞，但实际上可能只是造成了窦的推挤。这种认识会影响这些病变的手术入路。对于颅内肿瘤负荷大的肿瘤，手术切除通常是首选的治疗方法，术后LCN神经病变的发生率低于该区域的其他肿瘤。对于无脑干压迫或占位效应的小肿瘤或症状轻微的肿瘤，放射外科手术是首选的治疗方式。对处理和稳定残余肿瘤，放射外科手术是一个很好的辅助手段，尽管在做出治疗决定之前应考虑患者的具体因素。

参考文献

[1] Samii M, Babu RP, Tatagiba M, Sepehrnia A. Surgical treatment of jugular foramen schwannomas. J Neurosurg. 1995;82(6):924-32.

[2] Wilson MA, Hillman TA, Wiggins RH, Shelton C. Jugular foramen schwannomas: diagnosis, management, and outcomes. Laryngoscope. 2005;115(8):1486-92.

[3] Ramina R, Maniglia JJ, Fernandes YB, Paschoal JR, Pfeilsticker LN, Coelho NM. Tumors of the jugular foramen: diagnosis and management. Neurosurgery. 2005;57(1 Suppl):59-68; discussion 59-68.

[4] Katsuta T, Rhoton AL Jr, Matsushima T. The jugular foramen: microsurgical anatomy and operative approaches.

Neurosurgery. 1997;41(1):149-201; discussion-2.

[5] Komune N, Matsushima K, Matsushima T, Komune S, Rhoton AL Jr. Surgical approaches to jugular foramen schwannomas: an anatomic study. Head Neck. 2016;38 Suppl 1:E1041-53.

[6] Ma SC, Liu S, Agazzi S, Jia W. The jugular process: a key anatomical landmark for approaches to the jugular foramen. World Neurosurg. 2020;135:e686-e94.

[7] Macdonald AJ, Salzman KL, Harnsberger HR, Gilbert E, Shelton C. Primary jugular foramen meningioma: imaging appearance and differentiating features. AJR Am J Roentgenol. 2004;182(2):373-7.

[8] Arnautovic KI, Al-Mefty O. Primary meningiomas of the jugular fossa. J Neurosurg. 2002;97(1):12-20.

[9] Kaye AH, Hahn JF, Kinney SE, Hardy RW Jr, Bay JW. Jugular foramen schwannomas. J Neurosurg. 1984;60(5):1045-53.

[10] Pellet W, Cannoni M, Pech A. The widened transcochlear approach to jugular foramen tumors. J Neurosurg. 1988;69(6):887-94.

[11] Hilton DA, Hanemann CO. Schwannomas and their pathogenesis. Brain Pathol. 2014;24(3):205-20.

[12] Franklin DJ, Moore GF, Fisch U. Jugular foramen peripheral nerve sheath tumors. Laryngoscope. 1989;99(10 Pt 1):1081-7.

[13] Samii M, Alimohamadi M, Gerganov V. Surgical treatment of jugular foramen schwannoma: surgical treatment based on a new classification. Neurosurgery. 2015;77(3):424-32; discussion 32.

[14] Mizutani K, Akiyama T, Yoshida K, Toda M. Skull base venous anatomy associated with sndoscopic skull base neurosurgery: a literature review. World Neurosurg. 2018;120:405-14.

[15] Matsushima K, Kohno M, Nakajima N, Izawa H, Ichimasu N, Tanaka Y, et al. Retrosigmoid intradural suprajugular approach to jugular foramen tumors with intraforaminal extension: surgical series of 19 cases. World Neurosurg. 2019;125:e984-e91.

[16] Sekhar LN, Schramm VL Jr, Jones NF. Subtemporal-preauricular infratemporal fossa approach to large lateral and posterior cranial base neoplasms. J Neurosurg. 1987;67(4):488-99.

[17] Samii M, Alimohamadi M, Gerganov V. Endoscope-assisted retrosigmoid infralabyrinthine approach to jugular foramen tumors. J Neurosurg. 2016;124(4):1061-7.

[18] Mann WJ, Amedee RG, Gilsbach J, Perneczky A, Wolfensberger M. Transsigmoid approach for tumors of the jugular foramen. Skull Base Surg. 1991;1(3):137-41.

[19] Matsushima K, Kohno M. Retrosigmoid transmeatal and suprajugular approach for cerebellopontine angle meningioma: operative video. Neurosurg Focus. 2017;43(VideoSuppl2):V3.

[20] Warren FM 3rd, McCool RR, Hunt JO, Hu N, Ng PP, Buchmann LP, et al. Preoperative embolization of the inferior petrosal sinus in surgery for glomus jugulare tumors. Otol Neurotol. 2011;32(9):1538-41.

[21] Luzzi S, Giotta Lucifero A, Del Maestro M, Marfia G, Navone SE, Baldoncini M, et al. Anterolateral approach for retrostyloid superior parapharyngeal space schwannomas involving the jugular foramen area: a 20-year experience.

World Neurosurg. 2019;132:e

[22] Bejjani GK, Sullivan B, Sala pez E, Abe lo J, Wright DC, Jurjus A, et al. Surgical y of the infratemporal fossa: the styloid diaphrag isited. Neurosurgery. 1998;43(4):842-52; discussion

[23] Shahinian H, Dornier C, Fi Parapharyngeal space tumors: the infratemporal fos rcach. Skull Base Surg. 1995;5(2):73-81.

[24] Kadri PA, Al-Mefty O. Sur treatment f dumbbell-shaped jugular foramen sch mas. Neurosurg Focus. 2004;17(2):E9.

[25] Joo W, Yoshioka F, Funaki T on AL Jr. Microsurgical anatomy of the abducens n Clin Anat 2012;25(8):1030-42.

[26] Liu JK, Sameshima T, G d ON, Coldwell WT, Fukushima T. The combine rsmastoid retro- and infralabyrinthine transjugula tscondylar transtubercular high cervical approach for tion of glomus jugulare tumors. Neurosurgery. 200 Suppl 1)ONS115-25; discussion ONS-25.

[27] Oghalai JS, Leung MK ler RK, McDermott MW. Transjugular craniot for the management of jugular foramen tumors wi acranial extension. Otol Neurotol. 2004;25(4):570-9; sion 9.

[28] Chen JQ, Tan HY, Wang WD, Chai YC, Jia H, et al. Strategy for facial ner agement uring surgical removal of benign jugular n tumors: outcomes and indications. Eur Ann Otor laryngol Head Neck Dis. 2019;136(3S):S21-S5.

[29] Llorente JL, Obeso S, Lo Rial JC, Coca A, Suarez C. Comparative results of in poral fossa approach with or without facial nerve rer g in jugular fossa tumors. Eur Arch Otorhinolaryngol. 271(4):809 15.

[30] Odat H, Shin SH, Odat A, Alzoubi F. Facial nerve management in jugular par loma surgery: a literature review. J Laryngol Otol. 20)):219-24

[31] Pensak ML, Jackler RK. R val of jugular foramen tumors: the fallopian brid ique. Otolaryngol Head Neck Surg. 1997;117(6):58

[32] Schmitt WR, Daube JR, Ca ML, Mandrekar JN, Beatty CW, Neff BA, et al. Use r pramaximal stimulation to predict facial nerve o es following vestibular schwannoma microsurg esults from a decade of experience. J Neurosurg. 2 3(1):206-1

[33] Gilbert ME, Shelton C. M onald A, Salzman KL, Harnsberger HR, Sharma et al. Meningioma of the jugular foramen: glomu jare mim and surgical challenge. Laryngoscope. 4(1):25-3

[34] Lustig LR, Jackler RK e variabl relationship between the lower crania ves and jugular foramen tumors: implications for preservation. Am J Otol. 1996;17(4):658-68.

[35] Hasegawa T. Stereotactic surgery for nonvestibular schwannomas. Neurosurg Am. 2013 24(4):531-42.

[36] Kano H, Meola A, Yang C uo WY, Martinez-Alvarez R, Martinez-Moreno N, e Stereotactic radiosurgery for jugular foramen schwann an international multicenter study. J Neurosurg. 2018; 928-36.

[37] Martin JJ, Kondziolka D Flickinger C, Mathieu D,

Niranjan A, Lunsford LD. Cranial nerve preservation and outcomes after stereotactic radiosurgery for jugular foramen schwannomas. Neurosurgery. 2007;61(1):76-81; discussion.

[38] Crumley RL, Wilson C. Schwannomas of the jugular foramen. Laryngoscope. 1984;94(6):772-8.

[39] Thomas AJ, Wiggins RH 3rd, Gurgel RK. Nonparaganglioma jugular foramen tumors. Otolaryngol Clin N Am. 2015;48(2):343-59.

[40] Sanna M, Bacciu A, Falcioni M, Taibah A. Surgical management of jugular foramen schwannomas with hearing and facial nerve function preservation: a series of 23 cases and review of the literature. Laryngoscope. 2006;116(12):2191-204.

[41] Bulsara KR, Sameshima T, Friedman AH, Fukushima T. Microsurgical management of 53 jugular foramen schwannomas: lessons learned incorporated into a modified grading system. J Neurosurg. 2008;109(5):794-803.

[42] Wang X, Long W, Liu D, Yuan J, Xiao Q, Liu Q. Optimal surgical approaches and treatment outcomes in patients with jugular foramen schwannomas: a single institution series of 31 cases and a literature review. Neurosurg Rev. 2020;43(5):1339-50.

[43] Safavi-Abbasi S, Bambakidis NC, Zabramski JM, Workman R, Verma K, Senoglu M, et al. Nonvestibular schwannomas: an evaluation of functional outcome after radiosurgical and microsurgical management. Acta Neurochir. 2010;152(1):35-46.

[44] Zeng XJ, Li D, Hao SY, Wang L, Tang J, Xiao XR, et al. Long-term functional and recurrence outcomes of surgically treated jugular foramen schwannomas: a 20-year experience. World Neurosurg. 2016;86:134-46.

[45] Ryu SM, Lee JI, Park K, Choi JW, Kong DS, Nam DH, et al. Optimal treatment of jugular foramen schwannomas: long-term outcome of a multidisciplinary approach for a series of 29 cases in a single institute. Acta Neurochir. 2017; 159(8):1517-27.

[46] Sedney CL, Nonaka Y, Bulsara KR, Fukushima T. Microsurgical management of jugular foramen schwannomas. Neurosurgery. 2013;72(1):42-6; discussion 6.

第 48 章　副神经节瘤

Paraganglioma

Stephen P. Cass　Olivia A. Kalmanson　著

汪潮湖　译

颈静脉鼓室副神经节瘤（jugulotympanic paragangliomas，JTP），既往称颈静脉球瘤，是罕见的颞骨肿瘤，累及颈静脉孔。副神经节瘤的独特性质，加上颈静脉孔复杂而重要的解剖结构，使其治疗既有趣又有挑战性。JTP 是典型的生长缓慢的肿瘤，最常见的表现为搏动性耳鸣和听力下降，但如果不加以控制，可导致后组脑神经和面神经麻痹。检查包括 CT 和 MRI，听力和脑神经评估，以及遗传和生化筛查。处理决策是复杂且高度个性化的，需要深入考虑许多因素，需要神经外科、神经耳科、肿瘤放射科、内分泌科和遗传学科之间的多学科合作，并与患者彻底讨论处理方法的选项。本章的目标是根据 JTP 独特的病理生理学和颈静脉孔区的复杂解剖学概述，概述最大限度地保护功能的最佳治疗策略。这也需要考虑肿瘤的特征包括大小、位置和扩展范围、关键神经血管结构的功能状态和解剖特点，以及患者特征包括遗传和代谢状态、健康状态、并发症、患者的偏好。

一、病理生理学

副神经节瘤是由参与构成弥漫神经内分泌系统的肾上腺外副神经节有关的神经内分泌主细胞来源的肿瘤[1]。肾上腺外副神经节瘤可发生于交感神经或副交感神经系统，但头颈部副神经节瘤通常与副交感神经系统有关[2]。在颞骨内，这些肾上腺外副神经节瘤称为颈静脉 JTP，占头颈部副神经节瘤的 30%[3]。JTP 可出现于颞骨内含有神经内分泌主细胞的肾上腺外副神经节[4]。主要分布于颈静脉孔区，位于颈静脉球外膜内，由第Ⅸ和Ⅹ对脑神经支配，并沿第Ⅸ对脑神经的鼓室支（Jacobson 神经）和第Ⅹ对脑神经的耳支（Arnold 神经）分布。Guild[4] 研究了这些颞骨中的副神经节，并认识到这些"颈静脉鼓室体"与颈动脉分叉处（颈动脉体）、主动脉、喉、眼眶和其他部位的类似结构的相似性。它们是高度血管化和神经支配密集的结构，大小从 0.5～1.5mm。Guild 称它们为"血管球体"。他发现每侧颞骨有 2～5 个，也认为这一数字是低估了，因为它们很容易被遗漏。

副神经节瘤被认为是通过异常的血管生成而发生的，血管生成提供了一个血管周围网络来支持神经发生[5]。这一过程但是由 NOTCH 通路的失调所驱动的[6]。组织学上，它们的特征是由主细胞和支持细胞组成的集合细胞，周围有丰富的毛细血管网络，称为"Zellballen"[7]（图 48-1）。这些主细胞的特点是其细胞质内为含儿茶酚胺的颗粒的存在。它们在嗜铬粒蛋白、突触素、神经元特异性烯醇化酶和 S-100 染色为阳性[2, 8]。侵袭性较强的 JTP 被认为表现为较少的支持细胞和产

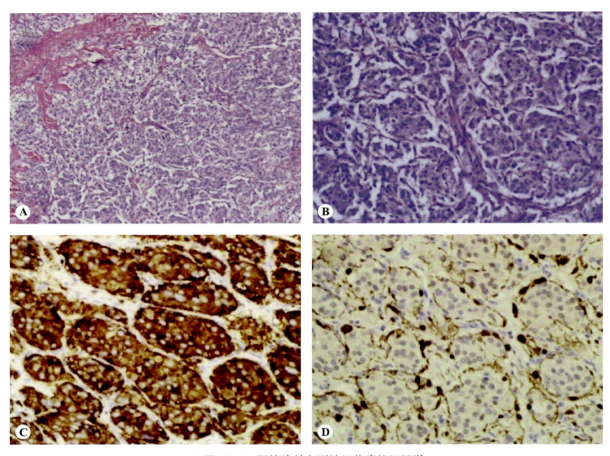

▲ 图 48-1 颈静脉鼓室副神经节瘤的组织学

A. 中倍（100×）显微镜检查显示肿瘤细胞呈巢状或类器官样分布，周围是丰富的纤维血管基质。B. 在较高倍率（200×）下，可观察到主细胞位于中央，圆形至椭圆形单核，染色质广泛分散，胞质少量嗜酸性或颗粒状。外周的支持细胞大多无法识别。C. 突触素的免疫组织化学染色（200×）突出显示了肿瘤细胞浓烈且弥漫的胞质染色。D. S-100 的免疫组织化学染色（200×）突出显示了肿瘤细胞巢周边支持细胞的环状分布（核和胞质染色）
经许可转载，引自 Carlson 等 [7]

生较少的神经肽，但局部浸润、坏死和异型性特征不能预测肿瘤行为 [3, 9]。虽然该肿瘤临床上表现出不同程度的局部侵袭行为，但世界卫生组织反对使用"良性"或"恶性"这样的术语进行描述。相反，JTP 存在转移的可能，但目前没有任何评分或分级系统经过验证或被认可用于 JTP[2]。JTP 的转移率文献报道中在 2%～5%，但可能会更低。转移多见于有某些遗传易感性的患者 [2, 3]。鉴于这些肿瘤的遗传联系和此类患者发生多发性副神经节瘤的可能性增加，将多灶性原发性肿瘤与真正的转移区分开是很重要的。

如前所述，颈静脉孔和颞骨副神经节主要与位于颈静脉球外膜的第Ⅸ和Ⅹ对脑神经有关，沿第Ⅸ对脑神经鼓室支（Jacobson 神经）和第Ⅹ对脑神经耳支（Arnold 神经）走行 [4]。颞骨内副神经节的多个位置，是造成 JTP 位置和就诊时症状、体征差异的关键原因。第Ⅸ对脑神经的鼓室支起源于颈静脉孔内或正下方，沿颈静脉球前壁和上壁，经鼓室小管进入中耳 [10]。鼓室小管可能在肿瘤扩展中起关键作用。其内通过 Jacobson 神经，通常包含副神经节，以及咽升动脉和静脉的鼓室分支。鼓室小管的结缔组织与颈静脉球外膜相连 [11]。一旦进入中耳，Jacobson 神经作为鼓室丛的一部分穿过耳蜗岬，通过岩小神经离开颞骨。起源于第Ⅸ对脑神经鼓室支（Jacobson 神经）的副神经节瘤可发生于以下 3 个部位：①颈静脉球外膜，发展为颈静脉副神经节瘤；②位于鼓室小管内，可侵犯颈静脉球或伸入下鼓室；③沿 Jacobson 神经，肿瘤位于中耳内，称为鼓室副神经节瘤，曾称鼓室血管球瘤。第Ⅹ对脑神经耳支（Arnold 神经）也发出自颈静脉孔内，沿颈静脉球前壁和外侧壁走行，在乳突小管处离开颈静脉孔。然后它走行通过鼓室乳突缝或茎突孔进入外耳道（鼓室骨）和面神经乳突段，此处也有副神经节也被发现。这一分支可以解释以面神经乳突段为中心的肿瘤，以面神经麻痹或面神经浸润为表现的肿瘤，或主要累及面神经而不是颈静脉孔的肿瘤。

发生于颈静脉球顶部的颈静脉 JTP 常侵犯颈静脉孔外侧的乙状窦部，可沿管腔从颈静脉上颈段延伸至乙状窦。而且，它们可以扩展穿过颈静脉孔的穹隆，并向 3 个方向侵犯。首先，它们可以通过面神经后气房向后外侧扩展至乳突。其次，它们也可以向外侧和上方扩展至鼓室骨，在那里它们可以侵蚀进入外耳道。最后，它们可沿迷路下气房和颈动脉向前下扩展至岩尖。向颈静脉孔内侧的侵犯是最有问题的扩散方向，因为这使得肿瘤可以获取重要的供血血管，包括咽升动脉、枕动脉和椎动脉的脑膜分支。这是导致硬膜下扩展的主要途径。向内侧扩展还会导致后组脑神经（LCN）的浸润，尤其是第Ⅹ、Ⅸ和Ⅺ对脑神经，将导致严重的神经功能障碍。

了解副神经节瘤病理生理学的一个关键概念是 JTP 没有包膜。它们浸润周围组织而不是推挤，它们主要通过侵袭而不是压迫引起脑神经功能障碍[12]。最重要的是，临床上就诊时正常的后组脑神经功能并不是"神经状态的可靠指标"，因为单纯基于功能状态预测的神经浸润已经被证明是被低估了的[12]。神经浸润的程度是差异很大的，提示肿瘤进展首先累及神经外膜，然后侵袭神经束膜，接着是滋养血管，最终发生完全神经侵犯[12]。这种生物学行为对术中最大限度保留神经功能的策略有深远的影响，这表明某些肿瘤做不到全切除而不产生新的神经功能缺损。

二、遗传学

副神经节瘤和嗜铬细胞瘤与多种系统遗传综合征密切相关，包括 von Hippel Lindau（VHL 基因）病、多发性内分泌腺瘤病Ⅱ型（RET 基因）和神经纤维瘤病Ⅰ型（NF1 基因）。影响 JTP 患者最常见的基因突变，涉及琥珀酸脱氢酶（SDH）复合物，导致遗传性副神经节瘤综合征 1~4[13-15]。SDH 复合物是由 4 个不同的亚基组成的异四聚体，分别命名为 SDHA、SDHB、SDHC 和 SDHD。它既在三羧酸循环，又在线粒体呼吸链中的发生作用。许多生物化学学生都知道 SDH 复合物作为电子传递链中的"复合物Ⅱ"。另一个名为 SDHAF2 的必需辅助因子使 SDHA 黄素化以维持其活性。这五种基因中任何一种的突变都可能导致影响头颈部的副神经节瘤的形成[15]。最常变异的亚基是 SDHB（副神经节瘤综合征 4 型）。SDHB 亚单位的突变与转移性副神经节瘤的发病率增加有关。在对没有临床疾病的突变携带者的研究中，发现恶性肿瘤的发病率为 23%（95%CI 16%~33%）[16]。

SDHD 亚单位（副神经节瘤综合征 1 型）是第二个最常见的突变。多发性肿瘤是该综合征的一个主要特征，可见于 65%~79% 的受影响的患者[17, 18]。总体而言，有一半 53% 的肾上腺外副神经节瘤（如 JTP）患者检测出突变阳性，这使他们面临其他副神经节瘤及转移的风险[14]。

三、肿瘤分类

应用最广泛的分类方案是颈静脉 JTP 的 Fisch 分类[19]（表 48-1）。该分类由 Ugo Fisch 提出，基于他的个人经验和对大量手术患者的临床、放射学、手术结果的结果的仔细分析。它根据肿瘤累及的关键结构包括颈静脉孔、颈动脉和颅内 / 硬膜下扩展来分类。在该分类系统中，肿瘤大小不是直接测量，相反，它是被间接反映

表 48–1　颞骨副神经节瘤的 Fisch 分类	
分　类	**表　现**
A 类（鼓室副神经节瘤）	限于中鼓室
B 类（下鼓室副神经节瘤）	限于下鼓室、中鼓室和乳突 无颈静脉球部侵蚀
C 类	累及并破坏了迷路下和岩尖部 按颈动脉管侵蚀程度分亚类
C_1	不侵犯颈动脉
C_2	颈静脉球 / 孔破坏
C_3	在破裂孔和颈动脉曲之间的颈动脉管垂直段侵犯
C_4	沿颈动脉管水平段侵犯
D 类	侵犯破裂孔并沿颈动脉进入海绵窦，导致颅内扩展（De. 硬膜外；Di. 硬膜内）
De_1	高达 2cm 的硬膜移位
De_2	超过 2cm 的硬膜移位
Di_1	高达 2cm 的硬膜下扩展
Di_2	超过 2cm 的硬膜下扩展

经许可转载，引自 Moe 等 [19]

的，因为从 A 类到 D 类涉及越来越多的关键结构，C 类和 D 类中的亚类和组合（即 C2Di）进一步细化了这一点。

在 Fisch 分类中，A 类和 B 类肿瘤是鼓室和鼓室乳突副神经节瘤，通常不太复杂，一般可以通过标准的耳科手术途径来处理。另外，Fisch C 类和 D 类肿瘤是更复杂的 JTP，通常伴有脑神经的累及，并且在不增加新的脑神经缺陷的情况下更难切除。

Fisch 分类法已被用于更好地了解手术或放射治疗的肿瘤的分类结果 [20, 21]。Fisch 分类系统的一个有价值的属性是，关于术前脑神经受累、手术后脑神经保留和完全切除的结果都被发现与肿瘤类别成正比。例如，Makek[12] 的结果显示 Fisch A、B 和 C_1 肿瘤无脑神经受累。第Ⅶ对脑神经的受累率在 C_2 肿瘤患者中为 27%，而在 C_4 肿瘤患者中上升到 71%，而 LCN 受累率从 C_2 肿瘤患者的 23% 上升到 C_4 肿瘤患者的 57%。当硬膜下受累时预后最差（D 级）[19]。Fisch 分类后来被进一步修改，以更好地描述颈动脉受累（即毗邻、包绕或狭窄）和椎动脉受累 [22]。它也被广泛用于帮助选择手术入路和指导肿瘤切除的技术方面 [22–25]。

四、临床表现

JTP 的早期症状与肿瘤累及的解剖结构相对应，最常与耳有关。最常见的症状是搏动性耳鸣，这是由于血管肿块接触鼓膜所致，以及听力损失。听力损失在本质上是典型的传导性的，因为肿块紧靠鼓膜并限制了鼓膜的活动性。在某些情况下，传导性听力损失是由于咽鼓管堵塞引起的中耳积液。感音神经性听力损失并不少见，可由肿瘤累及耳蜗导水管损害耳蜗静脉引流，直接侵犯或侵蚀迷路或耳蜗，或者累及内听道内的

CN Ⅷ或小脑桥角，预示疾病晚期。迷路受累也会导致眩晕或前庭功能减退。

后组脑神经功能障碍的症状，最常见的是吞咽困难或发音困难（第Ⅸ和Ⅹ对脑神经）和面部无力（第Ⅶ对脑神经）可见于更晚期的肿瘤（Fisch C2～D级）就诊时。很难准确估计诊断时脑神经功能障碍的究竟有多常见，因为手术病例系列报告率中可高达50%，而放射外科病例系列报告率接近5%，这可能反映了治疗偏差。最好的估计可能来自Prasad[22]，其大宗晚期JTP病例系列中，治疗前的脑神经功能障碍率，在第Ⅹ对脑神经为28%、第Ⅸ对脑神经为25%、第Ⅶ对脑神经为16%。此外，由于JTP生长缓慢，言语和吞咽功能可能出现代偿，导致症状不明显被归因于其他情况。

对怀疑患有JTP的患者进行全面的体格检查，包括双侧耳科检查和完整的脑神经检查，包括喉部的纤维喉镜检查。功能性吞咽评估或吞钡试验可识别不明显的脑神经功能障碍。经典的耳科发现包括在完整的鼓膜后面有一个鲜红色的，有时明显搏动的肿块（图48-2）。肿瘤进展可发生外耳道侵蚀或经鼓膜外耳道流血。对侧耳科检查也应该仔细的进行，以确定是否存在双侧疾病。

五、影像学特征与鉴别诊断

JTP有独特的影像学表现，因此通常可以在颞骨CT或MRI检查后确诊。颞骨肿瘤的鉴别诊断包括内淋巴囊腺癌、耵聍内分泌腺癌、脑膜瘤、神经鞘瘤、软骨肉瘤、黑色素瘤和转移瘤。活检不需要也不应该进行，除非诊断不明确并且有周密的计划来控制出血。在JTP中，CT显示中耳、下鼓室和乳突内的软组织密度影，以颈静脉孔为中心，邻近骨侵蚀呈"虫蚀"样。这与神经鞘瘤的光滑骨侵蚀不同。CT显示肿瘤浸润颈动脉嵴和颈静脉孔内侧壁，使LCN所经之处的骨被侵蚀，提示脑神经病变危险增加[26]。MRI能更好地显示软组织肿块的范围。JTP在T₁加权像上呈等信号，显著增强，而在T₂加权像上呈高信号。T₁加权像增强时有明显的"盐和胡椒粉"征象，这是由于肿瘤强化和内的血管呈流空信号所致[27]。脂肪饱和，增强T₁序列最好地显示了肿瘤在颅底的范围。MRI对证实颈静脉球部受累、检查肿瘤与颈动脉关系及受累程度，以及颅内扩展具有重要意义。评估对侧颅底对于寻找双侧JTP或其他头颈部副神经节瘤的证据是必要的。符合Fisch分类A-D的肿瘤例子显示在图48-3。

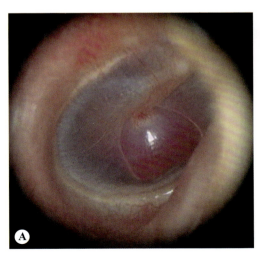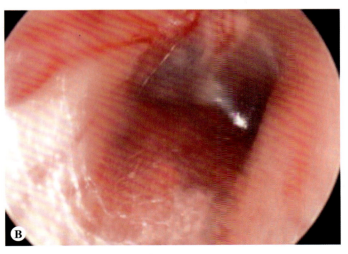

▲ 图48-2　颈静脉鼓室副神经节瘤的临床表现
A. 右中耳可见一孤立的血管性肿块，紧靠完整的鼓膜；B. 右中耳血管性肿块，肿瘤侵犯骨质进入外耳道底

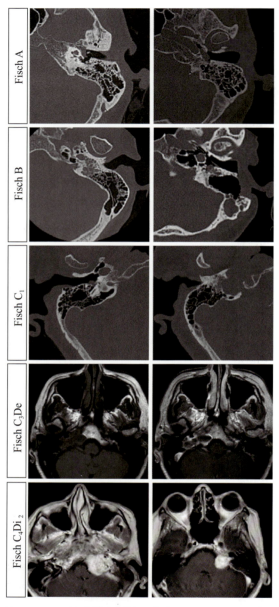

▲ 图 48-3　颈静脉鼓室副神经节瘤的各种 Fisch 分类示例

Fisch A. CT 影像显示鼓室副神经节瘤未累及颈静脉孔或颈动脉。肿瘤基底位于耳蜗下，提示其起源于 Jacobson 神经或鼓室小管内。Fisch B. 左图显示副神经节瘤位于面神经后间隙，未侵犯颈动脉管或颈静脉孔。注意面神经管的侵蚀和扩张，提示肿瘤浸润至面神经。右图显示同一肿瘤患者手术治疗后 6 年复发。Fisch C₁. CT 影像显示副神经节瘤以颈静脉孔为中心，未侵犯颈动脉管。该患者有同侧搏动性耳鸣。Fisch C₃De. T₁ 加权脂肪抑制像。左图为增强前，右图为增强后。肿瘤已侵犯海绵窦，但仍在硬膜外。注意，在 16 年前的立体定向放射外科治疗后，肿瘤已经发生了中心坏死和囊性变性。Fisch C₄Di₂. T₁ 加权脂肪抑制序列增强 MRI 显示轴外肿块侵蚀了颈静脉球和左侧颞骨岩部。肿块进入并扩张左内听道，侵犯第Ⅶ、Ⅷ对脑神经，包绕左侧颈内动脉水平段。该患者表现为严重的左侧感音神经性听力损失，轻度吞咽困难和轻度发音困难

六、遗传代谢检查

对新诊断的 JTP 患者，推荐的遗传和代谢评价方法见图 48-4。超过 50% 的肾上腺外副神经节瘤（如 JTP）患者基因突变检测呈阳性[14]。遗传分类对于 JTP 患者的治疗至关重要，因为根据特定的副神经节瘤综合征，其他同时发生或非同时发生的副神经节瘤的可能性增加，转移潜能也增加。基因分类对于先发制人地处理家庭成员患者也很重要。对双侧 JTP 的识别或对侧 JTP 日后的易感性预测在评估不同治疗策略的风险方面很重要，因为双侧后组脑神经病变对患者的生活质量具有灾难性后果。还必须考虑其他副神经节瘤综合征，包括 von Hippel Lindau 病、神经纤维瘤病Ⅰ型和多发性内分泌瘤Ⅱ型，需要进一步的基因检测和相关肿瘤的筛查。因此，在计划治疗前，内分泌学家或专门研究副神经节瘤的遗传学家的早期参与，对指导基因筛查和结果解读至关重要。

不到 1% 的 JTP 被发现有分泌功能[2]。在它们确实分泌的情况下，通常是去甲肾上腺素，因为副交感神经主细胞缺乏将去甲肾上腺素转化为肾上腺素的必需的酶苯乙醇胺 –N– 甲基转移酶。因此建议任何肾上腺素分泌阳性的 JTP 患者接受其他副神经节瘤的筛查，如嗜铬细胞瘤。如果全身显像证实有其他副神经节瘤，包括嗜铬细胞瘤，必须与专门研究副神经节瘤和嗜铬细胞瘤的内分泌学家或遗传学家合作，制订周密的多学科诊疗计划。分泌性肿瘤应及早处理，以防止其他肿瘤手术治疗的并发症。

应该注意的是，活检明显不在工作决策树中。如果临床检查发现中耳血管性肿块，不应立即活检，因为临床活检可能导致严重的出血，需要紧急手术处理。JTP 通常具有特征性临床特征，如上面的专门章节所述，组织诊断通常是不需要的。然而，影像学上不典型或并非以颈静脉孔为中心的病变可能需要有计划的术中活检以区分 JTP 与内淋巴囊腺癌、脑膜瘤、软骨肉瘤、神经

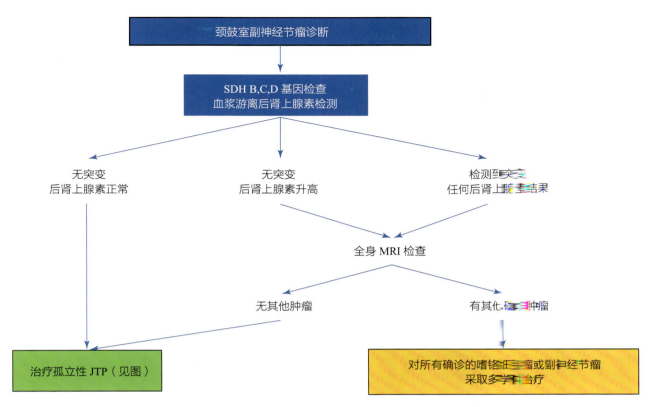

▲ 图 48-4 颈静脉鼓室副神经节瘤遗传和代谢检查的流程导图

JTP. 颈静脉鼓室副神经节瘤；SDH. 琥珀酰脱氢酶

鞘瘤或转移瘤，所有这些都是颞骨肿瘤需进行的鉴别诊断。

七、治疗方案

（一）全切除

决定如何治疗进展期 JTP 是复杂的和不断发展的。自颅底手术问世至今，显微神经耳外科技术、脑神经生理监测、血管内栓塞和术后重症护理能力的进步，大大提高了这些肿瘤安全切除的潜力，减少了并发症。手术问题的复杂性导致了过多的手术入路和入路组合的开发和成功使用，这些方法在第 32 和第 52 章节中已有讨论。从整体上看手术结果，大体全切除在大多数患者中是可能的，但不是所有患者。考虑到次全切除和全切除后的肿瘤复发，肿瘤总体控制率为 78.2%（95%CI 72.2%～84.2%）[28]。在达到 GTR 的患者中，肿瘤控制率（定义为无复发）估计为 86%

（95%CI 81%～91%）[29]。

这些非凡的结果为与替代治疗进行比较设定了标准。然而，同样清楚且无可争辩的是，尽管有创新性的和熟练的手术，但 JTP 的固有本质决定了 LCN 处于危险之中，与手术全切除是目标时，必然会发生很高的固有神经病变率。对 1084例手术治疗的 JTP 患者进行的系统回顾结果表明，这些患者术前有 1183 个脑神经病变，术后有 2148 例脑神经病变，合计有 965 例新的脑神经缺损[28]。另一篇综述分析了 869 列患者术后新的脑神经缺损，发现 38%（95%CI 31%～46%）的患者出现新的第Ⅸ对脑神经缺损，26%（95%CI 16%～35%）的患者出现新的第Ⅹ对脑神经缺损，40%（95%CI 32%～49%）的患者出现新的第Ⅺ对脑神经缺损[29]。第Ⅸ和Ⅹ对脑神经功能障碍的影响不应被低估，因为它可能是最令人困扰的神经残疾之一。高位迷走神经和舌下神经功能障碍可能导致需要肠外营养、额外的护理和长达 1 年的康复以达到最大的改善。有些患者永远不会很好地代偿，尤其是年龄较大的患者[30]。

（二）次全切除

次全切除（STR）已被用来减少治疗引起的脑神经病变。STR 可以事先计划，或者是脑神经保留比 GTR 重要的手术决策的结果。有计划的 STR 结合辅助放射治疗（RT）已被用于降低老年患者的手术并发症，并可通过消除搏动性耳鸣和改善听力来提高生活质量[31, 32]。然而，STR 会导致更高比例的二次补救治疗，如果耳道封闭，可能会导致进一步的听力损失[33]。STR 联合辅助性立体定向放射外科（SRS）在特殊情况下可以发挥重要作用，如晚期肿瘤伴脑干压迫。在这种情况下，尝试 GTR 不可避免地导致 LCN 的功能障碍，单纯放射治疗可能导致肿瘤肿胀和威胁生命的脑干压迫，使以后的挽救手术复杂化[34]。STR 可专门用于搏动性耳鸣的控制，然而，单用 RT 治疗的患者中，40%～87% 的搏动性耳鸣可以得到控制[35-37]。因此，如果患者正在考虑 RT，仅针对搏动性耳鸣和（或）传导性听力损失的手术可以延缓进行，以观察 RT 治疗对搏动性耳鸣是否有积极的效果，如有通常在 1 年内。如果搏动性耳鸣持续在 RT 后超过 1 年，并令人烦恼，可以进行中耳手术。

（三）放射治疗

现在已经确定，以单次 SRS、低分割剂量 SRS 和传统分次 RT 形式进行放射治疗是实现 JTP 局部控制的有效治疗方法。Meta 分析包括使用调强放射治疗（IMRT）和 SRS 的外束放射治疗（external beam radiotherapy，EBRT），一致显示局部控制率超过 90%[29, 38-41]。这些局部控制率与类似进展期肿瘤的最佳手术系列结果非常相似。重要的是要认识到手术切除和 RT 不能直接比较，因为只有手术可以完全切除肿瘤（成功），而放射治疗不能。因此，局部控制（成功）的衡量，是根据随着时间的推移肿瘤没有扩大或缩小而确定的。此外，由于已知 JTP 生长缓慢，大

多数研究的平均随访时间为 5～10 年，长期随访对于确定 RT 是否真正能够有效地阻止或减缓本就生长缓慢的肿瘤的生长至关重要。已观察到高达 30% 的 JTP 在 RT 后尺寸减小，并且尺寸减小与治疗后的时间相关，这些结果支持放射治疗的疗效[41]。

也许最重要的是，现在人们发现现代放射治疗低毒反应率很低。一项综述和 Meta 分析（包括 869 例颈静脉副神经节瘤患者）表明，手术后与 RT 后的脑神经功能障碍率相比，第 IX 对脑神经为 38% 对 9.7%，第 X 对脑神经为 26% vs. 9.7%，第 XI 对脑神经为 40% vs. 12%[29, 42-45]。另一项分析研究的结论是，与 RT 相比，手术治疗后每个患者的新增脑神经麻痹高了 10 倍：0.9（0.7～1.1）和 0.08（−0.05～0.2）[28]。手术和 RT 在面神经功能保留和听力保留方面的结果差异也得到了证实（Patel，2017）。围术期并发症也比 RT 要高[28]。

目前，尚不清楚单次 SRS 是否比其他 RT 方案在结果和并发症率方面有任何优势[28, 41]。SRS 确实提供了更少的治疗次数的便利，因为它是一次性给足剂量。Anderson 及同事[41]通过对 30 例患者的回顾性分析，比较了肿瘤体积和放射分割次数，发现 3 次和 5 次的分割 SRS 用于较大的肿瘤。单次 SRS 的典型周边剂量为 14～16Gy。对于低分割计划，常见的是每次 3Gy 共 7 次和每次 5Gy 共 5 次的方案[43]。在局部控制、症状控制和毒性方面，RT 作为明确的、辅助的或挽救性的治疗似乎同样有效[41]。

回顾过去，很容易理解手术比 RT 更受青睐，因为在基于 CT 和 MR 的治疗计划，以及使用 IMRT 和 SRS 的适形技术出现之前，进行 RT 的并发症是显著的，有时甚至是灾难性的。现在已有了可观的数据，可以作为继续进行 RT 的决策的基础，使得过去针对 RT 的结论不再有效[46]。现在的数据显示，随着时间的推移，局部控制率极高，RT 治疗作用的放射生物学更加深入地理解，涉及高度血管性肿瘤（如 JTP）所发生

的闭塞性动脉内膜炎和纤维化，也许最重要的是生命质量和生存期在 RT 后得以保持。继发恶性肿瘤的风险虽然很少，但应该始终是治疗讨论的一部分 [47]。

（四）观察

了解任何疾病或状态的自然病史是决定治疗选择的必要条件，尤其是在评估治疗本身的潜在益处是否大于风险时。似乎大多数文献报道中的 JTP 都接受了治疗，而不是给予时间进行监测。因此不幸的是，这一关于未经治疗的 JTP 自然病史的重要信息目前仅限于 49 例患者的资料 [48-50]。这些报告有相当大的固有选择偏见和有限的随访，因此必须非常谨慎地解读这些数据。JTP 是一种生长缓慢的肿瘤，可以持续数年甚至数十年不被发现。然而，现有数据表明，42%～55% 的 JTP 将在 5～7 年显示可测量出的生长（在系列成像上，增长定义为肿瘤体积增加超过 20%）[48-50]。例如，在现有的最大的以观察进行随访的 JTP 系列中，平均随访 <3 年的患者中有 8%、3～5 年的患者中有 17%、>3 年的患者中有 35%、>5 年的患者中有 55% 显示出生长 [49]。Jansen 系列结果指出，生长中肿瘤的中位倍增时间为 4.2 年，变异区间很大在 0.6～21.5 年 [48]。他们还观察到只有 44% 的非常小的副神经节瘤在生长，而中等大小的肿瘤有 75% 在生长 [48]。随着时间的推移，肿瘤的生长当然令人担忧，但不如症状的临床进展或新的功能缺陷重要。在此，稀少的数据表明，多达 30% 的患者在观察期间发生新的或加重的后组脑神经病变，大多数涉及 LCN Ⅸ 和 Ⅹ [49, 50]。无论如何，由于肿瘤造成的死亡率仍然很低。让自然病史顺其自然进行的最常见的指征包括高龄（在两项研究的平均年龄为 69 岁）、体弱、患者偏好、尽管治疗有所好转但仍拒绝治疗、有 SDH 缺陷的患者及对侧 LCN 功能障碍或肿瘤的患者。

八、治疗决策树

图 48-5 展示了对 JTP 的治疗决策的概述，

重点是最大限度地保护功能。Fisch 分类（表 48-1）用于启动该决策树。因为与 Fisch C/D 肿瘤相比，在手术显露 Fisch A/B 肿瘤方面有明显的差异。对于 Fisch A 和 B 类肿瘤（鼓室和鼓室乳突副神经胶质瘤），手术是首选的，因为它们通常不太复杂，不累及颈静脉孔或颈动脉，通常使用标准的耳科手术入路可以完全切除。手术局部控制率 >90%，医源性面神经病变发生率极低（1%），其他手术并发症发生率 <5% [20, 51]。然而，一些 Fisch A 和 B 类肿瘤实际上是很难处理的，尤其是那些完全充满中耳腔及颈动脉、面神经或卵圆窗的肿瘤。在这些情况下，肿瘤可能会残留，并应随着时间的推移进行监测。观察小的，无症状的鼓室和鼓室乳突瘤是可以考虑的，但由于它们经常有症状，引起搏动性耳鸣和听力损失，手术是一个常见的选择。

对于 Fisch C 和 D 类肿瘤，即累及颈静脉孔、颈动脉和（或）颅内扩展的肿瘤，最大功能保留决策树更倾向于 RT，除非以下几种特殊情况需要手术。

（一）转移性肿瘤

对于 JTP 合并转移和肿瘤生长速度快、提示有侵袭性行为者，应考虑手术治疗。总的来说，转移性 JTP 是罕见的。估计头颈部副神经节瘤（包括颈动脉体瘤）的发生率为 6%，原发 JTP 的部位不常见 [52]。此外，转移灶的确定可能是一个挑战。当副神经节瘤发生在副神经节外的部位，如肝、肺、骨或淋巴结，它被认为是真正的转移。发生在副神经节部位的肿瘤在被归类为转移之前应考虑为肾上腺外副神经节瘤 [53]。对转移性 JTP 的治疗的指南是有限的。一项对已发表的病例个案报道的总结显示，转移性 JTP 的病死率高（68%），最常见的治疗方法是手术和 RT [54]。因此，对于转移性 JTP 患者，必须由多学科团队提供个体化和周到的治疗。全切除似乎是有益的，但不是必要的，因为许多患者已经通过多模式手段成功地治疗，包括手术，RT 和化学治疗 [54]。目前还没有针对基于遗传分类提示转移风

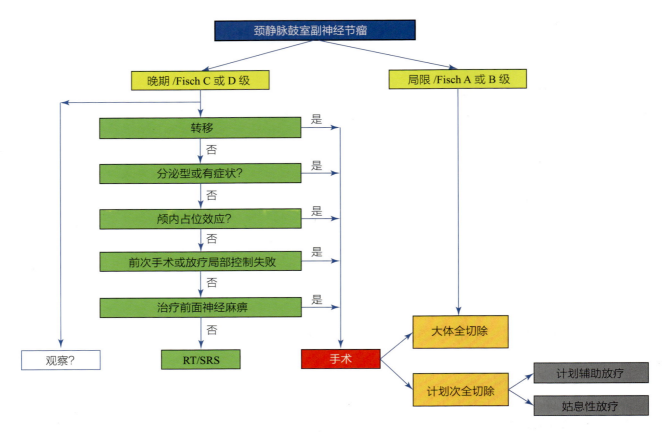

▲ 图 48-5　颈静脉鼓室副神经节瘤治疗中最大限度功能保留的治疗决策树。除了几个特定的情况需要手术外，首选放射治疗

RT. 放射治疗；SRS. 立体定向放射外科

险增加的患者如何治疗的数据驱动性指南。在一项对头颈部副神经节瘤患者的大型研究中，10% 的 SDHD 和 20% 的 SDHB 突变被归类为转移性[52]。如何在治疗计划中考虑转移风险的增加可能是个人的决定。

（二）分泌性肿瘤

传统上，分泌性肿瘤在通过药物阻断儿茶酚胺后进行大体全切除治疗。副神经节瘤的临床指南建议，术前 2 周通过药物阻断 α- 肾上腺素能受体，高钠饮食和充足水分摄入，以防止术后严重的缺血压[55]。然而，有报道称单用放射外科手术[56]、次全切除加辅助性 RT、单靠栓塞和药物治疗[57]后患者儿茶酚胺水平恢复正常。由于这种情况的罕见性（在 JTP 中＜1%），限制了对分泌性肿瘤处理方法的深入研究[2]。

（三）颅内占位效应对脑干的影响

晚期肿瘤产生脑干压迫需手术治疗。计划的手术目标可以是 GTR，但新的 LCN 功能障碍很常见。积极的 STR 加或不加辅助性 RT，能大大降低 LCN 功能障碍和并发症的发生率[34]。无脑干压迫 / 移位的颅内 JTP 可安全地采用放射治疗[37]。

（四）前次治疗后局部控制失败

当手术或 RT 治疗后局部控制失败时，可以考虑手术。翻修手术更加困难，并增加并发症的风险。主要用于侵袭性生长的肿瘤和有症状的患者[24]。很少有资料描述手术或 RT 失败后进行手术的占比以及相关结果，但似乎在既往采用手术后的患者比采用 RT 后的患者更常见。Jackson[58] 报告 5.5% 的病例曾行 RT 治疗，42% 的病例曾有行手术治疗。Al-Mefty[23] 报道，超过一半的患者之前进行了干预，Patel[24] 报道 8% 曾行 RT 治疗，50% 曾行手术治疗。在这些外科系列中，通常没有报道原发性病例和翻修病例之间的特定或不同的结果。其他手术系列则不报告或不包括先前曾行手术或 RT 治疗的病例 [22, 25, 59]。Hawthorne 在 1982 年报道了 10 例患者。他们发现 RT 后手术的失血量和住院时间比首次手术后更多和更长，但差异不显著。在主要并发症或死亡率方面没有差异。

（五）治疗前重度面神经麻痹

当面神经麻痹时可以选择手术，因为这可以在肿瘤切除的同时，提供用神经移植物修复神经的机会，大多数患者的预后良好（House-Brackmann 分级 3 级）[60]。

（六）手术：GTR 与 STR

如果选择手术，可以个体化地决定手术目标是 GTR 还是 STR。如果计划 STR 或如果在尝试 GTR 后有残余肿瘤，那么关于残余肿瘤处理的决定可以包括观察、计划辅助性 RT 和当残余肿瘤后来显示进展时再行挽救性 RT。数据表明，RT 作为辅助性治疗或挽救性治疗，在局部控制、症状控制和毒性反应方面似乎同样有效 [41]。

（七）手术禁忌证

有几个手术禁忌证需要考虑。遗传性副神经节瘤综合征有更高的可能性在日后发展为多发性肿瘤和对侧肿瘤。避免手术，从而避免医源性后组脑神经病变，对这些患者至关重要。同样地，如果 1 例患者已有任何原因导致的对侧后组脑神经病变，避免手术以保留脑神经功能符合患者的最佳利益。任何有严重并发症、体弱或功能状态不佳的患者，如同在任何复杂颅底手术中一样，可能不适合手术。

（八）年龄

人们经常说，手术应该考虑在年轻，身体状况良好的患者进行，和在年老体弱的患者考虑采用 RT。虽然观察或 RT 在年老体弱的患者中应该是首选的，但相反的情况并非如此。相反，从最大功能保留的角度来看，除上述手术例外，所有年龄组都应首选 RT。没有数据表明 RT 的结果因年龄而异。

（九）未解问题

首先，应该指出，此分析是基于 50 多年来的回顾性研究和个案报告中所提供的低水平证据。影像学、外科手术和放射治疗技术的重大进展，以及易感性突变的分类可能会降低早期治疗结果数据的有效性。目前正在有针对 JTP 治疗的随机或前瞻性研究。因此，仍然存在许多悬而未决的问题。从最大功能保留角度来看，目前的数据支持作为大多数 JTP 的首选治疗，RT 优于手术。然而，关于使用 SRS 与分割放疗治疗的比较，以及剂量策略的指南仍然缺乏。报告所有治疗的长期结果，不仅包含肿瘤控制和脑神经功能障碍，而且包括生活质量测定是必不可少的。较罕见的患者病情的处理，如多发性和分泌性肿瘤，仍然是基于个案证据和一定的临床能力。随着 JTP 的治疗在许多多学科模式的进展。至少应该前瞻性地收集数据，因为这种疾病的随机对照试验是不太可能的。

九、总结

JTP 是一种生长缓慢的良性肿瘤，来源于颞骨副神经节，如果任其发展，可导致脑神经病变。由于这些引人注意的肿瘤的独特的遗传和代谢后果，其检查和处理需要进行多学科合作，并与患者详细讨论治疗方案。

参考文献

[1] Baysal BE. Hereditary paraganglioma targets diverse paraganglia. J Med Genet. 2002;39(9):617-22.

[2] Williams MD. Paragangliomas of the head and neck: an overview from diagnosis to genetics. Head Neck Pathol. 2017;11(3):278-87.

[3] Williams MD, Tischler AS. Update from the 4th Edition of the World Health Organization Classification of Head and Neck Tumours: Paragangliomas. Head Neck Pathol. 2017;11(1):88-95.

[4] Guild SR. The glomus jugulare, a nonchromaffin paranglion, in man. Ann Otol Rhinol Laryngol. 1953; 62: 1045-71.

[5] Verginelli F, et al. Paragangliomas arise through an autonomous vasculo-angio-neurogenic program inhibited by imatinib. Acta Neuropathol. 2018;135:779-98.

[6] Cama A, Verginelli F, Lotti LV, Napolitano F, Morgano A, D'Orazio A, et al. Integrative genetic, epigenetic and pathological analysis of paraganglioma reveals complex dysregulation of NOTCH signaling. Acta Neuropathol. 2013;126:575-94.

[7] Carlson ML, Driscoll CL, Garcia JJ, Janus JR, Link MJ. Surgical management of giant transdural glomus jugulare tumors with cerebellar and brainstem compression. J Neurol Surg B Skull Base. 2012;73(3):197-207.

[8] Taïeb D, Kaliski A, Boedeker CC, Martucci V, Fojo T, Adler JR Jr, Pacak K. Current approaches and recent developments in the management of head and neck paragangliomas. Endocr Rev. 2014;35(5):795-819.

[9] Tischler AS. Pheochromocytoma and extra-adrenal paraganglioma: updates. Arch Pathol Lab Med. 2008; 132(8): 1272-84.

[10] Katsuta T, Rhoton AL Jr, Matsushima T. The jugular foramen: microsurgical anatomy and operative approaches. Neurosurgery. 1997;13:149-202.

[11] Sen C, Hague K, Kacchara R, Jenkins A, Das S, Catalano P. Jugular foramen: microscopic anatomic features and implications for neural preservation with reference to glomus tumors involving the temporal bone. Neurosurgery. 2001;48(4):838-47.

[12] Makek M, Franklin DJ, Zhao JC, Fisch U. Neural infiltration of glomus temporale tumors. Am J Otol. 1990;11:1-5.

[13] Petr EJ, Else T. Pheochromocytoma and paraganglioma in neurofibromatosis type 1: frequent surgeries and cardiovascular crises indicate the need for screening. Clin Diabetes Endocrinol. 2018;4:15.

[14] Fishbein L, Merrill S, Fraker DL, Cohen DL, Nathanson KL. Inherited mutations in pheochromocytoma and paraganglioma: why all patients should be offered genetic testing. Ann Surg Oncol. 2013;20(5):1444-50.

[15] Fishbein L, Nathanson KL. Pheochromocytoma and paraganglioma: understanding the complexities of the genetic background. Cancer Genet. 2012;205(1-2):1-11.

[16] van Hulsteijn LT, Dekkers OM, Hes FJ, Smit JW, Corssmit EP. Risk of malignant paraganglioma in SDHB-mutation and SDHD-mutation carriers: a systematic review and meta-analysis. J Med Genet. 2012;49:768-76.

[17] Pasini B, Stratakis CA. SDH mutations in tumorigenesis and inherited endocrine tumours: lesson from the phaeochromocytoma-paraganglioma syndromes. J Intern Med. 2009;266:19-42.

[18] Guha A, Musil Z, Vicha A, et al. A systematic review on the genetic analysis of paragangliomas: primarily focused on head and neck paragangliomas. Neoplasma. 2019;66(5):671-80.

[19] Moe KS, Li D, Linder TE, Schmid S, Fisch U. An update on the surgical treatment of temporal bone paraganglioma. Skull Base Surg. 1999;9:185-94.

[20] Jansen TTG, Timmers HJLM, Marres HAM, Kaanders JHAM, Kunst HPM. Results of a systematic literature review of treatment modalities for jugulotympanic paraganglioma, stratified per Fisch class. Clin Otolaryngol. 2018; 43(2):652-61.

[21] Kunzel J, Iro H, Hornung J, et al. Function-preserving therapy for jugulotympanic paragangliomas: a retrospective analysis from 2000 to 2010. Laryngoscope. 2012;122: 1545-51.

[22] Prasad SC, Mimoune HA, Khardaly M, Piazza P, Russo A, Sanna M. Strategies and long-term outcomes in the surgical management of tympanojugular paragangliomas. Head Neck. 2016;26:871-85.

[23] Al-Mefty O, Teixeira A. Complex tumors of the glomus jugulare: criteria, treatment, and outcome. J Neurosurg. 2002;97:1356-66.

[24] Patel SJ, Sekhar LN, Cass SP, Hirsch BE. Combined approaches for resection of extensive glomus jugulare tumors. A review of 12 cases. J Neurosurg. 1994;80: 1026-38.

[25] Borba LAB, Arau'jo JC, de Oliveira JG, et al. Surgical management of glomus jugulare tumors: a proposal for approach selection based on tumor relationships with the facial nerve. J Neurosurg. 2010;112:88-98.

[26] Lustig LR, Jackler RK. The variable relationship between the lower cranial nerves and jugular foramen tumors: implications for neural preservation. Am J Otol. 1996; 17:658-68.

[27] Macdonald AJ, Salzman KL, Harnsberger HR, Gilbert E, Shelton C. Jugular foramen meningioma: imaging appearance and differentiating features. Am J Roentgenol. 2004;182:373-7.

[28] Suarez C, Rodrigo JP, Bodeker CC, et al. Jugular and vagal paragangliomas: systematic study of management with surgery and radiotherapy. Head Neck. 2013;35:1195-204.

[29] Ivan ME, Sughrue ME, Clark AJ, et al. A meta-analysis of tumor control rates and treatment-related morbidity for patients with glomus jugulare tumors. J Neurosurg. 2011;114:1299-305.

[30] Netterville JL, Civantos FJ. Rehabilitation of cranial nerve deficits after neurotologic skull base surgery. Laryngoscope. 1993;103(Suppl 60):45-54.

[31] Willen SN, Einstein DB, Maciunas RJ, et al. Treatment

of glomus jugulare tumors in patients with advanced age: planned limited surgical resection followed by staged gamma knife radiosurgery. A preliminary report. Otol Neurotol. 2005;26:1229-34.

[32] Cosetti M, Linstrom C, Alexiades G, et al. Glomus tumors in patients of advanced age: a conservative approach. Laryngoscope. 2008;118:270-4.

[33] Wanna GB, Sweeney AD, Carlson ML, et al. Subtotal resection for management of large jugular paragangliomas with functional lower cranial nerves. Otolaryngol Head Neck Surg. 2014;151:991-5.

[34] Carlson ML, Driscoll CLW, Garcia JJ, Janus JR, Link MJ. Surgical management of giant transdural glomus jugulare tumors with cerebellar and brainstem compression. J Neurol Surg. 2012;73:197-207.

[35] Poznanovic SA, Cass SP, Kavanagh BD. Short-term tumor control and acute toxicity after stereotactic radiosurgery for glomus jugulare tumors. Otolaryngol Head Neck Surg. 2006;134(3):437-42.

[36] Patel NS, Link MJ, Driscoll CLW, Pollock BE, Lohse CM, Carlson ML. Hearing outcomes after stereotactic radiosurgery for jugular paraganglioma. Otol Neurotol. 2018;39(1):99-105.

[37] El Majdoub F, Hunsche S, Igressa A, Kocher M, Sturm V, Maarouf M. Stereotactic LINAC-radiosurgery for glomus jugulare tumors: a long-term follow-up of 27 patients. PLoS One. 2015;10(6)

[38] Schuster D, Sweeney AD, Stavas MJ, et al. Initial radiographic tumor control is similar following single or multi-fractionated stereotactic radiosurgery for jugular paragangliomas. Am J Otolaryngol Head Neck Med Surg. 2016;37:255-8.

[39] Lim M, Gibbs IC, Adler JR, Chang SD. Efficacy and safety of stereotactic radiosurgery for glomus jugulare tumors. Neurosurg Focus. 2004;17:E11.

[40] Liscak R, Urgosik D, Chytka T, et al. Leksell gamma knife radiosurgery of the jugulotympanic glomus tumor: long-term results. J Neurosurg. 2014;121 Suppl:198-202.

[41] Anderson JL, Khattab MH, Anderson C, Sherry AD, Luo G, Manzoor N, Attia A, Netterville J, Cmelak AJ. Long-term outcomes for the treatment of paragangliomas in the upfront, adjuvant, and salvage settings with stereotactic radiosurgery and intensity-modulated radiotherapy. Otol Neurotol. 2020;41:133-40.

[42] Gottfried ON, Liu JK, Couldwell WT. Comparison of radiosurgery and conventional surgery for the treatment of glomus jugulare tumors. Neurosurg Focus. 2004;17(2)

[43] Ibrahim R, Ammori MB, Yianni J, Grainger A, Rowe J, Radatz M. Gamma knife radiosurgery for glomus jugulare tumors: a single-center series of 75 cases. J Neurosurg. 2017;126(5):1488-97.

[44] Guss ZD, Batra S, Limb CJ, Li G, Sughrue ME, Redmond K, Rigamonti D, Parsa AT, Chang S, Kleinberg L, Lim M. Radiosurgery of glomus jugulare tumors: a meta-analysis. Int J Radiat Oncol Biol Phys. 2011;81(4):e497-502.

[45] Sahyouni R, Mahboubi H, Moshtaghi O, Goshtasbi K, Sahyouni S, Lin HW, Djalilian HR. Radiosurgery of glomus tumors of temporal bone: a meta-analysis. Otol Neurotol. 2018;39(4):488-93.

[46] Hawthorne MR, Malek MS, Harris JP, et al. The histopathological and clinical features of irradiated and non-irradiated temporal paragangliomas. Laryngoscope. 1988;98:325-31.

[47] Pollock BE, Link MJ, Stafford SL, Parney IF, Garces YI, Foote RL. The risk of radiation-induced tumors or malignant transformation after single- fraction intracranial radiosurgery: results based on a 25-year experience. Int J Radiat Oncol Biol Phys. 2017;97(5):919-23.

[48] Jansen TTG, Timmers HJLM, Marres HAM, Kunst HPM. Feasibility of a wait-and-scan period as initial management strategy for head and neck paraganglioma. Head Neck. 2017;39(10):2088.

[49] Prasad SC, Mimoune HA, D'Orazio F, et al. The role of wait-and-scan and the efficacy of radiotherapy in the treatment of temporal bone paragangliomas. Otol Neurotol. 2014;35:922-31.

[50] Carlson ML, Sweeney AD, Wanna GB, Netterville JL, Haynes DS. Natural history of glomus jugulare: a review of 16 tumors managed with primary observation. Otolaryngol Head Neck Surg. 2015;152:98-105.

[51] Carlson ML, Sweeney AD, Pelosi S, Wanna G, Glasscock ME III, Haynes DS. Glomus tympanicum: a review of 115 cases over 4 decades otolaryngology-head and neck surgery. Vol. 2015;152(1):136-42.

[52] Neumann HP, Erlic Z, Boedeker CC, et al. Clinical predictors for germline mutations in head and neck paraganglioma patients: cost-reduction strategy in genetic diagnostic process as fall-out. Cancer Res. 2009;69:3650-6.

[53] Neumann HP, Eng C. The approach to the patient with paraganglioma. J Clin Endocrinol Metab. 2009;94(8):2677-83.

[54] Brewis C, Bottrill ID, Wharton SB, Moffat DA. Metastases from glomus jugulare tumors. J Laryngol Otol. 2000; 114(1): 17-23.

[55] Lenders JW, Duh QY, Eisenhofer G, Gimenez-Roqueplo AP, Grebe SK, Murad MH, Naruse M, Pacak K, Young WF Jr, Endocrine Society. Pheochromocytoma and paraganglioma: an endocrine society clinical practice guideline. J Clin Endocrinol Metab. 2014;99(6):1915-42.

[56] Fussey JM, Kemeny AA, Sankar S, Rejali D. Successful management of a catecholamine-secreting glomus jugulare tumor with radiosurgery alone. J Neuro Surg B Skull Base. 2013;74(6): 399-402.

[57] Kudoh Y, Kuroda S, Shimamoto K, Iimura O. Intracranial pheochromocytoma- a case of noradrenaline- secreting glomus jugulare tumor. Jpn Circ J. 1995;59(6):365-71.

[58] Jackson CG, McGrew BM, Forest JA, Netterville JL, Hampf CF, Glasscock ME III. Lateral skull base surgery for glomus tumors: long-term control. Otol Neurotol. 2001;22:377-82.

[59] Green JD Jr, Brackmann DE, Nguyen CD, Arriaga MA, Telischi FF, de la Cruz A. Surgical management of previously untreated glomus jugulare tumors. Laryngoscope. 1994;104:917-21.

[60] Leonetti JP, Anderson DE, Marzo SJ, Origitano TC, Vandevender D, Quinonez R. Facial paralysis associated with glomus jugulare tumors. Otol Neurotol. 2007;28(1):104-6.

第 49 章　软骨肉瘤 ❶

Chondrosarcoma

Rafael Martinez-Perez　A. Samy Youssef　著

樊　俊　刘　忆　邹石生　译

软骨肉瘤是一种生物学行为多样的恶性肿瘤，可从缓慢进展到局部侵袭，导致全身播散的可能性很低 [1]。颅底软骨肉瘤起源于岩斜交界区恶变的软骨细胞，病程较缓慢，转移可能性较低 [2, 3]。因此，手术是治疗的基础，无论组织学如何，实现最大范围的切除可影响疾病特异性生存率 [4, 5]。从手术学角度来看，由于颈静脉孔位置深在，形状不规则，周围神经血管结构复杂，该区域的软骨肉瘤为最复杂的病变之一。在本章中，我们将主要讨论颈静脉孔区软骨肉瘤，尤其侧重于治疗策略和手术入路的选择。

一、手术解剖

颅底软骨肉瘤的起源部位在很大程度上影响切除范围，从而影响最终预后 [4]。该肿瘤可以发生在岩尖和颈静脉孔之间的岩斜交界处的任何地方（图 49-1）。少数颅底软骨肉瘤起源于中线，通常与 Ollier 病 [6, 7] 或 Maffucci 综合征 [8] 有关，大多起源于或继发性侵犯颈静脉孔周围区域。颈静脉孔包括两部分，包括前内侧神经部，内含舌咽神经、岩下窦和咽升动脉脑膜支；后外侧静脉部，内含乙状窦 / 颈静脉球、迷走神经和副神经。

二、组织病理学特征

软骨肉瘤在组织学上可分为普通型、间叶型和去分化型 [1]。普通型软骨肉瘤按分化程度又可分为低级（1 级）、中级（2 级）、高级（3 级）[1, 9]。这种以组织学为基础的分级系统已被证明可预测不同部位肿瘤的无病生存期 [1, 4, 9]。例如，低组织学分级肿瘤的预后较好，5 年和 10 年生存率大于 80%[10, 11]。而高级别软骨肉瘤与高致死性去分化软骨肉瘤预后较差，生存率较低 [10-12]。同样，去分化软骨肉瘤中去分化成分的比例对该肿瘤的无病生存期有重要影响 [13]。

颅底软骨肉瘤（75%）多为中、低级别的普通型亚型 [14]。间叶型在颅底极为罕见，存活率最低 [15]。该型好发于 20—30 岁的年轻人，通常起源于中线 [14, 15]。

三、临床表现

临床表现取决于肿瘤的位置。由于颈静脉孔软骨瘤起源于岩枕（斜坡）软骨结合部，患者通常因展神经受累而出现复视 [2, 16, 17]。其他脑神经较少受累，除非肿瘤继发侵犯颅底的其他区

---

❶ 第 49 章配有视频，请登录网址 https://doi.org/10.1007/978-3-030-99321-4_49 观看

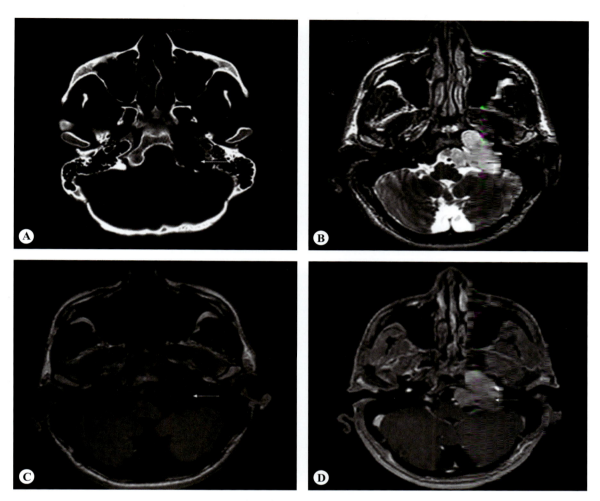

▲ 图 49-1　颈静脉孔软骨肉瘤的术前影像（箭）

A. 非增强头颅 CT 显示左侧颅底颈静脉孔周围病变；B. T_2 加权 MRI 序列显示病变呈高信号；C 和 D. 增强前和增强后 T_1 加权序列显示病变有强化

经许可转载，引自 Neurosurgery Publications，Youssef 等[41]

域[2, 17]。后组脑神经麻痹主要表现为声带功能障碍、构音障碍或吞咽困难，而肿瘤对脑干的占位效应可引起行走障碍[18, 19]。此外，当这些肿瘤长入小脑脑桥三角区或枕骨大孔时可导致面部麻木、面瘫、听力受损、平衡功能障碍和眩晕[2, 18, 19]。

四、治疗

颅底软骨肉瘤的特点是缓慢进展，但该肿瘤具有局部侵袭性，不完全切除后复发率高[18, 19]。在一些报道中，积极切除与更差的功能结果相关[18, 20]，而切除范围似乎是影响总生存期的最重要因素[21]。因此，术者必须在肿瘤切除和功能保留之间取得良好的平衡。

五、颈静脉孔的手术入路

颈静脉孔区手术通常采用前外侧[22, 23]或后外侧[23-25]入路。颈静脉孔骨窗的中心在岩骨段颈内动脉水平部下方[26]。其外侧显露岩斜软骨连接部在下方受到颈静脉球和后组脑神经的限制，在进入颈静脉孔内侧时，如果选择前入路，则需要行咽鼓管移位或切除。

前外侧入路通过颞下窝和鼓室部显露颈静脉孔的前侧和外侧，而后入路，包括乙状窦后入路及其远外侧和经髁入路，则不需要磨除太多骨质来显露颈静脉孔的后侧。随着内镜扩大经鼻入路的发展，内镜经鼻经翼突入路已成为显露颈静脉孔腹侧和内侧面的一种替代入路，无须牵拉移动相关的神经血管结构。

（一）前外侧入路

前外侧入路最早由 Fisch 描述，分为耳前入路和耳后入路[22, 23, 27]。在扩大内镜下经鼻入路发展之前，耳前颞下入路是唯一可显露颈静脉孔腹侧的入路[23]。然而，其手术步骤包括颞下颌关节离断、咽鼓管结扎、颈内动脉岩骨段和面神经移位，与之相关的并发症多，从而限制了该入路的使用。耳后经颞（postauricular transtemporal, PTT）入路（Fisch A）的侵袭性较小，因其不一定需要行面神经移位或咽鼓管结扎，而且可保留听力[22]。然而，该入路对颈静脉孔前方的显露非常有限（图 49-2），可能需要行面神经移位以充分显露颈静脉孔外侧面，从而有较高概率导致严重面肌无力[28-31]。

（二）后方入路

后入路包括乙状窦后入路及其变型、远外侧入路和经髁入路[32-35]。这些入路对于硬膜内病变已足够，但对前颈静脉孔区的显露有限[36, 37]。硬膜下磨除内听道与颈静脉球之间的岩骨区，该方法被认为是一种可改善软骨肉瘤颈静脉孔区手术显露的辅助手段[38]。合理使用内镜可改善对深部结构的显示，从而提高切除率[39]。乙状窦后入路的禁忌证为长至颈静脉孔前半部分的肿瘤或高位颈静脉球病例。

（三）中线前入路

内镜下经鼻入路（EEA）通常被认为是治疗无明显后外侧扩展的侧颅底软骨肉瘤的良好备选方案[40, 41]。内镜经鼻远内侧入路（endoscopic endonasal far medial，EEFM）可以后组脑神经为后界，通过岩下咽鼓管上通道为颈静脉孔腹内侧提供良好显露[40, 42]（图 49-3）。还可将咽鼓管向下外侧移位，以向下扩大显露至颈静脉结节和枕髁。近年来，经对侧上颌窦入路已被用于内镜下经鼻入路的辅助入路，可提高颈静脉孔软骨肉瘤的切除程度，并改善岩骨段颈内动脉后方的手术可操作性，而无须对其进行移位[43]。

六、颈静脉孔手术腔隙

我们将颈静脉孔区分为前、后、内、外侧共4个象限。在形态计量学研究中[38]，我们发现每

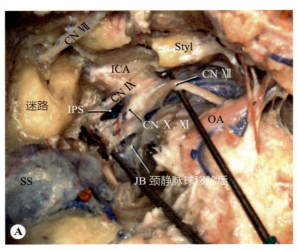
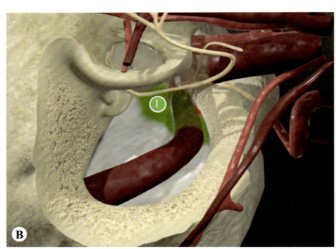

▲ 图 49-2　耳后经颞（Fisch A）入路的手术显露

A. 耳后经颞（Fisch A）入路的尸头解剖显示颈静脉孔区的解剖关系；B. 此三维模型显示耳后经颞（Fisch A）入路的显露范围（绿色阴影）

CN. 脑神经；ICA. 颈内动脉；IPS. 岩下窦；OA. 枕动脉；SS. 乙状窦；Styl. 茎突

经许可转载，引自 Neurosurgery Publications，Youssef 等[41] 和 Neurosurgical Atlas

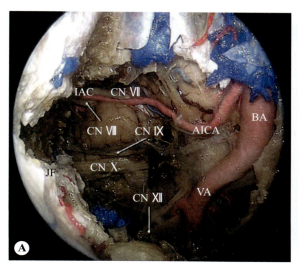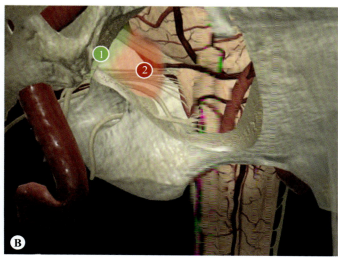

▲ 图 49-3　内镜经鼻远内侧入路的手术显露

A. 内镜经鼻内远内侧入路的尸头解剖显示颈静脉孔区的解剖关系；B. 三维模型显示内镜经鼻远内侧入路（红色阴影）和耳后经颞入路（绿色阴影）的显露范围

AICA. 小脑下前动脉；BA. 基底动脉；CN. 脑神经；ICA. 颈内动脉；VA. 椎动脉

经许可转载，引自 Neurosurgery Publications，Youssef 等 [41] 和 Neurosurgical Atlas

种颈静脉孔入路都分别显露不同的颈静脉孔区象限，手术自由度也各不相同。

　　内镜经鼻远内侧入路对前、内侧象限的显露范围较宽，手术自由度较小；而耳后经颞入路对后、外侧象限的显露范围较宽，器械操作的总体手术自由度较高。两种入路的联合应用可显著增加颈静脉孔四周的显露，并克服了每种入路各自在手术自由度方面的限制 [41]（表 49-1）。

　　（一）联合入路：内镜扩大经鼻远内侧入路和耳后经颞入路

　　虽然大多数报道集中于比较内镜和经颅入路之间的切除范围、临床结果和并发症，但我们采用侵袭性更小的多腔概念手术作为前外侧入路的替代方案，以实现颈静脉孔的 360° 显露。通过结合内镜经鼻远内侧入路（图 49-4）和耳后经颞入路（图 49-5）的优势，我们实现了最大范围的切除 [41]。此外，耳后经颞入路还可进一步调整以避免颈部切开或面神经移位，从而进一步降低手术并发症 [41]。

　　（二）入路选择过程（图 49-6）

　　颈静脉孔的手术入路应直接显露病变而不跨越脑神经，且拥有最佳手术自由度。根据我们的经验，入路的选择主要基于两个方面，病理和肿瘤在颈静脉孔区不同象限的位置和扩展方向。

　　1. 病理　软骨肉瘤是一种较软无血管性肿瘤，内镜经鼻远内侧入路的血管手术自由度较低，但可以很容易地切除肿瘤，且对邻近神经血管结构的牵拉也更少。当内镜经鼻远内侧入路不能达到理想的切除程度时，可采用耳后经颞入路作为辅助 [41]。

　　2. 肿瘤在颈静脉不同象限的位置和扩展方向　对于起源于颈静脉孔前、内侧并将脑神经和咽旁颈内动脉向外侧推移的病变，最好采用内镜经鼻远内侧入路进行切除。如病变位于颈静脉孔后侧并向后外侧生长，采用耳后经颞入路可获得更好的显露。试图穿过后组脑神经的手术操作可能有更高概率导致脑神经功能障碍。此外，根据我们的研究 [38]，内镜经鼻远内侧入路在后外侧颈静脉孔内的显露范围和手术自由度非常有限，因此很难达到肿瘤全切。最后，对于从颈静脉孔向内、外侧生长较多的大型病灶，最好在后组脑神经两侧联合使用两种入路。在少数情况下，对

表 49-1　PTT、EEFM 和 PTT/EEFM 手术可操作性的统计学对比				
	PTT	**EEFM**	**EEFM/PTT**	***P****
平均 DOF C-C	63.6	12.6	N/A	<0.001
平均 DOF M-L	49	13.4	N/A	<0.001
平均显露量（ml）	1469.2	1897.4	3305	0.002
象限显露率（%）　前	9.6	53.5	65.7	<0.001
后	59.5	21.6	80	<0.001
内	7.2	71.4	82.3	<0.001
外	56.3	6.7	62.4	<0.001

PTT. 耳后经颞入路；EEFM. 内镜经鼻远内侧入路；PTT/EEFM.EEFM 与 PTT 联合入路；DOF C-C. 前后自由度；DOF M-L. 内外自由度

经许可转载，引自 Neurosurgery Publications，Youssef 等[41]

*. P<0.05 有统计学意义

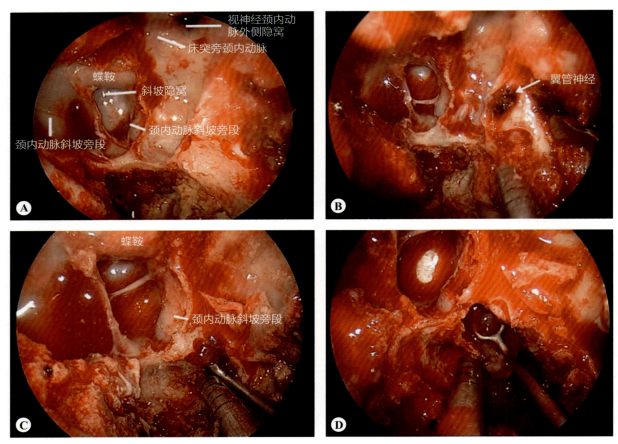

▲ 图 49-4　内镜经鼻远内侧入路手术

A. 后组筛窦、左上颌窦和广泛蝶窦开放后的显露情况；B. 将翼腭窝内容物移位以显露翼突基部；C. 切除翼突和内侧板并将咽鼓管向外下方移位后，可见肿瘤在颈静脉孔水平侵蚀颅底；D. 最后的肿瘤切除

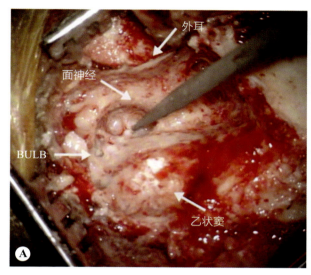
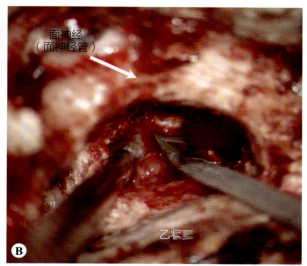

▲ 图 49-5　耳后经颞入路（经乳突迷路下）手术

A. 乳突切除后，将面神经"骨骼化"并保留半规管；B. 肿瘤分块切除

经许可转载，引自 Neurosurgery Publications Youssef 等[41]

于主要位于硬膜内并指向后方的小型肿瘤，可以选择乙状窦后入路或其变型。

七、辅助治疗

由于积极切除的风险较高，一些作者主张进行减瘤手术并辅以放射治疗来控制肿瘤残留。虽然放射治疗在治疗进展缓慢的软骨肉瘤中的作用仍有争议，但现代立体定向和聚焦放射治疗技术已被用于治疗残留病变[44]。目前的证据表明，在术后放射治疗的辅助下，总体和无进展的生存率有所提高[45, 46]，但质子束、低分割调强放射治疗（IMRT）、伽马刀或直线加速器的最佳放射治疗策略尚未标准化[45]。

根据我们的经验，辅助治疗的作用取决于术后 MRI 所显示的手术切除程度（图 49-6）。大体全切除后，我们除了随访外不做任何附加治疗，这也是大多数神经肿瘤团队的标准做法[17, 44]。我们根据组织病理结果对小的残留肿瘤作不同的处理[17]。因此，对中、低级别的软骨肉瘤残留肿瘤予以密切监测，而对高级别普通型软骨肉瘤或少见的间叶亚型或去分化亚型采用放射治疗，可选择质子束放射治疗或调强放射治疗[47, 48]。

八、临床病例

32 岁男性，有一年的吞咽困难史，神经系统检查显示舌萎缩和左偏。影像学检查显示左岩斜交界处颅底病变，提示软骨肉瘤，病变累及左侧颈静脉孔，向下延伸至颈静脉球和颈部，并将左侧颈内动脉推向外侧（图 49-1）。考虑选用的手术方式为广泛的耳前经颞入路或侵袭性较小的分期多腔硬膜外入路。患者接受了分期手术切除。一期手术采用内镜经鼻至内侧入路显露前颈静脉孔，病理符合软骨肉瘤 WHO Ⅰ 级。3 周后，患者接受了二期手术，在显微镜和内镜辅助下采用耳后经颞入路显露后颈静脉孔和颈静脉球。鉴于肿瘤质地较软，采用标准显微外科技术结合角度内镜辅助，避免了上半规管开或面神经移位（视频 49-1）。用脂肪和 HydroSet 骨水泥（Stryker, Mahwah, New Jersey, Mahwah, U.S.）进行标准的乳突封闭。两期手术都是完全从硬膜外切除肿瘤，颈段颈内动脉有少量残留肿瘤粘连（图 49-7）。患者两次术后病程顺利，先前的吞咽困难明显改善，但舌左偏无变化。随测听显示双侧听力 A 级。

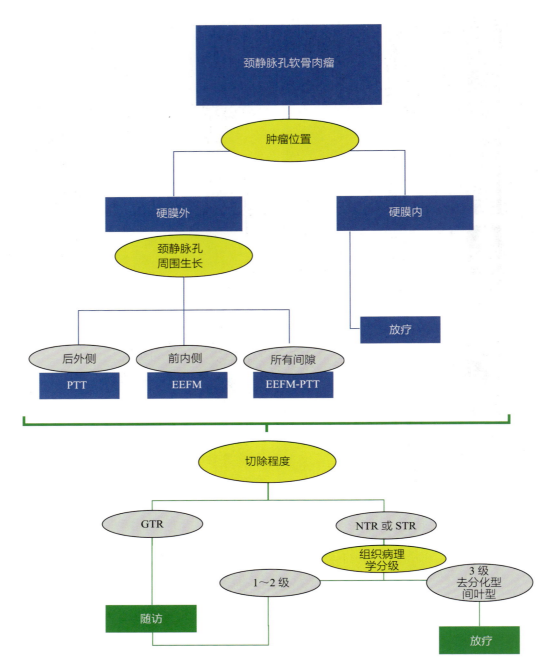

▲ 图 49-6 颈静脉孔软骨肉瘤治疗流程图

标准方案为颅底软骨肉瘤肿瘤切除。肿瘤扩展的范围（无论是通过硬膜下还是通过硬膜外）决定了手术入路。虽然有些单纯硬膜内的小型病变可通过后外侧入路切除（如乙状窦后入路及其变型、远内侧入路、经髁入路或经颈静脉结节入路），但绝大多数颅底软骨肉瘤主要位于硬膜外，需要采用更广泛的入路。在上述第 2 种情况中，我们将颈静脉孔分为 4 个象限，如前文所述。内镜经鼻远内侧入路适用于侵犯前内侧象限的病变，而耳后经颞（Fisch A）入路适用于来源于后外侧象限的病变。在侵犯至少 3/4 象限的大型病变中，我们倾向于采用多通道联合入路。可根据术后 MRI 显示的切除程度分级确定是否采取辅助治疗。大体全切除后，并非有必要采取其他治疗，影像学随访为大多数神经肿瘤团队的标准方案。然而，根据组织病理学检查结果，各家对少许肿瘤残留的处理有所不同。低、中级别软骨肉瘤残留可予以严密观察，而高级别软骨肉瘤或少见的间叶型或未分化亚型病例通常采取放射治疗

EEFM. 内镜经鼻远内侧入路；GTR. 大体全切除；NTR. 近全切除；PTT. 耳后经颞入路；STR. 次全切除

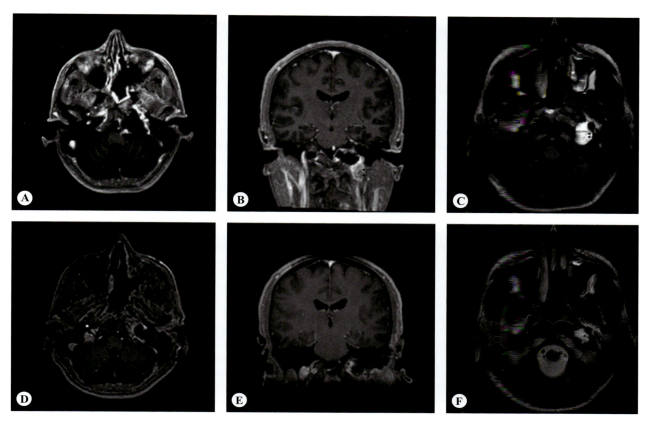

▲ 图 49-7　A 至 C. 1 期（经鼻远内侧入路）；D 至 F. 2 期（耳后经颞入路）术后影像

A. 轴位增强 MRI 显示大部分软骨肉瘤在 1 期已切除；B. 冠状位增强 MRI 显示颈内动脉后方的残余肿瘤；C. 轴位 T_2 像显示残余肿瘤；D 和 E. 轴位和冠状位 T_1 增强像显示乳突区的残余肿瘤已切除，但颈内动脉上仍有残留；F. 轴位 T_2 像显示残余的肿瘤

九、总结

颈静脉孔区软骨肉瘤是复杂的颅底肿瘤，需要采用多学科方式治疗。外科手术仍然是治疗的基石，其目的为在保留脑神经功能的同时切除肿瘤。前内侧内镜入路和后外侧经颅入路的合理联用是一种创伤更小的治疗策略，可以达到肿瘤成功切除和良好功能结果的平衡。放射治疗可用于治疗残留的高级别肿瘤。

声明

资助：本研究未得到任何有关其阐述的资金资助。

利益冲突：ASY 是 Stryker 公司的顾问，并从 Mizuho 公司获得版税。

伦理批件和知情同意（参与和发表）：鉴于本研究的设计，当地伦理委员会认为无须知情同意和伦理批准。且本研究没有得到财政支持。

数据和材料的可用性（数据透明度）：本手稿的全部或部分内容均未发表，也没有提交其他地方审查。

参考文献

[1] Kim M-J, Cho K-J, Ayala AG, Ro JY. Chondrosarcoma: with updates on molecular genetics. Sarcoma. 2011;2011:405437.

[2] Mesquita Filho PM, Ditzel Filho LFS, Prevedello DM, Martinez CAN, Fiore ME, et al. Endoscopic endonasal surgical management of chondrosarcomas with cerebellopontine angle extension. Neurosurg Focus. 2014; 37(4):E13.

[3] Ditzel Filho LFS, Prevedello DM, Dolci RL, Jamshidi AO, Kerr EE, Campbell R, et al. The endoscopic endonasal approach for removal of petroclival chondrosarcomas. Neurosurg Clin N Am. 2015;26(3):453-62.

[4] Raza SM, Quinones-Hinojosa A, Lim M, Boahene KDO. The transconjunctival transorbital approach: a keyhole approach to the midline anterior skull base. World Neurosurg. 2013;80(6):864-71.

[5] Oghalai JS, Buxbaum JL, Jackler RK, McDermott MW. Skull base chondrosarcoma originating from the petroclival junction. Otol Neurotol. 2005;26(5):1052-60.

[6] Brazier DJ, Roberts-Harry J, Crockard A. Intracavernous chondrosarcoma associated with Ollier's disease. Br J Ophthalmol. 1993;77(9):599-600.

[7] Clifton AG, Kendall BE, Crockard HA, Hughes T. Intracranial chondrosarcoma in a patient with Ollier's disease. Br J Radiol. 1991;64(763):633-6.

[8] Lewis RJ, Ketcham AS. Maffucci's syndrome: functional and neoplastic significance. Case report and review of the literature. J Bone Joint Surg Am. 1973;55(7):1465-79.

[9] Evans HL, Ayala AG, Romsdahl MM. Prognostic factors in chondrosarcoma of bone: a clinicopathologic analysis with emphasis on histologic grading. Cancer. 1977;40(2):818-31.

[10] Andreou D, Ruppin S, Fehlberg S, Pink D, Werner M, Tunn P-U. Survival and prognostic factors in chondrosarcoma: results in 115 patients with long-term follow-up. Acta Orthop. 2011;82(6):749-55.

[11] Angelini A, Guerra G, Mavrogenis AF, Pala E, Picci P, Ruggieri P. Clinical outcome of central conventional chondrosarcoma: central conventional chondrosarcoma. J Surg Oncol. 2012;106(8):929-37.

[12] Staals EL, Bacchini P, Bertoni F. Dedifferentiated central chondrosarcoma. Cancer. 2006;106(12):2682-91.

[13] Nota SPFT, Braun Y, Schwab JH, van Dijk CN, Bramer JAM. The identification of prognostic factors and survival statistics of conventional central chondrosarcoma. Sarcoma. 2015;2015:1-11.

[14] Raza SM, Gidley PW, Kupferman ME, Hanna EY, Su SY, DeMonte F. Site-specific considerations in the surgical management of skull base chondrosarcomas. Oper Neurosurg (Hagerstown). 2018;14(6):611-9.

[15] Dibas M, Doheim MF, Ghozy S, Ros MH, El-Helw GO, Reda A. Incidence and survival rates and trends of skull base chondrosarcoma: a population-based study. Clin Neurol Neurosurg. 2020;198:106153.

[16] Frassanito P, Massimi L, Rigante M, Tamburrini G, Conforti G, Di Rocco C, et al. Recurrent and self-remitting sixth cranial nerve palsy: pathophysiological insight from skull base chondrosarcoma. J Neurosurg Pediatr. 2013;12(6): 633-6.

[17] Raza SM, Gidley PW, Meis JM, Grosshans DR, Bell D, DeMonte F. Multimodality treatment of skull base chondrosarcomas: the role of histology specific treatment protocols. Neurosurgery. 2017;81(3):520-30.

[18] Bloch O, Parsa AT. Skull base chondrosarcoma: evidence-based treatment paradigms. Neurosurg Clin N Am. 2013;24(1):89-96.

[19] Brackmann DE, Teufert KB. Chondrosarcoma of the skull base: long-term follow-up. Otol Neurotol. 2006;27(7): 981-91.

[20] Kuge A, Sato S, Sakurada K, Takemura S, Kikuchi Z, Saito Y, et al. Technical notes on endoscopic transnasal transsphenoidal approach for clival chondrosarcoma. Sarcoma. 2011;2011:953047.

[21] Tzortzidis F, Elahi F, Wright DC, Temkin N, Natarajan SK, Sekhar LN. Patient outcome at long-term follow-up after aggressive microsurgical resection of cranial base chondrosarcomas. Neurosurgery. 2006;58(6):1090-8; discussion 1090-8.

[22] Fisch U. Infratemporal fossa approach to tumours of the temporal bone and base of the skull. J Laryngol Otol. 1978;92(11):949-67.

[23] Fisch U, Fagan P, Valavanis A. The infratemporal fossa approach for the lateral skull base. Otolaryngol Clin N Am. 1984;17(3):513-52.

[24] Jackson CG, Cueva RA, Thedinger BA, Glasscock ME. Cranial nerve preservation in lesions of the jugular fossa. Otolaryngol Head Neck Surg. 1991;105(5):687-93.

[25] Goldenberg RA, Gardner G. Tumors of the jugular foramen: surgical preservation of neural function. Otolaryngol Head Neck Surg. 1991;104(1):129.

[26] Mehta GU, DeMonte F, Su SY, Kupferman ME, Hanna EY, Raza SM. Endoscopic endonasal transpterygoid transnasopharyngeal management of petroclival chondrosarcomas without medial extension. J Neurosurg. 2019; 131(1): 184-91.

[27] Dichiro G, Fisher RL, Nelson KB. The jugular foramen. J Neurosurg. 1964;21:447-60.

[28] Cass SP, Hirsch BE, Stechison MT. Evolution and advances of the lateral surgical approaches to cranial base neoplasms. J Neuro-Oncol. 1994;20(3):337-61.

[29] Angeli SI, De la Cruz A, Hitselberger W. The transcochlear approach revisited. Otol Neurotol. 2001;22(5):690-5.

[30] Cass SP, Sekhar LN, Pomeranz S, Hirsch BE, Snyderman CH. Excision of petroclival tumors by a total petrosectomy approach. Am J Otol. 1994;15(4):474-84.

[31] Mathiesen T, Gerlich A, Kihlström L, Svensson M, Bagger-Sjöbäck D. Effects of using combined transpetrosal surgical approaches to treat petroclival meningiomas. Neurosurgery. 2008;62(6 Suppl 3):1213-23.

[32] Samii M, Tatagiba M, Carvalho GA. Retrosigmoid intradural suprameatal approach to Meckel's cave and the middle fossa: surgical technique and outcome. J Neurosurg. 2000;92(2):235-41.

[33] Samii M, Ammirati M, Mahran A, Bini W, Sepehrnia A. Surgery of petroclival meningiomas: report of 24 cases. Neurosurgery. 1989;24(1):12-7.

[34] Ammirati M, Ma J, Canalis R, Martin N, Black K, Cheatham M, et al. A combined intradural presigmoid-transtransversarium-transcondylar approach to the whole clivus and anterior craniospinal region: anatomic study. Skull Base Surg. 1993;3(4):193-200.

[35] Heros RC. Lateral suboccipital approach for vertebral and vertebrobasilar artery lesions. J Neurosurg. 1986;64(4):559-62.

[36] Kodera T, Akazawa A, Yamada S, Arai H, Yamauchi T, Higashino Y, et al. Quantitative analysis of the far-lateral, supra-articular transcondylar transtubercular approach using cadaveric computed tomography and magnetic resonance imaging. Oper Neurosurg (Hagerstown). 2020;19(5):E498-509.

[37] Wu A, Zabramski JM, Jittapiromsak P, Wallace RC, Spetzler RF, Preul MC. Quantitative analysis of variants of the far-lateral approach: condylar fossa and transcondylar exposures. Neurosurgery. 2010;66(6 Suppl Operative): 191-8; discussion 198.

[38] Meling TR, Zegarek G, Schaller K. How I do it: retrosigmoid intradural inframeatal petrosectomy. Acta Neurochir. 2021;163(3):649-53.

[39] Samii M, Alimohamadi M, Gerganov V. Endoscope-assisted retrosigmoid infralabyrinthine approach to jugular foramen tumors. J Neurosurg. 2016;124(4):1061-7.

[40] Vaz-Guimaraes F, Fernandez-Miranda JC, Koutourousiou M, Hamilton RL, Wang EW, Snyderman CH, et al. Endoscopic endonasal surgery for cranial base chondrosarcomas. Oper Neurosurg (Hagerstown). 2017;13(4):421-34.

[41] Youssef AS, Arnone GD, Farell NF, Thompson JA, Ramakrishnan VR, Gubbels S, et al. The combined endoscopic endonasal far medial and open postauricular transtemporal approaches as a less invasive approach to the jugular foramen: anatomic morphometric study with case illustration. Oper Neurosurg (Hagerstown). 2020;19(4):471-9.

[42] Benet A, Prevedello DM, Carrau L, Rincon-Torroella J, Fernandez-Miranda JC, Prats-Galino A, et al. Comparative analysis of the transcranial "far medial" and endoscopic endonasal "far medial" approaches: surgical anatomy and clinical illustration. World Neurosurg. 2014;81(2):385-96.

[43] Snyderman CH, Gardner PA, Wang EW, Fernandez-Miranda JC, Valappil B. Experience with the endoscopic contralateral transmaxillary approach to the petroclival skull base. Laryngoscope. 2021;131(2):294-8.

[44] Crockard HA, Cheeseman A, Steel T, Revesz T, Holton JL, Plowman N, et al. A multidisciplinary team approach to skull base chondrosarcoma. J Neurosurg. 2001;95(2):184-9.

[45] Iyer A, Kano H, Kondziolka D, Liu X, Flickinger JC, Lunsford LD. Postsurgical management strategies in patients with skull base chondrosarcoma. CNS Oncol. 2013;2(2):203-8.

[46] Koga T, Shin M, Saito N. Treatment with high marginal dose is mandatory to achieve long-term control of skull base chordomas and chondrosarcomas by means of stereotactic radiosurgery. J Neuro-Oncol. 2010;98(2):233-8.

[47] Hug EB, Slater JD. Proton radiation therapy for chordomas and chondrosarcomas of the skull base. Neurosurg Clin N Am. 2000;11(4):627-38.

[48] Schulz-Ertner D, Haberer T, Scholz M, Thilmann C, Krämer M, Enghardt W, et al. Radiotherapy for chordomas and low-grade chondrosarcomas of the skull base with carbon ions. Int J Radiat Oncol Biol Phys. 2002;53(1):36-42.

第十篇　颞下窝

Infratemporal Fossa

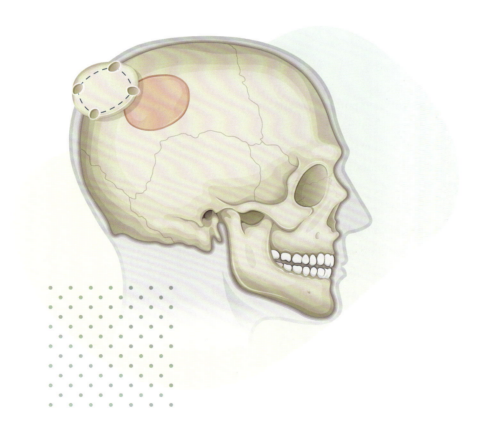

第 50 章　开颅入路"耳前经颅颞下窝入路根治性切除颞下窝内或周围肿瘤"

Open Approaches "Preauricular Transcranial Infratemporal Fossa Approaches for Radical Resection of Tumors in or Around Infratemporal Fossa"

Yoichi Nonaka　Takanori Fukushima　著

张喜安　俞　磊　译

缩略语

AITFA	Anterior infratemporal fossa approach	颞下窝前入路
ATN	Auriculotemporal nerve	耳颞神经
C_6	Petrous (horizontal) segment of internal carotid artery	颈内动脉岩骨（水平）段
C_7	Vertical segment of internal carotid artery	颈内动脉垂直段
CN	Cranial nerve	脑神经
CT	Chorda tympani	鼓索神经
DTN	Deep temporal muscle	颞深肌
ET	Eustachian tube	咽鼓管
GG	Gasserian ganglion	半月神经节
GSPN	Greater superficial petrosal nerve	岩浅大神经
GTR	Gross total resection	大体全切除
IAN	Inferior alveolar nerve	下牙槽神经
ICA	Internal carotid artery	颈内动脉
ICG	Indocyanine green	吲哚菁绿
ITF	Infratemporal fossa	颞下窝
IX	Cranial nerve IX (glossopharyngeal nerve)	脑神经IX（舌咽神经）
LN	Lingual nerve	舌神经
LPM	Lateral pterygoid muscle	翼外肌
LPP	Lateral pterygoid plate (process)	翼突外侧板
MA	Maxillary artery	上颌动脉

第50章　开颅入路"耳前经颅颞下窝入路根治性切除颞下窝内或周围肿瘤"

Open Approaches "Preauricular Transcranial Infratemporal Fossa Approaches for Radical Resection of Tumors in and around Infratemporal Fossa"

MITFA	Middle infratemporal fossa approach	颞下窝中入路
MMA	Middle meningeal artery	脑膜中动脉
MPM	Medial pterygoid muscle	翼内肌
MPP	Medial pterygoid plate	翼突内侧板
NTR	Nearly total resection	近全切除
PPF	Pterygopalatine fossa	翼腭窝
ROZ	Root of zygoma	颧骨根
SD	Styloid diaphragm	茎突横隔膜
SPM	Stylopharyngeus muscle	茎突咽肌
TM	Temporal muscle	颞肌
TMJ	Temporomandibular joint	颞下颌关节
TTM	Tensor tympani muscle	鼓膜张肌
TVPM	Tensor veli palatini muscle	腭帆张肌
V_2	Trigeminal nerve second branch	三叉神经第二支
V_3	Trigeminal nerve third branch	三叉神经第三支
ZA	Zygomatic arch	颧弓

一、一般原则

颞下窝病变的手术是神经外科医生和头颈外科医生面临的一个困难的挑战，因为它的罕见性、手术复杂性和有限的手术通道。ITF 入路由 Barbosa 于 1961 年首次提出，用于广泛鼻窦癌的切除[1]。在 20 世纪 70 年代，基于耳后经乳突技术，Fisch 将 ITF 入路分为 A 型、B 型和 C 型[2, 3]。在这些之后，几个变形入路，包括从前方的经上颌窦入路、从外侧方向的耳前入路、从下方的高颈段下颌下入路和从后下方的耳后入路均被报道[4-19]。这些入路常用于侧颅底深部的大肿瘤。它们通常对周围的解剖结构具有太大的侵袭性和破坏性，尤其是对良性肿瘤，需要在面部或颈部取大皮肤切口至下颌角，这可能导致美容畸形、面神经损伤和咀嚼肌功能的损害。自 1990 年以来，Fukushima 提出了新的用于颞下窝入路经颅手术理念，其基础是侵袭性更小的技术，如保留脑神经（不牺牲 V_3）、保留颞下颌关节和最小化的皮肤切口（不切开面部或颈部）[20]。Fukushima 和同事以前报道了 V_2 和 V_3 移位技术的重要性，这有助于广泛显露颞下窝并保留三叉

神经功能[15, 21]。Fukushima 司 ITF 入路概念有 3 种，包括耳前经颧骨"前路"ITF 入路（AITFA）（位于 V_2 和 V_3 之间的手术间隙）、耳前经颧骨"中路"ITF 入路（MITFA）（位于 V_2 和 TMJ 之间的手术间隙）和耳后经乳突"后路"ITF 入路（位于颈静脉孔周围的手术间隙和高颈区）（图 50-1）[22, 23]。ITF 前中联合入路提供了颞下窝的宽大的开口，可进入翼腭窝，可能显露更靠内侧的咽旁间隙，甚至咽后间隙。对 ITF 前入路、中入路和后入路的手术技术的分析，在单独的文章中发表[15, 20, 22, 23]。

二、手术室设备、影像技术和手术器械

准确的术前评估和正确的判断是手术成功的关键因素之一。选择合适的手术入路取决于肿瘤的大小、位置和扩展范围。MRI 矢状位增强扫描有助于了解 ITF 肿瘤与咽旁区颈内动脉（C_7）垂直部的关系。MRI 轴位和冠状位扫描有助于观察肿瘤的内侧扩展，以及肿瘤与蝶窦、翼突内侧板（MPP）内侧的鼻咽部之间的关系。薄层骨 CT 和三维图像也有助于观察肿瘤对颅底、翼突外侧板

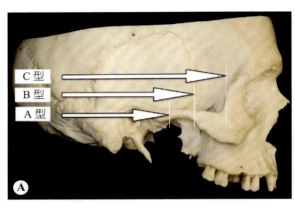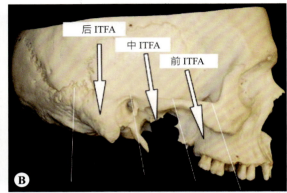

▲ 图 50-1　照片显示颞下窝入路两种不同的分型方法
A. Fisch 的颞下窝入路分型；B.Fukushima 的颞下窝入路分型
ITFA. 颞下窝入路

和内侧板、鼻旁窦的骨侵蚀或骨缺损。部分病例蝶窦发育良好，在 V_2 和 V_3 之间（Vidian 外侧三角）磨除颅底时容易打开。

　　复杂的颅底显微器械和设备的制备为安全有效的外科手术提供了基础（见第 4 章和第 8 章）。具有各种金刚砂磨钻头（3mm、4mm、5mm 大小的超粗金刚砂或粗金刚砂磨钻头）的高速电钻是颅底骨磨除工作必不可少的。显微器械包括硬质的颅底显微解剖子、薄、中、厚刃的显微剪刀、泪滴型吸引器（Fukushima 设计；Fujita Medical Instruments, Tokyo Japan）、3 种类型的不粘双极电凝（SILVERglide 锁孔型和 Pro-series、Vesalius 和 Tokyo Fujita 显微双极）和超声肿瘤吸引器，是肿瘤切除不可或缺的。术中电生理监测（NIM-Response 3.0 刺激器 TM；Medtronic XOMED,Inc. Jacksonville，FL）也是必要的，用以识别颅中窝上表面的岩浅大神经（GSPN）和膝状神经节、腮腺远端的面神经外周部分、V_3 的运动纤维和 C_7 垂直段周围的后组脑神经。对于肿瘤扩展至耳蜗和中耳周围的病例，应采用听觉脑干听觉诱发电位监测。在不熟悉部位的大肿瘤或复杂肿瘤的手术中，每一步都必须确定解剖方位，但肿瘤压迫会扭曲正常的解剖结构。一旦在手术过程中以直视的方式确定了关键的标志性结构，就应该利用神经导航系统来识别 ITF 前部病变周围的关键

解剖标志。应用多普勒超声和 ICG 可确保主要血管的识别和保护。

三、手术解剖

　　颞下窝（ITF）是颅中窝底下方的颅外颅底下外侧区。与颅中窝、翼腭窝、眼眶、鼻咽等邻近区域关系密切。ITF 是由前方的上颌骨后表面、后方的下颌骨髁突、内侧的意图外侧板、外侧的下颌骨升支、上方的颞下嵴围成的空间[22, 24]（图 50-2）。ITF 的外科概念是一个广泛的区域，包括颞叶下的区域，从眶下区，翼区到颈静脉球。它通过翼上颌裂与翼腭窝相延续[2, 3]。咽旁间隙按解剖学特点分为茎突前间隙和茎突后间隙[13]。茎突前间隙包括翼内肌、翼外肌、下颌骨的升支和髁突、腮腺深叶、上颌动脉和 V_3 分支[25, 26]。茎突后间隙包含颈动脉鞘，颈内动脉（ICA）、颈内静脉（IJV）、颈交感神经干、后组第Ⅸ、Ⅹ、Ⅺ和Ⅻ对脑神经。我们认为，从解剖学和手术的角度来看，肿瘤位置累及颈动脉前间隙还是颈动脉后间隙，对确定手术适应证更为重要[27]。IFT 的解剖学在第 3 章有详述。

　　我们修改了 Fischer 在 1938 年描述的 ICA 节段命名法，该命名法对从颈动脉分叉开始的节段进行编号。岩骨内的水平段为 C_6，颞下垂直段为 C_7。位于 C_7 前方（颈动脉前区）的肿瘤适合采

第50章 开颅入路"耳前经颅颞下窝入路根治性切□□□下窝内或周围肿瘤"

Open Approaches "Preauricular Transcranial Infratemporal Fossa Approaches for Radical Resection of Tumors in □□□□□ Infratemporal Fossa"

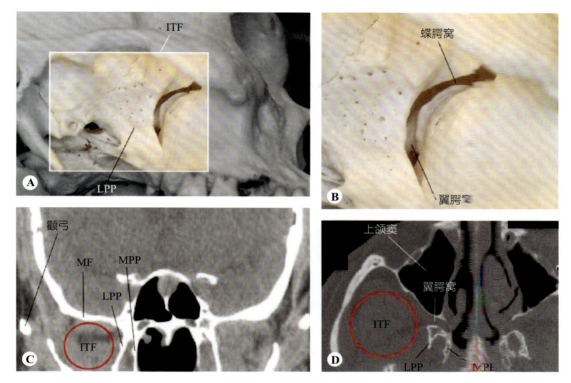

▲ 图 50-2　颞下窝骨性解剖

A. 右侧颞下窝整体观；B. 蝶腭窝和翼腭窝为上颌窦和翼外板之间的间隙；C. 冠状位骨□□显示颞下窝与周围结构的关系；D. 翼内板和翼外板根部水平的骨轴位 CT

ITF. 颞下窝；LPP. 翼外板；MF. 颅中窝；MPP. 翼内板

用 ITF 的前、中入路。位于 C7 后方（颈动脉后区）的肿瘤经 ITF 后入路或高颈入路切除。颅内肿瘤（如脑膜瘤）扩展至 ITF 的，采用经海绵窦入路与 ITF 入路联合或扩大颅中窝入路与 ITF 入路联合切除。

四、病理学

ITF 不仅可受良性肿瘤的影响，也受恶性肿瘤的影响。ITF 及其周围区域的病变病理类型包括施万细胞瘤、脑膜瘤、皮样囊肿、副神经节瘤、神经节细胞瘤、癌肉瘤、巨细胞瘤、多形性腺瘤、软骨母细胞瘤、青年型血管纤维瘤和钙化性假瘤[19, 21, 28, 29]（图 50-3）。

五、手术决策路线图

手术计划、策略和并发症的预防

内镜下经鼻入路已扩大到可以到达 ITF 病变[6, 30-32]（见第 51 章）。开放性手术和经鼻内镜手术相结合是安全切除累及范围广泛 ITF 肿瘤的另一种选择。借助内镜工具，通过一个小的通道窗口可以进一步减少手术显露。

为了获得颅底肿瘤手术的最佳效果，手术团队必须对每个患者采取非常个性化的方法。他们应该采用最简单、有效、侵袭性小、风险小的入路和操作。手术切除应以分级和根治性计划为基础，同时提供安全切除肿瘤所需的充分的显露。第一个问题是"对于这个患者，最恰当的肿瘤切除程度是什么？"答案取决于肿瘤的大小、患者的年龄、社会背景、职业和患者的偏好。外科医生必须记住，大体全切除（GTR）是令人向往的，但并非颅底肿瘤手术的首要目标，尤其是在良性肿瘤。只有当肿瘤包膜与脑神经（CN）之间粘连轻、可通过钝性分离剥离时，才可尝试 GTR。在粘连严重、难以发现解剖分离界面的情况下，应

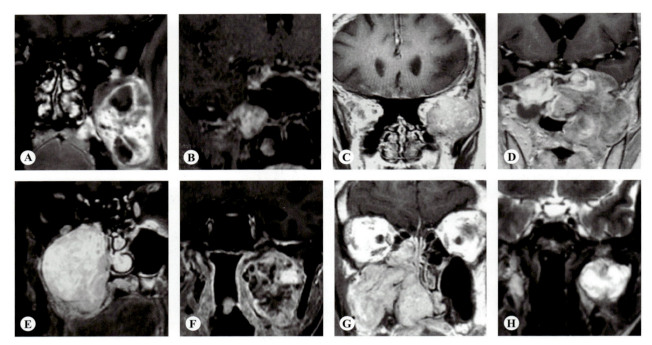

▲ 图 50-3　术前增强 MRI 显示颞下窝肿瘤

A 至 D. 三叉神经鞘瘤，翼管神经鞘瘤，脑膜瘤，脊索瘤；E 至 H. 青年型血管纤维瘤、癌肉瘤、成釉细胞瘤和多形性腺瘤

残留一小块肿瘤，以利于保留 CN 的功能。不引起神经功能障碍的次全切除（STR）或近全切除（nearly total resection，NTR），比产生神经功能障碍的 GTR 对患者有更大的益处。必须在肿瘤控制和肿瘤切除程度之间取得平衡。当肿瘤包膜与脑神经或大血管之间有严重粘连时，应决定在脑神经或大血管周围留下一小片薄层的肿瘤包膜。

六、关键神经血管结构的保护

显微外科手术材料的基本设置

简单，明确的解剖定位确保了安全的手术。此外，它也有助于理解病变与周围受压神经血管结构之间的复杂关系。大多数神经外科手术是在手术显微镜下进行的。细致精细的显微外科技术要求手术野干净无血。术野不清、血块充塞或无法控制的出血会使手术操作出问题。几种可吸收止血药（Surgicel®；薄片型、棉球型、纤维型）或吸收性明胶海绵（Gelfoam®）可用于海绵窦、翼丛及其之间的血管网络的止血，可以同时使用或不使用纤维蛋白胶（Bolheal®）。显微棉片（Delicot®）有很多用途。它们不仅可用于保护关键结构，还可在各种显微外科手术中用于标记、分离、分隔、垫片、稳定和支撑[33]。一种显眼的小棉片，例如用染料着色或裁剪成独特的形状，易于识别，可用作危险区域或感兴趣区域的标识。使用高速磨钻时应清除棉片，以避免对周围结构造成严重损伤。在所有显微外科手术，这些外科材料在实现安全和成功的神经血管保护手术的过程中起重要的作用。

Surgicel®（Ethicon US,LLC,Cincinnati, OH, USA）。

Delicot®（American Surgical Company, Salem, MA, USA）。

Gelfoam®（Pfizer, New York, NY,USA）。

Bolheal®（Teijin, Tokyo, Japan）。

七、手术技巧

（一）颞下窝入路的手术概念

用于显露 ITF 的传统 Fisch 入路，已经被许多耳科医生、头颈外科医生，以及一些颅底神经外

第50章　开颅入路"耳前经颅颞下窝入路根治性切除颞下窝内或周围肿瘤"

Open Approaches "Preauricular Transcranial Infratemporal Fossa Approaches for Radical Resection of Tumors in or Around Infratemporal Fossa"

科医生认为是标准的技术。Fisch A 型入路包括耳后大切口，并根据需要添加手术操作，如闭合外耳道、岩骨次全切除、下颌骨向前牵开和面神经完全向前移位。这些操作会导致听力障碍，并可能导致面神经麻痹和颞下颌关节强直。Fisch B 型和 C 型是 A 型的向前扩展，涉及颞骨岩尖部分、C_6、ITF、PPF、鞍旁区，以及鼻咽部的显露。Fisch 入路是专为血管球瘤手术而开发的[2]。B 型和 C 型从后下方向进入，摘除关节盘、下颌骨髁突向下脱位和牺牲 V_3。然而，这些传统的手术操作太过激进，并会导致术后并发症如张口受限或咀嚼困难、颞下颌关节强直、面部和舌头感觉减退。

因此，自 1990 年以来，Fukushima 开发了一种新的 ITF 入路分类。我们的 ITF 入路分类也有 3 种类型：①耳前经颧弓前路入路（AITFA）（V_2 和 V_3 之间的手术间隙；Vidian 外侧三角）；②耳前经颧弓中路入路（MITFA）（V_3 和 TMJ 之间的手术间隙）；③耳后经乳突后路 ITF 入路（颈静脉孔周围及高颈区的手术间隙）。耳前经颧弓 ITF 入路是经颅硬膜外入路。它们适用于位于下颌骨髁突内侧区、咽旁区 C_7 前方的病变的手术。通过将卵圆孔轮廓化使 V_3 向前或向后移位，这些侵袭性较小的显露是可行的。根据病理，肿瘤大小，扩展范围和位置的不同，每个手术显露可以从小到大个体化制订。经通常的额颞皮肤切口，在保留颞下颌关节的情况下，ITF 前、中入路可用于根治性切除三叉神经周围型神经鞘瘤及其他咽旁肿瘤。后 ITF 入路是治疗血管球瘤、脊索瘤，以及颈静脉孔周围及高颈区的脑膜瘤的最佳入路。

（二）耳前经颧弓"前"ITF 入路

1. 体位及皮肤切口

头部置于侧卧位，顶点抬高 15°，以获得颞下窝咽旁间隙的"俯视"手术视野。从颧骨下点（距耳屏前下 1cm）开始做一个耳前镰刀状皮肤切口，笔直向上弯曲，然后在颞上线上方柔和地拐向前。

沿皮肤切口切开帽状腱膜，并将颞筋膜浅层和浅层脂肪垫随头皮瓣翻开，以保留面神经额支

和颧支。留取一个厚的血管化的颅骨膜瓣，由纤维疏松的结缔组织和颅骨膜组成，用于以后的颅底重建。颞深筋膜应留在颞肌上，以避免颞肌萎缩。在真正的颞筋膜上抬起骨膜和疏松结缔组织层。朝着颞肌切开反折、颞浅筋膜和颞深筋膜浅层。显露颧弓，向前分离可见颧缝及颧骨边缘结节。可以在骨膜下角摸到和确定颞下颌关节的髁突（图 50-4）。

2. 经颧骨开颅术

不要从颧弓后表面剥离颞肌，因为颧弓切开后可与颞肌一起向下翻开。在截取颧弓之前，可以先用钛螺钉将两块小钛板固定在颧骨弓上以备重建。颧骨颞突在边缘结节前垂直切开，颞骨颧突在关节结节前以 45° 角斜行切开，以避免损伤颞下颌关节。颧弓切开术应在开颅前进行，以减少开颅时的颅骨损失。然而，并非所有病例都需要进行颧弓切开。这种"T 型骨"切开可以使颞肌向下翻开得更低，以更好地显露颞低外侧部（图 50-4）。

一个标准的颞部开颅扩大至后颞区。颞鳞基底部用颅骨铣刀直接开颅会有困难，所以可以先用开颅钻头在颞底这条线上磨出一条槽，称为"颞下磨槽"。磨此槽时应尽可能低。这样做可以使骨缺损最小化。

如果是累及范围广的肿瘤，士可以考虑采用眶颧开颅术。

3. 颅中窝显露

颅中窝显露可以通过抬起颅中窝底固有硬膜来完成。从真正的海绵窦某表面分离抬起固有硬膜从 V_2 或 V_3 与颞底硬膜之间的硬膜褶皱交界处开始，在那里可以看到分离平面。这个分离平面用刀尖锐性切开，并用颅底剥离子分离抬起。随着颞下硬膜的持续抬起和柔和牵开，整个三叉神经就显露出来。颞部硬膜（含有硬膜）从颅中窝底抬起后，用自持牵开器牵开固定。脑膜中动脉（MMA）在棘孔处电凝切断。由 V_2 下缘和 V_3 前缘形成的三角形区域称为"Vidian 外侧三角"（图 50-4）。

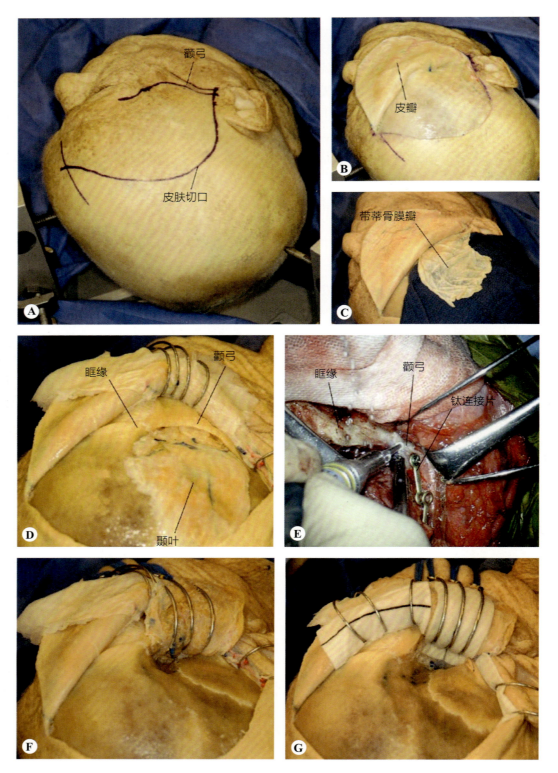

▲ 图 50-4　尸体照片显示通过前、中颞下窝入路逐步显露右侧颞下窝和咽旁区

A. 于右侧作标准的额颞部皮肤切口。B. 从疏松的结缔组织层掀起帽状腱膜瓣。C. 留取带蒂骨膜瓣，该结构由松散的结缔组织、颅骨膜和颞浅筋膜组成。D. 显露右侧颧弓和眶缘。E. 术中照片显示，在颧弓切开前，有两块钛连接片固定于右侧颧弓上。F 和 G. 在切开（G）或不切开（F）颧弓的情况下将颞肌从颞骨上剥离和翻开，两种情况下对颞底的显露有很大差别

第50章　开颅入路"耳前经颅颞下窝入路根治性切除颞下窝内或庳圆肿瘤"

Open Approaches "Preauricular Transcranial Infratemporal Fossa Approaches for Radical Resection of Tumors in or ……Tatempa al Fossa"

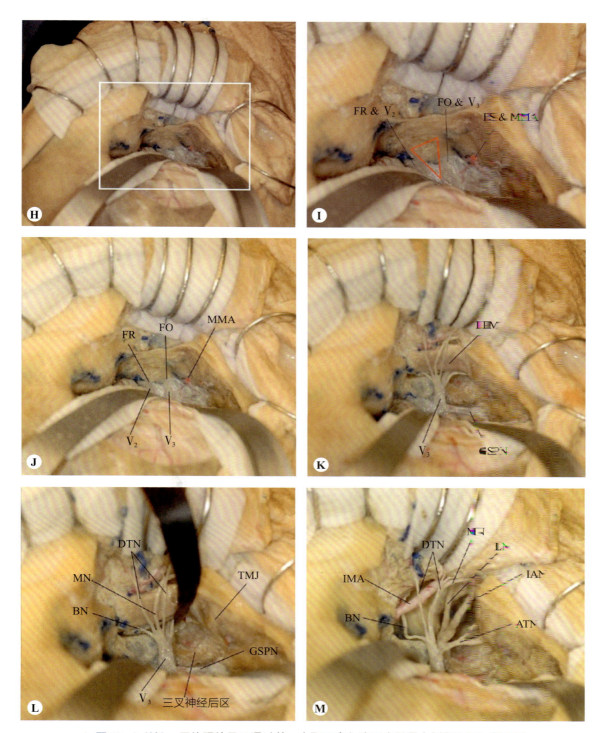

▲ 图 50-4（续）　尸体照片显示通过前、中颞下窝入路逐步显露右侧颞下窝和咽旁区

H 和 I. 抬起颅中窝硬膜前显示重要的解剖标志。红色三角形表示"Vidian 外侧三角"。J 和 K. 圆孔和卵圆孔周围磨除颞下外侧的颅骨，直至显露翼外肌。V_3 前干的周边分支（BN，MN，DTN）被仔细地辨认解剖。L 磨除三叉神经后方区域（V_3 后方、岩浅大神经外侧），用脑压板将翼外肌向外侧牵开。颞下颌关节周围的骨质保持完整。M. 切除翼外肌，保留 V_3 前干，显露 V_3 的后干（舌神经，下压槽神经，耳颞神经）。在颞深神经后方，上颌动脉也被显露
ATN. 耳颞神经；BN. 颊神经；DTN. 颞深神经；FO. 卵圆孔；FR. 圆孔；GSPN. 岩浅大神经；IAN. 下牙槽神经；IMA. 上颌动脉；ITF. 颞下窝；LN. 舌神经；LPM. 翼外肌；MN. 咬肌；TMJ. 颞下颌关节

4. Glasscock 三角与 ICA 岩骨段

磨除卵圆孔周围颅骨过程中最关键的结构是 C_6。在颅中窝底部可以显露的 C_6 1cm 长。此段在 50% 的病例仅被硬脑膜或一层薄薄的软骨覆盖。常有一层薄骨壳覆盖在动脉上，可以把它磨掉[34]。Glasscock 三角由棘孔、V_3 后缘交叉点和 GSPN 围成。在手术视图中，C_6 可位于 Glasscock 三角或此三角的内侧，并与 GSPN 平行，正好位于 V_3 的后方[27]。

5. 颅中窝颅骨磨除和 V_2 的轮廓化

开颅骨窗的下缘向颅中窝底部磨除，直到显露 LPM 的上头。进一步的磨除需要彻底磨除圆孔和卵圆孔周围的颅中窝骨质，使 V_2 和 V_3 轮廓化。这样就可以移位 V_2 和 V_3。在神经导航系统的帮助下，根据肿瘤的位置扩大磨除的区域。在 V_2 和 V_3（Vidian 外侧三角）之间磨除，然后将 V_3 向后移位构成了 ITF 入路的"前路"。然而，过度磨除 Vidian 外侧三角可能会导致蝶窦开放或翼管神经损伤，后者位于外侧襞内 5mm 的深度。LPM 可以向外侧牵开或部分切除，以使手术通道更宽（图 50-4）。

（三）耳前经颧骨"中路"ITF 入路

1. 体位，皮肤切口，开颅和颅中窝显露

这些步骤的方式与 AITFA 相同（图 50-4）。

（1）颅中窝颅骨磨除与 V_3 轮廓化：开颅骨窗的下缘向颅中窝底部磨除，直到显露 LPM 的上头（图 50-4）。进一步的磨除需要彻底磨除卵圆孔周围的颅中窝骨质，使 V_3 轮廓化。在 V_3 和 TMJ（三叉神经后区）之间磨除颅底骨，然后将 V_3 向前移位，构成了 ITF 入路的"中路"。在磨除卵圆孔后外侧时必须小心，以免损伤颞下颌关节。手术中在此处，颞下颌关节没有明显的解剖标志。我们利用一条假想的线来识别颞下颌关节的前缘。颞下颌关节多数位于三角内，由颧弓根前点、外耳道前缘和棘孔组成（图 50-5）。颅骨磨除不应在颧弓根前点与棘孔之间的假想连线后进行，以免损伤颞下颌关节。

必要时，可根据肿瘤部位及其大小，切除

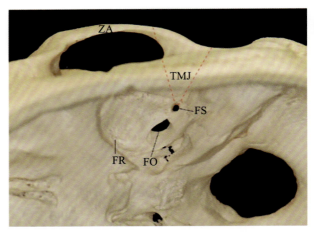

▲ 图 50-5　颅骨照片显示假想线条作为右颞下颌关节的标志

棘孔与颧弓根前点连线（红色虚线）大致与颞下颌关节前缘相对应。棘孔与颧弓根后点根部的连线与颞下颌关节后缘相对应。TMJ. 颞下颌关节；ZA. 颧弓；FS：棘孔；FO. 卵圆孔

LPM 的上、下头或仅切除其上头。下颌神经前干由咬肌神经、向上的颞深神经和向下的颊神经组成，在切除 LPM 时不应损伤。通过完全磨除卵圆孔和 V_3 周围的颅骨，可完成 LPM 下头的剥离和 LPP 的识别。此时，还将发现由舌神经和下牙槽神经组成的 V_3 后干。切除 LPM 将允许显露 LPP 和 LPP 后面的 MPM。牺牲支配外耳道和鼓膜外表面的耳颞神经（ATN），可使 V_3 向前或向后充分移位。最后，在 V_3（图 50-6）稍向前移位的情况下，就获得了至 ITF 中部和咽旁间隙的手术通道。然而，对于小肿瘤或位于 LPP 外侧的肿瘤，只需将 LPM 向外侧牵开就足以显露肿瘤。不需要 V_3 移位。

在一个体积大、扩展范围广的肿瘤病例中，AITFA 和 MITFA 可以结合起来应用，通过一个宽大的通道切除肿瘤（图 50-7）。

（2）咽旁间隙显露：最大限度地磨除颞下颌关节前面和 C_6 周围的颅骨，可获得对 ITF 中部咽旁间隙的广泛显露。Glasscock 三角向后磨除，直到发现 TMJ 的关节盘。在棘孔内侧逐步磨除颅骨可使外科医生显露鼓膜张肌和咽鼓管上外侧壁（图 50-6）。该区域也可通过前路 ITF 入路，小心

第50章　开颅入路"耳前经颅颞下窝入路根治性切除颞下窝内或周围肿瘤"

Open Approaches "Preauricular Transcranial Infratemporal Fossa Approaches for Radical Resection of Tumors in or Around Infratemporal Fossa"

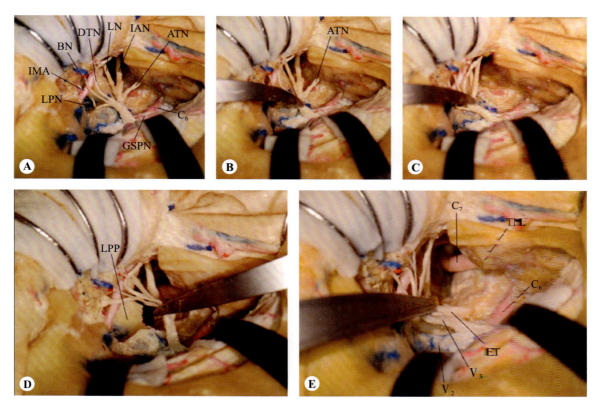

▲ 图 50-6　A. 在岩浅大神经后方小心磨除三叉神经后区，显露 C_6。B. 用脑压板将 V_3 向前牵开。C. 切断耳颞神经可使 V_3 外周支更多地向前移位。D. V_3 向后移位显示翼外板（前颞下窝入路）。E. 右侧颞下窝入路的最终视图。通过切除翼外肌、翼外板和茎突隔膜，可获得通往颞下窝和咽旁颈内动脉前区（ C_7 垂直段间隙）的手术通道。颞下颌关节予以保留，咽鼓管亦显露于 C_6 下方

ATN. 耳颞神经； C_6. 颈内动脉岩骨（水平）段； C_7. 颈内动脉垂直段；ET. 咽鼓管；GSPN. 岩浅大神经；LPM. 翼外肌；LPP. 翼外板；TMJ. 颞下颌关节； V_3. 三叉神经第三支

切除 LPP、并将 MPM 向外侧牵开之后显露。这样就可以显露 LPP 的上半部分（图 50-8）。如果需要，可在第 V 对脑神经后缘与颞下颌关节前后缘之间切断鼓室张肌和咽鼓管，以扩大至咽旁间隙的手术通道。用小块肌肉和骨蜡来密封它离开中耳的开口。切断蝶下颌韧带，即可见自岩鼓裂出来的鼓索。上颌动脉的第一段被显露并在近端将其切断，然后向前翻开。该区域还可见严重的静脉出血。

C_7 前方的软组织和茎突筋膜必须切除，以显露整个节段下至颈动脉管入口。舌咽神经（IX）在茎突下下行并跨过 ICA。随 ICA 走行的咽升动脉很容易被发现。在 ICA 的后面，可见 IJV、迷走神经（X）和副神经（XI）。茎突复合体包括 3

块肌肉（茎突舌肌、茎突咽肌和茎突舌骨肌）、韧带和骨性突起，被厚的茎突咽筋膜覆盖[13, 25, 26]。这个筋膜是茎突隔膜的内侧段。在去除茎突隔膜后，茎突复合体的近端部分是可见的。起始于茎突的茎突肌向前下方走行。舌咽神经可在茎突肌下内侧找到。

显露 LPP 和 MPM 的尖头端是到达咽旁间隙的最后一步。切除 LPP 和 LPM 为咽旁间隙提供了宽大的手术通道。在此处，可以看到行向上咽部的 ET 软骨（图 50-7）。

（3）保存颞下颌关节的必要性：当颞下颌关节妨碍了外科医生的视野，限制了术野显露，那么其切除或保留在其他手术入路中是有争议的。除其他颅底入路外，在创造安全的手术操作空间

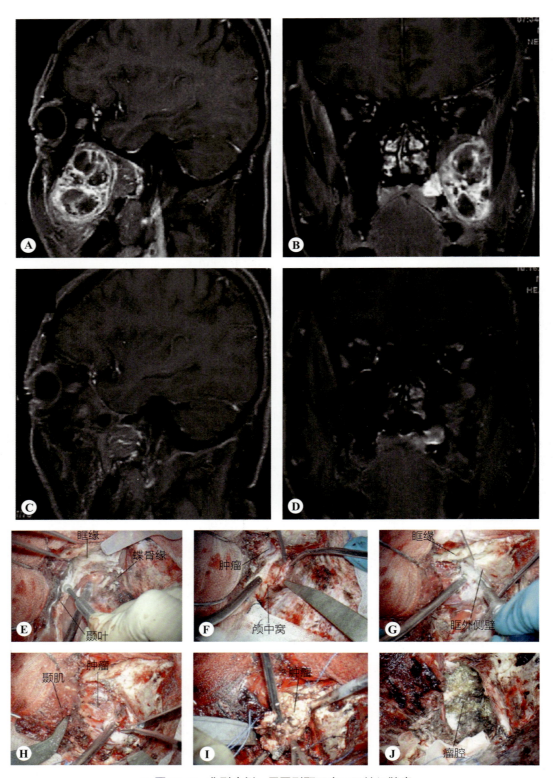

▲ 图 50-7　典型病例：周围型颞下窝三叉神经鞘瘤

A 和 B. 术前矢状位和冠状位 MRI 显示左侧颞下窝大型肿瘤；C 和 D. 术后 MRI 显示肿瘤大体全切除；E. 术中照片：磨除左侧眶缘外侧颞骨；F. 抬起左侧颞部硬膜，显露颅中窝，证实肿瘤位于左眼眶下外侧；G. 磨开左眼眶下外侧颅骨以显露肿瘤；H. 广泛显露肿瘤并予以切除；I. 通过小手术窗切除肿瘤；J. 左侧前 – 中颞下窝联合入路的最终视图

第50章　开颅入路"耳前经颅颞下窝入路根治性切除颞下窝内或周围肿瘤"

Open Approaches "Preauricular Transcranial Infratemporal Fossa Approaches for Radical Resection of Tumors in or Around Infratemporal Fossa"

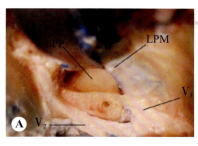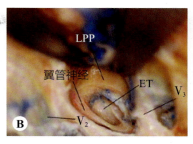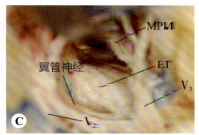

▲ 图 50-8　右侧前颞下窝入路磨除 Vidian 外侧三角的骨质

A. 在圆孔和卵圆孔之间（Vidian 外侧三角）磨除颞下颅骨，即可向外侧牵开翼外肌并显露翼外板；B. 进一步切除翼外板，可显露翼管内的翼管神经和深部的咽鼓管；C. 前颞下窝入路的最终视图。将翼外板全部切除，牵开翼外板下方的翼内肌，便可广泛显露咽鼓管外侧面。在咽鼓管前方可确认鼻咽后壁

ET. 咽鼓管；LPM. 翼外肌；LPP. 翼外板；MPM. 翼内肌

时，尽量少的脑牵拉应是优先考虑的事项。可以做颅底骨切除和颞下颌关节切除，以避免不必要的脑牵拉。特别是良性肿瘤，其周围结构和组织与肿瘤之间有清晰的解剖界面，肿瘤内减压使外科医生可以通过小的手术通道轻松地操作大肿瘤。此外，利用患者床的旋转和显微镜的重新定位可以帮助实现多种视角，并在显露更深的区域时消除了进一步牵拉颞叶的需要。在临床上，腰大池脑脊液引流可减少脑牵拉。虽然大多数患者可以安全地牺牲颞下颌关节，但也有少数患者会产生严重的功能和美容外观的并发症。保留颞下颌关节可以在进行肿瘤切除时避免并发症。本病例系列中所见的术后并发症，尤其是声嘶和吞咽困难，通常见于神经鞘瘤手术，因为肿瘤起源于后组脑神经本身。

2. 带蒂骨膜瓣与颅底重建

带蒂骨膜瓣（vascularized pericranial fap, VPF）用于颅底硬膜重建，主要用于范围广和侵袭性大的手术。然而，VPF 也用于覆盖开放的气窦或填充骨缺损或大肿瘤腔切除后的死腔。在翻开皮瓣时获取 VPF。颞肌的一小部分可以与筋膜一起翻开，以保持与骨膜的连续性和良好的血供。宽的 VPF 可以自由切割，将血管化组织填入深部的死腔。

当部分颅底硬膜随肿瘤切除后，可以适当大小的腹部筋膜用于硬膜的一期闭合。然后，将筋膜的颅底面通过一个或两个生物胶和螺钉固定在颅底骨表面的某些点上（八字反桥技术）。筋膜的硬膜面可以很容易地缝合到硬膜上至不透水。部分腹部脂肪移植物切成多条，用纤维蛋白胶多层黏合放置于筋膜颅底面的上缘，以压迫颅底骨与筋膜之间的间隙。VPF 经颞肌切口转位至硬膜外，然后在硬膜上广泛缝合以覆盖重建区。再以脂肪移植物覆盖于缝合的 VPF 上，以消除任何死腔。

八、结论

颞下窝病变的手术因其罕见性、解剖结构的复杂性以及有限的手术入路，对神经外科医生以及头颈外科医生来说是一个巨大的挑战。颞下窝的手术概念是一个广阔的区域，它涵盖了颞叶下方的区域，从眶下区、茎突一直延伸到颈静脉球。ITF 颞下窝入路概念有三种类型：耳前颧弓"前"颞下窝入路（ATFA）、耳前颧弓"中"颞下窝入路（MITFA）和乳突"后"颞下窝入路。前入路和中入路颞下窝入路的结合提供了颞下窝的宽阔开口，可以进入翼腭窝，并可能进入更内侧的咽旁间隙甚至咽后间隙。开放手术和内镜经鼻手术的结合可以认为是安全切除延伸的颞下窝肿瘤的另一种选择。在内镜工具的辅助下，手术暴露可以通过一个小窗口进一步最小化。

参考文献

[1] Barbosa JF. Surgery of extensive cancer of paranasal sinuses. Presentation of a new technique. Arch Otolarygol. 1961;73:129-38.

[2] Fisch U. Infratemporal fossa approach for glomus tumors of the temporal bone. Ann Otol Rhinol Laryngol. 1982;91:474-9.

[3] Fisch U. Infratemporal fossa approach to tumors of the temporal and base of the skull. J Laryngol Otol. 1978;92:949-67.

[4] Bao S, Ni S, Zhang J, et al. Treatment of lesions involving both the infratemporal fossa and middle skull base. Surg Neurol. 2006;66:S10-7.

[5] Guinto G, Abello J, Molina A, et al. Zygomatic-transmandibular approach for giant tumors of the infratemporal fossa and parapharyngeal space. Neurosurgery. 1999;45:1385-98.

[6] Hwang SW, Rahal JP, Wein RO, Heilman CB. Temporal craniotomy for surgical access to the infratemporal fossa. Skull Base. 2010;20:93-9.

[7] Isolan GR, Rowe R, Al-Mefty O. Microanatomy and surgical approaches to the infratemporal fossa: an anaglyphic three-dimensional stereoscopic printing study. Skull Base. 2007;17:285-302.

[8] Jungehuelsing M, Guntinas-Lichius O, Klussmann JP, Eckel HE, Stennert E. Modifications of the midline mandibulotomy for access to the parapharyngeal space. Laryngoscope. 2010;120:1557-62.

[9] Mann WJ, Amedee RG, Gilbach JM, Perneczky A. Pterional trephination approach to tumors of the infratemporal fossa. Skull Base Surg. 1992;2:191-4.

[10] Mickey B, Close L, Schaefer S, Samson D. A combined frontotemporal and lateral infratemporal fossa approach to the skull base. J Neurosurg. 1988;68:678-83.

[11] Sabit I, Schaefer SD, Couldwell WT. Modified infratemporal fopssa approach via lateral transantral maxillotomy: a microsurgical model. Surg Neurol. 2002;58:21-31.

[12] Sekhar LN, Schramm VL, Jones NF. Subtemporal-preauricular infratemporal fossa approach to large lateral and posteior cranial base neoplasms. J Neurosurg. 1987;67:488-99.

[13] Shahinian H, Dornier C, Fisch U. Parapharyngeal space tumors: the infratemporal fossa approach. Skull Base Surg. 1995;5:73-81.

[14] Shibuya TY, Doerr TD, Mathog RH, et al. Functional outcomes of the retromaxillary-infrateporal fossa dissection for advanced head and neck/skull base lesions. Skull Base Surg. 2000;10:109-17.

[15] Terasaka S, Sawamura Y, Goto S, Fukushima T. A lateral transzygomatic-transtemporal approach to the infratemporal fossa: technical note for mobilization of the second and third branches of the trigeminal nerve. Skull Base Surg. 1999;9:277-87.

[16] Uttley D, Archer DJ, Marsh HT, Bell BA. Improved access to lesions of the central skull base by mobilization of the zygoma: experience with 54 cases. Neurosurgery. 1991;28:99-104.

[17] Vilela MD, Rostomily RC. Temporomandibular joint-preserving preauricular subtemporal-infratemporal fossa approach: surgical technique and clinical application. Neurosurgery. 2004;55:143-54.

[18] Zixiang Y, Rong Z, Jinmei C, Chan L, Gongbiao. Significance of a glenoid fossa approach for management of extensive lesions in the lateral skull base. Otol Neurotol.

2005;26:741-7.

[19] Sanna M, Donato GD, Taibah A, Russo A, Falcioni M, Mancini F. Infratemporal fossa approaces to the lateral skull base. Keio J Med. 1999;48:189-200.

[20] Nonaka Y, Fukushima T, Watanabe K, Sakai J, Friedman AH, Zomorodi AR. Middle infratemporal fossa less invasive approach for radical resection of parapharyngeal tumors: surgical microanatomy and clinical application. Neurosurg Rev. 2016;39:87-96.

[21] Fukushima T, Day JD, Maroon JC, et al., editors. Manual of skull base dissection. Pittsburgh: AF-Neurovideo Inc; 1996.

[22] Fukushima T, Nonaka Y. Infratemporal fossa approach. In: Fukushima T, Nonaka Y, editors. Fukushima manual of skull base dissection. 3rd ed. Raleigh: AF-Neurovideo; 2010. p. 144-99.

[23] Ohue S, Fukushima T, Kumon Y, Ohnishi T, Friedman AH. Preauricular transzygomatic anterior infratemporal fossa approach for tumors in or round infratemporal fossa lesions. Neurosurg Rev. 2012;35:583-92.

[24] Vrionis FD, Cano WG, Heilman CB. Microsurgical anatomy of the infratemporal fossa as viewed laterally and superiorly. Neurosurgery. 1996;39:777-86.

[25] Bejjani GK, Sullivan B, Salas-Lopez E, et al. Surgical anatomy of the infratemporal fossa: the styloid diaphragm revisited. Neurosurgery. 1998;43:842-52.

[26] Proctor B. Surgical anatomy of the ear and temporal bone. New York: Thieme; 1989. p. 112-9.

[27] Suhardja AS, Cusimano MD, Agur AM. Surgical exposure and resection of the vertical portion of the petrous internal carotid artery: anatomic study. Neurosurgery. 2001;49:665-70.

[28] Nonaka Y, Aliabadi HR, Friedman AH, Odere FG, Fukushima T. Calcifying pseudoneoplasms of the skull base presenting with cranial neuropathies: case report and literature review. J Neurol Surg Rep. 2012;73:41-7.

[29] Watanabe K, Filomena CA, Nonaka Y, Matsuda M, Zomorodi AR, Friedmn AH, Fukushima T. Extradural dermoid cyst of the anteior infratemporal fossa. Case report. J Neurol Surg Rep. 2015;76:e195-9.

[30] Battaglia P, Turri-Zanoni M, Dallan I, et al. Endoscoic endonasal transpterygoid transmaxillary approach to the infratemporal and upper parapharyngeal tumors. Otolaryngol Head Neck Surg. 2014;150:696-702.

[31] Kassam AB, Gardner PA, Snyderman C, Mintz A, Carrau R. Expanded endonasal approach: fully endoscopic completely transnasal approach to the middle third of clivus, petrous bone, middle cranial fossa, and infratemporal fossa. Neurosurg Focus. 2005;19:E6.

[32] Watanabe K, Zomorodi AR, Labidi M, Satoh S, Froelich S, Fukushima T. Visualization of dark side of skull base with surgical navigation and endoscopic assistance: extended petrous rhomboid and rhomboid with maxillary nerve-mandibular nerve vidian corridor. World Neurosurg. 2019;129:e134-45.

[33] Nonaka Y, Hayashi N, Matsumae M, Fukushima T. Micropatties are indispensaple instruments for successful microneurosurgery: technical note. World Neurosurg. 2019;133:60-5.

[34] Paullus WS, Pait TG, Rhoton AL Jr. Microsurgical exposure of the pertous portion of the carotid artery. J Neurosurg. 1977;47:713-26.

第51章 内镜经鼻颞下窝入路

Endoscopic Endonasal Approaches to the Infratempora Fossa

Carl H. Snyderman　Paul A. Gardner　著

俞　磊　张华荣　译

在冠状面，经鼻内镜入路由病变在颅底具体位置及其与颈内动脉（ICA）的关系确定。经鼻内镜颞下窝入路可显露颞下窝内容物及眶外侧颅中窝底和麦氏腔[1]。颞下窝入路为岩下入路，于颈内动脉岩骨段水平下。经鼻内镜入路向外侧显露所限制的是上颌骨梨状孔和额突，以及前方的鼻泪管。通过行上颌窦内侧壁，经鼻内镜入路的手术通道得到最大限度的改善。通过内镜上颌骨前内侧切除（Denker 入路）可以提供更加宽广的通道[2]。或者，内镜下经上颌窦前壁入路（经 Caldwell-Luc 切开）可以提供类似的侧方手术通道而不需要破坏梨状孔。

内镜下经鼻入路至颞下窝最常用于起源于颅底（V_3 神经鞘瘤）或延伸至颅底（血管纤维瘤）的良性病变。切除上颌窦和咀嚼肌间隙的原发鼻窦癌（鳞状细胞癌、腺样囊性癌）可能需要内镜下经鼻入路至颞下窝以获得清晰的边缘。此外，颅颈交界区肿瘤如脊索瘤亦可向咽旁间隙横向延伸。

颞下窝的经鼻入路常与其他手术方式结合，以到达其邻近区域，如海绵窦外侧、岩尖内侧和颅中窝底。经翼突入路（见第 35 章）是进入麦氏腔的先决条件。内镜下经鼻入路与内镜下经上颌入路相结合，以最大限度地获得通道，为器械提供空间，并降低复发率。经上颌入路可采用经鼻内镜入路或唇下入路。对于体积较大的血管源性肿瘤，如血管纤维瘤，首选唇下入路，允许通过同侧鼻孔和上颌窦前方进行双侧剥离。经蝶骨大翼入路是一种经上颌骨的前入路，主要针对海绵窦外侧或颅中窝[3]。岩骨下通道需要移位或切断咽鼓管，并侧方受咽鼓 ICA（颈内动脉）的限制，该段颈内动脉常位于第一颈椎（C_1）水平的最内侧。经鼻内镜颞下窝入路也可辅以传统的颞下或眶外侧入路。病变向下延伸或累及 ICA 可通过内镜下经颈侧入路控制近端血管[4,5]。

一、临床病例

40 岁男性，诉左脸"刺痛感"。体格检查显示左侧三叉神经各分支感觉减退，但运动功能完整。影像学包括 CT 和 MRI 显示一个三叉神经鞘瘤，沿左侧三叉神经脑池段向麦氏腔和左侧卵圆孔延伸（图 51-1 和图 51-2）。左侧翼外肌内侧有轻度肿块压迫效应。

本文采用经鼻内镜下经翼突、上颌入路至颅中窝，行三叉神经鞘瘤囊内切除，术中切开三叉神经鞘瘤囊壁并采用术中神经刺激来识别和保留 V_3 的运动纤维。切除肿瘤后，予硬膜内胶原填充、硬膜外脂肪填充和左侧带蒂鼻中隔瓣重建小的硬膜缺损。术后 CT 显示骨切除范围（图 51-3）。

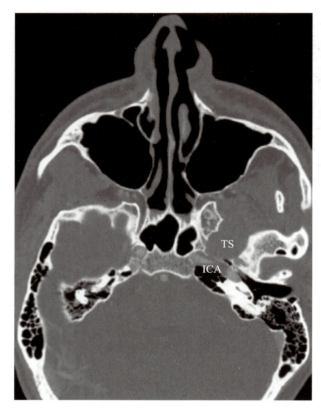

▲ 图 51-1　术前 CT（轴位骨窗）显示卵圆孔处有膨胀性肿瘤伴颅底骨质侵蚀

ICA. 颈内动脉；TS. 三叉神经鞘瘤

最终病理符合 WHO 神经鞘瘤 I 级，Ki-67 为 1%～2%。术后出现轻度左面部感觉减退和咀嚼肌萎缩。手术后 9 个月 MRI 复查提示肿瘤没有复发（图 51-4）。

二、手术技巧

- 对于右利手外科医生（站在患者右侧），患者处于仰卧位，头部固定在头架上。头部稍微向外科医生旋转，与头顶部呈一定角度，以提供一个直线的手术通道（见第 5 章）。对于颅中窝底入路则需要更大的旋转。

- 来自计算机体层血管成像（CTA）的图像数据来注册导航，可以定位 ICA 和骨孔，并且可以与磁共振成像（MRI）相融合，对某些特定的病变或者软组织显露有较好的效果。

- 除躯体感觉诱发电位（SSEP）外，神经监测还可包括三叉神经第 3 分支和后组脑神经的肌电图（见第 7 章）。

- 非过敏患者使用第三代头孢菌素进行抗生素预防。

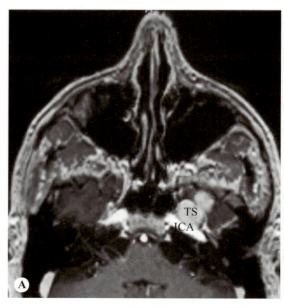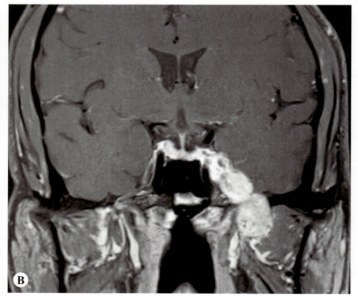

▲ 图 51-2　A 和 B. 术前轴位和冠状位 T$_1$ 增强 MRI 显示，强化的肿瘤通过 Meckel 腔和卵圆孔沿左侧三叉神经池段延伸，符合三叉神经鞘瘤（TS）

ICA. 颈内动脉

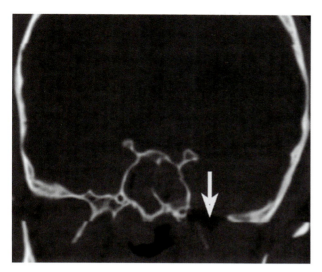

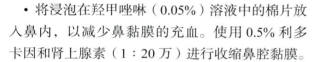

▲ 图 51-3 术后 CT（冠状骨窗）显示颅中窝底骨质切除的范围（白箭）

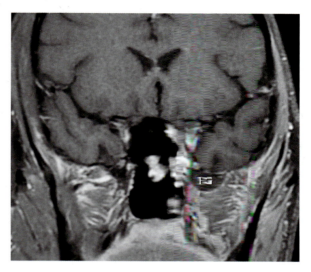

▲ 图 51-4 术后 T_1 增强 MRI 证实肿瘤完全切除，硬膜缺损以脂肪填充

• 将浸泡在羟甲唑啉（0.05%）溶液中的棉片放入鼻内，以减少鼻黏膜的充血。使用 0.5% 利多卡因和肾上腺素（1∶20 万）进行收缩鼻腔黏膜。

• 术野（面中部）用聚维酮碘溶液消毒，按常规方式铺巾，气管导管固定在左侧。如果需要，可以术前行鼻腔准备，但由于对黏液纤毛功能和嗅觉的有害影响，不进行鼻腔消毒冲洗。

• 对于单侧肿瘤向外侧方生长，可考虑单侧鼻孔入路。

• 在经翼突入路时中鼻甲下段被切除后，残端要电凝彻底以防止蝶腭动脉分支出血。

• 如果有硬脑膜缺损，对侧带蒂鼻中隔瓣很重要（见第 10 章）。在入路操作中不要损伤带蒂黏膜瓣的血供。如果使用单侧鼻孔入路的方法，制作黏膜瓣可以在手术最后时进行。

• 双侧插入 SPIWay 鼻套，以保护鼻部和鼻甲的鼻黏膜免受器械通过时造成的创伤和动力系统过热造成的灼伤[6]。

• 在病变的一侧，进行了经翼突入路（见第 28 章）通过广泛的鼻道开放和蝶窦开放显露翼腭窝，蝶窦外侧隐窝在翼管（翼管神经）和圆孔（上颌神经）之间完全开放。

• 显露在翼腭间隙外侧的咀嚼肌间隙（翼肌）

需要行上颌窦内侧壁的切除。去除下鼻甲，向后电凝下鼻甲动脉的外侧壁支。上颌窦内侧壁的薄骨被磨除到鼻腔的底部并与硬腭齐平，以获得更低的通道。鼻泪管的开口位于下鼻道的前方，可以用 Kerrison 咬骨钳切除覆盖的骨质，以充分显露。鼻泪管可在泪囊下方垂直切断。

• 如果需要更向外侧的显露至下颌骨升支，那么行上颌窦前内侧壁切除术（Denker 入路）或上颌窦前壁切除术（Caldwell-Luc 入路）[2]。

• 上颌骨前内侧切除是通过梨状孔边缘用针式电极切割鼻黏膜来进行。骨膜从上颌骨前壁分离，露出上颌骨前面，直至眶下孔。在内侧壁和前壁的交界处用钻头磨除 1~2cm 的垂直方向的骨质。这为一个鼻孔进入三个器械提供了空间，但相对于 Caldwell-Luc 入路的上颌骨前切除术来说其操作空间仍然是有限的。

• 对于 Caldwell-Luc 入路的上颌骨前壁切除术，从牙龈沟的黏膜切口至犬齿正中到上颌骨外侧。黏膜在骨膜下平面剥离至眶下孔。用磨钻在上颌骨前壁开一个口，并用骨锥在所有方向上最大限度地扩大。鼻下插入一个保护性鼻套，以保护黏膜。蝶窦的后外侧壁被完全切除，以显露翼腭间隙和咀嚼肌间隙。

• 切开骨膜，打开翼腭间隙，以确认在翼内肌和翼外肌之间的上颌动脉（IMA）的分支。这些血管可以电凝离断或者分离移位。如果有肿瘤受累，术前首选用弹簧圈栓塞上颌动脉，以利于无出血的解剖分离。

• 眶下神经是上颌神经出圆孔后的延续。为了充分牵拉神经，牺牲上颌动脉眶下支是必要的。磨除圆孔和翼管神经之间的骨质以显露麦氏腔，翼突外侧板后缘是卵圆孔，其上方的翼突根部已磨除（图51-5）。

• 颞下窝外侧由颞肌及其附着的下颌骨所包围。进入蝶骨大翼需要将眶下神经和上颌神经的其他分支向内侧牵拉。导航用于确认蝶骨大翼和颅中窝底的位置。邻近的肌肉等用电刀切开，软组织向下移位，以显露骨质，以便进一步磨除（图51-6和图51-7）。蝶骨大翼的磨除以下列标志为界，眶下裂在前方，圆孔在内侧，卵圆孔在后方，颞下嵴在外侧。

• 开放（Dolenc）入路可在麦氏腔和颅中窝两层硬脑膜之间解剖分离可至海绵窦外侧壁，但在内镜下经鼻或经上颌窦入路时是无法完成的。

• 颞下窝和咽旁/咀嚼肌间隙均是在上颌神经

的下方，可将它们留在原位或从肿瘤如血管纤维瘤的上缘游离解剖出来，可以通过磨除翼突显露这些结构向颅中窝底下方延续。

• 这个区域的大肿瘤，如血管性脑膜瘤和三叉神经鞘瘤，肿瘤自身创造了一个手术通道，可以用来确定肿瘤的分离界面（图51-8和图51-9）。

• 棉片或剪刀可钝性或锐性解剖分离翼肌或咀嚼肌与肿瘤之间的界面。棉片也可以用来防止颊部脂肪进入手术区。神经电刺激监测有助于识别下颌神经（V_3），多普勒超声探头可定位咽旁段ICA。

• 通过仔细切断与破裂孔连接的软骨，可以使咽鼓管下移。或者，可以切除咽鼓管（需要鼓室造口）进入颞下窝和颞下间隙。

• 咽鼓管也是咽旁ICA的重要标志，通常位于咽隐窝的外侧。在老年患者中，扩张咽旁段ICA甚至可以到达C_1水平的中线处。咽鼓管的连接处位于ICA管外口的内侧。

• 在切除病灶后，即使在没有脑脊液漏的情况下，通常首选用带蒂组织重建缺损。带蒂黏膜瓣覆盖硬脑膜缺损和颈内动脉。如果有硬脑膜缺损，用鼻中隔带蒂黏膜瓣覆盖带有骨片的多层修

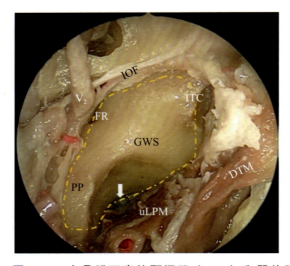

▲ 图 51-5　在骨膜下牵拉颞深肌（**DTM**）和翼外肌（**ULPM**）上部，显露蝶骨大翼（**GWS**）。黄色虚线勾勒要磨除的骨质区域；圆孔（**FR**）、翼状突（**PP**）、卵圆孔、眶下裂（**IOF**）、颞下嵴（**ITC**）用于定位标志

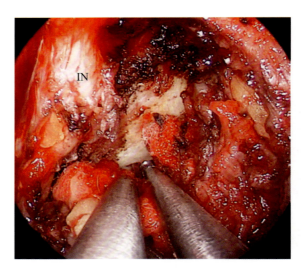

▲ 图 51-6　将翼腭窝内容物向下移位，显露眶下神经（**IN**）外侧的颅底骨质（通过切除上颌窦前部进行观察）

复重建（图 51-10）。对于较大的缺损，可使用游离的阔筋膜或脂肪修复重建。

• Caldwell-Luc 切口的闭合采用 4-0 线缝合，采用垂直连续吻合技术使黏膜边缘外翻。

• 重建时鼻腔内用棉片支撑，鼻中隔用硅橡胶夹板保护。鼻腔填塞和夹板在术后 5～7 天取出。口服抗生素（第二代头孢菌素）预防感染持续到鼻腔填塞阶段结束。

三、总结

内镜下颞下窝入路提供三叉神经下窝和眶外侧的颅中窝底和 Meckel 腔的手术通道。它最常用于起源于颅底（V_3 神经鞘瘤）或延伸至颅底的良性病变（血管瘤），上颌窦和咀嚼肌间隙的原发性鼻窦恶性肿瘤，以及向外侧延伸至咽旁间隙的颅颈交界处的肿瘤如脊索瘤，也可辅以传统的颞下或眶外侧开颅入路。

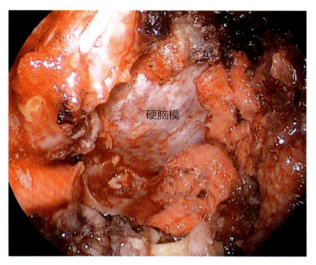

▲ 图 51-7 去除骨质以显露颅中窝硬膜和卵圆孔处的肿瘤（通过切除上颌窦前部进行观察）

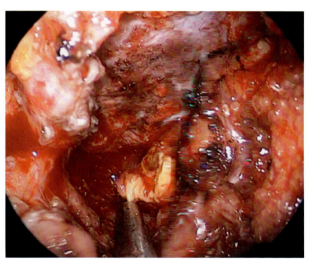

▲ 图 51-8 在卵圆孔对神经鞘瘤进行囊内剥离，试图保留 V_3 的运动纤维（通过切除上颌窦前部进行观察）

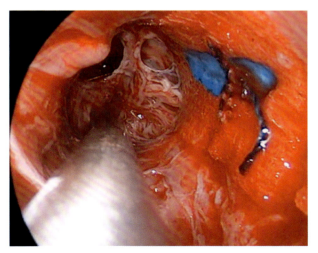

▲ 图 51-9 肿瘤完全切除后，在三叉神经近端可见 V_3 残余纤维（通过切除上颌窦前部进行观察）

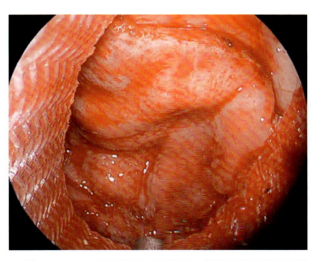

▲ 图 51-10 对侧带蒂鼻中隔瓣可完全覆盖颅底缺损（通过切除上颌窦前部进行观察）

参考文献

[1] Kassam AB, Gardner P, Snyderman C, Mintz A, Carrau R. Expanded endonasal approach: fully endoscopic, completely transnasal approach to the middle third of the clivus, petrous bone, middle cranial fossa, and infratemporal fossa. Neurosurg Focus. 2005;19(1):E6.

[2] Upadhyay S, Dolci RL, Buohliqah L, Fiore ME, Ditzel Filho LF, Prevedello DM, et al. Effect of incremental endoscopic maxillectomy on surgical exposure of the pterygopalatine and infratemporal fossae. J Neurol Surg B Skull Base. 2016;77(1):66-74.

[3] Truong HQ, Sun X, Celtikci E, Borghei-Razavi H, Wang EW, Snyderman CH, et al. Endoscopic anterior transmaxillary "transalisphenoid" approach to Meckel's cave and the middle cranial fossa: an anatomical study and clinical application. J Neurosurg. 2019;130(1):227-37.

[4] Eguiluz-Melendez A, Torres-Bayona S, Vega B, Hernandez-Hernandez V, Wang EW, Snyderman CH, et al. Keyhole endoscopic-assisted transcervical approach to the upper and middle retrostyloid parapharyngeal space: an anatomic feasibility study. J Neurol Surg B Skull Base. 2021 Feb 22 [online ahead of print].

[5] Snyderman CH, Gardner PA, Wang EW, Fernandez-Miranda JC. Transcervical endoscopic approach for removal of parapharyngeal space masses. Oper Tech Otolaryngol Head Neck Surg. 2014;25:265-73.

[6] Velasquez N, Ahmed OH, Lavigne P, Goldschmidt E, Gardner PA, Snyderman CH, et al. Utility of nasal access guides in endoscopic endonasal skull base surgery: assessment of use during cadaveric dissection and workflow analysis in surgery. J Neurol Surg B Skull Base. 2021;82(5):540-6.

第52章　副神经节瘤手术

Surgery of Paraganglioma

Yoichi Nonaka　Takanori Fukushima　著

张喜安　汪潮湖　译

缩略语

CN	Cranial nerve	脑神经
EAC	External auditory canal	外耳道
GJ	Glomus jugulare tumor	颈静脉球瘤
GKS	Gamma knife surgery	伽马刀外科
GT	Glomus tympanicum	鼓室球瘤
GV	Glomus vagale	迷走神经球瘤
HC	Hypoglossal canal	舌下神经管
ICA	Internal carotid artery	颈内动脉
IJV	Internal jugular vein	颈内静脉
IPS	Inferior petrosal sinus	岩下窦
JB	Jugular bulb	颈静脉球
JF	Jugular foramen	颈静脉孔
JT	Jugular tubercle	颈静脉结节
JTP	Jugulotympanic paragangliomas	颈静脉鼓室副神经节瘤
LCN	Lower cranial nerve	后组脑神经
OC	Occipital condyle	枕髁
RLA	Retrolabyrinthine approach	迷路后入路
SCC	Semicircular canals	半规管
SRS	Stereotactic radiosurgery	立体定向放射外科
SRT	Stereotactic radiotherapy	立体定向放射治疗
SS	Sigmoid sinus	乙状窦
STR	Subtotal resection	次全切除
TLA	Translabyrinthine approach	经迷路入路

一、颈静脉鼓室副神经节瘤

颈静脉鼓室副神经节瘤（JTP）是罕见的自主神经系统肿瘤，占头颈部肿瘤的 0.5%[1, 2]。它们大多是良性的，可能来自颅底和颈部的副神经节。JTP 以前被称为颈静脉球瘤（GJ），这个名字现在仍然常用[3]。JTP 位于重要血管和脑神经附近，对头颈外科医生和神经外科医生来说是一个困难和挑战性的手术。JTP 可根据部位和内分泌功能进行分类，累及头颈部者占 3%[4, 5]。在头颈部，这些肿瘤主要发生在 4 个部位，包括颈动脉间隙为颈动脉体瘤，中耳为鼓室球瘤（GT），颈静脉孔（JF）为颈静脉球瘤（GJ），沿迷走神经为迷走神经球瘤（GV）。

JTP 是一种生长缓慢的良性肿瘤，但常累及颈静脉球周围的重要神经血管结构，如后组脑神经和颈内动脉。它们也经常扩展到硬膜下和高颈区间隙。因此，JTP 对颅底外科医生提出了重大挑战。尽管外科技术、入路和治疗方式不断发展，但 JTP 的治疗仍有争议（见第 48 章）。它们包括显微外科手术联合术前供血动脉栓塞和放射治疗 / 立体定向放射外科治疗（SRT/SRS）。近几十年来，对利用 SRS 治疗 JTP 的兴趣越来越高，因为其与手术切除相比控制率相似，而并发症率明显更低[6]。本章将重点讨论进展期 GJ 扩展至颞下窝的外科治疗。

二、手术室设备、影像技术和手术器械

GJ 分期和 ICA 受累程度是决定手术策略的重要因素。MRI 无论是否增强均可显示肿瘤的大小、位置和扩展范围。增强后磁共振成像有助于了解肿瘤与乙状窦（SS）、JB 和颈内静脉（IJV）的关系。还需仔细评估肿瘤与 JF、脑神经、脑干、颞骨及邻近结构的关系。在这些图像上可以确定肿瘤累及 ICA 的证据。颅底的薄层骨 CT 有助于评估颞骨的解剖结构和肿瘤对骨的破坏程度。这也有助于了解肿瘤与乳突内面神经 Fallopian 管段的关系。

血管造影对评估肿瘤的供血动脉和静脉引流至关重要。对于肿瘤累及 ICA 的患者，进行球囊闭塞试验，以评估 ICA 牺牲和随后用高流量搭桥重建 ICA 的风险。术前供血动脉栓塞是一个减少术中失血很好的辅助性措施[7, 8]。动脉供血最常来自咽升动脉以及颈外动脉分支。

复杂的手术器械和设备的准备可保证外科医生进行安全的手术。高速电钻具有各种金刚砂磨钻头（3mm、4mm、5mm 大小的超粗金刚砂颗粒或粗金刚砂颗粒）是乳突磨除术必不可少的。显微器械包括硬颅底显微剥离子、薄、中、厚刃的显微剪刀、泪滴形吸引器（Fukushima 设计；Fujita Medical Instruments, Tokyo Japan）、3 种不粘双极电凝镊（Silverglide 锁孔型和 Pro-series、Vesalius 和 Tokyo Fujita 微型双极电凝镊）和超声肿瘤吸引器，是肿瘤切除不可或缺的。术中电生理监测（NIM-Response 3.0 刺激器；Medtronic XOMED, Inc.Jacksonville, FL）对于识别乳突内的面神经 Fallopian 管段也是必要的。在不熟悉部位的大型或复杂肿瘤的手术中，在每一个步骤中，确定解剖方向是必不可少的，但肿瘤的压迫破坏了正常的解剖结构。一旦在手术过程中，在有限的视野内识别出关键结构，就应该借助神经导航系统，以确定肿瘤周围发生移位的解剖结构。借助多普勒超声设备来识别 GJ 累及的 ICA，可以提高手术切除的安全性。

GJ 手术中不可缺少的术中监测，包括躯体感觉诱发电位、运动诱发电位和面神经监测。对于听力正常的患者，应采用连续脑干听觉诱发电位记录。LCN 也可以使用气管插管内肌电图（NIM Trivantage™ 气管插管内 EMG；Medtronic XOMED, Inc. Jacksonville, FL）进行监测。强烈建议将其作为风险最小化工具。

三、手术解剖

GJ 起源于 JB 外膜的化学感受器。JB 是 SS 和 IJV 之间的连接，位于 JF 的血管部（静脉部），位于 JF 的后外侧。血管部还包含迷走神经（CN

X）和副神经（CN XI）脊髓支。神经部是 JF 的前内侧部，小于血管部，包括岩下窦（IPS）和舌咽神经（CN IX）[9]。LCN 总是通过 JB 的内侧。因此，在 JB 中产生的 GJ 生长过程中将 LCN 向内侧压迫移位，为切除肿瘤时保留神经创造了更有利的位置[10]。IPS 通常由多个通道构成，从海绵窦向后下走行，引流至 JB 的内侧面。LCN 相对于 IPS 的位置是可变的。IPS 通常在前方的 CN IX 神经和后方的 CNX、XI 神经之间通过。因此，过度填塞 IPS 止血或在该区域烧灼可能造成神经损伤。

JB 位于乳突半规管（semicircular canal，SCC）的下方。经乳突入路（乳突切除术）包括迷路后入路（RLA）和经迷路入路（TLA），是显露 JB 周围区域的唯一途径。RLA 显露 SS、乙状窦前硬膜、SCC 和 JB（图 52-1）。在不考虑听力保护的情况下，通过 TLA 磨除 SCC 可以更广泛地显露 JB 周围的区域。

在标准的经乳突入路中，面神经 Fallopian 段是显露的前界。因此，进一步切除面神经前的颞骨，包括面神经隐窝、骨性外耳道（EAC）和下鼓室区域，可提供比标准的经乳突入路更宽的

手术空间[11-13]。面神经自膝部到茎乳孔的整个 Fallopian 段的表面留一层薄薄的皮质骨，形成了"面神经管桥"（图 52-2）。骨性唇除面神经管桥的前下方区域可显露 ICA 垂直段（C7）。

我们修改了 Fischer 在 1984 年所描述的 ICA 节段命名法，即从颈动脉分叉开始的节段编号[11]。颈内动脉岩骨内的水平段命名为 C6，颞下垂直段为 C7。

四、临床表现及分型

JTP 的病理和多样化的临床表现详见第 48 章。JTP 经常累及第 IX～XI 对脑神经，并导致受累神经的麻痹。GT 可因其搏动性耳鸣（伴或不伴传导性听力下降）的症状而早期诊断。GV 可产生由于声带麻痹引起的声音嘶哑和占位效应。它推挤 IJV 向后外侧、推挤 ICA 向前内侧。

根据疾病的位置、大小和扩展范围，已经提出了两个分级系统来对 JTP 进行分类。Fisch 介绍了 GJ 的分类，它根据肿瘤的大小和扩展范围指导手术入路的选择（表 52-1）[14]。Jackson 等还报道了一个新的分类方法，重点是颅内扩展（表 52-2）[15]。

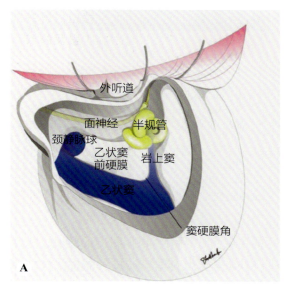
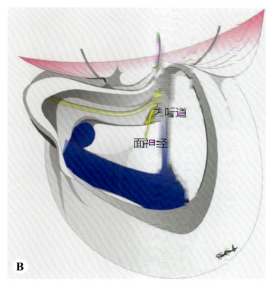

▲ 图 52-1　经乳突入路

图示左侧经乳突入路：A. 迷路后入路；B. 经迷路入路。半规管（SCC）保持完整，以便在迷路后入路手术中保留听力功能。半规管切除后，经迷路入路对乙状窦前硬膜的显露范围更宽

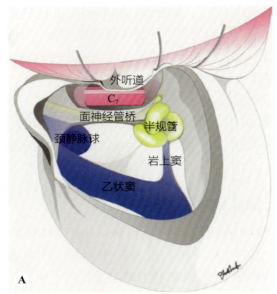

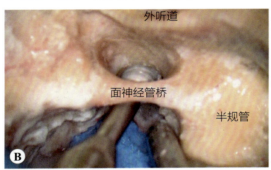

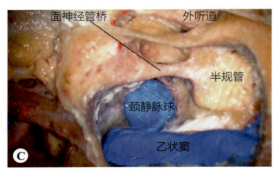

▲ 图 52-2　面神经管桥技术

A. 左侧迷路后入路加面神经管桥技术，面神经 Fallopian 管段周围的骨壳被留下来形成面神经管桥；B. 尸体解剖照片显示，用高速磨钻磨除面神经管桥下的骨质；C. 面神经管桥技术的最终视图

五、手术决策路线图

（一）手术指征、策略及并发症的避免

JTP 处理策略详见第 48 章。患者的年龄应作为降低术后因咽喉麻痹导致的并发症和死亡率

表 52-1　血管球瘤的 Fisch 分类	
分　类	描　述
A	肿瘤局限于鼓室，起于鼓岬，无骨侵蚀证据
B	肿瘤累及鼓室，伴或不伴乳突受累，但总是起源于下鼓室区；颈静脉球上方的皮质骨必须完整
C	肿瘤侵蚀颈静脉球上方的骨；肿瘤可扩展至并破坏迷路下及颞骨岩尖的骨质
C_1	肿瘤累及颈动脉孔
C_2	肿瘤累及颈动脉管垂直段
C_3	肿瘤累及颈动脉管水平段
C_4	肿瘤扩展至同侧破裂孔和海绵窦
D	颅内肿瘤
De_1	肿瘤扩展至颅内硬膜外可达 2cm
De_2	肿瘤扩展至颅内硬膜外超过 2cm
Di_1	肿瘤扩展至颅内硬膜下可达 2cm
Di_2	肿瘤扩展至颅内硬膜下超过 2cm
D_3	颅内部分无法手术的肿瘤

Fisch[14]

表 52-2　颈静脉球瘤的 Glasscock-Jackson 分型	
等　级	描　述
I	累及颈静脉球、中耳和乳突的小肿瘤
II	肿瘤扩展至内听道下，可能伴有颅内扩展
III	肿瘤扩展至岩尖，可能伴有颅内扩展
IV	肿瘤扩展超过岩尖，进入斜坡或颞下窝，可能伴有颅内扩展

Jackson[15]

的主要考虑因素。根据我们的经验，青年和中年（<60 岁）患者适合通过肿瘤根治性切除达到手术治愈的目的。术后有 LCN 功能障碍的患者需要长期的康复治疗，通常需要手术矫正，如甲状软骨成形术或麻痹声带的特氟龙注射。这些额外

的操作通常耐受良好。对于老年患者，我们在手术中应该尽可能减少创伤性，因为对 LCN 麻痹耐受性差，应该避免，同时考虑术后放射治疗。

目前在特定病例中也推荐"观望"策略，主要那些 LCN 功能完好的老年患者或双侧病变的患者。在老年晚期疾病患者，必须优选放射治疗。应通盘考虑肿瘤大小、年龄、临床症状、患者的身体状况、社会背景和依从性情况。

即使是接受大体全切除的患者，在少数情况下也可能在 JB、ICA 或颞骨周围有一些残余肿瘤浸润。我们在后续检查中监测这些残留肿瘤，在许多这些病例中，肿瘤在 5～10 年的随访期内没有生长的迹象。如果我们看到明显的生长，则将患者转诊至立体定向放射外科（SRS）。

（二）GJ 手术并发症的避免

GJ 是局部破坏性的，高度血管化的病变，位于最关键的颅底区域之一。晚期的 Fisch 分类 C 级和 D 级肿瘤可能同时发生于硬膜下和硬膜外，并包裹重要的神经血管结构。如何处理 Fallopian 管段面神经、岩骨段 C_6 和垂直段 C_7，以及 LCN，是 GJ 治疗中避免手术并发症的关键[7, 8, 16-18]。

1. 面神经移位　面神经管桥技术最近被推崇，因为它可以切除 Fisch 分类为 C_1 级和 C_2 级的 GJ，而不需要移位面神经并切除 EAC 和中耳。无论肿瘤大小，我们选择不进行面神经改道，以尽可能避免术后面神经麻痹。因更大的、侵袭性肿瘤，必要时，我们通常只将 Fallopian 管段和茎乳孔的面神经向前移位 5mm，以获得足够的对颞下 ICA 的显露[12]。

2. ICA 包裹　GJ 手术中最关键的问题之一，是 ICA 的显露和控制[7, 9, 16, 1]。GJ 经常粘连于或包裹 ICA（C_7 或 C_6）以及（图 52-3）。对于范围广泛的肿瘤，充分显露 C 垂直段部分 ICA 是必需的。C_6 区肿瘤的完整手术分离可能是 GJ 根治性切除的最大限制因素。而且，他们经常从 ICA 获得供血。因此，应进行有控制的 ICA 分离。借助显微镜，可以在颈内动脉外膜和肿瘤之间找到一个解剖界面。我们不建议对 ICA 进行外膜下分离，因为发生颈动脉破裂或痉挛并发症的风险很高。当切除更多肿瘤变得不安全时，应烧灼残留的肿瘤。ICA 壁上残留自少量 GJ 复发的可能性有限[9]。即使在通过了球囊闭塞试验的患者中，永久性 ICA 闭塞的风险也很高。如果颈动脉受累广泛，应考虑高流量颈动脉搭桥手术，然后再进行

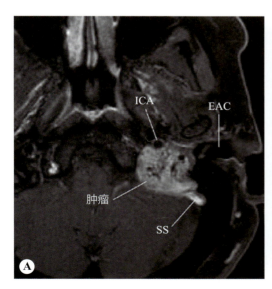 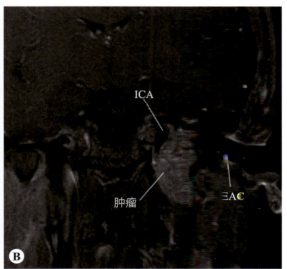

▲ 图 52-3　颈静脉球瘤的 MRI
轴位和冠状位磁共振成像显示颈静脉球瘤（GJ）占据左侧颈静脉孔，伴颈内动脉（ICA）包裹
SS. 乙状窦，EAC. 外耳道

颈内动脉球囊闭塞（见第 12 章）。然而，应该记住，重建 ICA 也伴随着重大风险和 ICA 牺牲。

3. LCN 的保存　在 GJ 手术中保留脑神经是降低术后并发症的主要因素。尤其是保留 LCN 的功能，是此病处理中的最重要的问题之一。LCN 的功能恶化或出现新的功能障碍会大大降低患者的生活质量。在手术过程中可能有 4 种损伤 LCN 的机会：①磨除颈静脉结节（JT）；②切除 JB 肿瘤；③高颈区的解剖分离；④硬膜下肿瘤切除。

硬膜外磨除 JT 是经枕髁 - 经颈静脉结节入路的一项关键步骤，因为经此步骤减少了硬膜下手术时对 LCN 前方脑干腹侧和斜坡的遮挡。JT 应小心地尽可能多的磨除，因为横过 JT 后部进入 JF 的 LCN 非常接近，可能会因直接创伤、硬膜牵张和磨钻产生的热传导而出现损伤风险。

GJ 恒定起源于 JF 的外侧，向内侧移位 LCN。这一位置关系解释了在没有侵犯 JF 中部的中小型 GJ 中，神经保留率高的原因[10]。在 SS 完全结扎后，JB 内的肿瘤可以与 JB 的外侧壁一起切除。肿瘤应锐性剥离，保留 JB 内侧壁的完整，以保护位于神经部的 LCN。该方法被 Al-Mefty 和 Teixeira 介绍为"颈静脉球内分离法"[7]。如果有明显的肿瘤通过 JB 内侧壁侵犯到神经部，到底应残留还是切除肿瘤存在争论。Sanna 等主张当存在肿瘤累及时，常见于肿瘤浸润 JB 内侧壁时，不建议尝试保留 LCN 的解剖学完整性[16]。在他们的经验中，解剖分离受累的神经总是导致神经麻痹，并且还有在 JF 内侧残留一些肿瘤的额外风险。他们认为，可能的硬膜浸润采取保守处理可导致数年后硬膜下复发。

Sen 等对 11 例颞骨血管球瘤的组织病理学特点，包括神经侵犯、相关纤维化、颈动脉外膜侵犯等进行了研究[19]。在 JF 内，脑神经位于 JB 的前内侧，维持多束组织结构。颞骨 GJ 可侵犯脑神经束，发生脑神经束浸润时神经功能仍可正常。在这些情况下，如果不牺牲这些神经，可能就不可能完全切除。

即使行大体全切除的患者也可能在 JB 周围有微小的肿瘤浸润残留。因此，对于这种生长缓慢的肿瘤，有必要进行长期的随访检查，以监测肿瘤残余浸润是否可能生长。

六、重要神经血管结构的保护

显微外科手术材料的基本设置

简单明确的解剖定位是安全的手术的保障。此外，它也有助于了解病变与周围受压神经血管结构之间的复杂关系。大多数神经外科手术是在手术显微镜下进行的。细致精细的显微外科技术需要干净无血的手术野（见第 6 章）术野不清、血块充塞或无法控制的出血使手术操作出问题。几种可吸收止血药（Surgicel®；薄片型、棉球型、纤维型）或吸收性明胶海绵（Gelfoam®）可用于海绵窦、翼丛及其之间静脉网络的止血，可与纤维蛋白胶（Bolheal®）联合使用或不联合使用。小的脑棉片（Delicot®）已被用于各种不同的目的。它们不仅可用于保护组织结构，还可用于各种显微外科手术中的标记、解剖分离、分隔、间隔、稳定和支撑[20]。一种显眼的微型脑棉片，如用染料着色或裁剪成独特形状的微型脑棉片，易于识别，可用作危险区域或感兴趣区域的标识。使用高速磨钻时应清除小脑棉片，以避免对周围结构造成严重损伤。这些外科材料在所有的显微外科手术中起着重要的作用，以实现安全和成功的神经血管保护手术。

七、手术技巧

（一）手术入路变异

GJ 的手术入路是获得根治性切除的关键。手术技术应根据每个病例个体化定制，主要取决于肿瘤的大小和位置（图 52-4）。术前症状也是决定手术入路的重要因素。手术治疗 GJ 的关键解剖学问题，是面神经 Fallopian 管段、ICA 和 LCN[7, 8, 16-18, 21]。传统的手术技术是基于颞骨 - 经乳突磨除，显露 JB 和 ICA（无论是否改变面神经路线）和高颈区显露。在过去的 30 年中，Fisch 介绍的这些广泛

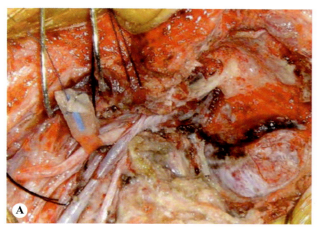 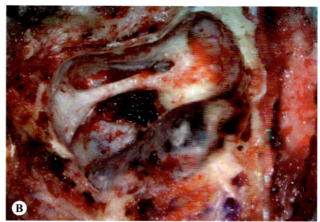

▲ 图 52-4　颈静脉球瘤的手术变型
A. 传统的经乳突 – 颈静脉入路获得高位颈部显露；B. 微创经乳突入路加面神经管桥技术

的耳后入路一直是 GJ 手术的基础[15]（见第 44 章）。这一技术已被许多作者推荐，并做了一些改进，在某些情况下建议分两期手术[12, 22, 23]。

经颈静脉入路用于 GJ，需要牺牲 SS。GJ 是生长缓慢的病变，因此通常有时间通过形成侧支和瘤内分流来改变静脉引流通道[24]。在大多数病例中，JB 已经被肿瘤占据，JB 周围的静脉流动减少或阻塞。因此，采用双结扎技术闭塞 SS 不会进一步损害静脉引流。

对于较大或广泛的 GJ，我们进行一期经颈静脉后颞下窝入路，可根治性切除位于 JF 周围、下斜坡和高颈区的肿瘤。该入路是经乳突、迷路后和迷路下、经颈静脉、极外侧颈静脉下经枕髁颈静脉结节、高颈区入路的结合[11, 12]。当患者有可用听力时，骨迷路应保持完整。可以实现 JF 的完全显露，并可以从前外侧方向形成多操作方向入路，包括颈静脉上、经颈静脉和颈静脉下显露。无论是颅内还是颅外肿瘤都可以在一期手术中切除。切断 EAC 和面神经永久性改道不是必要的，取而代之的是，在某些情况下，将面神经稍向前移位可以提供足够的颞下 ICA（C₇段）显露，而不需要将下颌骨向前脱位。这种完全显露 JF 的复杂入路可以逐步的简化：①耳后弧线形皮肤切口；②高颈区显露；③迷路后乳突切除；④面神经轮廓化和向前移位；⑤枕下外侧开颅经

枕髁经颈静脉结节显露；⑥结扎切除 IJV、JB、SS；⑦必要时硬膜下显露。

在我们最初 10 年的经验中，我们改进了 Fisch 技术，使其更小，侵入更小。手最大限度地减少脑神经的并发症等。首先，我们不采用分期手术。其次，在患者有可用听力时，我们不闭塞 EAC。最后，我们很少进行广泛的颈部分离，而是进行有限的高颈区显露。在我们最近的无论肿瘤大小、向高颈区扩展很小的病例中，我们采用经乳突经乙状窦经颈静脉入路，只将面神经 Fallopian 管段略向前移位。我们认识到，即使采用这样侵袭性小的经乳突和高颈区联合入路，也有显著的面部无力、听力丧失和 LCN 功能障碍的发病率[12]。

此外，近年来，我们发展出了一种侵入性较小的经颈静脉入路与面神经管桥技术，在保证切除肿瘤的同时，保留听力和保护面神经和神经部[13]。Pensak 和 Jackler 首先将面神经管桥技术应用于 EAC 未受侵蚀、且瘤未扩展至颈动脉前上方的较小肿瘤[25]。在他们的大多数病例中，可以提供满意的 JF 区显露而不需要移位面神经，并获得了良好的结果。

（二）经颈静脉入路

患者取仰卧位，头部侧转远离手术侧。同侧肩部用肩垫抬高。对于脖子短且肥胖患者，可采

用侧卧位。在乳突后做一个 C 形皮肤切口，以充分显露乳突。磨除乳突，显露出迷路下颈静脉上区，其边界上为后半规管（SCC），下为 JB，外侧为面神经 Fallopian 管段，内侧为乙状窦前硬脑膜。充分磨除这一区域允许外科医生显露 GJ 的硬膜外部分，其往往扩展到 JB 的前面。在窦硬膜角和 JB 之间的中点双结扎 SS，然后切断（图 52-5）。腔内肿瘤与 JB 内侧壁之间的解剖分离界面在 SS 近端建立，以保留 LCN。

（三）经乳突入路伴颈部高度显露（联合经乳突后路和经颈静脉经髁突高颈入路）

患者取仰卧位，头部向对侧旋转（图 52-6）。耳后弧形镰刀状皮肤切口，在耳上缘后 2cm 处开始。切口向后下延伸至颈部，至胸锁乳突肌的前缘、下颌角下方（图 52-7）。枕下肌群，包括胸锁乳突肌、头最长肌和头夹肌，向后下方翻

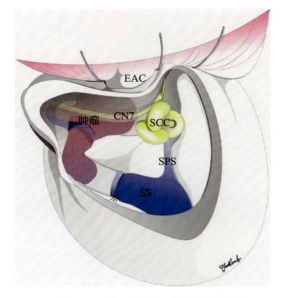

▲ 图 52-5　经迷路后 - 经颈静脉入路

肿瘤位于迷路下颈静脉上区（半规管后方），并扩展进入乙状窦（SS）。对乙状窦予以双结扎，以切除腔内肿瘤
EAC. 外耳道；SCC. 半规管；SPS. 岩上窦

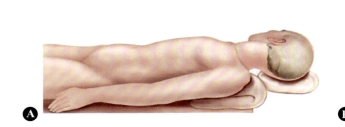

▲ 图 52-6　患者体位
A. 仰卧头侧位；B. 侧卧位

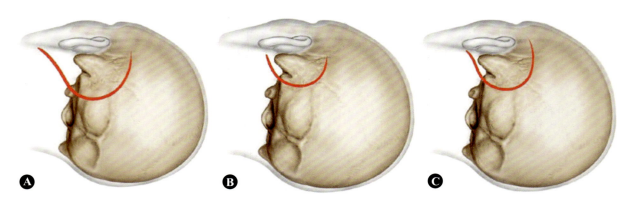

▲ 图 52-7　耳后皮肤切口变型
A. 经乳突 - 高位颈部联合入路的耳后弧形镰刀样皮肤切口；B. 经乳突入路（迷路后入路、经迷路入路）的耳后 C 形切口；C. 经耳囊入路的耳后 C 形切口

开，显露乳突、枕骨下外侧部、枕下三角和 C_1 横突。构成枕下三角上部的上斜肌也自枕骨下项线附着处剥离，然后向下翻开。二腹肌的后腹也从乳突尖后的二腹肌沟中分离出来，并向前翻开，以保护面神经的颅外部分。C_1 的横突是辨认 IJV、ICA 和 LCN 颅外部分的重要解剖标志。

用金刚砂钻头磨除乳突。SS 向下至 JB 被

完全轮廓化，乳突气房被磨除，显露骨迷路、乙状窦前硬膜、岩上窦、窦硬膜角、颞被盖和乙状窦后硬膜（图 52-1）。距离乳突皮质表面 12～15mm 深的面神经 Fallopian 管段，可借助面神经刺激器进行识别。在不间断的冲洗下，将面神经管从膝部到茎乳孔用金刚砂磨钻仔细地轮廓化，以避免面神经的热损伤（图 52-8）。在大多数情况下，在迷路下方、JB 周围磨骨时，肿瘤会显

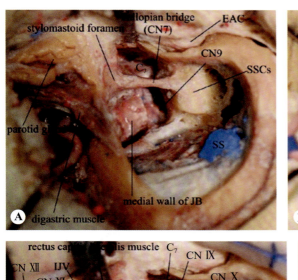
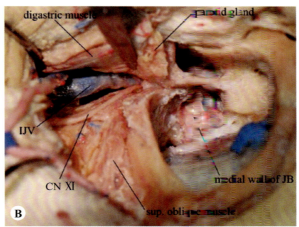
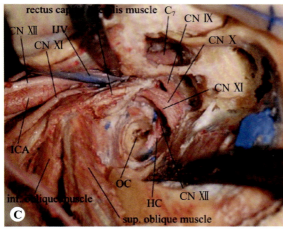
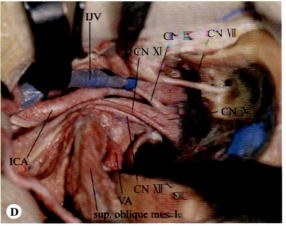

▲ 图 52-8　经乳突 - 经颈静脉入路联合高颈区显露的尸体解剖

A. 左侧迷路后入路结合面神经管桥技术。在面神经管桥内侧的深处显露 C_7。显露颈静脉球（JB）和乙状窦（SS）的内侧壁。B. 将二腹肌从二腹肌沟上分离，并向前牵开，显露颈内静脉（IJV）。C. 进一步磨除骨质，并磨除至静脉球内侧壁，显露颈静脉孔的血管部和神经部。切除乳突尖，打开茎乳孔，显露高颈区的颈内静脉、颈内动脉（ICA）、CN XI 和 CN XII。磨除部分枕髁（OC），显露舌下神经管（HC）中的舌下神经（CN XII）。去除头外直肌后，可以显露颅颈交界的外侧面

C_7. 颈内动脉垂直段；CN VII. 面神经；CN IX. 舌咽神经；CN X. 迷走神经；CN XI. 副神经；CN XII. 舌下神经；Digastric muscle. 二腹肌；EAC. 外听道；Fallopian bridge. 面神经管桥；HC. 舌下神经管；Medial wall of JB. 颈静脉球内侧壁；ICA. 颈内动脉；IJV. 颈内静脉；Inf. oblique muscle. 下斜肌；OC. 枕骨髁；Parotid gland. 腮腺；Rectus capitis lateralis muscle. 头外直肌；SS. 乙状窦；SSC. 半规管；Stylomastoid foramen. 茎乳孔；Sup. oblique muscle. 上斜肌；VA. 椎动脉

露。仔细切除乳突尖，在茎乳孔水平对面神经减压。必要时，可将面神经 Fallopian 管段稍向前移位，以增加对 C_7 的显露。这种方法应该有选择地使用，与永久性面神经改道相比，它减少了面神经麻痹的风险。

在经乳突迷路后磨除，去除乳突尖，二腹肌向前翻开后，就显露了覆盖 IJV 的头外直肌。切除头外直肌后就最终实现了从 SS 到 IJV 的完全显露。然后行枕下外侧开颅，显露乙状窦后的颅后窝硬膜。开颅后，必须向外侧、SS 下方摘除额外的颅骨。进一步的骨切除，即硬膜外磨除枕髁（OC）和颈静脉结节（JT），是这一步的关键操作。切除枕髁后内侧 1/3，足以增加至脑干腹侧的手术通道，同时又能保留寰枕部稳定性。在此过程中，将遇到自 JB 通过髁管离开髁窝、与硬膜外静脉丛汇合的髁后导静脉。在使用磨钻将 OC 后内侧的骨磨除时，应一直磨到覆盖舌下神经管（HC）的骨皮质层显露（图 52-8）。HC 位于 OC 上方、JT 下方，是枕髁磨除的一个重要解剖标志。随后骨磨除的方向改为向上指向 JT。后者位于 JB 的稍内侧和下方，HC 的上方和 JF 的内侧。JT 骨磨除是该手术入路中的困难操作之一，

因为 JT 上方的颅后窝硬膜的机械损伤可能直接损伤 LCN。

在完全显露 SS、JB 和 IJV 后，可以通过静脉壁在这些静脉结构内触诊到肿瘤肿块。在电凝所有供血动脉后，在肿瘤下方结扎 IJV。SS 在肿瘤上方用结扎线扎闭。然后，切开 SS 的外侧壁并将其连同肿瘤一并切除，向下至 JB（图 52-8 和图 52-9）。肿瘤的下部也可以通过在 IJV 外侧壁切开切除。当肿瘤从腔内间隙切除时，剩余的供血动脉、JB 周围的静脉通道如 IPS 会发生出血。这有时会干扰外科医生确定肿瘤与覆盖神经部的 JB 内侧壁之间的正确解剖分离界面，这可能会导致意想不到的 LCN 损伤。这种出血可以通过用 Surgicel 填塞和小脑棉片来控制。肿瘤与 JB 内侧壁之间的解剖分离界面应在 SS 近端确立，以降低 LCN 损伤的风险。

如果有肿瘤侵犯硬膜下，则需切开乙状窦后硬膜。硬膜切口通过 SS 向乙状窦前脑膜延伸，以广泛显露小脑脑桥三角区（图 52-9）。对于累及范围广泛的 GJ，应显露高颈段 ICA 以便于近端控制。然后，通过磨除骨性下鼓环显露 JB 前方的 C_7，以切除 C_7 周围的肿瘤。

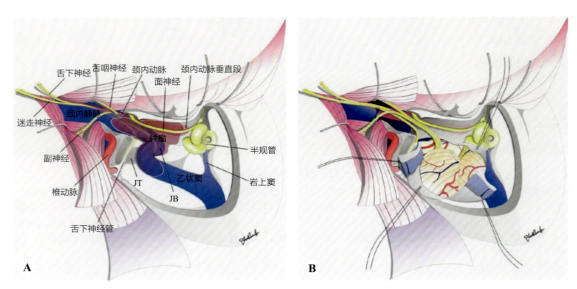

▲ 图 52-9　经乳突 - 经颈静脉联合高颈区显露

A. 完全显露左侧乙状窦（SS）至颈内静脉（IJV）；B. 结扎颈内静脉，切除肿瘤的颈静脉球部。结扎并离断乙状窦，显露小脑脑桥三角区，切除硬膜下肿瘤

（四）微创经颈静脉入路伴面神经管桥技术

患者取仰卧位，头枕在耳鼻咽喉科枕头上。如果由于短颈或肥胖导致头部旋转受限，应选择侧卧位（图52-6）。采用覆盖整个乳突的标准的耳后C形切口（图52-7）。完成扩大的乳突切除，SS完全轮廓化，同时显露乙状窦后和乙状窦前硬膜。接下来是最大限度地轮廓化SCC和面神经管，并充分显露JB。面神经从膝部到茎乳孔的整个Fallopian管段表面，保留一层薄薄的皮质骨，像蛋壳一样，即形成"面神经管桥"（图52-2）。乳突尖端被最大限度的轮廓化，二腹肌沟被磨除，颈静脉下区磨除向下至OC，直到HC显露。

在建立面神经管桥后，在面神经隐窝进一步磨除骨将显露内耳和下鼓室区域的肿瘤。这样可以识别和保留鼓膜环[9, 21]。在保护EAC薄壁的同时，将骨性鼓环下部最大限度地磨除（图52-10）。这将去除茎突基部，并显露位于JB前的ICA垂直C_7段。在此处，调整显微镜的视角，以使外科医生自面神经管桥的上、下充分观察颈静脉结构、C_7和听觉结构。应该结扎SS以切除肿瘤的JB部分。

在大多数GJ中，面神经后气房间隙充满肿瘤。切除颈静脉上区的肿瘤必须非常谨慎，以防损伤后半规管SCC和耳蜗基底转。此外，在切除ICA周围的肿瘤时必须小心，以防止损伤于此跨过的CN Ⅸ或动脉外膜。在存在硬膜下扩展的病例中，除非患者已有LCN功能障碍，否则应尽最大努力保持LCN的解剖完整性。通过JB延伸到IJV的肿瘤，可以用剥离子、环形刮匙和取瘤钳切除，因为这部分肿瘤通常不与IJV的内膜表面粘连[13, 26]（图52-11）。

（五）经耳囊入路

如果患者已丧失听力或肿瘤已侵犯C_7腹侧，可关闭EAC，然后行磨除骨性EAC（经耳囊磨除）以获得更宽阔的术野（图52-12）。经耳囊磨除提供了完全的前向显露。利用此技术可根治性切除

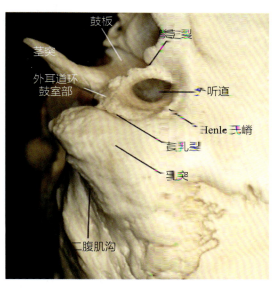

鼓板
茎突
外耳道环鼓室部
听道
Henle嵴
鼓乳裂
乳突
二腹肌沟

▲ 图52-10　乳突及外耳道周围骨性结构
照片展示了左侧乳突周围的骨性结构

位于JF周围的、累及范围广泛、向上斜坡和岩骨内扩展的GJ。此入路的关键操作之一，是盲囊封闭EAC以避免术后脑脊液漏和感染。应利用筋膜，通过多层技术严密封闭EAC的软组织，以避免术后感染[11, 26]。

采用覆盖整个乳突的耳后C形皮肤切口（图52-7）。完成标准的经迷路到乳突，并轮廓化面神经管桥。EAC的骨缘门内侧磨除，显露出覆盖在EAC软骨管皮肤下约10mm的骨膜。EAC皮肤被小心地从骨管上分离并切断。此EAC鱼嘴样皮肤外翻入EAC外口并缝合，以筋膜覆盖加固外翻缝合的EAC。然后，将耳道、鼓膜、听小骨，以及SCC完全磨除，而面神经的鼓室段和Fallopian管段被留在原位。

八、总结

JTP的手术仍具有挑战性。然而，随着显微神经外科技术和现代颅底外科技术的进步，这些肿瘤可以安全切除，而且并发症率和死亡率较低。为了获得最好的结果，外科医生必须对每个患者采取非常个体化的方法。

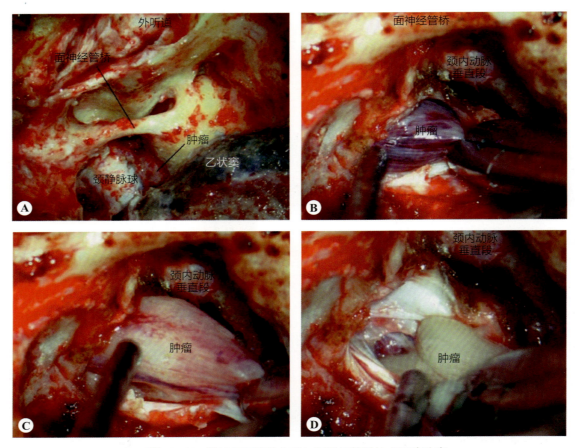

▲ 图 52-11　通过经颈静脉入路加面神经管桥技术切除肿瘤

A. 采用左侧迷路后入路结合面神经管桥技术切除占据颈静脉球部（JB）及迷路下区的肿瘤；B 至 D. 在切除颈静脉球外壁后，用取瘤钳将肿瘤的颈内静脉（IJV）部分拽出。肿瘤与颈内静脉内表面的内皮无粘连

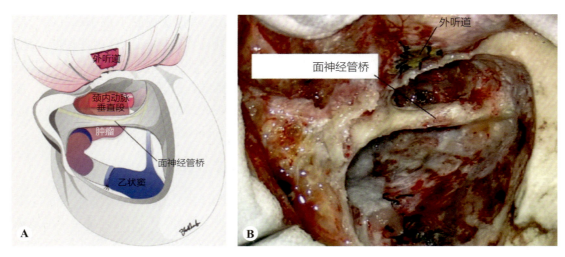

▲ 图 52-12　经耳囊入路加面神经管桥技术

A. 肿瘤占据迷路下颈静脉上区域，C₇嵌入肿瘤，且肿瘤向乙状窦内延伸。乙状窦（SS）予以双结扎，切除腔内肿瘤。用一块筋膜封闭外听道（EAC）。通过面神经管桥技术，磨除骨性外听道，显露 C₇ 周围的肿瘤。B. 术中照片显示采用面神经管桥技术的左侧经耳囊入路。结扎乙状窦，位于颈静脉球部（JB）的肿瘤已切除

参考文献

[1] Fatima N, Pllom E, Soltys S, Chang SD, Meola A. Stereotactic radiosurgery for head and neck paragangliomas: a systematic review and meta-analysis. Neurosurg Rev. 2020. https://doi.org/10.1007/s10143- 020-01292-5.

[2] Rao AB, Koeller KK, Adair CF. From the archives of the AFIP. Paragangliomas of the head and neck: radiologic-pathologic correlation. Armed Forces Institute of Pathology. Radiographics. 1999;19:1605-32.

[3] Orru E, Gursoy M, Gailloud P, Blitz A, Carey J, Olivi A, Yousem D. Jugular vein invasion rate in surgically operated paragangliomas: a multimodality retrospective study. Clin Imaging. 2014;38:815-20.

[4] Barnes L, Eveson JW, Reichart P, Sidransky D, editors. World Health Organization classification of tumours. Pathology and genetics of head and neck tumours. Lyon: IARC Press; 2005.

[5] Daramola OO, Shinners MJ, Levine SC. Secreting jugulotympanic paraganglioma with venous involvement into the thorax. Laryngoscope. 2008;7:1233-5.

[6] Guss ZD, Batra S, Limb CJ, et al. Radiosurgery of glomus jugulare tumors: a meta-analysis. Int J Radiat Oncol Biol Phys. 2011;81:e497-502.

[7] Al-Mefty O, Teixeria A. Complex tumors of the glomus jugulare tumors: criteria, treatment, and outcome. J Neurosurg. 2002;97:1356-66.

[8] Michael LM II, Robertson JH. Glomus jugulare tumors: historical overview of the management of this disease. Neurosurg Focus. 2004;17:E1.

[9] Inserra MM, Pfister M, Jackler RK. Anatomy involved in the jugular foramen approach for jugulotympanic paraganglioma resection. Neurosurg Focus. 2004;17:E6.

[10] Lustig LR, Jackler RK. The variable relatioship between the lower cranial nerves and jugular foramen tumors: implications for neural preservation. Am J Otol. 1996;17:658-68.

[11] Fukushima T, Nonaka Y. Fukushima ELITE approach. In: Fukushima T, editor. Fukushima manual of skull base dissection. 3rd ed. Raleigh: AF-Neuro Video Inc; 2010.

[12] Liu JK, Sameshima T, Gottfried ON, Couldwell WT, Fukushima T. The combined transmastoid retro- and infralabyrinthine transjugular transcondylar transtubercular highcervical approach for resection of glomus jugulare tumors. Neurosurgery. 2006;59:ONS115-25.

[13] Nonaka Y, Fukushima T, Watanabe K, Zomorodi AR, Friedman AH, McElveen JT, Cunningham CD III. Less-invasive transjugular approach for glomus jugulare tumors:

Fallopian-bridge technique with hearing preservation. Neurosurg Rev. 2013;36:579-86.

[14] Fisch U. Infratemporal fossa approach for glomus tumors of the temporal bone. Ann Otol Rhino Laryngol. 1982;9:474-9.

[15] Jackson CG, Glasscock ME III, Nissen AJ, et al. Glomus tumor surgery: the approach results, and problems. Otolaryngol Clin N Am. 1982;15 97-91.

[16] Sanna M, Khrais T, Menozi R, Pacz P. Surgical removal of jugular paragangliomas after stenting of the intratemporal internal carotid artery: a preliminary report. Laryngoscope. 2006;116:742-6.

[17] Borba LA, Araujo JC, de Oliveia JG, et al. Surgical management of glomus jugulare tumors: a proposal of approach selection based on tumor relationsips with the facial nerve. J Neurosurg. 2010;1 2 88-98.

[18] Pareschi R, Righini S, Destino L, Rucci AF, Colombo S. Surgery of glomus jugulare tumors. Skull Base. 2003;13:149-57.

[19] Sen C, Hague K, Kacchara R, Jerkin A, Das S, Catalano P. Jugular foramen: microscopic anatomic features and implications for neural preservation with reference to glomus tumors involving the temporal bone. Neurosurgery. 2001;48:838-48.

[20] Nonaka Y, Hayashi N, Matsumae M, Fukushima T. Micropatties are indispensable instruments for successful microneurosurgery: technical note. World Neurosurg. 2019;133:60-5.

[21] Gjuric M, Bilic M. Transmastoic-infralabyrinthine tailored surgery of jugular paragangliomas. Skull Base. 2009;19:75-82.

[22] Kaylie DM, Wittkopf JE, Coppit G, Waren FM 3rd, Netterville JL, Jackson CG. Revision lateral skull base surgery. Otol Neurotol. 2006;27:225-33.

[23] Patel SJ, Sekhar LN, Cass SE, Hirsch BL. Combined approaches for resection of extensive glomus jugulare tumors. A review of 12 cases. J Neurosurg 1994;80:136-38.

[24] Van den Berg R, Rodesch G, Lasjaunias E. Management of paragangliomas. Clinical and angiographic aspects. Interv Neuroradiol. 2002;8:127-34.

[25] Pensak ML, Jackler RK. Removal of jugular foramen tumors: the Fallopian bridge technique. Otolaryngol Head Neck Surg. 1997;117:586-91.

[26] Jackler RK. Jugular foramen. In: Jackler RK, editor. Atlas of neurotology and skull base surgery. St. Louis: Mosby-Year Book, Inc; 1996. p. 131-56.

第 53 章　青少年鼻咽血管纤维瘤 ❶
Juvenile Nasopharyngeal Angiofibroma

Sarah A. Gitomer　Vijay R. Ramakrishnan　著

俞　磊　祝前超　译

一、历史回顾

青少年鼻咽血管纤维瘤（juvenile nasopharyngeal angiofbromas，JNA）是一种良性但局部侵袭性的肿瘤，被认为起源于蝶腭孔与翼管之间的吻合血管丛，沿蝶骨翼突生长。这些肿瘤是罕见的，占头颈部肿瘤的 0.5% 以下，估计发病率为 1 : 150 000。它们的命名是基于这样一个事实，即它们最多见于 14—25 岁的青少年，并经常延伸到鼻咽部 [1, 2]。这些肿瘤几乎只见于年轻男性，但在女性和老年患者中也有血管纤维瘤的病例报告 [3]。此外，少数起源于蝶腭孔以外肿瘤被称为鼻咽外血管纤维瘤，这是非常罕见的，发病人群也更广泛包括老年患者和女性 [4]。

肿瘤的临床表现很大程度上取决于肿瘤的位置、生长速度和大小。肿瘤可向内侧生长，充满鼻咽和（或）鼻窦，向外侧生长至翼腭窝和颞下窝，向眶上生长，或向海绵窦深方生长。典型的表现与向内侧方生长有关，特别是青少年男性的单侧鼻塞和严重鼻出血 [1, 5]。此外，肿瘤延伸到眼眶可导致眼球突出、复视和（或）视力丧失 [5, 6]。如果压迫三叉神经，则可导致面部感觉改变，远

外侧延伸可导致牙关紧闭或面部畸形 [7]。虽然这些肿瘤可以生长到颅内，但最常在硬膜外 [8]。经鼻内镜检查，肿瘤表现为光滑、坚硬、有弹性、白色至黄色单侧鼻腔肿块，从上颌窦后壁向鼻咽部延伸 [9]。

二、诊断与影像学

诊断依据临床病史、检查和肿瘤的影像学表现。考虑到严重鼻出血及相关的风险等并发症，不建议术前活检。如果根据病史和检查怀疑 JNA，则通过 CT 造影和 MRI 增强来评估骨软组织的解剖结构，并提供术中影像学指导。

典型的 CT 表现包括蝶腭孔处起源的一个不均匀增强的软组织肿块，随着肿块的扩大，可能会侵蚀周围的骨质，包括累及蝶骨的翼突。这些肿瘤的病理特征是上颌窦后壁的前屈，肿块充盈翼上颌间隙——Holman-Miller 征 [10]（图 53-1）。

MRI 对发现肿瘤炎性黏膜增厚特别有帮助，并能清楚地识别肿瘤向颅内扩展的部分。典型的 MRI 表现包括平扫 T_1 序列低信号，T_2 加权序列中到高信号，增强后肿瘤内信号流空和肿瘤组织的明显强化 [11]（图 53-2）。

---

❶ 第 53 章配有视频，请登录网址 https://doi.org/10.1007/978-3-030-99321-4_53 观看

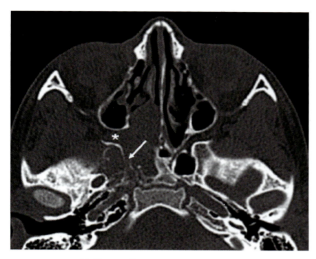

▲ 图 53-1 轴位 CT 表现为 Holman-Miller 征，即当肿块充盈翼腭窝时，上颌窦后壁前弯（*）。另外，注意翼突和翼管的受累情况（白箭）

术前血管造影也可用来评估血供，以便对主要供血血管进行栓塞。这将在治疗部分进一步讨论。

三、分期

根据放射学和术中的所见 JNA 有几种分期系统（表 53-1）。Sessions 系统是第一个标准化的分期系统（1981），它基于与鼻咽癌分期相似的原则。肿瘤的生长方式是分期的主要决定因素，但其他因素包括肿瘤大小、手术难度或复发部位不包括在其分级系统中[12]。Andrews-Fisch 系统是世界范围内普遍使用的系统，于 1989 年使用。它被认为是第一个考虑到肿瘤增长特征的综合分期系统这些特征与肿瘤扩展的位置、方向和临床

表现相结合，是 JNA 的诊断特征并且该分期与手术入路和治疗结果相关[13]。1996 年，Radkowski 更新了 Sessions 分类以考虑到影响肿瘤复发率的因素，包括更详细地描述肿瘤与翼腭窝和颅底骨质侵犯程度的关系。这种分期系统也是独一无二的，因为它将放射学分期与手术入路相关联，因此在美国它是最常用的分期系统[14]。

在 Radkowski 系统的基础上，考虑到内镜治疗这些肿瘤的进展，产生了几种手的分级系统。Onerci 和 Snyderman 分别在 2006 年和 2010 年总结了他们的经验，以确定哪些因素最常与肿瘤局部复发相关。基于此，ONECI 系统包括了鼻窦的受累范围，以此来评价在同复下肿瘤被切除的困难程度。Snyderman 和 UPMC 研究组预测肿瘤的血供（颈内动脉与颈外动脉）、对血管栓塞的反应和向颅内延伸的程度，对切除肿瘤和术后局部复发的可能有很大的影响[7, 15, 16]。

四、组织学

JNA 是高度血管性肿瘤。典型的组织学表现为低至中等细胞纤维间质中存在大小不一和不规则的异常血管（图 53-3）。每条血管的管壁可能相当薄 – 从单层内皮细胞到多层平滑肌细胞不等[17]。许多血管周围缺乏平滑肌是导致肿瘤易碎和容易出血的原因[18]。JNA 一般没有薄膜，但可能延伸到黏膜下，表面覆盖的呼吸道上皮可能完整或被肿块侵蚀。在未经治疗的肿瘤中，恶性肿瘤是罕见的，但有些可能表现为肉瘤样的"转

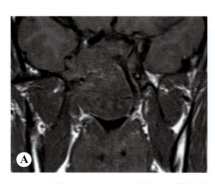
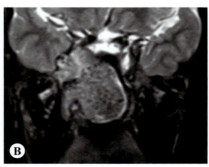
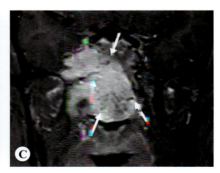

▲ 图 53-2 MRI 显示 T_1 等信号（A），T_2 加权像高信号（B），增强后明显强化（C）。瘤内可见流空影（箭）

表53-1 JNA 的分段系统

分段体系	年份	分期 I	II	III	IV	V	评价
Sessions	1981	1a: 鼻腔内或鼻咽部; 1b:1a+ 向鼻窦内延伸	2a: 小部分侵犯 PPF 内侧; 2b:PPF 完全侵犯; 2c: ITF	颅内	—	—	第一个标准化的分期系统。类似于 NPC
Andrews-Fisch	1989	限于鼻咽内或鼻咽部; 少量的骨质破坏仅限于蝶腭孔	PPF 或鼻窦伴骨质破坏	ITF 或眼眶内。3a: 未进入颅内; 3b: 硬膜外	4a: 颅内延伸。4b: 侵及海绵窦、垂体、视交叉	—	结合了影响手术的解剖学因素
Radkowski	1996	1a: 鼻腔内或鼻咽部; 1b:1a+长入蝶窦内(ES)	2a: 小部分侵犯 PPF 内侧; 2b: PPF 完全侵犯; 2c:ITF, 面颊, 深至翼板	颅底侵犯破坏。3a: 小部分长入颅内; 3b: 广泛颅内延伸 +/- 海绵窦	—	—	与影像学分期系统有关。合并影响复发率的因素
Onerci	2006	鼻腔, 鼻咽部, 筛/蝶骨, 小部分翼腭窝	上颌, PPF 完全侵犯, 颅前窝, 明显 ITF	向翼突或蝶骨大翼深处、明显侵犯颞下窝或翼腭窝, 眼眶外板, 眼眶或海绵窦受累	颅内垂体与 ICA 之间或 ICA 外侧, 向颅中窝延伸, 广泛累及颅内	—	结合内镜手术入路的因素
Snyderman (UPMC)	2010	鼻腔和 PPF 内侧	鼻窦和外侧 PPF; 无残余血管	颅底, 眼眶, ITF; 残余血管	颅底, 眼眶, 颞下窝; 有残余血管	颅内残余血管	栓塞成功的因素, 内镜手术方面的考虑

NPC. 咽癌; PPF. 翼腭窝; ITF. 颞下窝

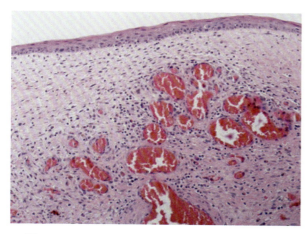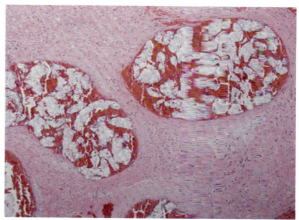

▲ 图 53-3　左，组织学显示纤维间质内不规则薄壁血管，符合临床表现，也给手术切除带来了困难（20×）。右，栓塞后颗粒材料填充薄壁血管（10×）

变"，尤其是在放射治疗后[17]。

免疫组织化学结果与上述 HIS 病理结果一致，内皮细胞（CD31、CD34 和Ⅷ因子相关抗原）阳性。存在的平滑肌可被结蛋白和 SMA 局部染色。相对应得脱落细胞的基质对波形蛋白抗体呈免疫反应[17]。独特的染色有助于阐明 JNA 的病理生理学。例如，这些肿瘤通常对雄激素受体抗体有阳性免疫活性，但对雌激素或孕激素受体抗体无阳性免疫活性[19]。此外，与家族性腺瘤性息肉病（FAP）相似，这些肿瘤已被证明有 β 联蛋白的核定位[20]。

五、JNA 的起源：激素和分子理论

JNA 主要见于年轻男性，这一事实表明激素分泌在他们的发育过程中起着一定的作用。早期的研究表明 JNA 患者的性发育不全，并指出一旦第二性征完全发育，这些肿瘤就会退化[21]。这导致了 20 世纪 60 年代系统的雌激素治疗的研究和临床应用，以帮助促进肿瘤消退和减少手术失血[22-24]。这一策略后来因为全身反应重和可靠性差而被放弃[25]。体外和体内研究表明，睾酮促进肿瘤生长，而雄激素阻滞药（如氟他胺）可缩小肿瘤体积[22, 26-28]。现在在很大程度上认识到 JNA 是雄激素依赖性的[17]。有趣的是，在 JNA 患者中也有 X 染色体（连同 4、6 和 8）的增加和一

些 Y 染色体（连同 17 和 22）的丢失的报道，进一步阐明了局部遗传学改变可能促进这一特定人群的肿瘤进展[25]。为了支持这一点，Orlandi 描述了一例 36 岁男性在首次切除后 20 年，开始外源性睾酮治疗后不久便复发 JNA 的病例[26]。

其他分子标记物也与肿瘤的进展有关。与普通大众相比，FAP 患者发生 JNA 的比例高 25 倍，这导致一些人认为这些肿瘤可能与调节 β 联蛋白表达的腺瘤性息肉病大肠杆菌印癌基因有关[29]。有趣的是因为 β 联蛋白作为雄激素受体的激活药，增加了肿瘤雄激素敏感性——这是为什么这些肿瘤几乎仅见于青春期男性的另一个潜在原因[30]。

六、治疗方案

JNA 的治疗主要是外科手术。随着手术经验的积累和内镜技术的进步，包括术前血管栓塞的干预，治疗结果得到了改善。化学治疗和放射治疗一直是治疗 JNA 的常用方法，但不良反应明显，疗效有限[31]。几种与潜在的激素变化的辅助药物治疗已经被尝试，包括氟他胺来靶向雄激素相关的肿瘤生长[32]。然而，据报道，肿瘤体积减小的范围仅在 11%～44%，因此其治疗的实际意义不大[33]。

传统上，JNA 采用开放的手术入路，需要皮肤切口和骨切除或移动，并伴有明显的并发

症。开放入路包括：①经口入路的前入路，如经腭入路或脱套入路；②前跨面入路（即 Weber-Ferguson 切口）；③外侧入路，包括 Fisch 经颞入路或耳前颞下窝入路[34]。

然而，随着内镜鼻窦手术和颅底手术入路日趋成熟，外科医生越来越依赖于单纯的内镜或内镜辅助技术，即使是向对侧或颅内扩展的大肿瘤[35]。内镜下成功切除肿瘤的一个关键因素是手术视野清晰可见，包括扩大中鼻道通道或内镜下上颌窦内侧入路和广泛的蝶窦前壁开放。另一个因素是对内镜下颅底解剖的深刻理解，包括肿瘤生长到蝶腭孔和翼板的途径（见第 51 章）。最后，止血技术包括术前栓塞、内镜下处理上颌内动脉、止血工具和局部止血药，以及内镜下控制灾难性大出血的能力，近年来促进了 JNA 手术的进步。

一项比较开放手术入路和内镜入路的 Meta 分析发现，开放入路更常用于分期更高和更复杂的肿瘤。单纯内镜入路的总并发症发生率较低（3.7%），而开放入路的发生率较高（26.0%）。较复杂的肿瘤，开放手术的复发率（24.3%）高于单纯内镜手术，但多因素分析表明，手术入路与复发率无明显相关性[36]。这篇综述强调了根据 JNA 的分期和范围调整手术策略的重要性，表明在正确的选择好适应证的情况下单纯内镜手术有良好的结果。

七、手术注意事项 / 要点

手术切除 JNA 的主要考虑因素是减少出血量和手术时间，同时最大限度地提高肿瘤切除的完整性，特别是考虑到一些患者可能还很年轻。为了改善这种平衡，术前栓塞和手术工具的更新在这些手术中变得越来越重要。视频 53-1 和 53-2 演示了下面总结的一些因素。

• JNA 治疗的一个主要创新是术前使用血管造影和动脉栓塞。对内镜下切除的 JNA 的系统回顾发现，栓塞患者的失血量（平均 414.6ml）低于未栓塞患者（平均 774.2ml），但考虑到研究的异质性和缺乏明确的肿瘤分期，不能在这些患者之间进行直接的比较[37]。对儿童住院患者数据库的评估显示，术前血管栓塞与住院时间缩短和输血需求减少有关，但总体护理成本增加[38]。血管造影本身在手术计划中是有用的，因为阻断肿瘤的供血通常是有效的，而且血管造影可以帮助估计肿瘤的供血情况（以确定是否需要输血），是否双侧供血，以及是否有颈内系统和颈外系统共同供血。

• 在决定栓塞时有几个考虑因素，包括是否仅栓塞外颈动脉（ECA）、颈内动脉（ICA）或直接进入肿瘤（经皮或内镜引导）[39]。栓塞颈内动脉的风险包括卒中或失明，尽管复杂 JNA 的选择性栓塞在病例报道中没有并发症[40]。栓塞的时机取决于许多因素，尚未进行比较研究，但普遍建议在栓塞后 24h 内完成手术[41]。毫无疑问，IR 评估和栓塞是可行的，适用于鼻咽部小肿瘤以外的任何病变，并且在有经验的中心进行时可以做到完整栓塞和最低的并发症风险之间的平衡。

• 几种外科创新被用来协助内镜下切除，包括射频消融、超音波组织消融和超声吸引（Cavitron 超声外科吸引器——CUSA）[42]和双手解剖技术[43]。目前尚无文献将这些器械与传统内镜器械在 JNA 切除术中的应用进行比较，但它们可以作为高度血管性肿瘤切除术的辅助手段。

• 术中影像引导也有助于扩大内镜在颅底肿瘤切除手术中的应用范围。例如，在视神经、眶尖、海绵窦、颈动脉和颅底附近的解剖结构识别方面有价值[35]。这也可能有助于确认翼突的充分切除和骨质的磨除程度。

• 初次手术后的如何监测随访尚不规范，但 MRI 增强扫描是理想的影像学检查方式，并联合临床检查和鼻内镜检查。UPMC 小组提出的一个策略是每 6 个月进行一次影像学检查，对没有残留疾病证据的患者至少持续 2 年，但对分期较高的 JNA 则需要持续 2 年以上[44]。JNA 确实可能表现为增长缓慢或随着时间的推移至患者成年肿瘤变化错综复杂。残余肿瘤或无症状的肿瘤可以考先观察（图 53-4）。

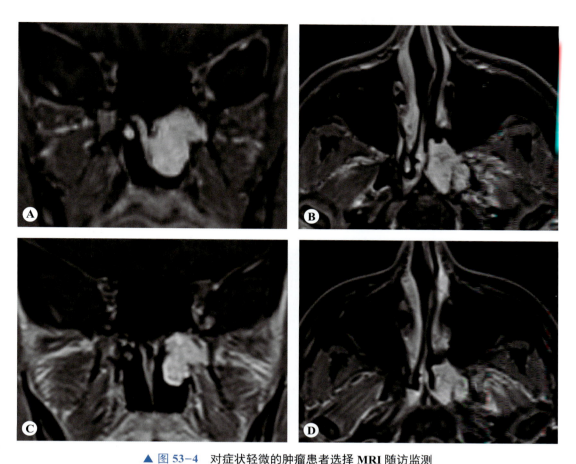

▲ 图 53-4　对症状轻微的肿瘤患者选择 MRI 随访监测

A 和 B. 冠状位和轴位增强 MRI，患者表现为轻度鼻腔堵塞和间歇性鼻出血；C 和 D. 2 年后影像显示肿瘤无进展，且患者此时完全无症状

八、复发率与治疗

JNA 的复发并不少见，通常被认为是最初手术切除后残余肿瘤再生长。因此，复发风险与原疾病的复杂程度和初始治疗（通常是手术）的成功与否直接相关。不出所料，复发的危险因素包括栓塞后残余的血管和颅底的受累（特别是颞下窝、蝶窦、翼突的基底部、斜坡基部、海绵窦内侧、破裂孔和颅前窝）[7, 45]。这些危险因素提示无法实现整体全切除，并有可能存在残留。在 20 世纪 90 年代的研究中，总的复发率为 22%~37.5%，高分期肿瘤的复发率更高[45]。最近，在内镜切除 JNA 的系统回顾中，报告了 10% 的复发率[37]。

复发性 JNA 的处理需要考虑许多因素，肿瘤复发的位置、相关症状和患者的年龄 / 发育成熟度。即使是向颅内生长的肿瘤，也有报道称随着

时间的推移而恢复如初，一般在青春期以后[46]。根据这一自然病史和再次手术的潜在发病率，通常有 3 种公认的治疗复发肿瘤的方案，包括观察、放射治疗和（或）手术。于影像随访中发现有肿瘤残余的无症状患者中，长期观察是一种安全的方法，因为这些残余肿瘤在老年患者中会随着时间的推移而稳定或逐渐消失[45]。然而，对于继续生长或引起症状的肿瘤，低剂量放射治疗（30~35Gy）是内镜或开放入路难以处理肿瘤的一种选择[45, 47]。晚期疾病控制率高达 85%，远期并发症包括白内障、放射性角膜病变、全垂体功能低下、颞叶坏死、生长迟缓等占 15%[47]。这些影响可能在较新的调强放射治疗或立体定向入路中并不明显。在可手术切除的病例中，选择最佳的手术入路治疗复发性肿瘤是合适的，考虑到先

前的治疗（手术或放射治疗）使的术中硬脑膜剥离极具挑战性[8]。

九、总结

JNA 通常发生于青少年男性，主要发生于蝶腭孔，延伸至鼻窦和邻近颅底。疾病的诊断基于病史、体检和典型影像学表现。在这些高度血管性肿瘤中，活检是禁忌的。治疗通常是外科手术，在某些特定情况下可能会选择放射治疗或观察。传统的治疗是推荐开放手术，但随着内镜技术、术前栓塞、手术器械和术中导航引导的进步，内镜手术入路即使在复杂的肿瘤中也较常见。

参考文献

[1] Ungkanont K, Byers RM, Weber RS, Callender DL, Wolf PF, Goepfert H. Juvenile nasopharyngeal angiofibroma: an update of therapeutic management. Head Neck: J Sci Spec Head Neck. 1996;18(1):60-6.

[2] Howard DJ, Lloyd G, Lund V. Recurrence and its avoidance in juvenile angiofibroma. Laryngoscope. 2001;111:1509-11.

[3] Pandey R. Extranasopharyngeal angiofibroma of uncinate process in a female: a rare presentation. Clin Rhinol. 2017;10(3):150-3.

[4] Windfuhr JP, Remmert S. Extranasopharyngeal angiofibroma: etiology, incidence and management. Acta Otolaryngol. 2004;124(8):880-9.

[5] Midilli R, Karci B, Akyildiz S. Juvenile nasopharyngeal angiofibroma: analysis of 42 cases and important aspects of endoscopic approach. Int J Pediatr Otorhinolaryngol. 2009;73(3):401-8.

[6] Roche PH, Paris J, Regis J, et al. Management of invasive juvenile nasopharyngeal angiofibromas: the role of a multimodality approach. Neurosurgery. 2007;61:768-77; discussion 777.

[7] Snyderman CH, Pant H, Carrau RL, Gardner P. A new endoscopic staging system for angiofibromas. Arch Otolaryngol Head Neck Surg. 2010;136(6):588-94.

[8] Danesi G, Panizza B, Mazzoni A, et al. Anterior approaches in juvenile nasopharyngeal angiofibromas with intracranial extension. Otolaryngol Head Neck Surg. 2000;122:277-83.

[9] Sánchez-Romero C, Carlos R, Molina JP, Thompson LD, de Almeida OP, Piña AR. Nasopharyngeal angiofibroma: a clinical, histopathological and immunohistochemical study of 42 cases with emphasis on stromal features. Head Neck Pathol. 2018;12(1):52-61.

[10] Garça MF, Yuca SA, Yuca K. Juvenile nasopharyngeal angiofibroma. Eur J Gen Med. 2010;7:419-25.

[11] Alimli AG, Ucar M, Oztunali C, Akkan K, Boyunaga O, Damar C, et al. Juvenile nasopharyngeal angiofibroma: magnetic resonance imaging findings. J Belg Soc Radiol. 2016;100(1):63.

[12] Sessions RB, Bryan RN, Naclerio RM, Alford BR. Radiographic staging of juvenile angiofibroma. Head Neck Surg. 1981;3(4):279-83.

[13] Andrews JC, Fisch U, Valavanis A, et al. The surgical management of extensive nasopharyngeal angiofibromas with the infratemporal fossa approach. Laryngoscope. 1989;99(4):429-37.

[14] Radkowski D, McGill T, Healy GB, et al. Angiofibroma. Changes in staging and treatment. Arch Otolaryngol Head Neck Surg. 1996; 122:122-9.

[15] Onerci M, Oğretmenoğlu O, Yücel T. Juvenile nasopharyngeal angiofibroma: a revised staging system. Rhinology. 2006;44(1):39-45.

[16] Alshaikh NA, Eleftheriadou A. Juvenile nasopharyngeal angiofibroma staging: an overview. Ear Nose Throat J. 2015;94(6):E12-22.

[17] Stelow EB, Wenig BM. Update from the 4th edition of the World Health Organization classification of head and neck tumours: nasopharynx. Head Neck Pathol. 2017;11(1):16-22.

[18] Schuon R, Brieger J, Heinrich UR, et al. Immunohistochemical analysis of growth mechanisms in juvenile nasopharyngeal angiofibroma. Eur Arch Otorhinolaryngol. 2007;264:389-94.

[19] Hwang HC, Mills SE, Patterson K, Gown AM. Expression of androgen receptors in nasopharyngeal angiofibroma: an immunohistochemical study of 24 cases. Mod Pathol. 1998;11:1122-6.

[20] Abraham SC, Montgomery EA, Giardiello FM, Wu TT. Frequent beta-catenin mutations in juvenile nasopharyngeal angiofibromas. Am J Pathol. 2001; 158: 1073-8.

[21] Martins MBB, de Lima FVF, Mendonça CA, et al. Nasopharyngeal angiofibroma: our experience and literature review. Int Arch Otorhinolaryngol. 2013;17(1):14-9.

[22] Johnsen S, Kloster JH, Schiff M. The action of hormones on juvenile nasopharyngeal angiofibroma. Acta Otolaryngol. 1966;61:153-60.

[23] Johns ME, MacLeod RM, Cantrell RW. Estrogen receptors in nasopharyngeal angiofibromas. Laryngoscope. 1980; 90: 628-34.

[24] Montag AG, Tretiakova M, Richardson M. Steroid hormone receptor expression in nasopharyngeal angiofibromas. Am J Clin Pathol. 2006;125:832-7.

[25] Coutinho-Camillo CM, Brentani MM, Nagai MA. Genetic alterations in juvenile nasopharyngeal angiofibromas. Head Neck. 2008;30:390-400.

[26] Riggs S, Orlandi RR. Juvenile nasopharyngeal angiofibroma recurrence associated with exogenous testosterone therapy. Head Neck. 2010;32(6):812-5. https://doi.org/10.1002/hed.21152.

[27] Hagen R, Romalo G, Schwab B, Hoppe F, Schweikert

H. Juvenile nasopharyngeal fibroma: androgen receptors and their significance for tumor growth. Laryngoscope. 1994;104:1125-9.

[28] Gates GA, Rice DH, Koopmann CF, Schuller DE. Flutamide-induced regression of angiofibroma. Laryngoscope. 1992;102:641-4.

[29] Giardiello FM, Hamilton SR, Krush AJ, Offerhaus JA, Booker SV, Petersen GM. Nasopharyngeal angiofibroma in patients with familial adenomatous polyposis. Gastroenterology. 1993;105:1550-2.

[30] Pawlowski JE, Ertel JR, Allen MP, et al. Liganded androgen receptor interaction with β-catenin: nuclear co-localization and modulation of transcriptional activity in neuronal cells. J Biol Chem. 2002;277:20702-10.

[31] Cummings BJ, Blend R, Keane T, et al. Primary radiation therapy for juvenile nasopharyngeal angiofibroma. Laryngoscope. 1984;94:1599-605.

[32] Thakar A, Gupta G, Bhalla AS, et al. Adjuvant therapy with flutamide for presurgical volume reduction in juvenile nasopharyngeal angiofibroma. Head Neck. 2011;33: 1747-53.

[33] Labra A, Chavolla-Magana R, Lopez-Ugalde A, Alanis-Calderon J, Huerta-Delgado A. Flutamide as a preoperative treatment in juvenile angiofibroma (JA) with intracranial invasion. Otolaryngol Head Neck Surg. 2004;130:466-9.

[34] Enepekides DJ. Recent advances in the treatment of juvenile angiofibroma. Curr Opin Otolaryngol Head Neck Surg. 2004;12:495-9.

[35] Douglas R, Wormald PJ. Endoscopic surgery for juvenile nasopharyngeal angiofibroma: where are the limits? Curr Opin Otolaryngol Head Neck Surg. 2006;14:1-5.

[36] Kacker A, Halpern J, Liu J, Schwartz TH, Stewart MG. Meta-Analysis of published data on outcome of endoscopic versus open management of juvenile nasopharyngeal angiofibromas. J Neurol Surg B Skull Base. 2012;73(S 01):A093.

[37] Khoueir N, Nicolas N, Rohayem Z, Haddad A, Abou Hamad W. Exclusive endoscopic resection of juvenile nasopharyngeal angiofibroma: a systematic review of the literature. Otolaryngol Head Neck Surg. 2014;150(3):350-8.

[38] Choi JS, Yu J, Lovin BD, Chapel AC, Patel AJ, Gallagher KK. Effects of preoperative embolization on juvenile nasopharyngeal angiofibroma surgical outcomes: a study of the kids' inpatient database. J Neurol Surg B Skull Base. 2020;81(S 01):A082.

[39] Gao M, Gemmete JJ, Chaudhary N, et al. A comparison of particulate and onyx embolization in preoperative devascularization of juvenile nasopharyngeal angiofibromas. Neuroradiology. 2013;55:1089-93. https://doi.org/10.1007/s00234-013-1213-2.

[40] Gargula S, Saint-Maurice JP, Labeyrie MA, Eliezer M, Jourdaine C, Kania R, Wassef M, Adle-Biassette H, Houdart E, Herman P, Verillaud B. Embolization of internal carotid artery branches in juvenile nasopharyngeal angiofibroma. Laryngoscope. 2020;131(3):E775-82.

[41] Ballah D, Rabinowitz D, Vossough A, Rickert S, Dunham B, Kazahaya K, Cahill AM. Preoperative angiography and external carotid artery embolization of juvenile nasopharyngeal angiofibromas in a tertiary referral paediatric centre. Clin Radiol. 2013;68(11):1097-106.

[42] Whitley M, Dunham B, Kazahaya K. The use of radiofrequency ablation for the removal of juvenile nasopharyngeal angiofibroma in children. J Neurol Surgery B Skull Base. 2012;73(S 01):A028.

[43] Robinson S, Patel N, Wormald PJ. Endoscopic management of benign tumors extending into the infratemporal fossa: a two-surgeon transnasal approach. Laryngoscope. 2005;115(10):1818-22.

[44] Rowan NR, Stapleton AL, Hefti-Neal ME, Gardner PA, Snyderman CH. The natural growth rate of residual juvenile nasopharyngeal angiofibroma. J Neurol Surg B Skull Base. 2016;77(S 01):A037.

[45] Herman P, Lot G, Chapot R, Salvan D, Huy PT. Long-term follow-up of juvenile nasopharyngeal angiofibromas: analysis of recurrences. Laryngoscope. 1999;109(1):140-7.

[46] Jacobsson M, Petruson B, Ruth M, Svendsen P. Involution of juvenile nasopharyngeal angiofibroma with intracranial extension: a case report with computed tomographic assessment. Arch Otolaryngol Head Neck Surg. 1989;115(2):238-9.

[47] Lee JT, Chen P, Safa A, Juillard G, Calcaterra TC. The role of radiation in the treatment of advanced juvenile angiofibroma. Laryngoscope. 2002;112(7):1213-20.

621

第 54 章　神经鞘瘤 ❶

Schwannoma

Rafael Martinez-Perez　Daniel M. Prevedello　A. Samy Youssef　著

张喜安　王海　译

颞下窝神经鞘瘤是一种罕见的硬膜外肿瘤，起源于下颌神经（V_3）和上颌神经（V_2）或其终末分支的施万细胞[1]。与其他部位的神经鞘瘤一样，颞下窝三叉神经鞘瘤在绝大多数病例中是良性肿瘤，完全切除后长期无瘤生存且复发率相对低[2, 3]。手术是对有症状及较大肿瘤患者的主要治疗方法[2]。颞下窝解剖复杂，有丰富的神经血管结构。如此复杂的解剖结构使这些颅外良性肿瘤成为一项具有挑战性的手术工作。在内镜技术的发展和完善之前，开放手术是事实上的方法，在更朝内侧指向的病例中，功能结果不太理想[2, 4]。手术并发症主要是由于手术通道上对解剖障碍结构的操作和移位造成的。内镜下扩大经鼻入路和经上颌窦入路能够更直接地显露颞下窝神经鞘瘤，具有手术切除率高、并发症少等优点。

在这一章中，我们将重点讨论颞下窝神经鞘瘤及其在现代颅底外科时代最大限度地保留功能的外科治疗。

一、流行病学

三叉神经神经鞘瘤占所有颅内原发性脑肿瘤的 0.5% 以下，占颅底神经鞘瘤的 8%[3, 5, 6]。在第 2～3 个 10 年的年轻患者中发病率较高，女性略多见[7]。虽然此类肿瘤大多数发生在颅中窝内的半月神经节，但它们可以发生于三叉神经脑桥起始部与眶上裂、眶或颞下窝终末分支之间的任何部位[2, 7]。Yoshida 和 Kawase[3] 报道完全位于颞下窝范围内的三叉神经鞘瘤，占其病例的不到 10%。在其他病例系列中也观察到类似的占比[7]。由于此类肿瘤的经验主要是基于选择性的回顾性手术病例系列研究，颞下窝神经鞘瘤相对于其他部位的真实发病率可能被低估。

二、手术解剖

颞下窝是位于颅中窝下方的四边形间隙，其边界内侧为翼突内侧板、腭骨垂直板和蝶腭孔，前方为上颌窦后壁，后方为咽旁间隙的软组织结构[8, 9]。Fukushima 从开放性手术的角度将颞下窝分为前、中、后三个部分（见第 50 章）。颞下窝以内镜手术入路的角度，可以沿由前向后的方向进一步细分为五个区域，如 Li 等所描述的[9]（图 54–1）。

• 上颌窦后间隙　此间隙是指位于上颌窦后壁和咀嚼肌复合体（颞肌、翼内肌和翼外肌）之间的前部间隙。它含有脂肪和颌内动脉的分支。

---

❶ 第 54 章配有视频，请登录网址 https://doi.org/10.1007/978-3-030-99321-4_54 观看

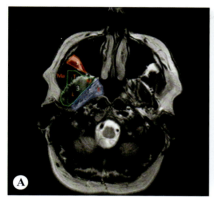 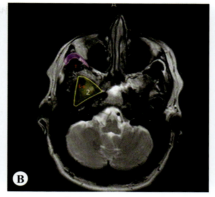 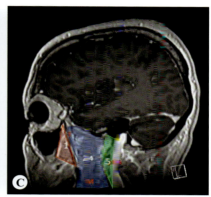

▲ 图 54-1 **MRI 显示颞下窝的 5 个区**

A. 上颌窦后间隙（1）、翼突间下间隙（3）和管咽间隙（5）；B. 翼突间上间隙（2）和颞肌咬肌间隙（4）；C. 上颌窦后间隙（红色虚线，1）、翼突间上间隙（2）和颞肌咬肌间隙（4，蓝色虚线），矢状位图上可见管咽间隙（5，绿色直线）
M. 翼内肌；L. 翼外肌（下头）；T. 颞肌；MA. 咬肌；Z. 颧弓；E. 咽鼓管；L-S. 翼外侧肌上头；pICA. 岩骨段颈内动脉

• 翼突间上间隙　由翼突间上间隙和翼突间下间隙构成中间平面。翼突间上间隙位于颞下窝上部，由翼外肌上头和经卵圆孔出颅的下颌神经（V_3）组成。

• 翼突间下间隙　此区域由颞肌（外侧）、翼内肌（下方）和翼外肌（上方）所包围形成。下颌支、颌内动脉、舌神经和下牙槽神经均可通过此间隙。

• 颞肌咬肌间隙　此间隙是指颞肌外侧、颧弓内侧的间隙。它主要含脂肪。

• 管咽间隙　这个区域对应于颞下窝的最深处和最后部。它包括咽鼓管，腭帆张肌和腭帆提肌，以及上咽旁间隙内的结构。

更详细的解剖参见第 3 章。

三、病理学

颞下窝 V_2 和 V_3 神经鞘瘤多起源于翼突间上间隙[4, 9]（图 54-2）。随着肿瘤的生长，它们可以继发性侵犯其他间隙，如翼突间下间隙（如果它们向下生长的话）（图 54-3），颅中窝（向上）（图 54-4）和颞肌咬肌间隙（向外）[9, 11]。部分 V_3 神经鞘瘤可主要起源于翼突间下间隙的舌神经和下牙槽神经[12]。由于大多数颞下窝神经鞘瘤局限于下颌骨升支的内侧（翼突间上、下间隙），这些病变的大部分可以不需要牺牲任何咀嚼肌而达

到，从而将相关的并发症降至最低[13]。

四、诊断

颞下窝神经鞘瘤以周围三叉神经分支功能障碍为主要症状。感觉减退、感觉障碍、感觉异常和疼痛是最常见的症状[12, 14]。感觉症状通常被忽视，直到肿瘤达到足够大的尺寸，对邻近结构造成占位效应，导致吞咽困难、发音障碍或张口受限[1]。V_2 或 V_3 分布区中的感觉症状高度提示这种情况[1]。影像学研究显示沿 V_3 走行或从 V_2 向外侧扩展的边界清楚的实性强化性病灶。众所周知，颞下窝神经鞘瘤可发生囊性变、出血和纤维化[1, 7]（图 54-5）。术前手术计划需要脑和颈部 MRI 及薄层 CT 重建，以帮助确定肿瘤的特征，以及确定骨结构，软组织结构受累范围以及周围血管结构。

五、颞下窝三叉神经鞘瘤的治疗策略

（一）治疗方案（图 54-6）

除极少数例外[15]，三叉神经施万细胞瘤是良性病变[2, 5, 16]。完全切除可获得治愈并长期缓解，而次全切除则增加复发风险[3, 16, 17]。曾经被认为难以想象，以可接受的低手术发症率全切除颞下窝神经鞘瘤是一个不仅适宜而且值得争取的目标。

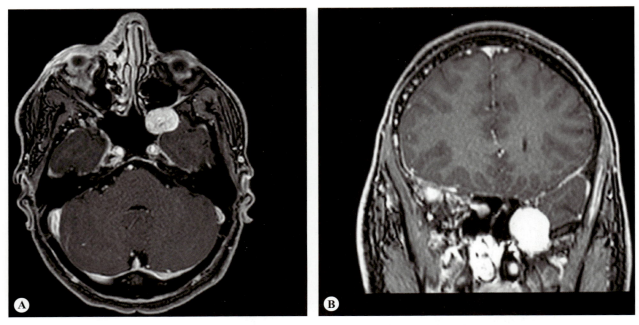

▲ 图 54-2　颞下窝三叉神经 V_2 神经鞘瘤局限于翼突间上间隙

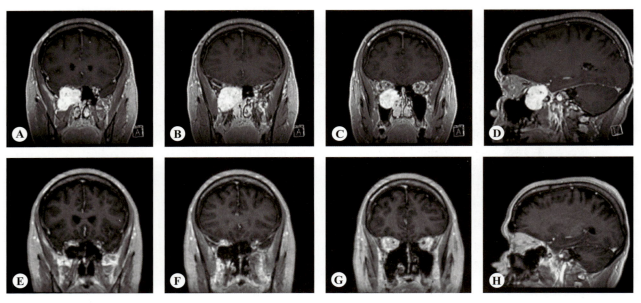

▲ 图 54-3　A 至 D. 术前；E 至 H. 术后磁共振增强 T_1 加权像显示中等大小的颞下窝周围型三叉神经鞘瘤，起源于 V_2（翼突间上间隙），继发侵犯翼突间下间隙

　　V_2 和 V_3 神经鞘瘤的外科治疗需要经验和高超的手术技巧，以实现全切除和最大限度地保留三叉神经纤维。颅底外科医生应同时掌握显微外科和内镜技术，以便选择最佳的入路，能够提供最直接的显露，为手术操作提供足够的工作空间，并能从未受累及的神经束分离摘除肿瘤[2]。鉴于颞下窝的神经血管密度和这些肿瘤累及中颅后窝的倾向，更重要的神经血管结构如 ICA 岩骨段或脑干可能受累。Fisch 于 70 年代提出并推广了经颅入路联合数种岩骨磨除方

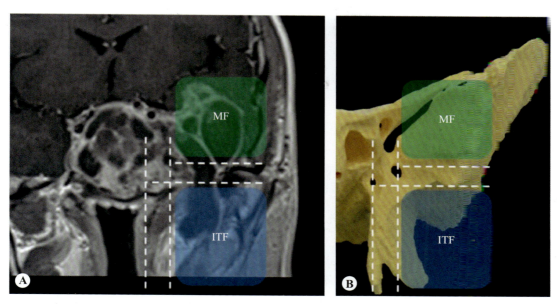

▲ 图 54-4　MRI T_1 加权像及示意图显示巨大的颞下窝外周型神经鞘瘤，继发性侵犯颅中窝及颞下窝所有间隙（翼突间上、下间隙，上颌窦后间隙，颞肌咬肌间隙和管咽间隙）

MF. 颅中窝；ITF. 颞下窝

经许可转载，引自 Journal of Neurosurgery Focus: Video，Martinez-Perez 等 [10]

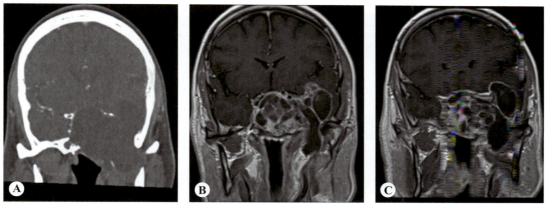

▲ 图 54-5　A. 头颅薄层 CT 重建；B 和 C. 颅脑 MRI T_1 加权像显示左侧巨大的三叉神经鞘瘤。大型囊性强化占位扩展到蝶窦、颞下窝及颅中窝

经许可转载，引自 Journal of Neurosurgery Focus: Video，Martinez-Perez 等 [10]

法（如 Fish B 和 Fish C）显露颞下窝 [18, 19]。经侧方开放入路（非内镜）治疗颞下窝神经鞘瘤的手术结果是从三叉神经鞘瘤的手术系列报道中外推出来的，包括完全位于颅中窝或颅后窝的神经鞘瘤 [3, 7, 14]。在经验丰富的术者手中，大体全切除率为 66%～100% [3, 14, 20]。在未完全切除的病例中，肿瘤的再生长 / 复发率相当高 [3]。然而，术后感觉障碍的发生率仍于 50% 以上 [3, 14]。这些入路对面神经损伤、ICA 损伤、听力损失和颞下颌关节功能障碍有很高的风险。在最近的一份报告中，Nonaka 等 [21] 观察经开放性经颅颞下窝入路治疗咽旁病变的患者术后并发症率达 46%。除了感觉障碍外，作者还指出吞咽困难和声音嘶哑的发生率非常高（分别为 23% 和 18%）[21]。这种

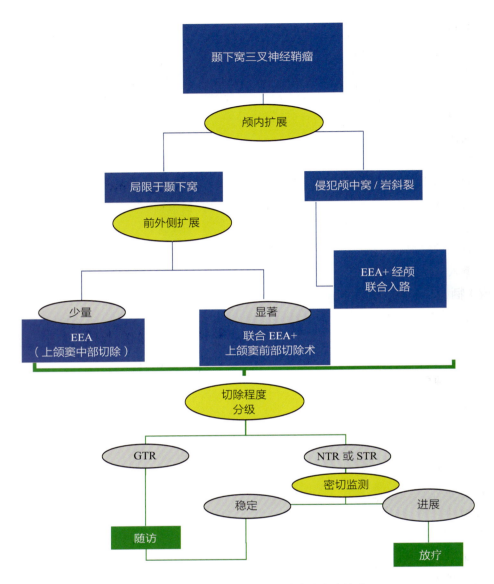

▲ 图 54-6　颞下窝三叉神经鞘瘤的治疗策略

高并发症率促使颅底外科医生倾向于选择微创的经上颌窦入路和经鼻入路来治疗 V_2 和 V_3 的颞下窝神经鞘瘤[2, 22, 23]。

　　随着鼻内镜手术的不断发展[24]，颞下窝周围型三叉神经鞘瘤现在更常采用扩大经鼻入路[2, 4, 16]。大体全切除与开放入路相当，而并发症更少，恢复更快。同样，术后面部疼痛和咀嚼功能障碍也很少见[2, 14]。

（二）手术入路

　　通过经鼻内镜手术切除颞下窝施万细胞瘤，对大多数颅底外科医生来说仍是一个技术上的挑战。完全局限于颞下窝的三叉神经鞘瘤可通过内镜经鼻经上颌窦入路完全切除（见第 51 章）。当病变到达翼突间下间隙时，切除上颌窦后壁会增加肿瘤下侧面的显露[9]。由于这些肿瘤生长缓慢，往往侵蚀和重塑骨结构，因此很少需要移位翼腭窝内容物和磨除翼楔（pterygoid wedge）[10]。有些大的颞下窝神经鞘瘤（>4cm）质脆，可很容易地通过此通道被吸除。但是，向前外侧扩展进入上颌窦后间隙和颞肌咬肌间隙的质硬的肿瘤可能需要第二个通道，通过上颌窦前部切除术来完成，后者既可以通过上牙龈黏膜切口（Caldwell-Luc 入路）也可以利用同一经鼻入路通过梨状孔（Denker 入路 [25]）[4, 9, 10]（见第 51 章）。V_2 和 V_3 神经鞘瘤如有明显的扩展至中、后窝的部分，可能需要第二期采用经颅入路手术，并或多或少地需要磨除岩骨 [26-28]。有些作者建议，在扩展至小脑脑桥三角区的神经鞘瘤，采用对侧经上颌窦入路，以改善颈内动脉周围外侧的工作角度 [29]。在 V_2 和 V_3 神经鞘瘤中，肿瘤向深部的管咽间隙扩展并不常见，但在肿瘤显著侵犯管咽间隙的情况下，内镜下经鼻入路要整合复杂的手术技术，需要移位和（或）牺牲一些正常结构，如翼管神经、蝶腭神经节、腭大和腭小神经，以及终末分支 [9]。

对于以颞下窝为主、累及多解剖区域的 V_2 和 V_3 神经鞘瘤，多通道联合 / 分期经鼻和开放入路手术可能是一种更安全的策略，可以跨越颞下窝的神经血管结构，并最大限度地减少功能损失 [30]。

（三）放射治疗

放射治疗目前只适用于不完全切除后的进展性疾病或那些手术耐受性差的患者。在不同的放射治疗策略中，立体定向放射外科（SRS）无论是通过伽马刀（GKS）还是通过直线加速器（LINAC），在控制肿瘤和改善症状方面都有效 [12, 31]。在三叉神经鞘瘤的 SRS 治疗中，一过性肿瘤扩张（又称急性加剧现象）、面部感觉异常恶化和新的脑神经病变是最常见的放射学不良反应 [31, 32]。12～14Gy 的周边剂量，已被证明是控制肿瘤的同时，又可将不利辐射影响的风险减至最低的最佳剂量 [12]。

六、临床病例

（一）病例 1（视频 54-1）

26 岁男性，以反复发作鼻出血和长期面部麻木为症状。体检发现左侧 V_2 区感觉减退。MRI 显示位于颞下窝内的均匀增强病变（图 54-2）。在颅中窝正下方，翼突间上间隙有一个边界清晰

的病变，其临床表现和影像学表现提示该病变是良性的，很可能是一个 I 型局限型三叉神经鞘瘤。患者通过内镜联合入路进行手术切除，该入路包括经鼻经上颌窦（上颌窦内侧切除术）和移位鼻中隔以获得更宽的同侧单鼻孔通道，以及第二个前路唇下经上颌窦通道（上颌窦前部切除术，Caldwell Luc 入路）。这样的联合入路提供了对肿瘤的内侧面和前面充分的手术显露，以完成彻底的切除。在肿瘤的外侧部分进行观察和切除时采用了 45° 内镜。通过柔和的半锐性分离将肿瘤包膜从神经束中剥离出来，工作习惯觉功能。手术达到大体全切除，组织病理学分析显示为低级别三叉神经鞘瘤。术后 MRI 证实肿瘤完全切除。患者术后病程顺利，原有的左侧感觉减退明显改善。经过 3 年的随访，系列 MRI 证实肿瘤无复发。

（二）病例 2

59 岁女性，有 3 个月左眼视力下降的病史。在就诊前 1 年开始，患者有右脸颊白刺痛和麻木。术前 MRI 显示右侧边界清晰、强化的颞下窝占位病变，占据翼突间上间隙和翼突间下间隙。同样的术前检查显示肿瘤占位导致视神经和三叉神经向上受压移位。由于肿瘤向下部扩展到翼突间下间隙，我们采用了一个联合内镜入路，包括经鼻经上颌窦（上颌窦内侧切除术）和移位鼻中隔，以获得宽大的同侧单鼻孔通道，加上第二个前路唇下经上颌窦通道（上颌窦前部切除术，Caldwell Luc 入路）。这样的联合入路提供了对肿瘤的内侧面和前面充分扩大手术显露，以完成彻底的切除。在肿瘤的外侧部分进行观察和切除时采用了 30° 和 45° 内镜。术后 MRI（图 54-3）显示肿瘤达到大体全切除。病理学显示 I 级神经鞘瘤。患者术后恢复良好，右眼视力改善（20/20），面部麻木无明显变化。1 年后，患者没有新的症状，监测 MRI 也没有显示肿瘤复发的迹象。

（三）病例 3

49 岁男性，有一年右侧视力下降、动眼神经麻痹和就诊前 3 周右眼进行性视力减退的病

史。此外，患者主诉左侧面部麻木。头颅 CT 和 MRI 显示一个巨大的病变占据了蝶骨、斜坡、颞窝和颞下窝，并扩展到鼻腔和引起眼球突出（图 54-4）。鉴于肿瘤从中央到侧颅底和颞下窝的广泛性质，选择了侵袭性小的扩大经鼻经上颌窦入路（图 54-7），可提供宽大的颞下窝通道，而不需要切断颞下颌关节。患者被告知，如果颅中窝的肿瘤部分不能完全切除，他可能需要再通过颅中窝入路进行残余肿瘤切除。在上颌窦内侧造口后，通过经上颌窦经翼突入路，到达翼突间上、下间隙。然后通过梨状孔（Denker 入路）至上颌骨前壁，进一步磨除上颌窦前壁，显露肿瘤的外侧面和前面。肿瘤先进行减瘤，然后锐性分离肿瘤包膜，并将其从颞窝硬膜及颞下窝的其余内容物上分离。此外，角度内镜（30° 和 45°）可增加对肿瘤外侧面（颞肌咬肌间隙）的观察，而无须磨除翼突，并保留翼腭窝的内容物（腭大、小神

经）。术后 MRI 显示肿瘤全切除，无并发症，左侧颞叶位置复位（图 54-8）。患者右侧视力恢复正常，左侧面部麻木感改善，左眼仍失明，动眼神经麻痹改善。病理显示为非典型施万细胞瘤，Ki-67 为 30%。由于肿瘤完全切除，故决定通过系列 MRI 检查随访。1 年 MRI 随访未见肿瘤复发迹象。

七、总结

手术是有症状的颞下窝 V_2 和 V_3 三叉神经施万细胞瘤的主要治疗方法。内镜下经鼻经上颌窦入路（ES）为肿瘤切除提供了一种微创的直接途径。然而，侵犯颅中窝或颈部结构的大肿瘤需要额外的开放入路以分期方式实现完全切除。放射治疗适用于在部分或次全切除后显示进展的肿瘤。

声明

资助：本研究未获任何有关其阐述的资金资助。

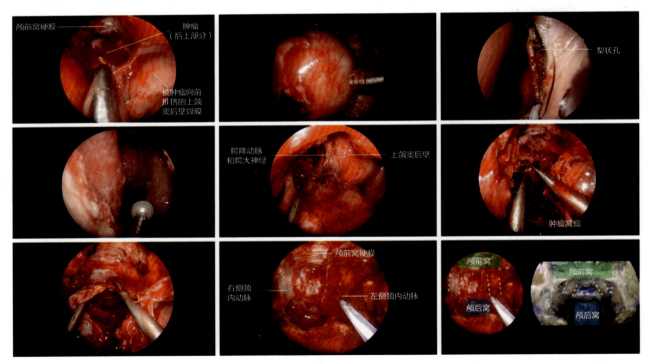

▲ 图 54-7 病例 3 采用扩大经鼻 - 经上颌窦入路的术中图像

充分开放蝶窦，切开鼻中隔，打开前组和后组筛窦，然后切除上颌窦内侧壁。此外，还要切除上颌窦前部，以增加突向上颌窦后壁的肿瘤的手术显露，并改善沿肿瘤前面操作的便利性。肿瘤侵蚀翼腭窝和颞下窝的骨性结构。因此，无须切除翼突或离断咽鼓管便可切除整个肿瘤。瘤内减压后，仔细将肿瘤与周围结构分离，包括腭降血管和神经，直至显露颞叶硬膜

经许可转载，引自 Journal of Neurosurgery Focus: Video，Martinez-Perez 等[10]

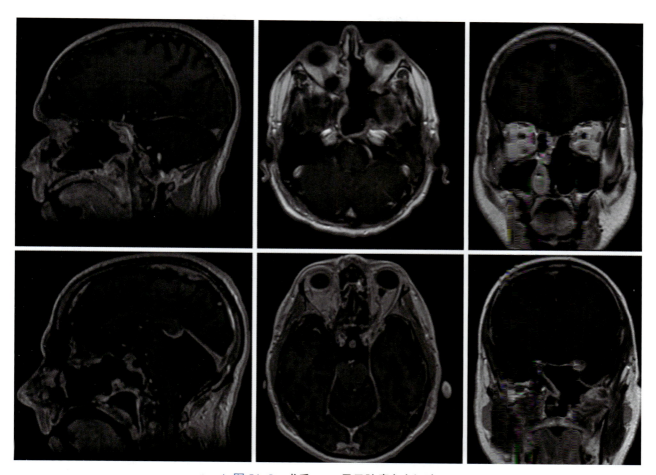

▲ 图 54-8 术后 MRI 显示肿瘤完全切除

患者术后表现良好，于术后第 2 天出院。患者 6 周随访时，右侧视力和左侧动眼神经麻痹恢复

经许可转载，引自 Journal of Neurosurgery Focus: Video，Martinez-Perez 等[1]

利益冲突关系：ASY 是 Stryker 公司的顾问，并从 Mizuho 公司获得版税。

伦理批件和知情同意（参与和发表）：鉴于本研究的设计，当地伦理委员会认为无须知情同意和伦理批准，且本研究未获任何资金资助。

数据和材料的可用性（数据透明度）：本稿件的全部或部分内容均未发表，亦未提交于任何杂志审稿。

参考文献

[1] He H, Yang Q, Gong J, Luo L, Huang T, Chen Z, et al. Endoscopic transvestibular transmandibular approach for trigeminal schwannoma in infratemporal fossa and parapharyngeal space. World Neurosurg. 2018;118:172-6.

[2] Raza SM, Amine MA, Anand V, Schwartz TH. Endoscopic endonasal resection of trigeminal schwannomas. Neurosurg Clin N Am. 2015;26(3):473-9.

[3] Yoshida K, Kawase T. Trigeminal neurinomas extending into multiple fossae: surgical methods and review of the literature. J Neurosurg. 1999;91(2):2024.

[4] Yang L, Hu L, Zhao X, Zhang H, Lu Q, Wang D. Endoscopic endonasal approach for trigeminal schwannomas: our experience of 39 patients in 10 years. Eur Arch Otorhinolaryngol. 2018;275:1575-41.

[5] Samii M, Migliori MM, Tatagiba M, Babu R. Surgical treatment of trigeminal schwannomas. J Neurosurg.

1995;82(5):711-8.

[6] Lesoin F, Rousseaux M, Villette L, Autricque A, Dhellemmes P, Pellerin P, et al. Neurinomas of the trigeminal nerve. Acta Neurochir. 1986;82(3-4):118-22.

[7] Kouyialis AT, Stranjalis G, Papadogiorgakis N, Papavlassopoulos F, Ziaka DS, Petsinis V, et al. Giant dumbbell-shaped middle cranial fossa trigeminal schwannoma with extension to the infratemporal and posterior fossae. Acta Neurochir. 2007;149(9):959-64.

[8] Falcon RT, Rivera-Serrano CM, Miranda JF, Prevedello DM, Snyderman CH, Kassam AB, et al. Endoscopic endonasal dissection of the infratemporal fossa: anatomic relationships and importance of eustachian tube in the endoscopic skull base surgery. Laryngoscope. 2011;121(1):31-41.

[9] Li L, London NR, Prevedello DM, Carrau RL. Anatomy based corridors to the infratemporal fossa: implications for endoscopic approaches. Head Neck. 2020;42(5):846-53.

[10] Martínez-Pérez R, Zachariah M, Li R, Silveira-Bertazzo G, Carrau RL, Prevedello DM. Expanded endoscopic endonasal transpterygoid transmaxillary approach for a giant trigeminal schwannoma. Neurosurg Focus Video. 2020;2(2):V15.

[11] Prades J-M, Timoshenko A, Merzougui N, Martin C. A cadaveric study of a combined trans-mandibular and trans-zygomatic approach to the infratemporal fossa. Surg Radiol Anat. 2003;25(3-4):180-7.

[12] Snyder MH, Shepard MJ, Chen C-J, Sheehan JP. Stereotactic radiosurgery for trigeminal schwannomas: a 28-year single-center experience and review of the literature. World Neurosurg. 2018;119:e874-81.

[13] Youssef A, Carrau RL, Tantawy A, Ibraheim A, Solares AC, Otto BA, et al. Endoscopic versus open approach to the infratemporal fossa: a cadaver study. J Neurol Surg B Skull Base. 2015;76(5):358-64.

[14] Fukaya R, Yoshida K, Ohira T, Kawase T. Trigeminal schwannomas: experience with 57 cases and a review of the literature. Neurosurg Rev. 2010;34(2):159-71.

[15] Moeller HC, Heiland M, Vesper M, Hellner D, Schmelzle R. Primary solitary malignant schwannoma of the trigeminal nerve, report of a case and review of the literature. Mund Kiefer Gesichtschir. 1999;3(6):331-4.

[16] Shin SS, Gardner PA, Stefko ST, Madhok R, Fernandez-Miranda JC, Snyderman CH. Endoscopic endonasal approach for nonvestibular schwannomas. Neurosurgery. 2011;69(5):1046-57; discussion 1057.

[17] Taha JM, Tew JM, van Loveren HR, Keller JT, el-Kalliny M. Comparison of conventional and skull base surgical approaches for the excision of trigeminal neurinomas. J Neurosurg. 1995;82(5):719-25.

[18] Fisch U. Infratemporal fossa approach to tumours of the temporal bone and base of the skull. J Laryngol Otol. 1978;92(11):949-67.

[19] Fisch U, Fagan P, Valavanis A. The infratemporal fossa approach for the lateral skull base. Otolaryngol Clin N Am. 1984;17(3):513-52.

[20] Al-Mefty O, Ayoubi S, Gaber E. Trigeminal schwannomas: removal of dumbbell-shaped tumors through the expanded Meckel cave and outcomes of cranial nerve function. J Neurosurg. 2002;96(3):453-63.

[21] Nonaka Y, Fukushima T, Watanabe K, Sakai J, Friedman AH, Zomorodi AR. Middle infratemporal fossa less invasive approach for radical resection of parapharyngeal tumors: surgical micro-anatomy and clinical application. Neurosurg Rev. 2016;39(1):87-97.

[22] Shi J, Chen J, Chen T, Xu X, Jia Z, Ni L, et al. Neuroendoscopic resection of trigeminal schwannoma in the pterygopalatine/infratemporal fossa via the transnasal perpendicular plate palatine bone or transnasal maxillary sinus approach. World Neurosurg. 2018;120:e1011-6.

[23] Battaglia P, Turri-Zanoni M, Dallan I, Gallo S, Sica, Padoan G, et al. Endoscopic endonasal transpterygoid transmaxillary approach to the infratemporal and upper parapharyngeal tumors. Otolaryngol Head Neck Surg. 2014;150(4):696-702.

[24] Hadad G, Bassagasteguy L, Carrau RL, Mataza JC, Kassam A, Snyderman CH, et al. A novel reconstructive technique after endoscopic expanded endonasal approaches: vascular pedicle nasoseptal flap. Laryngoscope. 2006;116(10):1882-6.

[25] Lee JT, Suh JD, Carrau RL, Chu MW, Chiu AG. Endoscopic Denker's approach for resection of lesions involving the anteroinferior maxillary sinus and infratemporal fossa. Laryngoscope. 2017;127(3):556-60.

[26] Kawase T, Shiobara R, Toya S. Anterior transpetrosal-transtentorial approach for sphenopetroclival meningiomas: surgical method and results in 10 patients. Neurosurgery. 1991;28(6):869-75; discussion 875-876.

[27] Samii M, Tatagiba M, Carvalho GA. Retrosigmoid intradural suprameatal approach to Meckel's cave and the middle fossa: surgical technique and outcome. J Neurosurg. 2000;92(2):235-41.

[28] Youssef S, Kim E-Y, Aziz KMA, Hemida S, Keller JT, van Loveren HR. The subtemporal interdural approach to dumbbell-shaped trigeminal schwannomas: cadaveric prosection. Neurosurgery. 2006;59(4 uppl 2):ONS270-7; discussion ONS277-278.

[29] Snyderman CH, Gardner PA, Wang EW, Fernandez-Miranda JC, Valappil B. Experience with the endoscopic contralateral transmaxillary approach to the petroclival skull base. Laryngoscope. 2021;131(2):294-8.

[30] Youssef AS, Arnone GD, Farell NF, Thompson JA, Ramakrishnan VR, Gubbels S, et al. The combined endoscopic endonasal far medial and open postauricular transtemporal approaches as a lesser invasive approach to the jugular foramen: anatomic morphometric study with case illustration. Oper Neurosurg. 2020;19(4):471-9.

[31] Peciu-Florianu I, Régis J, Levivier M, Dedeciusova M, Reyns N, Tuleasca C. Tumor control and trigeminal dysfunction improvement after stereotactic radiosurgery for trigeminal schwannomas: a systematic review and meta-analysis. Neurosurg Rev [Internet]. 2020 [cited 2020 Dec 16]. Available from: http://link.springer.com/10.1007/s10143-020-01433-w.

[32] Hasegawa T. Stereotactic radiosurgery for nonvestibular schwannomas. Neurosurg Clin N Am. 2013 Oct;24(4):531-42.

第十一篇 岩 骨

Petrous Bone

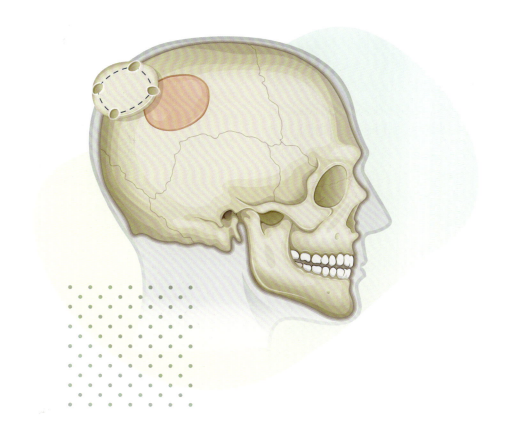

第55章　胆固醇肉芽肿和内淋巴囊肿瘤
Cholesterol Granulomas and Endolymphatic Sac Tumors

Rafael Martinez-Perez　Samuel P. Gubbels　A. Samy Youssef　著

张喜安　汪潮湖　译

除颈静脉孔副神经节瘤和侵袭性脑膜瘤外，大部分岩骨病变一般为罕见、良性、生长缓慢且复发率高的病变，针对这些肿瘤手术全切除是最理想的目标。然而，其处理可能是具有挑战性的，这既体现在诊断方面，由于需要进行鉴别诊断的疾病种类繁多，又体现在多种治疗选择方面。事实上，迄今尚未就其处理和长期随访达成共识。在这一章，我们将综述与岩骨病变的初步诊断、处理和手术治疗最相关的因素，并重点讨论两种在颅底外科工作中较常见的病变：胆固醇肉芽肿和内淋巴囊肿瘤。

一、手术解剖

岩尖是指岩骨在内耳前内侧、岩斜裂上外侧的部分。在 1/3 的个体中，岩尖气化（管周群、后内侧群和弓下群气房）[1]。岩尖在解剖学上可被内听道进一步分为两个区域，一个大主要由骨髓或气房组成的前部和一个短的密质骨的后部[2]。前部包括岩骨段颈内动脉的水平部，后部包括耳囊[2]。三叉神经恰在岩尖上内侧、自一个称为三叉神经隆起的突起前方，跨过一个称为三叉神经压迹的凹陷。展神经从脑桥到 Dorello 管的走行路径中，行向内侧，然后至岩尖上方[3, 4]。

二、病理学

（一）假性病灶或"勿理我"病变

这组疾病包括了一些放射学检查中偶然的发现或没有病理相关性的正常解剖变异。其识别是避免不必要的手术干预和过度随访的关键[2]。例如，在多达 5% 的个体中，板障脂肪骨髓非对称性沉积可以表现为 MRI 的 T_1 加权像不均匀增高信号。在 1% 的患者中，先前的中耳炎和随后的岩骨气房群阻塞可见岩尖残留液体。在一些罕见的与麦氏囊相连的蛛网膜囊肿，即所谓的"岩尖脑膨出"，在岩尖的前内侧可以看到非常相似的液体信号[3]。

（二）良性肿瘤和肿瘤样病变

最常见的良性病变是胆固醇肉芽肿[5]。其形成被认为是由于岩骨或乳突气化的气房堵塞后，形成负压并导致液体渗出道这些气房的黏膜中。随后的黏膜破裂导致出血，血液降解物质（含铁血黄素变成胆固醇）导致肉芽肿反应[6]。

内淋巴囊瘤（endolymphatic sac tumor, ELST）是一种罕见、生长缓慢、低级别的乳头状腺癌，起源于岩骨后侧的内淋巴囊[7]。它们可以是散发的或与 von Hippel Lindau 综合征（VHL）相关。ELST 通常发生于成年人，高峰发生在生命的第 3~4 个 10 年，文献中很少有儿童病例报告[8]。这些肿瘤具有侵袭性，呈浸润性生长，根据 Bambakidis-Megerian 分期系统可分为 4 个"等级"[9]。内淋巴囊肿瘤以颞骨岩部为中心，通常累及中耳（Ⅰ级），而更广泛的病变可侵犯颅后窝（Ⅱ级）、颅中窝（Ⅲ级），甚至斜坡或蝶骨翼（Ⅳ级）[10-12]。

（三）骨发育不良

几种骨发育不良可累及岩骨，更具体地说，可累及岩尖，尽管它们很少局限于此区域，因为它们通常延伸到其他邻近结构。骨发育不良通常是伴有多种神经病变，包括面听神经复合体、展神经，以及较少见的后组脑神经。Paget 病与骨纤维异常增殖症不同的是骨扩张（骨纤维异常增殖症更均匀），后者表现在更年轻的患者，更常见的涉及颅面骨。

（四）感染

岩尖部感染通常是由中耳感染引起的，通过气房通道传播[13]。同样，感染也可通过面静脉逆行和海绵窦血栓性静脉炎，沿岩骨段颈动脉管静脉丛和翼丛传播至岩尖[14]。

三、临床表现

岩尖病变的诊断挑战之一，是临床表现通常是非特异性的，许多此类病变通常在影像学检查中被偶然发现的[1]。头痛和单侧眶后疼痛的临床表现高度怀疑岩尖病变。复视也是一个常见的发现，是同侧展神经受损所致。

然而，大多数良性病变通常是无症状的，常是在因为其他症状进行影像检查时被偶然发现。相反，ELST 表现为局部侵袭行为，因此，患者通常表现为听力和前庭功能相关的症状，较少的可表现为面瘫[15]。对于较大的病变，脑干压迫可能发生在较晚期[16]。

四、诊断

岩骨病变的影像学检查，包括头颅 CT 和颅脑 MRI。薄层岩骨 CT 是评估内听道、耳囊、颈

静脉孔和颈动脉管是否受累的关键。除标准的 T_1 和 T_2 序列外，MRI 还应包括 DWI 和脂肪抑制（如 STIR）技术。

根据 CT 的分析，岩尖病变在影像学鉴别诊断初步分为 3 组（图 55-1）。

（一）非扩张性和非破坏性病变

这一组包括那些被定义为"惰性后变"的偶发发现或正常变异。板障脂肪骨髓的增加表现为 T_1 和 T_2 序列上信号的增高，这可以很容易地与单纯的岩尖积液或早期胆固醇肉芽肿区分，因为当采用脂肪抑制成像时将是低信号。岩尖前内侧的"液体信号"（T_1 低信号、T_2 高信号）通常代表岩尖脑膨出，这个术语被用来描述与麦氏囊连通的脑膜膨出或蛛网膜囊肿，多半有岩尖的继发性骨侵蚀。

（二）良性骨扩张

扩张是由生长缓慢的病变堵塞岩骨引起的。CT 表现为膨胀性生长的肿块，伴周围光滑的骨重塑。胆固醇肉芽肿通常是无对比增强的病变，T_1 和 T_2 加权信号增高（脂肪抑制后），伴有 T_1 低信号的边缘。最后一个特征对于鉴别黏液囊肿很重要。黏液囊肿的信号特征是单纯的积液（T_1 低和 T_2 高信号，无低信号的边缘，无强化），但 CT 显示骨质扩张。胆脂瘤或表皮样瘤与胆固醇肉芽肿可通过 DWI 弥散受限和 T_1 低至中等信号而容易鉴别[17]。

（三）侵袭性病变

岩尖侵袭性病变在 CT 上表现为破骨性或渗透性破坏，肿瘤内有钙化灶。岩尖部恶性病变的 MRI 表现通常非特异性，显示增强的 T_1 加权中等信号和多种的 T_2 加权信号，这取决于组织的细胞密度[1]。内淋巴囊肿瘤是岩尖的特异病变，在 VHL 患者中应高度怀疑此病。它们特别难以与副神经节瘤区分，部分原因是副神经节瘤更常见，而且也是血管病变。其他应讨论的鉴别诊断包括老年患者的实体瘤转移或骨髓瘤，年轻一些的患者的淋巴瘤或朗格汉斯细胞组织细胞增生症[19]。

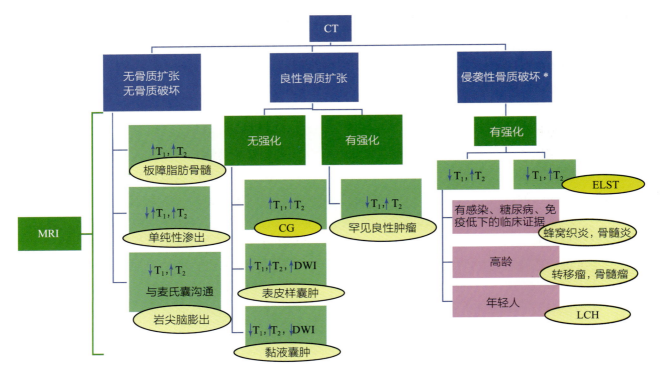

▲ 图 55-1　原发性岩尖病变的影像学鉴别诊断流程

*. 需明确不是岩尖附近结构起源的病变

CG. 胆固醇肉芽肿；ELST. 内淋巴囊肿瘤；LCH. 朗格汉斯细胞组织细胞增生症

经许可转载，引自 Connor 等 [1]

五、治疗

（一）假性肿瘤或良性病变

这些被认为是"别管我"的病变 [2]。不对称骨髓的板障脂肪骨髓或在气化更明显的岩尖处积液被认为是正常解剖的变异，不需要进一步的影像学随访或任何手术干预。岩尖脑膨出是良性病变，很少有症状，因此很少需要手术治疗。

（二）胆固醇肉芽肿

岩尖胆固醇肉芽肿在无症状、症状稳定或改善时，可不手术治疗。否则，简单的引流入鼻窦或中耳即可产生症状改善，发病率低 [20]。与胆脂瘤不同，胆固醇肉芽肿不含有角化鳞状上皮。因此，治疗的目标不是去除囊肿壁，而是排出囊肿内容物，并在有或无硅胶管引流的帮助下实现囊肿腔的永久性通气 [21]。岩尖肉芽肿的治疗方法有多种。胆固醇肉芽肿传统上通过经颞入路进行引

流和置入支架。

术后早期效果令人满意，但在某些系列中复发率可高达 60%[20]。在听力完全丧失的情况下，经迷路入路的显露范围最大。在保留听力的患者中，可以采用耳蜗下、迷路下、枕下或颅中窝入路。这些入路在技术上具有挑战性，并可能导致并发症，包括听力损失、面神经麻痹、ICA 损伤、脑脊液漏和脑膜炎 [21, 22]。近年来，内镜下经鼻入路的发展为外科手术增加了更多的微创性的选择。这种内镜下经鼻入路特别适用于向前指向的胆固醇肉芽肿的引流。通过完全内镜下经鼻入路显露岩尖区，需要切断翼管神经来获得经翼突手术通道更好的手术操作，这可能会导致某些患者干眼 [23, 24]。此外，颈内动脉位于胆固醇肉芽肿和向病变侧方观察视角之间是使用内镜下经鼻入路的相对禁忌证 [25, 26]。然而，采用对侧经上颌窦入路可获得至病变侧岩尖更侧向的操作角度，可

更好地观察颈内动脉后方的区域[27]（见第35章）。在我们的实践中，我们采用的方案与匹兹堡大学同道制订的类似[25]：对于向岩骨段ICA内侧扩展的胆固醇肉芽肿，我们选择内镜下经鼻经斜坡入路，而如果胆固醇性肉芽肿向ICA后外侧扩展，则选择开放性经颅入路。听力水平是选择开放性入路的决定因素。在耳聋的情况下，宜采用经迷路入路。对于听力尚可的患者，如肿瘤在岩骨嵴以上，可采用颅中窝入路，如肿瘤在岩骨嵴以下，可采用经乳突迷路下入路（图55-2）。

（三）内淋巴囊肿瘤

由于可供比较的病例系列缺乏和患者间的异质性，内淋巴囊肿瘤的治疗尚未标准化[28]。患者特征性表现为单侧感音神经性听力下降、耳鸣、耳痛、耳漏、眩晕、共济失调和面神经麻痹。在大多数中心，手术已成为治疗的主要手段[29, 30]。肿瘤完全切除可延长无瘤生存期，治愈率达90%[29]。早期手术切除可以预防或减少听觉和前庭症状的致残性，提高获得保留听力的全切除的机会[30]。在CT和MRI上，肿瘤的位置和邻近神经血管结构的受累程度被用来确定手术策略[9, 31]。经乳突入路是外科治疗的核心。对于局限于岩骨的病变（Bambakidis分级I级），通常采用经迷路入路[9]。对于硬膜下扩展到颅后窝的

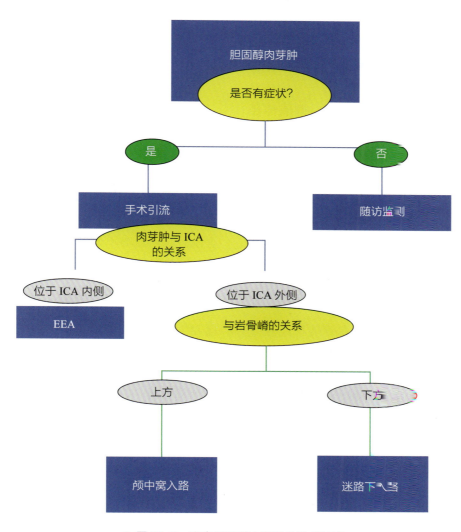

▲ 图 55-2　岩尖胆固醇肉芽肿的治疗流程
EEA. 内镜下经鼻入路；ICA. 颈内动脉

肿瘤（Ⅱ级），乙状窦后入路可提供满意的手术显露。对于向颈静脉孔前扩展的病变（Ⅲ级），前外侧入路（Fisch 颞下窝入路）在切除程度方面可能有好处。由于 ELST 具有局部侵袭性，且在许多情况下首次就诊时已处于进展期状态，因此通常无法实现全切除[8]。放射治疗通常用于不完全切除后的进展性疾病或肿瘤复发但技术上无法进一步手术切除的患者[15, 30, 32]。因为转移的可能性很低，所以只照射原发部位[32]。建议某一特定放射治疗方式或剂量建议的困难，是由于数据有限，并且放射剂量或分次剂量也未说明[33]（图 55-3）。

六、临床病例

（一）病例 1

一名 55 岁男性，有偏头痛病史，在快速出现复视、畏光和右侧球后疼痛后，放射学检查发现左侧岩尖区病变。体格检查显示右侧展神经麻痹，伴有 V_2、V_3 分布区感觉减退。他接受了 CTA 和颅脑核磁共振成像检查，结果显示左岩尖 2cm 大小的扩张性病变，符合胆固醇肉芽肿的特征。考虑到囊肿位于岩骨段 ICA 的后外侧、扩展至岩骨嵴以上、听力正常，手术选择了开放性的颅中窝入路引流囊肿内容物。患者的面部疼痛和左侧展神经麻痹在手术后早期得到了完全缓解，并且在 2 年的随访中没有复发（图 55-4）。

（二）病例 2

一名 44 岁女性，因间歇性右侧展神经麻痹导致的复视就诊。她接受了影像学检查，包括 CT 和 MRI 扫描，结果显示鼻窦正常，蝶窦气化良好，右侧岩尖有一扩张性病变，ICA 被推挤向前外侧。扩张性病变周围骨边缘正常，提示为胆固醇肉芽肿。由于囊肿位于颈内动脉岩骨段和斜坡旁段的内侧，因此选择了通过内镜下扩大经鼻入路进行手术引流。引流显示囊内容物为典型的机油样液体，是胆固醇肉芽肿的典型，病理检查证实了这一诊断。患者术后病程平稳，先前存在的复视和面部疼痛明显改善。经过 4 年随访，患

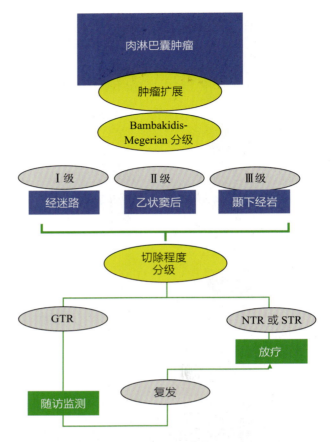

▲ 图 55-3　内淋巴囊肿瘤的治疗流程
GTR. 大体全切除；NTR. 近全切除；STR. 次全切除

者没有任何新的不适，影像学监测也没有发现任何病灶复发的迹象（图 55-5）。

（三）病例 3

一名 30 岁男性，既往有突发右侧耳聋、面瘫和左侧偏身感觉减退的病史，被转诊到我们的诊所进行评估。CT 显示广泛的岩骨破坏。MRI 显示右侧岩斜区信号不均匀的强化性病变，侵犯颈静脉孔、颞下窝、颅中窝和颅后窝，大小 5cm×3cm（Bambakidis-Megerian Ⅲ 级）（图 55-6）。鉴别诊断包括内淋巴囊肿瘤、副神经节瘤和软骨肉瘤。鉴于肿瘤的前外侧延伸超过颈静脉孔，决定采用颞下窝经岩骨入路联合上颈区分离（Fisch B 型入路）（见第 44 章）。术后 MRI 证实肿瘤完全切除，病理显示为内淋巴囊肿瘤。患者原有的左侧偏身感觉减退明显改善。由于

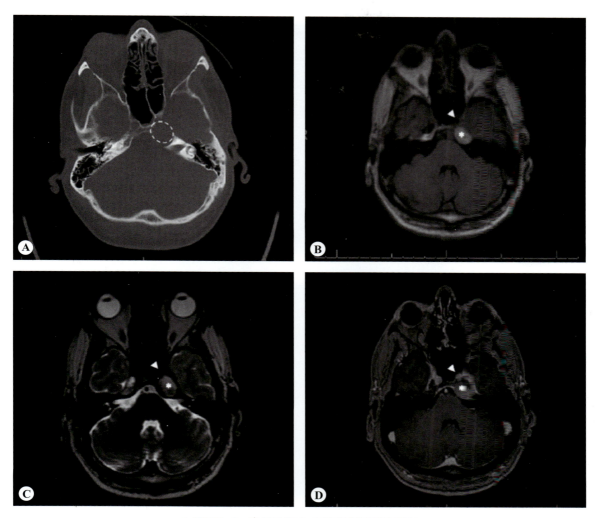

▲ 图 55-4　病例示例 1：左岩尖胆固醇肉芽肿
A. 轴位 CT。B. 轴位 T_1 加权 MRI。C. 轴位 T_2 加权 MRI 可见左侧岩尖扩张性病变，在轴位 CT 上有良性骨质重塑的特征（虚线）。由于压力性骨质丧失，此类病变经常导致中心骨缺损，因此应在病灶边缘对骨重塑进行评估。D. 胆固醇肉芽肿通常在 T_1 和 T_2 加权像上呈高信号，在注射对比剂后无任何强化。在本例中，病变（星号）与岩骨和斜坡旁颈内动脉（箭头）的相对位置决定了外侧经颅入路（扩大颅中窝）的选择

达到了大体全切除的目标，多学科颅底团队一致同意采用连续影像学随访，不进行辅助治疗（图 55-7）。

七、总结

岩尖区可发生多种类型的疾病。由于临床表现通常是非特异性的，影像学在诊断和确定其与邻近神经血管结构的关系方面起着至关重要的作用。胆固醇肉芽肿，如果有症状，需要手术治疗，通常是肉芽肿内容物引流，复发是常见的。

内淋巴囊肿瘤是低级别的，且具有局部侵袭性的内淋巴囊腺癌。外科手术是治疗此类病变的最重要的手段，而大体全切除是达到治愈的根本方法。在肿瘤完全切除不可行的情况下，术后放射治疗可能有助于控制残留肿瘤的进展。

声明

资助：本研究未获任何有关其阐述的资金资助。

利益冲突关系：ASY 是 Styker 公司的顾问，并从 Mizuho 公司获得版税。

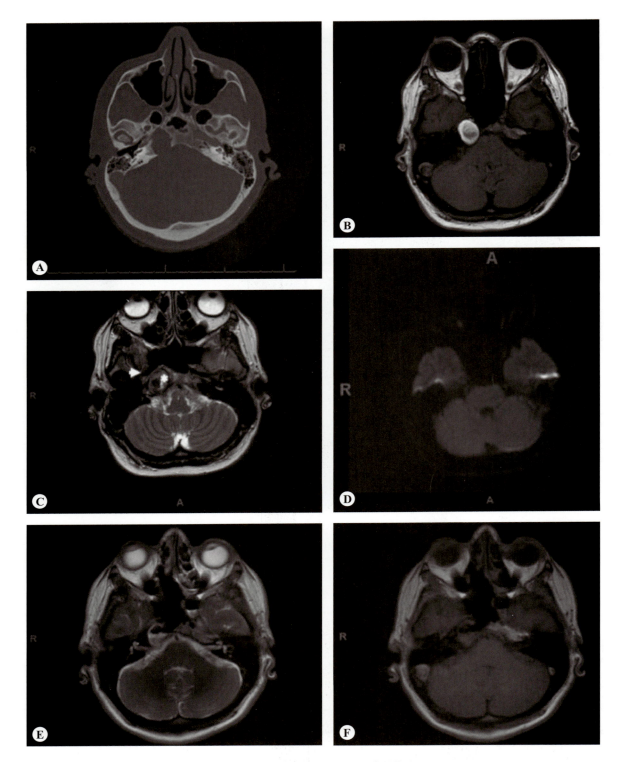

▲ 图 55-5　病例示例 2: 胆固醇肉芽肿

A.CT头部显示右侧岩尖部2cm大小圆形肿块，周围骨重塑光滑。B.MRI显示右侧岩尖T_1高信号病变。C.在T_2序列（C）显示低至中等信号。应当注意的是，后者在岩尖胆固醇肉芽肿是不典型表现，而更符合黏液囊肿。DWI低信号排除了表皮样囊肿。D.岩骨段颈内动脉（箭头）位于病变的外侧和后方（星号），因此该患者非常适合采用内镜下经鼻入路。术后MRI显示内镜下右侧岩尖胆固醇肉芽肿切除术预期的术后改变。E.轴位T_2加权像。F.轴位增强T_1加权像，术腔内少量血液和液体，无明确的病变残留

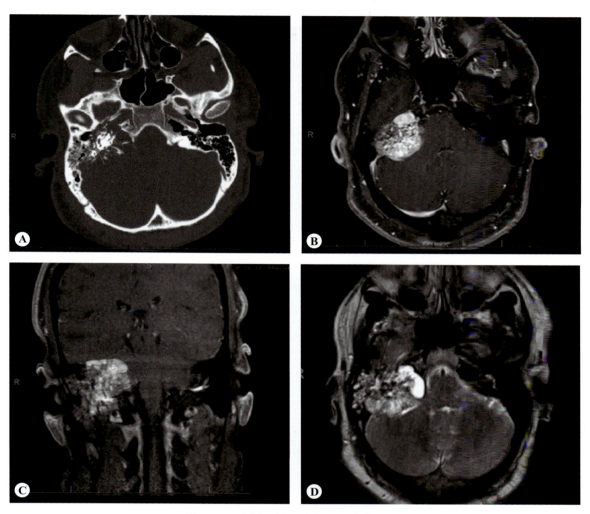

▲ 图 55-6　病例示例 3: 右侧 3 级内淋巴囊肿瘤

A. CT；B 至 D. MRI

CT 显示右颞骨广泛浸润性骨质破坏，并部分侵犯耳囊。增强后的轴位和冠状位 T_1 加权和主位 T_2 加权像显示一处大型病灶，部分有囊变，呈浸润性生长，取代左侧颞骨，并侵犯颅中、后窝

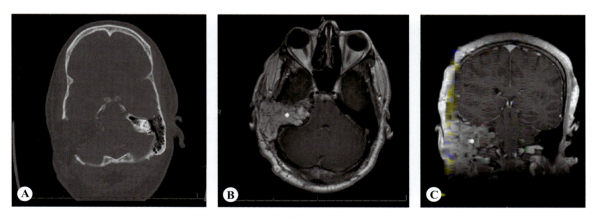

▲ 图 55-7　病例示例 3: 内淋巴囊肿瘤术后

A. CT 及 MRI 轴位 T_1 加权增强像；B. 和冠状位 T_1 加权增强像；C. 显示全岩骨切除和肿瘤完全切除

注意硬膜和骨缺损采用腹部脂肪移植物（星号）封闭，在影像上表现为 T_1 加权高信号

伦理批件和知情同意（参与和发表）：鉴于本研究的设计，当地伦理委员会认为无须知情同意和伦理批准，且本研究未获任何资金资助。

数据和材料的可用性（数据透明度）：本稿件的全部或部分内容均未发表，亦未提交于任何杂志审稿。

参考文献

[1] Connor SEJ, Leung R, Natas S. Imaging of the petrous apex: a pictorial review. Br J Radiol. 2008;81(965):427-35.

[2] Moore KR, Harnsberger HR, Shelton C, Davidson HC. "Leave me alone" lesions of the petrous apex. AJNR Am J Neuroradiol. 1998;19(4):733-8.

[3] Jamjoom DZ, Alorainy IA. The association between petrous apex cephalocele and empty Sella. Surg Radiol Anat. 2015;37(10):1179-82.

[4] Kassam AB, Prevedello DM, Carrau RL, Snyderman CH, Gardner P, Osawa S, et al. The front door to meckel's cave: an anteromedial corridor via expanded endoscopic endonasal approach- technical considerations and clinical series. Neurosurgery. 2009;64(3 Suppl):ons71-82; discussion ons82-83.

[5] Greenberg JJ, Oot RF, Wismer GL, Davis KR, Goodman ML, Weber AE, et al. Cholesterol granuloma of the petrous apex: MR and CT evaluation. AJNR Am J Neuroradiol. 1988;9(6):1205-14.

[6] Eisenberg MB, Haddad G, Al-Mefty O. Petrous apex cholesterol granulomas: evolution and management. J Neurosurg. 1997;86(5):822-9.

[7] Le H, Zhang H, Tao W, Lin L, Li J, Ma L, et al. Clinicoradiologic characteristics of endolymphatic sac tumors. Eur Arch Otorhinolaryngol. 2019;276(10):2705-14.

[8] Devaney KO, Ferlito A, Rinaldo A. Endolymphatic sac tumor (low-grade papillary adenocarcinoma) of the temporal bone. Acta Otolaryngol. 2003;123(9):1022-6.

[9] Bambakidis NC, Megerian CA, Ratcheson RA. Differential grading of endolymphatic sac tumor extension by virtue of von Hippel-Lindau disease status. Otol Neurotol. 2004;25(5):773-81.

[10] Megerian CA, Haynes DS, Poe DS, Choo DI, Keriakas TJ, Glasscock ME. Hearing preservation surgery for small endolymphatic sac tumors in patients with von Hippel-Lindau syndrome. Otol Neurotol. 2002;23(3):378-87.

[11] Patel NP, Wiggins RH, Shelton C. The radiologic diagnosis of endolymphatic sac tumors. Laryngoscope. 2006;116(1):40-6.

[12] Mukherji SK, Albernaz VS, Lo WW, Gaffey MJ, Megerian CA, Feghali JG, et al. Papillary endolymphatic sac tumors: CT, MR imaging, and angiographic findings in 20 patients. Radiology. 1997;202(3):801-8.

[13] Nissen AJ, Bui H. Complications of chronic otitis media. Ear Nose Throat J. 1996;75(5):284-92.

[14] Park SN, Yeo SW, Suh B-D. Cavernous sinus thrombophlebitis secondary to petrous apicitis: a case report. Otolaryngol Head Neck Surg. 2003;128(2):284-6.

[15] Carlson ML, Jacob JT, Pollock BE, Neff BA, Tombers NM, Driscoll CLW, et al. Long-term hearing outcomes following stereotactic radiosurgery for vestibular schwannoma: patterns of hearing loss and variables influencing audiometric decline. J Neurosurg. 2013;118(3):579-87.

[16] Husseini ST, Piccirillo E, Taibah A, Paties CT, Almutair T, Sanna M. The Gruppo Otologico experience of endolymphatic sac tumor. Auris Nasus Larynx. 2013; 40(1): 25-31.

[17] Muckle RP, De la Cruz A, Lo WM. Petrous apex lesions. Am J Otol. 1998;19(2):219-25.

[18] Virk JS, Randhawa PS, Saeed SR. Endolymphatic sac tumour: case report and literature review. J Laryngol Otol. 2013;127(4):408-10.

[19] Fernández-Latorre F, Menor-Serrano F, Alonso-Charterina S, Arenas-Jiménez J. Langerhans' cell histiocytosis of the temporal bone in pediatric patients: imaging and follow-up. AJR Am J Roentgenol. 2000;174(1):217-21.

[20] Brodkey JA, Robertson JH, Shea JJ, Gardner G. Cholesterol granulomas of the petrous apex: combined neurosurgical and otological management. J Neurosurg. 1996;85(4): 625-33.

[21] Brackmann DE, Toh EH. Surgical management of petrous apex cholesterol granulomas. Otol Neurotol. 2002;23(4):529-33.

[22] Sanna M, Dispenza F, Mathur N, De Stefano A, De Donato G. Otoneurological management of petrous apex cholesterol granuloma. Am J Otolaryngol. 2009;30(6):407-14.

[23] Kasemsiri P, Solares CA, Carrau RL, Prosser JD, Prevedello DM, Otto BA, et al. Endoscopic endonasal transpterygoid approaches: anatomical landmarks for planning the surgical corridor. Laryngoscope. 2013;123(4):811-5.

[24] Kassam AB, Vescan AD, Carrau RL, Prevedello DM, Gardner P, Mintz AH, et al. Expanded endonasal approach: vidian canal as a landmark to the petrous internal carotid artery. J Neurosurg. 2008;108(1):177-83.

[25] Paluzzi A, Gardner P, Fernandez-Miranda JC, Pinheiro-Neto CD, Scopel TF, Koutourousiou M, et al. Endoscopic endonasal approach to cholesterol granulomas of the petrous apex: a series of 17 patients: clinical article. J Neurosurg. 2012;116(4):792-8.

[26] Bockmühl U, Khalil HS, Draf W. Clinicoradiological and surgical considerations in the treatment of cholesterol granuloma of the petrous pyramid. Skull Base. 2005;15(4):263-7; discussion 267-268.

[27] Snyderman CH, Gardner PA, Wang EW, Fernandez-Miranda JC, Valappil B. Experience with the endoscopic contralateral transmaxillary approach to the petroclival skull base. Laryngoscope. 2020;131(2): 294-8.

[28] Timmer FCA, Neeskens LJ, van de Hoogen FJA, Slootweg PJ, Dunnebier EA, Pauw BH, et al. Endolymphatic sac tumors: clinical outcome and management in a series of 9 cases. Otol Neurotol. 2011;32(4):680-5.

[29] Doherty JK, Yong M, Maceri D. Endolymphatic sac tumor: a report of 3 cases and discussion of management. Ear Nose Throat J. 2007;86(1):30-5.

[30] Guo F, Zhang L, Mo L. Long experience for the diagnosis and treatment of sporadic endolymphatic sac tumor in a single center. Clin Neurol Neurosurg. 2020;197:106078.

[31] Li F, Zhang Y, Li W, Wu Q, Kong D, Shi X, et al. Grading system and surgical approaches for endolymphatic sac tumors. Eur Arch Otorhinolaryngol. 2021;278(5):1345-53.

[32] Totten DJ, Manzoor NF, Sherry AD, Kluatt MH, Link MJ, Cmelak AJ, et al. Radiotherapy and radiosurgery for treatment of residual or recurrent endolymphatic sac tumor following previous microsurgical resection. Otol Neurotol. 2020;41(6):e759-62.

[33] Mendenhall WM, Suárez C, Skálová A, Strojan P, Triantafyllou A, Devaney KO et al. Current treatment of endolymphatic sac tumor of the temporal bone. Adv Ther. 2018;35(7):887-98.

相 关 图 书 推 荐

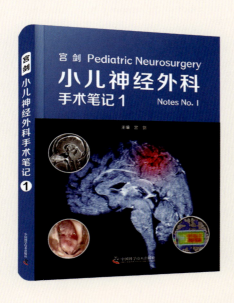

主编 宫 剑

定价 118.00元

　　宫剑教授专注于儿童颅内肿瘤及各类先天性疾病外科治疗近20年，带领团队每年完成手术千余例，无论数量及质量均达到国际先进水平。本书上篇从每年千余临床病例中精心挑选出50例典型病例，详细介绍了患儿的主诉、临床症状和体征、术前术后影像学特点、手术操作要点、术后病理及蛋白基因检测结果、术后转归等，结合国内外最新研究进展，总结出该病种的治疗经验与手术体会；下篇则汇总了宫剑教授自2020年6月以来接受神外新媒体的多次访谈，就小儿神经外科常见疾病天坛诊疗规范进行了详细解读。本书是第一手临床资料的总结，实用性强，适合作为日常临床诊疗工作的参考资料，也适合广大患儿家长参考阅读。

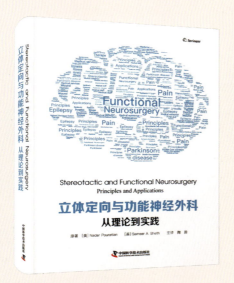

原 著　[美] Nader Pouratian　　[美] Sameer A. Sheth

主 译　陶 蔚

定价 280.00元

　　本书引进自世界知名的 Springer 出版社，由美国加州大学洛杉矶分校大卫·格芬医学院神经外科的 Nader Pouratian 教授和美国休斯敦贝勒医学院神经外科的 Sameer A. Sheth 教授，结合最新技术进展与多年临床实践经验精心打造，是一部细致全面、专注系统的立体定向与功能神经外科实用参考书。相较于其他神经外科著作，本书著者将理论与实践相结合，系统描述了立体定向基础理论、路径和靶点生理学基础、功能性脑疾病机制和手术操作技巧，以及功能神经外科的新进展、未来研究方向和发展蓝图，可以帮助读者更好地理解相关技术及疾病，临床实用性强。全书共五篇38章，编排简洁，阐释明晰，图文并茂，非常适合神经外科医师临床实践时参考，是一部不可多得的参考工具书。

相 关 图 书 推 荐

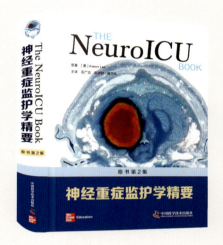

原 著　[美] Kiwon Lee

主 译　石广志　张洪钿　黄齐兵

定 价　280.00元

　　本书引进自世界知名的 McGraw-Hill 出版集团，由得克萨斯大学医学院著名神经重症医学专家 Kiwon Lee 教授倾力打造。本书为全新第 2 版，在 2012 年初版取得巨大成功的基础上修订而成。本书不仅对神经重症患者遇到的各种大脑及脊髓状况进行了介绍，而且还对神经疾病伴发各种器官功能不全和衰竭的处理进行了详细的阐述。本书保持了前一版以病例为基础的互动式风格，并对患者接受干预措施后可能发生的反应给出了实际建议，还特别向读者展示了遇到意外情况时的应对方案。

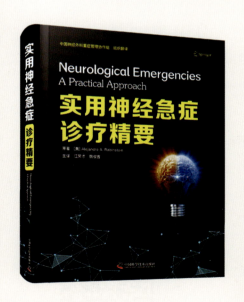

原 著　[美] Alejandro A. Rabinstein

主 译　江荣才　魏俊吉

定 价　198.00元

　　本书引进自世界知名的 Springer 出版社，是一部有关神经急症的实用诊疗著作。全书共 20 章，涵盖了急诊遇到的大多数神经急症，包括急性昏迷、头痛急症、癫痫发作及持续状态、各种急性脑血管疾病、大脑和脊髓创伤、肿瘤、中枢神经系统重症感染，以及药物引起的神经急症等，同时纳入了急诊神经眼科和急诊神经耳科这两个对非专科医师具有挑战性的领域，重点聚焦于神经急症诊疗方法，同时提供诊断要点、治疗重点、预后概览、要点总结等关键内容，可帮助急诊医师迅速掌握神经急症诊断和治疗的相关知识及技能。本书内容系统、图文并茂，对神经急症的诊断治疗有很强的指导作用，适合广大神经内科、神经外科及急诊科相关医师阅读参考。

相 关 图 书 推 荐

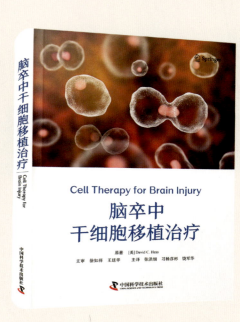

原著　[美]David C. Hess

主审　徐如祥　王廷华

主译　张洪钿　习杨彦彬　饶军华

定价　158.00元

　　本书引进自 Springer 出版社，是一部重点向神经内科及其他科室临床医生传达脑卒中和创伤后脑损伤的干细胞移植治疗的实用指南。全书共 18 章，从基础干细胞生物学和细胞治疗原理，到脑卒中细胞治疗的作用机制、脑卒中模型的临床前数据、正在进行的临床试验、MRI 细胞成像与追踪、脑卒中神经干细胞及细胞治疗的独特视角，深入讨论了这一领域的众多话题。每章都由各个领域的知名学者撰写，为读者展示了丰富的专业知识。本书内容系统，阐释全面，可作为神经科学家、干细胞生物学家、研究人员或制药及生物技术公司临床试验人员的必备读物，也可为该领域的研究人员提供理论支持。

出版社官方微店